影像病理诊断基础与技巧

主　审　金朝林

主　编　张树桐

副主编　王　翔　谢元亮　江燕萍　袁静萍

编　委　（按姓氏拼音排序）

陈发祥　陈婧婷　陈　松　陈燕浩　代利文
龚和平　胡　芸　蒋晓莉　李　蓉　李　翔
罗晓雯　毛明锋　孟长江　秦崇福　王　波
王　卉　王　俊　武满生　夏胤龙　肖建伟
谢　伟　杨　蓓　杨　威　杨祖举　殷云志
张顺彪　张正铿　钟玖荣　周荷清　曾双喜

科学技术文献出版社

Scientific and Technical Documents Publishing House

北　京

(京)新登字130号

内 容 简 介

本书是由一批长期从事临床一线影像诊断工作者集合多年CT和MR诊断经验及科研成果并参考国内外有关资料编写而成。本书内容系统全面而又有一定特点。它既讲述常规CT、MR诊断知识，也适当地将近些年CT、MR快速发展的新技术使用经验穿插其中，对分子影像学发展给予一定关注。本书重视各疾病影像学方法的结合与比较，提出更有利的具体影像学方法选择。强调影像与病理的联系是本书的一大特色，全书简明扼要又准确地论述了疾病影像的病理基础，并注意疾病的鉴别诊断要点。

全书分总论与各论共17章80余万字，1100余幅高分辨图片。图文并茂，易读易懂，结构清晰。它可作为影像工作者入门的阶梯，也可供有一定工作经验者应急查阅，适用于广大临床影像从业者和临床医师参考阅读。

科学技术文献出版社是国家科学技术部系统惟一一家中央级综合性科技出版机构，我们所有的努力都是为了使您增长知识和才干。

前　言

自百余年前伦琴发现X线时起，影像诊断学发展到今天，从X线平片到DSA，到CT和MRI以及B超、ECT、PET，其诊断手段早已突破了传统X线放射诊断的范畴。随着科技不断创新，能够运用多种先进的影像检查技术手段来准确完成疾病的诊断有着不可预期的前景。

然而，如何合理选择影像学检查方法，如何分析各种影像表现并得到准确的诊断是影像科医师每天都要面对的问题。在临床中，疾病不同阶段影像表现也可以千差万别；同一疾病可有不同的影像表现，或相同（相似）影像表现而疾病不同的例子不胜枚举。作为影像诊断医师，我们必须认识到疾病的影像表现和基础病理生理改变之间存在的必然联系，每种影像诊断技术因其适用性和局限性所限，在疾病的影像诊断中还常需借助其他的诊断技术使之得以明确，其中，各种疾病不同病理阶段的组织结构改变和功能变化就常与影像学表现互为表里，这对准确把握疾病的本质尤为重要，所以，影像诊断的病理基础和诊断技巧常为影像学前辈和同道们不断探讨的课题，本书编写之目的就是对这一课题做大胆的探索，并祈盼能够起到抛砖引玉的作用。

本书分为上下两篇，附有影像与病理诊断图谱千余幅。

上篇为总论：影像与病理学诊断基础。主要介绍了组织细胞病理学、体液循环障碍、炎症、肿瘤、CT成像基本原理与应用进展、MR成像基本原理与新技术、分子影像学概况等方面的内容。

下篇为各论:常见疾病影像与病理学诊断技巧。主要介绍中枢神经系统疾病、头颈部疾病、呼吸系统疾病、心脏和大血管疾病、肝脏胆道胰腺脾脏疾病、胃肠道疾病、泌尿生殖系统疾病与腹膜后疾病、骨关节肌肉系统疾病、甲状腺乳腺疾病、血液淋巴系统疾病等。每疾病又按概述、临床表现、病理基础、影像学表现、影像诊断技巧等栏目次第编写,介绍了400余种常见病、多发病的影像诊断和病理诊断的方法和技巧。

本书是我们几十年来临床实际工作的经验积累和学习思考的专业感悟,但由于专业知识所限,错漏之处在所难免,敬请各位同道批评指正。

编　者

目　录

上篇　总　论

下篇　各　论

上篇　总论

第一章

组织细胞病理学

第一节 细胞和组织的适应性反应

细胞和由其构成的组织、器官能耐受内、外环境中各种有害因子的刺激作用而得以存活的过程，称为适应。细胞和组织的适应性和损伤性变化是疾病发生的基础性病理变化，包括功能和形态的改变。适应在形态上表现为肥大、增生、萎缩、化生。

一、肥大

细胞、组织和器官体积的增大，称为肥大（hypertrophy）。肥大可分为代偿性肥大和内分泌性肥大两类。肥大的组织器官常伴发细胞数量的增多（增生），即肥大与增生并存。

代偿性肥大通常是由相应器官的功能负荷加重引起，如经常锻炼的骨骼肌、高血压引起的心肌肥大（图 1-1-1）等。

内分泌性肥大是由内分泌作用引起的肥大，如雌激素影响下的妊娠子宫、乳腺等。

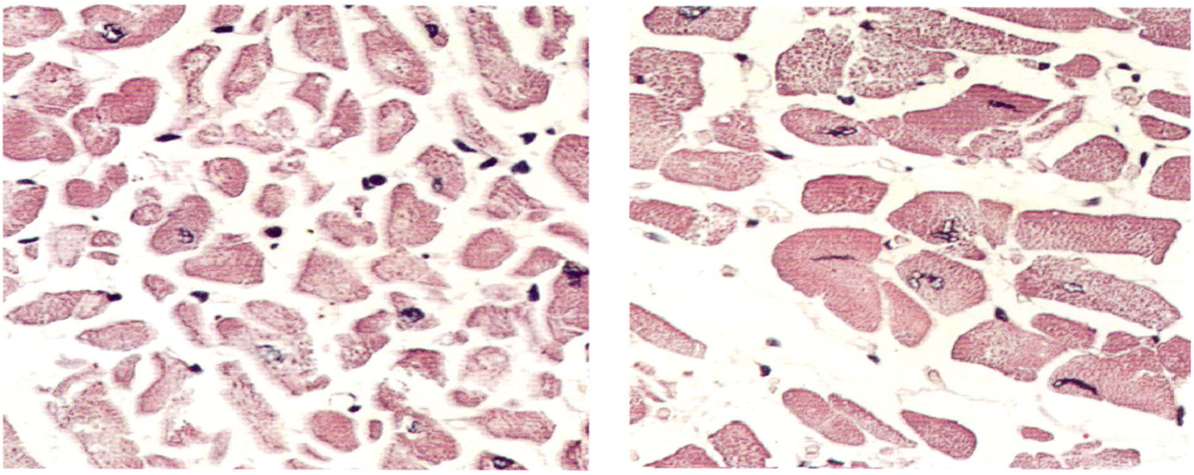

（A）　　（B）

图 1-1-1　心肌肥大

（A）正常的心肌细胞；（B）肥大的心肌细胞胞浆丰富，细胞体积变大。

二、增生

实质细胞的增多称为增生（hyperplasia）。增生可导致组织、器官的增大。细胞增生有时也常伴发细胞肥大。细胞增生随有关引发因素的去除而停止，要和肿瘤细胞的失控增生相区别。细胞增生常与激素和生长因子的作用有关。细胞增生通常为弥漫性，在有关激素的过度作用下，乳腺、肾上腺、甲状腺和前列腺等常呈结节性增生，因而在正常大或大致正常的组织中形成单个或多发性结节。增生通常分为再生性增生、过度再生性增生、内分泌障碍性增生三种类型。

（1）再生性增生：通过细胞的再生使受损伤的具有再生能力的组织在结构和功能上完全恢复正常，如肝细胞毒性损伤后的再生，肾小管坏死后的再生以及溶血性贫血的骨髓增生。

（2）过度再生性增生：在慢性组织损伤的部位，由于组织的反复再生而逐渐出现过度的修复。此型增生多伴有细胞的异型性并可进一步转化为肿瘤细胞。例如慢性肝炎可转化为肝细胞癌，宫颈糜烂可发展为宫颈癌。

（3）内分泌障碍性增生：某些器官由于内分泌障碍引起的增生，如缺碘可通过反馈机制引起甲状腺增生、雌激素过多时的子宫内膜的增生、乳腺增生（图 1-1-2）等。

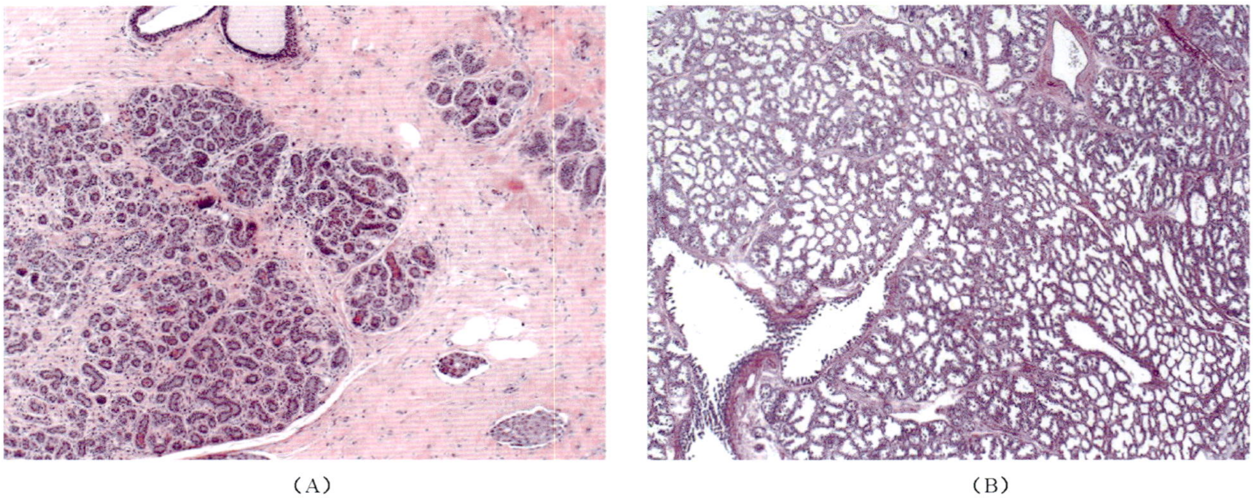

图 1-1-2　乳腺增生

（A）青春期乳腺，腺体小，纤维组织多；（B）哺乳期乳腺，腺体增生并扩张。

三、萎缩

发育正常的组织和器官体积缩小，称为萎缩（atrophy）。器官先天的部分或完全未发育所致的器官体积缩小称为发育不全或不发育，形态表现类似，但病因完全不同。萎缩是由于实质细胞体积缩小和数目减少所致，常伴有功能降低。根据病因，可将萎缩概括的分为生理性萎缩和病理性萎缩两大类。

1. 生理性萎缩

伴随机体的发育、成熟、老化，一些组织器官会萎缩退化。如幼儿阶段动脉导管和脐血管的萎缩，青春期后胸腺萎缩，均属于生理性萎缩。此外，老年人脑、心、肝、乳腺（图 1-1-3）等器官的萎缩，即老年性萎缩，也属于生理性萎缩。

2. 病理性萎缩

按其常见病因可分为以下几种。

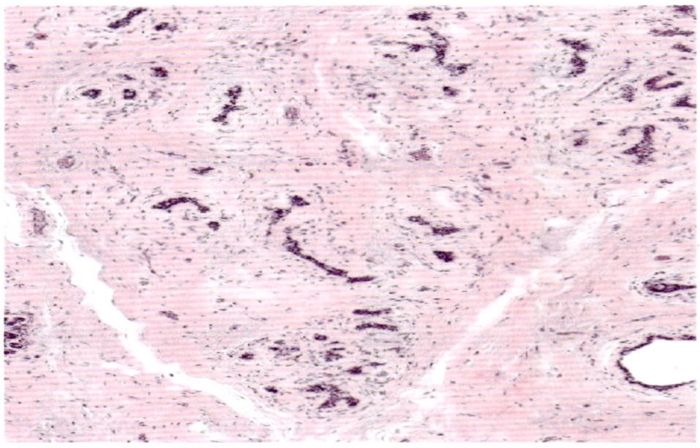

图 1-1-3　乳腺萎缩

乳腺小叶、导管减少，被纤维间质取代。

（1）营养不良性萎缩：如长期消化不良或消化道梗阻引起的全身性营养不良性萎缩。

（2）压迫性萎缩：如因尿路梗阻、肾盂积水引起的肾萎缩。

（3）废用性萎缩：如久卧不动时的肌肉萎缩、骨质疏松。

(4)去神经性萎缩:如因神经、脑或脊髓损伤所致的肌肉萎缩。

(5)内分泌性萎缩:如因脑垂体肿瘤或缺血性坏死引起的肾上腺的萎缩。

萎缩一般为可复性的、轻度病理性萎缩时,去除原因后,萎缩的细胞有可能恢复常态,持续性萎缩的细胞终将死亡。

四、化生

一种分化成熟的细胞因受刺激因素的作用转化为另一种相似性质的分化成熟细胞的过程称为化生(metaplasia)。化生主要发生于上皮细胞,也可见于间叶细胞。化生一般只发生于同源细胞之间,如慢性宫颈炎时的宫颈黏膜柱状上皮的鳞状化生、慢性支气管炎时支气管黏膜的腺上皮转化为鳞状上皮、慢性萎缩性胃炎时胃黏膜上皮的肠上皮化生等,骨化性肌炎时创伤的肌肉中有骨组织形成是典型的间叶组织化生。

化生的生物学意义利害兼有。如支气管黏膜上皮发生鳞状上皮化生,化生的鳞状上皮一定程度强化了局部抗环境因子刺激的能力,属于机体的适应性功能改变,但是,却减弱了黏膜的自净机制。而且化生的上皮可恶变为鳞状细胞癌。

第二节　损伤:变性、物质沉积

生命机体的细胞和组织经常不断地接受内外环境各种因子的影响,并通过自身的反应和调节机制对刺激进行应激反应,这种反应能力可保证细胞和组织的正常功能,维护细胞、器官甚至整个机体的生存,但细胞和组织并非能适应所有刺激的影响,当刺激的性质、强度和持续时间超过一定的界限时,细胞就会受损伤,甚至死亡。

细胞损伤的原因很多,可以归纳为缺氧、化学物质和药物、物理因素、生物因子、营养失衡、内分泌因素、免疫反应、遗传变异、衰老、社会-心理-精神因素和医源性因素等若干大类。

一、变性

变性(degeneration)是指细胞或细胞间质受损伤后因代谢发生障碍所引起的某些可逆性形态学变化,表现为细胞浆内或间质内出现异常物质或正常物质数量异常增多。

一般来说,变性是可复性改变,原因消除后,变性的细胞结构和功能仍可恢复。但严重的变性可发展为坏死。

1. 细胞水肿(cellular swelling)

细胞水肿或称为水样变性,是细胞轻度损伤后常发生的早期病变,好发于肝、心、肾等实质细胞的胞浆。细胞水肿发生的主要原因是细胞膜 Na^+-K^+ 泵功能障碍,胞浆内 Na^+ 增多导致。

细胞水肿的主要变化是细胞器肿胀,细胞胀大,胞浆染色浅淡,重度水肿的细胞可呈"气球"样,称为气球样变,常见于病毒性肝炎(图 1-2-1)。在大体形态上表现为病变的实质性脏器体积增大。细胞水肿是轻度损伤的表现,原因消除后可恢复正常。

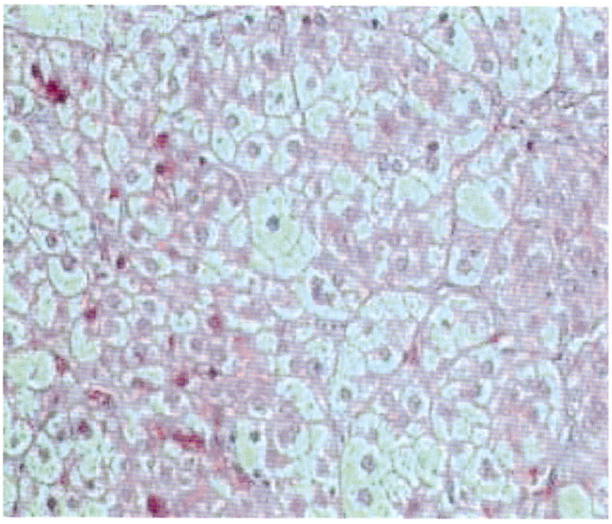

图 1-2-1　肝细胞气球样变

2. 脂肪变性(fatty degeneration)

细胞浆内三酰甘油(中性脂肪)的蓄积称为脂肪变性。正常情况下,除脂肪细胞外,一般细胞很少见脂滴或仅见少量脂滴，如这些细胞中出现脂滴明显增多，则称为脂肪变性。脂肪变性多发生于代谢旺盛耗氧较大的器官如肝脏、心脏和肾脏，以肝最为常见，因为肝是脂肪代谢的重要场所，肝脂肪变性时(图 1-2-2)，体积增大，但不改变肝脏的正常组织结构，通常也不引起肝功能障碍，但重度脂肪变性的肝细胞可坏死，并可继发肝硬化。心肌脂肪变性最常累及左心室的内膜下和乳头肌。大体形态表现为脂肪组织呈黄色条索状夹杂于暗红色心肌相间，形似虎皮斑纹，称为虎斑心。

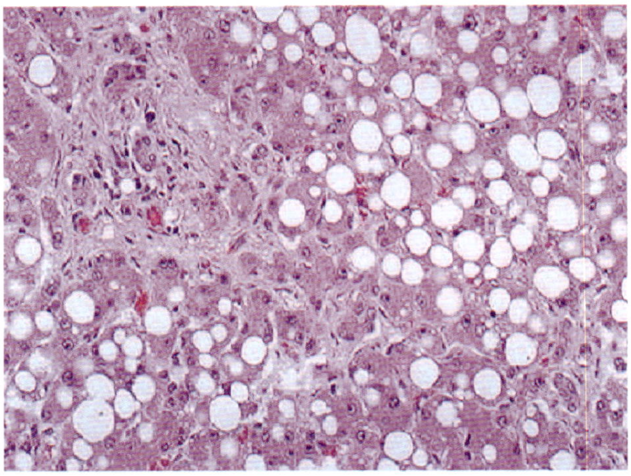

图 1-2-2　肝细胞脂肪变性

3. 玻璃样变(hyaline chang)

玻璃样变又称玻璃样变性或透明变性，泛指细胞内、纤维结缔组织间质内或细动脉壁等处发生蛋白质蓄积，在 HE 染色中表现为均匀粉染毛玻璃样半透明改变。玻璃样变性是一个比较笼统的病理概念，包括许多性质不同的疾病，只是在病理改变上大致相同，即变性物质呈现玻璃样、均质性、红染的物质。

(1)细胞内玻璃样变：见于细胞内异常蛋白质蓄积形成均质、红染的近圆形小体通常位于细胞浆内，例如，肾小管上皮细胞的玻璃小滴变性(蛋白尿时由原尿中重吸收的蛋白质)、浆细胞胞浆中的 Russell 小体和酒精性肝病时肝细胞胞浆中 Malloy 小体等。

(2)纤维结缔组织中玻璃样变：是胶原纤维老化的表现，常见于瘢痕、肾小球纤维化、变性动脉粥样硬化的斑块。镜下：增生的胶原纤维变粗、融合，形成均质、粉色或淡红染的索、片状结构。其中很少纤维细胞和血管。肉眼观：大范围透明变性的纤维结缔组织，呈灰白色，均质半透明，较硬韧。

(3)细动脉壁玻璃样变：又称细动脉硬化，常见于缓进性高血压和糖尿病患者，弥漫地累及肾、脑、脾和视网膜等处的细小动脉壁。玻璃样变的细小动脉(图 1-2-3)原因有蛋白质蓄积而呈增厚，均质性红染，管腔狭窄，可导致血管变硬，血液循环外周阻力增加和局部缺血；管壁弹性减弱，脆性增加，因而继发扩张，导致破裂出血。

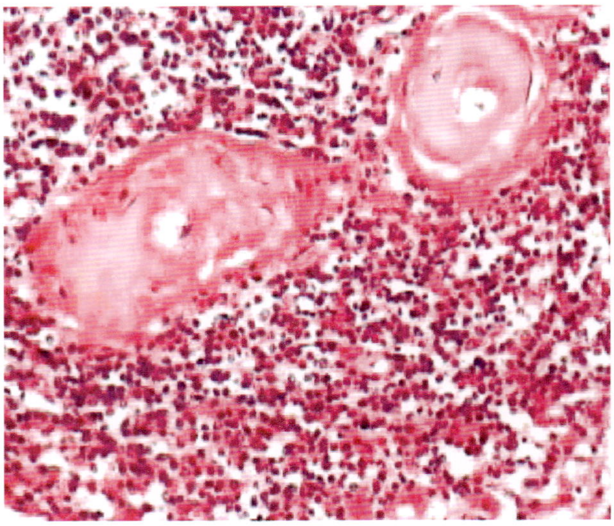

图 1-2-3　脾脏中央小动脉玻璃样变

4. 淀粉样变(amyloidosis)

淀粉样变是在细胞外的间质内，特别是小血管基底膜处，有蛋白质-黏多糖复合物蓄积，并显示淀粉样呈色反应，即遇到碘时呈棕褐色，再遇稀硫酸由棕褐色变为深蓝色。淀粉样变可为全身性的，也可为局部性的。全身性分为原发性和继发性，继发性者的淀粉样物质来源不明，常继发于严重的慢性炎症，原发性者的淀粉样物质来源于免疫球蛋白的轻链。

5. 黏液样变性(mucoid degeneration)

黏液样变性是指间质内有黏多糖(透明质酸等)和蛋白质蓄积。常见于间叶组织肿瘤、风湿病、动脉粥样硬化和营养不良的骨髓和脂肪组织等。甲状腺功能低下时，全身皮肤的真皮及皮下组织的基质中有较多类黏液及水分潴留，形成黏液性水肿。黏液样变性当病因消除后可以逐渐消退，但如长期存在，则可引起纤维组织增生，从而导致组织硬化。

6. 病理性色素沉着(pathologic pigmentation)

有色物质(色素)在细胞内、外的异常蓄积称为病理性色素沉着，有外源性的如炭末及纹身进入皮内的色素。也有内源性色素，主要是由体内生成的沉着的色素，包括含铁血黄素、脂褐素、黑色素、胆红素等。常见的病理性色素有以下几种。

(1)含铁血黄素：巨噬细胞摄入血管中逸出的红细胞，并由其溶酶体降解，使来自红细胞的血红蛋白的 Fe^{3+} 与蛋白质结合成电镜下可见的铁蛋白微粒，若干铁蛋白微粒聚集成为光镜下可见的棕黄色。较粗大的折光颗粒，称为含铁血黄素。左心衰竭时，肺内淤血时红细胞被巨噬细胞吞噬，细胞吞噬后形成含铁血黄素，在患者痰中出现心衰细胞，即吞噬红细胞的巨噬细胞。当溶血性贫血时大量红细胞被破坏，可出现全身性含铁血黄素沉着，主要见于肝、脾、淋巴结和骨髓等器官。

(2)脂褐素：是蓄积于胞浆内的黄褐色微细颗粒，电镜显示为来自噬溶酶体内未被消化的细胞器碎片残体，其中50%为脂质。附睾上皮细胞，睾丸间质细胞和神经节细胞的胞浆内正常时便含有脂褐素。老人及一些慢性消耗性疾病患者的肝细胞、肾上腺皮质网状带细胞以及心肌细胞等萎缩时，其胞浆内有多量脂褐素沉着，所以此色素又有消耗性色素之称。脂褐素在电镜下，呈典型的残存小体结构。

(3)黑色素：是由黑色素细胞生成的黑褐素微细颗粒，为大小不一的棕褐色或深褐色颗粒状色素。正常人皮肤、毛发、虹膜、脉络膜等处都有黑色素的存在。局部性黑色素沉着见于色素痣、恶性黑色素瘤等。肾上腺皮质功能低下的 Addison 病患者可出现全身性皮肤、黏膜的黑色素沉着。

(4)胆红素：也是吞噬细胞形成的一种血红蛋白衍生物，血中胆红素过多时则把组织染成黄色，称为黄疸。胆红素一般为溶解状态，但也可为黄褐色折光小颗粒或团块。在胆道堵塞及某些肝疾患者中肝细胞、毛细胆管及小胆管内可见许多胆红素。

7. 病理性钙化(pathologic calcification)

在骨和牙齿以外的软组织内有固体性钙盐(主要是磷酸钙和碳酸钙)的沉积称为病理性钙化。HE 染色时钙盐呈蓝色颗粒状，甚至片块状。病理性钙化主要有营养不良性钙化和转移性钙化两种。

(1)营养不良性钙化：继发于局部变性、坏死组织或其他异物内的钙化，此时，体内钙磷代谢正常，血钙不升高。这种钙化很常见，结核坏死灶、脂肪坏死灶、动脉粥样硬化斑块内的坏死区、坏死的寄生虫虫体、虫卵等均可继发营养不良性钙化。

(2)转移性钙化：转移性钙化较少见。由于钙磷代谢障碍所致正常肾小管、肺泡壁、胃黏膜等处的多发性钙化称为转移性钙化。甲状旁腺功能亢进，骨肿瘤破坏骨组织、维生素 D 摄入过多等可引发高血钙，导致转移性钙化。

钙化对机体的影响视具体情况而异。转移性钙化可使钙化的组织、细胞功能丧失，但结核病灶的钙化可以使其中的结核杆菌失去活力，减少复发的危险，然而结核杆菌在结核钙化灶中往往可以继续存活很长时间，一旦机体抵抗力下降，则仍有可能复发。

二、坏死

细胞因受严重损伤而累及胞核时，呈现代谢停止、结构破坏和功能丧失等不可逆性变化，此即细胞死亡。细胞死亡包括坏死和凋亡两大类型。生命机体的局部组织、细胞死亡后出现的形态学改变称为坏死(necrosis)。由组织细胞的变性逐渐发展而来的坏死叫渐进性坏死。凋亡大多数是指在生理状态下细胞更新的程序性死亡，但在病理状态下也可发生。

1. 坏死的基本病变

坏死的基本病变是死亡细胞的质膜崩解，结构自溶，并引发急性炎症反应。细胞核的改变是细胞坏死的主要形态学标志，细胞核一般依序呈现核固缩、核碎裂、核溶解。细胞浆的改变：胞浆红染，结构崩解呈颗粒状。间质的改变：实质细胞坏死后的一段时间内，间质常无改变，后可有基质崩解，胶原纤维肿胀、断裂、液化。坏死的基本病变是坏死区形成一片模糊的无结构的颗粒样物质(图 1-2-4)。细胞坏死的特征性的后续变化是发生钙盐沉积。

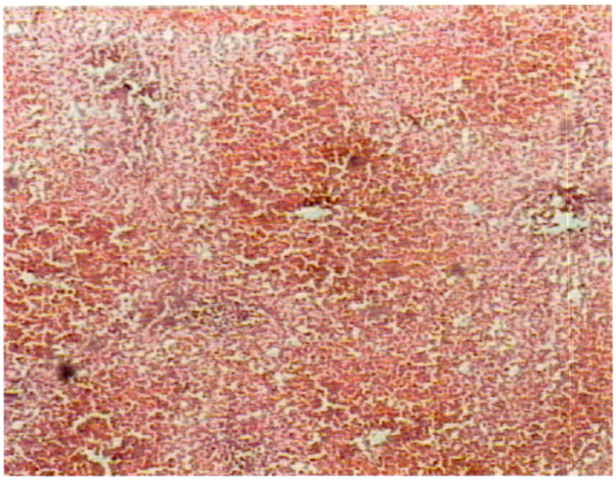

图 1-2-4　细胞坏死，结构消失呈颗粒样物质

2. 坏死的基本类型

(1)凝固性坏死：坏死细胞的蛋白质凝固，还常保持其结构轮廓，所以称为凝固性坏死，在较早期镜下可见坏死组织的细胞结构消失，但组织结构的轮廓仍保存。例如肾的贫血性梗死初期，虽然细胞已呈坏死改变，但肾小球、肾小管以及血管等的轮廓仍可辨认。凝固性坏死好发于心肌、肝、脾、肾等。

凝固性坏死的特殊类型有以下几种：

①干酪样坏死：是由结核杆菌引起的彻底的凝固性坏死，是结核病的特征性病变。肉眼观：坏死呈白色或微黄，细腻，形似奶酪。镜下：不见坏死部位原有组织结构的残骸，甚至不见核碎屑，只见一些无定形的颗粒状物质。因细胞坏死而导致局部呈酸性微酸性环境，细胞内游离的钙离子性呈钙盐沉积，是干酪样坏死区内容易产生沙砾样钙化的原因之一。

②坏疽：是身体内直接或间接地与外界大气相通部位的较大范围坏死，并因有腐败菌生长而继发腐败。坏疽又分为干性坏疽、湿性坏疽、气性坏疽三个类型。

干性坏疽是凝固性坏死加上坏死组织水分蒸发变干的结果，大多见于四肢末端，水分容易蒸发的体表组织坏死，例如动脉粥样硬化、血栓闭塞性脉管炎和冻伤等疾患。此时动脉受阻而静脉仍通畅，再加上空气蒸发，所以病变部位干枯皱缩，呈黑褐色，腐败菌感染一般较轻，与周围健康组织有明显的分界线。

湿性坏疽多发生于与外界沟通但水分不易蒸发的内脏坏死，如坏疽性阑尾炎、肠性坏疽等。湿性坏疽由于坏死组织含水分较多，适合腐败菌生长繁殖，故腐败菌感染严重，局部明显肿胀，呈深蓝、暗绿或乌黑色。由于病变发展较快，炎症比较弥漫，故坏死组织与周围健康组织分界不明显。同时组织腐败坏死所产生的毒性产物，可引起严重的全身中毒症状。常见的湿性坏疽有坏疽性阑尾炎、肠坏疽、肺坏疽及产后坏疽性子宫内膜炎等。四肢当其动脉闭塞而静脉回流又受阻，伴有淤血水肿时也可发生湿性坏疽。

气性坏疽主要见于严重的深达肌肉的开放性创伤合并产气荚膜杆菌、恶性水肿杆菌等产气菌感染时细菌分解坏死组织产生大量气体，使坏死组织内含气泡呈蜂窝状。气性坏疽发展迅速，后果严重，需紧急处理。

(2)液化性坏死：是坏死组织因酶分解而变为液态。最常发生在含可凝固的蛋白少和脂质多的脑和骨髓，也称为软化。化脓、脂肪坏死和由细胞水肿而来的溶解性坏死都属于液化性坏死。

脂肪坏死是液化性坏死的特殊类型，主要分为外伤性脂肪坏死和酶解性脂肪坏死两种。外伤性脂肪坏死好发于皮下脂肪组织尤其是女性乳房，脂肪细胞破裂，脂肪外溢，引起巨噬细胞和异物巨细胞吞噬脂质，反应局部形成肿块，镜下可见其中含有大量含有脂滴的巨噬细胞(泡沫细胞)和多核异物巨细胞。酶解性脂肪坏死见于急性胰腺炎。此时胰腺组织受损，胰酶外逸并被激活，从而引起胰腺自身消化和胰腺周围器官的脂肪组织被胰脂酶分解，其中的脂肪酸与组织中的钙结合形成钙皂，表现为不透明的斑点和斑块。

(3)纤维素样坏死：曾称为纤维素样变性，好发于结缔组织和血管壁，是变态反应性结缔组织病(风湿病、类风湿性关节炎、系统性红斑狼疮、结节性多动脉炎)和急进性高血压的特征性病变。坏死组织呈细丝、颗粒状红染的纤维素样，聚集成片状。

3. 坏死的结局

不同原因引起的不同组织的坏死，其结局也不一样，细胞坏死后发生自溶，并在坏死局部引发急性炎症反应，坏死组织有的溶解吸收，有的分离排出、机化、包裹或钙化，结核病灶的干酪样坏死常发生包裹钙化。

(1)溶解吸收：坏死组织溶解，经由淋巴管、血管吸收或被巨噬细胞清除。小范围坏死可被完全吸收，消除较大范围坏死液化后可形成囊腔。

(2)分离排出：较大坏死组织不能完全吸收，则发生炎性反应，使坏死组织与健康组织分离形成缺损。皮肤、黏膜较深的坏死性缺损形成溃疡，发生在内脏器官则形成空洞。

(3)机化：坏死组织不能完全溶解吸收或分离排出，则由新生毛细血管和纤维母细胞等组成肉芽组织，吸收、取代坏死物的过程称机化，最后形成瘢痕组织。

(4)包裹、钙化：坏死组织较大或难以溶解吸收或不完全机化，则由周围结缔组织加以包裹，其中的坏死组织如结核病灶的干酪样坏死也可发生钙化。

三、凋亡

凋亡(apoptosis)大多为生理性死亡，是细胞衰老过程中各个细胞功能逐渐减退的结果。凋亡可见于许多生理和病理过程中，如各种更替性组织衰亡更新，也可见于照射及应用细胞抑制剂和数目性萎缩之时。肿瘤细胞也发生凋亡。这种坏死是活体内单个细胞或小团细胞的死亡，不是整个实质区内细胞同时死亡，死亡细胞的质膜(细胞膜和细胞器膜)不破裂，不引发死亡细胞的自溶也不引起急性炎症反应。凋亡的发生与基因调节有关，也有人称为程序性死亡。凋亡对人体的生理平衡和疾病的发生具有重要意义。

第三节　修　　复

损伤造成机体部分细胞和组织丧失后，机体对所形成缺损进行修补恢复的过程，称为修复，修复后可完全或部分恢复组织的结构和功能。修复可分为两种不同的过程及结局：由损伤周围的同种细胞来修复，称为再生，如果完全恢复了原来组织的结构和功能，则称为完全再生；由纤维结缔组织来修复，称为纤维性修复，过去常称为不完全再生。

一、再生

机体内有些细胞和组织不断进行着新陈代谢，衰老的细胞、组织被新生的同种细胞取代，称为再生(regeneration)。按再生能力的强弱，可将人体组织细胞分为三类：不稳定细胞(这类细胞在一生中不断增生，包括表皮细胞、呼吸道和消化道黏膜上皮细胞、生殖器官管腔的被覆细胞、淋巴及造血细胞、间质细胞等。这些细胞的再生能力相当强)、稳定细胞(这类细胞保留着再生的潜能，正常情况下不显示再生能力，但在组织缺损时则表现出较强的再生力，包括各种腺或腺样器官的实质细胞及间叶组织细胞，如胰、肾小管上皮、肝细胞等)、永久性细胞(这类细胞几乎没有再生能力，在受破坏后只能由结缔组织增生修补，包括神经细胞、心肌细胞和骨骼肌细胞)。

1. 上皮组织的再生

(1)鳞状上皮再生：鳞状上皮缺损时，基底层细胞分裂增生成单层上皮覆盖创面，再增生分化为鳞状上皮。

(2)腺上皮再生：腺上皮细胞缺损而基底膜层网架完整时，可由残存的细胞完全再生修复，若腺体结构完全破坏，再生则甚为困难，结构简单的腺体如汗腺、肠腺等可从残留部分再生。

2. 间叶组织的再生

(1)纤维组织的再生：在损伤刺激下，局部纤维母细胞分裂增生，并形成胶原纤维。幼稚纤维母细胞体积大，有星芒状突起，胞浆嗜碱，细胞逐渐成熟变为长梭形，核染色渐渐加深，胞浆减少，成为纤维细胞。

(2)软骨和骨组织再生：软骨组织再生能力很弱，较大的软骨组织缺损由纤维组织修补。骨组织再生能力很强，由骨的内外膜的骨母细胞产生骨基质完全修复。骨折愈合可经历四个阶段(图 1-3-1)：①血肿形成期；②纤维性骨痂形成期。一般在骨折 2～3 天后发生，血肿被肉芽组织取代、机化，增生的肉芽组织及纤维组织进一步分化成透明软骨。透明软骨的形成主要见于骨外膜的骨痂区，骨内膜及骨髓内骨痂区少见透明软骨；③骨性骨痂形成期，其中可分化出骨母细胞并发生钙盐沉积，形成骨性骨痂；④骨痂改建或重塑期。

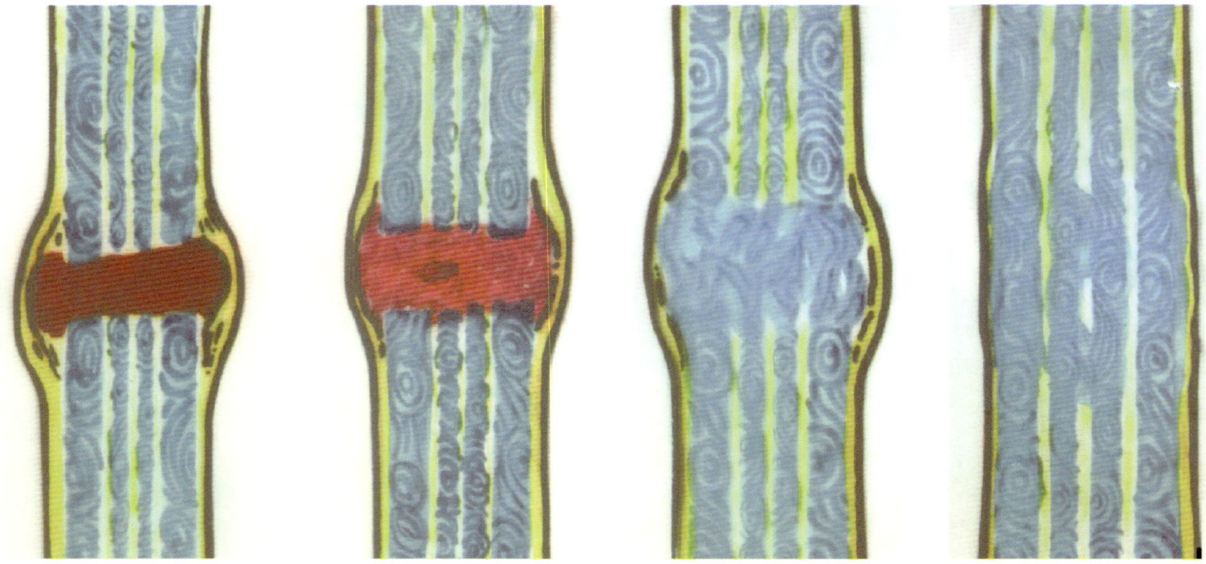

(A)　(B)　(C)　(D)

图 1-3-1　骨折愈合的模拟图

(A)血肿形成期；(B)纤维性骨痂形成期；(C)骨性骨痂形成期；(D)骨痂改建或重塑期。

(3)毛细血管再生：以生芽方式形成实心的内皮细胞索，在血流的冲击下逐渐出现管腔形成新生毛细血管，有的毛细血管管壁逐渐增厚而发展为小动脉、小静脉。大血管离断后需手术吻合，吻合处两侧的内皮细胞分裂增生，相互连接恢复原来的内膜结构，管壁由结缔组织修复。

(4)肌组织的再生：骨骼肌的肌纤维部分坏死而肌膜完整时，肌细胞分裂增生可达到完全再生，如肌纤维及肌膜均破坏则通过瘢痕修复。平滑肌也有一定的分裂再生能力。心肌细胞再生能力极弱，破坏后由瘢痕组织修复。

(5)神经组织的再生：神经细胞损伤后由神经胶质细胞及其纤维修复。周围神经受损后，可由存活的神经细胞完全再生。但若断离两端相隔太远，再生的轴突不能达到远端，而与增生的结缔组织混合，则形成创伤性神经瘤，成为发生顽固性疼痛的重要病理基础。

二、纤维性修复

纤维性修复首先通过肉芽组织增生，溶解、吸收损伤局部的坏死组织及其他异物，并填补组织缺损，以后肉芽组织转化成以胶原纤维为主的瘢痕组织，这种修复便告完成。

1. 肉芽组织

由新生毛细血管和纤维母细胞组成的幼稚结缔组织，有多种炎细胞参与。在开放性创伤的表面呈鲜红色，颗粒状，质地柔软，似鲜嫩的肉芽，故称为肉芽组织(图 1-3-2)。

镜下可见大量由内皮细胞增生形成的实性细胞索及扩张的毛细血管，向创面垂直生长，毛细血管周有许多新生的纤维母细胞，此外常有大量渗出液和炎性细胞。

肉芽组织在修复过程中起着抗感染并保护创面，机化坏死组织、血凝块及其他异物，填补缺损和其他组织缺损的作用。

2. 瘢痕组织

肉芽组织形成后逐渐发生纤维化，形成瘢痕组织(图 1-3-3)，其转化过程是胶原纤维增多，纤维团细胞渐少并变为静止的炎细胞；毛细血管逐渐闭合，

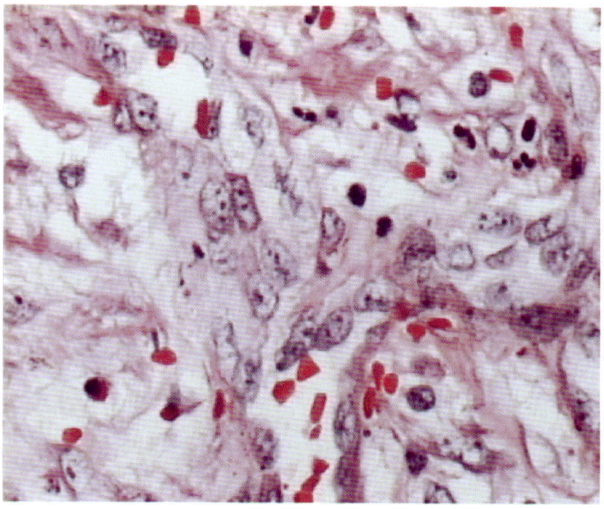

图 1-3-2 肉芽组织

毛细血管增生，纤维母细胞增生，炎性细胞浸润。

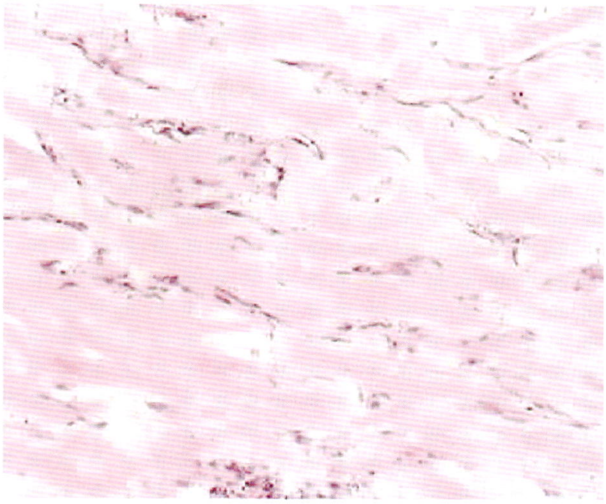

图 1-3-3 瘢痕组织

大量胶原纤维、成纤维细胞及血管减少。

退化或演化为小血管；炎细胞亦渐消失，最终形成灰白色，质地硬，缺乏弹性的瘢痕。瘢痕组织可填补并连接损伤形成的缺损，并将断裂的组织结构连接起来，起到保持组织器官完整性的作用，但瘢痕具有收缩性，瘢痕收缩可引起组织、器官变形，甚至导致器官的功能障碍，如发生于关节附近时造成关节挛缩，活动受限；胃溃疡瘢痕引起幽门变形，甚至梗阻。瘢痕性粘连发生于器官间或器官与体腔壁时，可发生脏器移位，如游离的空肠脏器粘连则使其固位，降低了活动度，影响了脏器的运动功能等。器官内广泛纤维化则使器官硬化，如肝炎后的肝纤维化，肺损伤特发性肺纤维化等。瘢痕组织也可以在胶原酶的作用下逐渐吸收、分解，使瘢痕组织缩小、软化。

第二章

局部血液循环障碍

局部血液循环障碍常出现在各类疾病形成的过程中，是疾病发生、发展中的基本病理改变。表现为器官和组织内循环血量的异常，如充血和缺血；血液性质的改变，如血栓形成，栓塞；血管内充分的外溢，如水肿和出血。

第一节 充 血

器官或局部组织的血管内血液含量增多，称为充血（hyperemia），分为动脉性充血（arterial hyperemia）和静脉性充血（venous hyperemia）。前者指动脉血输入过多引起的充血，常见于生理性充血和急性炎症早期；后者是指静脉血回流受阻引起的充血，简称淤血，是常见的病理过程，形成局部淤血和系统性淤血，慢性淤血的器官可发生一系列病理变化，如慢性肝淤血时，肝肿大，切面呈槟榔状，肝细胞萎缩，变性，纤维组织增生，最后形成淤血性肝硬化。

一、动脉性充血

1. 基本病理

器官或组织内由于动脉血输入增多而引起的充血，又称为主动性充血，简称充血。大体分以下三种类型。

（1）生理性充血：为适应器官和组织生理需要和代谢增强而发生的充血，如胃肠黏膜在进食后充血，体力运动时肌肉充血等。

（2）炎症性充血：炎症反应早期，由于炎症性因子刺激引起的轴突反射和血管活性物质组胺等炎症介质的释放，使炎症区局部细动脉扩张所引起的充血（图 2-1-1）。

（3）减压后充血：器官或局部组织长期受压，一旦压力解除，细动脉发生反射性扩张引起的充血。

动脉性充血一般都为暂时性的血管反应，对机体无明显损伤，原因消除后无不良后果。

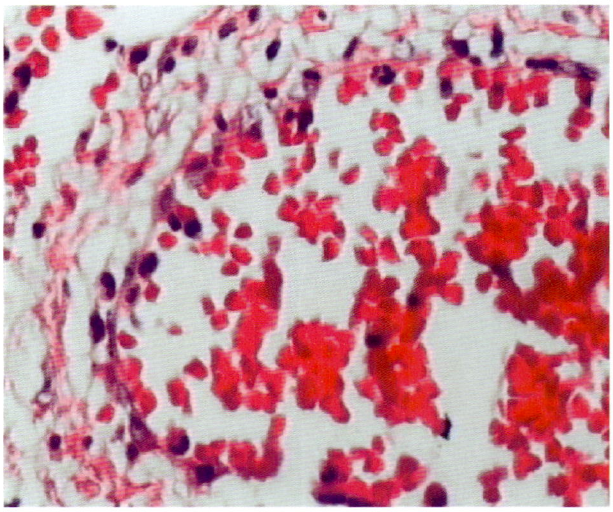

图 2-1-1　炎症性充血，血管扩张充血，间质水肿

2. 影像病理基础

（1）炎症性充血：急性炎症早期局部组织的充血基础是细动脉和毛细血管床的扩张，而非新生毛细血管充血所致，因此充血、扩张的细动脉的分布规律与局部正常的解剖位置相符合。如急性脑膜炎早期增强扫描可见支配病变区血供的终末动脉扩张，位于脑膜表面的颈外动脉和颈内动脉间的终

末吻合支血管管径变粗。

(2)代偿性充血：因组织生理需要和代谢增强而发生的动脉供血增加称为生理性代偿充血。因某种原因(如栓塞)所导致的局部组织供血中断，代之出现异常血管供血则称为病理性代偿充血。病理性代偿充血血管造影可见异常走行的血管和血管网，而正常分支的动脉狭窄、变细甚至中断不显影。如脑梗死，在病变早期可见病变区相应的供血动脉中断，而梗死区软脑膜表面显示有扩张、充血的血管。

(3)肺充血：主要见于左向右分流的先天性心脏病及能引起循环血量增加的疾病，如贫血、甲状腺功能亢进等。各种原因引起的肺充血的基本原因是肺循环血量增加，基本病理生理变化为主干血管管径扩张、增粗、末端动脉开放。肺充血的影像学表现为肺动脉及其分支扩张、增粗，显示的血管分支增多，肺野外带也可见血管影。肺动脉段管壁较肺静脉管壁厚，影像显示充血扩张的肺动脉轮廓清楚、锐利，与肺静脉淤血容易相鉴别。

不同类型的动脉性充血影像表现亦有差异，仔细分析充血、扩张的血管影像学特点有助于病变的定性诊断。

二、静脉性充血

器官或组织内由于静脉血回流受阻使血液淤积于小静脉和毛细血管内而发生的充血称为静脉性充血，又称为被动性充血，简称淤血。静脉性充血的主要改变是阻塞静脉远端，静脉被动扩张，血管床容量增加，血管的静脉压升高。

1. 基本病理

静脉性充血的原因很多，可归纳为以下三类。

(1)静脉受压：静脉受压使其管腔发生狭窄成闭塞，血液回流受阻导致相应部位的器官和组织发生静脉性充血，如腹膜后病变压迫髂静脉引起的下肢淤血；肠管粘连、折叠使肠系膜静脉受压引起的肠管淤血；肝炎后肝硬化的门静脉高压则是肝脏形成的假小叶使肝脏内门静脉分支受压、阻塞所致门静脉前向血流阻力增加，引起门静脉的汇入静脉淤血。

(2)静脉腔阻塞：静脉内血栓或肿瘤细胞瘤栓阻塞静脉腔而血流又不能充分通过侧支回流时可发生淤血。静脉分支较多且互相连接成网，形成丰富的血液回流通道，小的静脉很难发生静脉内充血，只有在大的静脉干受压、阻塞或多条静脉回流受阻时才有可能发生静脉充血，如下腔静脉在右心房入口处阻塞发生静脉性充血。

(3)心力衰竭：心力衰竭时心脏不能排出正常容量的血液进入动脉，心腔内血液滞留、压力增高，阻碍了静脉的回流造成系统性淤血。如二尖瓣膜病和高血压病引起左心衰竭时，导致肺淤血，患者咳泡沫痰，呼吸困难，也现发绀，而肺源性心脏病引起的右心衰竭，可导致大循环淤血。

2. 静脉性充血的继发病理改变

淤血组织肉眼呈紫红色，光镜下，小静脉和毛细血管扩张，充满血液。淤血时常伴有水肿，甚至漏出性出血，长期淤血，由于缺氧，营养不足，代谢产物堆积，可导致实质细胞萎缩和变性，而间质细胞增生，使器官硬化，如肝脏长期慢性淤血的主要继发病理改变以成纤维细胞增加为主，并无肝炎肝细胞坏死后肝小叶的重建过程，因此淤血性肝硬化一般不伴有门静脉高压症及肝功能的异常。

3. 静脉性充血的影像病理基础

影像检查除了可直接显示受压静脉和栓塞的部位外，病变静脉引流区域静脉血管怒张或曲张、淋巴管扩张、静脉间的吻合支异常开放及组织水肿也是受压静脉充血的基本表现。确定静脉充血的原因和病变的定位尚存在一定的困难，血管造影有时可以显示静脉受压的部位及原因，但阻塞静脉的充血和增高的静水压常导致显影不良。根据静脉回流受阻后某些影像学的变化可间接为静脉阻塞的原因提供诊断依据。一般而言，静脉主干受压变窄或闭塞，静脉引流区域的组织或器官肿胀，组织间隙或细胞外间隙水分聚集，使组织和器官包膜张力增高，形态肿胀，正常的解剖结构分界不清。如股深静脉梗阻，受累肌束变粗，组织间含水量增加，肌束密度减低，肌肉间隔张力增高，MRI T_2加权像呈高信号，其特点表现为与肌束平行的条状、线状高信号影。

第二节　出　　血

血液自心血管管腔流出到体外、体腔或组织间隙，叫出血(hemorrhage)。流到体外叫外出血，如食管静脉曲张破裂引起的呕血。流到体腔和组织间隙叫内出血，如脾脏破裂引起的出血。

一、破裂性出血

破裂性出血常由心脏或血管壁破裂所致。破裂可发生于心脏，也可发生于动脉。静脉破裂性出血的原因除创伤外，较常见的例子是肝硬变时食道静脉曲张的破裂。毛细血管的破裂性出血发生于局部软组织的损伤。

二、漏出性出血

这种出血是由于毛细血管后静脉、毛细血管及毛细血管前动脉的血管壁通透性增高，血液通过扩大的内皮细胞间隙和受损的血管基底膜而漏出于管腔外。漏出性出血的原因很多，基本可归纳为血管壁损害，血小板减少和血小板功能障碍，凝血因子缺乏。

三、出血后继发病理改变

内出血可发生于体内任何部位，血液积聚于体腔称体腔积血，发生于组织内的出血，量大时形成血肿，如脑血肿、皮下血肿等。皮肤、黏膜、浆膜的少量出血在局部形成淤点，较大的出血灶形成淤斑。新鲜出血呈红色，在病灶内红细胞降解形成含铁血黄素颗粒，较大的血肿吸收不全可发生机化或包裹，其壁为增生的纤维组织和沉积的含铁血黄素组成。

四、影像病理学基础

(1)外伤性出血：外伤性出血的影像学表现常与出血时间、组织损伤的部位和类型有关。如颅脑外伤引起的硬膜外水肿 CT 平扫呈“双凸透镜”状高密度区，这是因为血肿位于硬膜和颅骨内板之间，故水肿局限，边缘光滑、锐利。而脑实质外伤性出血形成的血肿是在脑实质挫裂伤口内聚集而成，故血肿的形态多不规则。其次随着病程的延长，血肿内的氧合血红蛋白转化为去氧血红蛋白以及含铁血红素的沉积，MRI 检查可显示血肿的信号强度发生规律性的变化及血肿周边沉积的含铁血黄素形成的低信号环。

(2)血管破裂性出血：血管破裂出血常见于心脏和血管疾病，如心肌梗死，动脉瘤、血管瘤和静脉曲张的破裂。

影像检查可发现实质脏器破裂性出血的病因诊断提供依据。脑实质内海绵状血管瘤的周边常包绕着由增生的胶质形成的包膜，因此 MRI 显示海绵状血管瘤破裂出血的特征是边缘清楚、锐利的局限性血肿，周边不伴或仅有轻微水肿。CT 显示脑内或肌肉内间隙的病灶内存在的斑点状、斑片状甚至长条状高密度影，或 MRI 呈混杂信号，T_1加权像和 T_2加权像同一病灶始终为等信号，提示病灶内有钙化灶。这些征象提示病灶是一种慢性且与血管结构异常有关的病变。

第三节　血栓形成与梗死

一、血栓形成

活体的心脏或血管腔内，血液凝固或血液内有形成分互相黏集形成固体质块的过程，称为血栓形成(thrombosis)，所形成的固体质块称为血栓(图 2-3-1)。

血液中存在着相互拮抗的凝血系统和抗凝血系统，在生理状态下维持动态平衡。然而，有时在某些能促进凝血过程的因素作用下，打破了动态平衡，触发了凝血过程，血液便可在心血管腔内凝固，形成血栓。

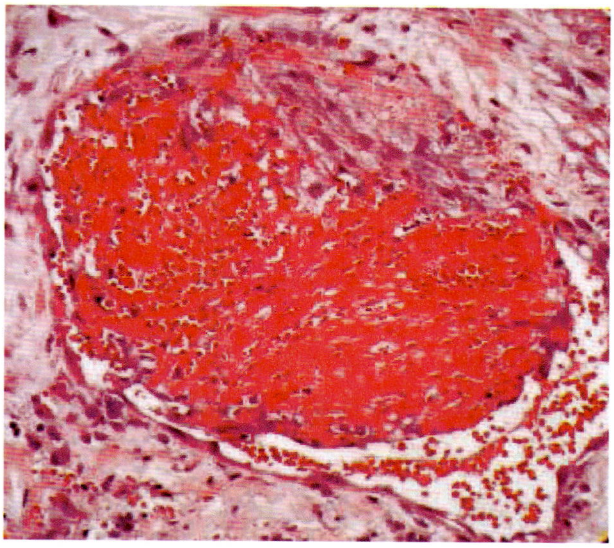

图 2-3-1　血管内红色血栓形成

1. 血栓形成的条件和机制

（1）心血管内膜的损伤：心血管内皮细胞是一层分隔内皮下结缔组织和血液中凝血因子、血小板的单细胞薄膜，具有抗凝、抗血小板黏集的功能。但是当内皮细胞受损时，可合成 willebrand 因子，使血小板黏附于内皮下的胶原。由于内皮损伤，内皮下结缔组织内的基底膜胶原、原纤维性胶原、弹性蛋白都有强烈的促凝作用，导致血小板黏集形成血栓。

（2）血管状态改变：当血流缓慢，血流停滞，漩涡形成时，破坏了正常的血流状态。正常时，血流的轴流由红细胞和白细胞构成，外层是血小板，最外围边流是一层血浆，将血小板和内膜分离开。当血流缓慢，停滞或漩涡形成时，血小板与内皮细胞接触机会增加，此时内皮细胞由于缺氧常发生变性坏死，局部的凝血因子、凝血酶浓度增高，可导致血栓形成。由于静脉血流缓慢，并有漩涡，容易受压，静脉血栓形成多于动脉，二尖瓣狭窄时左心房内血栓形成，心肌梗死时附壁血栓形成，动脉瘤内血栓形成等均与血流状态的改变有关。

（3）血液凝固性增加：又称为血液的高凝状态，是指血液比正常容易发生凝固的状态，常见于 DIC，DIC 基本病理变化是在微循环内有广泛的纤维素性血栓形成，累及肺、肾、肝、脑及肾小腺等器官，引起广泛性坏死和出血。

上述三种血栓形成条件，在临床病例中，往往同时存在，共同作用。

2. 血栓形成的过程及血栓的形态

无论心或动脉、静脉内的血栓，其形成过程都从血小板黏附于内膜裸露的胶原开始，其后血栓形成的过程及血栓的组成、形态、大小都取决于血栓发生的部位和局部血流速度。血栓大致可分为以下几种类型。

（1）白色血栓：是在血流速度较快的状态下形成的，主要见于延续性血栓的头部及疣状心内膜炎的疣状血栓。肉眼呈灰白色、质硬、粗糙，与心血管内膜紧密粘连。镜下可见由血小板聚集形成，呈珊瑚状小梁排列，其间质可见纤维素及中性黏细胞等。

（2）红色血栓：又叫凝固性血栓，多见于延续性血栓的尾部，混合血栓阻塞血管腔层，局部血流停止，血液凝固而成。肉眼呈暗红色，如凝血块一样。镜下，纤维素网眼中充满各种血细胞。

（3）混合血栓：多发生于血流缓慢的静脉，构成延续性血栓的体部。白色血栓阻塞部分管腔，下游发生漩涡，析出的白色血栓和凝固的红色血栓交替形成混合血栓。

（4）透明血栓：是由纤维素构成的，见于微循环小血管内，因而又叫微血栓。

3. 血栓的结局

（1）软化、溶解、吸收：小血栓可在纤维蛋白酶的作用下，完全溶解吸收。

（2）机化：血栓体积大时可发生机化。白血栓形成后 1～2 天即开始，2 周内可完全机化。在机化过程中，新生的内皮细胞被覆因血栓于此周而产生的裂隙，使血栓上下游的血流部分沟通，称为再通。

（3）钙化：未被机化的血栓可发生钙盐沉积。在静脉中形成静脉石。

4. 血栓对机体的影响

（1）堵塞血管破口：阻止出血，起到止血的作用。

（2）阻塞动脉：引起局部组织萎缩，变性，甚至坏死，如心肌梗死。

(3)阻塞静脉：引起淤血，甚至坏死，如肠出血性梗死。

(4)栓塞：血栓脱落，随血流运行阻塞血管。

(5)心瓣膜变形：见于风湿性心内膜炎和亚急性细菌性心内膜炎。

(6)微循环的广泛性微血栓形成：即 DIC，可引起全身性出血和休克。

二、栓塞

循环血液中出现的不溶于血液的异常物质，随血流运行阻塞血管腔，这种现象叫栓塞（embolism），引起栓塞的异常物质叫栓子，栓子可以是固体，也可以是液体或气球，最常见的是血栓栓子。与血栓形成不同的是，栓塞是一种瞬间发生的使血液循环阻断的结果，引起的病变往往是突然发生且病情严重。

1. 栓子的运行途径

除罕见的情况外，各种栓子的运行途径与血流方向一致，进入左心和动脉系统的栓子引起全身多器官栓塞，进入右心和大循环静脉的栓子，引起肺栓塞；进入门静脉的栓子引起肝门静脉分支栓塞。

2. 栓塞的类型和对机体的影响

(1)血栓栓塞：由血栓引起的栓塞称为血栓栓塞，占全部栓塞的 99%。

①肺动脉栓塞：约 90%以上来自下肢深静脉。肺动脉与支气管动脉之间有广泛的吻合支，较小的栓子阻塞肺动脉小分支时，一般不会引起严重后果。但如广泛栓塞肺动脉分支（图 2-3-2），或大栓子栓塞肺动脉主干或大分支时，患者可发生急性呼吸循环衰竭而猝死。

②大循环动脉栓塞：绝大多数栓子来自左心引起下肢、脑、肾、脾等动脉栓塞，少数来源于破溃的动脉粥样斑块或动脉瘤。

(2)脂肪栓塞：含有脂肪的长骨骨折或脂肪组织严重挫伤时，脂肪细胞破裂释放出脂滴侵入破裂血管进入血流。栓子大于 20μm 可栓塞于肺，引起肺水肿、出血，栓子小于 20μm 可通过肺泡壁毛细血管，经肺动脉和左心引起全身器官栓塞，尤其是脑，引起脑水肿和血管周围点状出血。

(3)气体栓塞：分娩时，子宫强裂收缩，空气被挤入破裂的子宫壁静脉窦，头颈部、胸壁和肺创伤，损伤静脉时，空气可被吸收负压的静脉。空气量达 100ml 时，即可导致心力衰竭。沉箱作业工人上升过于迅速，溶于血液中的气体析出物形成气泡，引起空气栓塞，又叫沉箱病。

(4)羊水栓塞：分娩时，子宫收缩将羊水压入破裂的子宫壁静脉窦内，进入肺循环，栓塞肺动脉分支及小血管。在毛细血管、小动脉内可见角化上皮、胎粪、胎毛等羊水成分。产妇出现发绀，呼吸困难和休克。

(5)其他栓塞：肿瘤细胞栓塞可见于局部形成转移瘤，脓毒败血症的脓性栓子可形成栓塞性脓肿。寄生虫随着血液循环在不同的脏器可形成具有特征性改变的病灶，如猪囊虫性脑囊虫病等。

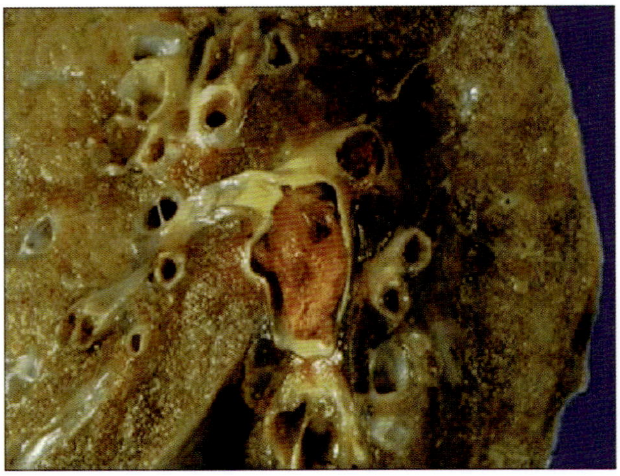

图 2-3-2　肺动脉大分支栓塞

三、梗死

由于血管阻塞，侧支循环不能迅速建立而引起的组织坏死叫梗死（infarction）。

1. 梗死的原因

凡能引起血管腔阻塞，导致局部组织缺血的原因均可引起梗死。

(1)血栓形成：是梗死最常见的原因，如心冠状动脉、脑动脉粥样硬化合并血栓形成，可分别引起心肌梗死和脑梗死。

(2)动脉栓塞：是梗死的常见原因，如肾、脾、肺的栓塞，可引起这些器官的梗死。

(3)血管受压闭塞：如肠套叠、肠扭转、嵌顿病等引起的肠梗死。

(4)动脉痉挛：也是梗死发生的原因之一，如冠状动脉粥样硬化基础上再发生血管的持续痉挛，可引起心肌梗死。

2. 梗死的病理特点

(1)梗死的形状：与血管分布密切相关。

①脾、肾、肺等器官的血管呈树枝状分布，梗死灶呈锥形(图 2-3-3)，尖端指向器官门部，底部紧靠器官表面。

②肠梗死呈节段性，是由于肠系膜血管呈扇形分布的缘故。

③心肌梗死呈不规则形成地图状。

(2)梗死的分类：根据梗死血区内含血量的多少以及有无合并细菌感染，将梗死分为以下三种：

①贫血性梗死：即白色梗死，多发生于结构致密，侧支循环不充分的器官，如脾、心肌、肾等。梗死均为凝固性坏死，呈灰白色(图 2-3-3)，周围可见明显暗红出血带。镜下，组织结构轮廓隐约可见。

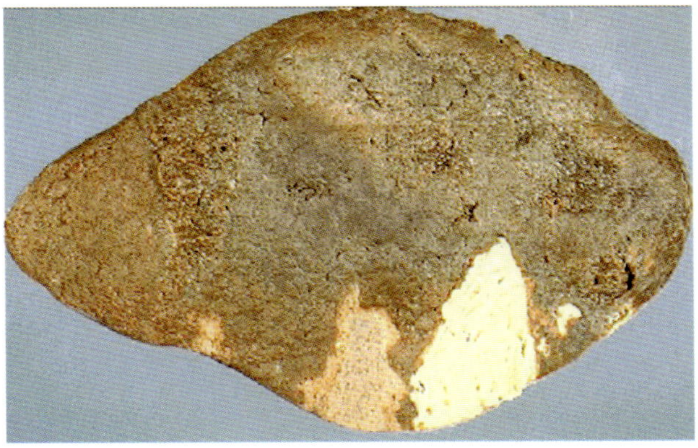

图 2-3-3　脾贫血性梗死，灰白色，呈锥形梗死灶

②出血性梗死：又叫红色梗死，发生于高度淤血，组织疏松的器官，如肠、肺等，肺出血性梗死呈暗红色，镜下为广泛组织坏死和弥漫性出血；肠套叠、肠扭转、嵌顿疝等引起的肠梗死为出血性梗死。

③败血性梗死：多见于脓毒败血症，梗死灶内伴细菌感染。

3. 梗死的影响和结局

(1)梗死对机体的影响：取决于发生梗死的器官和梗死灶的大小和部位。

①心肌梗死：影响心功能。

②脑梗死：出现相应定位特征，严重者可致死。

③四肢：发生坏疽。

④肠梗死：发生穿孔，引起腹膜炎。

⑤肾梗死：引起腰痛、血尿。

(2)梗死的结局

①溶解吸收：小梗死灶内中性粒细胞、巨噬细胞渗出，将坏死组织溶解和吸收。

②机化：较大梗死灶可由肉芽组织取代，变为瘢痕。

③包裹：大的梗死灶，不能完全机化，则由纤维组织包裹。

④囊腔形成：脑梗死则液化形成囊腔，周围由胶质瘢痕包围。

4. 梗死灶界面病理变化

梗死灶形成早期，病灶周围的侧支循环代偿扩张、充血。梗死病灶周边形成白细胞带，继而出现肉芽组织。梗死发生 1～2 天，肉芽组织开始从周围长入梗死灶内。小的梗死灶可被肉芽组织吸收形成瘢痕，大的梗死灶中心液化坏死，周边包绕纤维性的囊肿。

第四节　水　　肿

组织间隙或体腔内过量的体液潴留称为水肿(edema)，然而通常所称的水肿乃指组织间隙内体液增多，体腔内体液增多则称积液，水肿的组织体积增大，颜色苍白，组织结构疏松，其间可见粉染的水肿液。

一、水肿的原因和机制

正常状态下，血液的流体静力压同组织液中胶体渗透压及流体静力压之间保持着动态平衡，当平衡被打破时，体液自血管内逸出到组织间隙则形成水肿，常见原因有以下几种。

1. 血浆胶体渗透压降低

常见于营养不良和肾病。

2. 毛细血管内流体静力压升高

各种原因引起的静脉阻塞或回流障碍，如肝硬变、心力衰竭。

3. 淋巴回流血阻

丝虫病时虫体阻塞淋巴管，引起下肢、阴囊水肿。

4. 毛细血管通透性增高

如炎症性水肿、变态反应性水肿。

二、水肿的病变特点

发生水肿的器官，体积增大，颜色苍白，镜下见水肿液积聚于细胞和纤维结缔组织之间或腔隙内，粉染，如脑水肿时，脑回扁平，脑沟变浅，镜下，脑灰质和白质疏松，血管周间隙加宽，肺水肿时，肺泡腔内充满水肿液。

第五节　淋巴循环障碍与脑脊液循环障碍

一、淋巴系统的组成

淋巴循环系统由广布全身的淋巴管网和淋巴器官（淋巴结、脾等）组成。最细的淋巴管叫毛细淋巴管，数目与毛细血管相近。毛细淋巴管集合成淋巴管网，再汇合成淋巴管。全部淋巴管汇合成全身最大的两条淋巴导管，即左侧的胸导管和右侧的右淋巴导管，分别进入左、右锁骨下静脉。淋巴系统里流动的是淋巴，淋巴来自于毛细血管渗出的组织液，其中含有的成分与血浆相似，只是蛋白质的含量较低。

二、淋巴循环的生理意义

1. 回收蛋白质

组织间液中的蛋白质分子不能通过毛细血管壁进入血液，但比较容易透过毛细淋巴管壁而形成淋巴的组成部分。每天约有 75～200 克蛋白质由淋巴带回血液，使组织间液中蛋白质浓度保持在较低水平。

2. 运输脂肪和其他营养物质

由肠道吸收的脂肪 80%～90%是由小肠绒毛的毛细淋巴管吸收。

3. 调节血浆和组织间液的液体平衡

每天生成的淋巴约 2～4 升回到血浆，大致相当于全身的血浆量。

4. 清除细菌

淋巴流动还可以清除因受伤出血而进入组织的红细胞和侵入机体的细菌，对动物机体起着防御作用。

三、淋巴循环障碍

人体的循环系统，由心血管系统与淋巴系统所组成，静脉系统担负着 90%的回心血量，剩余的约 10%的体液经淋巴系统回流。在静脉和淋巴系统共同参与下，保持了有效循环血容量的稳定，因此静脉回流受阻发生静脉性充血不仅表现为静脉管腔的变化，淋巴管扩张也是静脉性充血的重要证据之一。

任何增加毛细血管有效滤过压的因素，都会增加淋巴的流动。提高静脉压，从而也提高毛细血管压，对增加淋巴流动特别有效。在肝静脉入口上部阻断下腔静脉，胸导管中淋巴流动就会由于肝脏毛细血管压升高而显著增加；结扎门静脉以提高门静脉血压同时使小肠区毛细血管血压也增加，可使小肠的淋巴流量增加 4～5 倍之多。动脉压的升高对淋巴流量的影响虽然不大，但动脉压的明显降低，会使淋巴流量大减，甚至停止流动。

四、脑脊液循环障碍

脑脊液（cerebral spinal fluid）是充满于脑室系统、脊髓中央管和蛛网膜下隙内的无色透明液体，与血浆和淋巴液的性质相似，略带黏性。它处于不断地产生、循环和回流的平衡状态。

脑脊液由侧脑室脉络丛产生，经室间孔流至第三脑室，与第三脑室脉络丛产生的脑脊液共同经中脑水管流入第四脑室，再汇合第四脑室脉络丛产生的脑脊液经第四脑室正中孔和外侧孔流入蛛网膜下隙，再沿蛛网膜下隙流向大脑背面，经蛛网膜颗粒渗透到硬脑膜窦内，回流入血液中。

如在脑脊液循环途径中发生阻塞，可导致脑积水和颅内压升高，进而使脑组织受压移位，甚至形成脑疝。

第三章

炎　症

外源性和内源性损伤因子可引起细胞各种各样的损伤病变，与此同时机体的局部和全身则发生一系列复杂的反应，以局限和消灭损伤因子，清除和吸收坏死组织、细胞，并修复损伤，这就是机体的防御性反应——炎症。

第一节　炎症概述

炎症是重要的病理过程，炎症性疾病在临床很常见，如疮、痈、胃炎、阑尾炎、肝炎、肺炎、肾炎、结核以及外伤感染等。

一、炎症的概念

1. 炎症的定义

具有血管系统的活体组织对损伤因子所发生的防御反应称为炎症。各种致炎因子引起组织变质，机体产生了以血管反应为中心的炎症过程，通过血液渗出和组织增生，局限和消灭损伤因子，清除和吸收坏死细胞，最后局部组织修复，因此炎症是机体抗损伤的复杂过程。

2. 炎症的局部表现和全身反应

炎症的局部临床特征是红、肿、热、痛和功能障碍，炎症所引起的全身反应包括发热和末梢血白细胞计数增多。

3. 炎症反应的防御作用

以血管系统改变为中心的一系列局部反应，有利于清除消灭致病因子，使致病因子局限在炎症部位而不致蔓延全身。但炎症对机体也有潜在的危害性，如严重的过敏反应可危及病人的生命，心包腔内纤维素性渗出物机化可形成缩窄性心包炎，进而影响心功能。声带急性炎症水肿可导致窒息等，因此在一定情况下应采取措施控制炎症反应。

二、炎症的原因

致炎因子种类繁多，物理性、化学性、生物性、免疫性因子都可引起炎症，其中生物因子最常见。

1. 物理性因子

高热、低温、紫外线及放射线等物理性因子均可导致炎症发生，如烫伤、晒斑等。

2. 化学性因子

外源性化学物质及内源性化学物质均可引起炎症的发生。

3. 生物因子

细菌（如痤疮、疖和痈、甲沟炎等）、病毒（如单纯疱疹、巨细胞病毒包涵体等）、支原体、真菌（如肺曲菌病、足癣）、立克次体、螺旋体（如梅毒）和寄生虫（如囊虫病、丝虫病等）感染机体引起炎症在临床最常见。

4. 免疫反应

各型变态反应均能造成损伤引起炎症，如接触性皮炎、系统性红斑狼疮。

致炎因子的性质、强度、作用时间及机体对致炎因子的敏感性决定着炎症的发生、发展和炎症反应的强弱。在抗感染的过程中，机体的免疫状况起着重要作用。机体免疫功能低下，容易发生感染，且病情较重；相反，机体免疫力强，不容易发生感染，即使发生感染，病情也较轻。

三、炎症的基本病变

变质、渗出和增生是炎症局部组织的三大基本病变。变质为损伤过程，渗出和增生为抗损伤过程。

由于病因不同，机体反应不同，炎症反应的轻重不同。变质、渗出、增生虽然按顺序发展，但常以某种病变为主，有时又可相互转换，如结核病虽然常是增生性炎症，但也可以转化为变质性炎症，或渗出性炎症。

1. 变质

炎症局部组织的变性和坏死称为变质，实质和间质细胞均可发生。

炎症的严重程度不同，局部组织变质改变，轻重不一，炎症轻时，实质细胞可出现水变性、脂肪变性，严重时，间质和实质细胞可发生坏死、出现凝固性坏死、液化性坏死、坏疽。间质也可以发生变质性改变，如黏液变性，纤维素样变性，实质和间质的变质，引起器官的功能障碍，严重时可引起器官的急性衰竭，如急性重症肝炎，可引起肝功能衰竭。

2. 渗出

炎症局部组织血管内的液体、蛋白质、炎细胞通过血管壁进入周围组织的过程称为渗出。以血管反应为中心的渗出病变是炎症的重要标志。

白细胞渗出也是炎症反应最重要的特征。白细胞经过附壁、黏着、游出和趋化作用等阶段，到达炎症病灶，发挥作用。

炎症区域血管壁受损程度不同，渗出液的成分不同。血管壁受损轻微时，渗出液中含盐类和小分子蛋白，受损严重时，分子量较大的球蛋白、纤维蛋白也能渗出。如蛋白渗出、纤维素渗出、中性粒细胞浸润。

炎症时，渗出的液体称为渗出液。液体渗出到浆膜腔形成积液，如胸腔积液，腹腔积液。渗出到组织间隙引起组织水肿。

3. 增生

在致炎因子、组织崩解产物或某些理化因子的刺激下，炎症局部的实质细胞和间质细胞可发生增生(proliferation)。实质细胞的增生如慢性肝炎中的肝细胞增生。间质细胞的增生包括巨噬细胞、内皮细胞、纤维母细胞，其中成纤维细胞增生可产生大量胶原纤维。某些情况下，尚可伴淋巴组织增生。

炎症初期病变以变质和渗出为主，增生不明显，炎症后期纤维母细胞和血管内皮细胞增生明显。

第二节　急性炎症

炎症通常可依据病程经过分为两大类：急性炎症和慢性炎症。急性炎症起病急骤，持续时间短，仅几天到1个月，以渗出病变为其特征，炎症细胞浸润以粒细胞为主。慢性炎症持续时间较长，常数月到数年，常以增生病变为主，其炎细胞浸润则以巨噬细胞和淋巴细胞为主。

由于抵抗病原微生物的两种主要成分，即白细胞和抗体均靠血液运输，因而在急性炎症中血液动力学改变、血管通透性增高和白细胞渗出这三种改变十分明显。结果造成富含蛋白质的渗出液、纤维蛋白及白细胞在损伤部位的血管外间隙积聚。这是急性炎症病理组织学的主要特征。

一、血液动力学改变

渗出是炎症反应中最重要的抗损伤措施，其基础是血管发生的一系列反应。包括炎症早期的细动脉短暂收缩，随后血管扩张，血流加速，最后血流缓慢，血管通透性增高，血管的一系列变化导致炎症渗出。组织损伤后血液动力学的变化一般按下列顺序发生。

1. 细动脉短暂收缩

持续大约几秒到几分钟。

2. 血管扩张，血流加速

为急性炎症血液动力学早期变化的标志，形成动脉性充血，出现发红和发热体征。

3. 血流速度减慢

在炎症介质作用下，血管通透性增加，富含蛋白质的液体外渗，血液浓缩，血流减慢，甚至停滞。

4. 白细胞附壁

白细胞借阿米巴样运动游出血管壁，进入组织间隙。

二、血管反应的类型

1. 速发短暂反应

损伤后立即发生，5～10 分钟达高峰，15～30 分钟消失，可见于组胺和许多其他化学介质的作用，轻度损伤及Ⅰ型超敏反应。

2. 速发持续反应

损伤后通透性立即升高，持续几小时至几天，直至损伤的血管形成血栓或修复，常见于严重损伤，如烧伤。

3. 迟发持续反应

损伤后经一段时间才能发生，持续几小时至几天，见于轻到中度温热损伤，射线照射，细菌毒素及Ⅳ型超敏反应。

三、血管通透性改变

毛细血管内壁被覆有单层扁平内皮细胞，内皮细胞间有细胞连接结构，形成完整的单层细胞被覆的血管内壁，外侧有完整基底膜。

血管内皮允许水分子和小分子物质自由通过，但血浆蛋白等大分子物质通过受限，因此起着半透膜作用。

微循环血管通透性的维护，主要依赖于内皮细胞的完整性。在炎症过程中，下列机制可引起血管通透性增加。

1. 内皮细胞收缩

在组胺、缓激肽和其他炎症介质作用下，可迅速引起内皮细胞收缩，使内皮细胞间出现缝隙。

2. 直接内皮损伤

如严重烧伤和化脓菌感染等严重刺激可直接造成内皮细胞损伤，使之坏死和脱落。

3. 白细胞介导的内皮损伤

在炎症早期，白细胞附壁并与内皮细胞黏附，引起白细胞的激活，引起内皮细胞的损伤或脱落。

4. 新生毛细血管的高通透性

新生毛细血管连接发育不成熟，通透性高。

因此无论扩散还是超滤过都是通过内皮间的细胞连接部分发生，而不是通过内皮细胞胞质，任何损伤因子引起内皮细胞之间裂隙增宽，或内皮细胞吞噬小泡增加，或内皮细胞破坏都可导致血管通透性增高。

四、炎症介质

在炎症过程中由细胞释放或体液中产生的参与，引起炎症反应的化学物质叫炎症介质。这些炎症介质包括细胞释放的炎症介质，白细胞产物和体液产生的炎症介质。这些炎症介质通过各种途径作用于血管，使血管扩张，通透性增加，引起渗液，吸收白细胞达到炎症部位，导致组织损伤，引起局部炎症反应和全身反应。

1. 细胞释放的炎症介质

血管活性胺：包括组织胺和 5-羟色胺，能引起血管扩张和小静脉通透性增高。

花生四烯酸代谢物：炎症中受损的细胞，在磷脂酶作用下从质膜磷脂中释放出花生四烯酸，在环加氧酶作用下，产生前列腺素，在脂质加氧酶作用下形成白细胞三烯，前列腺素有强烈血管扩张作用，白细胞三烯有强烈气管、支气管收缩作用。

2. 白细胞产物

中性粒细胞和单核细胞可释放氧自由基和溶酶体酶激活的淋巴细胞和单核细胞，可释放一系列细胞因子，介导炎症。

3. 体液产生的炎症介质

(1)补体系统：促进炎症反应，协作消灭病原体。

(2)激肽系统：缓激肽能使血管通透性升高，血管扩张。

(3)凝血系统：Ⅻ因子激活不仅能启动激肽系统，而且还能启动血液凝固和纤维蛋白溶解两个系统。

五、白细胞的渗出和吞噬作用

炎症过程中，各种白细胞渗出到组织间隙内的现象为炎细胞浸润，炎症反应的防御功能主要依赖于炎症的白细胞。白细胞渗出是炎症反应的重要特征。白细胞渗出过程极其复杂,经过附壁、黏着、游出和趋化作用等阶段到达炎症灶,在局部发挥重要的防御作用。

1. 附壁

白细胞离开轴流,沿内皮滚动,最后黏附于血管内皮细胞。

2. 黏着

内皮细胞可与白细胞表面黏附分子相互识别,使内皮细胞和白细胞黏着。

3. 白细胞游出

白细胞通过血管壁经内皮细胞间隙进入周围组织的过程。

4. 趋化作用

游出的白细胞向着化学刺激物所在部位作单一定向的移动。

5. 吞噬作用

白细胞游出到炎症灶后,吞噬和消化病原体以及组织碎片的过程。

6. 炎细胞的种类和功能

(1)中性粒细胞:胞浆内含丰富的中性颗粒,分叶核有活跃的运动能力和较强的吞噬作用,常出现在炎症早期和化脓性炎症。

(2)单核细胞及巨噬细胞:细胞大,胞浆丰富,含微细颗粒,核呈肾形或椭圆形,含丰富溶酶体,常见于炎症后期,慢性炎症及非化脓性炎症,可转变为类上皮细胞、泡沫细胞、多核巨细胞等。

(3)嗜酸粒细胞:胞浆内含较大的球形嗜酸性颗粒,主要见于寄生虫病和某些变态反应性疾病。

(4)淋巴细胞:常见于慢性炎症,浆细胞呈卵圆形、核圆形,位于细胞一侧,染色质呈车辐状排列,是产生抗体的主要场所。

(5)嗜碱粒细胞和肥大细胞:两种细胞在形态和功能上有许多相似之处,细胞内均含嗜碱性异染性颗粒,颗粒内含肝素和组胺。

六、急性炎症的类型

任何炎症都在一定程度上包括变质、渗出和增生三种基本病变,因病因、发病器官及机体免疫状态不同,可表现出不同的病理变化,往往以其中一种病变为主,因此把炎症概括地分为变质性炎、渗出性炎和增生性炎三大类型,但在不同条件下,炎症主要病变也可发生转化,根据病程,可将炎症分为急性炎症和慢性炎症。

1. 变质性炎

以变质性变化为主要病变的炎症,这种炎症常见于肝、肾、心、脑等器官,如急性暴发型病毒性肝炎、乙型脑炎、肠阿米巴病等,变质性炎可不同程度的损坏该实质器官的功能。

2. 渗出性炎

以渗出为主要病变的炎症为渗出性炎。

(1)浆液性炎:以浆液性渗出为主,多发生于浆膜、黏膜、疏松组织,可引起炎性水肿,水疱,炎性积液,黏膜的浆液性炎又称浆液性卡他。如烫伤形成的水疱。

(2)纤维素性炎:以渗液中含大量纤维素为特征。好发于浆膜、黏膜和肺,少量纤维素可被溶解吸收,量多时易发生机化。如纤维素性心包炎、纤维素性胸膜炎、白喉。

(3)化脓性炎:以大量中性粒细胞渗出为特征,常伴坏死和脓液形成。

3. 脓肿

局限性化脓性炎,主要特征为组织发生溶解坏死,形成充满脓液的腔。如肺脓肿、肝脓肿、脑脓肿。

4. 蜂窝织炎

弥漫性化脓性炎,疏松组织内大量中性粒细胞弥漫浸润于间质内,原有组织不发生显著的坏死和溶解。如蜂窝织性阑尾炎。

5. 表面化脓和积脓

表面化脓是指浆膜或黏膜组织的化脓性炎,脓液在浆膜腔或管腔内蓄积,称为积脓。如肠黏膜积脓、蛛网膜下腔脓肿。

6. 出血性炎

某些炎症常伴大量红细胞漏出,如流行性出血热等。

第三节 慢性炎症

致炎因子持续存在是发生慢性炎症的根本原因。

一、一般慢性炎症的基本病理变化

(1)炎症灶内以巨噬细胞、淋巴细胞和浆细胞浸润为主。

(2)纤维母细胞、毛细血管增生明显。

(3)局部组织的某些特殊成分如炎症灶的被覆上皮、腺上皮及其他实质细胞也可发生明显增生。

二、慢性肉芽肿性炎症

以在炎症局部形成主要由巨噬细胞和其衍生细胞增生形成的境界清楚的结节状病灶为特征的慢性炎症,称为慢性肉芽肿性炎。又分为感染性和异物性肉芽肿。

1. 感染性肉芽肿

某些细菌、真菌、寄生虫等均可引起感染性肉芽肿,其中以结核肉芽肿最常见。如结核结节、梅毒树胶样肿、伤寒肉芽肿。

2. 异物性肉芽肿

异物性肉芽肿是由异物引起的一种巨噬细胞增生为主的局灶性反应。

下面以结核结节为例(图 3-3-1),从结节中心向外,肉芽肿的成分依次为以下几种。

(1)干酪样坏死:典型结核结节的中央为干酪样坏死。

(2)类上皮细胞:干酪样坏死灶周围可见大量胞体较大、境界不清的细胞,根据其形态与上皮细胞相似,故称为类上皮细胞。

(3)多核巨细胞:在类上皮细胞之间散在多核巨细胞,结核结节多核巨细胞又称为 Langhans 巨细胞。是由类上皮细胞融合而成。

(4)淋巴细胞:在类上皮细胞周围可见大量淋巴细胞浸润。

(5)纤维母细胞:结核结节周边有纤维母细胞及胶原纤维分布。

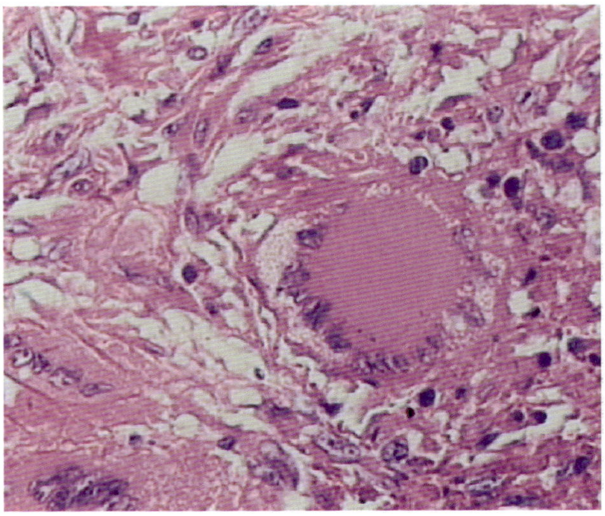

图 3-3-1 结核结节

3. 慢性炎症

除一般性和特殊性表现形式外,有时还可形成炎性息肉和炎性假瘤。

(1)炎性息肉:在致炎因子的长期刺激下,局部黏膜上皮和腺体及肉芽组织增生,形成突出黏膜表面的肉芽肿块,常见于鼻黏膜和子宫颈。

(2)炎性假瘤:指炎性增生时形成的境界清楚的瘤样肿块,常发生于眼眶和肺,组织学上炎性假瘤由肉芽组织、炎症细胞增生的实质细胞及纤维组织构成。

第四节　炎症的反应和结局

一、炎症的反应

炎症局部特征是红、肿、热、痛和功能障碍。炎症所引起的全身反应包括发热和末梢血白细胞计数增多。发热在感染性炎症，特别是当病原体蔓延入血时常表现很突出。某些病毒性疾病和伤寒等炎症还能出现末梢血白细胞计数降低。

1. 炎症局部的临床表现

（1）红：充血所致。

（2）肿：渗出所致，特别是炎性水肿。

（3）热：充血及代谢增强所致，白细胞产生的白细胞介素Ⅰ，肿瘤坏死因子及前列腺素 E 均可引起发热。

（4）痛：离子、炎性介质、渗出物刺激压迫神经末梢所致。

（5）功能障碍：实质细胞变质，代谢异常，机械性阻塞和压迫疼痛所致。

2. 炎症的全身反应

（1）发热：外源性致热源，如细胞毒素、病毒、寄生虫等均可引起发热；

内源性致热源，如前列腺素 E，白细胞产生的低下等，均可使皮肤血管收缩，造成机体散热降低，导致发热。

（2）白细胞增多：机体防御机能的一种表现，但伤寒杆菌感染时，血中白细胞数减少。

（3）单核巨噬细胞系统增生：主要表现为肿、脾和局部淋巴结肿大。

（4）实质器官病变：炎症较严重时，心、肝、肾等器官的实质细胞可发生不同程度变性、坏死和功能障碍。

二、炎症的结局

大多数炎症病变，在病因消除和适当治疗后，经过对坏死组织清除、吸收，周围健康组织增生、修复，达到痊愈，少数病例致炎因子长期存在，病程迁延不愈。极少数病例，由于病原微生物毒力强，数量多，机体抵抗力低，又未能进行及时治疗，炎症蔓延扩散，形成败血症，脓毒败血症，严重时可危及生命。

1. 痊愈

（1）完全痊愈：发炎组织完全恢复其正常结构和功能。

（2）不完全痊愈：炎症灶性坏死范围广泛，坏死组织由新生纤维组织修复，机化、包裹或钙化。

2. 转为慢性

机体抵抗力低下，致炎因子持续存在，病变迁延，多年不愈。

3. 蔓延播散

在病人抵抗力低下，或病原微生物毒力强，数量多的情况下，病原微生物可不断繁殖并直接组织间隙血周围组织器官蔓延，或向全身播散。

（1）局部蔓延：病原体经组织间隙或自然管道扩散，如肾结核可引起输尿管，膀胱、附睾结核，如肠伤寒、肠伤寒穿孔。

（2）淋巴道播散：病原体经淋巴管到达局部淋巴结，引起局部淋巴结炎。

（3）血道播散：病原体或毒素进入血循环引起一系列表现。

（4）菌血症：细菌入血但无全身中毒现象。

（5）毒血症：细菌毒素入血引起全身中毒。

（6）败血症：毒性强的细菌入血，大量繁殖并产生毒素，出现中毒症状。

（7）脓毒败血症：化脓菌引起的败血症可发展为脓毒败血症。化脓菌团栓塞，可导致全身多处组织器官出现特发性小脓肿。

第四章

肿　　瘤

肿瘤（tumor，neoplasm）是一类常见病、多发病，其中恶性肿瘤是目前危害人类健康最严重的一类疾病。在欧美一些国家，癌症的死亡率仅次于心血管系统疾病而居第二位。在我国，随着人口的老龄化，肿瘤的发病率和死亡率都有增加。我国最为常见和危害性严重的肿瘤按照死亡率排列为胃癌、肝癌、肺癌、食管癌、大肠癌、白血病及淋巴瘤、子宫颈癌、鼻咽癌、乳腺癌等。特别是肺癌发生率近年来有明显增加，中青年的子宫颈癌患者较前明显增多，值得重视。这些肿瘤的病因学、发病学及其防治，均是我国肿瘤研究的重点。

第一节　肿瘤的概念和一般形态

一、肿瘤的概念

肿瘤是机体在各种致瘤因素作用下，局部组织的细胞在基因水平上失去对其生长的正常调控，导致克隆性异常增生而形成的新生物。这种新生物常形成局部肿块，因而得名。

正常细胞转变为肿瘤细胞后具有异常的形态、代谢和功能，并在不同程度上失去了分化成熟的能力。它生长旺盛，并具有相对的自主性、细胞排列无序性和“窃血”等特点，即使致瘤因素已不存在时，仍能持续性生长。

机体在生理状态下以及在炎症、损伤修复等病理状态下也常有细胞、组织的增生，称为非肿瘤性增生。这类增生有的属于正常新陈代谢所需的细胞更新，有的是针对一定刺激或损伤的防御性、修复性反应，皆为机体生存所需。其次，这类所增生的细胞、组织分化成熟，并在一定程度上能恢复原来正常组织的结构和功能。且这类增生是有一定限度的，一旦增生的原因消除后就不再继续。而肿瘤性增生却与此不同，二者有着本质上的区别。

根据肿瘤的生物学特性及其对机体危害性的不同，一般分为良性和恶性肿瘤两大类。这种分类在肿瘤的诊断、治疗和判断预后上均有十分重要的意义。

二、肿瘤的一般形态和结构

1. 肿瘤的肉眼观形态

在肉眼观上，肿瘤的形态多种多样，并可在一定的程度上反映肿瘤的良、恶性。

（1）肿瘤的数目和大小：肿瘤的大小不一，通常一个，有时可为多个。小者极小甚至在显微镜下才能发现，如原位癌（carcinoma in situ）。大者很大，可重达数千克乃至数十千克。一般说来，肿瘤的大小与肿瘤的性质（良、恶性）、生长时间和发生部位有一定的关系。生长于体表或大的体腔（如腹腔）内的肿瘤有时可长得很大；生长于密闭的狭小腔道（如颅腔、椎管）内的肿瘤则一般较小。肿瘤极大者通常生长缓慢，生长时间较长，且多为良性。恶性肿瘤生长迅速，短期内即可带来不良后果，常长得不大。

（2）肿瘤的形状：肿瘤的形状多种多样，有乳头状、菜花状、绒毛状、蕈状、息肉状、结节状、分叶状、浸润性包块状、弥漫肥厚状、溃疡状和囊状等形状。肿瘤形状上的差异一般与其发生部位、组织来源、生长方式和肿瘤的良恶性质密切相关。

(3)肿瘤的颜色：一般肿瘤的切面多呈灰白或灰红色，但可因其含血量的多寡、有无变性、坏死、出血，以及是否含有色素等而呈现各种不同的颜色。有时可从肿瘤的色泽大致推测其为何种肿瘤，如血管瘤多呈红色或暗红色，脂肪瘤呈黄色，色素痣呈黑色，绿色瘤呈绿色等。

(4)肿瘤的硬度：肿瘤的硬度与肿瘤的种类、肿瘤实质与间质的比例以及有无变性坏死等有关。如骨瘤很硬，脂肪瘤质软；实质多于间质的肿瘤一般较软，反之则较硬；瘤组织发生坏死时变软，有钙质沉着(钙化)或骨质形成(骨化)时则变硬。

2. 肿瘤的组织结构

肿瘤的组织结构多种多样，但任何一个肿瘤的组织成分都可分为实质和间质两部分。

(1)肿瘤的实质(parenchyma)：肿瘤实质是肿瘤细胞的总称，是肿瘤的主要成分。肿瘤的生物学特点以及每种肿瘤的特殊性都是由肿瘤的实质决定的。身体内几乎任何组织都可发生肿瘤，因此肿瘤实质的形态也是多种多样的，通常根据肿瘤的实质形态来识别各种肿瘤的组织来源(histogenesis)，进行肿瘤的分类、命名和组织学诊断；并根据其分化成熟程度和异型性大小来确定肿瘤的良、恶性和肿瘤的恶性程度。

(2)肿瘤的间质(mesenchyma，stroma)：肿瘤的间质成分不具特异性，一般系由结缔组织和血管组成，有时还可有淋巴管。通常生长迅速的肿瘤，其间质血管多较丰富而结缔组织较少；生长缓慢的肿瘤，其间质血管则较少。此外，肿瘤间质内往往有或多或少的淋巴细胞等单个核细胞浸润，这是机体对肿瘤组织的免疫反应。在肿瘤结缔组织间质中除见纤维母细胞外，尚出现肌纤维母细胞(myofibroblast)。由于此种细胞的增生、收缩和胶原纤维形成包绕肿瘤细胞，可能对肿瘤细胞的浸润过程有所延缓，并限制瘤细胞的活动和遏止瘤细胞侵入血管内或淋巴管内，从而减少播散机会。此外，此种细胞的增生还可解释临床上所见乳腺癌所致乳头回缩，食管癌及肠癌所致的管壁僵硬和狭窄。

第二节 肿瘤的生长与扩散

具有局部浸润和远处转移的能力是恶性肿瘤最重要的特点，并且是恶性肿瘤致病人死亡的主要原因。

一、肿瘤生长的生物学

一个典型的恶性肿瘤的自然生长史可以分成几个阶段：一个细胞的恶性转化→转化细胞的克隆性增生→局部浸润→远处转移。在此过程中，恶性转化细胞的内在特点(如肿瘤的生长分数)和宿主对肿瘤细胞或其产物的反应(如肿瘤血管形成)共同影响肿瘤的生长与演进。

1. 肿瘤生长的动力学

肿瘤的生长速度与以下三个因素有关。

(1)肿瘤细胞倍增时间：恶性转化细胞的生长周期与正常细胞一样分为 G_0、G_1、S、G_2 和 M 期。多数恶性肿瘤细胞的倍增时间并不比正常细胞(24～48 小时)更快，而是与正常细胞相似或比正常细胞更慢。

(2)生长分数(growth fraction)：生长分数指肿瘤细胞群体中处于增殖阶段(S 期+G_2期)的细胞的比例。在细胞恶性转化的初期，绝大多数的细胞处于复制期，所以生长分数很高。但是随着肿瘤的持续生长，不断有瘤细胞发生分化，离开增殖阶段的细胞越来越多，使得大多数肿瘤细胞处于 G_0 期。即使是生长迅速的肿瘤其生长分数也只在 20%左右。

(3)瘤细胞的生成与丢失：肿瘤的增大及其增大速度取决于瘤细胞的生长速度与丢失程度的比值。由于营养供应不足、坏死脱落以及机体抗肿瘤反应等因素的影响，有相当一部分瘤细胞失去生命力。肿瘤的生长速度取决于生长分数和肿瘤细胞的生成和丢失之比，而与倍增时间关系不大。在生长分数相对较高的肿瘤(如急性白血病和小细胞肺癌），瘤细胞的生成远大于丢失，其生长速度要比那些细胞生成稍超过丢失的肿瘤（如结肠癌）快得多。

2. 肿瘤血管形成

临床与动物实验都证明，如果没有新生血管形成来供应营养，肿瘤在达到 1～2mm 的直径或厚度后（约 10^7 个细胞）将不再增大。因此诱导血管的生成能力是恶性肿瘤能生长、浸润与转移的前提之一（图 4-2-1）。肿瘤直径小于 2cm 时，生长缓慢，仅发生局部浸润，不易发生转移，此期相当于临床病理的“潜伏期”；当肿瘤直径大于 2cm 时，微血管逐渐形成，瘤体随之迅速增大，进而发生扩散和转移。肿瘤内微血管数量和密度与肿瘤转移成正相关。研究发现肿瘤细胞本身和浸润到肿瘤组织内及其周围的炎细胞（主要是巨噬细胞）能产生一类血管生成因子（angiogenesis factor），并且肿瘤细胞也可以诱导多种抗血管生成因子形成。肿瘤的生长实际是由血管生成因子和抗血管生成因子共同控制的。因此，抑制肿瘤血管形成是肿瘤治疗的一个新途径。

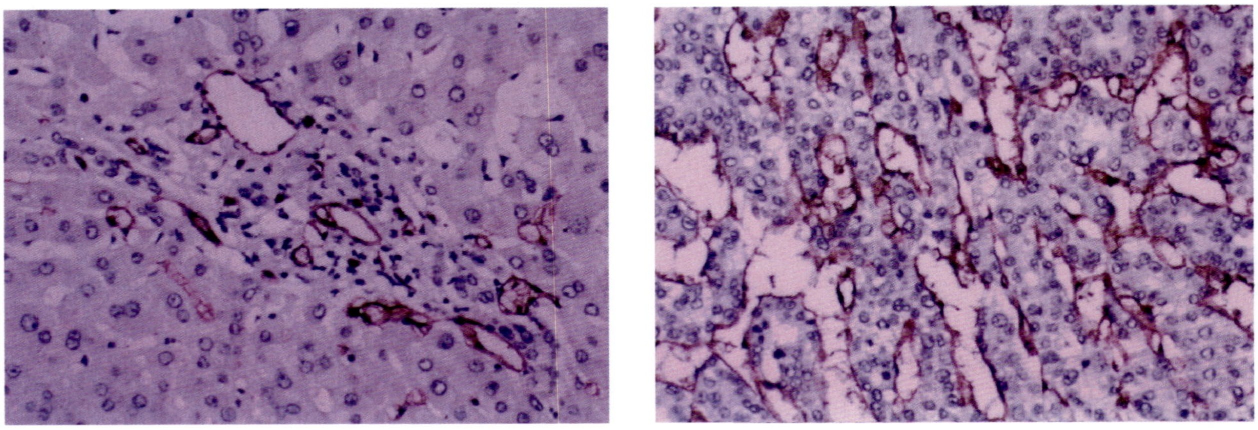

（A）　　（B）

图 4-2-1　肿瘤血管的生成

（A）正常肝组织汇管区血管 CD34 阳性表达；（B）肝癌组织中血管极其丰富，较多血管 CD34 阳性表达。

二、肿瘤的生长方式和扩散

1. 肿瘤的生长速度

各种肿瘤的生长速度有极大的差异。一般来讲，成熟程度高、分化好的良性肿瘤生长较缓慢，常有几年甚至几十年的历史。如果其生长速度突然加快，就要考虑发生恶性转变的可能。成熟程度低、分化差的恶性肿瘤生长较快，短期内即可形成明显的肿块，并且由于血管形成及营养供应相对不足，易发生坏死、出血等继发改变。

2. 肿瘤的生长方式

肿瘤可以呈膨胀性、外生性和浸润性生长。

（1）膨胀性生长：这是大多数良性肿瘤所表现的生长方式。由于这种瘤细胞生长缓慢，不侵袭周围正常组织，随着肿瘤体积的逐渐增大，有如逐渐膨胀的气球，将四周组织推开或挤压。因此肿瘤往往呈结节状，周围常有完整的包膜，与周围组织分界清楚。位于皮下者临床触诊时可以推动，容易手术摘除，摘除后也不易复发。这种生长方式的肿瘤对局部的器官、组织的影响主要为挤压或阻塞的作用。一般均不明显破坏器官的结构和功能。

（2）外生性生长：发生在体表、体腔表面或管道器官（如消化道，泌尿生殖道等）表面的肿瘤，常向表面生长，形成突起的乳头状、息肉状、蕈状或菜花状的肿物，这种生长方式称为外生性生长（图 4-2-2）。良性肿瘤和恶性肿瘤都可呈外生性生长，但恶性肿瘤在外生性生长的同时，其基底部往往也呈浸润性生长。这种外生性恶性肿瘤由于生长迅速，血液供应不足，容易发生坏死脱落而形成底部高低不平、边缘隆起的恶性溃疡。

（3）浸润性生长：是大多数恶性肿瘤的生长方式。瘤细胞分裂增生，侵入周围组织间隙、淋巴管或血管内，像树根长入泥土一样，浸润并破坏周围组织。因而此类肿瘤没有包膜，与邻近的正常组织紧密连接在一起而无明显界限（图 4-2-3）。

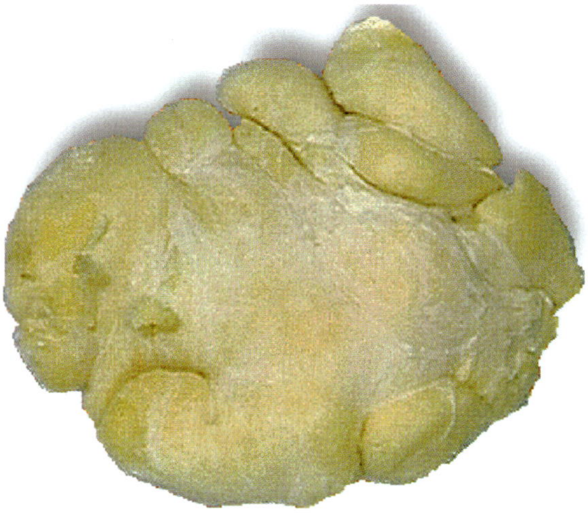

图 4-2-2　脂肪瘤

分叶状向体表突出生长。

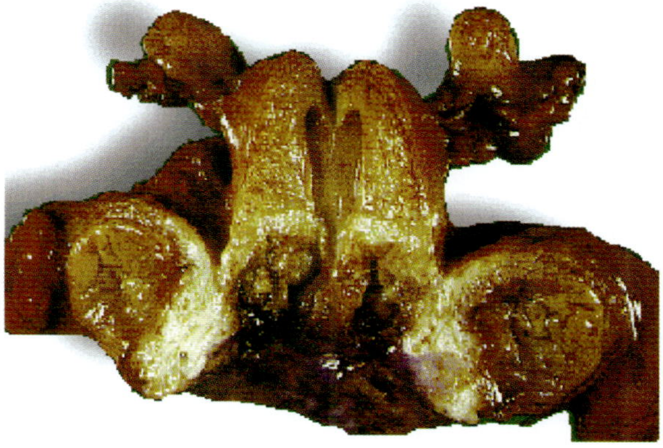

图 4-2-3　宫颈鳞状细胞癌

呈浸润性生长，侵犯周围组织。

3. 肿瘤的扩散

具有浸润性生长的恶性肿瘤，不仅可以在原发部位继续生长、蔓延（直接蔓延），而且还可以通过多种途径扩散到身体其他部位（转移）。

（1）直接蔓延：随着肿瘤的不断长大，瘤细胞常常连续地沿着组织间隙、淋巴管、血管或神经束浸润，破坏邻近正常器官或组织，并继续生长，称为直接蔓延。例如晚期子宫颈癌可蔓延到直肠和膀胱，晚期乳腺癌可穿过胸肌和胸腔甚至到达肺脏。

（2）转移（metastasis）：瘤细胞从原发部位侵入淋巴管、血管或体腔，迁徙到他处而继续生长，形成与原发瘤同样类型的肿瘤，这个过程称为转移，所形成的肿瘤称为转移瘤或继发瘤。良性肿瘤不转移，只有恶性肿瘤才可能发生转移。但也有例外，如皮肤的基底细胞癌多在局部造成破坏而很少发生转移。常见的转移途径有以下几种。

①淋巴道转移：瘤细胞侵入淋巴管后，随淋巴流首先到达局部淋巴结（图 4-2-4）。例如乳腺外上象限发生的乳腺癌首先到达同侧腋窝淋巴结；肺癌首先到达肺门淋巴结。瘤细胞到达局部淋巴结后，先聚集于边缘窦，以后生长繁殖而累及整个淋巴结，使淋巴结肿大，质地变硬，切面常呈灰白色。有时有转移的淋巴结由于瘤组织浸出被膜而相互融合成团块。局部淋巴结发生转移后，可继续转移至下一站的其他淋巴结，最后可经胸导管进入血流再继发血道转移。

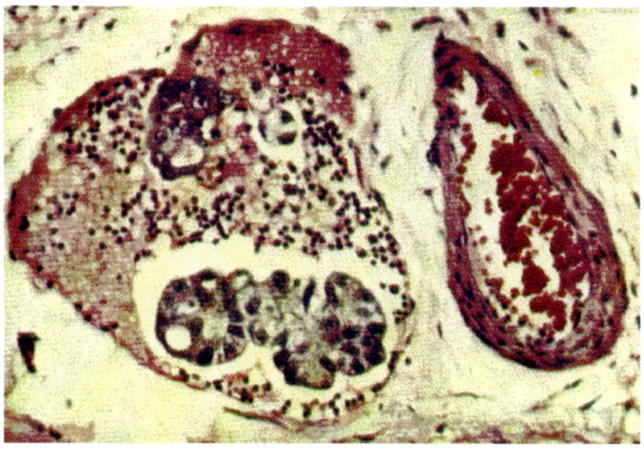

图 4-2-4　淋巴管内可见癌栓

②血道转移：瘤细胞侵入血管后可随血流到达远隔器官继续生长，形成转移瘤。由于静脉壁较薄，同时管内压力较低，故瘤细胞多经静脉入血。少数亦可经淋巴管入血。血道转移的运行途径与血栓栓塞过程相似，即侵入体循环静脉的肿瘤细胞经右心到肺，在肺内形成转移瘤，例如骨肉瘤等的肺转移；侵入门静脉系统的肿瘤细胞，首先发生肝的转移，例如胃肠癌的肝转移等；侵入肺静脉的原发性肺肿瘤细胞，以及肺内转移瘤通过肺毛细血管而进入肺静脉的瘤细胞，可经左心随主动脉血流到达全身各器官，常转移到脑、骨、肾及肾上腺等处。因此，这些器官的转移瘤常发生在肺内已有转移之后。此外，侵入胸、腰、骨盆静脉的肿瘤细胞，也可以通过吻合枝进入脊椎静脉丛（Baston 脊椎静脉

系统），例如前列腺癌就可通过此途径转移到脊椎，进而转移到脑，这时可不伴有肺的转移。

血道转移虽然可见于许多器官，但最常见的是肺，其次是肝。故临床上判断有无血道转移，以确定患者的临床分期和治疗方案时，做肺及肝的影像学检查是非常必要的。转移瘤在形态上的特点是边界清楚并常为多个散在分布，且多接近器官的表面。位于器官表面的转移瘤，由于瘤结节中央出血、坏死而下陷，可形成所谓"癌脐"。

③种植性转移：体腔内器官的肿瘤蔓延至器官表面时，瘤细胞可以脱落，并像播种一样种植在体腔内各器官的表面，形成多数的转移瘤，这种转移的方式称为种植性转移或播种。种植性转移常见于腹腔器官的癌瘤。如胃癌破坏胃壁侵及浆膜后，可种植到大网膜、腹膜、腹腔内器官表面甚至卵巢等处。在卵巢可形成 Krukenberg 瘤。肺癌也常在胸腔内形成广泛的种植性转移。浆膜腔的种植性转移常伴有血性浆液性积液。脑部的恶性肿瘤，如小脑的髓母细胞瘤（medulloblastoma），亦可经脑脊液转移到脑的其他部位或脊髓，形成种植性转移。值得注意的是手术操作也可造成医源性种植转移。虽然其可能性很小，但亦应尽量避免。

第三节　肿瘤的分类、分级与分期

一、良性肿瘤与恶性肿瘤的分类

肿瘤的分类通常以它的组织发生为依据，每一类又根据肿瘤的分化程度及对机体的影响不同而分为良性肿瘤和恶性肿瘤两大类。按组织来源肿瘤可分为以下几类。

1. 上皮组织

良性肿瘤，如腺上皮来源的腺瘤、鳞状上皮的乳头状瘤。恶性肿瘤；如鳞状细胞癌、腺癌等。

2. 间叶组织

间叶组织包括纤维结缔组织、脂肪组织、平滑肌组织、横纹肌组织、血管、淋巴管、骨组织，软骨组织、滑膜组织和间皮。良性肿瘤在组织名称后加"瘤"，如纤维瘤。恶性肿瘤则在组织名称后加"肉瘤"，如纤维肉瘤等。

3. 淋巴造血组织

包括淋巴组织和造血组织，此类组织发生的肿瘤均属恶性肿瘤，如淋巴瘤及各种白血病。

4. 神经组织

包括神经鞘膜组织、神经鞘细胞、胶质细胞、原始神经细胞、脑膜组织、交感神经节。良性肿瘤，如神经纤维瘤、神经鞘瘤、节细胞神经瘤等。恶性肿瘤，如神经纤维肉瘤、恶性神经鞘瘤、恶性胶质细胞瘤等。

5. 其他肿瘤

上述未包括的其他肿瘤。

二、肿瘤的分级与分期

肿瘤的分级（grading）和分期（staging）一般都用于恶性肿瘤。恶性肿瘤的分级是根据其分化程度的高低、异型性的大小及核分裂数的多少来确定恶性程度的级别。近年来较多的人倾向于用简明较易掌握的三级分级法：

Ⅰ级：为分化良好，属低度恶性。

Ⅱ级：为分化中等，属中度恶性。

Ⅲ级：为分化低的，属高度恶性（图 4-3-1）。

这种分级法虽有其优点，对临床治疗和判断预后也有一定意义，但缺乏定量标准，也不能排除主观因素。因此，如何建立精确的分级标准还待进一步研究。

肿瘤的分期目前有不同的方案，其主要原则是根据原发肿瘤的大小，浸润的深度、范围以及是否累及邻近器官，有无局部和远处淋巴结的转移，有无血源性或其他远处转移等来确定肿瘤发展的分期或早晚。国际上广泛采用 TNM 分期系统。T 指肿瘤的原发灶，随着肿瘤的增大依次用 $T_1 \sim T_4$ 来表示；N 指局部淋巴结受累及，淋巴结无受累及时用 N_0 表示，随着淋巴结受累及的程度和范围的加大，依次用 $N_1 \sim N_3$ 表示；M 指血行转移，无血行

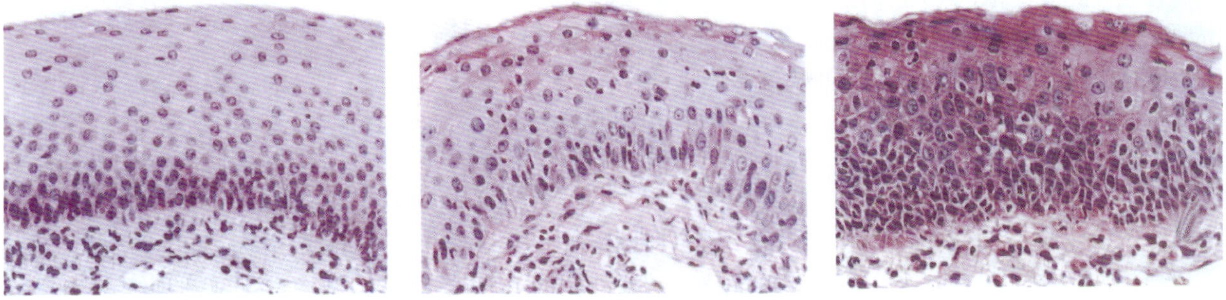

(A) (B) (C)

图 4-3-1 喉异型增生

(A)喉轻度异型增生,轻度核异质性,表层仍成熟而层次分明;(B)喉中度异型增生,中度核异型性,核仁明显,但表层仍有层次;(C)喉重度异型增生,严重核异型性,核分裂数目增多。

(图片来自阿克曼外科病理学)

转移者用 M_0 表示,有血行转移者用 M_1 或 M_2 表示。

肿瘤的分级和分期对临床医师制定治疗方案和估计预后有一定参考价值,特别是肿瘤的分期更为重要,但是必须结合各种恶性肿瘤的生物学特性以及病人的全身情况等综合考虑。

第四节 肿瘤病理影像联系

医学影像学与病理学是两个独立的学科,又是两个息息相关的学科。20 世纪 70 年代以来,CT、超声成像及磁共振成像等的开发和临床应用,使 X 线诊断学发展成为现代医学影像学,在很大程度上改变了临床医学科学的进程。近年来影像诊断方法,包括扫描成像时间的缩短、动态扫描、快速成像、谐波超声成像及各种新对比剂的开发等均有不少新发展,从而进一步提高了对肿瘤影像表现的认识。分子影像学也在不断发展之中,并将在临床上积累更多的经验。

在肿瘤的病理和临床研究方面,尤其是淋巴瘤的研究,近年来也有很大的进展。医学影像技术的迅猛发展为临床提供了准确而完整的三维解剖及病变信息,影像学检查对于肿瘤的价值不仅体现在定位、定量乃至定性上,也体现于治疗方案的制定、疗效预测和观察等方面。

1. 定位及定量诊断

正确评价局部病变的范围,例如肿瘤的部位、大小、范围、于邻近组织的关系,并准确进行肿瘤分期。

2. 提供可靠的临床诊断信息

例如肿瘤的侵袭程度和生长速度等,有助于判断肿瘤性质;而对于骨肿瘤可在影像学检查下进行活体组织检查,以提高病理取材的准确性,从而有助于正确的定性诊断。

3. 影像学检查可帮助外科医生对肿瘤进行完整的术前评估、确定治疗方案

为外科医生提供有关解剖部位的三维概念,有利于术式的选择。

4. 评价原发病灶的 T、N、M 分类和分期,并可进行预后观测

影像学检查也存在局限性:影像学表现的特异性较低,侵袭性病变既可见于恶性肿瘤也可见于良性病变,有些恶性肿瘤也可表现为非侵袭性特征,因此不能准确鉴别肿瘤的良恶性,甚至不易区分病变属炎症或肿瘤;且其也不能反映肿瘤细胞的分化程度。而病理学从微观上做的更细致:①反映肿瘤的性质,对肿瘤的良、恶性及分化程度作出精确的判断;②直接、详细地反映肿瘤的组织来源及类型(上皮源性或间叶源性? 或二者兼有?);③客观地反映肿瘤的大小、血供、浸润深度、有无转移及预后等情况，为临床提供了必不可缺的病理信息，从而弥补了影像学的不足。所以影像学检查和病理学检查在肿瘤的诊断及指导后续治疗中起着相辅相成的作用，缺一不可。

第五节 肿瘤影像方法选择与应用价值

对肿瘤的防治，首先要获得正确的诊断。肿瘤的组织学诊断一旦确立后，就需精确地界定肿瘤地侵犯范围，评估肿瘤的分期，这是制定正确的诊疗方案及评估预后的基础。因此肿瘤诊断方法的选择是非常重要的。现代影像诊断技术包括 CT、MRI、DSA、USG 和 PET 等，把影像诊断提高到了一个新的水平，对早期查出肿瘤并对肿瘤做出定位、定量及定性诊断起着极为重要的作用，促进了临床肿瘤学的发展。众所周知，肿瘤的早期诊断和早期治疗是提高生存率、改善预后与生活质量的关键，而影像诊断在肿瘤早期发现中发挥着重要作用。现代肿瘤影像诊断包括结构和功能两方面，不同的医学影像学检查方法提供了相关脏器的不同类型的信息。

1989 年开发的螺旋 CT 和 1998 年的多层螺旋 CT，提高了 CT 的性能，其优点是在很短时间内可进行较长范围不间断的扫描，层面很薄。当今，层面厚度可小于 0.5mm。一个层面的扫描时间可短到 0.5 秒以下。全身扫描只需 25 秒，如做肺部扫描，扫描范围为 30cm，层厚 5mm，则可于 5 秒内完成。快速扫描有利于器官成像不受运动的影响，易于得到造影增强时肿瘤期相的特征表现。连续扫描可避免漏扫层面，减少盲区，提高肿瘤的检出率。连续的薄层扫描，在强大的计算机后处理功能支持下，使器官及其肿瘤除以层面图像显示外，还可以其他方式如三维立体成像和仿真内镜来显示。仿真内镜技术（virtual endoscopy，VE），可模拟内镜检查的过程，几乎人体所有的管腔都可行 VE 检查。优点是无痛苦，易为病人接受。仿真结肠镜可查出直径仅为 5mm 的息肉。仿真支气管镜可显示到 4 级支气管，而不管肺癌是否阻塞了支气管，这是纤维支气管镜所做不到的。容积再现技术（volume rendering）使被检查部位的表面与深部解剖结构同时显示，有助于观察肿瘤同邻近解剖结构的毗邻关系和了解邻近组织受侵的情况。但对定性诊断帮助不大。分割显示技术是使用显示肿瘤的软件，只让肿瘤显影，以做肿瘤的定量诊断，并可对肿瘤进行跟踪观察。CT 血管成像（CT angiography，CTA）是静脉注射造影剂后行 CT 扫描，使血管成像，以观察肿瘤同血管的关系。CT 灌注成像（CT perfu sion imaging）是血管内注射造影剂后扫描，使用专用软件，研究脑瘤、肝与肾肿瘤新生的微血管，有望鉴别良性与恶性，并评价疗效。

MRI 的软组织分辨力高，可获得三维图像和多参数成像，所以对肿瘤的发现较为敏感，定位与定量诊断更为准确，在颅内与椎管内肿瘤诊断上尤为突出。MR 的流空效应使血管不经注射造影剂就显影，有助于了解肿瘤与血管的关系。在纵隔增宽与肺门增大时，容易确认是由增大的淋巴结或扩张的血管所致。诚然，MRI 对骨骼的显示不佳，但对骨髓显示较好，对发生在骨髓的肿瘤如多发骨髓瘤，转移瘤显示较好。对白血病的诊断与疗效观察也很有效。MRI 发展很快，成像时间缩短，图像质量提高，不断开发出新技术。水成像技术（water imaging）使含有液体的管腔不经注入造影剂即可成像。例如胆胰管 MR 水成像，可无创地使胆胰管显影，用于胆管癌和胰腺癌的诊断。这种成像技术已较为成熟。MR 血管成像（MR angiography，MRA）是一项较成熟的技术，可了解血管与肿瘤的关系。MR 波谱（MR spect ro scopy，MRS）已用于临床。MRS 是从分子水平研究脑瘤的定性诊断与分级。MR 仿真内镜（MRVE）有与 CTVE 相似的作用。MR 灌注成像（MR perfusion imaging）已开始用于研究脑瘤的微循环，帮助区分良性与恶性和观察疗效。

对颅内肿瘤而言，MRI 与 CT 结合应用对正确诊断颅内肿瘤十分必要。MRI与CT比较，对显示大多数颅内肿瘤更为敏感，并具有多轴面成像的特点，为拟定手术方案和放疗计划，选择立体针吸活检的入路提供更多信息；CT在显示肿瘤的钙化和骨质的改变等方面比MRI更有优越性。

而对于胃肠道等空腔脏器的肿瘤而言，X线钡餐造影检查仍是首选的影像学检查方法，该检查对观察胃肠道内病变部位、大小、形态及定性等方面效果较好，但对于肿瘤在胃或肠壁内、腔外生长情况以及肿瘤与周围脏器的关系、有无局部/远处转移等，则需采用超声、CT和MRI等检查手段。但管腔内USG在判断食管癌、胃癌、结肠癌局部浸润深度的准确性可达80%～90%。此外，用于随诊观察肿瘤的发展，包括肿瘤转移以及残留肿瘤、瘢痕组织与复发肿瘤的鉴别和发现并发症也是有用的。

诸如脂肪、肌肉和软骨等组织，X线、CT成像速度快，具有很高的空间分辨率和密度分辨率，可分辨出密度差、较小的脂肪、肌肉和软骨等组织，能显示出微小病灶，对评价软组织中有无肿瘤存在及对临近组织的侵蚀程度非常有效，它们广泛应用于器质性病变的诊断。

综上所述，医学影像学的方法在肿瘤中的应用与选择是不同的。对不同的肿瘤而言，应根据肿瘤组织器官的情况选择最适的诊断方法，在必要时需要几种不同的影像方法相互结合，方能做出最佳诊断。

第五章

CT 基本原理与新进展

第一节 CT 发展简史

自 1974 年，Hounsfiedl 发明的第一台 CT 应用于临床以来，至今已有 30 多年的历史，其技术在不断地发展与更新，临床的应用也越来越广泛深入，显示出了强大的生命力。

1. 第一代 CT

采用的是单探测器旋转/平移的扫描方式，X 线管产生的单一笔形 X 射线束和相对的检测器环绕人体的中心作同步平行移动，然后，通过该中心旋转 1°，再做下一次扫描，周而复始，完成全部数据的采集。扫描速度慢，单次采集数据少。很快就被淘汰了。

2. 第二代 CT

采用多探测器旋转/平移的扫描方式。由扇形排列的多个探测器代替原来单一的探测器。每次平移扫描后的旋转角度由 1°提高到扇面的夹角度数，扫描时间缩短。

3. 第三代 CT

采用旋转/旋转的扫描方式，扇形排列的300～800 枚探测器可包括整个扫描视野。X 线管与探测器组合作同步旋转运动。扫描速度提高至 5 秒以内。

4. 第四代 CT

采用静止探测器/球管旋转的方式，探测器可达千余枚，以环形固定排列，X 线管在环形排列的探测器内作 360°的旋转。X 线管旋转同时进行扫描时间缩短至 2～5 秒。但现在已被淘汰。

5. 电子束 CT

是利用电子束通过人体，能量衰减后，被探测器所检测，经模/数转换和数/模转换等过程，形成图像。它没有球管和探测器的转动，电子束由偏转线圈控制转动，扫描速度较一般 CT 快数倍至数十倍，最快可达 0.05 秒。但随着多层螺旋 CT 的飞速发展，特别是 64 排螺旋 CT 的出现，其成像速度快的优势已不再明显，而且其耗资巨大，目前的发展空间已明显缩小。

6. 螺旋 CT

它运用的是滑环技术，X 线球管可以连续旋转，扫描时检查床匀速进动，扫描与图像采集连续进行，以螺旋状的扫描轨迹获得容积数据。保证了采集数据的完整性，并且扫描时间明显缩短。从最初的单排螺旋 CT，逐渐发展出多排螺旋 CT (MSCT)，尤其是 MSCT 的发展迅猛，从开始的 4 排，到 8 排、16 排、64 排、256 排、320 排。

第二节　CT 的基本成像原理及基本步骤

CT 机利用人体不同部位、不同组织结构对 X 线的吸收效率的不同，X 线穿透人体后的衰减量不同这一特性，测得 X 线通过人体每一体素的密度或灰度，即得到 CT 图像上的像素。其基本步骤如下：

1. 原始数据的采集

X 线射入人体某层面后，衰减的 X 线由探测器阵列收集，经光-电转化后借模拟/数字转换器将输入的电信号转变为相应的数字信号，即得到 CT 成像所需的原始数据。

2. 原始数据的重建

计算机将收集到的原始数据加以校正处理，再经复杂的运算得到一个显示数据的矩阵。

3. 图像的显示及储存

将显示数据矩阵中的数据，经数/模转换，转变为不同灰度的光点，形成图像，即 CT 图像，可用荧光屏显示，并可用多种方式储存（可拍成照片；可录入磁带、光盘、硬盘；亦可用数据的形式用打印机打印）。

第三节　CT 扫描方法

CT 扫描可分为常规扫描和特殊扫描。

一、常规扫描

1. 一般平扫

根据各个扫描部位的不同，选择相应的扫描基线、层厚、层距进行扫描。

2. 高分辨扫描

为提高空间分辨力，采用高 mAs、薄层厚（1～2mm）、大矩阵及骨重建算法，进行扫描。主要应用于观察骨的细微结构、肺内微细结构及微小病灶等。

3. 靶扫描

感兴趣区的放大扫描，即先设定感兴趣区作为扫描视野，然后扫描，以提高空间分辨力。

4. 增强扫描

血管内注入对比剂后的扫描，可分为常规增强扫描、时像增强扫描（即动态增强扫描）、小剂量试验、CT 值检测激发扫描。

（1）常规增强扫描：即注射完对比剂后进行扫描，对对比剂的注射速度和延迟时间没有严格要求，常用于常规颅脑扫描。

（2）时相增强扫描：根据不同脏器、不同病理组织血流动力学方式的不同，而选择性的进行不同延迟时间的扫描。如肝动脉供血的时相内扫描称为肝动脉期扫描，门脉供血的时相内扫描称为肝门脉期扫描。

（3）小剂量试验：由于个体差异，同样的时相扫描，不同的人延迟时间常相差很多，可事先选择好一个层面，注射小剂量对比剂连续扫描，画出时间密度曲线，找到其峰值，从而确定病人最佳的延迟时间的方法。

（4）CT 值检测激发扫描：是一种软件功能，即事先设定靶血管，用 CT 透视模式扫描，待靶血管内的 CT 值达到设定阈值，自动启动扫描。多应用于血管成像扫描。

二、特殊扫描

1. 血管成像扫描

血管内注射对比剂后，在靶血管内对比剂充盈最佳的时间内进行螺旋扫描，得到的容积数据经图像后处理技术得到二维或三维的血管影像技术。

（1）动脉成像：应用高压注射器以合适的注射速度向外周静脉推注对比剂，然后在靶动脉最佳充盈时间内进行螺旋扫描，得到动脉血管的影像。

(2)静脉成像:有两种方式,一是外周静脉注射对比剂等到靶静脉最佳充盈时扫描,如门静脉成像;而是直接注射对比剂同时扫描,如肢体静脉成像。

2. 灌注扫描

方法是经静脉高速注射对比剂后,对选定层面进行快速扫描,用固定层面的动态数据记录对比剂首次通过受检组织的过程。然后根据不同要求,应用计算机软件,对对比剂首过过程中对应体素密度值(CT 值)的动态变化进行后处理,得出相应的参数。一是峰值时间(PT),是指造影剂从开始增强到脑组织密度最大时需要的时间。二是平均通过时间(MTT),是指造影剂全部通过脑组织所需要的时间,可根据时间密度曲线计算得到。三是局部脑血容量(CBV),根据曲线下方封闭的面积计算出的。四是脑血流量(CBF),等于脑血容量除以 MTT。

3. 胃肠充气扫描

事先清理胃肠道内容物,用口服产气粉或经肛门注气的方法充盈好胃肠道,然后经行薄层螺旋扫描。

4. CT 透视

对确定层面进行连续扫描,用部分替代扫描与重建的方式来完成的不同时间图像的快速成像方法。主要作用是实时导引穿刺针,及增强扫描时自动启动扫描(即 CT 值检测激发扫描)。

第四节　MSCT 图像后处理技术

CT 图像后处理是伴随螺旋 CT 的临床应用而出现的图像综合分析和处理技术,是将 CT 原始的容积数据以二维或三维图像形式再现的过程,其质量主要取决于原始数据的采集和重建参数的设定。其临床意义在于可以多方位、多角度,更为直观的显示病变的影像学信息。主要技术包括二维(多平面重建)、三维(容积重建、三维表面重建)和 CT 仿真内镜。

1. 多平面重建(multipile plan reformation, MPR)

MPR(图 5-4-1)是从原始横轴位图像重建获得人体相应组织器官任意层面的冠状、矢状、横轴位和斜面二维图像的后处理方法。由于各向同性的提高,通过 MPR 可进行高质量的多方位的重建图像,是目前应用最为广泛的一项 CT 重建技术。曲面重建(CPR)是 MPR 的一种特殊方式,可选择在冠状、矢状和横轴位框面内按靶器官走行方向画出一条通过该器官轴线的曲线,并将曲线所经过层面的体元数据重建成一幅拉直展开的图像。

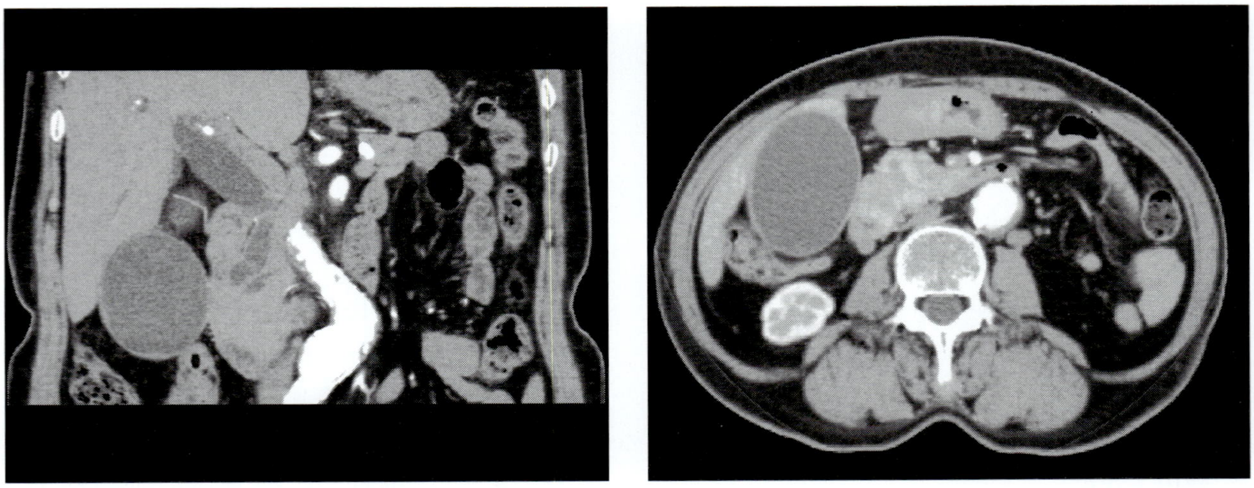

图 5-4-1　MPR 轴位、冠状位重建显示胰头肿瘤

2. 遮盖容积重建(shaded volume reconstruction,SVR)

利用采集矩阵中容积数据,以不同灰阶(或色彩)及不同的透明度三维显示扫描容积内的各种结构的方法。可应用于血管成像、骨及关节的成像、尿路、支气管树、肌束等组织的三维显示(图 5-4-2)。

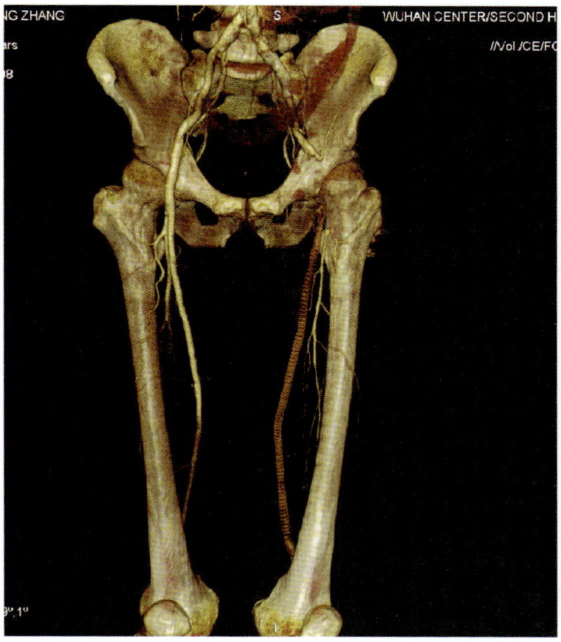

(A)

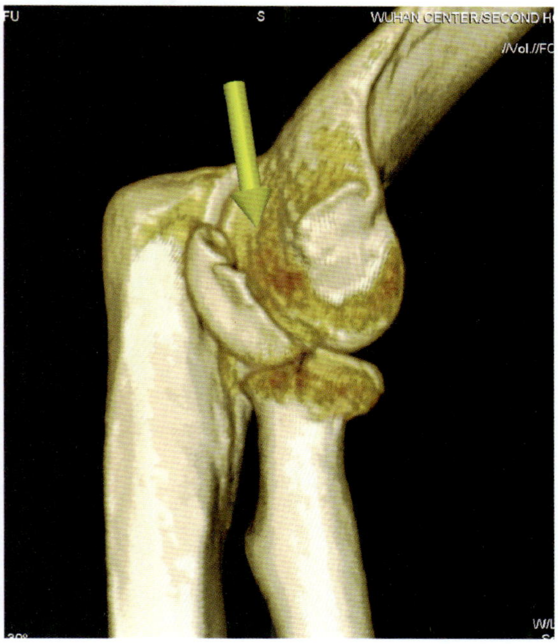

(B)

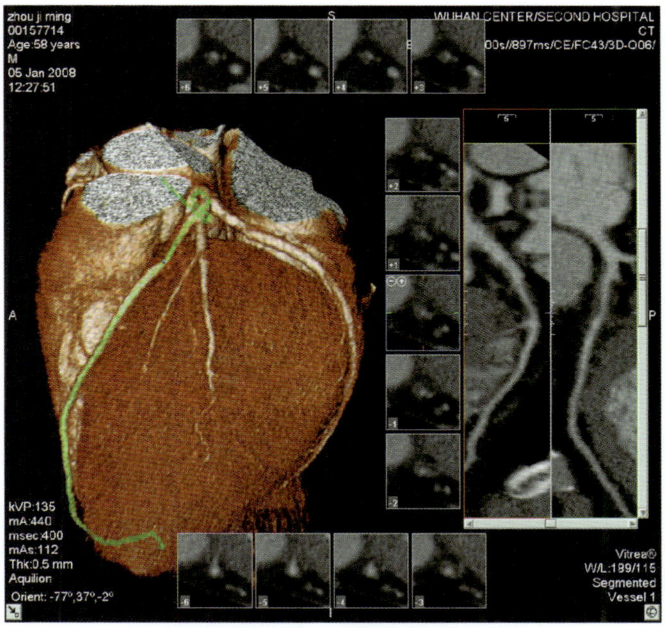

(C)

图 5-4-2 SVR

(A)髂动脉及其分支的重建显示;(B)肱骨下端骨折;(C)心脏冠脉 SVR 重建及探针技术的运用。

3. 最大密度投影（maxium intensity projection，MIP）

利用容积数据中在视线方向上密度最大的全部像元值成像的投影技术，多用于血管成像。对骨的正常形态和骨质密度的改变也很敏感，对体内异常高密度物的显示和定位有特别作用（图 5-4-3）。

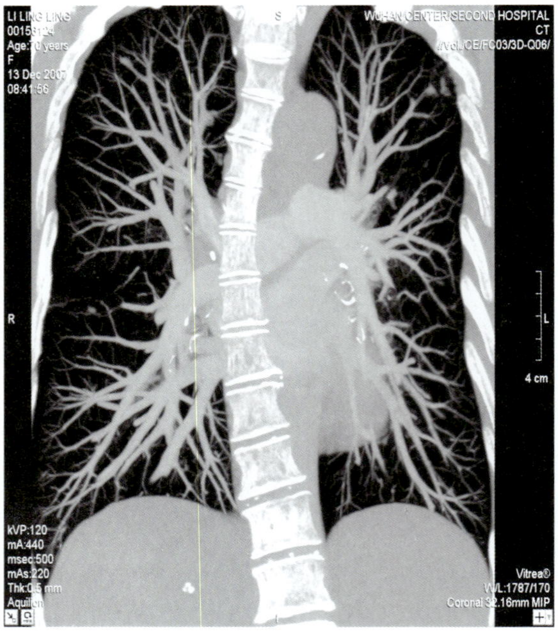

图 5-4-3　最大密度投影（MIP）重建显示肺动脉血管

4. 最小密度投影（Min-IP）

利用容积数据中在视线方向上密度最小的像元值成像的投影技术。主要用于显示大气道、支气管树和胃肠道等空腔脏器的病变。

5. 表面遮蔽显示（shaded surface disply，SSD）

SSD 是将像素值大于某个确定阈值的所有像素连接起来的一个三维的表面数学模型，然后用电子模拟光源在三维图像上发光，通过阴影体现深度关系。SSD 图像能较好的显示复杂的三维结构，尤其是有重叠结构的区域，可用于骨骼、血管及气道、胆囊等空腔脏器的三维显示（图 5-4-4）。

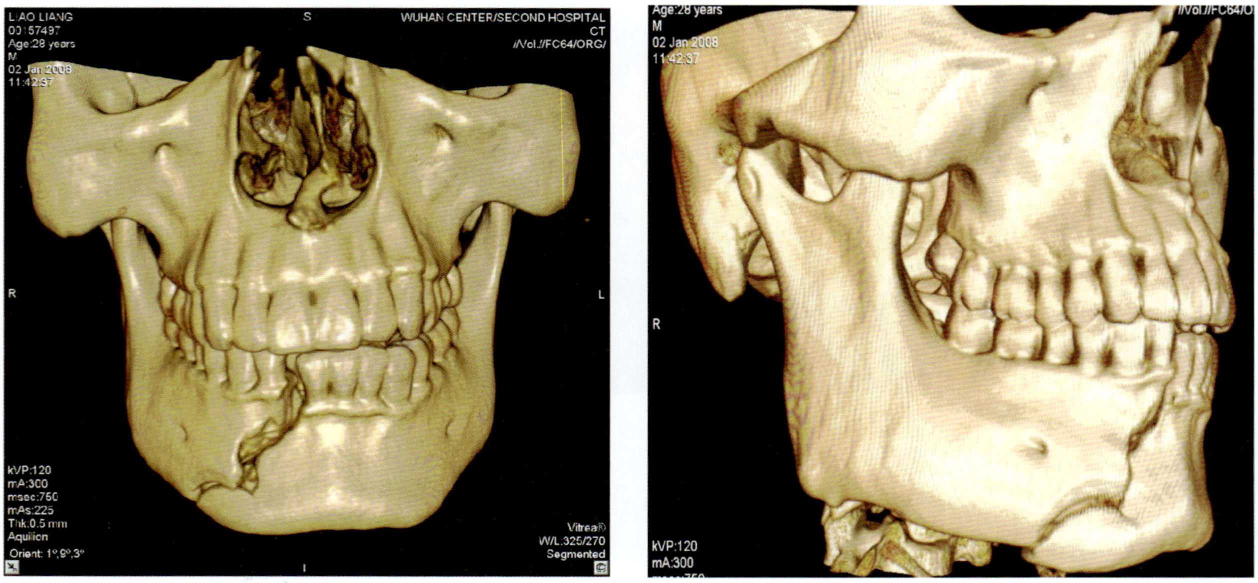

图 5-4-4　表面遮蔽显示（SSD），重建显示下颌骨骨折

6. 仿真内镜(CT virtual endoscopy,CTE)

用计算机软件功能,将螺旋扫描获得的容积数据进行处理,重建出空腔脏器内表面的立体图像,以三维角度模拟内镜观察管腔结构的内壁的一种重建方法(图 5-4-5)。

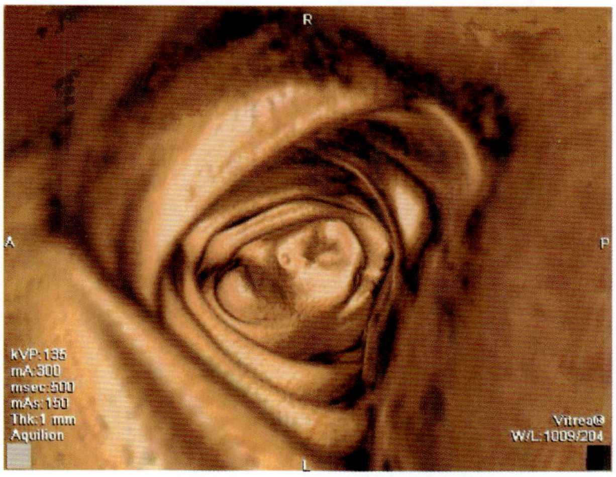

图 5-4-5　仿真内镜显示肠管内腔

第五节　CT 新技术及应用进展

2004 年 64 排 CT 叩开了容积 CT 时代的大门,使心脏 CT 冠状动脉成像技术取得了质的飞跃。随着科技的不断进步,双源 CT,动态容积 CT 也陆续出现。在硬件不断更新的基础之上,各种后处理软件也不断地升级完善,开拓出了一片广阔的临床应用天地。下面就当较新的 CT 技术做一简介。

一、64 排螺旋 CT

64 排 CT 采用 64 排探测器,扫描速度及各向同性都较以前的多排 CT 大大提高。特别是在冠状动脉的 CT 血管造影检查方面得到的飞跃性的发展。为医生提供了较稳定、几乎无运动伪影的心脏图像。并可通过容积演示(VR)、血管探针、多方位重建(MPR)、钙化积分等后处理软件的,对冠状动脉、搭桥、支架的形态学以及心功能分析具有相当的优越性,是早期诊断冠状动脉疾病重要的无创性检查方法(图 5-5-1)。

二、双源 CT

2006 年西门子公司推出的双源 CT 改变了目前常规 CT 所使用的一个 X 线球管和一套探测器 CT 的成像系统模式,它是在目前成熟的 64 层 CT 技术上,加装两个 X 线球管和两套探测器系统来采集 CT 图像。西门子公司的 Somatome Definition 旋转一周仅需 0.33 秒,能以 83 毫秒的时间分辨率进行心电图(ECG)同步成像,而不受心率限制,最终生成无运动伪影的心脏图像。正因如此,心脏成像的图像质量受患者的心率过快、不规则以及屏气困难的影响将更小,扩大心脏成像的适应范围(图 5-5-2)。

三、256 排、320 排 CT

为了实现全器官覆盖,CT 厂商选择加宽探测器排数来实现。256 排 CT 的关键技术是更多的探头数量,每个探头扫描范围是 64 排 CT 的 4 倍,球管单次旋转能够形成直径为 12.8 厘米(5 英寸)显像,单层厚度足够一次性覆盖大多数单一器官,包括脑、心脏、完整关节、肺的大部和肝脏。行心脏检查所需总时间同样降低至 1 或 2 秒。

而东芝公司在 2007 年新推出的 320 排螺旋 CT 则是一款动态容积 CT(Dynamic Volume CT,

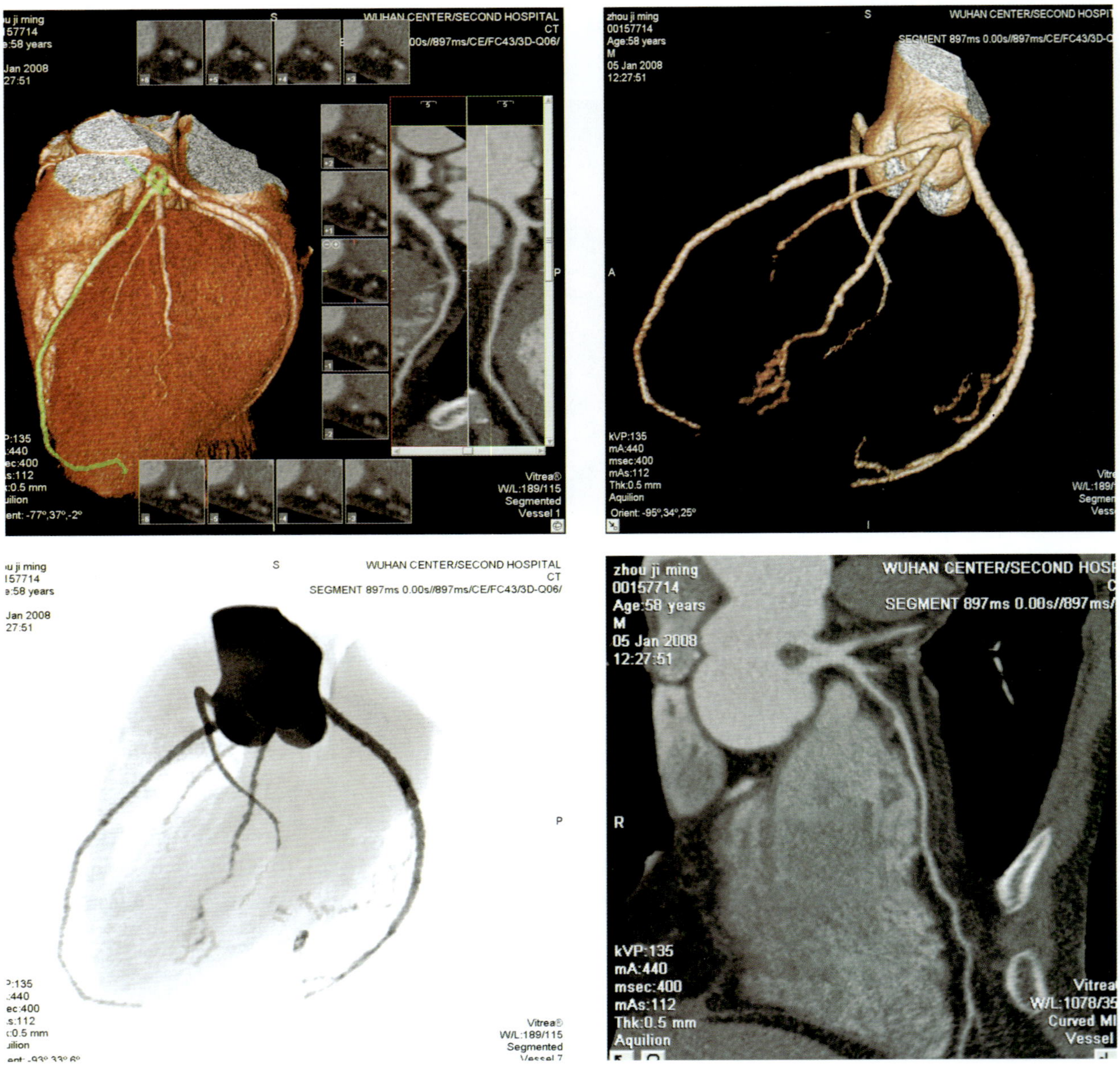

图 5-5-1　64 排螺旋 CT 心脏成像

通过 VR、心脏探针、MPR、MIP 多种重建方法显示心脏及冠脉。

DVCT)它有 320 排 0.5mm 探测器、可达一次扫描 160mm 超宽覆盖范围，实现 CT 从形态学检查到功能性成像的飞跃，可以完成全身各个脏器全器官各向同性(Iso-tropic)和各时同性 Iso-phasic)的扫描和成像，尤其对动态器官的研究是史无前例的突破(图 5-5-3、图 5-5-4)。

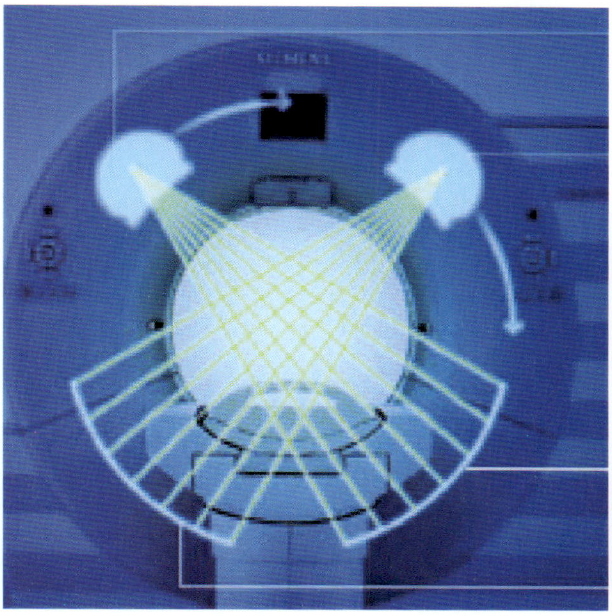

图 5-5-2 Siemens DSCT

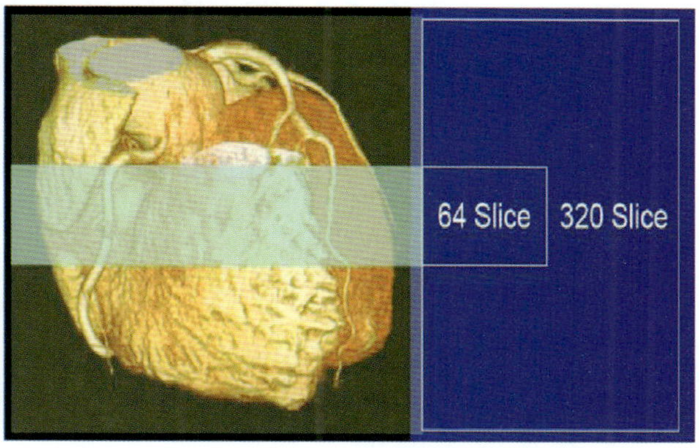

图 5-5-3 320 排 CT

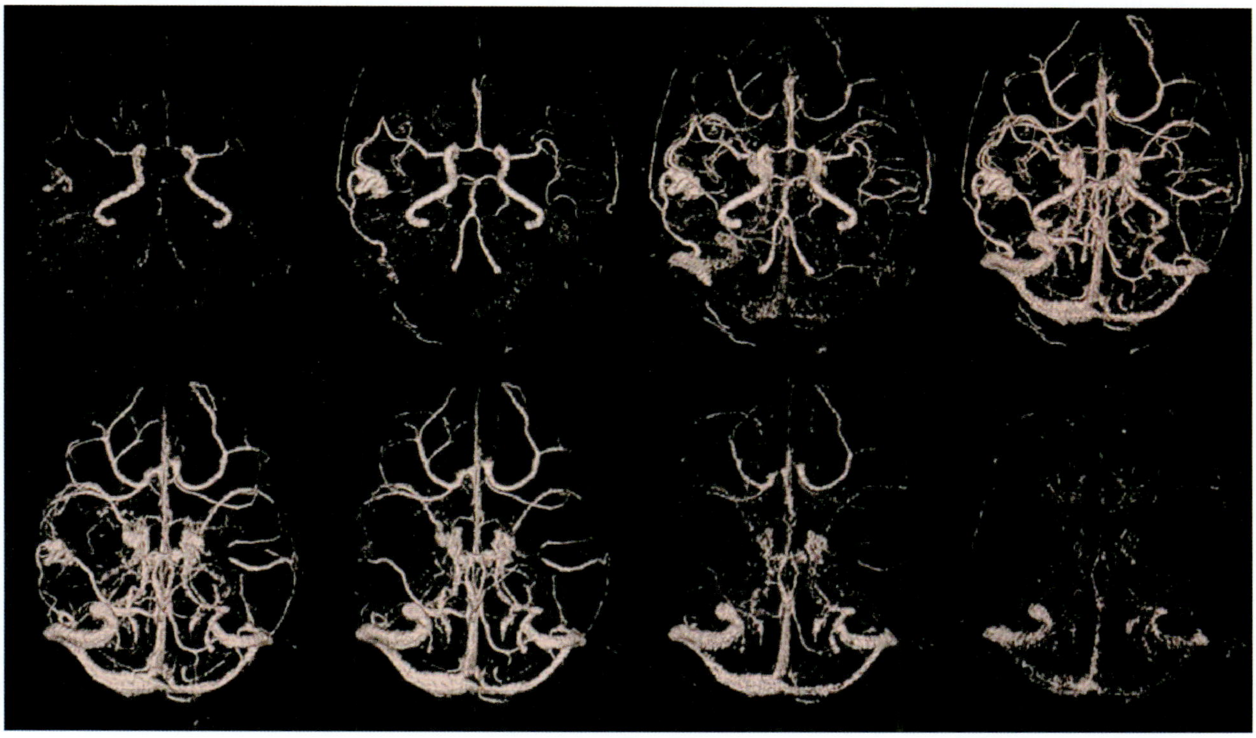

图 5-5-4 320CT 脑部动态成像

● 第六章 ●

磁共振成像基本原理与新技术

第一节 磁共振成像基本原理

一、基本成像原理

磁共振成像是利用原子核在磁场内共振所产生信号经重建成像的一种成像技术。含单数质子的原子核，例如人体内广泛存在的氢原子核，其质子有自旋运动，带正电，产生磁矩，有如一个小磁体。小磁体自旋轴的排列无一定规律，但如在均匀的强磁场中，则小磁体的自旋轴将按磁场磁力线的方向重新排列。用特定频率的射频脉冲（radion frequency，RF）进行激发，作为小磁体的氢原子核吸收一定量的能而共振，即发生了磁共振现象。停止发射射频脉冲，则被激发的氢原子核把所吸收的能逐步释放出来，其相位和能级都恢复到激发前的状态。这一恢复过程称为弛豫过程（relaxation process），而恢复到原来平衡状态所需的时间则称之为弛豫时间（relaxation time）。人体不同器官的正常组织与病理组织的 T_1 是相对固定的，而且它们之间有一定的差别，T_2 也是如此。这种组织间弛豫时间上的差别，是 MRI 的成像基础（图 6-1-1、图 6-1-2）。

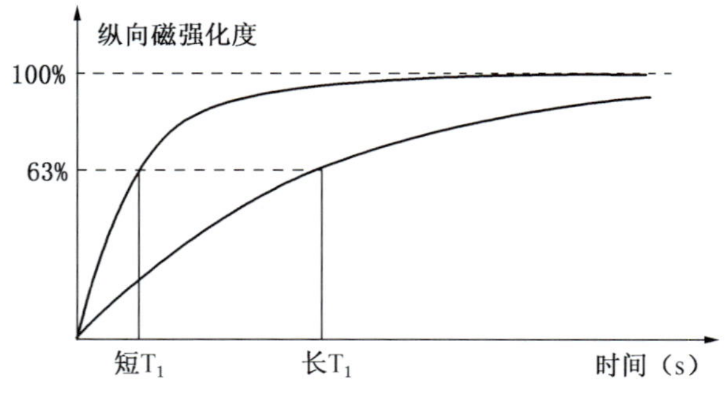

图 6-1-1 纵向弛豫

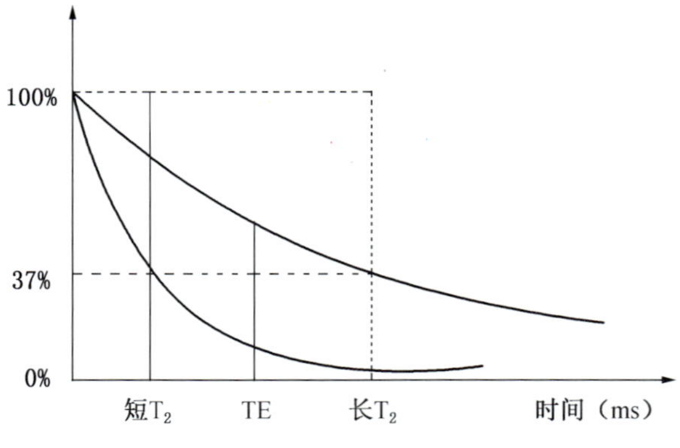

图 6-1-2 横向弛豫

1. MRI 的参数

MRI 是有 T_1、T_2 和自旋核密度（ρ）等几个参数，其中 T_1 与 T_2 尤为重要。因此，获得选定层面中各种组织的 T_1（或 T_2）值，就可获得该层面中包括各种组织影像的图像。

T_1：有两种弛豫时间，一种是自旋-晶格弛豫时间（spin-lattice relaxation time），又称纵向弛豫时间（longitudinal relaxation time），反映自旋核把吸收的能传给周围晶格所需要的时间，也是 90°射频脉冲质子由纵向磁化转到横向磁化之后再恢复到纵向磁化激发前状态所需时间。

T_2：另一种是自旋-自旋弛豫时间（spin-spin relaxation time），又称横向弛豫时间（transverse relaxation time）反映横向磁化衰减、丧失的过程，也即是横向磁化所维持的时间。T_2 衰减是由共振质子之间相互磁化作用所引起，与 T_1 不同，它引起相位的变化。

2. MRI 的磁体分类

磁体有常导型、超导型和永磁型三种，直接关系到磁场强度、均匀度和稳定性，并影响 MRI 的图像质量，因此非常重要。通常用磁体类型来说明 MRI 设备的类型。常导型的线圈用铜、铝线绕成，磁场强度最高可达 0.15～0.3T，超导型的线圈用铌-钛合金线绕成，磁场强度一般为 0.35～2.0T，用液氦及液氮冷却；永磁型的磁体由用磁性物质制成的磁砖所组成，较重，磁场强度偏低，最高达 0.3T。

二、设备

医用 MRI 仪由主磁体、梯度线圈、脉冲线圈、计算机系统及其他辅助设备等五部分构成。主磁体是 MRI 最基本的构件，是产生磁场的装置。磁体有常导型、超导型和永磁型三种，直接关系到磁场强度、均匀度和稳定性，并影响 MRI 的图像质量。通常用磁体类型来说明 MRI 设备的类型。常导型的线圈采用普通导线材料，需要持续通电，目前已逐渐淘汰；超导型的线圈采用超导材料制成，置于超低温环境中，导线内的电阻抗几乎消失，通电后无需供电，电流一直存在，并产生稳定的磁专场；永磁型就是大块磁铁，磁场持续存在，较重，磁场强度偏低，最高达 0.3T。一般把 0.5T 以下的 MRI 仪称为低场机，0.5T 到 1.0T 之间的称为中场机，1.0T 到 2.0T 之间的称为高场机（1.5T 为代表），大于 2.0T 的称为超高场机（3.0T 为代表）。

梯度线圈产生梯度磁场，虽然产生的磁场强度只有主磁场的几百分之一，但却是 MRI 的必备构件。梯度磁场可提供 MR 信号的空间定位的三维编码，产生回波，施加扩散加权梯度场，进行流动补偿等。脉冲线圈是 MRI 的关键部件，有发射线圈和接受线圈之分。发射线圈发射 RF，以激发人体内 H 原子核发生共振，有如电台发射天线。脉冲停止发射后，人体 H 原子核变成一个短波发射台，接受线圈成为一台收音机接收 MR 信号。脉冲序列发射完全在计算机控制之下。

MRI 设备中的数据采集、处理和图像显示，除图像重建由 Fourier 变换代替了反投影以外，与 CT 设备非常相似。表面线圈发展至今出现四代，依次是极化线性表面线圈、极化圆形表面线圈、极化圆形相控阵线圈、极化一体化全景相控阵线圈。

三、MRI 常用扫描序列

扫描序列是指射频脉冲、梯度场和信号采集时刻等相关参数的设置及其在时序上的排列。MR 成像主要依赖于四个因素：即质子密度、T_1、T_2、流空效应，应用不同的磁共振扫描序列可以得到反映这些因素不同侧重点的图像。目前最基本、最常用的脉冲序列为 SE 序列，其他还包括 GRE 序列、IR 序列等。

1. 自旋回波(spin echo,SE)

首先发射一个 90°的射频脉冲后，间隔数至数十毫秒，发射 1 个 180°的射频脉冲，再过数十毫秒后，测量回波信号。是 MR 成像的经典序列，特点是在 90°脉冲激发后，利用 180°复相脉冲，以剔除主磁场不均匀造成的横向磁化矢量衰减。SE 序列的加权成像有以下三种：

(1)质子密度 N(H)加权像：参数选择：长 TR(1500～2500ms)短 TE(15～30ms)。采集的回波信号幅度与主要质子密度有关，因而这种图像称为质子密度加权像。

(2) T_2 加权像：参数选择：长 TR(1500～2500ms)长 TE(90～120ms)。采集的回波信号幅度主要反映各组织的 T_2 弛豫差别，因而这种图像称为 T_2 加权像。

(3)T_1 加权像：参数选择：短 TR(500ms 左右)短 TE(15～30ms)。采集的回波信号幅度主要反映各组织的 T_1 弛豫差别，因而这种图像称为 T_1 加权像。

特点：①图像信噪比高，组织对比良好；②序列结构简单，信号变化容易解释；③对磁场不均匀敏感性低，没有明显磁化率伪影；④采集时间长，容易产生运动伪影，难以进行动态增强。

2. 快速自旋回波序列

在一次 90°RF 激发后利用多个(2 个以上)

180°复相脉冲产生多个自旋回波，每个回波的相位编码不同，填充 K 空间的不同位置。不同厂家的 MRI 仪上有不同的名称，安科公司和 GE 公司称之为 FSE(fast spin echo，FSE)，西门子公司和飞利浦公司称之为 TSE(turbo spin echo)。FSE 以前也称弛豫增强快速采集(rapid acquisition with relaxation enhancement，RARE)。

特点：①快速成像，FSE 序列的采集时间随 ETL 的延长而成比例缩短；②回波链中每个回波信号 TE 不同，FSE 序列的 T_2 对比较 SE 序列下降，ETL 越长，对图像对比的影响越大；③回波链中每个回波信号强度不同，在傅里叶转换中发生对位错误，导致图像模糊；④脂肪组织信号强度增高；⑤对磁场不均匀性不敏感；⑥能量沉积增加。ETL 越长，ES 越小，越明显。

3. 反转恢复序列

具有 180°反转预脉冲的序列统称反转恢复类序列。短反转时间的反转恢复(short TI inversion recovery，STIR)主要用于 T_2WI 的脂肪抑制；液体抑制反转恢复(fluid attenuated inversion recovery，FLAIR)可以有效的抑制自由水的信号。

特点：①增加 T_1 对比度；②选择性抑制一定 T_1 值的组织信号；③信噪比相对 SE 序列降低；④扫描时间长。

4. 梯度回波序列(gradient echo pulse sequence，GRE)

GRE 是利用梯度回波的 MR 成像，梯度回波与自旋回波类似，自旋回波的产生是利用 180°复相脉冲，而梯度回波的产生是在一次 RF 激发后，利用读出梯度场方向正反向切换产生一个梯度回波。

特点：①小角度激发，加快成像速度；② T_2^* 弛豫，不能剔除主磁场不均匀因素；③图像信噪比较低；④对磁场不均匀性敏感；⑤血流常呈高信号。

5. 平面回波成像(echo planar imaging，EPI)

EPI 是目前 MR 成像最快的序列，MR 信号也属梯度回波。与一般梯度回波不同的是在一次 RF 激发后，利用读出梯度场的连续正反向切换，每次切换产生一个梯度回波，因而有回波链的存在，与 FSE 序列类似。

特点：①成像速度快，可达亚秒级；②伪影多，信噪比差；③对磁场不均匀性敏感；④梯度变换速率为潜在危险因素。

四、MR 图像常见伪影

伪影是指 MR 图像中与实际解剖结构不相符的信号，可以表现为图像变形、重叠、缺失、模糊等。每一幅 MRI 图像都存在不同程度的伪影。

MRI 检查中伪影主要造成三个方面的问题：①使图像质量下降，甚至无法分析；②掩盖病灶，造成漏诊；③出现假病灶，造成误诊。因此正确的认识伪影及其对策对于提高 MRI 临床诊断水平非常重要。MRI 的伪影主要分为装备伪影、运动伪影及磁化率敏感伪影等三大类。本节将重点介绍 MRI 常见伪影的原因、表现及其对策。

1. 设备伪影

所谓设备伪影是指与 MRI 成像设备及 MR 成像固有技术相关的伪影。设备伪影主要取决于生产厂家的设备质量、安装调试等因素，成像参数的选择也是影响设备伪影的重要因素。下面主要讨论与成像参数有关的设备伪影。

(1)化学位移伪影：是指由于化学位移现象导致的图像伪影。大家都知道 MR 图像是通过施加梯度场造成不同位置的质子进动频率出现差异来完成空间定位编码的。由于化学位移现象，脂肪中的质子的进动频率要比水中的质子快 3.5PPM(约 147Hz/T)，如果以水分子中的质子的进动频率为 MR 成像的中心频率，则脂肪信号在频率编码方向上将向梯度场强较低(进动频率较低)的一侧错位。以盆腔横断面 T_2WI 为例，如果左右方向为频率编码方向且梯度场为左侧高右侧低，膀胱内的尿液呈现高信号，周围脂肪也呈高信号。膀胱左旁的脂肪向右侧移位并与膀胱内的尿液信号叠加，在膀胱左侧缘形成一条信号更高的白色条带；而膀胱右旁的脂肪也向右移位，从而在膀胱右缘处形成一条信号缺失的黑色条带。

化学位移伪影的特点：①出现在频率编码方向上；②脂肪组织的信号向频率编码梯度场强较低的一侧移位；③场强越高，化学位移伪影也越明显。

化学位移伪影的对策：①改变频率编码方向。这仅能改变化学位移伪影的方向，并不能减轻或消除化学位移伪影。②施加脂肪抑制技术。脂肪信号被抑制后，其化学位移伪影将同时被抑制。③增加频率编码的带宽。以 1.0T 扫描机为例，脂肪和水的化学位移为 147Hz，如果矩阵为 256×256，频率编码带宽为 25kHz（约 100Hz/像素），那么化学位移 147Hz 相当于移位 1.5 个像素，如果把频率编码带宽改为 50kHz（约 200Hz/像素），则化学位移相当于 0.75 个像素，伪影明显减轻。

（2）卷褶伪影：当受检物体的尺寸超出 FOV 的大小，FOV 外的组织信号将折叠到图像的另一侧，这种折叠被称为卷褶伪影。

MR 信号在图像上的位置取决于信号的相位和频率，信号的相位和频率分别由相位编码和频率编码梯度场获得。信号的相位和频率具有一定范围，这个范围仅能对 FOV 内的信号进行空间编码，当 FOV 外的组织信号融入图像后，将发生相位或频率的错误，把 FOV 外一侧的组织信号错当成另一侧的组织信号，因而把信号卷褶到对侧，从而形成卷褶伪影。实际上卷褶伪影可以出现在频率编码方向，也可以出现在相位编码方向上。由于在频率方向上扩大信号空间定位编码范围，不增加采集时间，目前生产的 MRI 仪均采用频率方向超范围编码技术，频率编码方向不出现卷褶伪影，因此 MR 图像上卷褶伪影一般出现在相位编码方向上。在三维 MR 成像序列中，由于在层面方向上也采用了相位编码，卷褶伪影也可以出现在层面方向上，表现为第一层外的组织信号卷褶到最后一层的图像中。

卷褶伪影具有以下特点：①由 FOV 小于受检部位所致；②常出现在相位编码方向上；③表现为 FOV 外一侧的组织信号卷褶并重叠到图像的另一侧。

避免卷褶伪影的对策：①增大 FOV，使之大于受检部位；②切换频率编码与相位编码的方向，把层面中径线较短的方向设置为相位编码方向。如进行腹部横断面成像时，把前后方向设置为相位编码方向不易出现卷褶伪影；③相位编码方向超范围编码，是指对相位编码方向上超出 FOV 范围的组织也进行相位编码，不同的 MRI 仪产家采用不同方法进行超范围相位编码。如西门子公司采用的过度采样（over sample）技术，根据被检组织在相位编码方向上超出 FOV 的多少来决定过度编码的范围，可以 1%到 100%范围内随意选择，采集时间随所选的范围成比例增加。GE 公司采用去相位卷褶（no phase wrap，NPW）技术，通常用于 2 个 NEX 或 4 个 NEX 的序列，如果是 2 个 NEX，施加 NPW 技术后实际上只执行 1 个 NEX，但相位编码范围增大 1 倍，采集的总相位编码线（MR 信号）数目没有改变，因此不增加采集时间；如果是 1 个 NEX 的序列则需要增加采集时间，与西门子公司过度采样技术相仿，但过度编码的范围不能随意选择。

（3）截断伪影：截断伪影也称环状伪影，在空间分辨力较低的图像比较明显，表现为多条同中心的弧线状低信号影。MRI 图像是由多个像素构成的，数字图像要想真实展示实际解剖结构，其像素应该无限小，但实际上像素的大小是有限的，因此图像与实际解剖存在差别，这种差别实际上就是截断差别，当像素较大时其失真将更为明显，就可能出现肉眼可见的明暗相间的条带，这就是截断伪影。

截断伪影容易出现在两种情况下：①图像的空间分辨力较低（即像素较大）；②在两种信号强度差别很大的组织间，如 T_2WI 上脑脊液与骨皮质之间。

截断伪影的特点：①常出现在空间分辨力较低的图像上；②相位编码方向往往更为明显，因为为了缩短采集时间相位编码方向的空间分辨力往往更低；③表现为多条明暗相间的弧线或条带。

截断伪影的对策主要是增加图像空间分辨力，但同时往往需要增加采集时间。

（4）部分容积效应：与其他任何断层图像一样，MR 图像同样存在部分容积效应，造成病灶的信号强度不能得以客观表达，同时将影响病灶与正常组织的对比。解决的办法主要是减薄层厚。

（5）层间干扰：MR 成像需要采用射频脉冲激发，由于受梯度场线性、射频脉冲的频率特性等的影响，实际上 MR 二维采集时扫描层面附近的质子也会受到激励，这样就会造成层面之间的信号相互影响，我们把这种效应称为层间干扰（cross talk）

或层间污染(cross contamination)。层间干扰的结果往往是偶数层面的图像整体信号强度降低,因而出现同一序列的 MR 图像一层亮一层暗相间隔的现象。

层间干扰伪影的对策包括:①设置一定的层间距;②采用跳跃方式采集各层图像信号,如总共有 10 层图像,先激发采集第 1、3、5、7、9 层,再激发采集第 2、4、6、8、10 层;③采用三维采集技术。

2. 运动伪影

MR 图像的运动伪影往往是指由于受检者的宏观运动引起的伪影。这些运动可以是自主运动如肢体运动、吞咽等,也可以是非自主运动如心跳、血管搏动。运动可以是随机的如胃肠道蠕动、吞咽等,也可以是周期性运动如心跳和血管搏动等。运动伪影出现的原因主要是由于在 MR 信号采集的过程中,运动器官在每一次激发、编码及信号采集时所处的位置或形态发生了变化,因此将出现相位的错误,在傅里叶转换时其信号的位置即发生错误,从而出现伪影。

运动伪影具有以下共同特点:①主要出现在相位编码方向上;②伪影的强度取决于运动结构的信号强度,后者信号强度越高,相应的伪影越亮;③伪影复制的数目、位置受基本正弦运动的相对强度、TR、NEX、FOV 等的因素影像。

下面将介绍常见运动伪影的特点及其对策。

(1)随机自主运动伪影:随机自主运动伪影是指不具有周期性且受检者能够自主控制的运动造成的伪影,如吞咽、眼球转动、肢体运动等造成的伪影。

随机自主运动伪影的特点有:①主要造成图像模糊;②伪影出现在相位编码方向;③受检者可以控制。

主要对策有:①检查前争取病人的配合,保证扫描期间保持不动;②尽量缩短图像采集时间;③吞咽运动伪影可以在喉部施加预饱和带。

(2)呼吸运动伪影:呼吸运动伪影主要出现在胸腹部 MR 图像上,呼吸运动具有一定的节律性和可控制性。

特点为:①主要造成图像模糊;②伪影出现在相位编码方向上;③受检者可以在一定程度控制。

对策包括:①施加呼吸触发技术(T_2WI)或呼吸补偿技术(SE T_1WI);②采用快速成像序列屏气扫描;③施加脂肪抑制技术,因为 MR 图像上脂肪信号很高,造成伪影也很明显,脂肪信号抑制后伪影将明显减轻;④在前腹壁施加预饱和带抑制腹壁皮下脂肪的信号;⑤施加腹带等减小呼吸运动的幅度;⑥增加 NEX。

(3)心脏搏动伪影:心脏搏动伪影不仅可以造成心脏 MRI 图像的模糊,而且伪影将重叠于周围结构上。

心脏搏动伪影具有以下特点:①具有很强的周期性;②受检者不能自主控制;③沿相位编码方向分布。

心脏搏动伪影的对策有:①施加心电门控或心电触发技术,主要用于心脏大血管 MR 检查;②在心脏区域施加预饱和带,主要用于心脏周围结构如脊柱的检查;③切换相位编码方向,如脊柱矢状面或横断面成像时,如果相位编码为前后方向,心脏搏动伪影将重叠在脊柱上,如果把相位编码方向改成左右(横断面)或上下(矢状面),伪影将不再重叠于脊柱上。

(4)大血管搏动伪影:大血管搏动伪影常见于以下几种情况:①腹部 MRI 成像,特别是梯度回波快速成像序列;②增强扫描时由于血液信号增加,容易出现搏动伪影,梯度回波序列容易出现,SE T_1WI 也可出现来自静脉的搏动伪影;③其他临近大血管的部位,利用梯度回波成像或增强扫描均易出现搏动伪影。

大血管搏动伪影的特点:①具有很强的周期性;②沿相位编码方向分布;③常表现为一串等间距的血管影;④血管信号越高,搏动伪影越明显;⑤在成像区域靠血流上游的层面搏动伪影较明显,如腹部横断面图像中主动脉搏动伪影以上方层面较明显,而腔静脉搏动伪影则以下方层面较明显。

大血管搏动伪影的对策:①在成像区域血流的上游施加预饱和带;②使用流动补偿技术,对较慢的血流造成的伪影有较好的效果,如颅脑 SE T_1WI 增强扫描施加该技术后来自于静脉窦的搏动伪影可明显减少;③施加心电门控;④切换相位编码方向,这并不能消除搏动伪影,但可使搏动伪影的方向发生改变，如肝脏横断面扰相 GRE T_1WI 序列，如果相位编码方向为前后方向，则主动脉搏动伪影将重叠于左肝外叶，如果把相位编码方向改为左右方向，则主动脉搏动伪影可避开左肝外叶。

3. 磁化率伪影及金属伪影

磁化率是物质的基本特性之一，某种物质的磁化率是指这种物质进入外磁场后的磁化强度与外磁场强度的比率。抗磁性物质的磁化率为负值，顺磁性物质的磁化率为正值，一般顺磁性物质磁化率很低，铁磁性物质的磁化率很高。

MR 成像时，两种磁化率差别较大的组织界面上将出现伪影，这种伪影称为磁化率伪影。磁化率伪影表现为局部信号明显减弱或增强，常同时伴有组织变形。

磁化率伪影具有以下特点：①常出现在磁化率差别较大的组织界面附近，如脑脊液与颅骨间、空气与组织之间等；②体内或体外的金属物质特别是铁磁性物质可造成局部磁化率发生显著变化，出现严重的磁化率伪影；③梯度回波序列对磁化率变化较敏感，与自旋回波类序列相比更容易出现磁化率伪影，EPI 序列的磁化率伪影更为严重；④一般随 TE 的延长，磁化率伪影越明显，因此 T_2WI 或 T_2^*WI 的磁化率伪影较 T_1WI 明显。

磁化率伪影的对策：①做好匀场，场强越均匀，磁化率伪影越轻；②缩短 TE；用 SE 类序列取代 GRE 类序列或 EPI 序列；③增加频率编码梯度场强度；④增加矩阵；⑤减少磁化率差别，如口服低剂量顺磁性对比剂可减少胃肠道气体与周围组织间的磁化率伪影；⑥除去受检者体内或体表的金属异物。

第二节　MR 新技术

一、MRI 脂肪抑制技术

1. 频率选择饱和法

最常用的脂肪抑制技术之一。

由于化学位移，脂肪和水分子中质子的进动频率存在差别，在成像序列的 RF 施加前，先连续施加数个预脉冲，如果预脉冲的频率与脂肪中质子进动频率一致，脂肪组织将被连续激发而发生饱和现象，而水分子中的质子由于进动频率不同不被激发。这时再施加 RF，脂肪组织因为饱和不能再接受能量，因而不产生信号，从而达到脂肪抑制的目的。

特点：①高选择性。主要抑制脂肪组织信号，对其他组织的信号影响较小；②可用于多种序列；③场强依赖性较大，在中高场强下使用可取得好的脂肪抑制效果；④对磁场的均匀度要求很高；⑤进行大 FOV 扫描时，因梯度场存在，视野周边区域脂肪抑制效果较差；⑥增加了人体吸收射频的能量；⑦预脉冲将占据 TR 间期的一个时段，因此会延长扫描时间，并有可能影响图像的对比度；⑧运动区域脂肪抑制效果差。

2. STIR 技术

常用的脂肪抑制技术之一。

STIR 技术是基于脂肪组织短 T_1 特性的脂肪抑制技术。由于人体组织中脂肪的 T_1 值短，180° 脉冲后其纵向磁化矢量从反向最大到过零点所需的时间也很短，此刻如果选择短 T_I 则可有效抑制脂肪组织的信号。抑制脂肪组织信号的 T_I 等于脂肪组织 T_1 值的 69%，不同的场强下脂肪组织的 T_1 值不同，因此抑制脂肪组织的 T_I 值也应作相应调整。在 1.5T 的 MR 仪，脂肪组织的 T_1 值约为 200～250ms，则 T_I＝140～175ms 时可有效抑制脂肪组织的信号。在 1.0T 仪上 T_I 应为 125～140ms；在 0.5T 仪上 T_I 应为 85～120ms，在 0.35T 仪上 T_I 应为 75～100ms。

特点：①场强依赖性低。低场 MRI 仪也能取得较好的脂肪抑制效果；②与频率选择饱和法相比，磁场的均匀度要求较低；③大 FOV 扫描能取得较好的脂肪抑制效果；④信号抑制的选择性较低。如果某种组织的 T_1 值接近于脂肪，其信号将被抑制，故一般不能应用增强扫描；⑤由于 TR 延长，扫描时间较长。

3. 频率选择反转脉冲脂肪抑制技术

一种新的脂肪抑制技术。

在真正 RF 激发前，先对被检区进行预脉冲激发，这种预脉冲的带宽很窄，中心频率为脂肪中质子的进动频率，仅有脂肪组织被激发，且这一脉冲略大于 90°，脂肪组织会出现一个较小的反方向纵向磁化矢量，预脉冲结束后，脂肪组织发生纵向弛豫，其纵向磁化矢量将发生从反向到零，然后逐渐恢复到正向直至平衡状态。预脉冲仅略大于 90°，因此从反向到零需要的时间很短，选择很短的 TI（10～20ms），仅需要一次预脉冲激发就能对三维扫描容积内的脂肪组织进行很好的抑制，因此采集时间也仅略有延长。该抑制技术一般用于三维快速 GRE 序列。

特点：①仅少量增加扫描时间；②一次预脉冲激发即完成三维容积内的脂肪抑制；③几乎不增加人体射频的能量吸收；④对场强的强度和均匀度要求较高。

4. Dixon 技术

临床上应用相对较少。

Dixon 技术是一种水脂分离成像技术，通过对序列 TE 的调整，获得水脂相位一致（同相位）图像和水脂相位相反（反相位）的图像。如果把两组图像信息相加或相减可得到水质子图像和脂肪质子图像。把同相位图像加上反相位图像后再除以 2，即得到水质子图像；把同相位图像减去反相位图像后再除以 2，将得到脂肪质子图像。

5. 预饱和带技术

在 RF 激发前，先对被检区周围进行预脉冲激发，这种预脉冲的带宽很宽，使质子达到饱和，该区域的任何质子（包括脂肪和水）的信号都受到了抑制，减少由于运动在相位方向上的伪影。严格说，添加预饱和带并不能算是脂肪抑制技术。

二、磁共振水成像

主要是利用水的长 T_2 特性，体内静态或缓慢流动的液体的 T_2 值远远大于其他组织，采用 T_2 权重很重的重 T_2 序列（选择很长的 TE），其他组织的横向磁化矢量几乎完全衰减，信号强度很低甚至没有信号，而水仍保持较大的横向磁化矢量，使含水器官显影。此技术对流速慢或停滞的液体（如脑脊液、胆汁、胃肠液、尿液）非常灵敏，呈高信号，实质性器官和流动液体呈低信号，将原始图像采用最大强度投影法（MIP）重建，可以得到类似于注射造影剂或行静脉肾盂造影一样的影像。临床上常用于磁共振胰胆管成像（MR Cholangio Pancreatography，MRCP），磁共振脊髓成像（MR myelography，MRM），磁共振泌尿系成像（MR urography，MRU），磁共振内耳成像，磁共振涎腺管成像，磁共振输卵管成像等。

优缺点：①安全无创，不需对比剂，不受操作者技术影响等优点；②水成像一般不作为单独检查，应与常规 MR 图像相结合；重视原始图像的观察，如仅观察重建后的图像，可能遗漏管腔内的小病变如胆管内小结石与小肿瘤等；③注意假病灶的分析、水成像容易出现伪影。

三、MR 血管造影(MRA)

现已经成为 MRI 检查的常规技术之一。与 DSA 比较具有无创、简便、费用低，一般无需对比剂等优点。根据原理分为两类。

1. 依靠血液流动特性来实现的 MRA

包括时间飞跃法（time-of-flight technique，TOF）和相位对比法（phase contrast technique，PC）；由于流动血液的 MR 信号与周围静止组织的 MR 信号差异而建立图像对比度的一种技术。这种技术可以用于测量血流速度，观察血管和血流状态的特征。它是一种不需要引入任何造影剂的非侵入性磁共振造影技术。

优缺点：①常规 MRA 作为一种无创性检查，不需使用对比剂，流动的液体即是 MRI 成像固有的生理对比剂。无放射损伤，操作方便；②扫描时间长；涡流可引起散相位，局部信号降低；层面内血流部分被饱和，信号降低和丢失，经 MIP 重建后会出现“竹节状”伪影，小血管分支显示不佳。

2. 对比剂增强磁共振血管成像

对比剂增强磁共振血管成像（contrast enchanced magnetic resonance angiography，CE-MRA），依赖于 Gd-DTPA 将邻近的自旋质子的 T_1 时间显著缩短，使动静脉血液与周围组织之间的

T_1 时间产生差别而成像(图 6-2-1)。

优缺点:①扫描快速、多时相显示、伪影少;减影方法可以去除短 T_1 物质的干扰;无创伤性,对比剂使用剂量小;避免因扭曲血管、湍流及慢血流等所致信号丧失。②操作相对复杂,要求扫描与注射过程准确配合,才能使 K 空间中心与对比剂注入中心重叠。

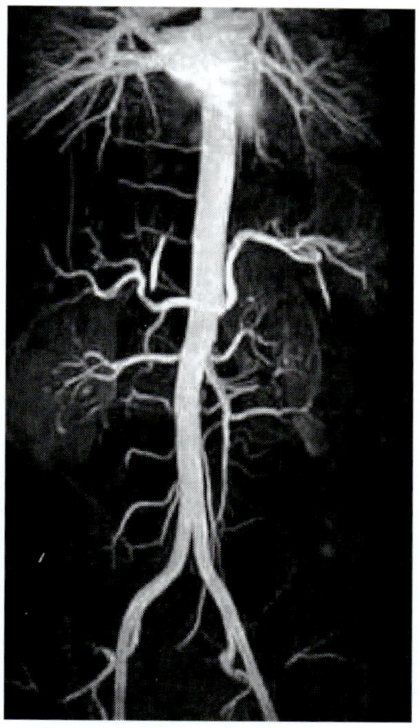

图 6-2-1　腹部 CE-MRA

四、磁共振扩散加权成像(diffusion weighted imaging,DWI)

原理为射频脉冲使体素内质子的相位一致,射频脉冲关闭后,由于组织的 T_2 弛豫和主磁场不均匀将造成质子逐渐失相位,从而造成宏观横向磁化矢量的衰减。除了上述两种因素以外,我们在某个方向上施加一个扩散梯度场,人为在该方向上制造磁场不均匀,造成体素内质子群失相位,然后在施加一个强度与持续时间完全相同的反向扩散梯度场,则会出现两种情况:在该方向上没有位移的质子不会受两次梯度场强的影响而失相位,而移动的质子因两次梯度场引起的相位变化不能相互抵消,而失相位信号衰减。体素中水分子都存在一定程度的扩散运动,其方向是随机的,而在扩散梯度场方向上的扩散运动将造成体素信号的衰减,如果水分子在敏感梯度场方向上扩散越自由,则在扩散梯度场施加期间扩散距离越大,经历的磁场变化也越大,组织信号衰减越明显。DWI 通过测量施加扩散敏感梯度场前后组织发生的信号强度变化,来检测组织中水分子扩散状态(自由度及方向),后者可间接反映组织微观结构特点及其变化(图 6-2-2、图 6-2-3)。

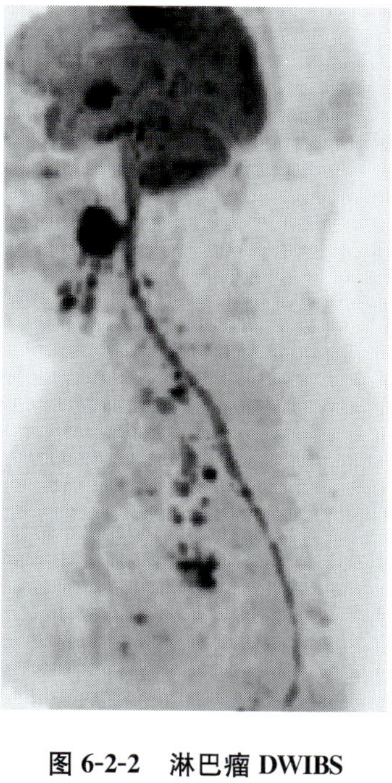

图 6-2-2　淋巴瘤 DWIBS

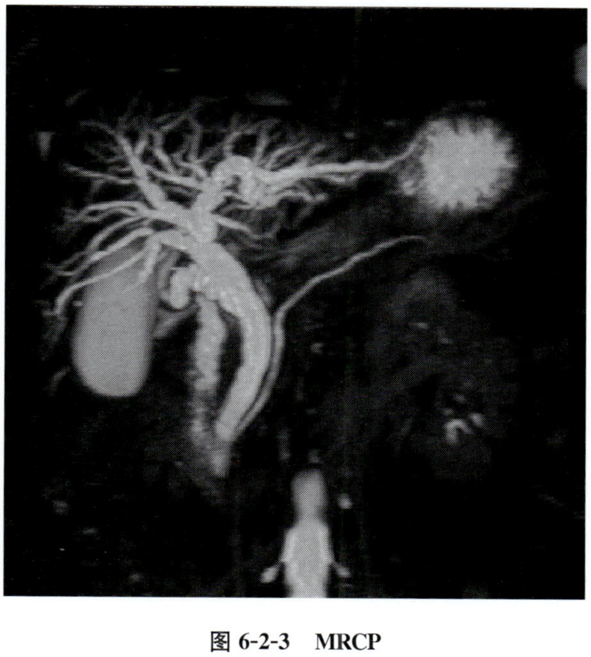

图 6-2-3　MRCP

1. 特点

(1)DWI 上组织信号强度的衰减主要因素：

①扩散敏感梯度场的强度，强度越大组织信号衰减越明显。

②扩散敏感梯度场持续的时间，时间越长组织信号衰减越明显。

③两个扩散敏感梯度场的间隔时间，间隔时间越长，组织信号衰减越明显。

④组织中水分子的扩散自由度，在扩散敏感梯度场施加方向上水分子扩散越自由，组织信号衰减越明显。

(2)b 值对 DWI 的影响：DWI 技术中把施加的扩散敏感梯度场参数称为 b 值或称扩散敏感系数。常用 SE-EPI DWI 序列中，b 值 $=g^2G^2\delta^{(2D-\delta/3)}$（式中 g 代表磁旋比；G 代表梯度场强度；δ 代表梯度场持续时间；D 代表两个梯度场间隔时间。b 值越高对水分子扩散运动越敏感，b 值增高也有一些矛盾：组织信号衰减越明显；b 值增高必然延长 TE，进一步降低了图像的 SNR；因会出现周围神经的刺激症状也限制了太高的 b 值。较小的 b 值可得到的较高信噪比的图像，但对水分子扩散运动的检测不敏感。因此，b 值的选择非常重要，在临床上要根据设备条件、选用的序列以及临床目的的不同，应适当调整 b 值。在目前常用的 MRI 仪上，脑组织 DWI 的 b 值一般选择在 $500\sim1500s/mm^2$）。

(3)DWI 的方向性：DWI 是反映扩散敏感梯度场方向上的扩散运动，为了全面反映组织在各方向上的水分子扩散情况，需要在多个方向上施加扩散敏感梯度场。

(4)扩散系数和表观扩散系数：在 DWI 上组织信号衰减不仅由于水分子的扩散运动，水分子在扩散敏感梯度场方向上各种形式的运动（或位置移动）还将造成组织信号的衰减，如血流灌注及其他生理运动等。因此利用 DWI 上组织信号强度变化检测到的不是真正的扩散系数，会受到其他形式水分子运动的影响。为此，我们把检测到的扩散系数称为表观扩散系数（apparent diffusion coeffecient，ADC）。计算组织的 ADC 值至少需要利用 2 个以上不同的 b 值，其计算公式如下：$ADC=\ln(SI_{低}/SI_{高})/(b_{高}-b_{低})$。式中 $SI_{低}$ 表示低 b 值 DWI 上组织的信号强度（b 值可以是零）；$SI_{高}$ 表示高 b 值 DWI 上组织的信号强度；$b_{高}$ 表示高 b 值；$b_{低}$ 表示低 b 值；ln 表示自然对数。

2. DWI 的临床应用

DWI 在临床上主要用于超早期脑缺血诊断的应用。急性脑缺血缺氧造成的主要是细胞毒性水肿，在 DWI 上表现为高信号，与常规 SE 序列相比，能更早的发现梗塞区的信号异常。需要鉴别注意的是有些脑组织病变在 DWI 上也表现为高信号，如多发硬化的活动病灶、部分肿瘤、血肿、脓肿等。其他脏器也可行 DWI 检查，但目前在这些方面的经验还不多，需要进一步研究。

五、DTI

1. DTI 原理

DTI 利用组织中水分子弥散的各向异性（anisotropy）来探测组织微观结构的成像方法。即在多个方向（6 个以上方向）分别施加扩散敏感梯度场，则可对每个体素水分子扩散的各向异性作出较为准确的检测，这种 MRI 技术称为扩散张量成像（diffusion tensor imaging，DTI）。相对各向异性（Relative Anisotropy，RA），各向异性比值（Fractional Anisotropy，FA）均为目前最常用的描述弥散各向异性指数，其值具有一致性，代表了水分子在弥散主向量轴上的运动强度。RA、FA 在 0 和 1 的范围内变化。如果结果为 0，意味着各向同性存在；如果结果为 1，代表各向异性的最大值。

脑白质的各向异性是由于平行走行的髓鞘轴索纤维所致，脑白质的弥散在平行神经纤维方向最大，即弥散各向异性 FA 最大，接近于 1。这一特性用彩色标记可反映出脑白质的空间方向性，即弥散最快的方向指示纤维走行的方向。

2. 优点

弥散是一个矢量，不仅有大小也有方向。在 DTI 中，组织内水分子的位移情况至少在 6 个方向被测量，而 diffusion 只在一个或三个方向被测定，可能会造成关于组织结构的错误结论。DTI 是一种更高级的弥散加权成像形式，是 DWI 基础上的新的 MR 成像技术，它利用多种参数和数据处理，从量和方向上反映成像体素内扩散的变化，可以定向定量地评价脑白质的各向异性。

另外，DTI 图像可以经过特定的后处理软件用主要特征矢量图来显示，从而在图像中显示脑白质的方向和完整性，这就为研究脑白质的走行，揭示脑内各种脑病变包括脑梗死、脑肿瘤等病灶与脑白质纤维走行的关系提供了可能性，在显示脑白质纤维病变方面具有更大的优越性和潜力。纤维示踪图(fiber tractography)是目前惟一能在活体、无创和个体化地提供人脑白质纤维结构位置和走行特点的影像学技术。可以直观地显示肿瘤与其周围的大脑白质纤维之间的关系，从而可以更好的指导手术，以求能够最大限度地切除肿瘤组织和保护正常脑组织。

3. 缺点

DTI 也有其局限与不足，表现在弥散梯度引起涡流，使纤维束方向确定不可靠，磁场不均匀性使图像扭曲变形，影响 DTI 定量分析；较小纤维束显示不佳或不能显示；受水肿等因素影响受压与破坏判断不确切。DTI 的精度不仅依赖于成像中脉冲序列的设置、成像方法的设计，还依赖于图像后处理算法，改进 DTI 的精度和数据可靠性应该从这两方面入手(图 6-2-4、图 6-2-5)。

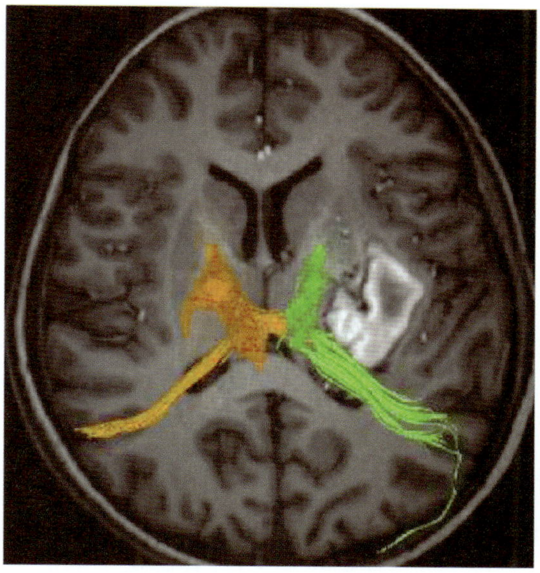

图 6-2-4　DTI

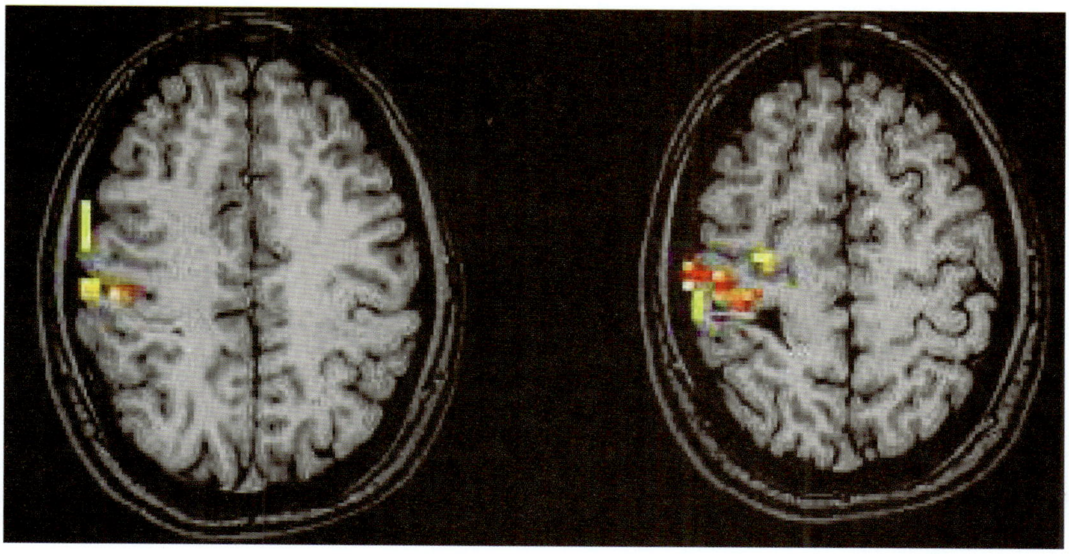

图 6-2-5　fMRI

六、磁共振灌注成像(perfusion-weighted imaging，PWI)

PWI 属于 MR 脑功能成像的一种，反映的主要是组织中微观血流动力学信息。MR PWI 的方法常采用对比剂首次通过法，动脉自旋标记(aterial spin lableing，ASL)法是利用动脉血液中的质子作为内源性对比剂，需用特殊设计的脉冲序列对流入组织血液质子进行标记、检测来反映组织的血流动力学信息。

1. 对比剂首次通过法 PWI 的基本原理

目前临床上 PWI 的对比剂多采用离子型非特异性细胞外液对比剂 Gd-DTPA。将对比剂经高压注射器快速注入周围静脉，采用时间分辨力足够高的快速MR成像序列对目标器官进行连续多时相扫描，检测带有对比剂的血液首次流经受检组织时引起组织的信号强度随时间的变化来反映组织的血流动力学信息。一定的浓度范围内，血液 T_1 值和 T_2^* 值的变化率与血液中对比剂的浓度呈线性关系。团注对比剂后，带有对比剂的血液首次流过组织时将引起组织 T_1 或 T_2^* 弛豫率发生变化，因而引起组织信号强度的改变。检测对比剂首次流经组织时引起组织的信号强度变化，可计算出其 T_1 或 T_2^* 弛豫率变化，组织 T_1 或 T_2^* 弛豫率的变化代表组织中对比剂的浓度变化，而对比剂的浓度变化则代表血流动力学变化。这就是首次通过法PWI的基本原理，通过数学模型的计算还可得到组织血流灌注的半定量信息，如组织血流量、血容量和平均通过时间等。

2. 对比剂首次通过法PWI的临床应用

目前对比剂首次通过法PWI在临床上的应用远不如DWI普及，由于作为疾病诊断基础的正常人灌注表现与数值尚无公认的指标，将灌注作为临床和基础研究血流动力学的一种半定量研究手段应更为客观与合适。

临床研究相对较多的为：①脑组织PWI，主要用于脑缺血性病变、脑肿瘤的血供研究等；②心肌灌注，主要用于心肌缺血的研究，在静息状态和负荷状态下分别进行PWI可检测心肌灌注储备，有助于心肌缺血的早期发现；③肾脏血流灌注；④肝脏血流灌注等。

七、磁共振波谱（MR spectroscopy，MRS）

1. MRS的原理

磁性原子核的磁旋比是固定不变的，磁性原子核在外磁场强度中除了受外加静磁场影响外，还受原子核周围的电子云和周围其他原子电子云的影响，使磁性原子核所感受的磁场强度略低于外加静磁场的强度，因而其进动频率也略有降低。同一种磁性原子核如果处于不同的分子中，由于分子化学结构的不同，电子云对磁性原子核的磁屏蔽作用也存在差别，表现出其进动频率的差别。我们把由于所处的分子结构不同造成同一磁性原子核进动频率差异的现象称为化学位移现象。以H质子为例，对目标区域施加经过特殊设计的射频脉冲，其频率范围要求涵盖所要检测代谢产物中质子的进动频率。然后采集该区域的MR信号（可以是FID信号或回波信号），该MR信号来源于多种代谢产物中质子，由于化学位移效应，不同的代谢产物中质子进动频率有轻微差别，通过傅里叶转换可得到不同物质谱谱线的信息。谱线包括一系列相对比较窄的波峰。其横坐标表示不同物质中质子的进动频率，通常用PPM表示（以标准物的质子进动频率为基准，其他代谢物中质子进动频率与标准物中质子进动频率的差别，以百万分儿（PPM）来表示）。某一窄波的波峰下面积与目标区域内某特定代谢产物的含量成正比关系。目前研究较多的是 ^{1}H、^{31}P、^{12}C、^{23}Na 及 ^{19}F 的MRS等，一般选择一种比较稳定的化学物质作为某种磁性原子核相关代谢产物的进动频率参照的标准物，如 ^{1}H MRS常选用三甲基硅烷作为标准物，^{31}P MRS可采用磷酸肌酸作为标准物。由于代谢物的浓度较低，产生的信号几乎是正常水信号的万分之一，所以MRS的敏感性相对较低，常需多次采集并结合水抑制与脂肪抑制才能得到信号。

2. MRS的临床应用

目前应用于临床的MRS主要是 ^{1}H、^{31}P 的波谱，一般用于：①脑肿瘤的诊断和鉴别诊断；②代谢性疾病的脑改变；③脑肿瘤治疗后复发与肉芽组织的鉴别；④脑缺血疾病的诊断和鉴别诊断；⑤前列腺癌的诊断和鉴别诊断等；⑥弥漫性肝病；⑦肾脏功能分析和肾移植排斥反应等（图6-2-6、图6-2-7）。

八、血氧水平依赖脑功能性成像（blood oxygen level dependent，BOLD-fMRI）

1. 原理

由于血液中Hb在与氧结合成 HbO_2 时磁矩和顺磁性均下降，而去氧后变成dHb，具有顺磁效应可导致血管内外出现非均匀性磁场，使 T_2^* 缩短，MR信号减小。因而利用快速梯度扫描序列来观察组织MR信号变化，可以反映血液中dHb与 HbO_2 的比例。当大脑皮层受到生理刺激，局部神经元活动增加使其代谢率增高，局部血管扩张，血

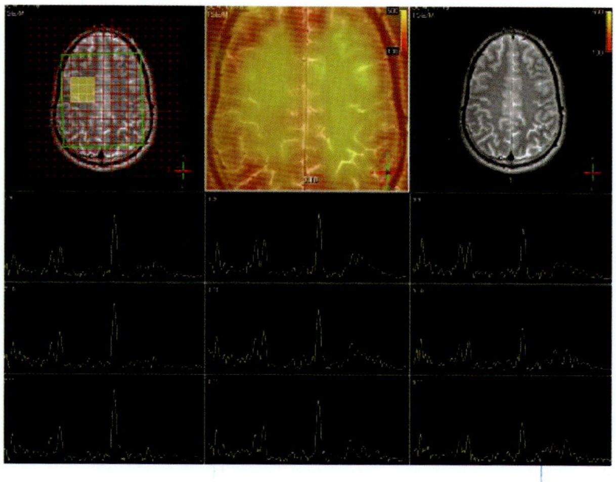

图 6-2-6　MRS

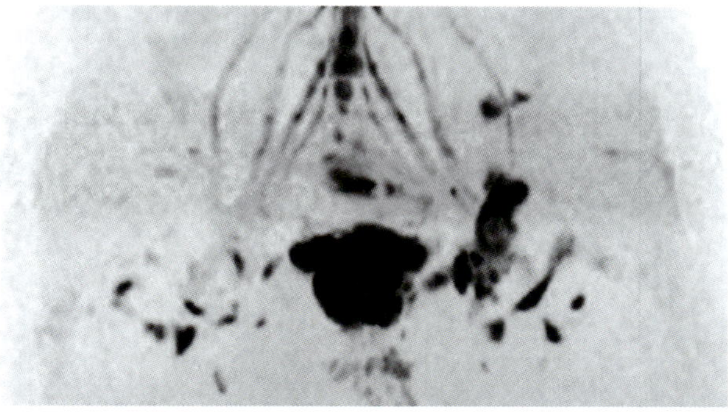

图 6-2-7　DWIBS

流量增加，但在增加程度上有明显差异，局部组织中氧的供应量超过代谢的耗氧量，HbO_2 相对增加，顺磁性的 dHb 相对减少，表现为该脑区的 T_2^* MR 信号强度相对增加。

2. 临床应用

fMRI 研究已取得了很大的成绩，目前的研究已不仅停留在用 fMRI 技术来显示神经活动水平上，还将该技术用来准确推断大脑高级功能，这方面已经做了大量的理论与实验的深入研究。其研究领域或方向主要包括：①大脑的高级功能，主要集中进行一些高级思维活动的 fMRI 研究，如语言、学习、记忆、分析、思考等问题。②高场磁体的应用，提高磁体磁强可从根本上解决 fMRI 低分辨率问题，国外已有在 9.1T 强磁场磁共振成像仪上进行 fMRI 探索性研究，但仍然存在着磁场均匀性差等各种各样的问题，目前应用最广泛的仍是 1.5T 和 3.0T 磁共振成像仪。

九、磁共振类 PET 成像技术

类 PET 成像是近几年最新发展起来的磁共振技术，之所以称为类 PET 成像，是因为其对恶性肿瘤检查具有非常高的敏感性，可以获得类似 PET 的全身特异性肿瘤成像，具有和 PET 相似的临床价值，类 PET 成像与 PET 相比具有一个极为明显的优势：检查费用远低于 PET，因而可以实现在肿瘤病人的常规应用，以及常规体检的应用，因而无论是临床应用，还是在经济效益上，都具有很高的实用价值。

1. 类 PET 成像的原理

类 PET 成像实际上是磁共振的背景抑制全身弥散加权成像。

弥散加权成像是通过一种特殊设计的序列，对于水的弥散（或扩散，布朗运动）非常敏感，扩散速度越快，则信号越弱；扩散速度越慢，则信号越强，因而在图像上形成对比。

自由水（如脑脊液、尿液、胆汁）具有最快的扩散速度，而正常组织由于有细胞膜的限制，细胞内水的扩散受限，因而扩散速度慢于自由水。正常组织之间扩散速度有一定的差异，突出的是神经组织，因为其独有的轴突结构使水的扩散速度明显慢于其他组织。

2. 类 PET 成像缺点

（1）所有葡萄糖代谢旺盛的组织（如心肌、神经、肾脏和膀胱）都会有显像剂浓聚，因而 PET 的特异性较低。

（2）由于探测器密度低，所以 PET 的空间分辨率要远低于 CT 和 MR，需要与 CT 图像融合才能对病变进行定位（PET-CT）。

（3）费用高，由于 PET 显像剂使用的是短半衰期的核素，只能随需随做，因而其制作成本非常高，加之 PET 扫描仪价格不菲，因而 PET 检查费用极高。

3. 类 PET 成像的临床应用

恶性肿瘤诊断，尤其对于全身转移灶筛查，淋巴结转移筛查，发现明确恶性肿瘤指征寻找原发灶，术后放化疗后的效应观察，恶性血液肿瘤的病情监控，体检等更具实用价值。

十、磁化传递成像(magnetization transfer imaging, MTI)

对大分子池中紧密联结的质子行选择性射频脉冲饱和，进而经偶极交叉联结和化学交换的相互作用，使大分子池中质子的磁化饱和性传递到邻近的水分子，改变组织的弛豫特征的 MR 成像方法。大分子池包括细胞膜中的氢质子、磷脂、蛋白质等及紧密束缚于大分子的水质子。大分子池中的质子活动度极小，因而 T_2 极短，属微秒级，故大分子池中质子有一宽大的 MR 频谱。而组织中游离水的 T_2 较长，MR 频谱较窄。激励大分子池中质子的射频带较宽，激励游离水者较窄。大分子池中质子的紧密联结容许饱和效应迅速传递。使用与水的共振频率相偏位的射频频率可使大分子池中的质子饱和，继而传递到组织中水的质子，调制 MR 信号。MTI 技术可用于改善 TOF 法 MR 血管成像中小血管的显示，及通过降低背景组织的信号强度突出钆增强的对比。

十一、磁敏感加权成像(SWI)

SWI 是一个新近发展起来的成像技术，它是一个三维采集、完全流动补偿的、高分辨率的薄层重建的梯度回波序列，通过数据采集和图像处理最终产生强烈的幅度像对血液、出现非常敏感。对显示组织微小出血、静脉敏感(图 6-2-8、图 6-2-9)。

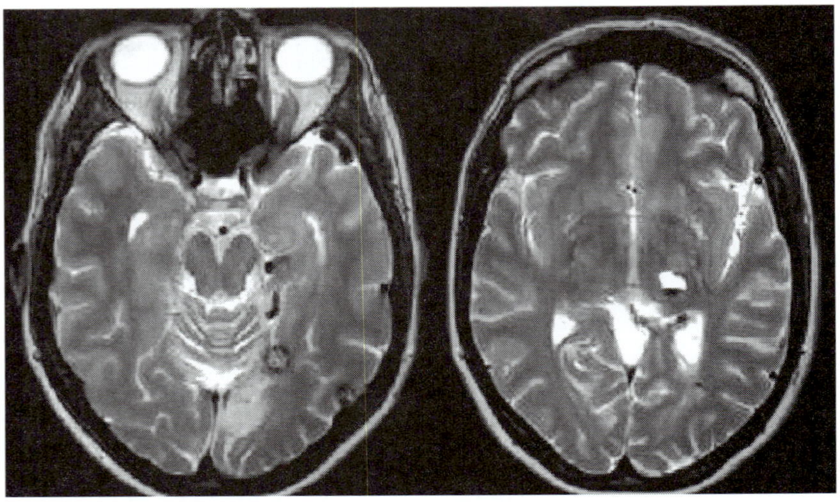

图 6-2-8　海绵状血管瘤 T_2WI

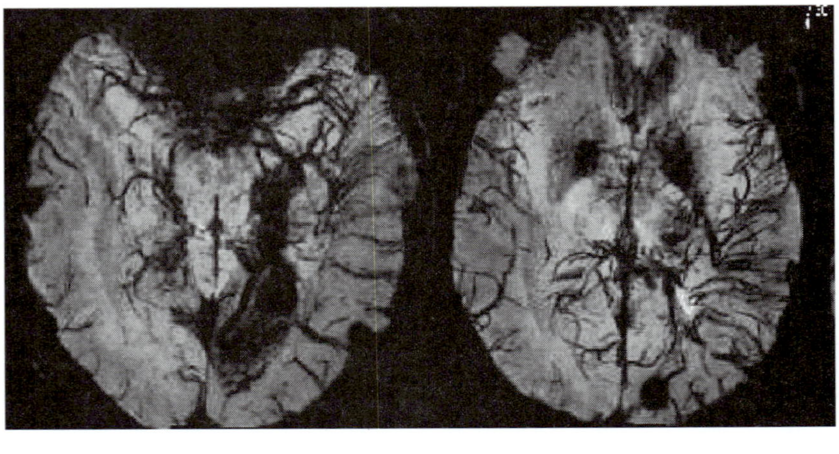

图 6-2-9　SWI

● 第七章 ●

分子影像学概况

第一节 分子影像学概述

1. 分子影像学的定义

1999 年美国哈佛大学 Weissleder 等最早提出分子影像学的概念，即应用影像学方法，在细胞和分子水平上对活体状态下的生物过程进行定性和定量研究。随着对分子影像学认识的不断深入，后来认为它是通过无创性的成像手段在细胞和分子水平检测活体分子过程的主要事件，了解体内特异性基因或蛋白质表达部位、水平、分布及持续时间的新兴交叉学科。而最新观点认为分子影像学技术能直接或间接监控和记录分子或细胞事件的时间和空间分布，可应用于生物化学、生物学、疾病诊断及治疗等领域。

概括而言，分子影像学是在蛋白质和核酸水平，应用分子生物学技术和影像学技术研究疾病发生、发展过程的一个新兴学科。分子影像学是在水、无机盐、离子和碳水化合物或有机小分子等物质和蛋白质、糖类、脂类、核酸等大分子物质水平上研究生命现象成像的科学。

2. 分子影像学的产生与发展

早在 1977 年 Brasch 等首次使用 molecular imaging 一词，Piwnica Worms 于 2000 年 Orlando 第 48 届大学放射科医师年会明确提出 molecular imaging。2001 年 Weissleder 详细介绍分子影像学的定义为多种影像医学与细胞学、分子生物学、化学、医学、药理学、医学物理学、生物数学和生物信息学等组成的新型影像学，阐明与以往影像医学的异同，分子影像学的优点、缺点、作用等。2002 年 8 月在美国波士顿正式成立了美国分子影像学学会，并进行了第一次年会。此后这一新影像技术进一步得到发展，如剑桥大学拥有世界知名的分子信息库和分子信息学中心。美国斯坦福大学把生物学与其他学科的交叉称为 Bio-X，支持生物工程、计算机、图像和功能基因组学等领域交叉发展。哈佛大学的基因组学研究中心就是一个生物交叉学科研究中心，包括生物信息学、微阵列技术、蛋白质分析和系统分析等。我国 2004 年在湖南省召开第一次全国分子影像学会议。2002 年 10 月 30 日在杭州召开第 194 次香山科学会议研讨分子影像学发展，敏锐地意识到这一新兴领域对我国影像医学学者来说孕育着众多机会。

第二节 分子影像学的成像基础与研究范畴

一、分子影像学成像基础

分子影像学的成像基础是生命的基本单位——细胞。细胞是生物体形态结构和生命活动的基本单位，生命体的一切生理活动、生命的基本特征及各种生命现象都是以细胞为单位实现的，组成生物体的细胞都含有水、无机盐、离子和碳水化合物或有机小分子等小分子物质和蛋白质、糖类、脂类、核酸等大分子物质。

1. 小分子物质

(1)水(H_2O):细胞中的水占70%左右,水是无机离子和各种大分子的天然溶剂,也是原生质的分散介质。细胞的各种生理过程只能在水里发生,水参与了细胞的各种代谢活动;细胞代谢也产生水;水能吸收热量,保护细胞;水维持细胞内外离子及酸碱平衡;水具有简单扩散的功能,受浓度影响扩散(diffusion),某些MR序列就是利用水的这一特性成像的,如DWI、DTI等。

(2)无机盐和离子:细胞内含量较多的阳离子有K^+、Na^+、Mg^{2+}、Ca^{2+}、Fe^{3+}等,阴离子有Cl^-、HCO_2^-、HPO^{2-}等。细胞内的无机盐和离子含量只占1%左右,但对于细胞内外渗透压与酸碱平衡的维持非常重要。有些无机成分以非解离的形式存在于细胞中,如血红蛋白中的铁。细胞脂质双分子的膜允许脂溶性物质如乙醚、氯仿、甾族激素等和不带电荷的极性小分子如水、尿素、CO_2等从高浓度扩散到低浓度部位,同时非脂溶性或亲水的物质如Na^+、K^+、葡萄糖和氨基酸不能通过脂质双层,借助膜上的转体蛋白由高浓度向低浓度扩散(协助扩散),所以影像医学中可以测定上述各种无机盐和离子浓度和分布,MRS测定K^+、Na^+、Mg^{2+}、Fe^{3+}及酸性物质等。

(3)有机小分子:主要有单糖、脂肪酸、氨基酸和核苷酸等。①糖:主要有碳、氢、氧三种元素组成。单糖是构成寡糖和多糖的基本单位,单糖中以戊糖和已糖最重要,戊糖中的核酸和脱氧核糖核酸是核酸的组成部分。葡萄糖是细胞的能源物质,葡萄糖分解释放能量合成三磷酸腺苷(ATP),提供细胞生命活动的能量。MRSP谱就是测定P含量用以推测酸碱代谢和能量代谢指标。②脂肪酸:是支链脂肪酸有机酸,脂肪酸的碳氢链是疏水性的无化学活性。③氨基酸:氨基酸是蛋白质结构的基本单位,每个氨基酸都含有一个羧基(COOH)和一个A氨基(NH_2)和一条侧链基团(2R),不同氨基酸侧链组成不同蛋白质的空间结构。④核苷酸:核苷酸是组成核酸的基本单位,单核苷酸由一个碱基、一个戊糖和一个磷酸组成。碱基与戊糖形成核苷,核苷接一分子磷酸构成单核苷酸,连接2分子磷酸为二磷酸核苷,连接3分子磷酸称为三磷酸核苷,其中ATP是细胞内的能量货币。

2. 生物大分子

生物大分子包括蛋白质和核酸等,分子中载有生命活动信息,是一切生命有机体形态和生理功能的最重要的基础。

(1)蛋白质:蛋白质不仅构成生物体的基本成分而且具有多种生物学功能。蛋白质由许多氨基酸连接而成,氨基酸之间由肽键相连。单纯由肽链组成的蛋白为单纯蛋白,如白蛋白,蛋白质不能成像,但是借助可与标记物质相结合这一特点,用可显像标记物分析、测定相关物质。

(2)核酸:核酸是细胞内储存和传递遗传信息的生物大分子物质,分为DNA和RNA。DNA是遗传信息的主要储存库。遗传信息由DNA到RNA到蛋白质。细胞具有主动运输功能,通过离子泵(ATP酶)将物质从低浓度向高浓度运输。MRS测定细胞膜的代表物质,如胆碱、肌酸等。

二、分子影像学研究范畴

1. 信息分子

传导生命信息带有化学信号的特定的化学物质称为信息分子。信息分子将生命活动的信息传给靶细胞,后者通过受体将这些信息识别、接受、放大并转换成细胞内信号传递给细胞内生命活性分子,如各种酶、基因元件等,进而产生生物学效应。信息分子的分类根据来源及运行途径,机体内直接调节细胞生命活动的信息分子分为3种:局部化学介质、激素和神经递质。①局部化学介质:不经血液转运,仅在组织中扩散,产生局部效应,包括神经生长因子,干细胞因子和血管内皮生长因子等;②激素:由内分泌细胞分泌后经血液循环到达靶细胞,调节靶细胞的功能及代谢活动;③神经递质:神经元产生神经递质,是神经元之间或神经元与靶细胞之间进行网络的化学递质,包括乙酰胆碱、去甲肾上腺素或多巴胺、神经肽,如吗啡样物质和P物质等(图7-2-1)。

2. 基因、信号传导

各种信息分子作用于细胞膜的受体,受体接受

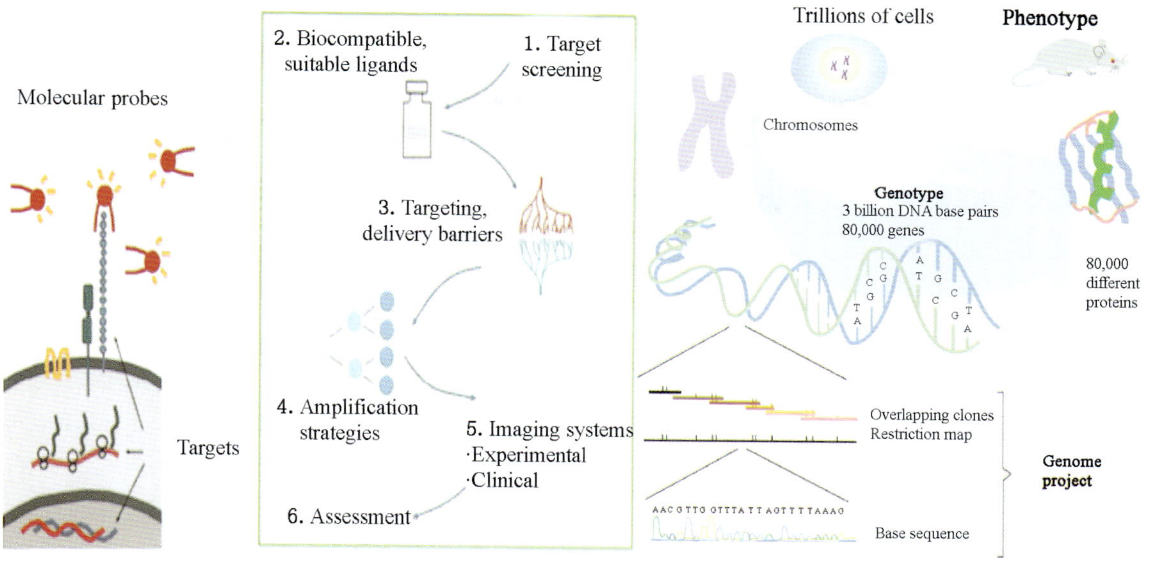

图 7-2-1　神经递质

(Ralph Weissleder, Radiology, 2001, 219: 316～333)

特定的细胞外信号，然后将这种信号传导细胞内，产生一系列有序的生化级联反应，最后使细胞的生理功能发生变化，这一过程称为细胞内信号传导。细胞外信号作为第一信使与细胞表面受体结合并使之活化，活化的受体通过耦联蛋白或直接活化效应酶产生第二信使，第二信使活化次级效应酶，使信号逐级传递，产生生化级联反应。第二信使有cAMP、cGMP、IP3、酯 DAG、Ca^{2+} 及 CaM 等。信息传导的影像学显示将是未来研究的主题。

(1)细胞外基因、信号传导。激素和蛋白质因子对基因表达调控：激素是由内分泌细胞产生的化学物质，透过血液循环或直接同靶细胞的受体结合，调节细胞的生理状态，激素同受体结合后激发细胞内不同的信号传导系统，影响细胞的功能。生长因子和细胞因子也如此，如神经生长因子、表皮生长因子、血小板源性生长因子、促红细胞生成素、干扰素、白介素、淋巴因子等。

(2)细胞内信号传导。①环核苷酸系统：环核苷酸信号传导系统主要由 cAMP 和 cGMP 两个相对独立的系统组成，仅作为第二信使参与细胞内信号传导。②钙调蛋白系统：在细胞中不仅调节代谢的许多步骤，还控制许多关键调节物。③磷酸肌酸系统：磷酸肌酸是细胞膜的组成成分，分布在细胞膜的胞质侧，通过相互调节作用引起细胞的生理效应。④酪氨酸蛋白激酶系统：主要传导生长因子介导的细胞内传递，通过酶的作用产生第二信使。

3. 受体与配体的分子识别

人体内很多生理机制都是受体与配体的识别和相互作用的过程。利用分子探针，在体内直接探测受体在生理和病理状态下质与量的变化。

(1)主要的生物学特性。

①特异性：受体与配体的结合是专一的。

②亲合性：即受体与配体的结合能力，一般用解离常数(Kd)表示。Kd 是指配体占据半数受体所需配体的浓度。Kd 值越小表明亲和力越高。

③饱和性：受体结合能力是有限的，一个细胞所含的受体数一般在 10^3～10^5。

④可逆性：受体与配体的结合为非共价键结合，结合快，解离快。

⑤生理反应性：配体与受体的结合会引起拮抗或激动的生理反应。

⑥特定细胞定位：一种受体只在一定细胞类型中表达。

(2)抗原与抗体的识别反应：人体内产生的各种抗原物质可能是疾病发生和发展的标志物，抗体可变区的抗原结合部与抗原决定簇可发生特异性识别和结合，利用分子探针高灵敏性的探测仪在体外直接探测体内抗原分子分布状况。为疾病的诊断和治疗提供早期的、可靠的、活体的影像学资料。

第三节　分子影像学常用的成像技术

有多种分子影像学技术，其中最常用者为MRI、核医学、超声和光成像等。

一、核医学分子成像技术

核医学分子成像主要有单光子发射计算机体层摄影(singgle photon emission computed tomography，SPECT)和正电子发射体层摄影(position emission tomography，PET)。核医学成像的灵敏度极高，是目前最成熟的分子显像技术(图7-3-1、图7-3-2)，主要应用于以下几个方面。

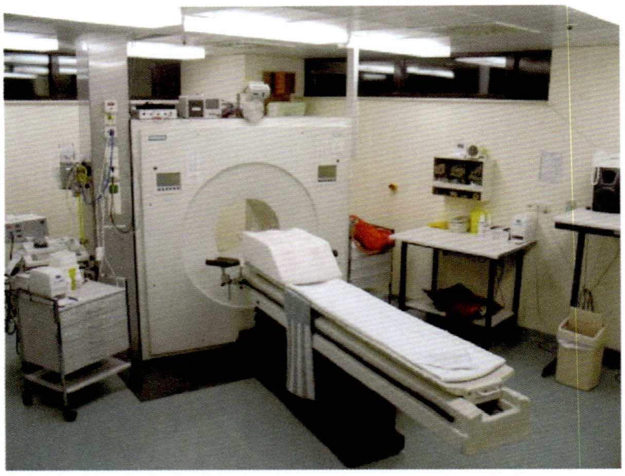

图7-3-1　PET

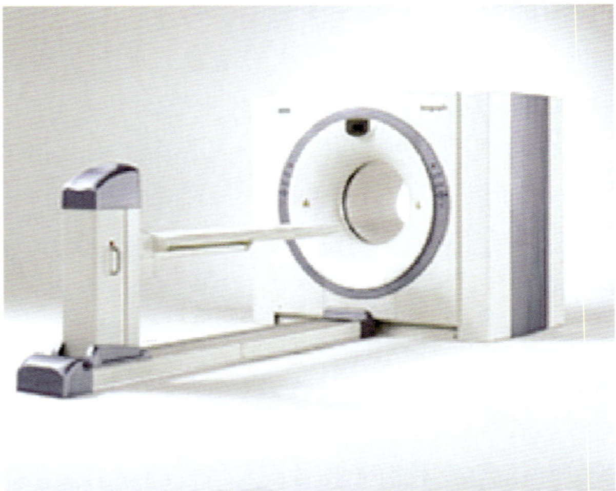

图7-3-2　PET-CT

1. 蛋白质功能分子显像

目前研究较多的是己糖激酶和葡萄糖转运蛋白表达显像、胆碱激酶显像、细胞增殖和内源性胸腺嘧啶激酶显像等。2-F18-2-脱氧-D-葡萄糖(FDG)显像是目前临床应用最广的PET代谢显像剂。FDG能利用葡萄糖转运子1(Glutl)进入细胞，被己糖激酶磷酸化生成6-P-FDG。FDG随细胞对葡萄糖摄取的增加而增加，进入细胞后形成的6-P-FDG不再进一步代谢，仅在细胞中积聚。因此，被放射性核素标记的FDG可显示糖代谢的程度，已被广泛用于肿瘤诊断。但是，该方法的特异性欠佳，而F-3′-脱氧-3′氟代胸腺嘧啶(FLT)可弥补FDG的某些不足。FLT是测定细胞增殖和内源性胸腺嘧啶激酶活性最常用的PET显像剂，在内源性胸腺嘧啶激酶作用下发生磷酸化，并滞留于组织细胞之中，可用于多种肿瘤的鉴别诊断。胆碱代谢PET显像剂可用于膀胱和前列腺癌的鉴别诊断，最常用者为C-胆碱、^{18}F-乙基胆碱和F-甲基胆碱。

2. 基因表达分子显像

在人类基因组计划显像研究中发挥重要作用，主要包括反义PET显像和报告基因显像两种。反义PET显像利用正电子核素标记某一特定序列的反义寡脱氧核苷酸作为PET显像剂，经体内核酸杂交与相应靶向mRNA相结合，在进行PET扫描以显示基因异常表达组织，反映目标DNA的转录情况。反义显像属于内源性基因表达显像的一种，但是其显像难度较大。报告基因PET显像主要有酶报告基因和受体报告基因PET显像两种方法。前者表达的蛋白质产物是一种酶，而后者为一种受体。目前研制较为成熟的酶报告基因是1型单纯疱疹病毒胸腺嘧啶脱氧核苷激酶(HSV1-tK)基因，其底物为脱氧胸腺嘧啶核苷和无环鸟苷的类似物。多巴胺受体(D2R)报告基因应用特异性D2R复合物(如^{18}F-FESP)对腺病毒带菌体介导表达的D2R进行定量成像。

3. 受体分子显像

受体分子显像主要包括多巴胺能和5-羟色胺能神经系统两种，其中研究最多的是多巴胺能神经系统，包括应用C-^{18}F-L-多巴(FDOPA)等进行多巴胺能神经递质显像、^{18}F-β-CIT-FP进行多巴胺能转运蛋白显像和3-N-(ω-F-氟乙基)螺环哌啶酮(^{18}F-FESP)进行多巴胺能受体18显像，前两者用于评估体内突触前多巴胺功能失调疾病的鉴别诊断，后者反映体内突触后多巴胺受体功能变化，它们主要用于神经精神系统疾病(如帕金森病等)的鉴别诊断、监测疗效和估测预后，并对药物滥用，精神分裂症的病因、发病机制、疗效监测，以及新药研究也发挥十分重要的作用。

二、磁共振分子成像技术

MRI具有无创伤、无射线辐射危害和空间分辨力高等特点，可获得三维解剖结构、生理、病理、代谢、血流灌注、器官运动、组织活性和心理学等多种信息，被称之为"一站式"检查技术，但是MR检测靶向对比剂的敏感性尚较低，需要强大的信号扩增系统来提高其敏感性。

磁共振C^{13}分子激化系统见图7-3-3。

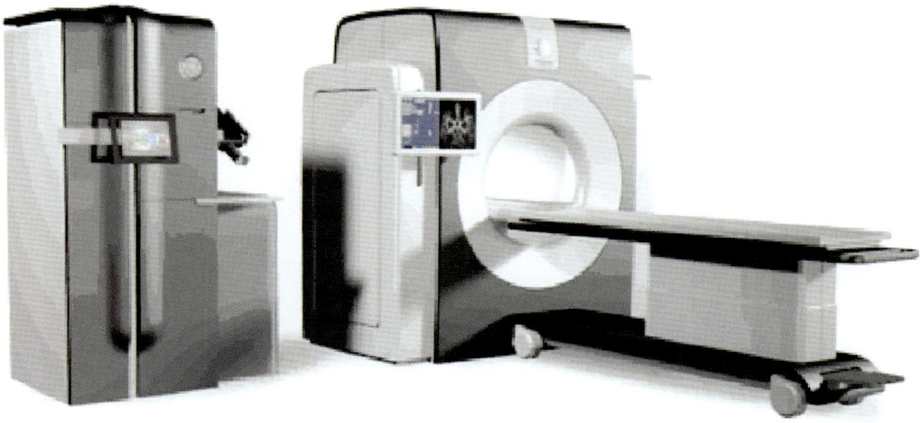

图7-3-3　磁共振C^{13}分子激化系统

1. 超顺磁性探针

超顺磁性探针主要包括超顺磁性氧化铁颗粒(SPIO)、超微超顺磁性氧化铁颗粒(USPIO)和单晶体氧化铁颗粒(MION)等。SPIO的直径在40～400nm之间，由Fe_3O_4和Fe_2O_3组成，外包碳氧葡聚糖。USPIO的最大直径不超过30nm。超顺磁性氧化铁颗粒大小对其进入网状内皮系统的部位有较大影响，一般直径较大的SPIO主要为肝、脾网状内皮系统所摄入，而USPIO则主要进入淋巴结及骨髓之中。由于USPIO的半衰期较长，其增强效果明显，非常适于作为分子探针。MION的直径为5nm，可与转铁蛋白构建分子探针。由于MION具有生物学相容性好，易于跨膜转运，合成、纯化和筛选工艺均比较成熟，以及对MRI弛豫的影响机制清楚等优点，而被广泛用于分子成像之中。

2. 报告基因系统

MRI的报告基因系统主要包括酪氨酸酶-黑色素系统、β-半乳糖苷酶系统和转铁蛋白受体(TfR)。在酪氨酸酶-黑色素系统中，酪氨酸酶催化合成黑色素，后者与铁高效结合，使组织T_1弛豫时间缩短而显像，进而间接反映酪氨酸酶基因的转移与表达。与钆剂结合的β-半乳糖可使MRI信号强度降低，但是该结合物被β-半乳糖苷酶水解后，重新释放出来的钆剂引起MRI信号强度增加。应用MRI监测β-半乳糖苷酶水解反应前后信号的变化，可以反映细胞内β-半乳糖苷酶的活性，从而用于相关疾病的诊断。目前应用的TfR探针主要有转铁蛋白-单晶体氧化铁颗粒(Tf-MION)和抗TfR抗体-单晶体氧化铁颗粒(anti-TfRAb-MION)，这两种探针对TfR在体外细胞和动物活体MR成像均已获得成功。MRI示踪剂的半衰期较长，适用于观察细胞的动态迁徙过程，而且其空间、时间分辨力均较高，故在活体细胞示踪方面应用前景良好。MRI分子成像的潜力巨大，但是开发新型高敏感分子探针为其关键(图7-3-4、图7-3-5)。

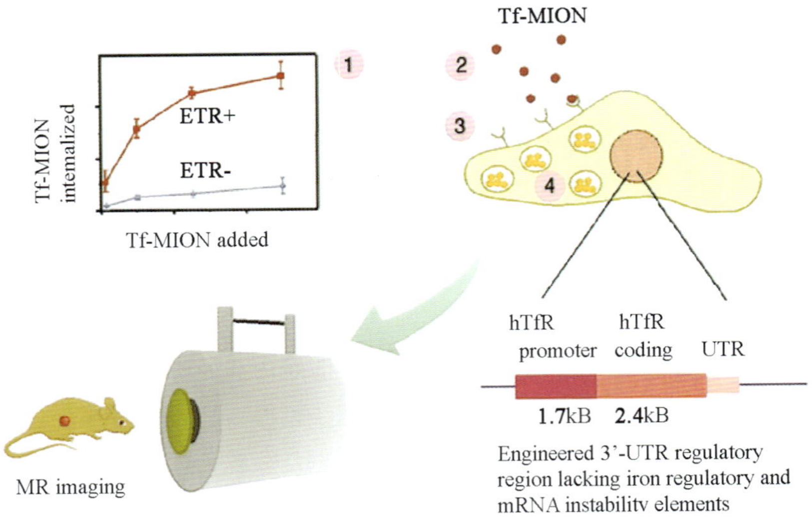

(A)

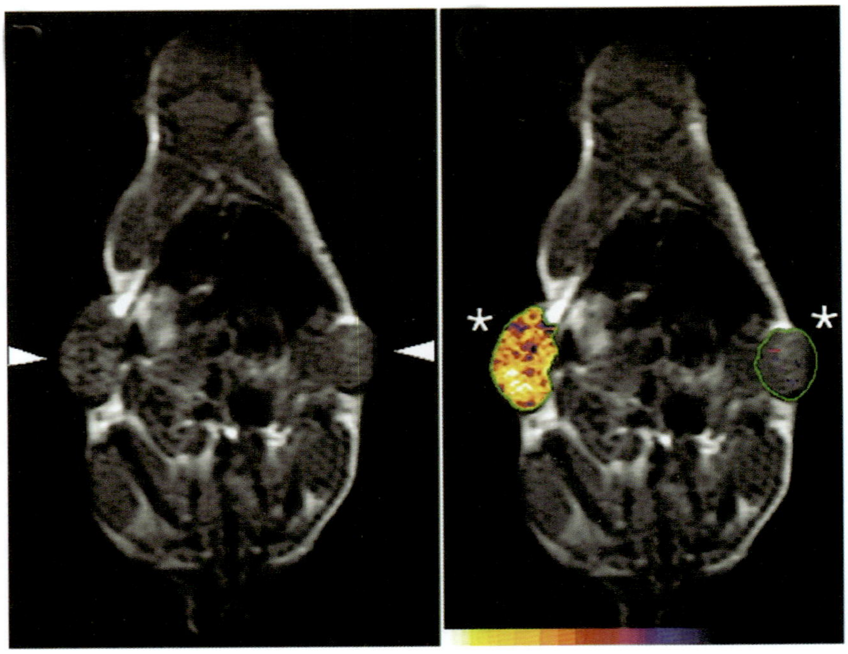

(B)　　(C)

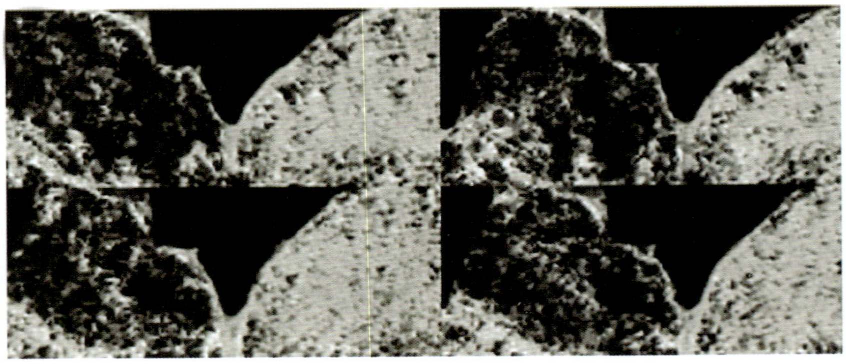

(D)

图 7-3-4　MR 基因表达显像

(Ralph Weissleder et al, Radiology2001, 219:316～333)

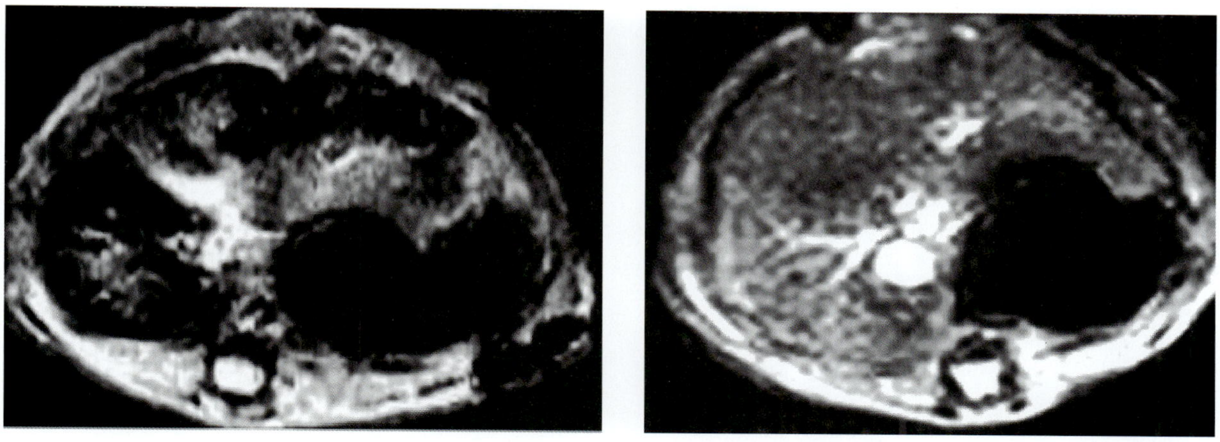

图 7-3-5　干细胞移植后 MR 示踪，显示移植前后信号改变

（Shenghong Ju，et al. Radiology 2007 245：206～215）

三、光学分子成像技术

光学分子成像具有无创伤、无射线辐射危害、价格低、敏感性高、可实时成像等优点，主要包括光子、近红外线、荧光和表面共聚焦成像等。智能探针是目前研究的热点，该探针在自然状态下无荧光效能，但是可以被一些特异性酶所激活，并产生很强的荧光效应而成像效果良好，已经用于肿瘤的早期检测。活体动物体内光学成像主要采用生物发光和荧光两种技术。生物发光首先应用荧光素酶基因标记细胞或 DNA，引入体内后，在存在 ATP 和氧气的条件下，与外源性特异性底物反应出现发光现象，可用于活体观察动物体内肿瘤生长及转移、感染性疾病的发展过程、特定基因表达等。荧光发光首先采用荧光报告基因(GFP/RFP)进行标记，然后经激光激发荧光基团使之处于高能量状态，从而发光。绿色荧光蛋白(GFP)是目前最常用的荧光蛋白，可以用于追踪肿瘤生长和分布状况，进而评价不同治疗方法的疗效。光学成像的敏感性较高，但是其分辨力不高，穿透力较差，有自发荧光效应，还有待于进一步改进和完善(图 7-3-6、图 7-3-7)。

四、超声分子成像技术

超声分子成像借助微泡对比剂显影，以发现疾病早期在细胞和分子水平的异常改变。微泡超声显像方法包括以下几种。

(1)利用微泡外壳固有化学成分与靶向细胞结合而发挥作用，例如：具有白蛋白和脂质外壳的微泡可黏附于白细胞壁而显影，可用于显示炎症反应的部位和程度。

(2)利用激活白细胞与微泡表面配体的结合作用而显像，例如：应用细胞黏附分子的单克隆抗体能识别内皮细胞，将之与微泡表面的脂质体结合，即可用于缺血后再灌注损伤的显像，该方法已经在动脉粥样硬化性疾病、肝脏移植和炎症反应性疾病的诊断上应用。

(3)应用在肿瘤血管表达，能被 A 干扰素识别的抗体活肽聚糖与微泡外壳结合来显示新生血管，有助于肿瘤的早期诊断，评价抗血管生成药物的治疗效果。超声分子显像具有无创伤、无辐射危害，

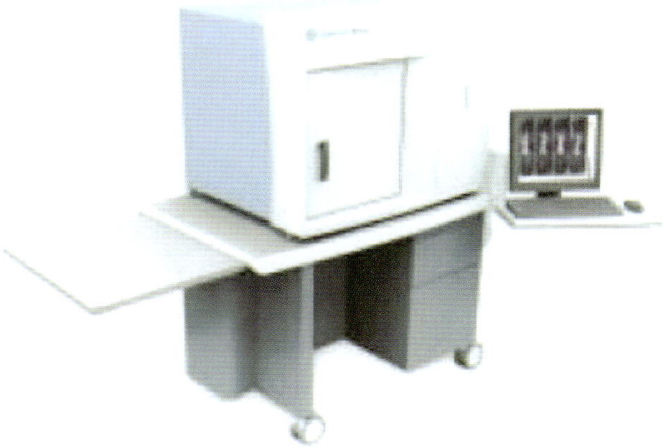

图 7-3-6　小动物光学成像系统

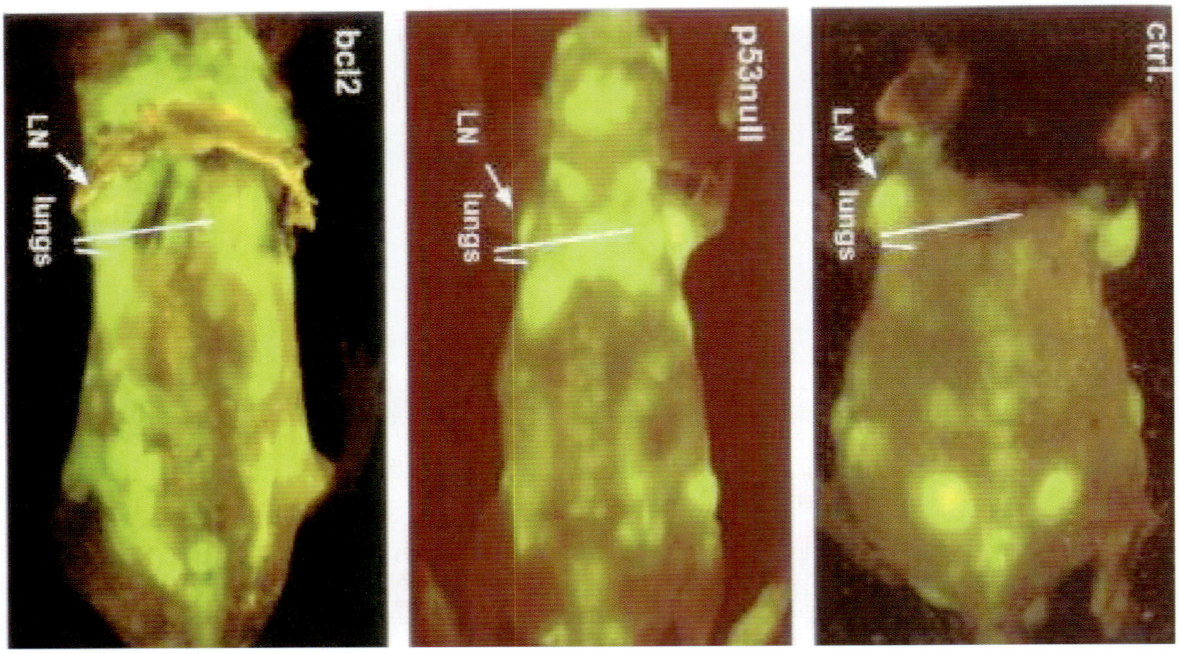

图 7-3-7 绿色荧光蛋白活体模型小鼠

价格低廉、检查方便等优点。伴随技术的进步，其靶向对比剂的定位精确度将不断提高，超声分子显像能在疾病的早期诊断和治疗中发挥更大的作用。

第四节 分子影像学所需的示踪剂和探针

1. 分子探针

分子影像探针指的是对某一特定生物分子(如蛋白质、DNA、RNA)具有特异性、靶向性并能够进行体内和(或)体外示踪的标记化合物分子，这些标记化合物分子能够在体内和(或)离体反映其靶生物分子的量和(或)功能。分子探针大致可分为肽类分子探针、用化学分子合成法合成的小分子探针、核酸类探针和"智能"分子探针(smart molecular probe)等 4 种。

成像效果好的分子影像探针需符合以下要求：

(1)分子探针对其靶生物分子具有高度特异性和亲合力。

(2)分子探针能反映活体内靶生物分子的含量。

(3)分子探针对细胞表面和细胞内的相同的靶生物分子的结合不存在倾向性差异。

(4)分子探针具有一定的通透性，能顺利达到目的地。

(5)分子探针不会引起机体明显的免疫反应或其他不良反应。

(6)分子探针在活体内相对稳定。

(7)分子探针在血循环中有适当的清除期以满足既能与靶生物分子充分结合又不会有高的血"本底"。

分子探针是活体内分子影像成功的先决条件之一，虽然目前已经开发了许多种分子探针，但其始终是分子影像发展的难点之一。

2. 主要分子影像学技术的分子探针

核医学分子成像技术包括单光子发射计算机体层显像(SPECT)和正电子发射体层显像(PET)。核医学灵敏度高，是目前最成熟的分子显像技术。主要分子探针有以下两种。

(1)代谢显像：目前研究较多的是己糖激酶和葡萄糖转运子表达显像、胆碱激酶显像、细胞增殖和内源性胸腺嘧啶激酶显像等。2-F-2-脱氧-D-葡萄糖(FDG)显像是目前临床应用最广的 PET 显像。^{18}F-3 脱氧-3 氟代胸腺嘧啶(FLT)是测定细胞增殖和内源性胸腺嘧啶激酶活性最常用的正电子显像剂,在内源性胸腺嘧啶激酶作用下发生磷酸化,滞留于组织细胞中,用于肿瘤的鉴别诊断。最常用的胆碱代谢 PET 显像剂有 C-胆碱、^{18}F-乙基胆碱和 F-甲基胆碱,可用于肺部、头颈部、结肠、膀胱和前列腺癌的诊断。有报道表明^{18}F-甲基胆碱诊断前列腺癌的准确性优于 FDG。代谢显像是分子影像学中研究最早的领域之一,具有非常美好的前景。

(2)基因表达显像:主要包括反义 PET 显像和报告基因显像二种。反义 PET 显像利用正电子核素标记某一特定序列的反义寡脱氧核苷酸作为 PET 显像剂,经体内核酸杂交与相应靶向 mRNA 相结合,在进行 PET 扫描以显示基因异常表达组织,反映目标 DNA 的转录情况。反义显像属于内源性基因表达显像的一种,但是其显像难度较大。报告基因 PET 显像主要有酶报告基因和受体报告基因 PET 显像两种方法。前者表达的蛋白质产物是一种酶,而后者为一种受体。目前研制较为成熟的酶报告基因是 1 型单纯疱疹病毒胸腺嘧啶脱氧核苷激酶(HSV1-tK)基因,其底物为脱氧胸腺嘧啶核苷和无环鸟苷的类似物。多巴胺受体(D2R)报告基因应用特异性 D2R 复合物(如^{18}F-FESP)对腺病毒带菌体介导表达的 D2R 进行定量成像。

(3)受体分子显像:受体分子显像主要包括:多巴胺能和 5-羟色胺能神经系统两种,其中研究最多的是多巴胺能神经系统,包括应用 C-^{18}F-L-多巴(FDOPA)等进行多巴胺能神经递质显像。等进行多巴胺能神经递质显像、^{18}F-β-CIT-FP 进行多巴胺能转运蛋白显像和 3-N-(ω-F-氟乙基)螺环哌啶酮(^{18}F-FESP)进行多巴胺能受体 18 显像,前两者用于评估体内突触前多巴胺功能失调疾病的鉴别诊断,后者反映体内突触后多巴胺受体功能变化,它们主要用于神经精神系统疾病(如帕金森病等)的鉴别诊断、监测疗效和估测预后,并对药物滥用,精神分裂症的病因、发病机制、疗效监测,以及新药研究也发挥十分重要的作用。

第五节　磁共振分子影像学的临床应用

一、MRI 分子影像学研究方法

1. MRI

Micro-MRI 可以直接显示活体代谢,采集核糖核酸信息,然后重建出蛋白质结构、成分、代谢过程的 MRI 图像。

2. 磁共振波谱技术

MRS 是一种比 MRI 更广泛的技术,能得到比 MRI 更多的信息,可见到生物分子谱和化学谱图,代表了分子代谢过程的不同方面和细胞内特定物质的含量。

3. 超高分辨率 fMRI 技术

利用 BOLD/ASL 方法可在大脑结构性损伤发生前检出可能引起记忆缺陷的大脑活动的细胞变化,进一步从整体上检测人体解剖结构、生理、病理、血流动力学、生化、细胞功能的综合信息指标。

4. 扩散(diffusion)技术

利用水分子从高浓度区向低浓度区扩散的特点进行成像,探查到早期细胞内水分子的代谢规律(图 7-5-1～图 7-5-3)。

二、MR 分子成像在移植医学的应用

MR 在对移植细胞的分子成像方面,对比剂的运用为细胞移植做出了巨大的贡献,针对 MR 已经开发出多种 MR 靶向对比剂,特别是 MR 纳米对比剂的开发成了目前分子影像研究的热门课题,是分子影像研究的核心。主要研究集中于干细胞移植和胰岛细胞移植。

1. 常用的 MR 成像对比剂

(1)SPIO 标记细胞的方法:SPIO 对干细胞进行标记,可以是细胞的直接吞噬到达细胞内(细胞内标记),这种细胞标记技术标记细胞稳定性高;也

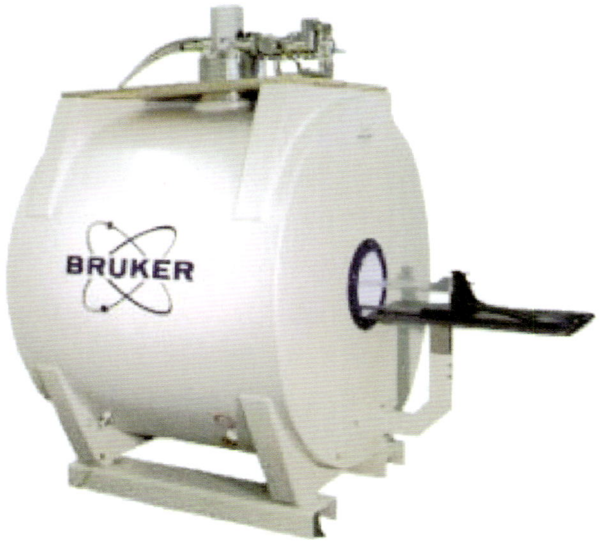

图 7-5-1　7T 20cmC 小动物 MRI 成像仪

标记技术。细胞内标记常规的方法是共孵育的方法，铁颗粒的吸收与氧化铁和细胞的浓度均呈正相关。细胞内的铁颗粒越多，MR 成像的效果会越好，但细胞内过多的铁会影响细胞的生物学活性及其增殖能力，从而影响到活体成像的追踪观察。SPIO 孵育的时间与标记率成正相关，一般共孵育 24 小时到 3 天可以使待标记细胞达到 70%～100%的成功标记率。

(2)移植细胞活体分子成像：要对细胞在活体内的迁徙、增殖情况进行动态的示踪观察。需要超高强的分辨率，目前，超高场强(7.0T 以上)MR 设备的空间分辨率约为 50μm×50μm×50μm，已接近分辨细胞的水平，已有研究验证了高场强 MRI 可在活体检测到单个干细胞的存在，可用无创性的手段来对移植入体内的体细胞及单个神经干细胞

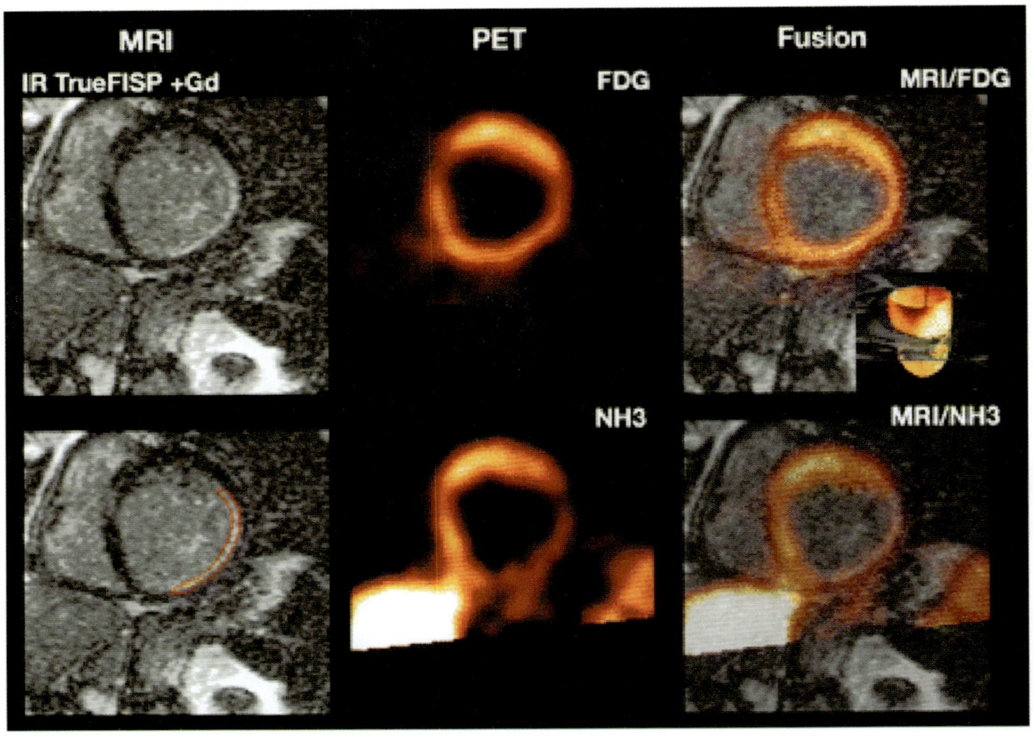

图 7-5-2　心肌活性显像 MRI 和 PET

(Wu JC, et al. Radiology August 2007 244:337～355)

可以与细胞表面的大分子结合而附着于细胞表面(细胞外标记)，该种标记技术多用于体内细胞某些特异性细胞进行标记，细胞标记的稳定性要比细胞内标记弱。稳定的细胞标记技术是 MR 分子成像的关键因素，因此，在对细胞示踪前要选择合适的进行动态监测，使其理论上可对移植的细胞进行活体示踪(图 7-5-4)。

2. 细胞移植后移植物与宿主相互作用的监测

(1)移植后的免疫排斥反应：利用免疫排斥反应及炎症反应细胞特异性分子，可以采用多种分子

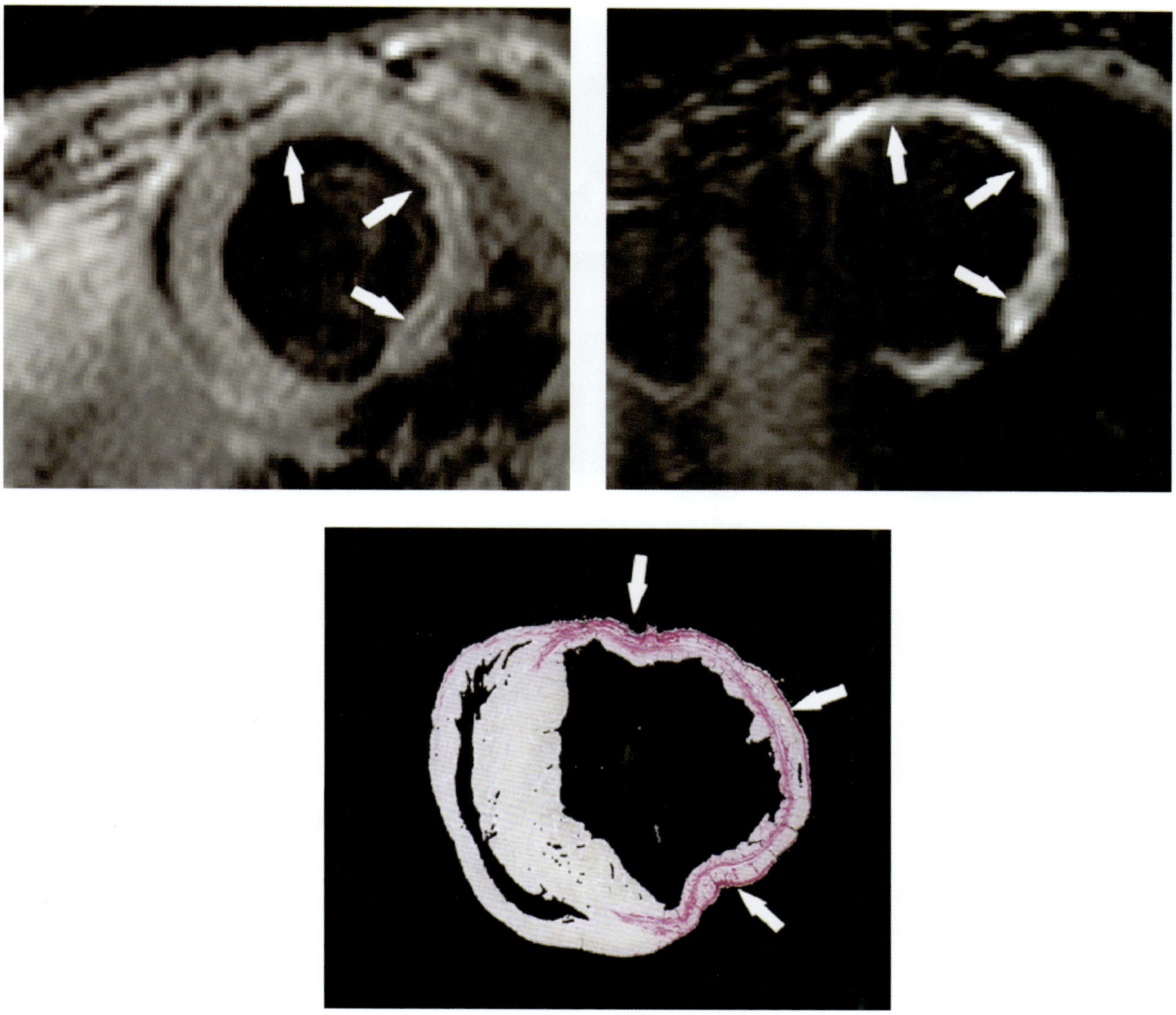

图 7-5-3　心梗瘢痕检测-胶原蛋白标记抗原 MRI 显像(依次为 MRI 平扫、增强、病理)

(引自 Helm PA,et al. Radiology 2008 247：788～796)

成像的方法在体实时检测免疫排斥反应,它比现行的组织活检更能反应排斥反应初期的变化,该研究已经取得了初步的进展。动物实验证明能够监测抗排斥反应的疗效。及时调节免疫排斥反应方案,对移植物及时、长期的监测必将改善移植细胞的存活能力。

(2)组织缺氧及非特异性炎症反应及缺血评估:组织缺氧及非特异炎症反应等非免疫因素也可能是导致细胞移植失败的原因,移植后血管再生是解决组织缺氧的最佳途径。因此,对于血管再生的监测十分重要。对于血管再生的及时监测可以帮助体内示踪再生血管的治疗,对研究细胞外基质、血管内皮(细胞)生长因子,活化的上皮细胞及基质金属蛋白酶等研究,认为他们均可以作为影像成像的靶标。Ocak 等研究认为通过 PET 对受体显像可以对新生血管发生进行成像,进一步的研究显示在基因表达的监测更能准确、特异地识别新生血管。特别是对于血管内皮生长因子受体的靶向治疗与监测具有很大的临床实用价值,开发出多种用于治疗的靶向药物。多种分子成像方法的应用,能定量监测新生血管的数量。但是由于血管内皮细胞表面受体数量有限,在监测血管发生的时候,大分子对比剂及纳米对比剂能扩增图像的信号,可能更有优势。比如 PGC-GdDTPA-F 探针检测糖尿病微血管的变化,可以对其进行半定量研究;MR 可监测体内单核巨噬细胞,对于细胞移植而言,立

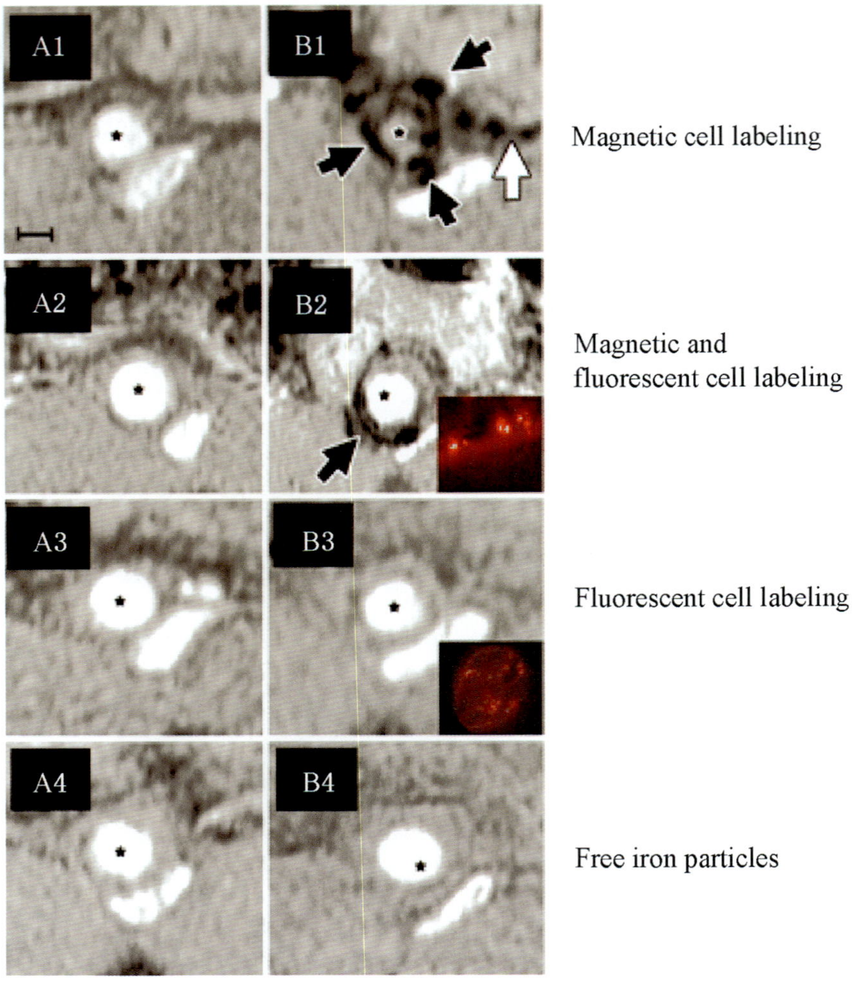

图 7-5-4　心梗后干细胞移植 MR 示踪(来自 Radiology)

即经血液介导的炎症反应(IBMIR)被认为是导致移植细胞丢失的一个重要原因,MCP-1 的分泌可能是促成该反应的原因,它吸收单核细胞进入胰岛,因此,对于胰岛内非特异性单核细胞的监测可以间接反应 IBMIR 的程度,这为 IBMIR 的基础研究提供了一种体内监测方法。此外 MR 可作为移植后组织缺血评估,如 MR 可以作为心肌缺血的评估,灌注评价心肌细胞移植后的疗效。

(3)移植细胞基因学检测:MR 在报告基因的研究中尚在起步阶段,研究尚不及反义 PET 显像,但探针开发技术的运用将为其发展带来机会。

(4)细胞的凋亡检测、细胞功能及代谢检测:比如运用 MR 检测胰岛细胞的凋亡,与经典的检测细胞凋亡法 TUNEL 染色结果相符。

三、MR 分子影像学技术在肿瘤学的应用

大量的实验和临床研究证实,血管生成与肿瘤的生长、恶变、转移,以及肿瘤病人的预后有着密切的关系。在过去的几年里,肿瘤的抗血管生成治疗引起了人们极大的研究兴趣。这种新的治疗方法意在利用高选择性的药物,抑制肿瘤血管生成的关键步骤和代谢需求,从而减慢,最终停止肿瘤的生长。各种抗血管生成药物现已进入各期临床试验阶段。因此,发展新的,能准确无创地评估肿瘤新生血管及肿瘤对抗血管生成治疗效果的成像方法已成为现代医学影像学的一个重要课题。

整合素(integrins)为细胞黏附分子家族的重要成员之一,是一组广泛分布于细胞表面的跨膜糖蛋白受体。最近研究表明整合素在肿瘤血管生成

过程中发挥重要作用，其中整合素 $\alpha v\beta_3$ 的作用尤为重要。$\alpha v\beta_3$ 是由 αv 亚基(CD51，150kD)和 β_3 亚基(CD61，105kD)形成的跨膜异二聚体糖蛋白，又名 VN 受体。$\alpha v\beta_3$ 能识别配体分子中的精-甘-天冬序列(arg-gly-asp，RGD)。在静息期的内皮细胞表面 $\alpha v\beta_3$ 呈低水平表达。在内皮细胞受到血管内皮细胞生长因子、碱性成纤维细胞生长因子、白介素-8 和其他多种血管生成因子的作用下，内皮细胞的 $\alpha v\beta_3$ 表达上调。含 RGD 序列的小分子多肽是肿瘤 $\alpha v\beta_3$ 受体强有力的拮抗剂，向多肽中引入不同的功能基团进行一定修饰或标记并不改变这类多肽的空间结构，所以不影响标记配体与 $\alpha v\beta_3$ 受体结合的亲和力与选择性，成为具有潜在临床应用价值的肿瘤受体靶向探针。

靶向对比剂具有与靶位点特异性结合且能较长时间在靶组织内滞留分布的特点。用于 MRI 靶向标记的磁性纳米微粒对比剂主要包括顺磁性 Gd^{3+} 类对比剂和超顺磁性氧化铁微粒(Superparamagnetic iron oxide，SPIO)对比剂。Sipkins 等用 $\alpha v\beta_3$ 整合素的单克隆抗体 LM609 作为配体，通过生物素、亲和素作为桥梁，合成抗体耦联的顺磁性多聚脂质体。在兔 VX2 肿瘤模型活体成像中，可直接靶向 $\alpha v\beta_3$ 阳性的血管内皮，得到常规 MRI 无法显示的肿瘤新生血管的"热点"影像。Winter 等采用 $\alpha v\beta_3$ 靶向标记的二乙二胺五醋酸钆(Gd-DTPA)纳米微粒对比剂对移植了 VX2 肿瘤后 12 天的荷瘤兔进行 MR 动态 T_1 加权成像，结果在肿瘤区域和肿瘤周围的部分血管壁获得了显著的 MR 强化信号。该项研究表明，使用 1.5T 磁共振，这种新型的靶向 $\alpha v\beta_3$ 的分子成像对比剂可用于检测和显示微小实体肿瘤所诱导的早期新生血管，该技术为早期肿瘤或者肿瘤转移灶的发现和检出提供了新的手段。由于 Gd^{3+} 类对比剂在体内清除速度快且分布没有特异性、常规场强下 MRI 所需 Gd^{3+} 浓度高，而游离 Gd^{3+} 离子即使在很低浓度也具有很强的毒性，因此实际的临床应用需要深入研究。

SPIO 的基本结构是以葡聚糖等包裹氧化铁颗粒，直径一般在纳米数量级，颗粒大小不同将影响其生理、生化、药代动力学特性以及体内分布特异性等。根据颗粒大小将 SPIO 分为普通的 SPIO(一般直径大于 50nm，通过静脉注射人体后，主要被肝、脾网状内皮系统所摄取)和超微型超顺磁性氧化铁纳米微粒(Ultrasmall superparamagnetic iron oxide，USPIO，一般直径为 30nm，最大不超过 50nm，主要进入淋巴结组织及骨髓组织中)。SPIO 粒径小，穿透力强，且弛豫率约为同样条件下 Gd^{3+} 的 7～10 倍，在低浓度(nmol 级)即可在 MR 上形成对比。SPIO 具有生物可降解性，能被细胞代谢后进入正常血浆铁池，与红细胞血红蛋白结合或用于其他代谢过程。因此，SPIO 是目前较理想的 MR 示踪剂。由于 USPIO 颗粒小而且表面包有较厚的生物活性材料分子层，与血浆蛋白和调理素的作用减弱，影响了吞噬细胞对其的摄入，血循环半衰期长达 100 分钟以上。如果将其与肿瘤新生血管内皮细胞特异性表达的受体分子的相应配体结合，用于肿瘤血管生成的示踪研究，具有巨大的肿瘤基础研究价值和临床应用前景。近年来，国内外学者先后采用脂质体、硅油、蛋白质、聚乙二醇(PEG)、右旋糖酐及其衍生物等不同的生物材料包裹 USPIO 纳米微粒制成新的磁性纳米微粒对比剂，并初步应用于 MR 分子成像研究，显示了良好的发展前景。笔者及 Zhang 等利用连接有 RGD 多肽的 USPIO 进行体外细胞和不同肿瘤荷瘤鼠的 1.5T 磁共振成像检查，显示 RGD-USPIO 与内皮细胞有特异性结合力，能够在临床应用型磁共振上检测不同 $\alpha v\beta_3$ 表达水平荷瘤鼠引起的信号变化，从而明确肿瘤的血管富集状态并为进一步治疗提供有益的提示(图 7-5-5)。

四、抗肿瘤血管生成纳米分子靶向治疗

应用靶向技术向肿瘤区域精确递送药物的"靶向治疗"和利用肿瘤特异的信号转导或特异代谢途径控制的"靶点治疗"是近年来肿瘤研究的热点。根据靶向部位的不同，又可以将肿瘤靶向治疗分为两大类，即肿瘤细胞靶向治疗和肿瘤血管靶向治疗。血管靶向药物在给药后可以迅速高浓度积聚在靶标部位，正逐步成为当今肿瘤研究领域的热点之一。

抗血管内皮细胞靶向治疗迅速且选择性的摧

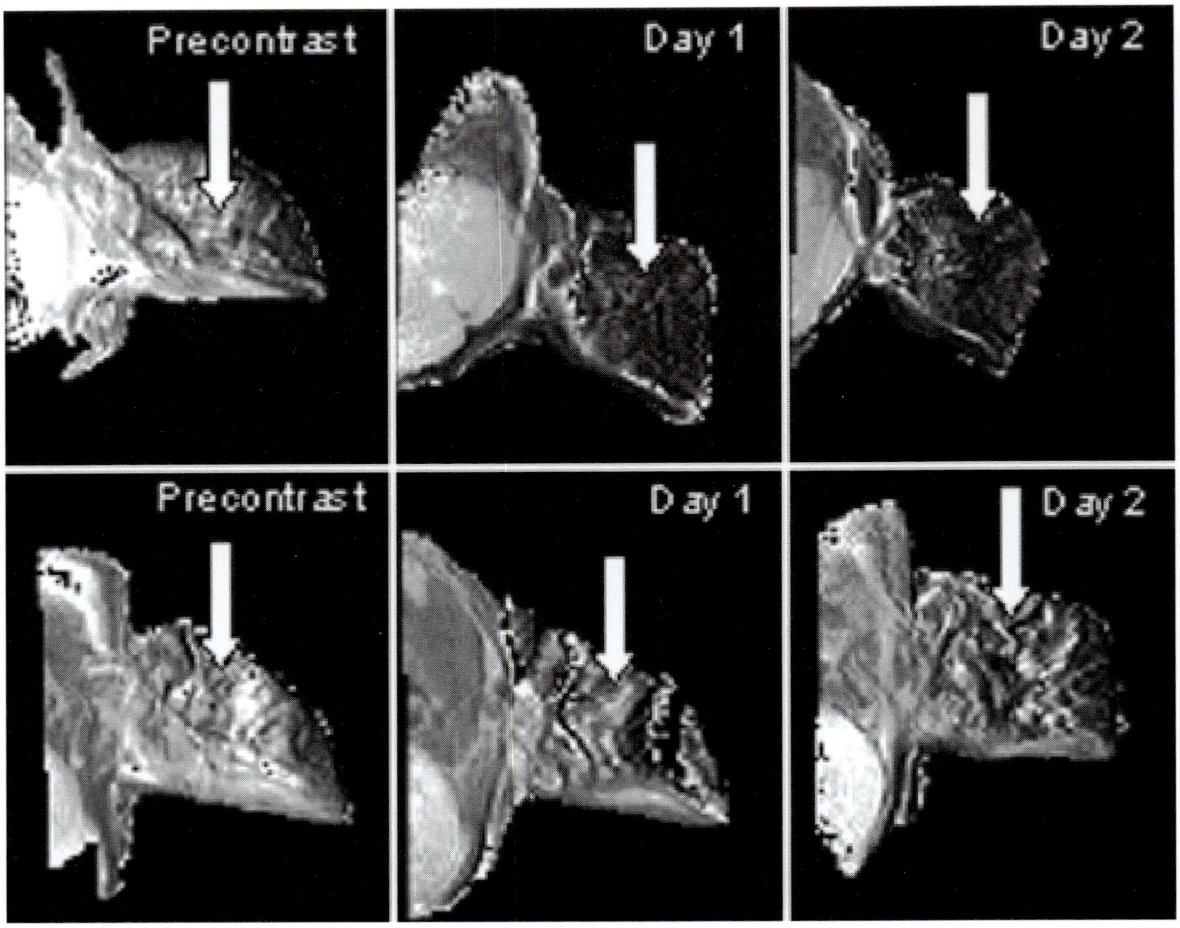

图 7-5-5 E 选择蛋白表达 MR 显像

(Peter R,et al. Radiology 2006 241:469～476)

毁肿瘤供血的毛细血管,切断肿瘤供血,导致肿瘤缺血坏死。由于在肿瘤组织内血管内皮细胞远较肿瘤细胞少,每根毛细血管滋养数百个肿瘤细胞,摧毁肿瘤区域的毛细血管所产生的抗癌效果要比攻击大的瘤负荷容易得多。

抗血管内皮细胞治疗比以往抗肿瘤细胞靶向治疗具有明显的优越性:

(1)肿瘤血管有其共性,可用于多种实体瘤的治疗。

(2)抗体注入后可直接与血管内皮细胞结合,不需穿透血管,不存在因抗体分子大不能进入肿瘤的问题。

(3)靶向肿瘤血管内皮细胞,不存在内皮细胞突变的问题,亦不存在影响全身其他血管内皮细胞的问题等。

整合素是跨膜双向信号传导的黏附分子,精确地调控细胞生存、生长、迁移、侵袭等过程。RGD与整合素结合可以干扰细胞的以上生理过程,纳米粒子的介入则可以强化抑制效应。Reynolds 等研究发现整合素-靶向纳米粒子基因载体能特异性作用于小鼠肿瘤血管内皮,通过诱导内皮细胞的凋亡阻断肿瘤血供,导致肿瘤坏死和消退。笔者在体外试验中发现磁性纳米颗粒随给药浓度增高对于内皮细胞和肿瘤细胞的生长有不同程度的抑制作用。细胞凋亡试验发现,在较低的给药浓度,磁性纳米颗粒就可以明显诱导内皮细胞和肿瘤细胞发生凋亡。通过共聚焦显微镜观察发现与低浓度磁性纳米颗粒孵育 24 小时后,贯穿细胞粗大的肌动蛋白变短且纤细,细胞内出现多量空泡样改变,与细胞黏着斑相关的纽蛋白形成明显减少,细胞失去正常贴壁属性呈现为圆形或椭圆形。

此外,SPIO 在外磁场引导下通过口服或经静脉、动脉注射等途径可选择性地定位于肿瘤新生血管部位，起到靶向栓塞作用，而 SPIO 所携带的具有治疗作用的药物或基因则可以受控的方式释放，在细胞或核酸水平发挥抗肿瘤新生血管的作用。Dudeck 等研究选择性肝动脉 SPIO 粒子治疗肝细胞癌患者的可行性。结果显示选择性动脉注入 SPIO 粒子可导致 T_1 加权序列中肿瘤内信号强度的明显降低，而在靠近正常肝脏实质中仅检测到很少量的 SPIO 粒子，而没有注入磁性纳米粒子的肿瘤组织内 MR 信号强度则无变化。他们认为合并使用选择性肝动脉内注入 SPIO 粒子可用于准确的肿瘤靶向栓塞治疗。磁性铁粒子经动脉栓塞肿瘤血管后，在交替的磁场作用下也可以产生滞后的热效应。

下篇　各论

第八章

中枢神经系统疾病

第一节　脑血管疾病

一、脑梗死

【概述】

脑梗死是指血管阻塞或脑部的血液循环障碍而造成的脑组织缺血性坏死或软化，又称为缺血性中风。引起脑梗死的血管阻塞，可以是血栓性阻塞，也可以是栓塞性阻塞。

【临床表现】

脑动脉血栓性阻塞在脑梗死中最为常见，是指供应脑部血流的某一支（或数支）动脉受阻，以至其供应范围内的脑组织血流量急剧下降，发生缺血性梗塞。梗塞可发生于任何年龄的人群中，但大多数在40岁以上，最多见于50～60岁。男女比例为3∶2。

其临床表现较为复杂，取决于梗塞的大小，部位及脑组织的病理生理反应。主要临床症状为头昏，头痛，部分病人有呕吐及精神症状，可有不同程度的昏迷。绝大多数的病人出现各种不同的脑部损害，如偏瘫、偏身感觉障碍及偏盲。也可表现为失语、抽搐或共济失调症状、体征。起病较重的病例可表现为意识丧失，两便失禁，瞳孔一侧或两侧放大，呼吸不规则等脑疝症状。实验室检查特异性不高，脑脊液常可有蛋白轻度至中度增高。

【病理基础】

脑缺血0～6小时，神经细胞的ATP生成明显减少，依赖ATP工作的钠钾泵功能失常，钠在细胞内潴留，使细胞内渗透压升高，细胞外间隙的水分子进入细胞内，使细胞内水分增加，出现早期细胞毒性脑水肿，随着脑水肿的加重，动脉血供氧中断，大脑细胞开始死亡，梗塞区血流量降低，脑组织缺血；6～24小时，血脑屏障破坏，脑细胞坏死，蛋白质等大分子物质渗出细胞外间隙，出现血管源性脑水肿，继之发生的占位效应会阻滞微循环，扩大梗塞范围。2～7天，脑梗死加重，压迫神经和血管，脑梗死周围血流量超过脑组织代谢需要，呈过度灌注状态，7～30天脑水肿减轻，血脑屏障破坏达高峰，脑细胞坏死区出现胶质细胞增生，髓鞘脱失，坏死区变为囊腔，出现牵拉收缩征象，局部脑室扩大，脑沟增宽。

脑栓塞是栓子进入血循环骤然阻塞脑动脉系统所致的脑梗死，又称为栓塞性脑梗死。脑栓塞占脑梗死的1/3～1/2，栓子最易进入大脑中动脉，大脑前后动脉受累较少，椎基底动脉栓塞占1/5。栓子有三个来源：以风心二狭伴房颤、亚急性感染性心内膜炎引起的心源性栓子；以动脉粥样硬化斑块脱落引起的非源性栓子以及血管造影、手术引起的医源性栓子。脑血栓往往为永久性动脉阻塞，脑栓塞的动脉阻塞常在1～5天内溶解，缺血区血管床再通，过度灌注易引起出血性梗塞。

【影像学表现】

(1)CT表现：早期CT表现为梗塞区密度减低，灰白质交界消失，24小时后，大部分病例可见一边界清晰的低密度灶，无或有轻微占位效应，脑沟消失，中线结构移位，脑水肿涉及灰质和白质，一般情况下，梗塞部位与闭塞动脉分布区一致，但栓塞性梗塞可形成多支大小不等的动脉闭塞，呈多发病灶，有时连成一片，很难以某一动脉闭塞来解释。在缺血性脑梗死发生2～15天期间，梗塞灶密度降低更明显，且逐渐均匀一致，边界更加清楚，此时组织坏死和细胞水肿达到高峰，根据梗塞大小与程度不同，可出现不同程度的脑水肿和占位效应。梗塞后第2～3周，低密度区变为模糊不清，呈等密度改变，称为“模糊效应”，主要由于梗塞灶内大量毛细血管增生、侧支循环形成和局部充血引起。3周后，梗塞灶再次变为低密度区，坏死组织被巨噬细胞吞噬、移除，仅留下一囊腔。由于胶质增生，这一囊腔稍小于原有梗塞灶，邻近侧脑室、脑沟、脑池扩大，皮质萎缩。增强后扫描对于诊断脑梗死有很重要的意义。一般在梗塞后5～6天即可出现增强现象，持续1个月或更久。梗塞区强化是由于血脑屏障的破坏、新生毛细血管和血液灌注过度所致。

(2)MR表现：MRI显示脑梗死优于CT，主要表现为超急性期(<6小时)主要是单纯水分子积聚的反映，常规MRI诊断困难，有时仅T_1发现病变处脑回略有肿胀，相应脑沟模糊T_2尚不能显示异常信号。梗塞在DWI呈明显高信号。急性期(24小时内)细胞毒性脑水肿加重，90%病灶可以在T_1显低信号，T_2显示高信号，梗塞区出现占位效应，注射对比剂可见血管内及脑膜强化。DWI可见明显高信号。亚急性期(2天～2周)，脑水肿与占位效应以3～4天最重，梗塞区T_1低信号和T_2高信号都非常明显，开始出现脑实质强化，而血管内及脑膜强化开始减弱。1～2周时，T_2仍见高信号，脑回样强化仍明显，DWI仍为高信号。占位效应消退，由于栓子常发生溶解、脱落，血管发生再通，缺血区受损的毛细血管床在血流高灌注压力下通透性增加，此期最易出现梗塞后出血。慢性期(2周后)，轻者逐渐恢复，T_1与T_2值逐渐接近正常；重者因囊变与软化，T_1值与T_2值更长，边界清晰，呈扇形，脑回状强化可维持2～3个月，然后消失，出现局限性脑萎缩征象，如脑室扩大，脑沟增宽。有些很大的脑梗死最终也会形成囊肿，伴邻近脑室与脑池的扩大，囊液密度接近脑脊液。

(3)CT、MR灌注加权成像：能发现梗死区和缺血半暗带及有无过度灌注。

(4)CT、MR血管成像(CTA、MRA)：显示颅内动脉闭塞具有较高的准确度，显示正常和闭塞血管的准确度分别为97%和100%，增强MRA比非增强MRA准确率高。

(5)磁敏感加权成像(SWI)：SWI是一个新近发展起来的成像技术，它是一个三维采集、完全流动补偿的、高分辨率的薄层重建的梯度回波序列，通过数据采集和图像处理最终产生强烈的幅度像对血液、出现非常敏感。在动脉内融栓治疗前采用SWI判断有无微小出血灶，可大大减少病人接受治疗后并发症发生的可能性，为脑梗死提供更多信息。

【影像诊断技巧】 (图8-1-1～图8-1-10)

急性期及超急性期脑梗死诊断和鉴别诊断首选DWI，病变脑组织区表现为高信号，它比常规T_1与T_2可以更早发现梗塞区的异常信号，梗塞出现30分钟即可做出诊断。DWI与PWI联合应用可为脑缺血提供定性和定量信息。CT对脑梗死的发现率为75%～98%，梗塞发病24小时后，病变内CT几乎都有改变，检查快捷易行。增强扫描有助于梗塞与其他占位性病变的鉴别诊断。MRA显示颅内的动脉闭塞有很高的准确度，与传统的血管造影(DSA)相比，具有无创、简便、费用低、一般无需对比剂等优点。

二、腔隙性脑梗死

【概述】

一般指脑深部小的穿通动脉供血区域的小缺血性梗塞灶，以穿通动脉本身动脉硬化或栓塞所造成的动脉阻塞最常见。

【临床表现】

临床上腔隙性梗死约占脑卒中的15%～25%，患者常有高血压、糖尿病、高血脂症及长期吸烟，多在50岁以后发病。临床上相当一部分可以没有明显临床症状，可以表现为纯运动性偏瘫、纯感觉障碍，下肢运动受限，构音困难，视力障碍，失语及短小步态，共济失调等，其中多数无特异性，患者在发病时可以有头痛、头昏。症状轻，预后好。

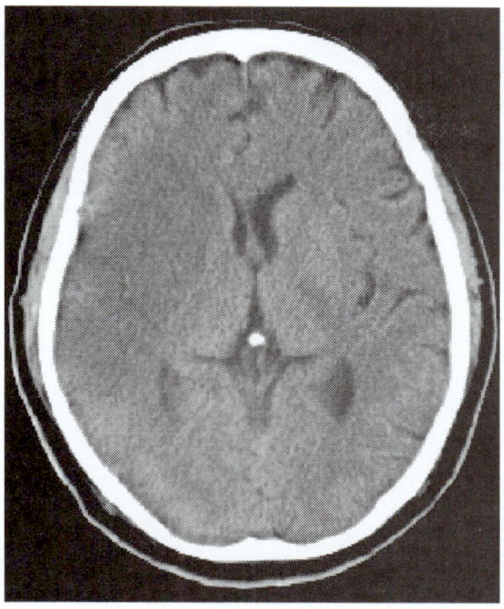

图 8-1-1　脑梗死 CT 平扫,16 小时

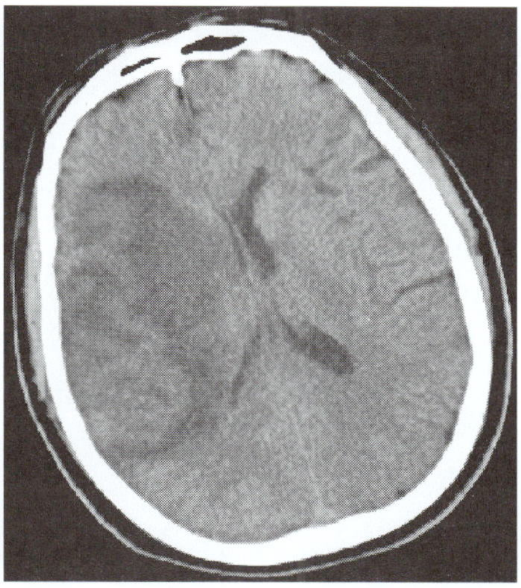

图 8-1-2　脑梗死 1 周表现

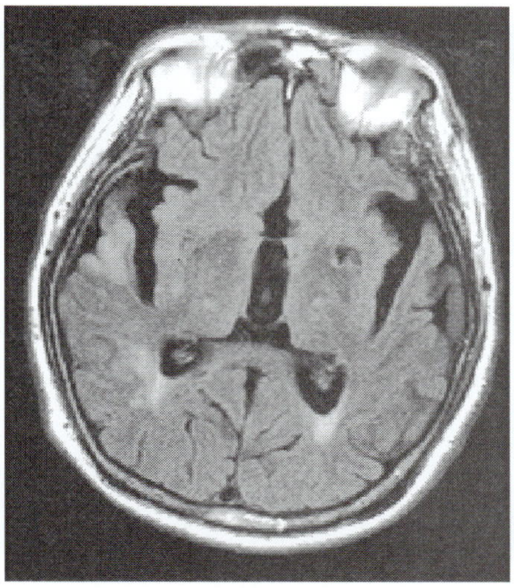

图 8-1-3　脑梗死 2 小时 FLAIR

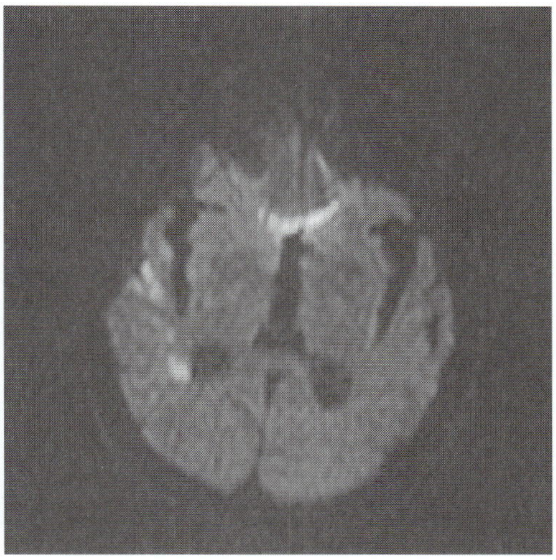

图 8-1-4　脑梗死 2 小时 DWI

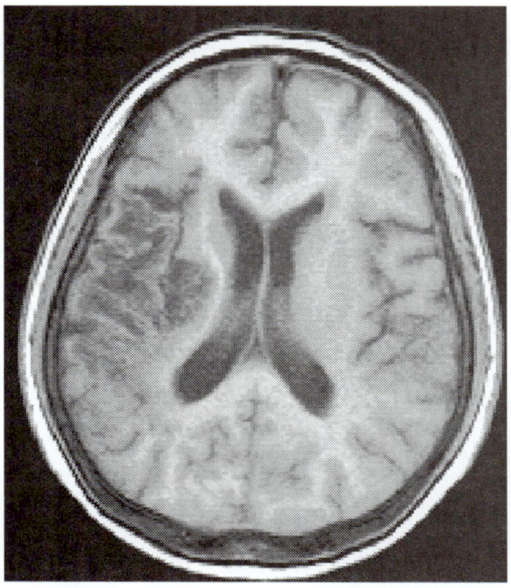

图 8-1-5　脑梗死 1.5 年 T_1WI

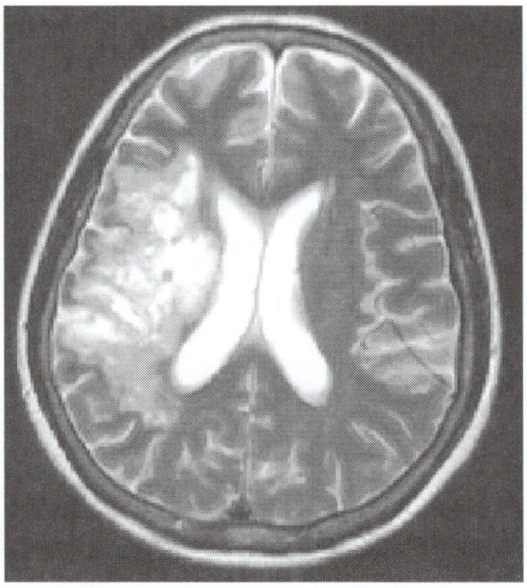

图 8-1-6　脑梗死 1.5 年 T_2WI

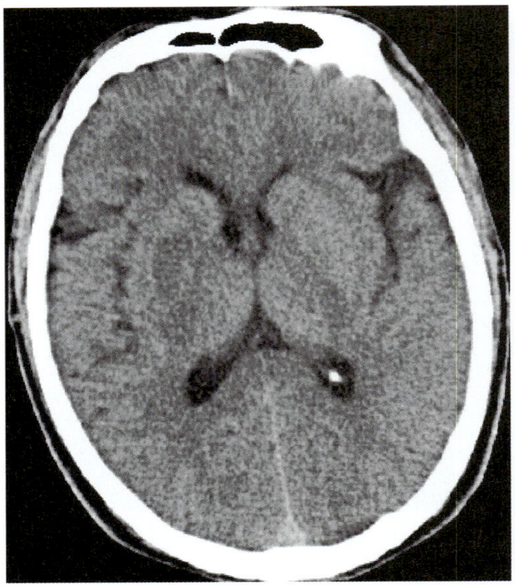

CT

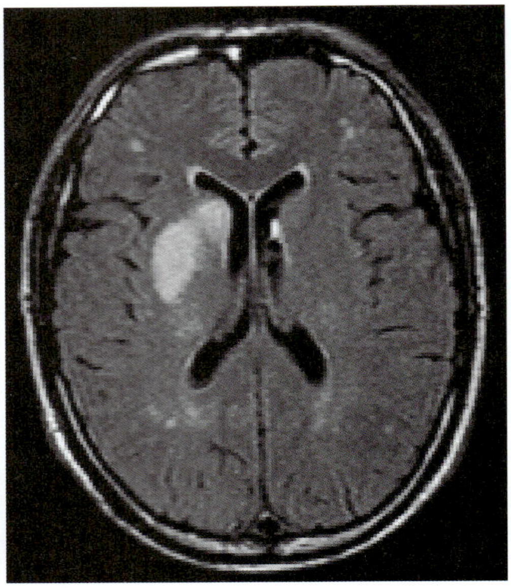

FLAIR

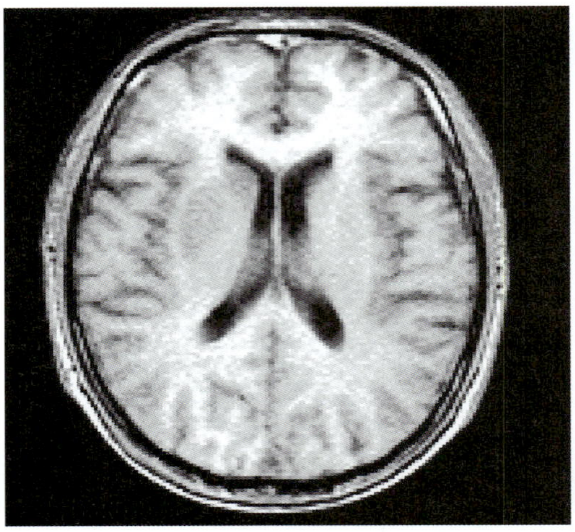

T_1WI

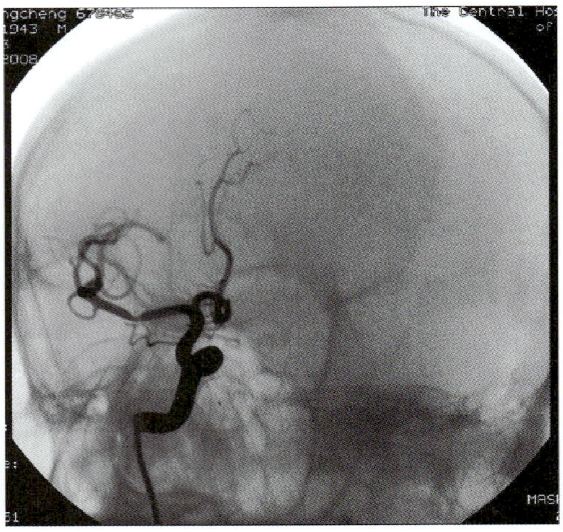

DSA

图 8-1-7　脑梗死 24 小时

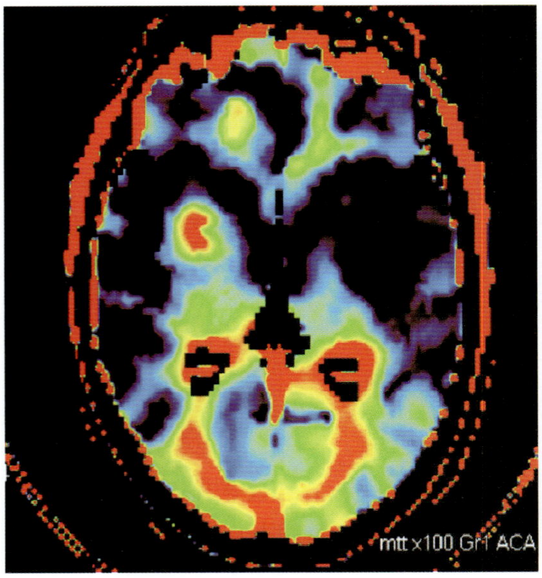

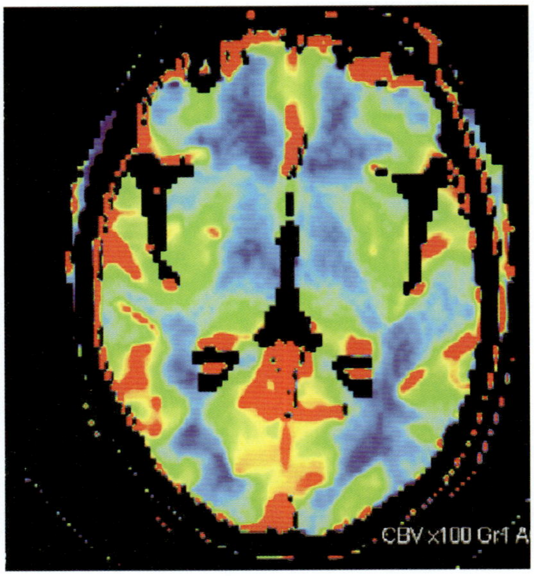

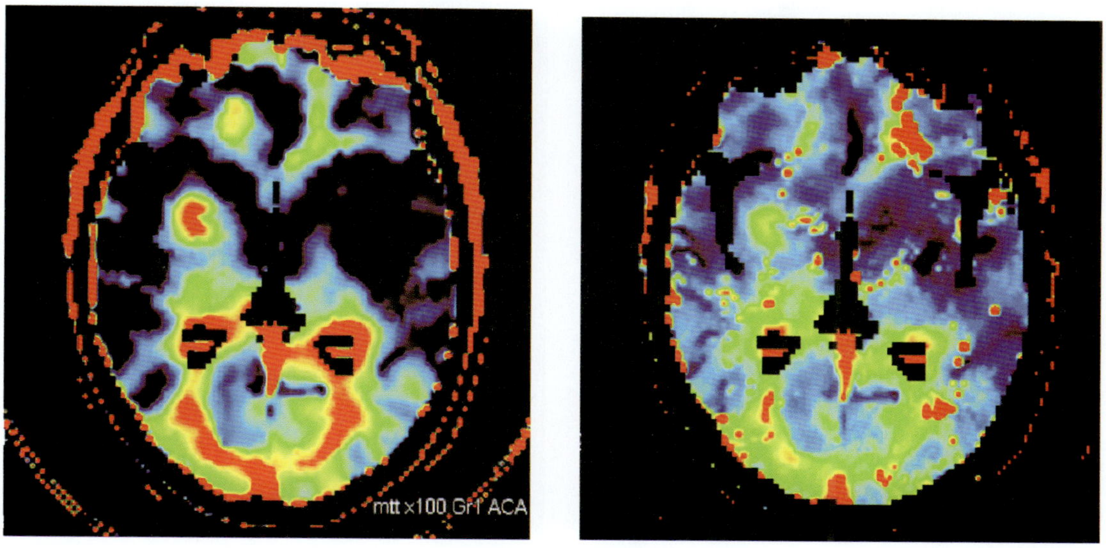

图 8-1-8　图 8-1-7 病例，脑梗死 24 小时，CTP

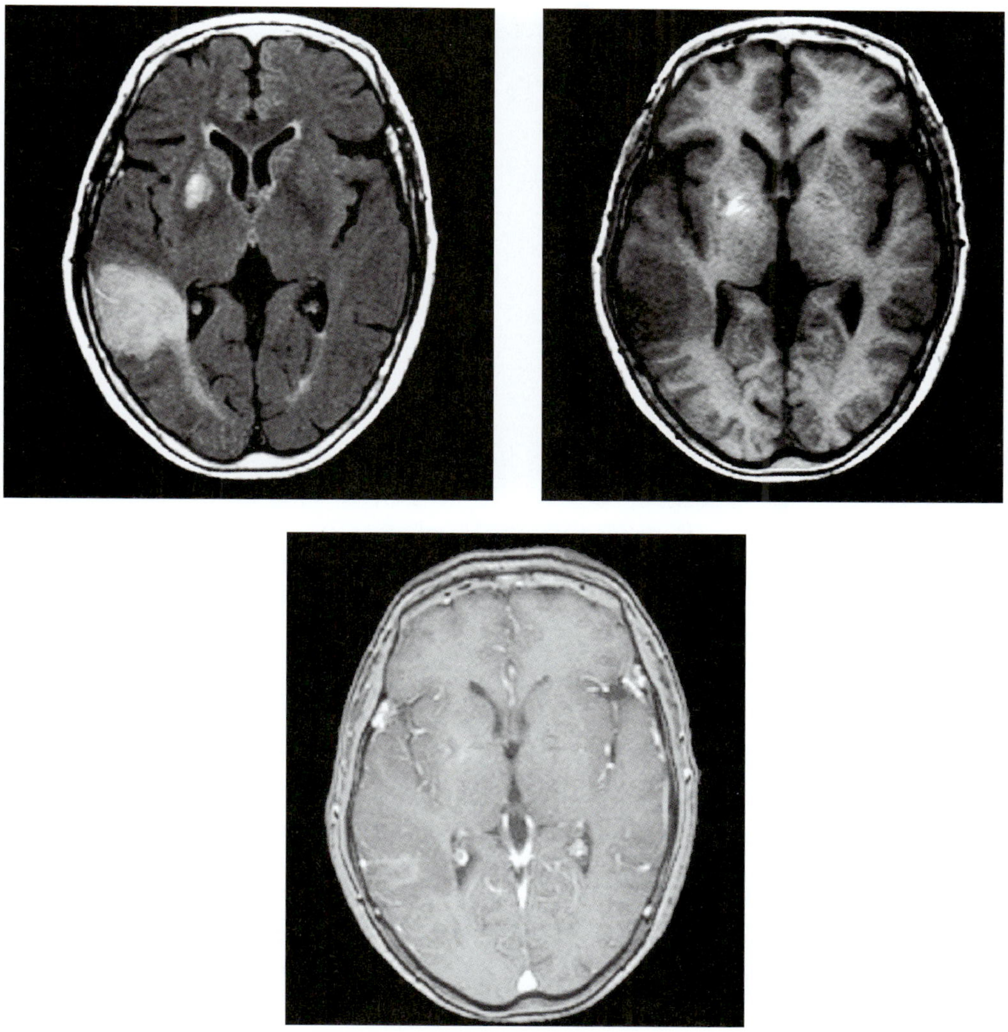

图 8-1-9　脑梗死 4 天

FLAIR+T_1WI+T_1WI 增强。

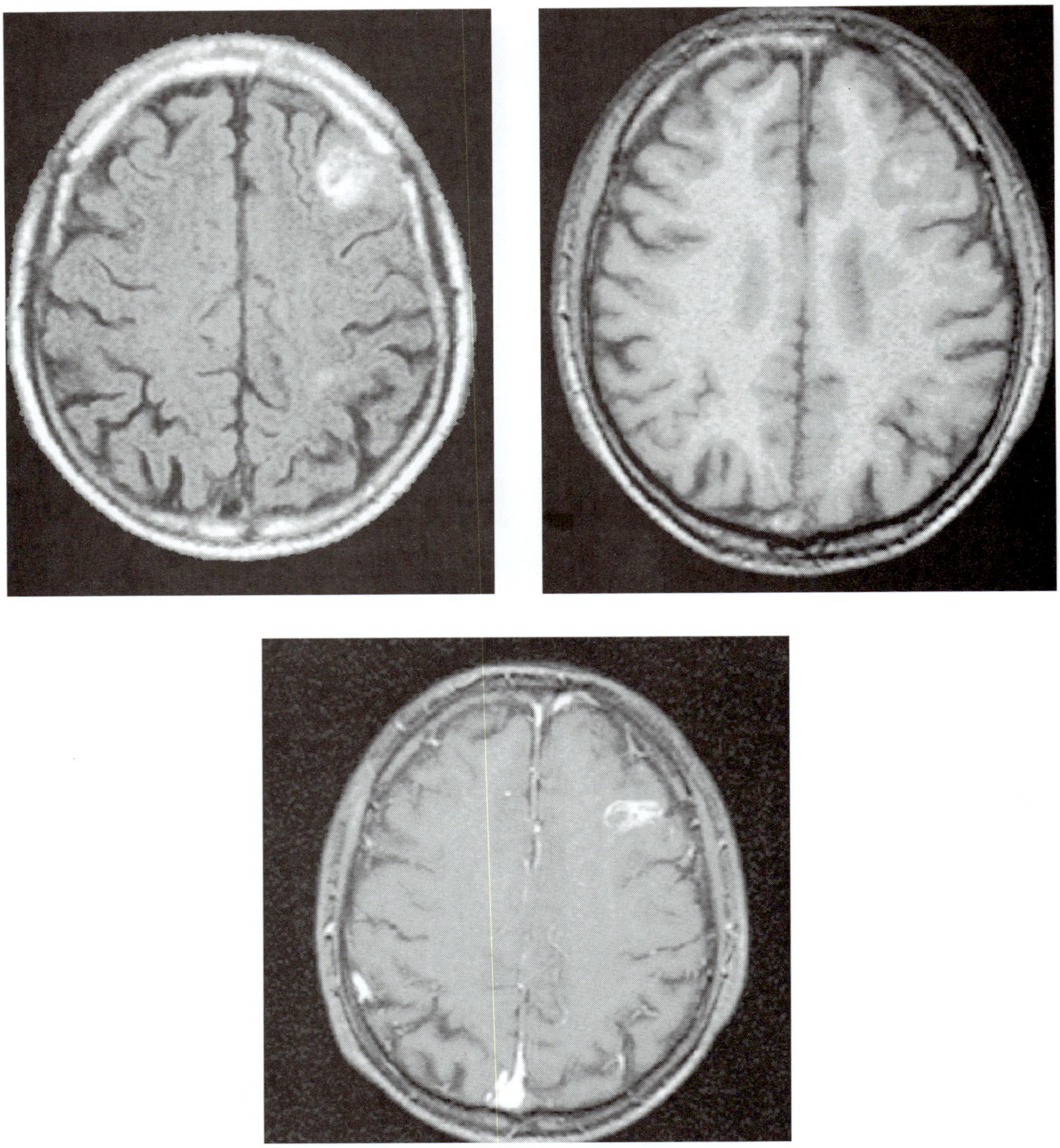

图 8-1-10　脑梗死 9 天

FLAIR＋T_1WI＋T_1WI 增强。

【病理基础】

穿支动脉与主干动脉逆行，脑桥旁正中动脉、豆纹动脉属此类。腔隙性梗死的好发部位为大脑深部较细的、行程较长穿通动脉供血的丘脑和内囊，各大脑动脉的末梢软脑膜动脉深达大脑白质深部的穿通动脉供血的中央半卵圆区域，基底动脉的脑干和小脑的某些较细和较长的动脉分支供血区。长期高血压使小动脉发生变性和坏死，病变血管有血液渗入，可穿透全壁，使管腔缩小、阻塞而引起腔隙性梗塞。病灶可单发或多发，直径在 2～15mm 大小，呈卵圆形或圆柱状，坏死组织被清除后成为一囊性残腔，较小的腔隙灶可因胶质细胞的增生和瘢痕的形成而变小或消失。病灶最大直径可在 20～35mm，是由两个以上穿动脉闭塞所致。

【影像学表现】（图 8-1-11）

（1）MRI 表现：T_1 呈等或低信号，T_2 呈高信号，病灶一般不超过 1cm，急性期长 T_1 长 T_2 信号常不及慢性期那样明显，由于水肿的存在，病灶常大于实际梗塞区，早期 FLAIR 成像显示为高信号，至慢性期 FLAIR 可显示为低信号，提示坏死腔已

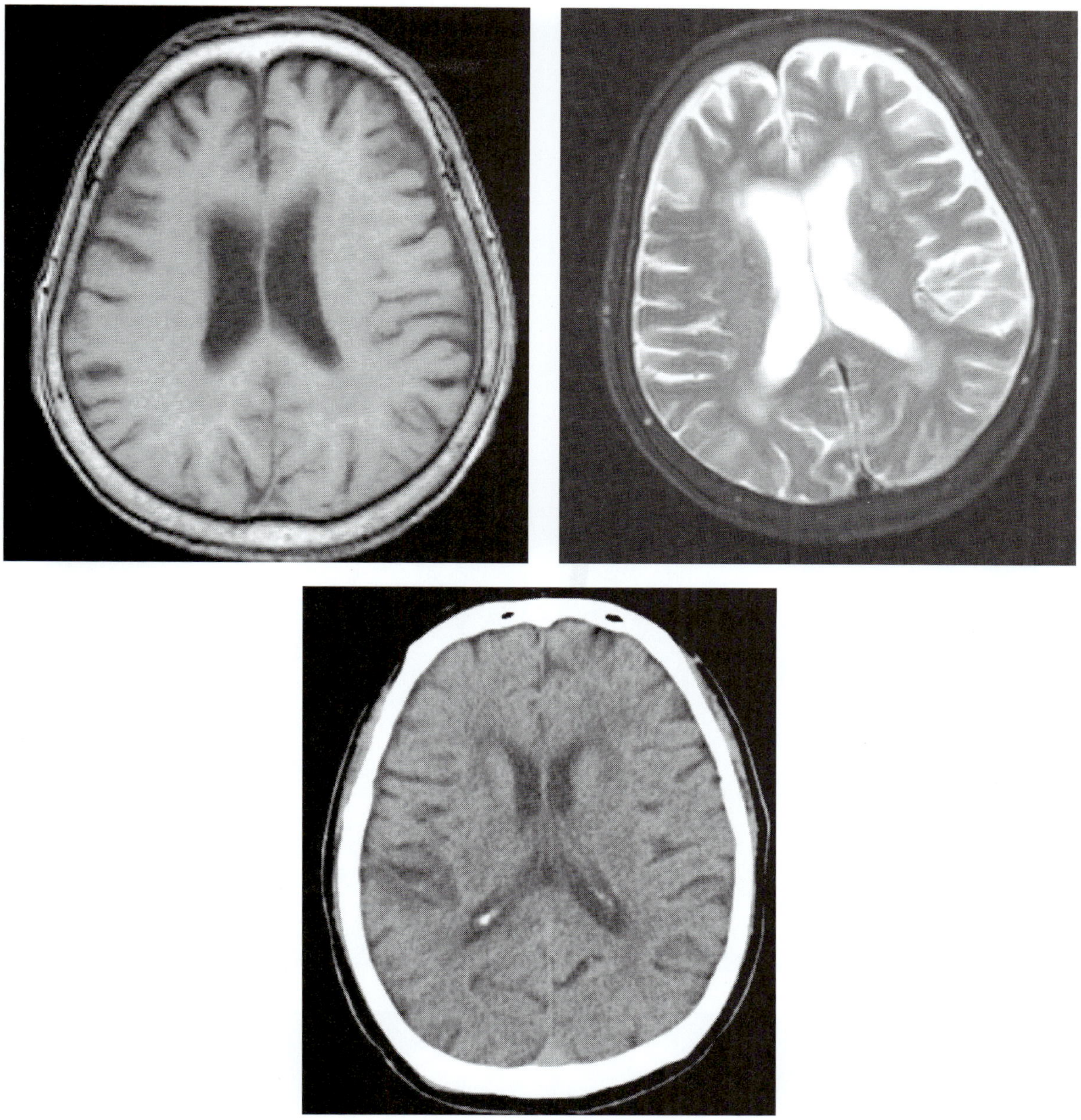

图 8-1-11　腔隙性脑梗死

T_1WI+T_2WI+CT 平扫。

经变成一小囊腔。

(2)CT 表现：平扫为圆形、卵圆形或小条状低密度灶，边界不清，直径多为 5～15mm，一般无占位效应，急性期多难于检出，较大的腔隙性梗塞(大于 10mm)一般在发病 48 小时后 CT 才能显示。梗塞发生 3～4 周后形成囊性软化灶时，呈与脑积液密度相似的低密度灶；增强扫描：腔隙性脑梗死在急性期、亚急性期和慢性早期因血脑屏障破坏，增强后梗塞灶可表现为斑点状或环状强化。

(3)核医学表现：脑血流灌注断层显像表现为梗塞灶放射性分布稀、缺灶，病灶可多可少，但以小病灶多见。病灶恢复后，显影可正常。

【影像诊断技巧】

MRI 对腔隙性脑梗死显示明显优于 CT，是该病首选的检查方法，它比 CT 显示得早，T_2 加权像更为敏感；显示腔隙灶数目比 CT 多；显示小脑和脑干的病灶明显优于 CT；MRI 可行矢状和冠状扫描，比 CT 定位准确。

三、出血性脑梗死

【概述】

出血性脑梗死又称脑梗死后出血，是由于缺血区血管再通，梗塞区内有血液渗出，导致出血性软化，多发生于梗塞后 2 个星期内，占脑梗死的 18%～42%。本病多见于两种情况：①脑栓塞，主要为心源性脑栓塞；②大面积脑梗死。

【病理基础】

心源性脑栓塞激活体内纤溶酶系统，血管内血栓溶解，血管再通，此时受损血管壁脆弱易破，当血流重新涌入时，闭塞血管的远端因缺血而坏死，血管损伤，血液渗出；大面积脑梗死因病变范围大，脑水肿压迫梗塞区周围的小血管引起血流淤滞，水肿消退后重新灌流，因长时间缺血缺氧使血管内膜变性断裂，易于发生漏血，良好的侧支循环是梗塞转化为出血的重要因素。溶栓和抗凝治疗可加重出血性脑梗死。因梗塞后 2～14 天栓子常发生溶解、脱落，血管发生再通，血流在高灌注压力下通透性增加，所以此时极易发生出血性脑梗死。

【影像学表现】（图 8-1-12）

脑梗死加上脑出血的征象。

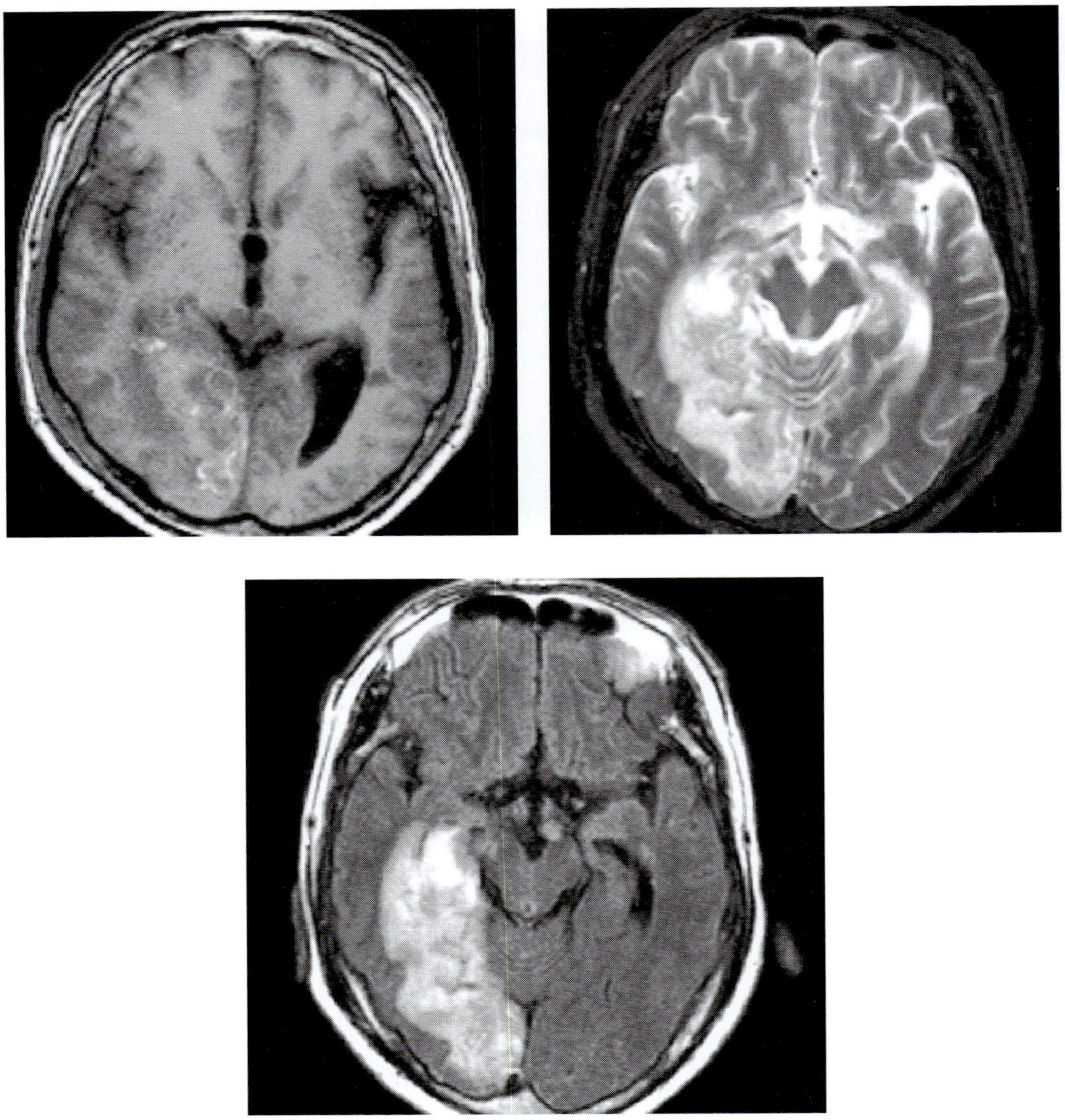

图 8-1-12　T_1WI＋T_2WI＋FLAIR

1. CT 表现

即原低密度区出现高密度影，出血如果位于脑皮质区，则表现为大面积扇性低密度区内、沿脑回分布的散在点状或大片状高密度影；也可表现为中心血肿，周围为低密度梗塞区或梗塞区外围可见少量出血。有中线结构移位，脑室受压变形，脑沟消失等占位效应。增强扫描，脑梗死呈指状脑灰质强化。

2. MRI 表现

先显示脑梗死典型的长 T_1 长 T_2 信号，脑梗死 1～2 周内出现脑出血的 MR 信号演变特征：①超急性期出血（＜24 小时），T_1 略低信号，T_2 高信号；②急性期（1～7 天），T_1 略低或等信号，T_2 低信号；③亚急性期（8～14 天），T 高信号，T_2 从低信号逐渐演变成高信号；④慢性期（2 周后），T_1 低信号，T_2 高信号，类似囊肿信号。

【影像诊断技巧】

CT 显示急性期出血性脑梗死比较好，MR 也难显示该期的病灶，但 MR 显示后颅窝较 CT 好。

四、高血压性脑出血

【概述】

高血压伴发的小动脉病变，在血压骤升时小动脉破裂出血，是脑内出血的最常见原因。发生率约占脑出血的 40％，发病率在脑血管病中仅次于脑梗死，但死亡率占首位。

【临床表现】

起病急，常为情绪激动、过劳的因素诱发，常有剧烈头痛、频繁呕吐，病情视出血量及部位而不同，可在数分钟至数小时内出现不同程度的意识障碍。如脑出血破入脑室、脑干出血可转入深昏迷，生命体征发生变化。

【病理基础】

高血压所致脑部小动脉的微型动脉瘤或血管玻璃样变在血压突然升高时破裂出血。出血部位常出现于壳核、外囊、丘脑、内囊、桥脑、半球白质。

(1)急性期：血肿内含新鲜血液、血块，周围脑组织挤压，有一定程度软化，可以点状出血。

(2)吸收期：血肿内红细胞破坏，血块开始液化。血肿周围出血巨噬细胞病逐渐形成肉芽组织，含丰富毛细血管。

(3)囊变期：坏死组织被清除，缺损部分由胶质细胞及胶原纤维形成瘢痕。脑干、丘脑等小灶出血可为上述组织填充，大的血肿则形成囊腔。

【影像学表现】 (图 8-1-13，图 8-1-14)

(1)CT 表现

①直接征象

	急性期	吸收期	囊变期
发病时间	1 周内	2 周～2 个月	＞2 个月
血肿表现	均匀高密度影，CT 值 60～90HU，肾形、类圆形或不规则形	高密度影逐渐缩小，自边缘期密度逐渐减低	小血肿成为等密度或低密度腔隙。大出血则形成条状或不规则状囊腔
		逐渐减轻	无
周围水肿	有	逐渐减轻	无
占位表现	有		

②间接征象：A. 血液进入脑室：少量时侧脑室内沉积现象，高密度血液在下；多量时形成脑室铸型；B. 脑积水：可为血肿压迫导水管、室间孔、第四脑室等引起，也可为血液引起脑脊液循环障碍所致；C. 血液进入蛛网膜下腔；D. 占位表现：脑室受压、中线偏移，重者可形成脑疝。

(2)MR 表现：血肿在不同时期，信号各异。

	急性期	亚急性期	慢性期
发病时间	<3天	3～14天	>15天
血肿组织成分	去氧血红蛋白	逐渐转变为高铁血红蛋白	边缘出血含铁血黄素
血肿表现	T_1WI等信号，T_2WI低信号	T_1WI出现高信号，T_2WI高信号	长T_1长T_2信号，边缘出现低信号环(T_2WI)
		有	逐渐减退
周围水肿	有	有	逐渐减退
占位表现	有		

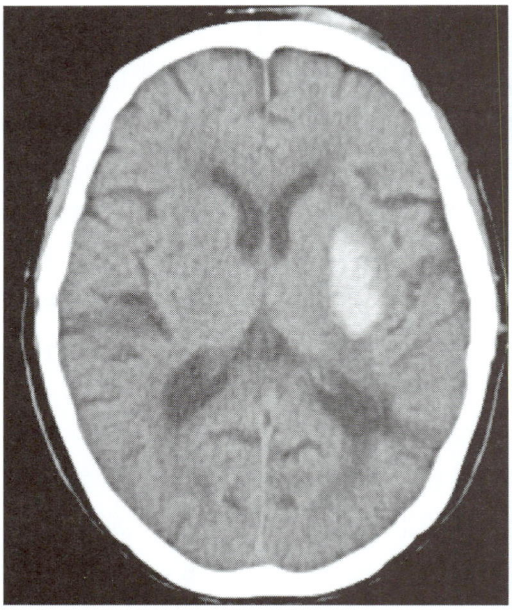

急性期

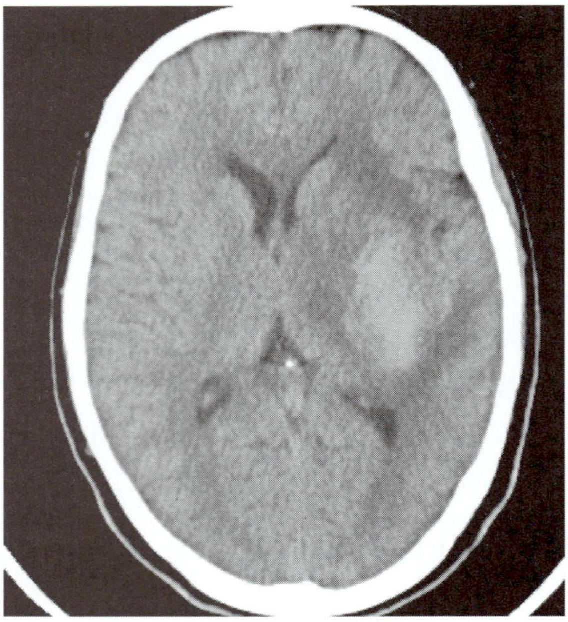

吸收期

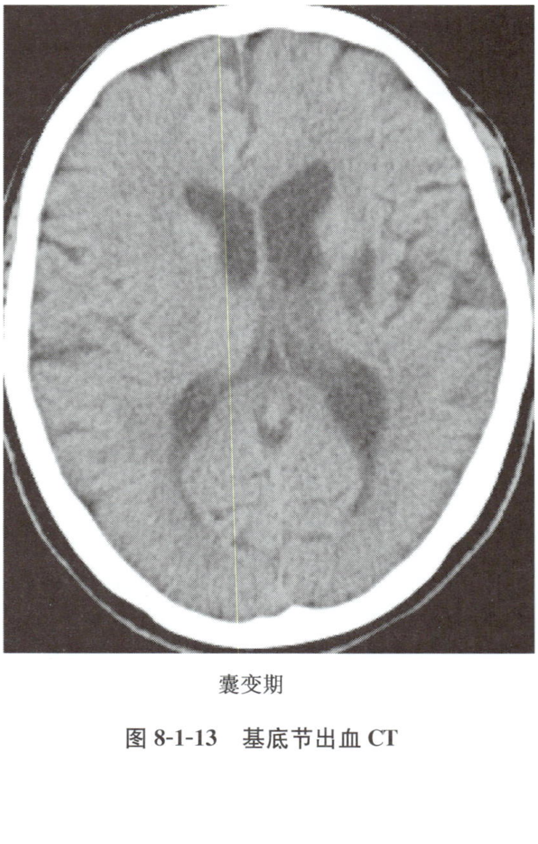

囊变期

图 8-1-13　基底节出血 CT

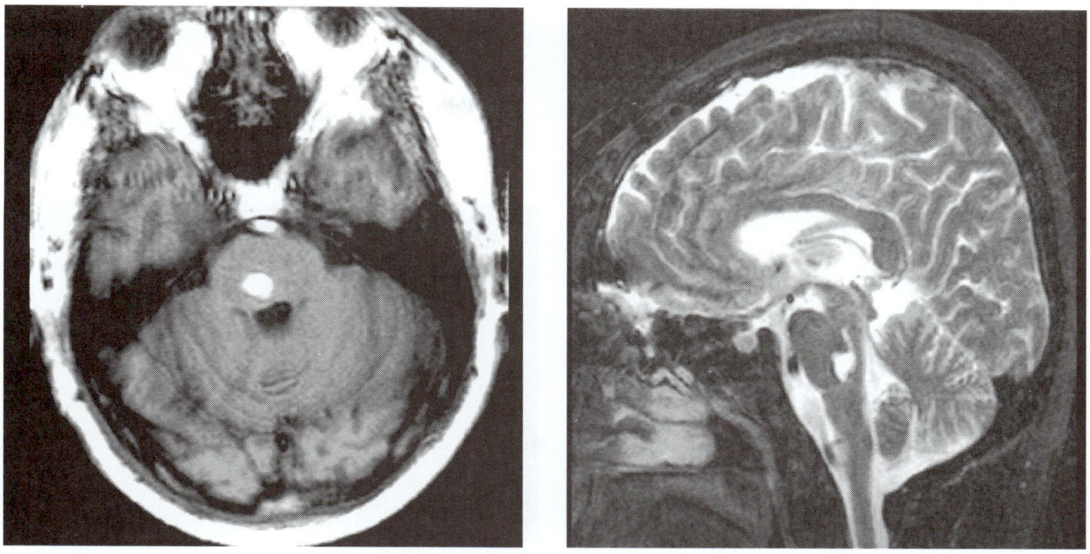

亚急性期T_1WI+T_2WI

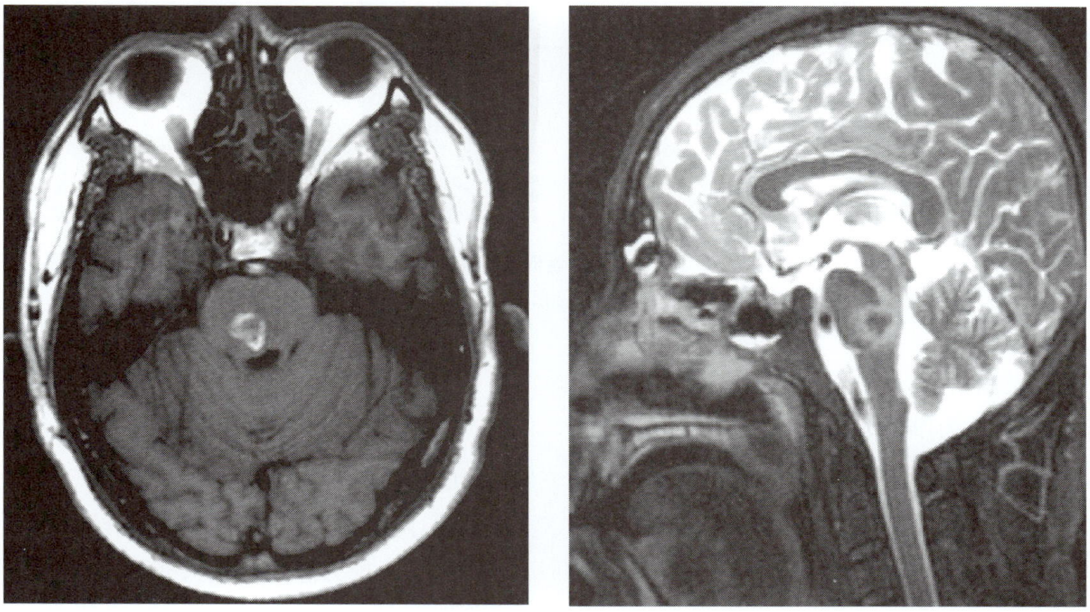

急性期T_1WI+T_2WI

图 8-1-14 脑桥出血

【影像诊断技巧】

起病急骤、有神志改变、颅内高压表现；CT 高密度影，CT 值有指导意义；MR 表现血肿信号多变。检查首选：CT，扫描速度快，易于准备。鉴别出血原因时考虑使用磁共振增强。

五、蛛网膜下腔出血

【概述】

蛛网膜下腔出血是由于颅内血管破裂，血液进入蛛网膜下腔所致。有外伤性和自发性。自发性以动脉瘤(51%)、高血压动脉硬化(15%)、血管畸形(6%)最为常见。可发生于任何年龄，成人多发。

【临床表现】

三联征：剧烈头痛、脑膜刺激征、血性脑脊液。

【病理基础】

(1)无菌性脑膜炎。

(2)脑血管痉挛，使得脑组织水肿，重者形成软化。

(3)脑积水,急性期过后形成正压性脑积水,慢性期阻塞蛛网膜颗粒形成。

(4)血肿压迫,如前交通动脉瘤可压迫动眼神经。

【影像学表现】(图 8-1-15)

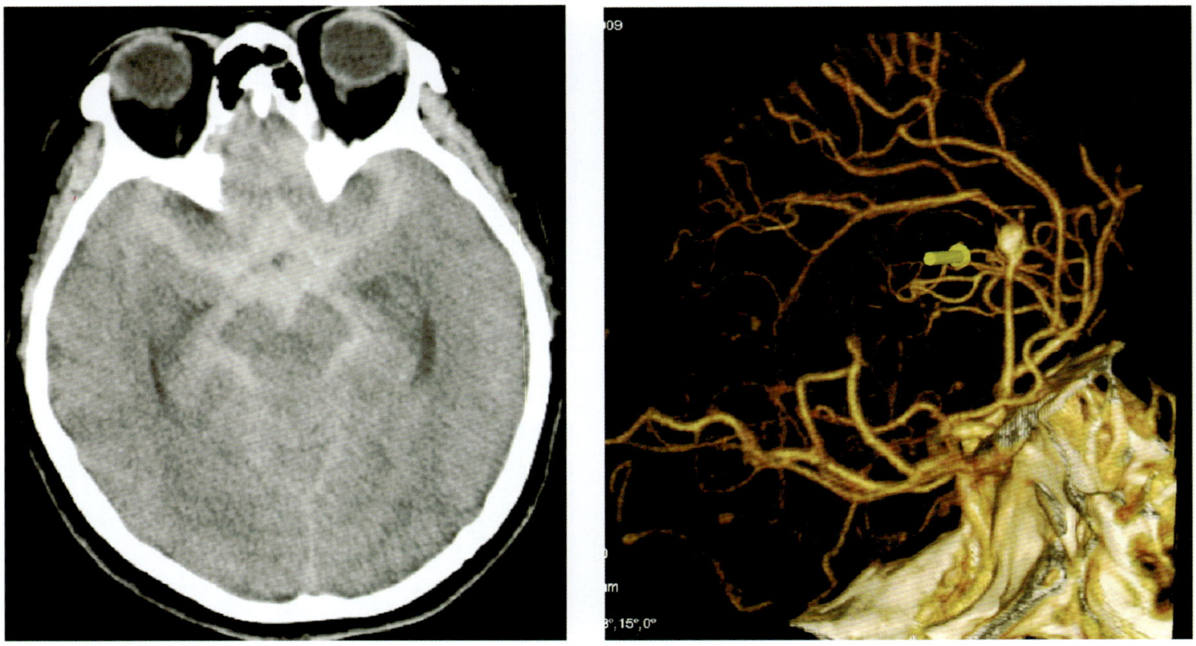

图 8-1-15　蛛网膜下腔出血

CT 平扫+CTA。

(1)CT 表现

①直接征象:为脑沟、脑池、脑裂密度增高,前动脉破裂,血液主要集聚于视交叉池、侧裂前部;大脑中动脉破裂,血液主要集聚于一侧侧裂。

②间接征象:脑积水、脑水肿、脑梗死、脑内血肿、脑室内积血、脑疝等。蛛网膜下腔出血位置常提示动脉瘤存在的部位,大脑外侧裂出血常提示大脑中动脉分叉处动脉瘤;大脑纵裂前部、视交叉周围出血提示前交通动脉瘤或前动脉瘤;脚间池、环池出血提示后交通动脉瘤或基底动脉顶端动脉瘤;鼻咽或鼻腔出血提示虹吸部动脉瘤。

(2)MR 表现:急性蛛网膜下腔出血在 T_1WI PWI 可呈比脑脊液稍高信号,T_2WI 像呈比脑脊液稍低信号。FLAIR 像呈高信号,较 T_1WI、T_2WI 敏感、准确,梯度回波 T_2^*WI 和磁敏感成像对极少量出血敏感,由于磁敏感效应呈低信号。亚急性期 FLAIR 像仍为高信号,T_1WI 呈高信号。慢性期因含铁血黄素沉积 T_2WI 呈低信号。

【影像诊断技巧】

根据典型 CT 和 MR 表现,结合三联征临床表现诊断不难。以往认为少量蛛网膜下腔出血 MR 不敏感,随着 MR 技术的发展,已经发生了根本性改变。当表现为急性剧烈头痛、可疑脑膜刺激征时应首选 MR,序列应包括梯度回波 T_2WI、FLAIR、磁敏感成像等。DSA CTA 对明确病因有重要作用。

六、脑血管畸形出血

【概述】

脑血管畸形出血常见于动静脉畸形(arteriovenous malformation, AVM)和海绵状血管瘤(cavernous angioma, CA),其发生率占脑内出血 19%~33%。其他类型脑血管畸形发生出血少见,静脉血管畸形(Venous malformation, VM)。

【临床表现】

突发剧烈头痛、呕吐、意识障碍和脑膜刺激征,少数可伴发癫痫。如形成血肿，可出现相应神经体征，颅内压增高，脑脊液可为血性。

【病理基础】

AVM即脑动脉、静脉存在短路，病变血管扩张、硬化而易于破裂出血。常有粗大引流静脉。CA为扩张的血窦构成，几乎都有血，可有钙化，可有不同时期出血。VM为多条扩张髓静脉注入一条粗大引流静脉，静脉之间脑实质正常，较AVM CA出血较少。

【影像学表现】（图8-1-16～图8-1-18）

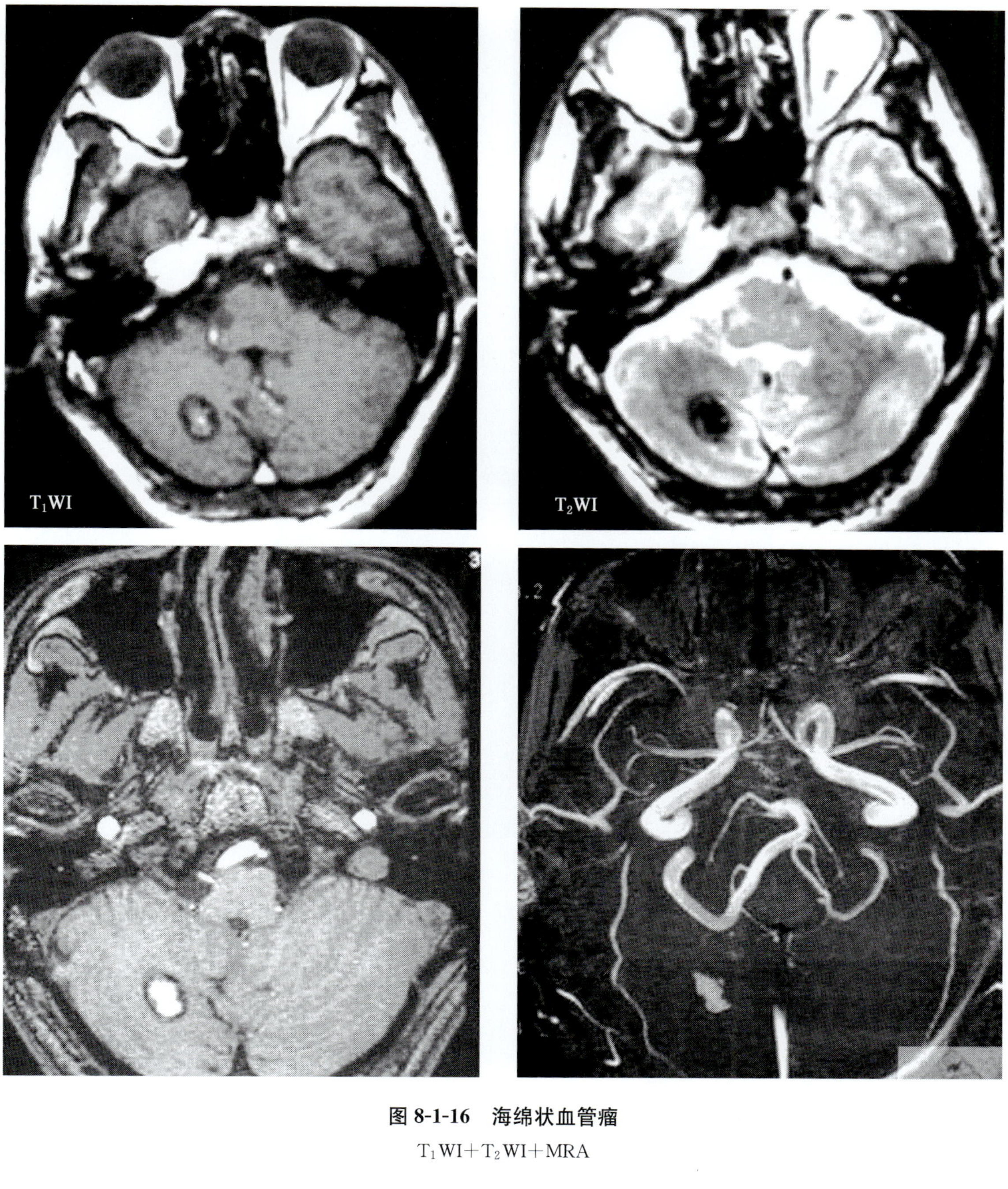

图8-1-16　海绵状血管瘤

$T_1WI+T_2WI+MRA$

（1）X线表现：AVM脑血管造影可显示畸形血管，并可出现无血管区和血管移位等占位表现，出血动脉可痉挛变细。CA出血时也可显示出无血管区和占位表现。

（2）CT表现：AVM所致血肿常呈不均匀高密度，血肿常不规则，常较表浅，多见于额、顶、枕叶。血肿附件可见钙斑、小软化灶和混杂密度畸形血管。增强扫描病变血管区可见明显不均匀强化，可

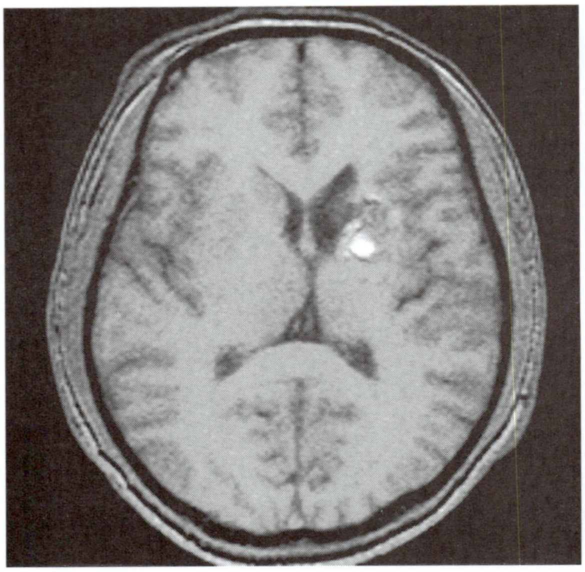

T_1WI

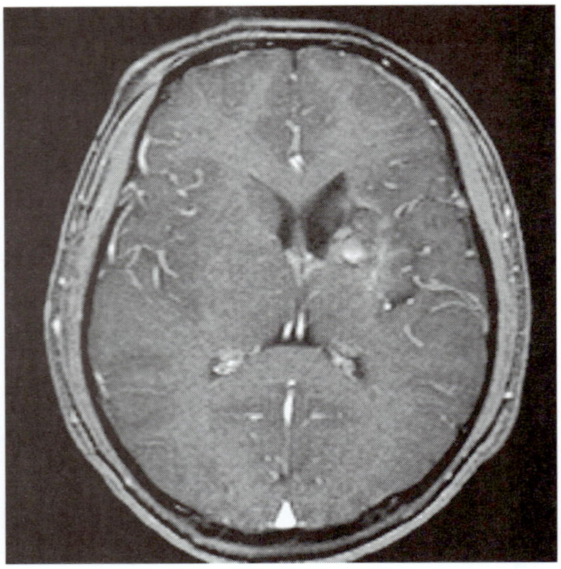

T_1WI+C

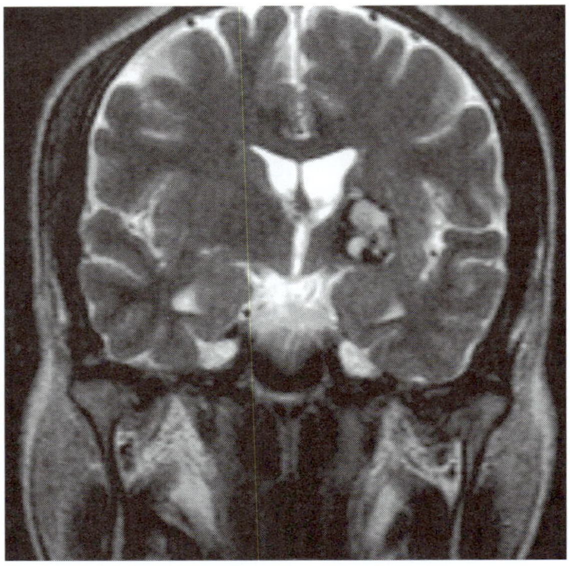

T_2WI

图 8-1-17　AVM

见粗大引流静脉，CTA 能显示畸形血管区，可替代 DSA。CA 出血时常呈类圆形高密度影，体积较未出血增大，可有钙斑。增强有明显强化。

(3)MR 表现：AVM 血肿信号不均，可见不同时期出血，常可看见异常流空血管影，增强 MRI MRA 常能显示畸形血管。梯度回波 $T_2{}^*$ WI、磁敏感显像呈不规则低信号，可见广泛畸形血管（静脉）和不同时期出血。CA 表现类似，但没有异常扩张血管（静脉），磁敏感显像鉴别价值大。

【影像诊断技巧】

儿童或年轻人不明原因出血均应考虑到血管畸形出血的可能。如血肿不规则且较表浅，密度不均应高度怀疑脑血管畸形所致出血。增强 CT、MR 有帮助，有条件可行 CTA、磁敏感成像、增强 MRA 检查，更具特征性，为手术提供指导。

七、脑静脉窦血栓形成

【概述】

脑部主要静脉分为浅、深两组。浅组包括大脑

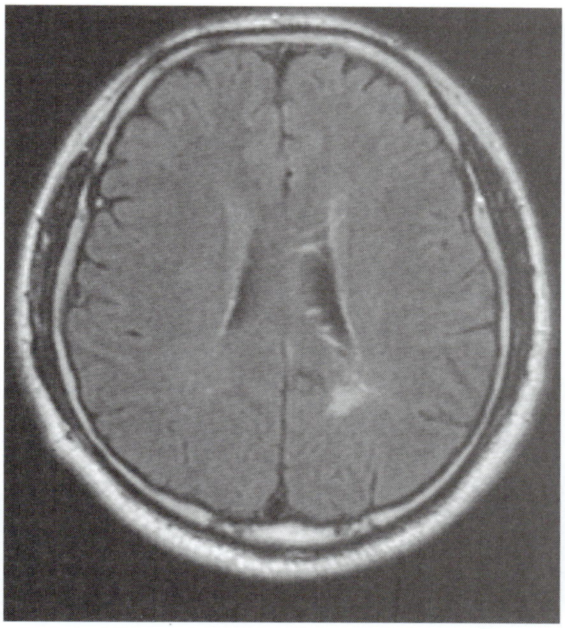

FLAIR

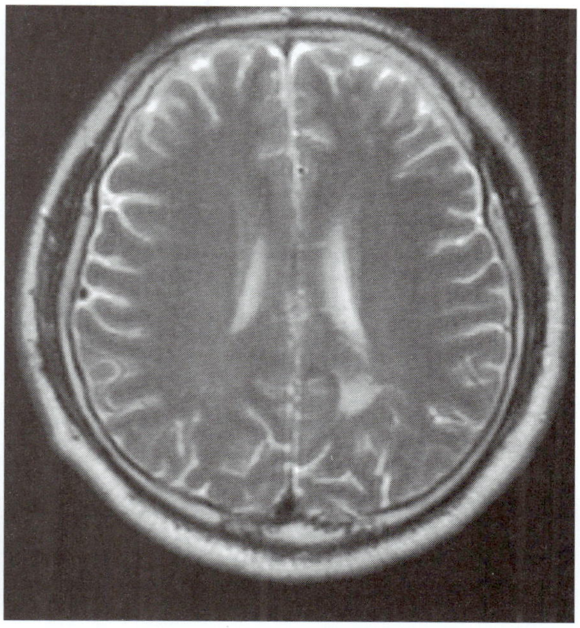

T_2WI

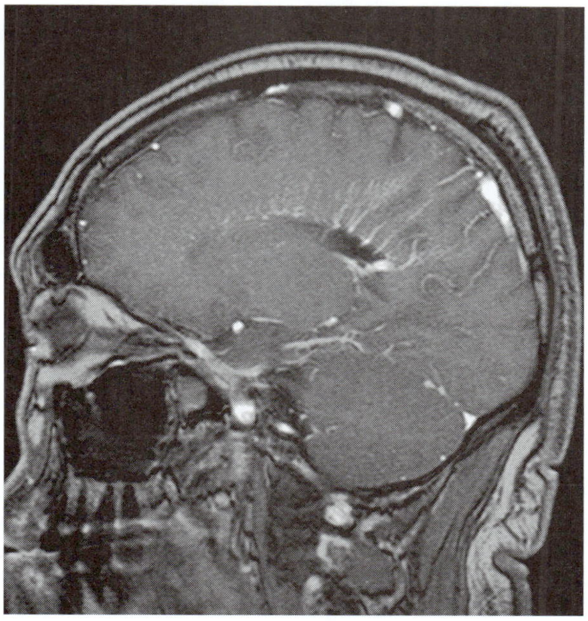

T_1WI+C

图 8-1-18　VM

上静脉、大脑中静脉和大脑下静脉，主要汇集大脑半球皮层和脑表面的静脉血液注入邻近的硬脑膜窦。深组主要为大脑大静脉，汇集脑深部的静脉血液流入直窦。颅内有五个主要静脉窦，即上矢状窦、下矢状窦，直窦、横窦及海绵窦。

【临床表现】

颅内静脉系统血栓形成是脑血管病的一种特殊类型，分为脑静脉和静脉窦血栓形成两种，因病变性质不同又分为炎症性和非炎症性两种。静脉窦血栓形成是一种严重的、潜在危及生命的疾病，发病快，病情重，预后差，比较少见。当患者在原发病基础上出现剧烈头痛、呕吐、视力下降、视乳头水肿以及运动、感觉功能障碍(下肢重于上肢)等神经系统损害时，应想到静脉血栓形成的可能，它是一种并发症，临床上相当多疾病和某些情况容易合并本病。①非感染性因素：严重的脱水、糖尿病、高凝血状态、血小板增多症、口服避孕药、怀孕、产后、近期手术、长期应用激素、肾病综合征、心脏病等。②感染性因素：局部感染，中耳、乳突炎，副鼻窦炎，脑膜炎，颅、面、中耳手术，颅脑外伤，动静脉畸形，动静脉瘘，动脉栓塞。③肿瘤压迫或浸润静脉和静脉窦等。脑静脉血栓形成大多由静脉窦血栓扩张而来。发病的部位常见于上矢状窦、横窦、直窦和海绵窦处。

【病理基础】

上矢状窦血栓形成可发生在它的前段、后段或全段。窦血管内为血凝块，窦壁可坏死，有红细胞渗到脑组织和脑脊液中。大脑可出现严重的脑水肿，脑白质可有点状出血灶，甚至出现脑梗死或脑软化。如血栓为炎性，窦内可充满脓液，临近常伴有脑膜炎和脑脓肿。上矢状窦闭塞，脑脊液回流障碍，形成交通性脑积水，又会加重脑水肿。颅内深静脉血栓，脑深部灰质水肿，梗塞，出血，坏死。

【影像学表现】（图 8-1-19）

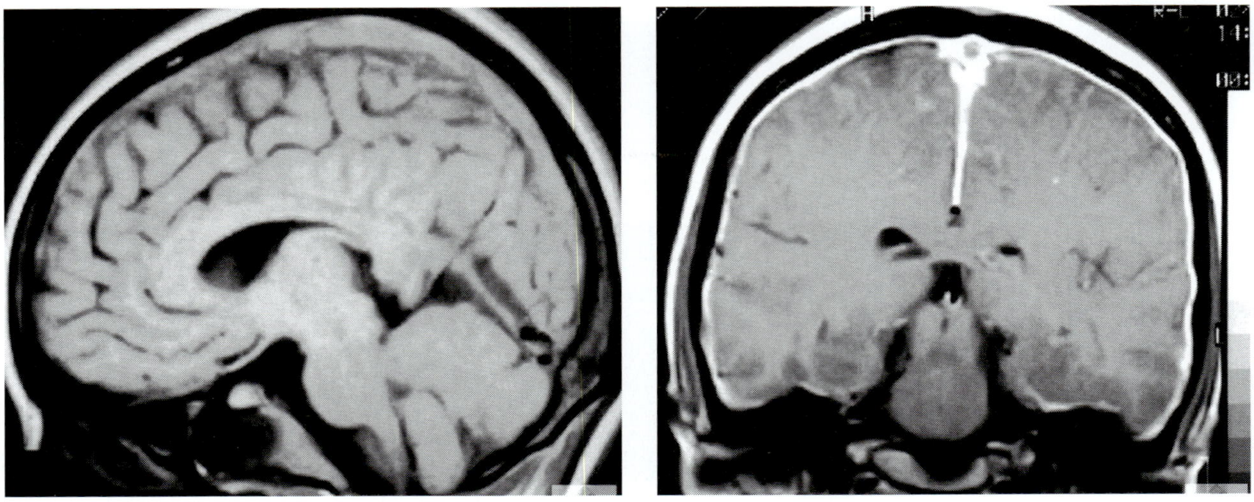

图 8-1-19　矢状窦血栓形成

T_1WI＋T_1WI 增强。

(1)CT 表现

①相应静脉引流区（以枕叶和顶叶多见）：出现双侧或单侧脑梗死，表现为不规则的低密度。有时梗塞区内有高密度灶性出血。

②弥漫性脑水肿：除梗塞灶以外，广泛的脑实质低密度，脑室受压变小，脑沟与脑裂变窄或消失。

③条索征：CT 平扫在硬脑膜窦、脑表面和深部静脉显示条状高密度影，代表新鲜血栓形成，如果扫描方向与静脉窦垂直，则为圆点状高密度影。

④空三角征：增强冠状扫描，上矢状窦（较宽的后部）血凝块显示为低密度区，称为空三角征。这是因为增强扫描，造影剂使窦周强化，静脉窦的血凝块密度相对低而形成。

⑤增强扫描：相应引流静脉区脑皮质明显强化，是由于静脉回流障碍，导致毛细血管扩张和血脑屏障破坏所致。

⑥慢性期：仅见局灶性脑梗死伴有脑萎缩，脑萎缩可以是局部，也可以是全脑。MSCT 及 MSCTA 可显示颅内静脉系统闭塞程度及狭窄。

(2)MRI 表现：正常静脉窦由于流空效应呈低信号，当静脉窦内血栓形成时，其正常的血液流空信号消失，可以表现为等、稍高或高信号，其信号变化与出血一致。

①急性期（1 周内）：静脉窦流空效应无信号影消失。新鲜血栓，T_1 加权像上呈等信号，T_2 加权像呈高信号。本期末红细胞内脱氧血红蛋白可部分转化为正铁血红蛋白，故 T_1 加权像上可变为部分高信号，T_2 加权像呈明显的低信号，后者也为急性静脉窦血栓的特征。

②亚急性期（1～2 周）：血栓内红细胞开始溶

解，高铁血红蛋白增多，在 T_1 及 T_2 上均为高信号。慢性期（2 周后），血栓可以溶解，静脉及静脉窦可以再通。MRV 技术可以快速、准确评价脑静脉系统的解剖结构。可显示静脉窦血栓形成的部位程度和范围。颈动脉造影（DSA）：脑动脉显示充盈迟缓；静脉窦中断现象，有时窦中可见充盈缺损；脑组织肿胀，大脑前动脉向对侧移位；还可见到侧支开放的血管；海绵窦血栓时，海绵窦不显影，颈内的动脉通过海绵窦的部分可有推移受压现象。脑血流灌注显像：血栓形成区早期灌注显像稀疏，可见脑结构；有正在出血可见显影剂局部逐渐增浓灶；发生脑组织坏死区放射性分布缺损，此项检查多在病情稳定后进行，此时难与梗塞区别。

【影像诊断技巧】

CT 扫描脑表面和静脉窦内出现高密度影和增强扫描产生“空三角征”具有一定的诊断价值。MRI 对血栓形成高度敏感，能较早提出诊断依据，最后确诊依赖于颈动脉造影，它能直接显示静脉窦中断和充盈缺损，也能显示一些较大静脉和静脉窦栓塞，但不能观察所引起的脑组织的改变。MRI 和 CT 能直接显示脑实质改变，也能显示一些大静脉窦的栓塞，其效果不如颈动脉造影，特别是 CT。

八、脑血管畸形

【概述】

脑血管畸形是胚胎血管发育不全的结果，一般分为 4 型：①动静脉畸形（AVM）；②毛细血管扩张症，由多发扩张的毛细血管组成，期间为正常脑实质；③海绵状血管瘤，由多个扩张的窦样血管间隙组成，期间无神经实质组织；④静脉畸形，其中以 AVM 最为常见。

【临床表现】

动静脉畸形（AVM）是指脑动脉与静脉通过畸形血管团相通的一种先天血管畸形。占脑血管畸形的 50%。AVM 一般位于脑表面，但可延至脑室与皮层下区，常见于大脑中动脉供血区的脑皮质，其次在大脑前动脉分布区的脑皮质。多在 20～40 岁发病，主要临床表现为：①蛛网膜下腔出血或脑叶出血，占 40%～78%；②癫痫占 30%左右；③头痛，颇似偏头痛发作，占 20%；④进行性神经功能障碍，如偏瘫、偏身感觉障碍、失语、智力减退及共济失调等，占 10%；⑤颅内压增高。

【病理基础】

动静脉畸形为动静脉之间存在直接沟通而无毛细血管网，由粗大的供血动脉、瘤巢和粗大迂曲的引流静脉组成，畸形血管粗细不等，可有扩张、迂曲，周围脑组织萎缩伴胶质增生及钙化，因血流短路而呈低灌流状态，可致梗塞与囊变，以及自发出血。

【影像学表现】

（1）CT 表现：AVM 未破裂出血前，平扫表现为一局灶性高、低密度或低、等混杂密度区，钙化呈斑点状、球型或曲线状。增强扫描呈虫曲状、点状、条索状或小片状强化；（约 50%）伴发血肿时，出血常发生于脑实质或进入蛛网膜下腔或脑室系统。血肿可表现为高密度，高、低混杂密度或低密度，这与出血时间有关，急性出血呈现为高密度，随着血肿的吸收可呈现为高、低混杂密度，甚至低密度。反复出血可伴交通性脑积水。增强扫描，部分病例病灶周围可显示畸形血管团或环状强化；伴发梗塞、软化和萎缩时，平扫呈低密度区形态为楔形、不规则形或条形。增强扫描，除部分病例可显示畸形血管团外，大多不强化。部分 AVM CT 平扫无异常发现，只有在注射造影剂后方能显示病灶。

（2）MRI 表现：常规 MR 图像上 AVM 中的血管成分在 T_1 和 T_2 加权像上均表现低或无信号迂曲成团的血管影，呈葡萄状或蜂窝状，很有特征性；回流静脉由于血流缓慢，呈长 T_1 长 T_2 信号；供血动脉和匍行的血管以及蔓状钙化均为低或无信号改变。注射 GD-DTPA 后，血管结构显示更清晰；MRA 能直接显示 AVM 的全貌，供血动脉，迂曲血管团，引流静脉均呈清晰的高信号，效果与 DSA 相似。

（3）血管造影（DSA）

①动脉期显示畸形血管团缠结，常呈楔形，尖端伸向脑深部，为最典型征象。

②近端供血动脉和远端引流静脉异常粗大，呈特征性短路现象。

③静脉过早显影，邻近血管显影不良或变细，

乃分流征象。

④无占位效应。

【影像诊断技巧】

年轻患者有蛛网膜下腔出血、头痛或癫痫病史;有神经障碍;头部有血管杂音提示脑血管畸形。DSA 和 MR 能直接显示畸形血管团,了解 AVM 的血供关系有其优势。MR 显示 AVM 精确的位置和范围优于 CT,尽管 MRA 可分辨 AVM 的全貌,但 DSA 仍然是 AVM 的金标准。一部分脑血管畸形常规脑血管造影不显示,即所谓"隐匿性脑血管畸形",在 CT 上可显示异常钙化斑点,结合 MRI 可做出定性诊断。

九、颅内动脉瘤

【概述】

颅内动脉瘤指发生于颅内动脉的局灶性异常扩大。可发生在任何年龄,以 40～60 岁最常见,女性多于男性,比例约为 4∶6,51%自发性蛛网膜下腔出血是由于动脉瘤破裂所致。首次动脉瘤破裂死亡率达 30%～40%,复发性动脉瘤破裂死亡率更高,报道达 50%以上。动脉瘤破裂前 90%无特殊症状与体征或仅有头痛发作,破裂后引起中风发作。

【临床表现】

动脉瘤破裂一般有三种临床表现:①在用力、激动等情况下,血压升高而发病,呈剧烈头痛后马上昏迷;②剧烈头痛、恶心和呕吐,过一段时间后好转或昏迷;③极少患者无头痛等先兆,仅有意识障碍。颅内动脉瘤好发于脑动脉,约 95%位于颈内动脉系统,5%分布于椎动脉系统。以发病的多少排列,依次为大脑前动脉、前交通动脉、后交通动脉、大脑中动脉。常可多发,发生率约为 20%。动脉瘤的破裂与其大小有关。小于 0.5cm 者破裂机会很少,大于 0.5cm 破裂机会递增,大于 3cm 者可产生颅内压增高症状。

【病理基础】

动脉瘤实际上是动脉壁呈病理性局限性扩张,与动脉腔有一颈部相连。

(1)先天性因素:①颅内动脉壁薄,中层缺乏肌层,外层缺乏弹力纤维,周围无支持组织,而脑需氧量大,血流速度快,血流的直接冲击易形成囊状动脉瘤;②两侧大脑前动脉近端发育不对称与前交通动脉瘤发生有密切关系;③家族史:文献报道,颅内动脉瘤有家族史,多发史。

(2)动脉粥样硬化:高血压患者动脉壁粥样硬化斑块及溃疡形成,纤维素样变,动脉壁局部薄弱,逐渐形成梭性动脉瘤。

(3)感染性因素:细菌及梅毒感染侵及动脉壁,弹性减弱,局部膨出,形成的动脉瘤多不规则。

(4)外伤:颅脑外伤后可形成动脉瘤,可能与颅底骨折损伤、撕裂血管有关。故病理上可分为五个类型:①囊状动脉瘤;②梭形动脉瘤;③外伤性动脉瘤;④粟粒状动脉瘤;⑤夹层动脉瘤。

【影像学表现】 (图 8-1-20)

(1)CT 表现

①动脉瘤表现与瘤腔内有无血栓有关。

无血栓的动脉瘤:通常直径小于 1cm 者 CT 不易显示,较大时平扫呈圆形高密度影,增强扫描呈明显均匀强化,CTA 显示瘤体与动脉相连。

动脉瘤伴部分血栓形成:呈球形阴影,中心或偏心为高密度,中间为等密度周围为高密度边,分别代表动脉瘤内腔、动脉瘤血栓及动脉瘤外层纤维囊壁。增强扫描中心和囊壁明显强化,称为靶征。

动脉瘤内完全为血栓充盈:平扫呈等密度影,造影剂强化时仅出现囊壁增强。

②巨大动脉瘤可出现占位效应,如脑室受压、移位等,但动脉瘤周围均无水肿。

③除薄壁动脉瘤外,有时瘤壁可见弧线状钙化影。

④动脉瘤破裂后,CT 多不能显示瘤体,但可出现出血、水肿、梗塞及脑积水,甚至还可引起脑疝等,其中以出血多见,常造成蛛网膜下腔出血,也可形成脑内血肿或破入脑室。

(2)MRI 表现:无血栓者,在 T_1WI、T_2WI 上均为圆形、椭圆形或梭形无信号区,边界清楚、锐利,有时可见载瘤动脉;有血栓者,通畅的动脉瘤腔往往位于瘤体的中央,呈现"流空现象"所造成的低或无信号区,T_1WI、T_2WI 上血栓为高信号、低信号或等信号的混杂信号。

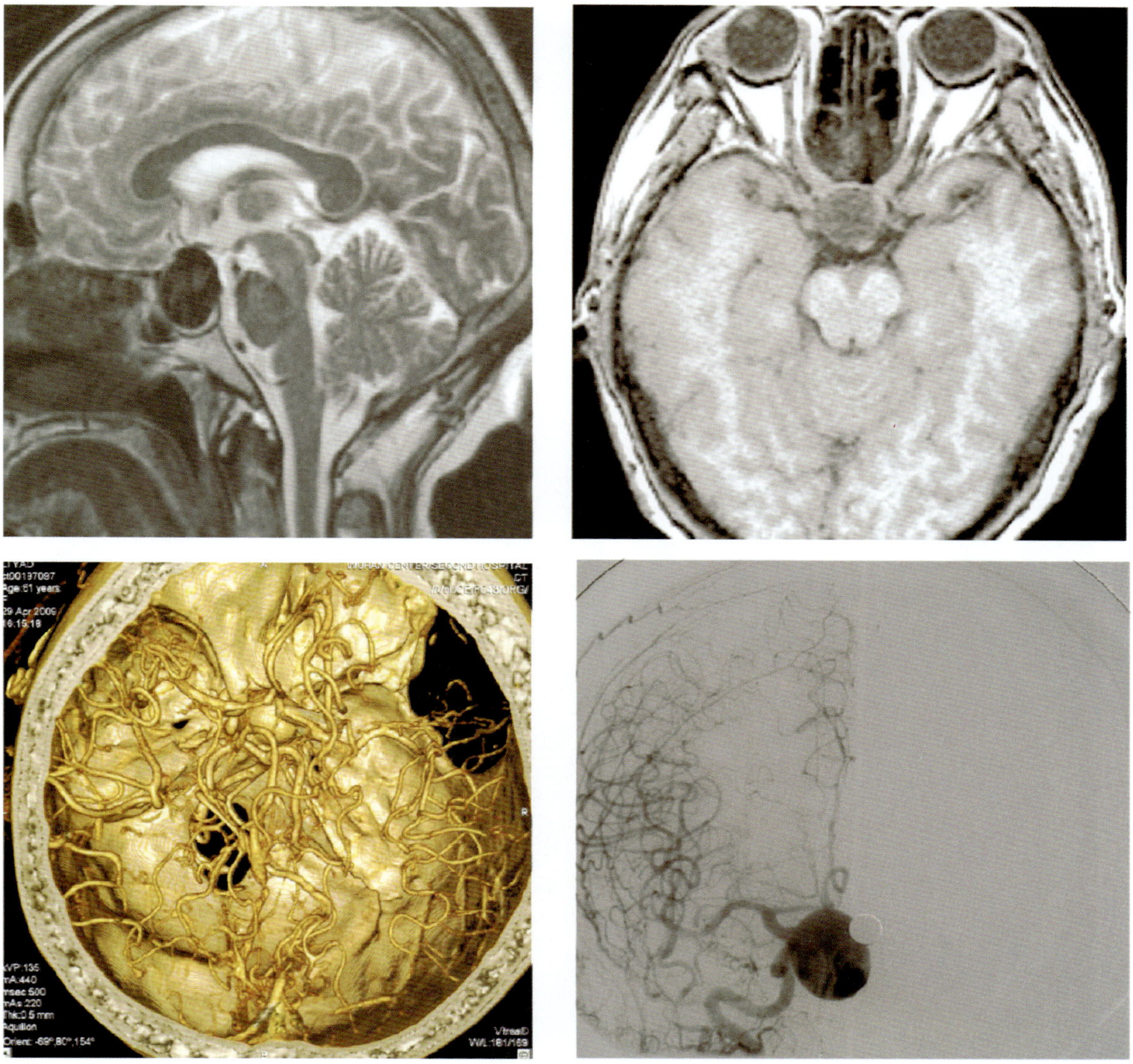

图 8-1-20　颈内动脉瘤

T_2WI+T_1WI+CTA+DSA。

(3)X线表现：血管瘤钙化时，平片检查有帮助。动脉瘤的血管造影表现为DSA可明确动脉瘤的部位、大小、形态、数目，与载瘤动脉的关系。见动脉瘤起源于血管壁一侧，突出成梭形或囊状，可有蒂与动脉干相连，形态多为圆形、卵圆形，亦可呈葫芦状或不规则形。出血或血肿形成时，动脉瘤轮廓模糊，邻近血管可发生痉挛和移位。但如果过窄或腔内有血栓可不显影，这时表现为假阴性。

(4)核医学：因血管瘤内含血丰富，^{99m}TC-RBC血池显影或动态显像，显示瘤区高浓聚影，断层现象可判定瘤体的位置和大小。但较小的血管瘤需与颅内血管扩张区别，一般血管扩张多呈条索状。

【影像诊断技巧】

DSA是诊断动脉瘤的金标准。DSA、核医学血池显像及MRI均能很好显示血管瘤。MRI可显示3～5mm大小的动脉瘤，显示5mm以上的动脉瘤较好，其优越性明显超过CT，虽然不能取代脑血管造影，但在明确动脉瘤大小、瘤周脑组织情况和动脉瘤内血栓情况有其独到之处。CTA可发现约2mm动脉瘤，且可较好显示动脉瘤瘤颈，显示5mm以上的动脉瘤较佳，该技术不足之处：细小血管显示不佳；碘过敏者不宜；扫描及图像处理技术要求高；不能动态了解血流。当动脉瘤内有血栓形成，DSA充盈不全时，MR、CT可显示其全貌，动脉瘤继发病变如出血、梗塞亦靠 MR、CT 显示。

十、皮层下动脉硬化性脑病

【概述】

皮层下动脉硬化性脑病又称 Binswanger 病，进行性皮层下血管性脑病。多见于 65 岁左右的老人，在老年人中发病率为 1%～5%。男女发病相等，常伴有高血压、糖尿病、冠心病、心肌梗死、心力衰竭或心律失常病史。

【临床表现】

患者以精神症状为首发症状，主要为缓慢进行性痴呆，性格改变。逐渐出现记忆力减退、表情淡漠、注意力不集中、计算力下降、行走和动作迟缓，并呈进行性发展。晚期可有尿失禁、偏瘫和四肢瘫。检查时发现面具脸、小步缓慢步态、四肢张力升高、四肢腱反射亢进、Babinski 征阳性。

【病理基础】

室管膜下的白质是皮层穿动脉的终末区，称边缘带。当动脉硬化时，使管腔狭窄，脑白质斑块状或弥漫变性、变软，边缘区缺血，而发生白质脱髓鞘、水肿及组织坏死。镜下病理表现为神经元肿胀、细胞质固缩，小动脉壁增厚，管径变细，内有血栓形成。白质变性与脑梗死、脑萎缩呈正相关。

【影像学表现】（图 8-1-21）

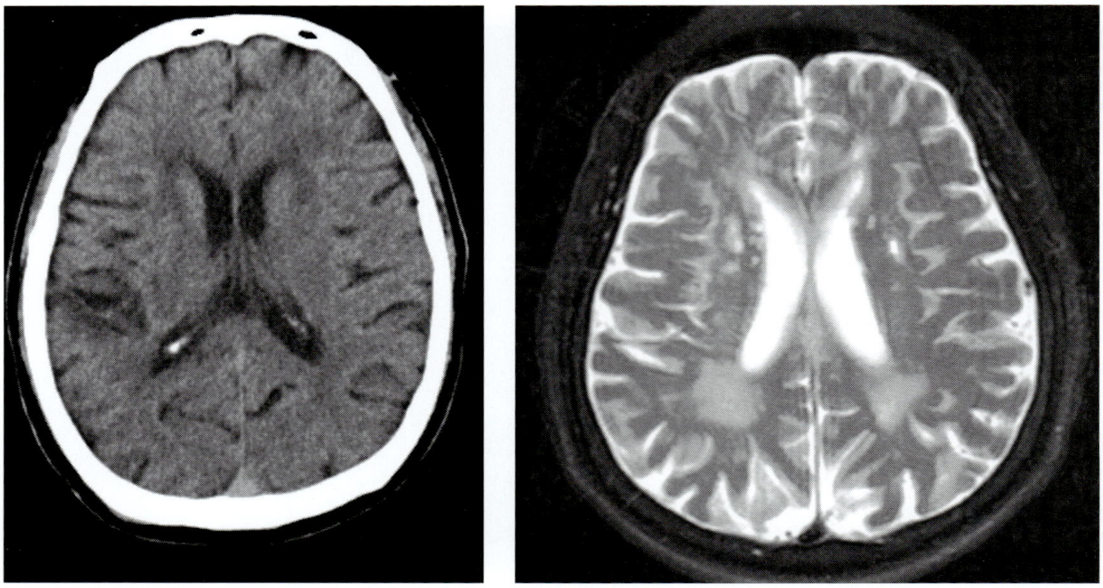

图 8-1-21　皮层下动脉硬化性脑病

（1）CT 表现

①脑室周围及中央半卵圆中心呈对称性低密度影，以前脚周围明显，白质密度明显低于灰质。

②内囊、丘脑和脑干常伴有多个不等的腔隙灶。

③多伴有脑萎缩征象。

（2）MRI 表现：双侧半卵圆中心及脑室旁深部脑白质呈现不甚对称的长 T_1 和 T_2 信号，无占位效应。T_2 和 FLAIR 上显示为高信号。异常信号大小不等、形状不规则、边缘不清楚。常在基底节和脑干。可见弥漫性脑萎缩。

【影像诊断技巧】

主要要点有：多发腔隙性梗死、脑室旁脱髓鞘、间质水肿、脑萎缩等。MRI 是皮层下动脉硬化性脑病的主要检查方法，显示皮层下小病灶较 CT 敏感，一般不用其他方法诊断本病。

十一、高血压脑病

【概述】

高血压脑病是高血压危象发生在脑部的一组临床综合征，主要是在原有的高血压基础上血压突然升高，同时伴有短暂脑功能障碍，血压升高达 200～260/140～180mmHg。

【临床表现】

临床上主要表现为短期内血压的突然升高，以舒张压升高比较明显，同时出现脑水肿、颅内压升高和局限性脑损害等表现，如头痛、头晕、烦躁、心悸、恶心、呕吐，病情发展出现喷射性呕吐、心率过快、呼吸困难、视力障碍、意识模糊、抽搐或昏迷等。多在急进型高血压和严重的缓进型高血压患者身上发生，这类患者多有明显的脑动脉硬化，也可在妊娠高血压综合征、肾小球肾炎、肾动脉狭窄、嗜铬细胞瘤等继发性高血压患者身上发生。高血压脑病是一种非常危险的疾病，如不积极抢救，则患者极易导致死亡。

【病理基础】

高血压脑病的发病机理可能是脑动脉在强烈的痉挛之后发生扩张，脑血流量明显增加，脑组织产生过度的灌注，引起血管源性脑水肿和颅内压升高。由于血压升高明显，会引起全身的细小动脉痉挛，如果血压长时间升高，动脉也会长时间痉挛，血管壁因缺氧而发生变形，管壁增厚，管腔变窄，弹性减退，从而形成或加重动脉硬化的形成；再加上高血脂、高血糖、血黏度增高等因素更易加速血栓的形成。

【影像学表现】（图 8-1-22）

表现双侧大脑后部对称性皮层下白质长 T_2 高信号，FLAIR 序列显示尤直观；DWI 扩散不受限，无高信号。如果治疗及时无并发症，高信号影像可消除。

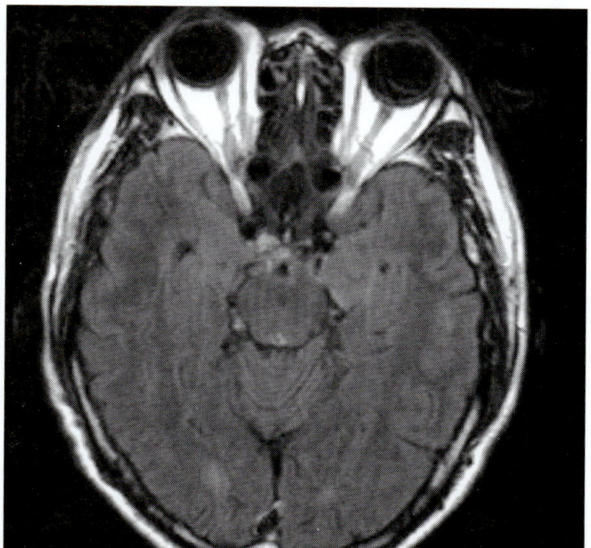

图 8-1-22　高血压脑病 FLAIR

【影像诊断技巧】

临床表现＋两侧对称性 T_2WI 高信号，扩散不受限，可逆性。MR 首选，需常规 T_1WI、T_2WI、FLAIR 及 DWI。

十二、烟雾病

【概述】

烟雾病又称为脑底动脉环闭塞、颅底异常血管网征，是多种原因引起的颅底大动脉严重狭窄或闭锁，由此诱发脑底部形成代偿性异常血管网，在血管造影中可见多条状弯曲的细丝，犹如徐徐上升的烟雾，故而得名。该病病因包括先天性因素和后天因素。先天性因素包括颅底动脉发育不良，中膜薄弱，平滑肌细胞萎缩；后天因素包括外伤、感染、动脉硬化，均使管腔狭窄或闭塞。好发于婴幼儿及青年，女性发病率略高于男性。

【临床表现】

(1)颅底大血管闭塞所致的脑梗死和脑软化，突然出现偏瘫、失语、情感异常。

(2)血管破裂引起的蛛网膜下腔出血和脑内出血的症状，突然剧烈头痛、恶心、呕吐、昏迷、偏瘫、脑膜刺激征等。

【病理基础】

(1)颅底大血管阻塞致脑梗死、脑软化及囊变。

(2)可因血管破裂而致脑出血及蛛网膜下腔出血。

(3)脑底异常血管网是在颅底动脉环主干狭窄或闭塞后，各深穿支异常扩张，相互吻合而形成。少数病理资料表明，Willis 环可能先有先天性发育不良，然后有多种后天性病因引起的血管炎，血管狭窄与闭塞，周围侧支动脉继发性扩张、增殖，最后才形成颅底异常血管网。

【影像学表现】（图 8-1-23）

(1)CT 表现

①脑梗死、脑软化及脑萎缩：双基底节及额顶叶可见多发低密度区，边界清楚，少有占位效应。

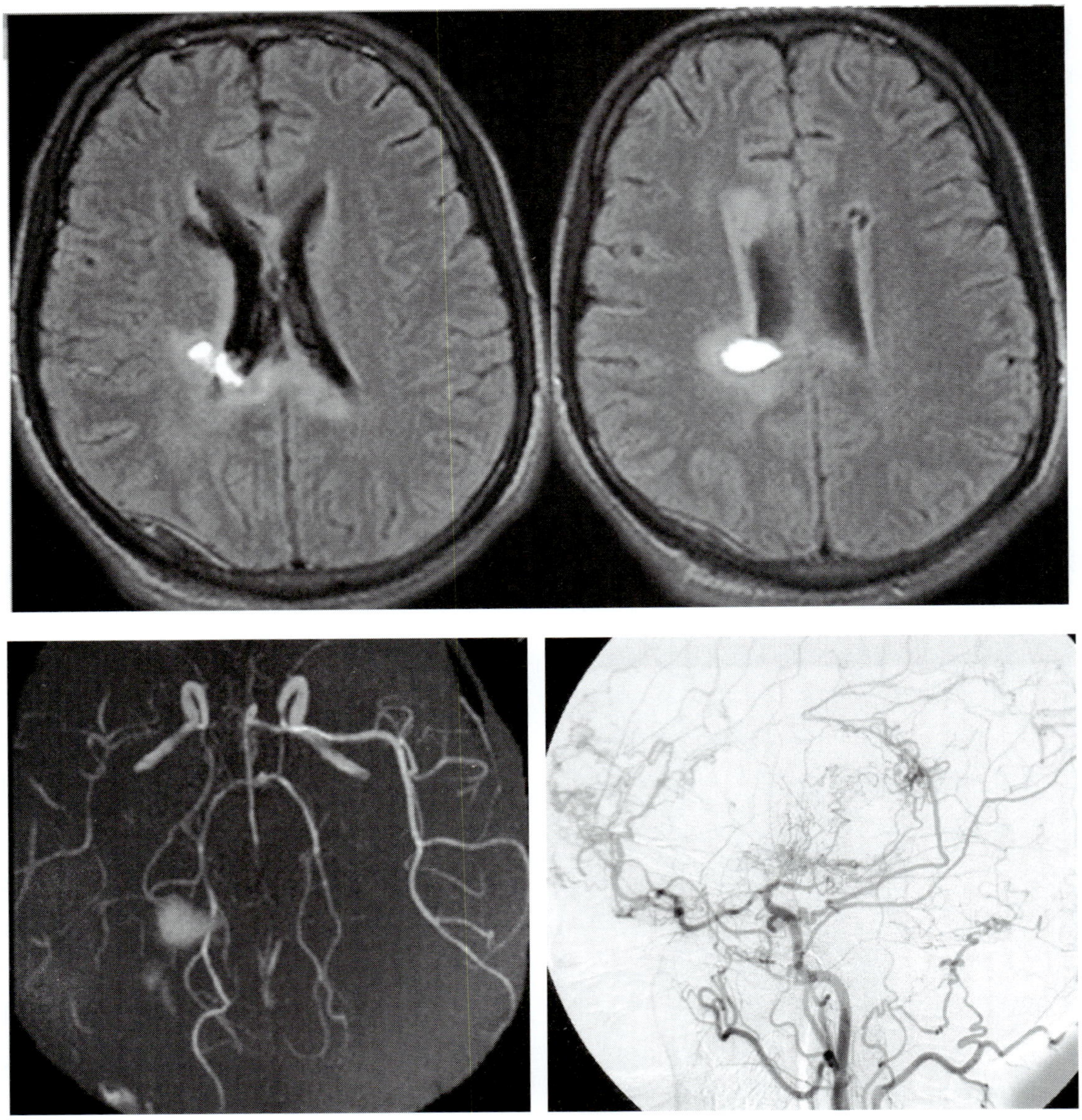

图 8-1-23　烟雾病

FLAIR＋MRA＋DSA。

后期脑软化及囊腔形成，为低密度伴有牵拉收缩征象，脑室扩大变形，脑沟增宽，脑萎缩，多见于双额叶、外侧裂、纵裂扩大。

②脑出血和蛛网膜下腔出血：脑出血多在基底节、额叶底部、颞叶。早期为高密度灶，周围低密度带环绕，有占位效应，随着时间推移，血肿变成低密度，水肿消失；蛛网膜下腔出血最多见，多在鞍上池、两侧大脑外侧裂池及基底池。

③增强扫描：可显示 Willis 环侧支循环网，表现为不规则的扭曲成团血管网或斑片状强化影。

④CTA：可清楚显示血管闭塞的部位，异常血管网的大小、数目、供应范围。

(2) MR 表现：MR 显示烟雾病比 CT 优越，MRA 更有取代 DSA 之势。

①脑梗死与脑软化：T_1 加权像为低信号，T_2 加权像为高信号，病灶几乎分布于整个颈内动脉供血区，以多支供血动脉分布的分界区多见。

②脑萎缩：多见于双额叶。脑室扩大变形，脑沟增宽，脑表面蛛网膜下腔增宽。

③脑出血：新鲜出血灶在 T_1、T_2 上均呈高信号，随着时间的延长，T_1 加权像上信号逐渐降低。

④颅底异常血管网因快速流空效应，在基底节下部呈对称性斑点状黑色低信号。由于颈内动脉狭窄与闭塞，双侧大脑中动脉主干的"流空现象"减

弱或消失。

⑤MRA 可显示烟雾病异常血管网及侧支循环的全貌。

【影像诊断技巧】

烟雾病的 CT 和 MR 表现均为非特异性改变，临床上只能提供诊断线索，而不能据此诊断。尽管 CT 和 MR 对烟雾病所致脑实质损害的显示优于脑血管造影，但最后诊断还要依靠脑血管造影。

十三、脑颜面血管瘤综合征

【概述】

脑颜面血管瘤综合征又称 Sturge-Weber 综合征、脑面血管瘤病或软脑膜血管病，是一种常染色体显性遗传性疾病。本病见于儿童，是一种伴神经皮肤综合征的静脉性血管畸形。

【临床表现】

(1)颜面血管瘤：出生时即有，最常见于三叉神经眼支分布区，也可见于唇舌或他处皮肤。血管瘤略高出皮肤，呈紫红色，位于颅内血管瘤的同侧，偶可位于对侧。

(2)癫痫：癫痫为主要临床表现，大约 90%患者都有该症状，可为单纯部分性发作或全身强直阵挛性发作。

(3)智能减退：约 50%患者有智能减退及精神障碍。

(4)神经障碍：软脑膜血管瘤的对侧常有偏瘫、偏身感觉障碍和同向偏盲等局部定位体征，约有 32%患者可出现此症状。

(5)牛眼征：先天性巨大眼球伴青光眼与视网膜、脉络膜剥离。

(6)平片：显示颅内脑回状钙化，2 岁之前往往不显示钙化。

【病理基础】

本病有两个基本的病理特征，其一为面部的皮肤血管痣，通常发生在上眼裂和眶上区；其二为软脑膜的血管瘤，通常发生在同侧的顶枕区，可有不同程度的向额叶及颞叶扩张。皮肤的血管病变为毛细血管瘤。由于胚胎期血管形成与分化障碍，使脑部的血管瘤体可为小静脉性或毛细血管性。由于长期供血障碍与瘤体挤压使脑组织呈局灶性层状坏死、胶质增生、钙盐沉积及局限性脑萎缩，临近脑室代偿性扩张。病灶同侧的面部可见类似的血管瘤。

【影像学表现】（图 8-1-24）

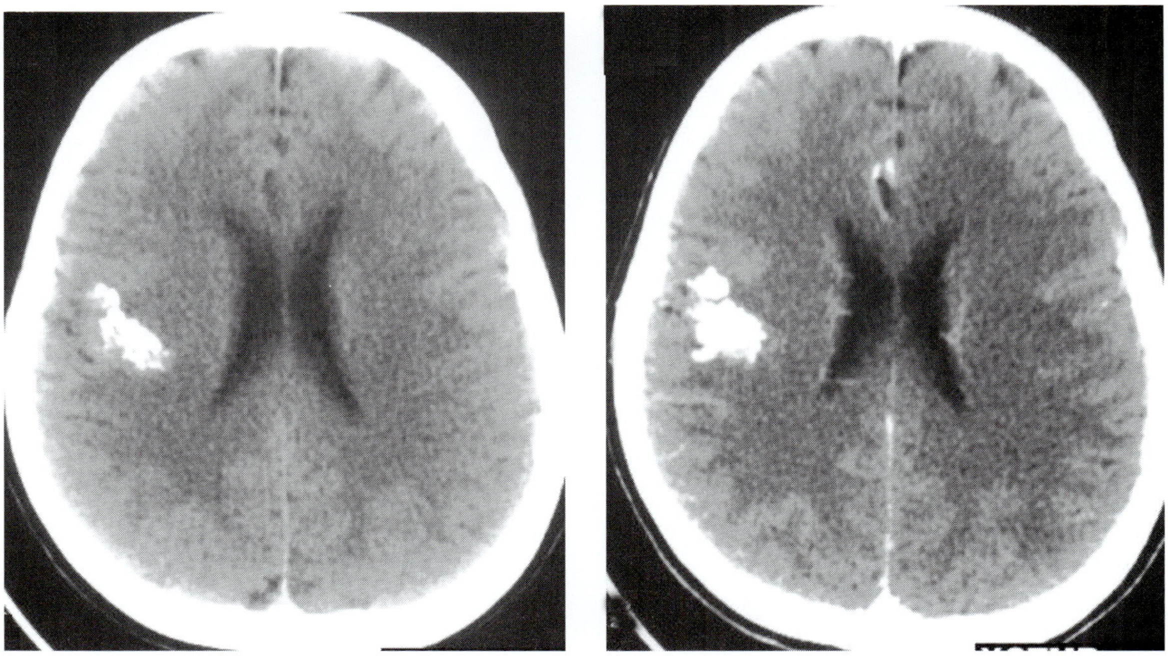

图 8-1-24　脑颜面血管瘤综合征

CT 平扫＋增强

(1)CT 表现

①脑回状钙化，为该病特征性钙化，即可在局限性脑萎缩的皮质下见花纹状钙化影，迂曲致密，轮廓似脑回。增强检查，钙化灶周围及钙化区可见明显脑回状强化，但如钙化较多，则增强现象往往被掩盖，需仔细观察才可分辨出非钙化区的强化。

②局限性脑萎缩：通常发生于额面部血管瘤的同侧，以顶枕区或额顶区最多见且明显，局部脑沟加深加宽，脑蛛网膜下腔扩大，侧裂池与纵裂池扩大。

③病侧颅骨代偿性肥厚。

④增强后扫描可见局限性脑萎缩的皮层下软脑膜的异常血管，呈脑回状或扭曲状增强，并有向深部引流的扭曲静脉，侧脑室脉络丛球扩大，深静脉增粗。

(2)MR 表现

①大脑板球顶枕区沿脑回、脑沟有弧条状低信号，代表钙化存在，但软脑膜的异常血管也呈扭曲状低信号。

②局限性脑萎缩，以顶枕区或额顶区多见。

③病侧额骨、顶骨、额窦代偿性肥厚。

④脑回状强化：注射 Gd-DTPA 后在局限性脑萎缩的皮层下可见脑回状强化。

⑤脉络丛血管瘤为一种畸形，脉络丛球扩大平均为 8mm。

⑥牛眼征：先天性巨大眼球伴青光眼与视网膜、脉络膜剥离。

【影像诊断技巧】

本病见于儿童，有面部血管痣、牛眼征、痴呆、青光眼、癫痫发作、轻偏瘫，偏身萎缩症，CT 及 MR 能显示局限性脑萎缩、脑回状钙化、软脑膜与脉络膜血管瘤病。MR 与 CT 诊断价值相当，但显示血管畸形优于平扫 CT，CT 显示钙化优于常规序列 MR。

第二节　颅内感染性疾病

一、脑脓肿

【概述】

脑脓肿(brain abscess)是化脓性细菌进入脑组织引起炎性改变，进一步导致脓肿形成，常是败血症或中耳炎的并发症。可单发或多发，幕上多见，颞叶占幕上脓肿的 40%。常见的致病菌为金黄色葡萄球菌、链球菌和肺炎球菌等。

【临床表现】

初期病人除原发感染症状外，一般都有急性全身感染症状。脓肿形成以后，上述症状好转或消失，并逐渐出现颅内压增高和脑定位症状，可出现剧烈头痛、呕吐、意识障碍等表现。

【病理基础】(图 8-2-1)

感染进入脑实质后，首先是急性脑炎期，表现为白质区的水肿；随后中央坏死液化，形成脓肿，周围为脓肿壁。水肿开始减轻。脓肿壁内层为炎症细胞带，中层为肉芽和纤维组织，外层是神经胶质层。多中心融合的脓腔内可见分隔，脓肿破溃外溢可形成多房脓肿。

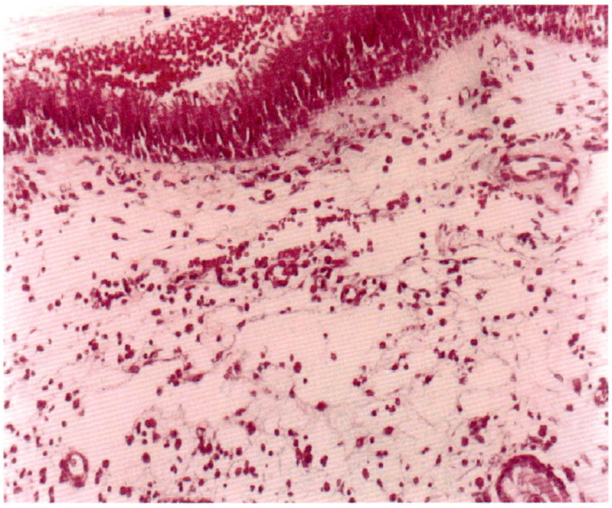

图 8-2-1　脑脓肿病理切片

【影像学表现】(图 8-2-2)

(1)CT 表现：急性脑炎期表现为边界不清的低密度区，有占位效应，增强一般无强化。脑脓肿

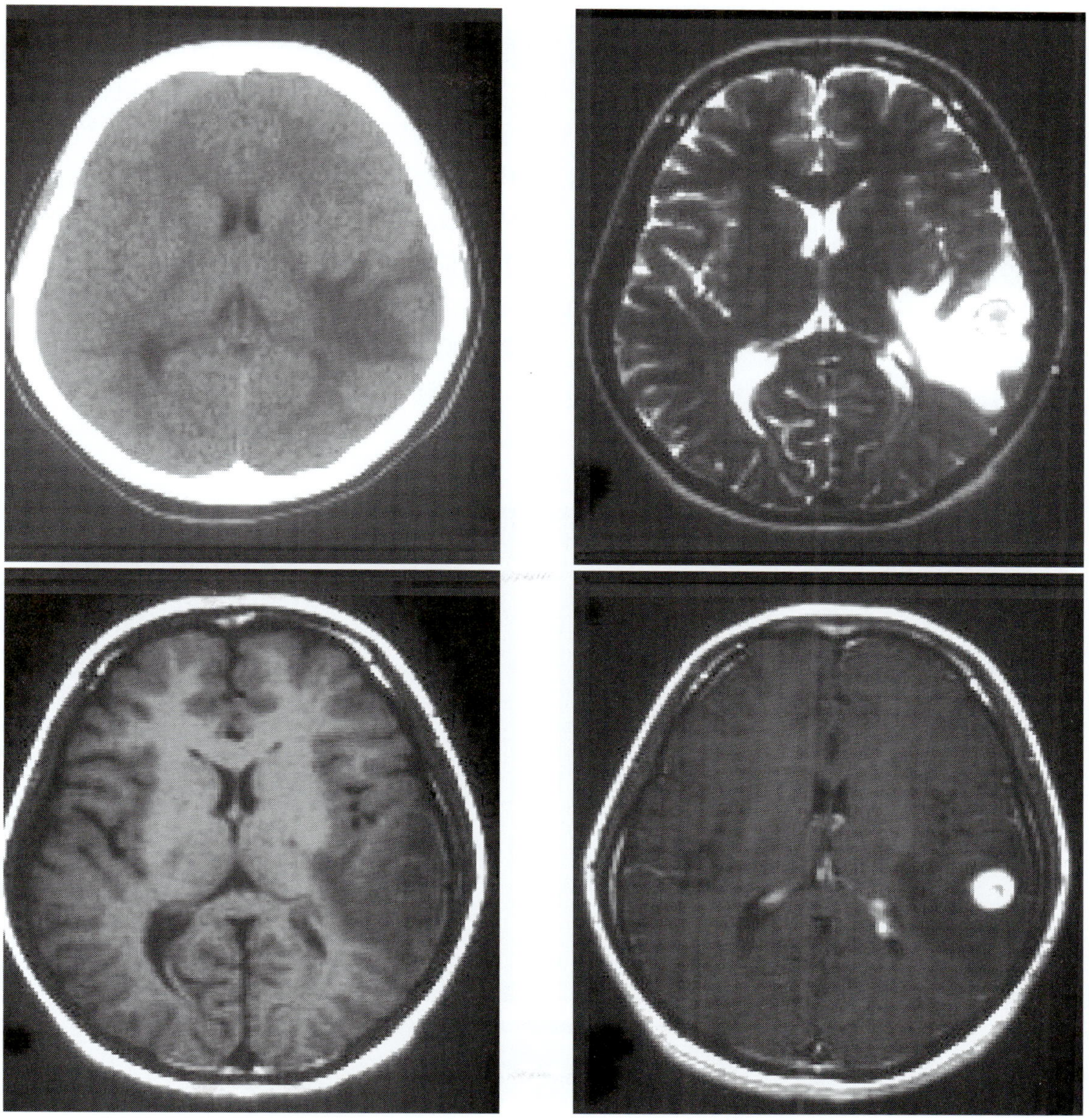

图 8-2-2 脑脓肿的 CT 与 MRI 表现

形成期平扫脓肿壁为等密度，脓腔内为低密度，有些脓腔内可见气液平，周围水肿为低密度，水肿逐渐减退。增强扫描脓肿内仍为低密度，脓肿壁强化明显，具有完整、光滑、均匀、薄壁的特点。

(2)MRI 表现：急性脑炎期 T_1WI 为低信号，T_2WI 为高信号，占位效应明显。脑脓肿形成期 T_1WI 脓肿和其周围水肿为低信号，两者之间的脓肿壁为等信号环形间隔。T_2WI 脓肿和其周围水肿为高信号，脓肿壁为等或低信号。增强扫描脓肿壁显著强化，脓腔不强化。脓肿壁一般光滑无结节。

磁共振波谱分析显示脓液可探测到多种特征性氨基酸峰，其中，Ac 峰和 Suc 峰可帮助鉴别需氧菌与厌氧菌，其出现提示厌氧菌感染。经过有效治疗后，所有氨基酸峰可消失，仅残存 Lac 峰。

【影像诊断技巧】

脑脓肿的诊断主要依靠 CT 与 MRI，急性脑炎期表现类似于脑水肿，诊断需结合临床表现。

二、病毒性脑炎

【概述】

病毒性脑炎（viral encephalitis，VE）为病毒或其毒素所致，常见感染源为疱疹病毒、麻疹病毒等。

影像学上无特异性表现，区分困难。单纯疱疹病毒性脑炎湿病毒性脑炎中较常见的一种，又称急性坏死性脑炎，本病发病急，病情重，死亡率高。

【临床表现】

发病前有上呼吸道感染史，约 25%病人口唇有单纯疱疹病史。发热、呕吐、抽搐、精神症状、意识障碍，严重者常于发病后 2～3 天内死亡。幸存者遗有癫痫、偏瘫、健忘等后遗症。

【病理基础】

单纯疱疹病毒是一种嗜神经 DNA 病毒，分为Ⅰ、Ⅱ型，近 90%是由Ⅰ型病毒引起，其余为Ⅱ型所致，病毒先引起 2～3 周的口腔和呼吸道原发感染，然后沿三叉神经分支经轴突逆行至三叉神经节，在此潜伏。颞叶额叶等部位出血性坏死，大脑皮质的坏死常不完全，以皮层和浅第 3、5 层的血管周围最重，可见病变脑神经细胞和胶质细胞坏死、软化和出血，血管壁变性坏死，血管周围可见淋巴细胞、浆细胞浸润；急性期后可见小胶质细胞增生。软脑膜充血，并有淋巴细胞和浆细胞浸润。

【影像学表现】（图 8-2-3）

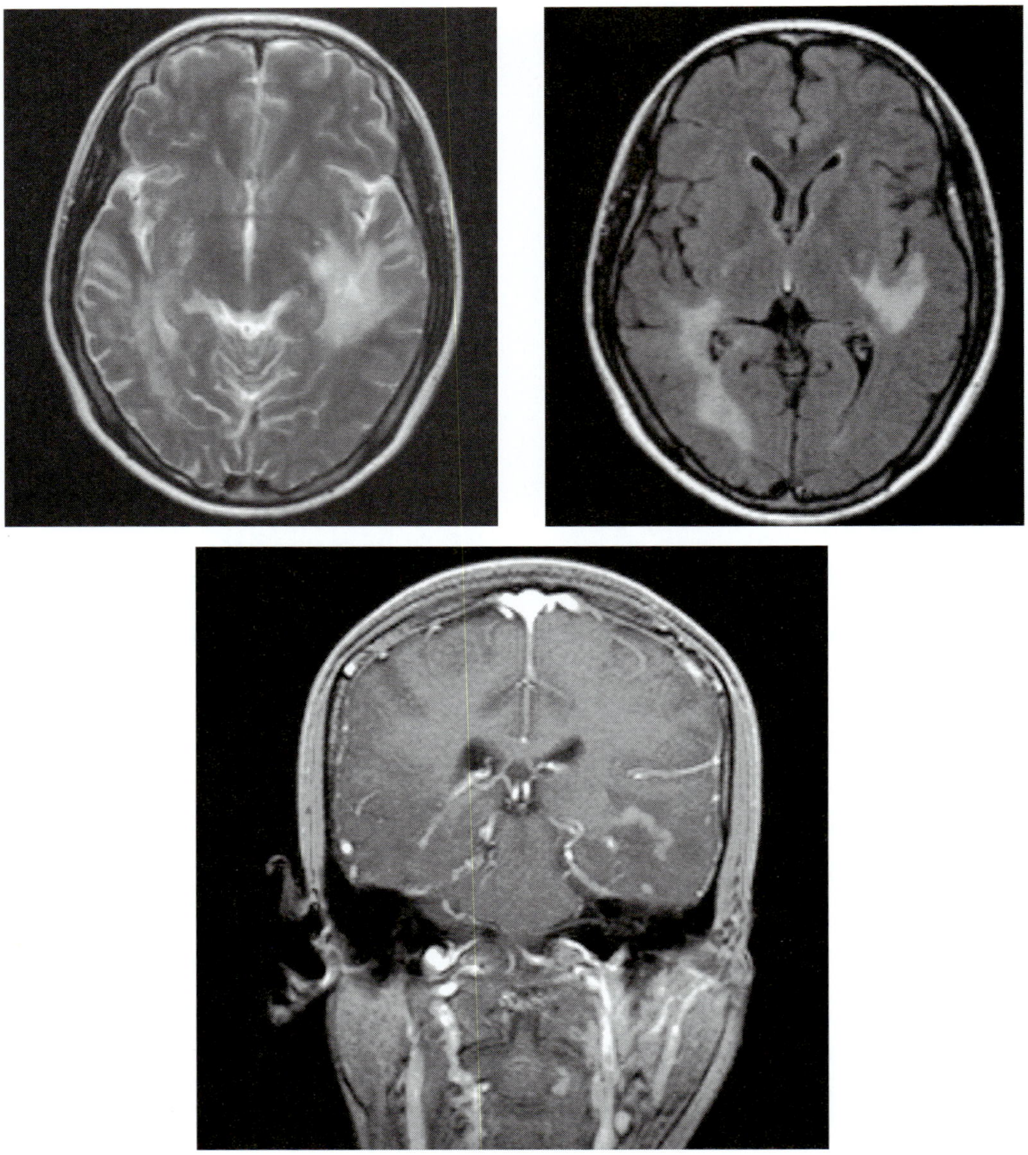

图 8-2-3　病毒性脑炎

MRI 图像、MRI 增强图像。

大多数文献报道病毒性脑膜炎在发病的1周内,CT及MRI一般为无阳性改变,所以病毒性脑膜炎的CT及MRI检查应在发病1周后进行。

(1)CT表现:平扫显示脑室旁脑白质内及脑皮层,皮层下片状的密度灶,可以呈多灶性,常不对称。边界不清晰,由于脑白质的水肿,脑室系统受压,变小,临床上可出现头痛、呕吐等高血压症状,脑室小可能为惟一的CT表现,增强扫描后,多数病灶无强化,少数病灶为脑回样强化,脑膜样强化。

(2)MRI表现:对脑水肿较CT敏感,能发现CT无法现实的如后颅窝的病变,颞叶病变,在T_1WT呈低T_2WI呈高信号。如果病灶有坏死,周围水肿明显,占位效应较显著时,应与脑肿瘤相鉴别,病前常有呼吸道症状,或消化道症状,起病急,脑积液检查蛋白质轻度增高,影像学检查病灶呈多灶位于双侧脑室旁脑白质水肿。

(3)磁共振波谱分析:病毒对脑实质细胞的损害,弥漫性或局灶性神经元变性、坏死,伴随着正常膜结构破坏,因而NAA峰减低Cho/Cr正常或轻度升高,rCho不高,部分病例可见Lac峰。

【影像诊断技巧】

MRI可早期发现病毒性脑炎,是病毒性脑炎影像学检查的首选方法,对病毒性脑炎的定位、早期诊断、病情严重性及预后评价具有重要价值;DWI比T_2WI显示病变更清晰且能作定量评价;MRI表现病灶累及范围越广泛,则病情越重,预后越差。

三、脑囊虫病

【概述】

脑囊虫(cerebral cysticerosis)是最常见的脑寄生虫,为猪绦虫幼虫寄生脑部所致,又称囊尾蚴病。

【临床表现】

主要有意识障碍和精神障碍,各种类型的癫痫发作及发作后的一过性肢体瘫痪及颅高压等。查体可见皮下结节,多位于头部及躯干部。囊虫补体结合试验可为阳性。

【病理基础】(图8-2-4,图8-2-5)

人误食猪绦虫虫卵或肠道内绦虫节片逆流入胃,绦虫经十二指肠肠壁进入血液循环,进入颅内演变为囊尾蚴。囊尾蚴进入脑内形成囊泡,囊泡内含有液体和白头节。虫体死亡后由炎性细胞包裹形成肉芽肿。后期可由胶原纤维结缔组织修复变成瘢痕,死亡虫体发生钙化。根据病变的部位不同可分为脑实质型、脑室型、脑膜型及混合型。

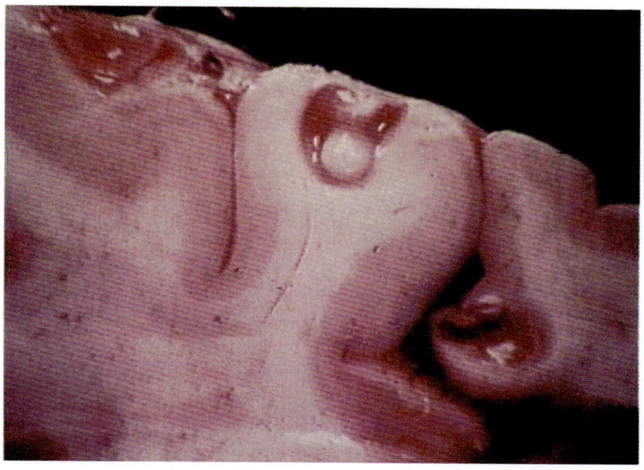

图8-2-4　脑囊虫大体病理基础

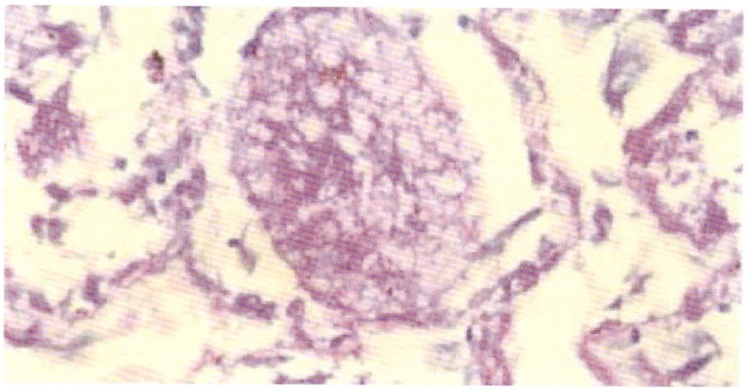

图8-2-5　脑囊虫镜下表现

【影像学表现】(图8-2-6)

在脑囊虫病灶的检出率、定位、定性、头节显示及分期方面MR明显优于CT。根据囊虫的数目、大小、部位及不同时期表现不同。

(1)急性脑炎型:系囊尾蚴一次大量进入脑实质引起急性炎症的表现。MR图像与一般脑炎类似,以脑室周围白质最明显,在T_1WI呈对称性低信号,在T_2WI质子密度加权像上呈对称性高信号,颇似脑白质病,GD-DTPA增强多无明显增强或不规则增强灶。

(2)多发小囊型:系多个存活期囊尾蚴并存的表现,多散在分布于脑实质的皮层区。周围没有或

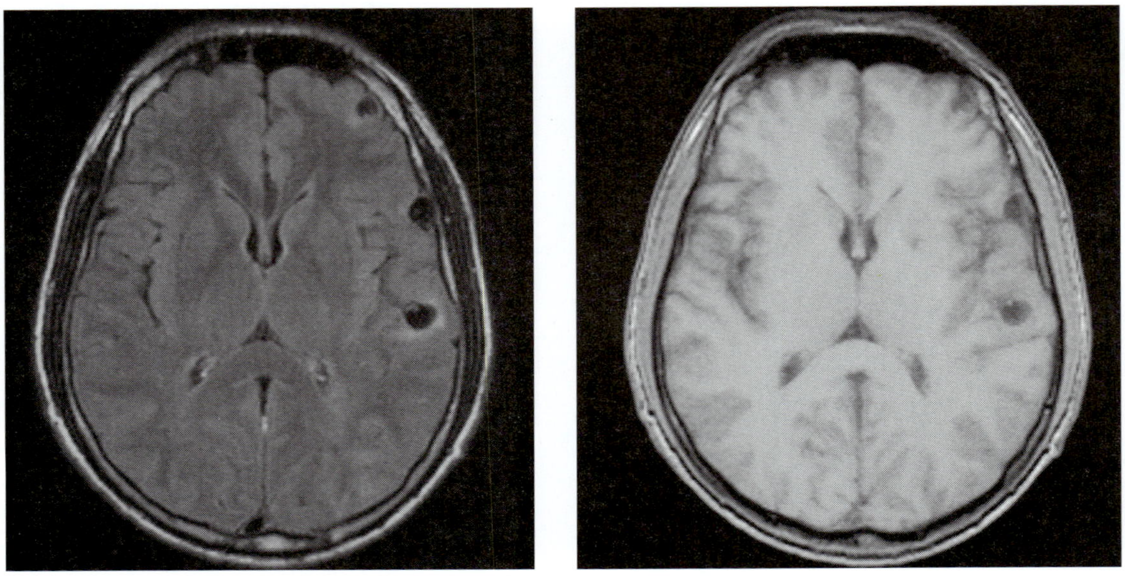

图 8-2-6　脑囊虫 MRI 表现

仅有轻度脑水肿。MR 表现为双侧皮质区有多个散在分布的小圆形或卵圆形小囊，直径 1～1.5cm，囊壁较薄，于囊壁内侧偏于一侧有一点状影为一头节。增强后囊壁及头节多不增强或轻度增强。

(3)大囊型：系一个巨大囊尾蚴或数个囊尾蚴融合而成的表现，亦可多发。MR 表现为脑实质内或脑沟、列内大的圆形、卵圆形或分叶状病灶，似大囊腔，期内无头节，信号与脑脊液一致。

(4)囊虫性脑内小脓肿型：系囊尾蚴死亡时，刺激脑组织引起无菌性炎症、坏死，周围脑组织纤维增生形成脓肿壁造成脑水肿。平扫 MR 表现为大片状指样水肿，增强后呈较明显环状强化。

(5)葡萄囊丛或丛集型：系多个囊虫堆积在一起或一个囊虫在蜕变死亡过程中由于炎性发硬及囊壁纤维化形成多个纤维间隔，使之呈分叶状，颇似一串葡萄样的表现。平扫表现为葡萄状长 T_1 长 T_2 信号影，其间隔呈线样等或略高信号。无强化。

(6)血管炎性脑梗死：系囊虫性蛛网膜炎导致小动脉内膜炎，引起脑梗死的表现，多位于基底节区，GD-DTPA 有脑回状增强表现，与缺血性脑梗死相似。

(7)钙化型：系囊尾蚴死亡后被机化，形成纤维组织或钙化的表现。直径一般为 2～3mm，周围无水肿带。MR 可表现不明显，阳性率反而不如 CT。

(8)脑室型：系囊尾蚴寄生于脑室内(第四脑室多见)并阻塞脑脊液循环通路的表现。囊虫所在部位脑室呈不对称性增大，存活期囊虫多较脑实质型虫体体积大，直径可在 2cm 以上，囊壁薄，与周围室管膜无粘连，可随体位或脑脊液搏动而有滚动，囊内靠一侧囊壁可见头节。注射 GD-DTPA 后囊壁多无强化。

(9)脑膜型：系囊尾蚴寄生于软脑膜并引起蛛网膜粘连或交通性脑积水的表现。静注 GD-DTPA 可见软脑膜增强。

【影像诊断技巧】

脑囊虫病表现复杂多样，可多种病变混合存在。在脑囊虫病灶的检出率、定位、定性、头节显示及分期方面 MR 明显优于 CT。

四、结核性脑膜炎

【概述】

结核性脑膜炎(tuberculous meningitis)是软脑膜的慢性炎症，是脑内结核的一种常见类型，近年来有增多的趋势，结核性脑膜炎常常是由其他部位如肺结核、骨结核和泌尿生殖道结核通过血行播散而来。结核性脑膜炎多与结核性脑炎并存，称之为结核性脑膜脑炎。孤立存在的结核性脑膜炎罕见，约占小儿细菌脑膜炎的 5%以下。结核性脑膜炎的死亡率大约在 25%～30%。

【临床表现】

除一般脑膜炎的症状外，还可以出现脑梗死的症状，尤其是在豆纹动脉和丘脑穿支动脉的供血区域，双侧梗塞的发病率大约为 70%。常可出现脑积水症状。

【病理基础】（图 8-2-7）

结核性脑膜炎主要累及基底池部位的脑膜，局部脑膜增厚并见由多核细胞，纤维蛋白和出血组成的灰色胶样渗出。并可见干酪样坏死，肉芽肿形成，动脉内膜炎以及血管周围脑实质的炎性改变。小的结核性肉芽肿可存在于脑膜或脑实质内，后期可以钙化。在基底池的肉芽肿可累及后组脑神经。由于脑脊液内存在的炎症以及纤维蛋白性凝块，可影响到脑池，脑沟内的脑脊液循环，并且可以危及第四脑室正中孔及外侧孔的通畅，导致交通性脑积水；如果脉络膜丛也受累、可致脑脊液分泌过多，也可导致梗阻性或交通性脑积水。动脉内膜炎可以导致血管腔变窄，影响其分布区域的血供，引起相应部位的脑缺血与脑梗死。

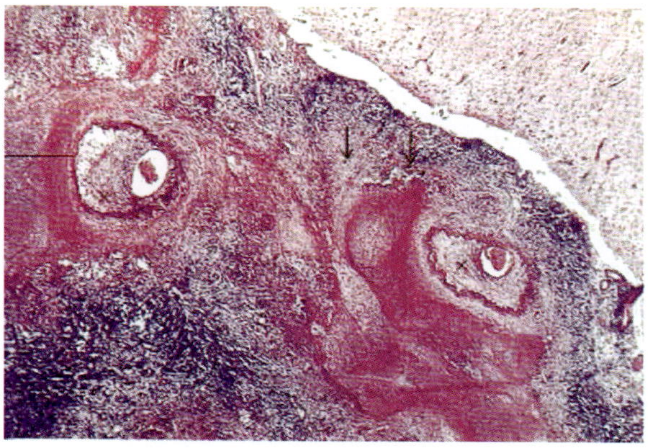

图 8-2-7　结核性脑膜炎病理切片

【影像学表现】（图 8-2-8）

MRI 影像上可以较好地反映结核性脑膜炎的病理改变，即脑膜脑炎、脑积水和脑梗死。脑膜炎以脑底部为重，表现为基底池正常脑脊液信号消失，局部信号模糊不清，内部结构分辨困难。钙化结节在任何扫描序列上均呈低信号。增强扫描基底池可见软脑膜明显强化，上述结节的中央部呈低信号，外周部呈环状明显强化。MRI 检查也可以发现脑实质的粟粒状病灶，以增强扫描显示更清楚。对于继发的脑梗死以及脑积水改变，MRI 较 CT 检查优越。T_2WI 尤其是水抑制序列对脑梗死可做出明确诊断。约 80%的病人可见脑积水的征象，表现为梗阻性或交通性脑积水。

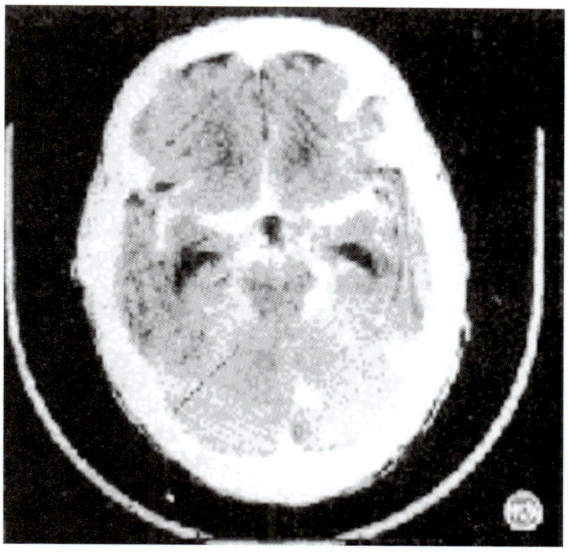

图 8-2-8　CT 增强

【影像诊断技巧】

脑池、脑沟内出现等密度影，可强化，脑回可出现强化表现。如合并脑内强化结节更具鉴别价值。主要鉴别于散发性病毒性脑炎、脑膜型脑囊虫病、DIC 脑病。影像学方法首选 MR 及增强。

五、艾滋病性脑病

【概述】

艾滋病（AIDS）是由于人类免疫缺陷病毒（HIV）所引起的慢性感染性疾病。特点为病程缓慢、潜伏期长、并发症多、死亡率高。1981 年在美国发现首例至今，其流行遍及世界各国。

【临床表现】

母亲直接传染的儿童，表现生长发育迟缓和严重脑部症状，大多 4 岁时死亡。HIV 脑炎表现为进行性痴呆、思维紊乱、反应迟钝、语言和运动功能障碍、记忆力减退、注意力不集中等。合并机遇性感染和恶性肿瘤时，还出现相应的症状表现。

【病理基础】（图 8-2-9）

HIV 为嗜神经病毒，神经系统病变有脑膜炎、脑炎、脊髓空洞症和周围神经炎等。

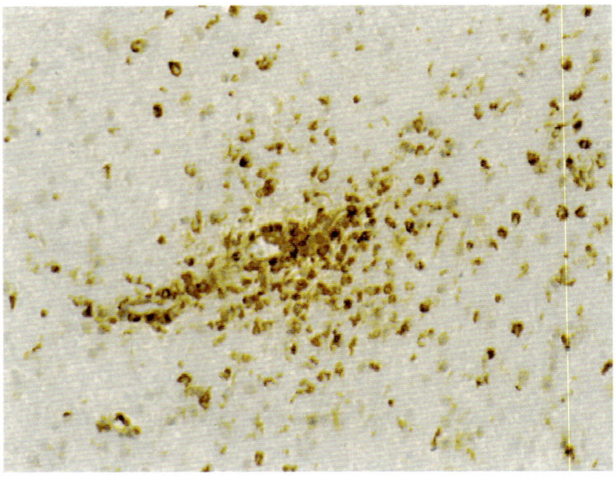

图 8-2-9　艾滋病脑病病理切片

脑炎病理上见脑灰、白质内散在神经胶质增生结节，多核巨细胞浸润，局灶性脱髓鞘，和脑萎缩等改变。免疫功能缺陷导致各种脑机遇性感染和恶性脑肿瘤发生。脑机遇性感染常见者有弓形体、隐球菌、巨细胞病毒、单纯疱疹病毒、带状疱疹病毒、结核和梅毒等感染。脑恶性肿瘤有淋巴瘤、Kaposi 肉瘤、免疫母细胞瘤等。病情错综复杂。

【影像学表现】（图 8-2-10）

（1）CT 表现：半数艾滋病出现脑部病变，包括机遇性感染和恶性肿瘤。

①多发环形强化，见于弓形体脑病或免疫母细胞瘤。

②结节状强化，见于 Kaposi 肉瘤。

③进行性多灶性脑白质病，提示病毒性感染。

④脑室和脑池扩大，有或无脑膜强化，提示隐球菌脑病。

⑤脑萎缩伴脑白质病，应考虑 HIV 脑炎、巨细胞病毒脑病。

（2）MRI 表现：MRI 比 CT 敏感。可发现 CT 未显示的较小病灶和多发性病灶，TWI 上显示率高。

【影像诊断技巧】

艾滋病脑病表现复杂多样，密切结合病史，易于诊断。

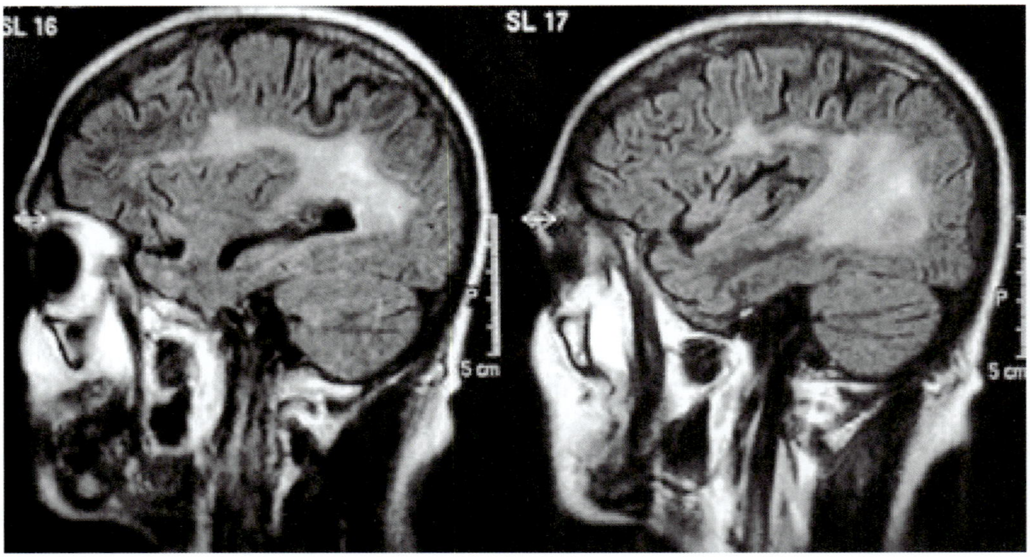

图 8-2-10　艾滋病脑病 MRI 图像

第三节　颅脑损伤

影像学检查对颅脑外伤(brain traumia)的诊断和预后具有很高价值。头颅平片简单易行,可发现骨折,但不能了解颅内情况。脑血管造影诊断价值有限,基本已被淘汰。CT检查安全而迅速,已成为首选方法,可直接显示血肿和脑挫伤,CT检查阴性可以较有把握地排除颅内血肿和脑挫伤。MRI由于成像时间长,对制动有困难的患者难以应用,加之许多急救设施不能接近MRI机器等原因,危重病人难于接受检查,急性期多不采用。但对评价亚急性、慢性脑损伤和脑干损伤有帮助。

一、颅内血肿

(一)硬膜外血肿

【概述】

硬膜外血肿(Epidural hematoma)见于1%～4%脑外伤的病人,其中的10%是致命的损伤。10%～30%的硬膜外血肿是迟发性的,多在受伤后的24～48小时内出现。20%的中度、重度迟发性脑损伤的病人在即时的CT检查时可以无异常发现。患者的预后与受伤的范围、诊断和手术的及时与否有关,其死亡率在5%左右。

【临床表现】

外伤后剧烈头痛,伴眩晕、恶心、呕吐,甚至昏迷。

【病理基础】

硬膜外血肿多为骨折导致脑膜中动脉或静脉窦的撕裂,见于85%～95%的病人。静脉窦或脑膜中动脉的渗出而不伴有骨折的少见。偶尔,硬膜外血肿可以自行吸收,估计可能由于血肿压力的存在,血肿通过骨折处进入帽状腱膜下的软组织所致。

【影像学表现】(图8-3-1)

(1)CT表现:平扫血肿表现为颅骨内板下双凸形高密度区,边界锐利,血肿范围一般不超过颅缝,如骨折超越骨缝,血肿亦可超过骨缝。血肿密度多均匀。不均匀的血肿,早期可能与血清溢出、脑脊液或气体进入有关,后期与血块溶解有关。血块完全液化时血肿成为低密度。可伴有骨折,需用骨窗显示。血肿压迫邻近的脑血管、可出现脑水肿或脑梗死。怀疑上矢状窦的血肿,应有冠状面扫描。情况不允许时,可以薄层扫描至颅顶,直接或者图像重建观察均有帮助。MRI检查可以清楚显示血肿发生的部位、范围,并可计算血肿的容积,为手术治疗提供详尽的资料。由于硬膜外血肿位于颅骨和硬膜之间,其形态呈梭形或双凸形,由于硬脑膜与颅板紧密相连,其范围往往较局限,血肿较大时可以通过硬膜的附着处,但一般不会通过颅缝。95%的硬膜外血肿位于幕上且为单侧,颞部是最常见的部位。仅有5%的硬膜外血肿位于颅后窝,不过,颅后窝的硬膜外血肿具有更大的危害。

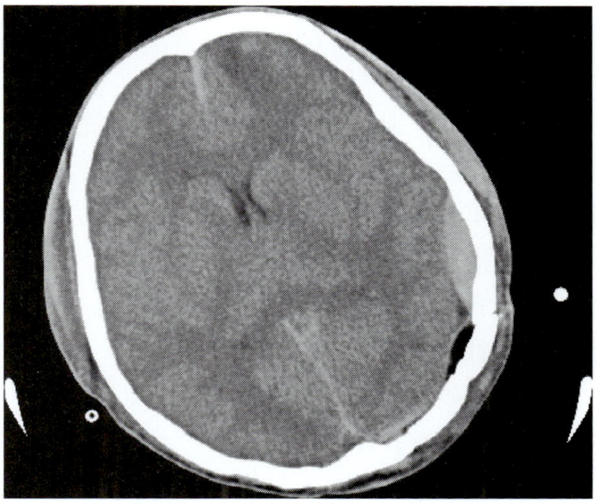

图8-3-1　CT示颞部硬膜外左血肿:左颞部梭形高密度影

(2)MRI表现:就MRI信号而言,随着出血的时间不同,MRI信号也会出现变化,因此,MRI信号的改变,可以大致判断血肿形成的时间。MRI信号的演变规律与脑出血一样,在超急性期(24小时内)为等T_1,短T_2低信号,急性期为等T_1,等或稍长T_2高信号,亚急性期出现短T_1高信号。有时，在同一个病人可同时出现等 T_1 和短 T_1 低信号，表明仍有新鲜出血。MRI 检查可以看到硬膜为一薄的线样低信号位于血肿与脑实质之间。对于有明确的外伤史而 MRI 检查阴性的患者，要注意迟发性血肿的可能，必要时应复查。

【影像诊断技巧】

本病的影像学特征为颅骨下方双凸形密度，边界非常清楚，一般不超过颅缝，可有骨折。有时急性硬膜下血肿亦可呈梭形高密度区，两者鉴别较难，通常硬膜外血肿范围较局限，多伴颅骨骨折，有助于区别。CT 和 MRI 均有确诊意义，急性期首选 CT，但对慢性和亚急性期血肿的显示，MRI 优于 CT。

（二）硬膜下血肿

【概述】

硬膜下血肿（Subdural hematoma）是原发性脑外伤的一种表现，约占脑外伤的 10%～20%，常见于儿童，是脑外伤致死的主要原因。有报道，死亡率为 50%～85%。但在部分老年人，硬膜下血肿可以无明确的外伤史。

【临床表现】

急性硬膜下血肿临床上病情较重，通常发生于严重颅外伤后，有严重意识障碍，发展迅速。由于多合并严重脑挫裂伤，常缺乏局部定位症状，出现中间清醒期或意识好转期者较少。以颅内压增高，病灶侧瞳孔散大，对侧轻瘫出现最为重要。腰椎穿刺均为血性脑脊液。

亚急性硬膜下血肿临床表现与急性者相似，相对来讲症状出现较晚。

慢性硬膜下血肿患者年龄较大，只有轻微的外伤史而往往被忽略。外伤后的特征性表现是无脑膜刺激症状，仅有钝性头痛及轻度眩晕。一般多在损伤后数月乃至数年才出现颅内压增高和脑压迫症状。当临床上发现一些智能正常的老年人近期内出现明显健忘，反应迟钝，淡漠无欲，表情呆滞并有行为怪异，即应想到本病可能。

【病理基础】

由于外力作用，导致横跨硬脑膜的桥静脉撕裂，血液在硬膜下积聚，同时多合并蛛网膜的损伤，使脑脊液进入到硬膜下腔，形成硬膜下腔内血液和脑脊液的混合肿块。20%～30%的慢性硬膜下血肿病人有反复出血的证据，其原因可能是皮层静脉通过硬膜下腔时被拉长破裂，或血肿颅板形成的血管化假膜破裂。

硬膜下血肿发生于硬膜与蛛网膜之间。95%位于幕上，额顶部和颅中窝是最常见的位置。85%的硬膜下血肿为单侧。与硬膜外血肿不同的是，硬膜下血肿有 15%为双侧性并可以越过中线进入对侧。

【影像学表现】（图 8-3-2）

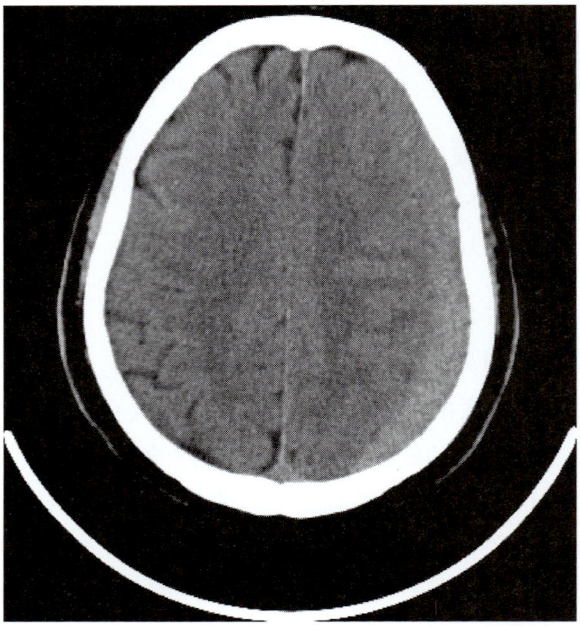

图 8-3-2　CT 示左顶枕部硬膜下血肿：左顶枕部新月形高密度影

1. CT 平扫

急性硬膜下血肿表现为颅板下方新月形高密度影，少数为等密度或低密度。亚急性和慢性硬膜下血肿，可表现为高、等、低或混合密度。由于血压块沉淀，血肿上方为低密度，下方密度逐渐升高。血肿的形态可由新月形逐步发展成双凸状，可能与脑组织受压萎缩有关。血肿范围广泛，不受颅缝限制。由于常合并脑挫裂伤，故占位征象显著。少数慢性硬膜下血肿，其内可形成分隔，可能是由于某种原因血肿内机化粘连所致。慢性硬下血肿还可以形成“盔甲脑”，即大脑由广泛的钙化壳包绕。这种征象少见，Ludwing 在 1983 年报告 2 例。增强扫描可看到远离颅骨内板的皮层和静脉强化。亦可看到连续或断续的线状的血肿包膜(由纤维组织及毛细血管构成)，从而可清楚地勾画出包括等密度血肿在内的硬膜下血肿的轮廓。增强扫描仅用于亚急性或慢性硬膜下血肿，特别是对诊断等密度硬膜下血肿有帮助。等密度硬膜下血肿密度差别不明显或没有差别。

主要表现为占位现象，同侧脑室受压，中线结构移位或小脑幕裂孔疝的表现。增强扫描常可借强化的皮层、脑表面静脉或血肿包膜勾画出血肿轮廓。双侧等密度硬膜下血肿 CT 显示更为隐蔽，密度变化不明显，而占位征象又互相抵消。

而下列征象可提示诊断：①双侧侧脑室对称性小，其体部呈长条状；②双侧侧脑室前角内聚，夹角变小，呈"兔耳征"；③脑白质变窄塌陷；皮层脑沟消失；④诊断有困难，可行增强 CT 扫描，必要时可行 MRI 检查。

2. MRI

过去认为 CT 对急性期的硬膜下血肿较 MRI 有优势。最近的研究表明，对于急性期甚至超急性期的硬膜下血肿，MRI 均可作出明确的诊断。就 MRI 信号而言，硬膜下血肿的演变规律与脑内出血大致相同，但硬膜下血肿呈混合信号者并不少见，因而与脑内血肿的信号又不尽相同。混合成分来自于未凝固的血液、渗出的血清、蛛网膜破裂漏出的脑脊液。脑脊液混入血肿使脱氧蛋白缩短 T_2 的效应减弱，所以，在 T_2WI 上，急性期或超急性期硬膜下血肿的信号有时不像脑内血肿的信号那样低，梯度回波序列由于对磁场的不均匀性特别敏感，仍然可以显示血肿部位呈明显的低信号，提示血肿的存在。典型的硬膜下血肿呈新月形，单侧或双侧。对于亚急性期硬膜下血肿，MRI 更有其优势，除了 MRI 的信号特点外，MRI 的多方向成像可清楚显示血肿的位置、形态以及对相邻脑组织的压迫，对血肿清除后效果的观察也有较好的应用价值。在慢性期硬膜下血肿，大部分病例呈长 T_1、长 T_2 信号，如果有反复的出血存在，可见 T_2WI 呈混杂信号，有时可见液-液平面出现。

【影像诊断技巧】

硬膜下血肿的 CT 和 MRI 征象典型，一般易于诊断。急性硬膜下血肿，CT 和 MRI 显示效果都很好，但 CT 更直观及准确。慢性硬膜下血肿，有时 CT 显示为等密度，会给诊断带来困难，MRI 多序列、多方向成像，能显示血肿的异常信号，特别是 CT 双侧等密度硬膜下血肿，MRI 更有其独特的征象。

(三)脑内血肿

【概述】

脑内血肿在颅脑损伤中约占 0.5%。浅部血肿多见，由挫裂的脑皮层血管破裂引起，故常合并脑挫裂伤及硬膜下血肿。深部血肿少见，为深部血管破裂所致，血肿常较大。脑内血肿虽可见于大脑各叶、小脑、基底节等处，但以额、颞叶占多数。

【临床表现】

(1)脑内血肿常伴有脑挫裂伤，挫裂伤较轻者病人早期有明显的头痛、恶心、呕吐及生命体征变化等颅内压增高的症状，脑膜刺激征较明显，严重者易昏迷。

(2)额叶底部和颞叶前部脑内血肿，常伴有严重的脑挫裂伤和脑干损伤，多呈持续昏迷状态。若血肿破入脑室，病人意识障碍更加明显。但其早期神经损害体征不明显，常缺乏定位体征。

(3)凹陷骨折所致脑内血肿，中间清醒期常较明显，持续时间较长。

(4)位于运动区附近的血肿，可出现偏瘫、失语和局灶性癫痫。

(5)顶叶血肿可出现偏侧感觉障碍。

(6)脑内血肿病人，病程演变较快，伤后易发生小脑幕切迹疝。

【病理基础】

脑内血肿多发生在脑挫裂伤较严重的部位，常为脑深部小血管破裂所致。脑内血肿在下列临床情况下易发生。

(1)颅骨凹陷性骨折：骨折片挫伤或刺入脑组织内，损伤附近小血管。

(2)减速性脑损伤：眶顶骨嵴或蝶骨嵴易与脑组织冲击和摩擦造成额叶底部与颞极部出现较严

重的脑挫伤。

脑内血肿常与硬膜下血肿伴发，偶尔亦可与硬膜外血肿伴发。脑内血肿与损伤时的着力点有关，头侧方着力发生脑内血肿较枕部、前额着力多见，在侧方着力中以着力同侧的脑内血肿较对侧部位为多见，据统计脑内血肿以颞叶最多，额叶次之，顶叶少见，枕叶和小脑更少见。脑内血肿约有10%可破入脑室内。

【影像学表现】（图8-3-3）

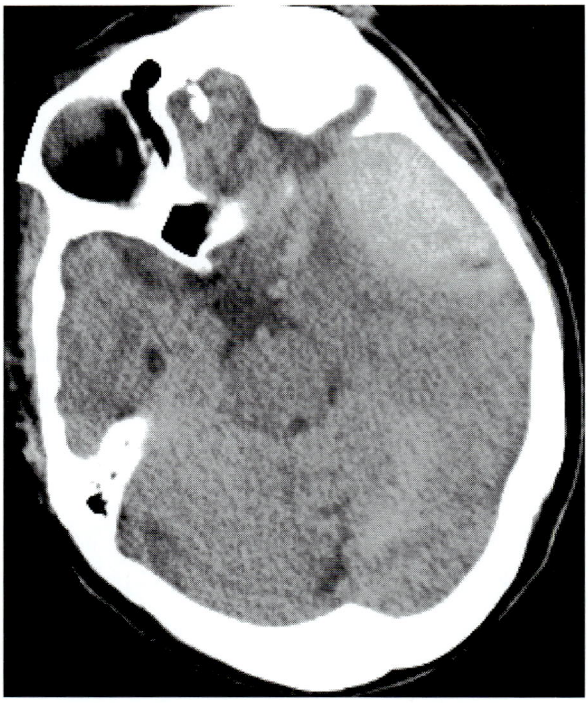

图 8-3-3 CT示左颞叶血肿：左颞叶团状高密度影

1. CT平扫

血肿为形态不规则的高密度肿块，CT值50～90HU，周围有水肿及占位效应。2～4周血肿可为等密度，超过4周可为低密度。血肿体积小，患者年龄小者，血肿变化快。急性期不作增强扫描。慢性期增强扫描，周围可见环形强化。内部密度可以是低密度，也可是中间密度高，周围密度低，这与外周血红蛋白被吸收和稀释有关。

2. MRI表现

脑内血肿的信号变化规律与高血压性脑出血基本一致，符合从含氧血红蛋白（HBO_2）→脱氧血红蛋白（DHB）→正铁血红蛋白（MHB）→含铁血黄素演化过程。

二、脑挫裂伤

【概述】

脑挫裂伤（laceration and contusion of brain）是指颅脑外伤所致的脑组织器质性损伤，是最常见颅脑损伤之一。多发生于着力点及其附近，也可发生于对冲部位，常并发蛛网膜下腔出血。

【临床表现】

有头痛、恶心、呕吐和意识障碍，有或无神经系统定位体征及生命体征的变化，多有蛛网膜下腔出血的表现。病情的轻重与脑挫裂伤的部位、范围和程度直接相关。

【病理基础】

病理基础包括脑外伤引起的局部脑水肿、坏死、液化和多发散在小出血等变化。蛛网膜下腔增宽。病理基础可分为三期：

（1）早期：伤后数日内脑组织以出血、水肿、坏死为主要变化。镜下显示神经细胞变性消失，髓鞘解脱失，星细胞变性等。

（2）中期：伤后数天至数周。逐渐出现修复性病理变化。坏死区组织液化，逐渐由瘢痕组织修复。蛛网膜因出血机化增厚，并与脑粘连。镜下显示，小的病灶由胶质细胞增生修复，大的病灶由肉芽组织修复。

（3）晚期：经历数月至数年。小病灶由瘢痕修复，大病灶偶尔可形成囊腔。相邻脑组织萎缩。脑膜增厚与脑粘连。

【影像学表现】（图8-3-4）

（1）CT表现

①损伤区局部呈低密度改变：其大小可从几厘米至全脑，形态不一，边缘模糊，白质区明显，约有1/3为多发病灶。低密度区数天至数周后，有些可以恢复至正常脑组织密度，有些进一步发展为更低密度区，提示脑组织软化。挫裂伤重而且范围大，后期可出现脑内囊性病灶。

②散在点片状出血：位于低密度区内，形态常不规则，有些可为较大血肿。3～7天开始吸收，1～2月完全吸收为低密度区。

③蛛网膜下腔出血：较重的脑挫裂伤常合并有

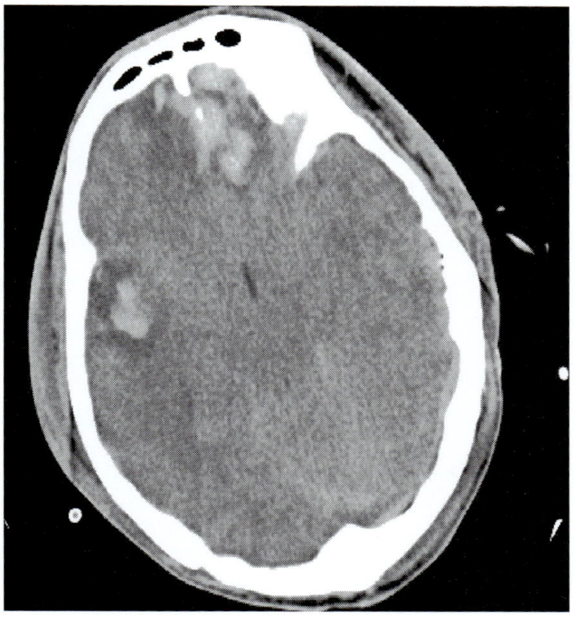

图 8-3-4　CT 示左额叶及右颞叶脑挫伤

左额叶及右颞叶片状高低密度影。

蛛网膜下腔出血，表现大脑纵裂、脑池、脑沟密度增高。但数天后密度即减低、消失。

④占位及萎缩表现：挫裂伤范围越大，占位效应越明显。表现为同侧脑室受压，中线结构移位，重者出现脑疝征象。水肿高峰期过后，占位征象逐渐减轻，后期出现脑萎缩征象。

⑤其他征象：如脑内血肿、脑外血肿、颅骨骨折、颅内积气等。

(2)MRI 表现：常随脑水肿、出血和脑挫裂伤的程度而异。脑水肿的 T_1 和 T_2 弛豫时间延长，T_1WI 为低信号，T_2WI 为高信号。点片状出血与脑出血信号变化一致。脑挫裂伤可以不留痕迹，也可以形成软化灶，T_1 和 T_2 弛豫时间延长伴有相邻部位脑萎缩。

【影像诊断技巧】

CT 和 MRI 都能比较敏感地显示脑挫裂伤，对于急性脑外伤的出血，CT 显示较 MRI 为佳，对亚急性和慢性脑挫裂伤的显示，MRI 优于 CT。

三、弥漫性轴索损伤

【概述】

弥漫性轴索损伤(diffuse axonal injury，DAI)或称剪切伤(shear injury 或 shearing injury)，它是头部受到旋转暴力致大脑绕中轴发生旋转运动，导致脑白质、灰白质交界区、胼胝体、脑干及小脑等处受到剪切力损伤，引起弥漫性轴索断裂。

【临床表现】

病人伤后即呈现持续性昏迷，可有颅内压增高和蛛网膜下腔出血表现，但无局灶性损害症状和体征。

【病理基础】

头部在受到切线方向暴力时，脑绕中轴发生旋转运动，致使胼胝体、中央白质、脑干和小脑脚等处受到剪应力损伤，引起弥散轴索断裂、点片状出血和水肿。

【影像学表现】

(1)CT 表现：双侧幕上半球弥漫性脑水肿及脑肿胀，灰白质分界模糊，脑室、脑池、脑裂和蛛网膜下腔变窄或消失，胼胝体、第三脑室旁、中央白质、脑干及小脑可有点、片状出血，无中线结构移位，部分病例可见蛛网膜下腔出血、脑室内出血或薄层硬膜下出血。

(2)MRI 表现：弥漫性轴索损伤如为非出血性，典型表现为 T_2WI 可见脑白质、脑灰白质交界处和胼胝体、脑干及小脑散在、分布不对称的点片状异常高信号，T_1WI 上述病灶呈低或等信号。急性期出血病灶在 T_2WI 呈低信号，T_1WI 呈等信号，周围可见高信号水肿。亚急性期和慢性期出血表现为高信号。损伤后期由于脑白质损伤、轴突变性、萎缩，可使相应部位的脑室扩大。

【影像诊断技巧】

根据严重的脑外伤史，患者病情危重，CT 和 MRI 有上述表现，同时又无颅内血肿或不能用颅内血种解释临床表现，提示有弥漫性轴索损伤。对弥漫性轴索损伤的诊断 MRI 比 CT 敏感，而 T_2WI 又优于 T_1WI。CT 对非出血性弥漫性轴索损伤检出的敏感性低，仅为 20%～50%，当 CT 表现与严重的临床过程不一致时，应行 MRI 检查，以期发现剪切伤的存在。

四、外伤性脑梗死

【概述】

外伤性脑梗死(traumatic cerebral infarction)

是颅脑损伤的并发症。CT 问世前，外伤性脑梗死多误诊为颅内血肿、脑挫裂伤等。近年来，由于 CT 和 MRI 的应用，使外伤性脑梗死得以临床确诊。

【临床表现】

病人都有确切的颅脑外伤史，但外伤程度一般较轻。少数病人外伤后可有短暂的意识障碍。肢体瘫痪出现时间多在颅脑外伤后 1～24 小时，最多不超过 3 天。可有运动性失语，少数病人可出现 Horner 征。

【病理基础】

脑外伤后脑微循环功能障碍继发脑缺血，最终形成脑梗死。脑外伤后血液流变学异常，脑血流量减少，在脑血管痉挛的基础上导致脑梗死。血管直接损伤和血管受压均可导致脑梗死。

【影像学表现】

外伤性脑梗死约占颅脑外伤的 5.6%。CT 显示为脑内低密度影，MRI 检查显示脑内长 T_1、长 T_2 异常信号区，病变与供血动脉分布区一致，可有占位效应。MRI 显示脑梗死灶优于 CT，MRI 可发现基底节区腔隙性脑梗死和脑干的小梗塞灶，而 CT 则较难发现。出现梗塞 6 小时后，MRI 检查时病灶已很清楚。

第四节　颅内肿瘤

神经上皮性肿瘤，包括从神经元、神经胶质、室管膜及脉络丛发生的各类肿瘤，多数位于脑和脊髓内，少数可见于中枢神经系统外。神经胶质瘤是颅内最常见的肿瘤，约占 44.6%。

一、星形细胞瘤

【概述】

星形细胞瘤（astrocytoma）是神经胶质瘤中发病率最高的肿瘤，本瘤约占颅内肿瘤的 30%，占神经胶质瘤的 70%以上，是较良性的（神经）胶质瘤。男性较多见。20～40 岁为发病高峰年龄，也可见于儿童，老年少见。

【临床表现】

临床主要症状为癫痫，发生部位不同，可产生不同的临床症状及体征。发生于大脑半球者，常见症状为精神改变，感觉障碍、对侧肢体偏瘫及同向偏盲。发生于脑干者主要症状为头晕、复视、后组颅神经和椎体束损害引起的声嘶、吞咽困难、眼球外展麻痹、角膜发射消失及肌力减退等症状。发生于小脑者，除步态不稳、眼球震颤外，还易引起恶心、呕吐等颅内压增高症状。

【病理基础】（图 8-4-1）

儿童和青少年以小脑、下丘脑、第三脑室及视神经交叉部位多见。成人星形细胞瘤多见于大脑，以大脑额叶多见，其次为颞叶和顶叶，枕叶最少。来自纤维星形细胞和原浆性星形细胞。发病部位和组织学类型密切相关。最近研究表明该肿瘤中原癌基因 sis 有过度表达，erb-B1m 则有放大。

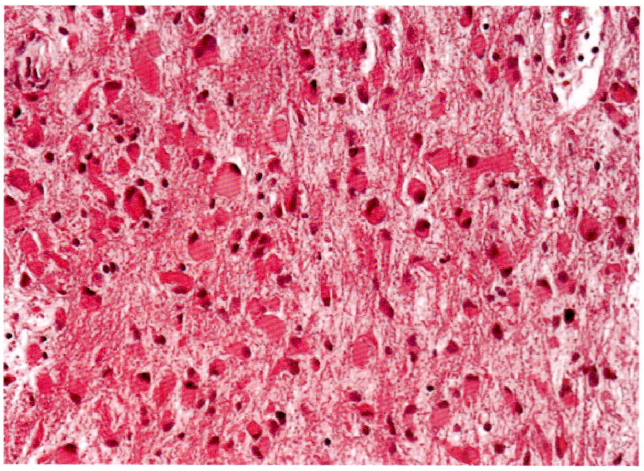

图 8-4-1　星形胶质细胞瘤病理切片

肉眼观，大脑、脑干及脊髓的星形细胞瘤多为实体性，肿瘤为结节至巨大块状。Ⅰ、Ⅱ级星形细胞瘤呈浸润性生长，分界不清，多囊变，可见瘤结节。Ⅲ、Ⅳ级星形细胞瘤轮廓不整，分界不清，其内多囊变坏死。质地视肿瘤内胶质纤维多少而异，或硬、或软、或呈胶冻状外观，并可形成大小不等的囊腔。由于肿瘤的生长、占位和邻近脑组织的肿胀，脑的原有结构因受挤压而扭曲变形。桥脑的星形细胞瘤外观常表现为桥脑对称性肿胀。小脑的星形细胞瘤常见于外侧部及蚓部,肿瘤多为囊性,形成一个大的囊腔,而瘤组织仅在囊壁或囊壁一侧形成一个结节。肿瘤切面常见有出血及坏死,有时延伸至蛛网膜下腔和神经根生长。

镜下,肿瘤细胞形态多样,传统分类方法将星形细胞瘤按照细胞形态分为五个类型:纤维型、原浆型、大圆细胞型、毛细胞型和弥漫性星形细胞瘤。前二者为良性肿瘤,大圆细胞型性质介于良恶性之间。如肿瘤细胞出现间变,细胞密度增大,异型性明显,核深染,出现核分裂像,毛细血管内皮细胞增生,则为间变性星形胶质细胞瘤,为恶性肿瘤。星形胶质细胞瘤的细胞骨架含有胶质纤维酸性蛋白,免疫组织化呈阳性反应,是该肿瘤的特异标志。

毛发细胞型星形胶质细胞瘤是星形细胞瘤的一个特殊类型,发生于儿童与青少年,生长极为缓慢。有报道称患者在不完全切除肿瘤后有带瘤存活达 40 年者。该瘤常位于小脑、第四脑室底部、第三脑室、丘脑和视神经。其形态特点是由双极性的肿瘤细胞两端发出纤细的毛发状突起。Rosenthal 纤维是此瘤的特点,该纤维呈均质、长形、胡萝卜形、串珠状或球形。即使有毛细血管增生,本瘤的预后仍相对较好。

【影像学表现】 (图 8-4-2)

(1)MR 表现:MR 平扫表现为团状、片状异常病变,发病部位以额顶叶多见,可见于脑实质内任何部位。病变可为均质或存在囊变区,信号多为稍长 T_1 稍长 T_2 信号为主混杂信号,肿瘤恶性程度越高则信号越混杂。部分肿瘤内可见出血。肿瘤分界多不清晰,可见瘤周水肿。增强检查多呈现环状强化伴瘤结节强化,如同一枚戒指,称"印戒"征,多见于Ⅰ、Ⅱ级星形细胞瘤。

MR 波谱分析(MRS)多表现为 NAA 减低,Cr、Cho 等成分含量升高。在鉴别高级别胶质瘤与结核瘤及转移瘤方面,MRS 具有较高价值。MRSI 可更进一步显示肿瘤实体的范围。

(2)CT 表现:多为团状或片状低密度灶,边界不清晰,其内可见囊变区,偏恶性者囊变较多,且不规则。增强后 CT 良性者强化多为环形,并可见一瘤结节影,表现为"印戒"征。恶性星形细胞瘤多为

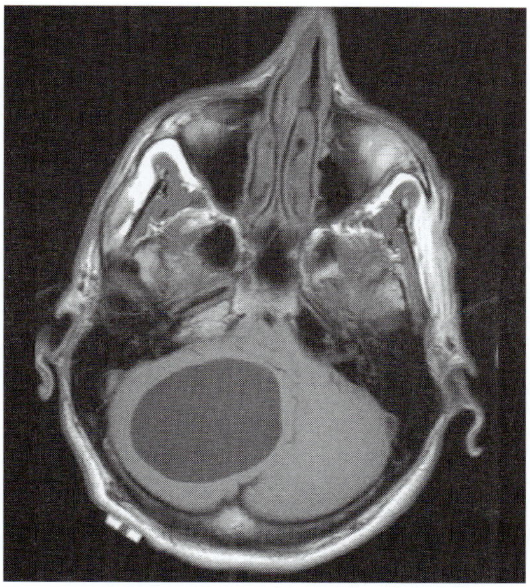

图 8-4-2 右侧小脑半球星形胶质细胞瘤 MRI

花环状强化。

灌注分析,与正常脑组织相对比常表现为高灌注,CBF、CBV 增高,MTT 加快,PT 可延长,也可增快。有研究认为肿瘤的恶性程度与灌注参数的变化有相关性,从而为肿瘤恶性程度的量化开辟了道路。Ⅰ级星形细胞瘤可以表现为与脑组织接近的灌注表现。

【影像诊断技巧】

CT 与 MR 均可对星形细胞瘤做出诊断,MR 在定性及分级方面优于 CT,结合 MRS 及灌注分析可进一步提高对肿瘤的诊断及细节了解。

二、多形性胶质母细胞瘤

【概述】

多形性胶质母细胞瘤(glioblastoma multiforme,GBM)属于 Kernohan 4 级,WHO Ⅳ级,是脑内中枢神经系统最常见的原发性肿瘤,是恶性程度最高的胶质瘤。肿瘤坏死是 GBM 的显著特征。GBM 约占中枢神经系统原发性肿瘤的 15%~20%,占所有胶质瘤的一半,是成人最常见的幕上肿瘤。

【临床表现】 (图 8-4-3)

GBM 多见于 50 岁以上的患者,30 岁以下罕见。但是,与恶性胶质瘤的一样,GBM 偶尔可以见

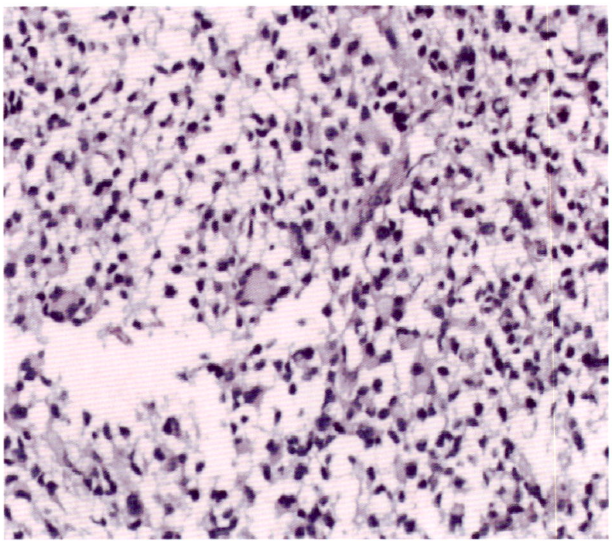

图 8-4-3　多形性胶质母细胞瘤病理切片

于任何年龄段，成为小儿（2 岁以下）常见的原发性脑内肿瘤之一。

临床上，病人可以有多种表现，如癫痫和类似脑血管病的症状。由于 GBM 恶性程度很高，而且播散早，发展快而广泛，因此，其预后非常差。其 5 年生存率为零。GBM 的转移多在中枢神经系统内部，远处转移少见。

【病理基础】

大体标本上，GBM 通常是大的，不均质的肿块伴有中央坏死，囊壁厚薄不均，富含血管，常见肿瘤内出血。肿块的占位效应及瘤周水肿明显。组织学上，顾名思义，GBM 含有多种细胞形态，而且每一种细胞无论从形态、生物活性、转移倾向以及对放射的敏感性都不一样。包括分化不良的纤维型星形细胞瘤、原浆型星形细胞瘤、毛细胞型星形细胞瘤和大圆细胞型星形细胞瘤。在原肿瘤基础上，可见到瘤细胞肥大，数量明显增加，排列紧密，细胞核肥大，染色质丰富，深染；大小形态不一，可呈圆形、卵圆形、梭形、三角形等。异型性明显，可见怪异的单核或多核瘤巨细胞。出血坏死明显，是其区别于间变性星形胶质细胞瘤的特征。毛细血管明显增生，内皮细胞增生、肿大，可导管腔闭塞和血栓形成。

【影像学表现】（图 8-4-4～图 8-4-6）

从发病部位看，GBM 常位于深部脑白质，尤其是额叶和颞叶的白质，也可以累及基底节区和胼胝体，并同时累及两侧大脑半球。颅后窝的 GBM 罕见。

（1）CT 表现：示肿瘤呈类圆形或不规则形，周围水肿较轻，平扫呈低密度区或伴有高密度出血，强化后不均匀强化。

（2）MRI 表现：信号特点很好的反映了 GBM 多形性恶性肿瘤的特点。T_1WI 呈混杂信号强度，伴有不规则区域的坏死和囊变。T_2WI 囊变、坏死

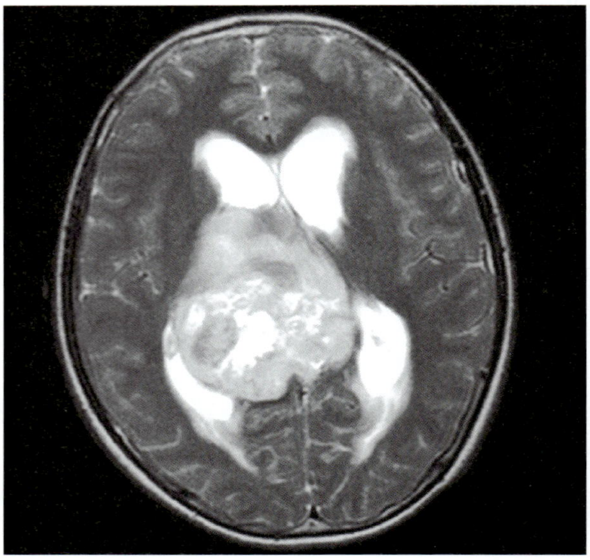

图 8-4-4　右侧顶叶胶质母细胞瘤 T_2WI

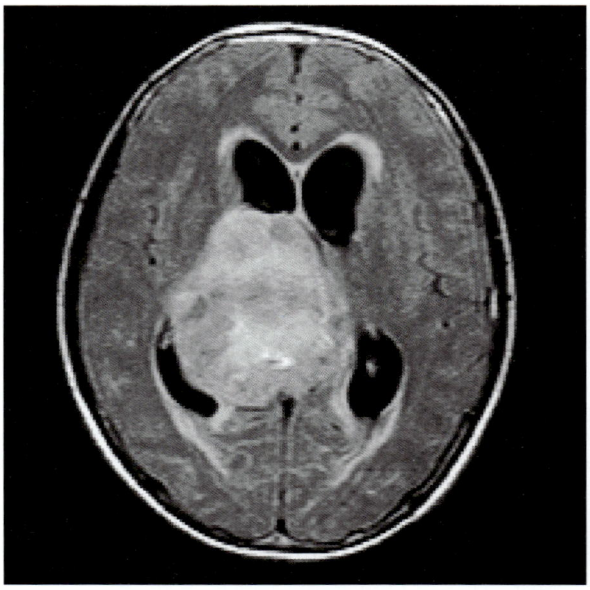

图 8-4-5　右侧顶叶胶质母细胞瘤压水像

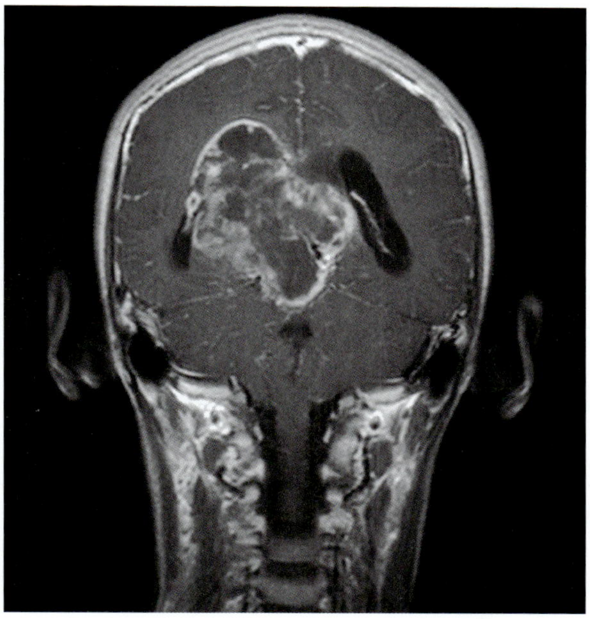

图 8-4-6　右侧顶叶胶质母细胞瘤增强像

区域呈高信号，其余部分呈混杂信号。由于肿瘤血供丰富，有时瘤内可见到血管的流空信号并可见各个时期的出血（急性期、亚急性期或慢性期），分别表现为不同的 MRI 信号。肿瘤周边的水肿通常非常明显，由于水肿的存在，肿瘤的边界显示常不清楚。FLAIR（水抑制）序列可以较好地区分肿瘤与水肿的范围。增强扫描，肿瘤呈明显不均匀异常对比增强。

大约 0.5%～1.0%的 GBM 患者可表现为多发病灶，也称多中心胶质瘤。此时，肿瘤常常仅累及一侧半球。另外，GBM 的转移，播散出现得早而且快，增强扫描应注意脑内播散的情况。极少数情况下 GBM 可以发生远处转移。

有研究显示 DWI 对脑内转移灶可较敏感。

【影像诊断技巧】

MR 是诊断 GBM 主要手段，MRS 及灌注分析在诊断该病中有一定价值。

三、弥漫性星形细胞瘤

【概述】

弥漫性星形细胞瘤并不是单指某一种肿瘤，而是 WHO 分级中Ⅱ～Ⅳ级星形细胞瘤的共同特征。尽管单一肿瘤可以表现为肿块，但其病理基础学上有弥漫生长的特征，有时影像学诊断困难，治疗效果欠佳，预后较差，因此值得将此类肿瘤专门作一介绍。

【临床表现】

无特征性。Ⅱ级星形细胞瘤通常起病较缓慢，当肿瘤发展到一定程度时出现临床表现，如头痛、头晕、癫痫等。Ⅲ、Ⅳ级星形细胞细胞瘤则发展较快。

【病理基础】（图 8-4-7）

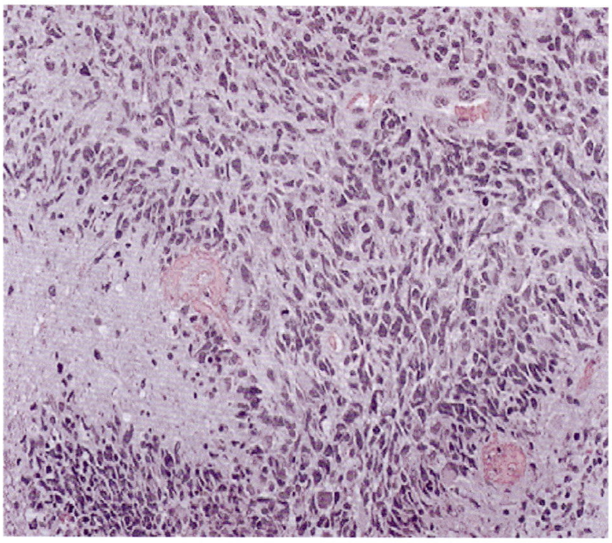

图 8-4-7　弥漫性星形胶质细胞瘤病理切片

1993 年 WHO 关于脑肿瘤的分类中，Ⅱ～Ⅳ级星形细胞瘤均被归类为原纤维性（fibrillary）星形细胞瘤，包括Ⅱ级的良性星形细胞瘤（benign astrocytoma），Ⅲ级的间变型星形细胞瘤（anaplastic astrocytoma），也称为恶性星形细胞瘤，包括（gemistocytic 和 protoplasmic 两种类型）和Ⅳ级的多形性胶质母细胞瘤（glioblastoma multiforme）。原纤维性星形细胞瘤病理基础学主要特征为弥漫性生长，无论肿瘤级别高低，其生长方式实质上均为弥漫浸润且无明确边界。但从肿瘤大体形态学特点上看，肿瘤形成明确肿块较常见，磁共振成像中也能发现明确肿块，但磁共振成像甚至大体病理基础检查却不能发现肿块周围甚至其他部位脑内异常，而病理基础学检查在肿块周围或远处脑组织中已存在肿瘤细胞；另一种少见的情形为脑实质内无具体肿块形成，但脑内已存在广泛的肿瘤细胞浸润。除上述两种情况外，绝大多数情况是既有肿块部分，又有非肿块部分（即弥漫生长的肿瘤细胞）。既然称为弥漫性星形细胞瘤，说明肿瘤可跨叶生长，同时累及多个脑区，且病变多位于幕上。

在上述三种肿瘤生长方式中，诊断较为困难的是完全弥漫性生长的星形细胞瘤，特别是分化较好的Ⅱ级星形细胞瘤。

【影像学表现】（图 8-4-8）

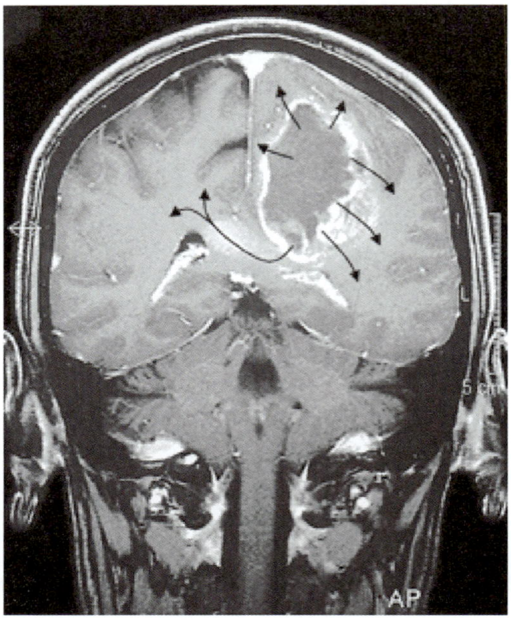

图 8-4-8　弥漫性星形胶质细胞瘤 MRI 增强

在上述各种原纤维性星形细胞瘤中，只要有肿块形成，诊断都较容易，Ⅱ级星形细胞瘤可见边界欠清晰的占位性病变，肿块呈 T_1WI 低信号，T_2WI 高信号，灶周水肿较轻或无灶周水肿，注射对比剂一般无强化；Ⅲ、Ⅳ级星形细胞瘤则肿块信号较混杂，可出现坏死及出血等信号改变，占位效应、灶周水肿及增强都较明显。

当原纤维性星形细胞瘤完全无明确肿块形成时，特别在分化较好的Ⅱ级星形细胞瘤，诊断较为困难，病原体变仅表现为以双侧白质为主的弥漫异常信号，T_1WI 常不易发现信号异常，T_2WI 可再现为广泛的，边界不清的高信号，无明确灶周水肿，无局部占位效应，亦无明确增强，但仔细观察可见脑实质略显肿胀，脑沟、裂、池及脑室变浅或变小。

【影像诊断技巧】

MR 是诊断此病的主要手段。此种类型的肿瘤鉴别诊断应考虑到广泛脱髓鞘病变、静脉窦血栓形成及老年性缺血性改变等。

四、少突胶质细胞瘤

【概述】

少突胶质细胞瘤（oligodendrogliomas）约占颅内胶质瘤的 5%，主要见于 30～40 岁的成人，男女发病的机会相等。

【临床表现】

本瘤生长缓慢，病程可长达 10～30 年，临床表现多为癫痫和局部性瘫痪。少数生长迅速，酷似多形性胶质母细胞瘤，预后不佳。

【病理基础】（图 8-4-9）

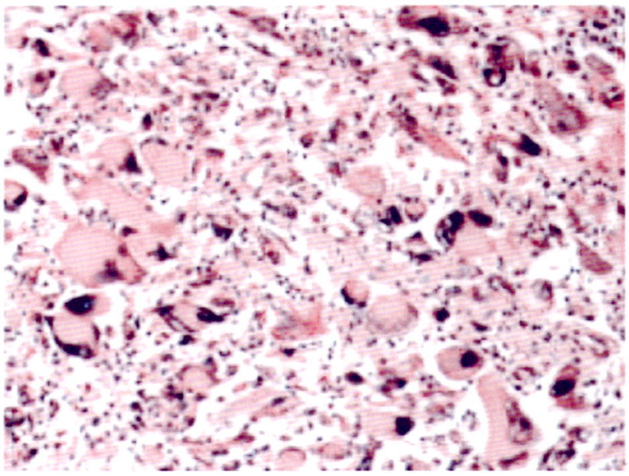

图 8-4-9　少突胶质细胞瘤病理切片

本瘤绝大部分位于大脑半球皮质的浅层，尤以左额叶为多见。

肉眼观，肿瘤呈灰红色边界清楚的球形肿块，位于白质和邻近的皮质，并可累及软脑膜。囊性变、出血和钙化颇为常见。

镜下，瘤细胞大小均匀，形态单一，弥漫排列，胞核居中着色深，胞浆空，环绕胞核形成空晕。间质富有血管，有不同程度的内皮细胞增生。约有 20%病例可出现瘤细胞钙化，其范围大小不一，其中 7%为镜下钙化，有时钙化灶较大，可在 X 线片上显示出来。如肿瘤组织中混有星形胶质细胞瘤成分达到 50%，则称混合性少突星形胶质细胞瘤。

【影像学表现】（图 8-4-10，图 8-4-11）

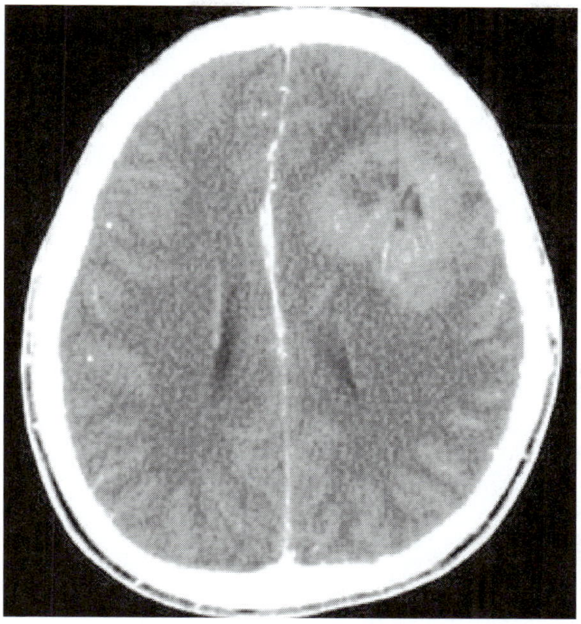

图 8-4-10　少突胶质细胞瘤 CT 增强像

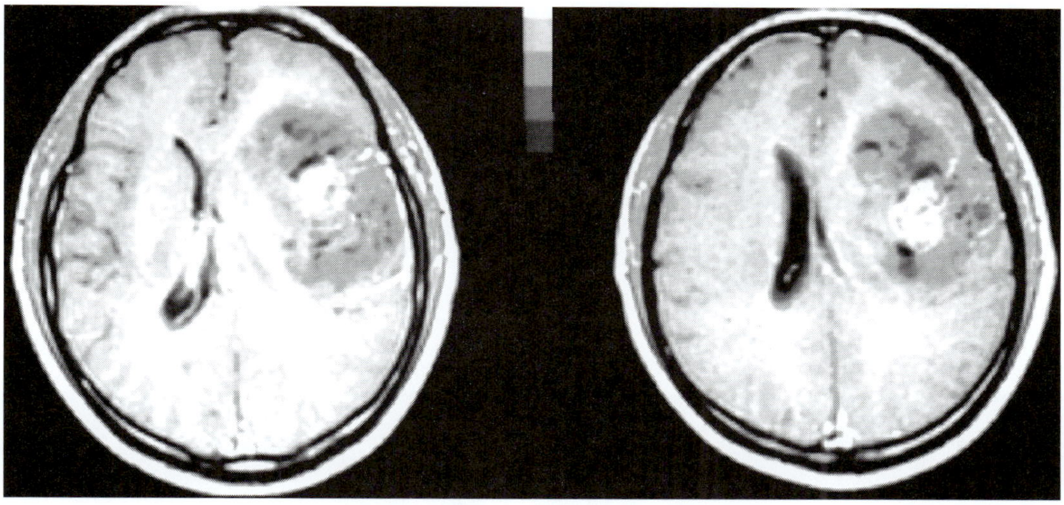

图 8-4-11　少突胶质细胞瘤 MRI 增强像

(1)X 线平片：可显示肿瘤的条索或团絮状钙化，CT 多表现为额叶肿块，边界多清晰，占位效应不明显，病变为可见条片状钙化是其特征性表现，呈条状、斑点状或大而不规则，其中弯曲条带状钙化具有特征性。瘤周水肿轻，占位效应轻。

(2)MR 表现：T_1WI 肿瘤为低信号。具有少突胶质细胞瘤特征性条带状、斑片状钙化，在 T_1WI 为低信号。边界多较清晰，瘤周水肿轻，占位效应轻。

T_2WI 肿瘤为高信号，信号不均匀，钙化在 T_2WI 也为低信号。

增强后少突胶质细胞瘤多数强化不明显，少数有不均匀强化。发生在脑室内的少突胶质细胞瘤多有较明显的强化。

【影像诊断技巧】

病变多可见条片状钙化是其特征性表现。CT 较易诊断本病。

五、脉络膜丛乳头状瘤

【概述】

脉络膜丛乳头状瘤(choroid plexus tumor)是

发生在脉络膜丛的良性胶质瘤，约占脑肿瘤的 1%（占儿童脑肿瘤的 2%～5%），生长慢，预后较好。脉络膜丛乳头状瘤较少见。

【临床表现】

侧脑室脉络膜丛乳头状瘤最易产生头痛等脑积水症状，此类脑积水系脑脊液吸收障碍或分泌过多引起，属于交通性脑积水。第四脑室脉络膜丛乳头状瘤可引起梗塞性脑积水、头昏、共济失调甚至脑神经功能障碍。

【病理基础】（图 8-4-12）

肿瘤好发于侧脑室三角区（50%）及第四脑室

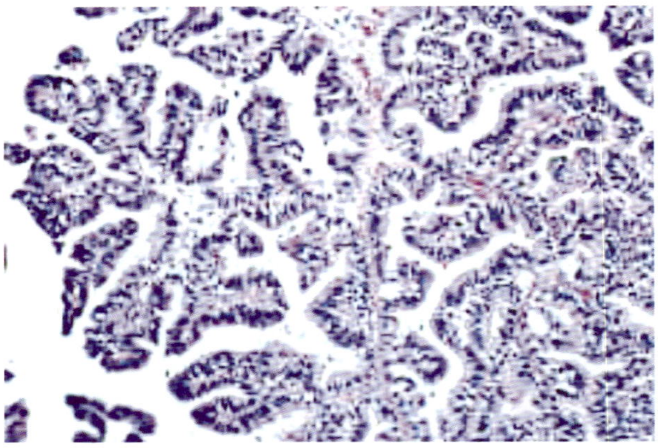

图 8-4-12　脉络丛乳头状瘤病理切片

（40%），少数（10%以下）可以发生在三脑室或桥脑小脑角池。儿童好发于侧脑室三角区，成人好发于第四脑室。

肉眼观：肿瘤呈菜花状或圆形生长，一般界限清楚，范围较局限，但有时能累及相邻的脑实质，但并不表示肿瘤为恶性，肿瘤也可以沿脑脊液播散。

镜下：乳头状瘤基本结构似正常脉络丛，形成许多分支状乳头，由假复层立方或柱状上皮覆盖。核为卵圆形，位于细胞基底部。细胞表面可见纤毛，胞浆内无成鞭毛小体。乳头中心由疏松结缔组织组成。上皮细胞一般分化良好，排列规则，无浸润现象。

【影像学表现】（图 8-4-13）

肿瘤检查时通常较大，位于脑室内，有分叶，但边缘清楚，T_1WI 一般为等信号，T_2WI 为等信号或稍高信号，肿瘤内部有时可见脑脊液混杂其中，而导致信号不均匀，肿瘤有时可合并出血而表现出亚急性或陈旧性出血信号。注射对比剂后肿瘤呈明显增强。由于肿块通常较大，因此常见合并脑积水。肿块如果与脑实质分界不清且脑实质有水肿出现，提示肿瘤累及邻近脑组织。由于肿瘤可以沿脑脊液播散，因此蛛网膜下腔可以合并异常信号。

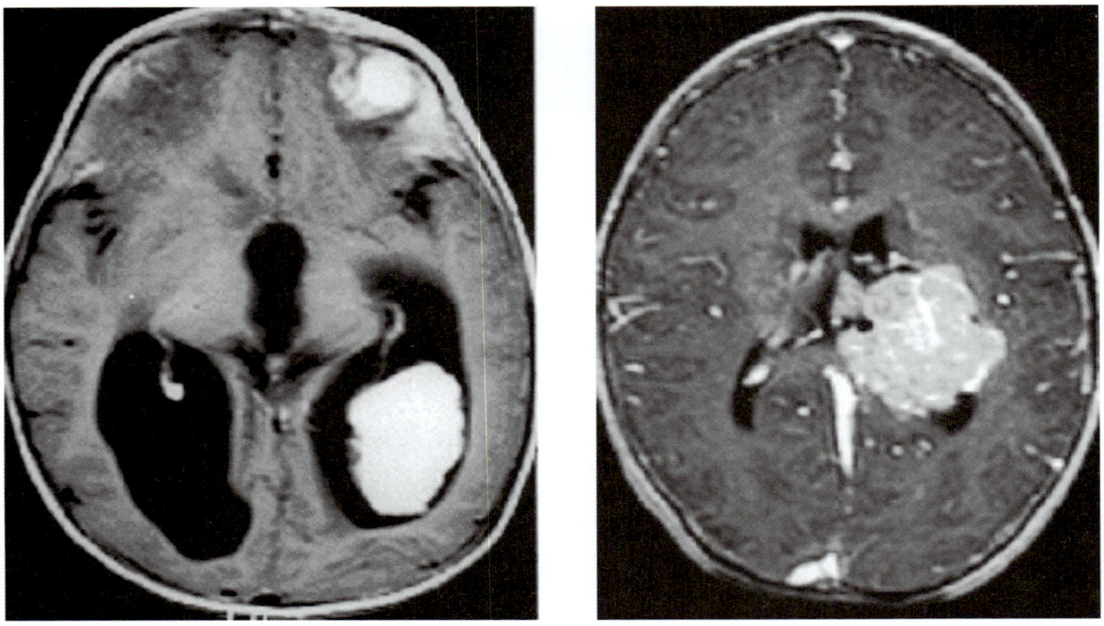

图 8-4-13　脉络丛乳头状瘤 MRI 增强

【影像诊断技巧】

MR 是诊断脉络丛乳头状瘤的主要技术手段。肿瘤位于脑室内，与脉络丛相连，且常合并交通性脑积水是其特点。

六、室管膜瘤

【概述】

室管膜瘤(ependymoma)是起源于室管膜或室管膜残余部分的肿瘤，约占脑内原发性肿瘤的2%～8%，占小儿颅后窝肿瘤的15%，位居小儿脑内肿瘤的第3位。

【临床表现】

室管膜瘤是儿童常见的肿瘤，其在儿童的发病率是成人的4～6倍。第一个发病高峰在1～5岁，第二个发病高峰在30岁左右。管膜瘤常见的临床症状包括恶心、呕吐、头昏、共济失调、眼球震颤等。室管膜瘤患者的存活率在45%左右，肿瘤的复发是患者死亡的主要原因。

【病理基础】 (图8-4-14)

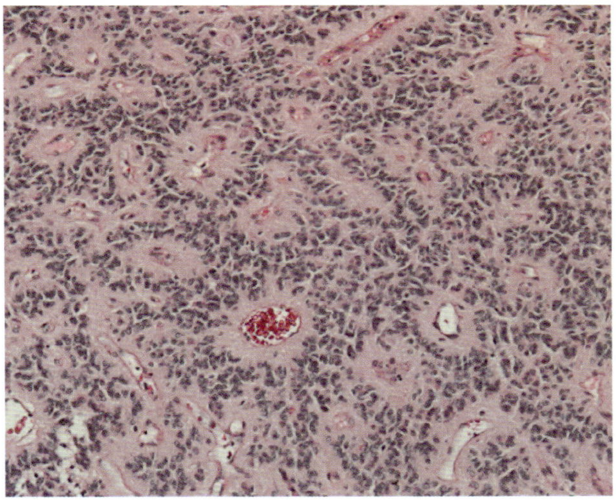

图 8-4-14　室管膜瘤病理切片

室管膜瘤是起源于衬在脑室壁和脊髓中央管内柱状或立方上皮或脑室周围室管膜巢的一种常见肿瘤(其他来源于室管膜的肿瘤包括间变型室管膜瘤、黏液乳头状室管膜瘤和亚室管膜瘤)。多见于第四脑室，其次为侧脑室，第三脑室和导水管。脊髓病变多发生于脊髓中央管。

肉眼观，室管膜瘤膨胀性缓慢生长，肿瘤多在脑室内生长。球形、分叶状或乳头状，切面灰白色，呈均匀或颗粒状，与脑组织分界不清，可发生灶性出血甚至坏死或囊性变，有时也可发现点状钙化。间变性室管膜瘤可因细胞脱落或手术而发生种植性转移，沿脑脊液通路，可见瘤细胞播散形成新的室管膜瘤体。

镜下，瘤细胞大小形态一致，呈梭形或胡萝卜形，胞核圆或椭圆，染色质呈细颗粒状，核膜清楚，有核仁。瘤细胞胞浆丰富，突起明显。瘤细胞的排列有两种特征，一是环绕空腔排列成腺管状，形态上与室管膜腔相似，称为菊形团形成，另一是环绕血管形成假菊形团结构，瘤细胞有细长的胞浆突起与血管壁相连。细胞中有神经胶质纤维，以PTAH染色在个别细胞的腔面或胞核旁可见纤毛体，后者与纤毛运动有关，是室管膜细胞的特征性结构。此外，有时还可形成乳头状结构。发生在脊髓圆锥和终丝的肿瘤，乳头状结构轴心中的结缔组织往往富含黏液。

【影像学表现】 (图8-4-15，图8-4-16)

多呈脑室内均质性肿块，60%位于颅后窝，其中的90%位于第四脑室。境界清晰，分叶状，膨胀生长。第四脑室的室管膜瘤呈塑型样生长，充满四脑室，并可进入桥小脑角池或通过枕大池进入颈延交界区的后部。

(1)CT表现：扫描可发现50%肿瘤伴沙粒状钙化。

(2)MRI表现：实性成分的室管膜瘤典型MRI表现为等或长 T_1、长 T_2 异常信号，囊变部分的室管膜瘤 T_1WI 信号较脑脊液略高，T_2WI 呈明显的高信号。肿瘤内部可因为囊变、钙化和肿瘤血管的存在使信号变得不均匀。注射对比剂后，肿瘤常表现为不均匀的异常对比增强。MRS 显示肿瘤内胆碱物质浓度(CHO)升高，N-乙酰基物质(绝大部分为NAA)和肌酸(CR)降低。

【影像诊断技巧】

MRI 诊断室管膜瘤主要依靠肿瘤的位置和形态学的改变，病变局限于脑室内，如发现脑脊液通路小播散样肿瘤可正确诊断。

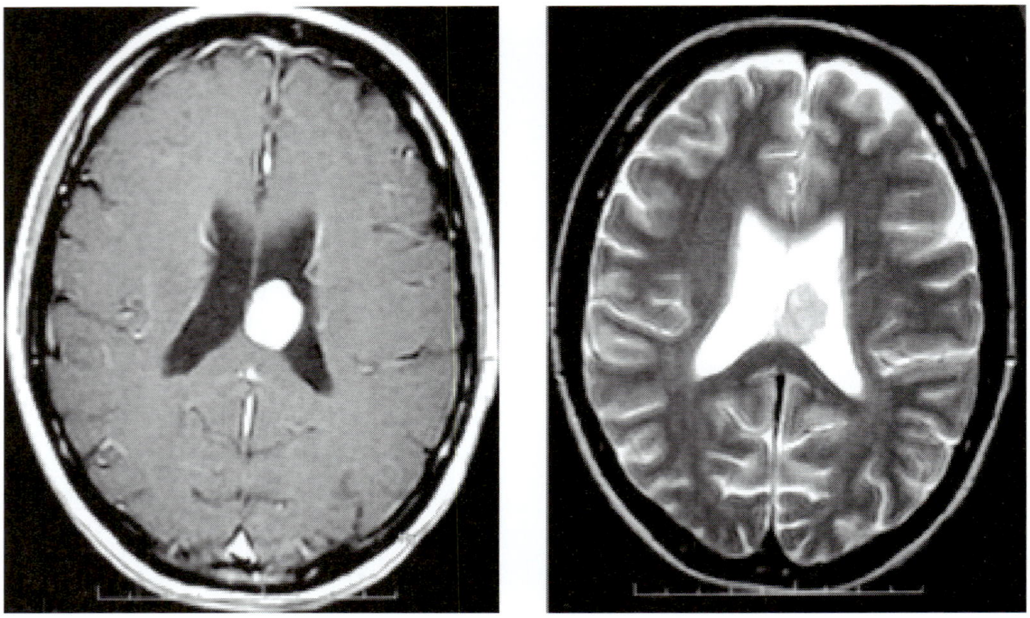

图 8-4-15　颅内室管膜瘤 MRI 图像

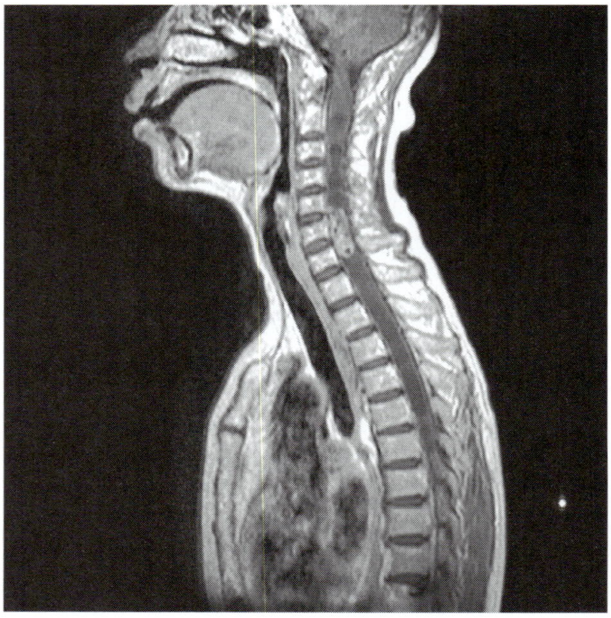

图 8-4-16　颈髓室管膜瘤 MRI 图像

七、脑膜瘤

【临床表现】

脑膜瘤（meningiomas）大多生长缓慢，良性类型可完全无症状，在 70 岁以上老人的尸检中，发现无症状的脑膜瘤不在少数，无症状脑膜瘤占颅内肿瘤的 14%。脑膜瘤患者多为 40～50 岁的中年人，女性较男性多。

【病理基础】（图 8-4-17，图 8-4-18）

脑膜瘤原发于蛛网膜内皮细胞，凡属颅内富于蛛网膜颗粒与蛛网膜绒毛之处皆是脑膜瘤的好发部位。矢状窦旁，大脑凸面，大脑镰旁者多见，其次为蝶骨嵴、鞍结节、嗅沟、小脑桥脑角与小脑幕等部位，生长在脑室内者很少，也可见于硬膜外。尚有

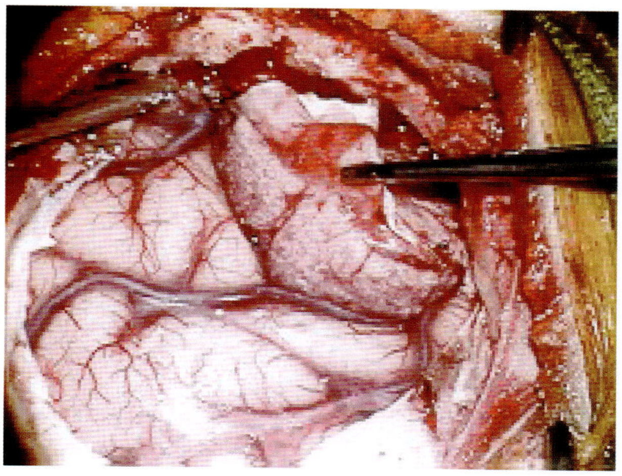

图 8-4-17　脑膜瘤大体病理

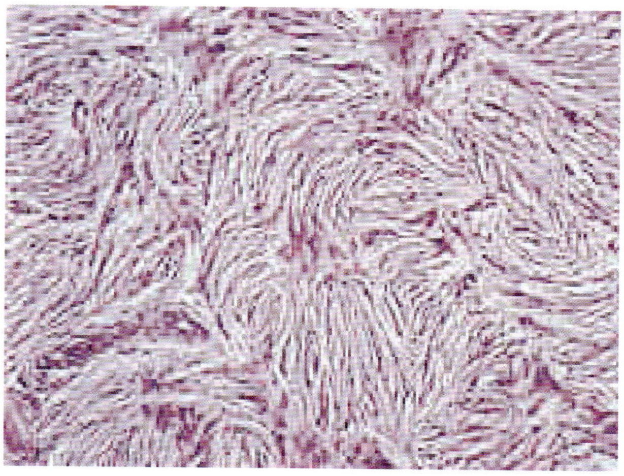

图 8-4-18　脑膜瘤大体病理切片

异位的脑膜瘤，偶见于颅骨板障、额窦、鼻腔头皮下或颈部，系来自异位的蛛网膜组织，并非转移，脑膜瘤有多发性，约占 1%～2%，可多达几十个，散在于同一部位，其中一个大的瘤结节，还有小的肿瘤，大如核桃，小如粟粒，幕上脑膜瘤远多于幕下。此外，脑膜瘤可与胶质瘤、神经纤维瘤同时存在于颅内，也可与血管瘤并存。

肉眼观，肿瘤呈球形，分叶状或不规则形，质实或硬，边界清楚，周围脑组织受压成凹陷切迹。少数肿瘤呈斑块状覆盖较广泛区域，甚至整个脑半球，称为斑块型脑膜瘤。肿瘤质地硬，切面灰白色，呈颗粒状、条索漩涡状，有的质地似沙砾样，乃由于有多量砂粒体存在。

由于脑膜瘤的组织来源复杂，其组织学图像也可呈现下列基本类型：①脑膜细胞型（融合细胞型），②纤维细胞型，③过度（混合）型，④血管母细胞型。

大多数脑膜瘤为良性，瘤细胞可引起邻近颅骨的骨质增生，或肿瘤浸润，但不引起广泛播散或转移，也不侵入邻近的神经组织。

【影像学表现】（图 8-4-19～图 8-4-21）

（1）CT 表现：肿瘤呈圆形或分叶状，以宽基底靠近颅骨或硬脑膜。平扫大部分为高密度，少数为等密度，密度均匀，边界清楚。大部分肿瘤有轻度瘤周水肿。瘤内钙化占 10%～20%。出血、坏死和囊变少见。增强呈均匀一致的显著强化，边界锐利。可有白质塌陷，颅骨增厚，破坏或变薄等脑外肿瘤的征象。

（2）MRI 表现：脑膜瘤信号多与皮质接近，T_1WI 为等信号，T_2WI 为等或稍高信号。内部信号可不均匀，表现为颗粒状、斑点状，有时呈轮辐状，与肿瘤内血管、钙化、囊变、沙砾体和肿瘤内纤维分隔有关。周围水肿为长 T_1 长 T_2 信号。钙化在 MRI 上呈低信号，因肿瘤血管丰富，其内尚可见流空血管影。脑膜瘤侵及颅骨时，其三层结构消失，原规整弧形的骨结构变得不规则。脑膜瘤与水肿之间可见低信号环，它是由肿瘤周围的小血管及纤维组织构成的包膜，以 T_1WI 明显。注射造影剂后肿瘤出现明显均匀强化。约 60%可显示肿瘤邻近脑膜成窄带状强化，即脑膜尾征。

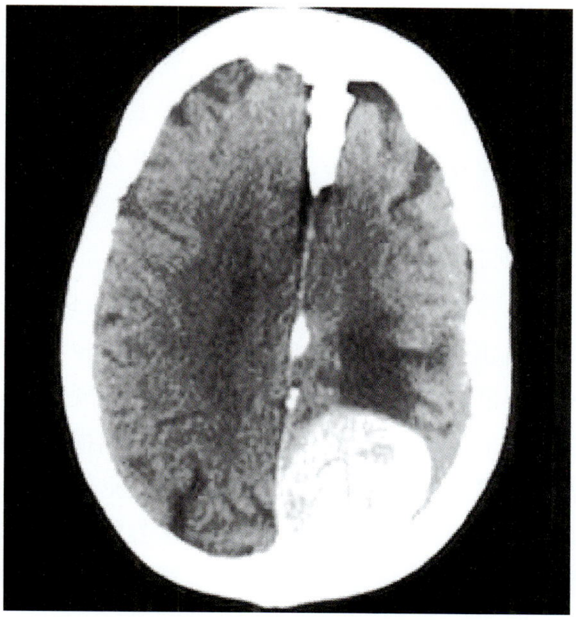

图 8-4-19　脑膜瘤 CT 图像

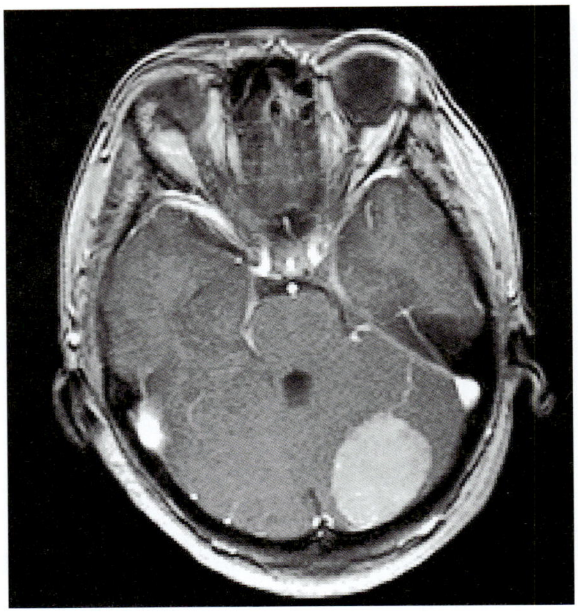

图 8-4-20　来源于小脑幕脑膜瘤横断位图像

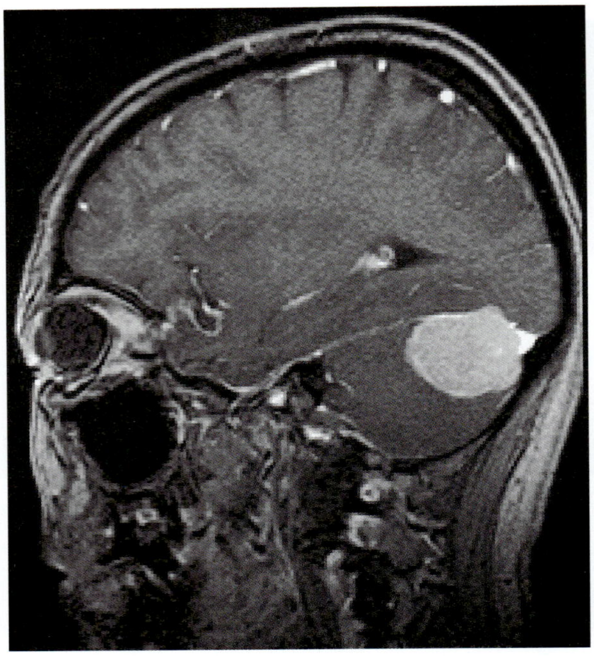

图 8-4-21　来源于小脑幕脑膜瘤矢状位图像

【影像诊断技巧】

典型的脑膜瘤有其好发部位，影响学特征为边界清楚，以广基底与硬脑膜或颅骨相连，CT 成高密度，MRI 信号与脑皮质接近。MRI 显示该肿瘤优于 CT。

八、髓母细胞瘤

【概述】

髓母细胞瘤（medulloblastoma）好发于儿童，仅次于星形胶质细胞瘤而占第 2 位，其发生率占儿童颅内肿瘤的 25%，发病年龄 75% 为 15 岁以下，发病高峰为 5～15 岁，偶见于成人，男女发病的比例约(2～3)∶1。

【临床表现】

最常见的影像学表现为颅内压增高表现，表现为头痛、呕吐、复视和眼底视神经乳头水肿等。其中呕吐最为多见，可为早期的惟一临床表现。呕吐多见于早晨，同时常伴有过度换气。小脑损害主要表现为躯干性共济失调。因肿瘤的侵犯部位不同而表现为倾倒、肢体共济失调、眼球震颤。其他表现可为面瘫、强迫头位、头颅增大及破壶音（MQCewen 征）、锥体束征、呛咳、小脑危象、蛛网膜下腔出血。髓母细胞瘤恶性程度高，预后差。

【病理基础】（图 8-4-22，图 8-4-23）

本瘤来源于小脑蚓部原始神经上皮细胞或小脑皮质的胚胎性外颗粒层细胞，故本瘤主要见于小脑，在儿童多发生于小脑蚓部，在成人则多见小脑半球。肿瘤转移是髓母细胞瘤的重要特征。可通过脑脊液循环沿蛛网膜下腔发生播性种植，脊髓尤其马尾神经是常见受累部位。

肉眼观，瘤组织呈鱼肉状，色灰红。肿瘤界限比较清楚，质地较脆。可见坏死，钙化囊变少见。

镜下：髓母细胞瘤可分为经典型、促硬纤维增生型、大细胞型、间变型四个亚型，临床上最常见的是“经典型”和“促硬纤维增生型”。肿瘤由圆形、椭圆形或胡萝卜形细胞构成，胞核着色深，胞浆少而边界不清楚，有多少不等的核分裂像。瘤细胞环绕一个嗜银性纤细的神经纤维中心作放射状排列形成典型的菊形团，这对髓母细胞瘤的病理基础诊断有一定的意义。

【影像学表现】（图 8-4-24）

(1)CT 表现：较特征性的表现是肿瘤的部位，CT 表现为颅后窝中线处圆形或类圆形的高密度肿块，边缘较清楚，病灶周围环绕有低密度水肿带。10%～15% 可见斑点状钙化，有较小的囊变区和坏死区，但大片出血者少见。增强扫描肿瘤呈均匀一

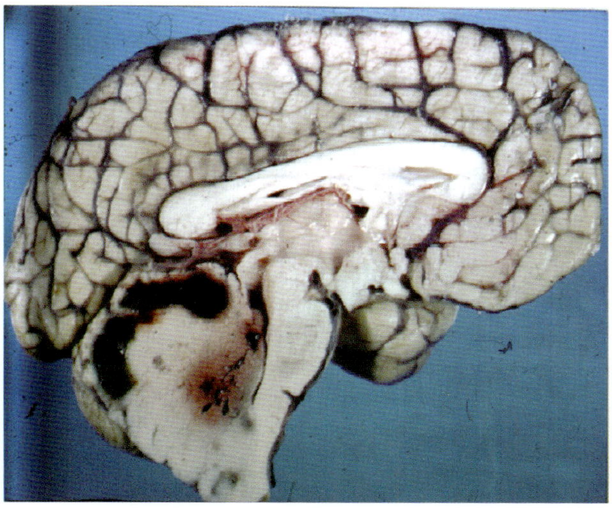

图 8-4-22　髓母细胞瘤大体病理基础学

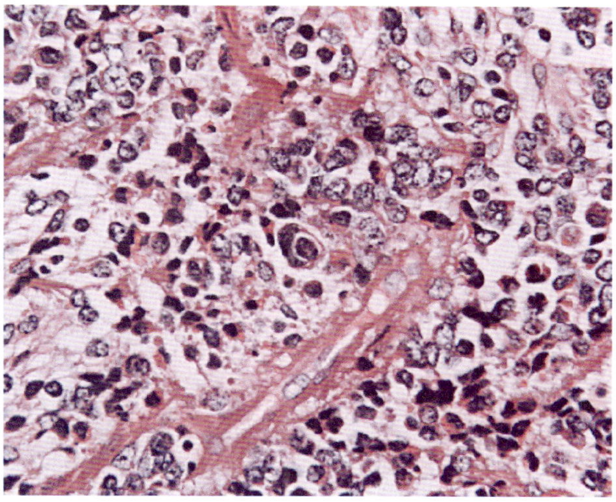

图 8-4-23　髓母细胞瘤病理切片

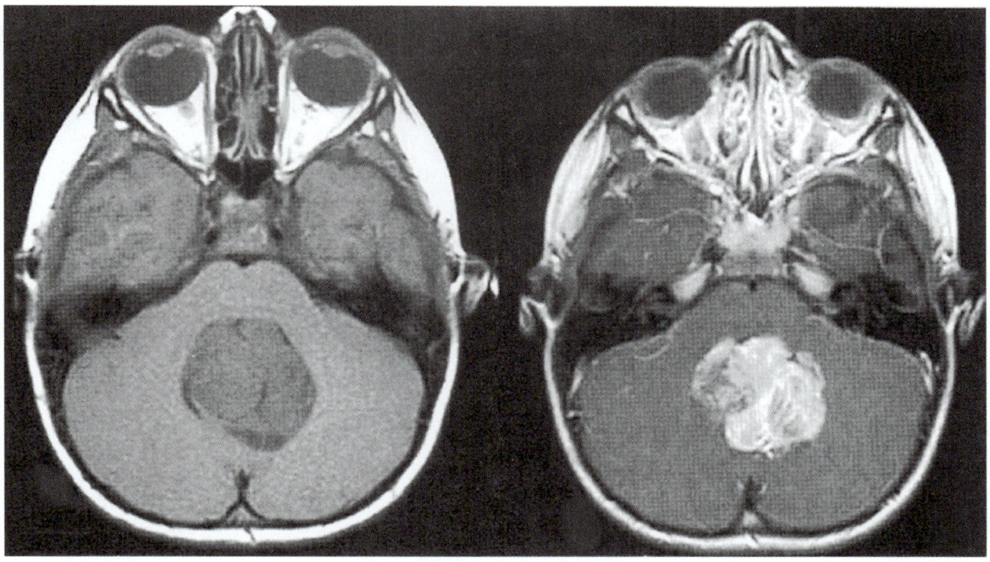

图 8-4-24　髓母细胞瘤 MR 图像

致的中等至明显强化。

(2)典型 MRI 表现：位于小脑中线或偏向一侧的实性肿块，呈圆形、不规则形，可囊变，但很少钙化，血供丰富。如未发生囊变或坏死，信号强度均匀；如发生囊变或坏死，在肿瘤内部可见较肿瘤更长 T_1 更长 T_2 的囊变或坏死区。如作 Gd-DTPA 增强扫描，肿瘤实质部分呈显著异常增强而囊变或坏死部分通常不显示异常对比增强。肿瘤居第四脑室顶部时，导水管被撑开且向上移位，四叠体板由正常的直立位置变为近乎于水平位置。80%～90%伴幕上脑室明显扩大。髓母细胞瘤易顺脑脊液发生种植转移，因此扫描方向宜包括矢状位或冠状位；对于常规扫描有可疑者，应尽量进行 Gd-DTPA 增强扫描，种植灶同样会发生显著对比增强。

【影像诊断技巧】

病变发病有特定人群及特定部位，MRI 在诊断髓母细胞瘤方面具有重要价值。

九、生殖细胞瘤

【概述】

生殖细胞瘤（germinoma）又称为不典型的畸胎瘤，是松果体区最常见的肿瘤，约占松果体区肿瘤的40%。男性的发病率明显多于女性。多数在10～30岁之间发病，高峰年龄在20岁。生殖细胞瘤见于松果体到丘脑下部的中线上，90%～95%位于松果体区和下丘脑区域，5%～10%位于下丘脑基底节区。

【临床表现】

根据肿瘤部位不同可出现梗阻性脑积水，中枢性尿崩症及偏瘫等。由于生殖细胞瘤对放疗敏感，实验性放射治疗有效是诊断生殖细胞瘤的一个有力依据。

【病理基础】（图8-4-25）

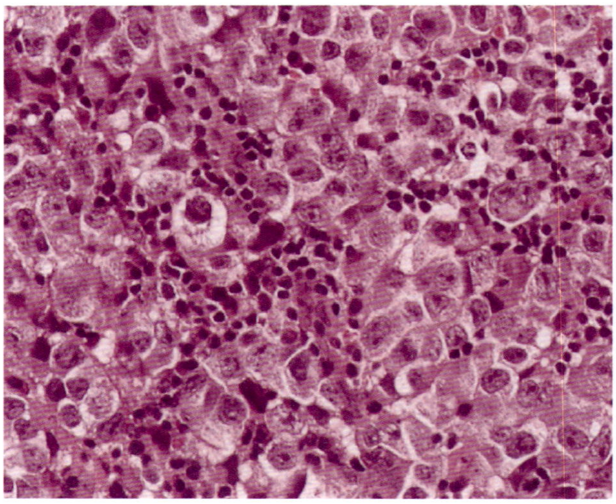

图8-4-25　生殖细胞瘤病理切片

生殖细胞来源的肿瘤包括生殖细胞瘤、内胚窦癌、绒毛膜上皮癌、畸胎类肿瘤等。肿瘤病理基础学上常以一种类型为主，同时可混合有其他类型。生殖细胞瘤较常见，可发生在下丘脑或松果体区，或两处同时出现。基底节区受累多为伴发出现，并常有出血倾向。与松果体区的其他肿瘤一样，生殖细胞瘤也可以沿着室管膜和脑脊液通路播散，并经常向前突入第三脑室后部，或累及周围结构。

【影像学表现】（图8-4-26）

(1)CT表现：生殖细胞瘤常有钙化，CT可显示松果体区分叶状的较高密度肿块，内部可见钙化，增强扫描后呈明显的不均匀强化。肿瘤较大时，可致第三脑室前移甚至双侧侧脑室脑积水。室管膜下转移者，可见线状或结节状高密度影。

(2)MRI表现：生殖细胞瘤的MRI信号无特异性，其信号在各个脉冲序列均呈等到信号（与脑灰质的信号相似），少数情况下，可表现为T_1WI稍高信号，T_2WI稍低信号。增强后肿瘤呈现明显的强化，若在松果体区和下丘脑区同时显示病变则可基本确诊。增强扫描还可发现室管膜下或蛛网膜下腔的播散灶。利用MRI任意方向扫描的特点，可以同时显示松果体区和鞍上区的多发病灶，这是MRI优于CT的一个方面。另外MRI可显示较小的下丘脑病变。

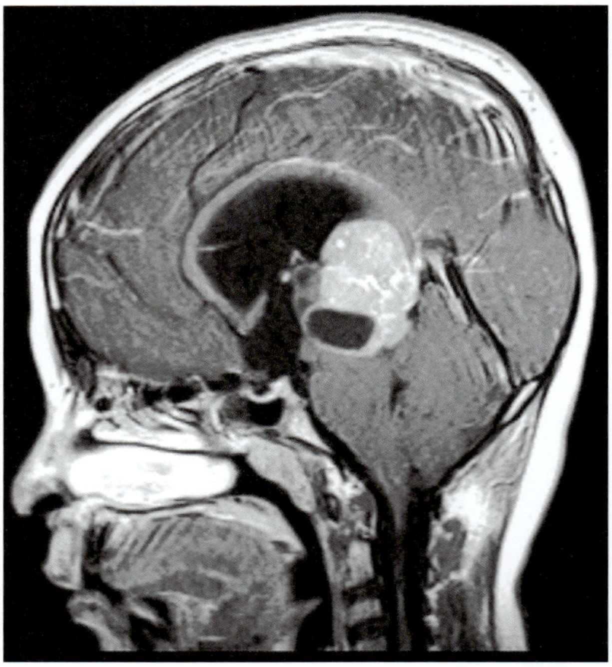

图8-4-26　松果体区生殖细胞瘤

【影像诊断技巧】

松果体区肿瘤来源复杂，鉴别诊断有时较困难，要密切结合临床表现并进行必要的实验室检查。部分松果体区肿瘤MRI信号颇有特点，如畸胎瘤含有脂肪成分，绒毛膜上皮癌有出血倾向，皮样囊肿和表皮样囊肿不发生异常对比增强等，结合上述特点可资鉴别。

十、血管母细胞瘤

【概述】

血管母细胞瘤(angioreticuloma)是一种血管源性的肿瘤,可能来源于原生的血管内胚层或造血干细胞,具体的组织学来源有待于进一步明确。血管母细胞瘤是一种少见的脑内肿瘤,约占脑内原发性肿瘤的1%～2.5%。占成人颅后窝肿瘤的7%,绝大多数的血管母细胞瘤是散发病例,10%～20%的血管母细胞瘤是von Hippel-Lindau病(VHL)的一部分。

【临床表现】

血管母细胞瘤通常见于成年人、儿童罕见。出现症状的年龄多在30～40之间。常见的症状包括头晕、头痛、平衡不稳、恶心、呕吐等。

【病理基础】(图8-4-27)

大体标本上,血管母细胞瘤是边界清楚的肿块。60%为囊性伴有囊壁结节,40%为实性,肿瘤内可见出血和坏死。显微镜下,血管母细胞瘤主要由内皮细胞、周皮细胞或基质细胞组成,以前两种细胞占优势。血管成分可以是毛细血管或海绵状血管,肿瘤壁由受压的脑实质和周围增生的胶质组成。

【影像学表现】(图8-4-28)

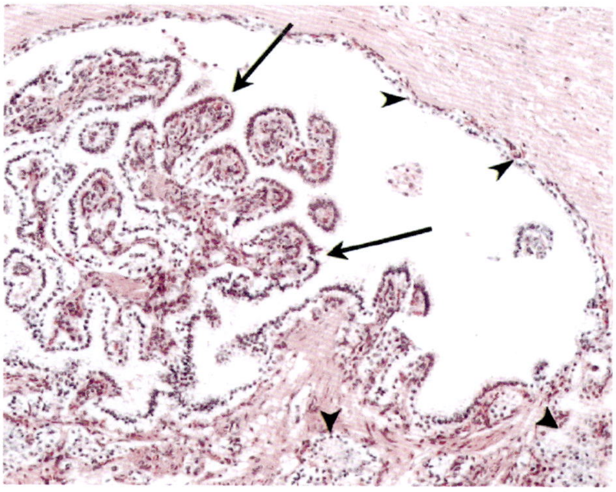

图8-4-27　血管母细胞瘤病理切片

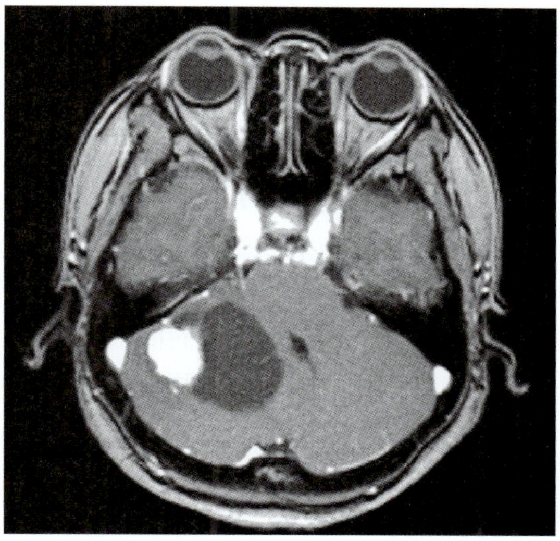

(A)

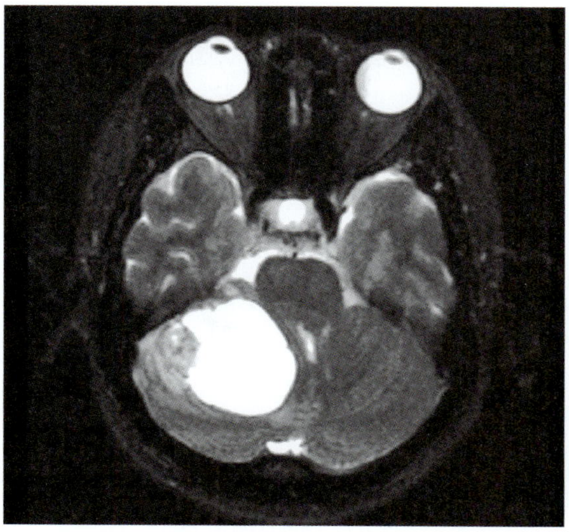

(B)

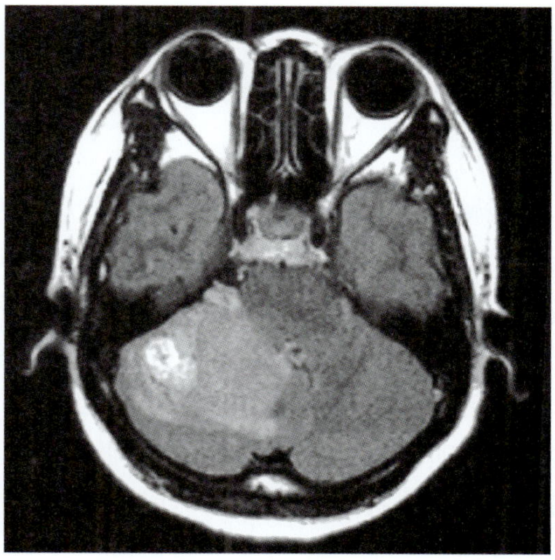

(C)

图8-4-28　血管母细胞瘤

血管母细胞瘤最常见于小脑，幕上的血管母细胞瘤少见。血管母细胞瘤可以为囊性有壁结节或实质型。囊性成分在 T_1WI 呈低信号，在 T_2WI 呈明显的高信号，其信号强度高于脑脊液。囊壁的结节 T_1WI 表现为低信号，T_2WI 可以呈高信号或等信号。增强扫描囊壁结节呈明显强化。实质型肿瘤在 T_1WI 呈低信号，T_2WI 呈高信号，如合并出血，T_1WI 为高信号。增强扫描，肿瘤呈明显均匀或环行异常对比增加。肿瘤内有时可见血管流空现象。

血管母细胞瘤有特定的好发部位及明确的影像学表现，诊断一般不困难。发生在小脑半球时需与毛细胞型星形细胞瘤鉴别，两者均可为囊性肿瘤伴壁结节，均可明显增强，但毛细胞型星形细胞瘤好发于小儿。由于部分血管母细胞瘤是 VHL 的一部分，因此对于脑内的血管母细胞瘤患者应进行全面的检查，除外 VHL 的存在。

【影像诊断技巧】

血管母细胞瘤最常见表现是大囊小结节，结节强化明显。VHL 是一种常染色体显性遗传性疾病，可以影响多个系统，产生不同的临床症状。特征是中枢神经系统及内脏的囊肿、血管瘤或肿瘤，常见的疾病有：视网膜血管瘤（40%～50%），血管母细胞瘤（40%～80%），内脏囊肿或新生物（50%～70%）等。手术治疗对于散发的血管母细胞瘤效果较好。VHL 患者的脑内血管母细胞瘤术后容易复发。

十一、听神经鞘瘤

【概述】

听神经鞘瘤（acoustic schwannoma）一般起源于内听道内前庭神经的神经鞘膜，以后沿着神经向阻力较小的内听道外桥小脑角区生长，是桥小脑角区最常见的肿瘤，约占 85%。鉴于听神经瘤生长缓慢，不浸润邻近结构，被列入 WHO 1 级肿瘤。听神经瘤在内听道内生长仅引起内听道的扩大，以后随着肿瘤向桥小脑角池生长，可以引起脑干及小脑半球的受压。听神经瘤通常单独发生。双侧的听神经瘤常是神经纤维瘤病Ⅱ型（NF-2）的表现。绝大多数的听神经瘤发生在 50～60 岁，儿童少见。男女发病的比例约为（1.5～2）：1。

【临床表现】

听神经瘤的临床表现早期常为听力下降后丧失。随着肿瘤的增大，可以出现其他脑神经症状、脑干受压或梗阻性脑积水。

【病理基础】（图 8-4-29）

听神经瘤有完整的包膜，外形呈圆形、卵圆形后分叶状。组织学上，听神经瘤有两种不同的组织类型，即 Antoni A 型和 Antoni B 型。Antoni A 型组织由致密的肿瘤细胞组成，细胞呈束状或环行排列，其大小和致密度可以不同。Antoni B 型组织可以与 A 型同时出现，但是分界清楚，Antoni B 型组织无致密的肿瘤细胞，但黏液变及囊变较常见，囊变区域可大可小，有时可见含铁血黄素沉着。

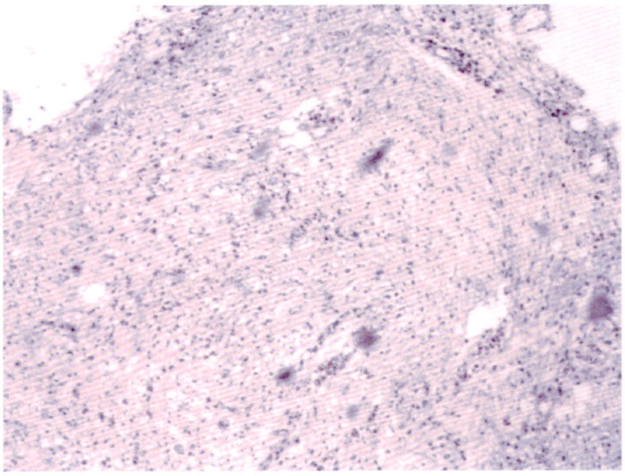

图 8-4-29　听神经鞘瘤病理切片

【影像学表现】（图 8-4-30）

（1）X 线平片表现：可以在肿瘤引起内听道扩大后发现骨性内听道增宽。

（2）CT 表现：检查可以发现桥小脑角区等或稍高密度的肿块，钙化及出血不常见，增强扫描可以明显的增强。MRI 不仅抗御风险病变的存在（最小可发现瘤体直径小于 4mm 的听神经瘤），而且可以明确肿瘤与周围组织的关系及肿瘤的内部结构（囊变等）。

（3）MRI 表现：在 MRI 影像上，听神经瘤的信号特点与肿瘤的内部结构有关，实性部分一般呈等信号后稍低 T_1 信号、高 T_2 信号，囊性部分呈明显的低 T_1 信号、更高 T_2 信号，增强扫描肿瘤呈明显

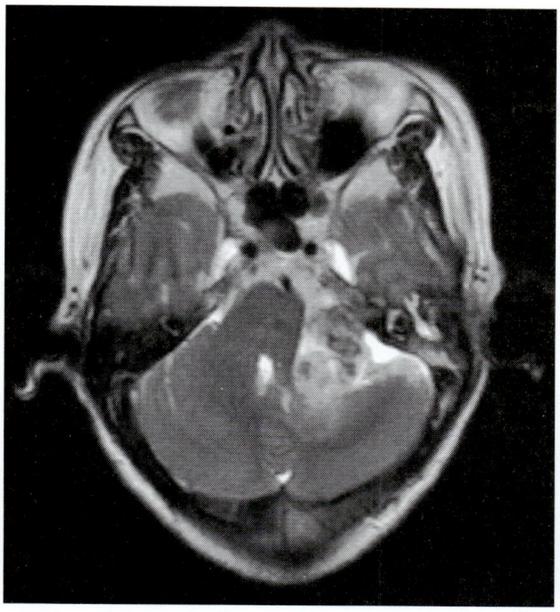

(A)

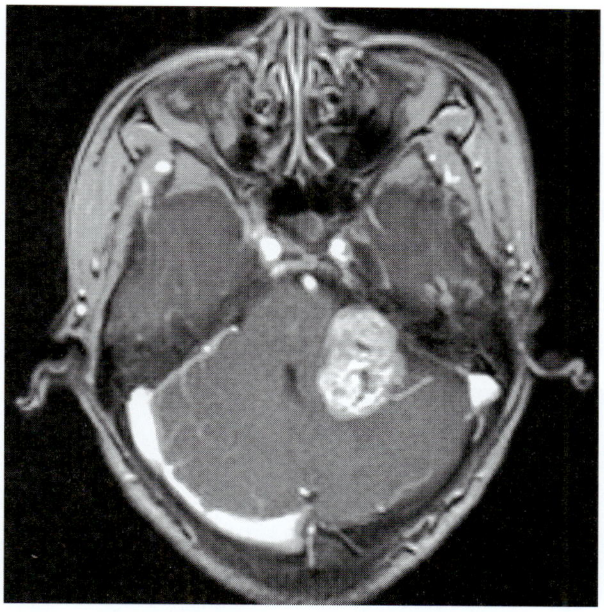

(B)

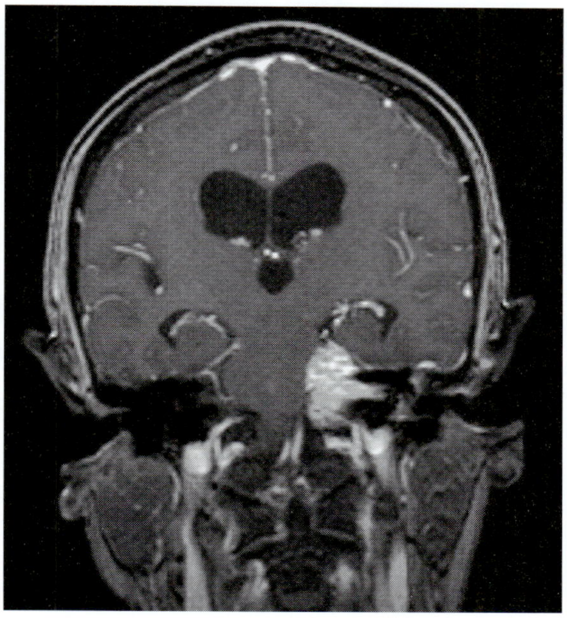

(C)

图 8-4-30　听神经瘤

的不均匀异常对比增强。对于小的听神经瘤、三维(3D)快速自旋回波薄层扫描(层厚 2～3mm)是一种有效的检查序列,可以清楚地观察听神经束的形态,如辅以增强扫描可以检出微小的听神经瘤。

【影像诊断技巧】

MRI 是诊断听神经瘤的主要手段。听神经瘤主要与桥小脑角区的脑膜瘤、表皮样囊肿及转移瘤等鉴别。

十二、三叉神经鞘瘤

【概述】

三叉神经鞘瘤(trigeminal nerve schwannoma)是发病仅次于听神经鞘的另一种神经鞘瘤,约占颅内原发性肿瘤的 0.07%～0.28%。占神经鞘瘤的 5%～6%。肿瘤常见于 35～60 岁,女性发病率是男性的 2 倍。

【临床表现】

由于三叉神经的颅内段很长，因此，三叉神经鞘瘤根据肿瘤所在的位置不同可有多种不同的临床表现。80%～90%发生在半月节的神经鞘瘤可引起三叉神经麻痹，症状为疼痛、感觉异常和咀嚼肌肌无力。三叉神经眼支受累表现为眼球突出和复视。颅后窝的三叉神经鞘瘤主要表现为共济失调，听力障碍。

【病理基础】

50%源于三叉神经膝状神经节，50%起源于颅中窝，其中25%起自三叉神经根神经节，属于硬膜内肿瘤，另25%累及中颅后窝，属于硬膜内、硬膜外肿瘤。三叉神经鞘瘤的病理基础学改变与听神经瘤大致相同。

【影像学表现】（图 8-4-31，图 8-4-32）

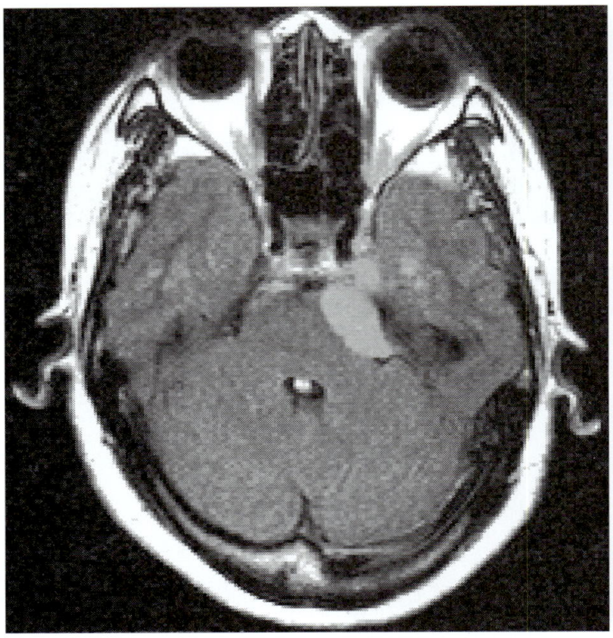

图 8-4-31　左侧三叉神经瘤

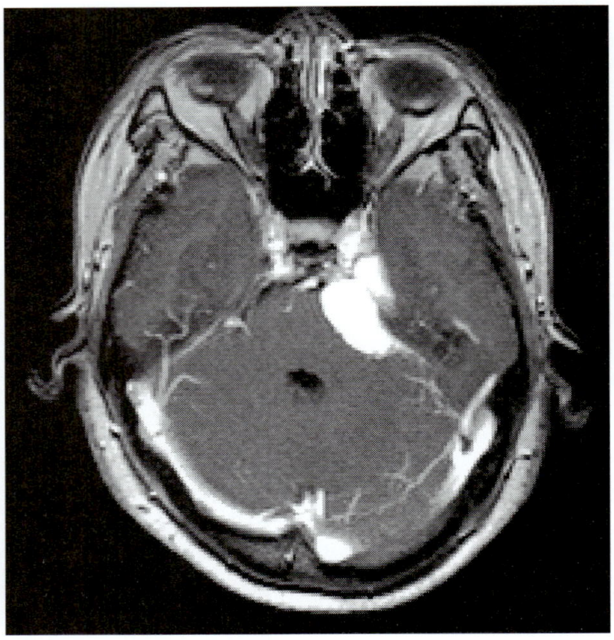

图 8-4-32　左侧三叉神经瘤增强图像

三叉神经鞘瘤的 MRI 信号特点与听神经瘤基本相同。由于三叉神经特有的解剖位置、诊断一般不困难。小的三叉神经鞘瘤呈圆形或卵圆形，如发生在三叉神经节，可以使桥前池变形，T_1WI 信号比脑脊液信号高，T_2WI 比脑脊液信号低。37%的神经鞘瘤可见瘤周水肿。注射 GD-DTPA 后，肿瘤呈明显的异常对比增强。位于三叉神经膝状神经节的肿瘤使患侧海绵窦内的 Meckel 腔扩大、变形，海绵窦内的信号也发生异常。需要注意的是，约5%的三叉神经鞘瘤是发生于三叉神经的分支远端并向脑外生长，这种肿瘤通常发生与三叉神经的眼支。

【影像诊断技巧】

MRI 是诊断三叉神经鞘瘤的主要技术手段，沿三叉神经走行是其主要特点。MSCT 可以显示 Meckel 腔的扩大，对于判断肿瘤的范围及与周围组织的关系方面具有优势。

十三、垂体瘤

【概述】

垂体瘤（pituitary adenoma）约占颅内肿瘤的10%，此组肿瘤以前叶的腺瘤占大多数，来自后叶者少见。垂体微腺瘤实际上更常见，只是因为症状不明显而不易被发现。据统计，尸检病例发病率约8%～27%。本病多发生于成年人，以成年女性最为多见。

【临床表现】

垂体瘤90%为良性腺瘤，少数为增生，极少数为癌。微腺瘤临床只有内分泌方面的症状，需作血清内分泌素含量测定才能作出确诊。大腺瘤除内分泌症状外尚有可能引起视神经或邻近压迫症状。可能有以下几种症状表现：肿瘤压迫症状如头痛、视力视野改变、眼睑下垂、眼球运动障碍、三叉神经痛、幻嗅、幻味、轻偏瘫、失语等症状。内分泌功能障碍症状如月经紊乱、停经、泌乳、肢端肥大症、巨人症、库欣(Cushing)症、纳尔逊(Nelson)症、甲亢等。

【病理基础】（图 8-4-33）

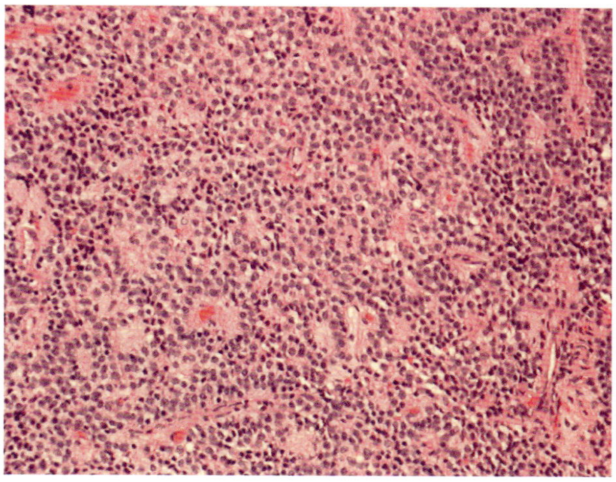

图 8-4-33 垂体瘤病理切片

垂体瘤是一组从垂体前叶和后叶及颅咽管上皮残余细胞发生的肿瘤，系脑外肿瘤。依据肿瘤的大小，将垂体腺瘤分为微腺瘤与大腺瘤。直径小于10mm 者称为微腺瘤，大于 10mm 者称为大腺瘤。过去根据肿瘤细胞染色的特性分为嫌色性、嗜酸性、嗜碱性细胞腺瘤的分类法现已被按细胞的分泌功能分类法所替代。按照功能分为催乳素腺瘤(PRL 瘤)，生长素腺瘤(GH 瘤)，促肾上腺皮质素腺瘤(ACTH 瘤)等。

肉眼观，多数为单个，呈球形或卵圆形，表面光滑有完整包膜。

镜下观，肿瘤失去了正常组织结构特点，瘤细胞像正常的垂体前叶细胞，核圆或卵圆形，有小的核仁，多数腺瘤由单一细胞构成，少数可由几种瘤细胞构成，瘤细胞排列成片块、条索状、巢状、腺样或乳头状，有的瘤细胞可有异型性或核分裂，瘤细胞巢间为血管丰富的纤细间质。

【影像学表现】（图 8-4-34，图 8-4-35）

(1)MRI 表现：垂体大腺瘤主要表现为鞍内软组织肿块，大部分边缘光滑，向鞍上、鞍旁或鞍下延伸，MRI 表现为肿瘤实性部分呈等信号。病变可包绕、推压双侧颈内动脉、同时使视交叉受压移位。瘤体内部可囊变、坏死，大的肿瘤常压迫第三脑室，引起双侧脑室积水。增强后，瘤体实性部分呈明显强化。

(2)CT 表现：垂体微腺瘤在 CT 上常无任何表现，MRI 表现为垂体局限性异常信号，T_1 加权较正常垂体信号略低，T_2 加权分界不明显。垂体上缘局限性膨隆，垂体柄移位。鞍底向下呈浅弧样凹陷。动态增强早期，正常垂体强化明显，瘤体不强化或强化轻微。延迟扫描，肿瘤的强化往往与正常腺体不一致。

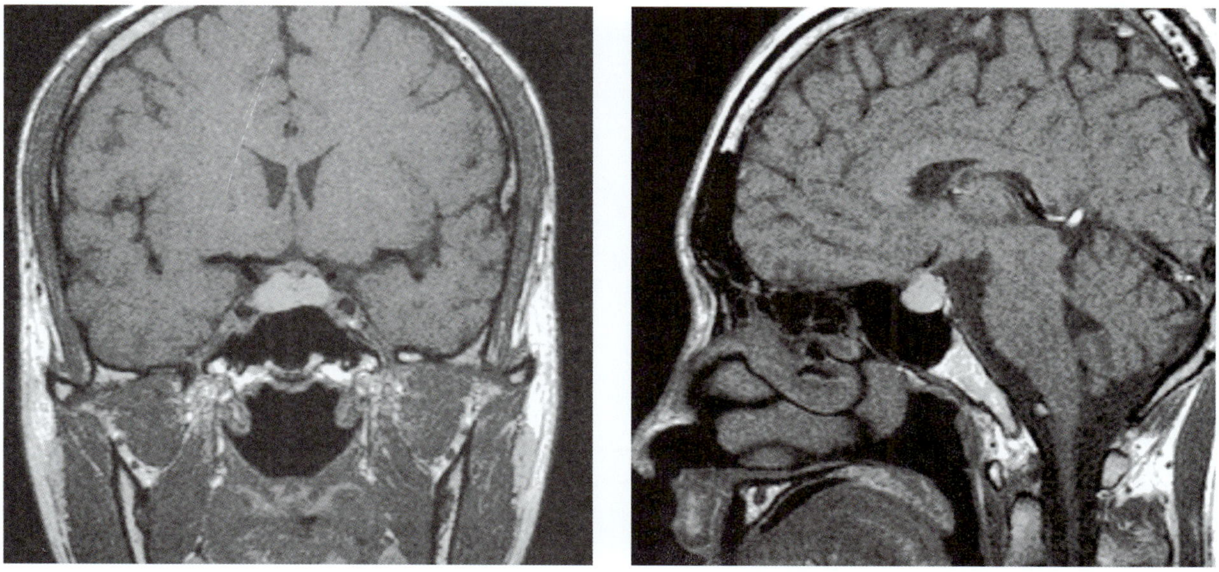

图 8-4-34 垂体瘤 MRI

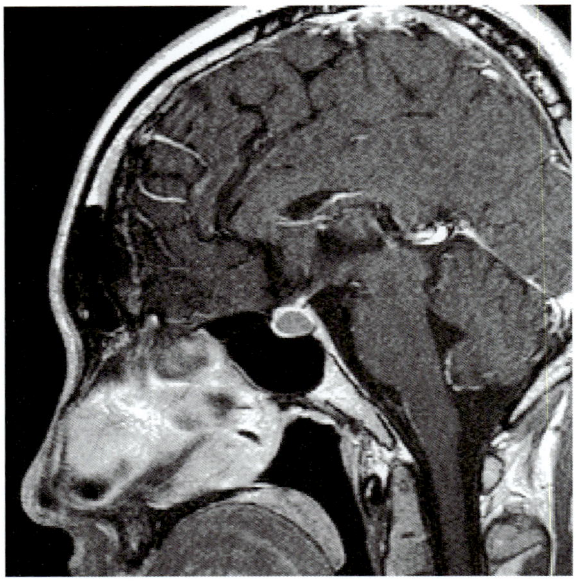

图 8-4-35　垂体瘤 MRI 增强图像

【影像诊断技巧】

MRI 检查对垂体瘤的诊断具有明显优势，可以进行横断、冠状位、矢状位扫描，不受骨质伪影影响，对比度好，不但能了解垂体的形态、大小，还可观察视交叉、鞍上池等周围组织结构，了解病灶与周围大血管关系。对于诊断及鉴别诊断意义较大，垂体微腺瘤的诊断主要依靠磁共振动态增强扫描加延迟扫描。

十四、脊索瘤

【概述】

脊索瘤（chordoma）是起源于残余脊索组织的一种肿瘤。发病年龄广，高峰年龄在 20～40 岁。男性多于女性，男女比例为 2∶1。

【临床表现】

患者可有头痛，进行性脑神经麻痹和锥体束征，肿瘤较大时可有颅内压增高的症状。

【病理基础】（图 8-4-36）

脊索上端分布于颅底的蝶骨和枕骨处，部分达颅内面并与蝶鞍上部的硬脑膜相衔接，在枕骨部分可以达到该骨下面，一部分也可位于颅底骨板与鼻咽部之间。脊索的下端分布于骶尾部的中央及中央旁等处。脊索随胚胎的发育逐渐退化而残留成椎间盘髓核。上端的碟枕部及下端的尾部常在胚胎后期及出生后仍未完全消退，甚至可以保持到成年期。颅底脊索瘤在病理基础上有两种基本类型：一种属于良性，生长缓慢，常常偶然被发现；另一种属于恶性，肿瘤呈破坏性生长。

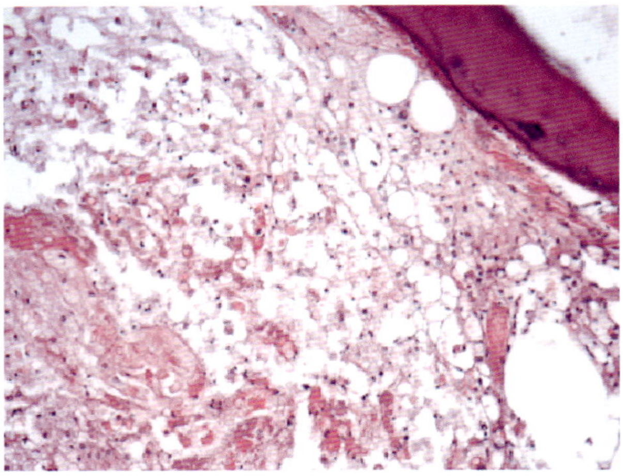

图 8-4-36　脊索瘤病理切片

脊索瘤以骶尾部多见，颅底脊索瘤少见，其中大多数位于斜坡，常常累及鞍下、鞍旁区。肿瘤向前可延伸到鼻咽部，向上可通过硬膜进入颅中窝或颅后窝压迫大脑，脑干或小脑。但极少直接累及脑实质。肿瘤质地软硬不一，取决于其内部结构。有的肿瘤可以含有较大的钙化灶或多个出血灶等。脊索瘤的一个显著特点是对骨组织呈浸润性破坏。

【影像学表现】（图 8-4-37，图 8-4-38）

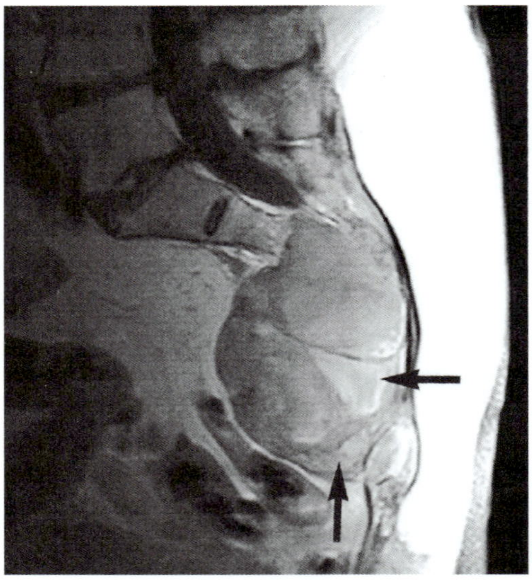

图 8-4-37　骶椎脊索瘤

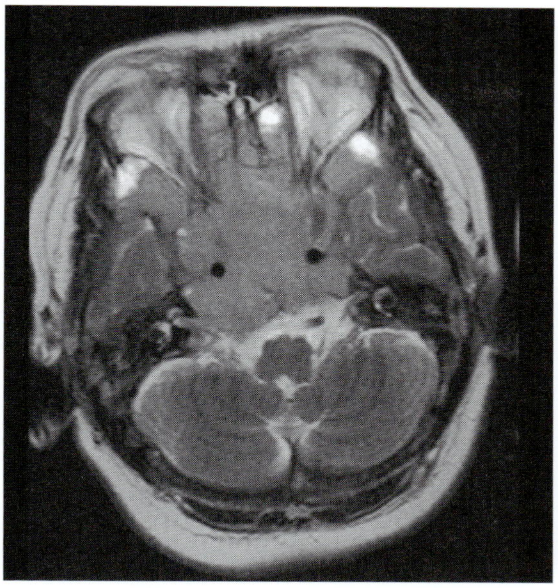

（A）

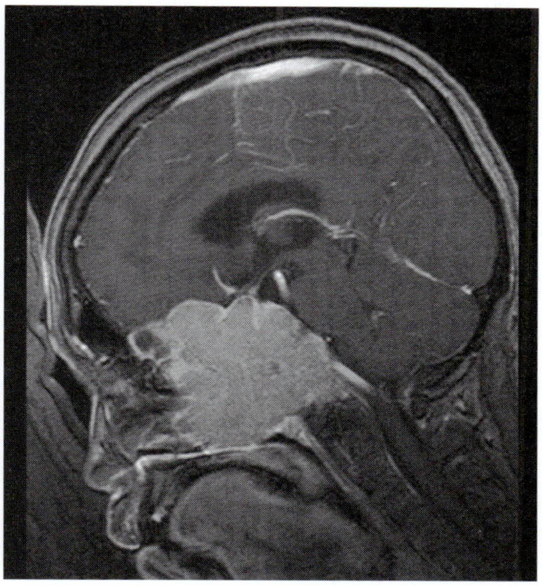

（B）

图 8-4-38　斜坡脊索瘤

由于 MRI 无骨性伪影，而且对于骨质破坏的检出比 CT 还要敏感，因此对于颅底脊索瘤的显示优于 CT。MRI 表现如下，发生位置主要位于斜坡、鞍旁，可自斜坡向下至寰椎颅内外联合受累，枕大孔区、斜坡蝶鞍及鼻咽腔均可受累，少数病例可以发生于颈静脉孔区；肿瘤可以呈不规则分叶状、圆形或卵圆形等多种形态；MRI 影像上可以表现为长 T_1、长 T_2 信号，部分呈等 T_1 或等 T_2 信号，由于肿瘤内部出血或钙化，MRI 信号常不均匀；增强扫描肿瘤呈不均匀明显强化。

【影像诊断技巧】

由于 MRI 无骨性伪影，而且对于骨质破坏的检出比 CT 还要敏感，因此对于颅底脊索瘤的显示优于 CT。

十五、脑转移瘤

【概述】

脑转移瘤（parenchymal meiastases）是常见的脑内肿瘤。原发于脑外的恶性肿瘤常转移到脑内，尤其以肺癌、乳腺癌和恶性黑色素瘤最为常见，消化道和泌尿生殖系统肿瘤位居第四位。转移瘤常见于成人，儿童少见。据统计约占颅内肿瘤的1/4～1/3。60％～85％的转移瘤为多发病灶。

【临床表现】

转移瘤病人的症状取决于转移灶的大小、位置以及转移灶数量的多少。部分病人可以无脑部症状而被偶然发现。

【病理基础】

转移瘤为圆形的、边界清楚的肿块。内部可以囊变，其内容物为黏液样物、出血或坏死，瘤周水肿常见，但水肿的程度与转移灶的大小不成正比。转移瘤的显微镜下征象可以反映原发灶的来源。

【影像学表现】

对于恶性肿瘤患者来说，转移瘤的存在与否决定了临床治疗的进程和预后，随着影像学技术的进展，如 MRI 和正电子发射断层（PET）的应用，可以发现脑内很小的病灶。在 MR 图像上，转移瘤可见于脑内任何部位，但以皮层下多见。其信号特点变化很大。大多数非出血性转移瘤在 T_1WI 呈现略低信号，恶性黑色素瘤呈短 T_1 高信号，黑色素瘤呈高信号的原因与肿瘤内部的黑色素有关，黑色素的含量越多，其信号越高，反之，信号越低。转移瘤内出血也可以呈高信号。大多数转移瘤在 T_2WI 呈高信号，部分脑转移瘤在 T_2WI 可呈低信号，可见于消化道的腺癌转移和肿瘤内的陈旧出血。增强扫描是评价或检出转移灶的敏感方法。绝大多数的转移瘤(不是全部)在注射对比剂以后呈明显的异常对比增强，典型的表现为灰白质交界处的多发病灶，增强的形态可以为实性或环形，瘤周水肿为 T_1WI 低信号，T_2WI 高信号，增强扫描无变化。

【影像诊断技巧】

在一些老年人的 MRI 检查时，T_2WI 可见皮层下的多发点状的高信号，多是血管性疾病，应注意与转移瘤鉴别。前者不发生异常对比增强。就对比剂使用的剂量来说，标准的剂量是 0.1mmol/kg，国内大多使用这一剂量。使用大剂量的对比剂(0.2mmol/kg 或更大)对早期的、小的转移瘤的检出更为敏感。

十六、颅咽管瘤

【概述】

颅咽管瘤(craniopharyngioma)起源于胚胎时期的 Rathke 囊的残余鳞状上皮，占原发性颅内肿瘤的 3%～5%，是小儿常见的脑内肿瘤，约占该时期鞍区肿瘤的一半以上。约 40%颅咽管瘤发生在 8～12 岁，颅咽管瘤的第二个发病高峰在 40～60 岁的成人，男女发病率大致相等。

【临床表现】

颅咽管瘤的患者常有头痛。由于肿瘤压迫，推移视交叉，患者常有视力障碍、视野缺损；累及室间孔常常导致脑积水。儿童的颅咽管瘤可造成垂体性的侏儒，部分病人可有中枢性尿崩症。

【病理基础】(图 8-4-39)

颅咽管瘤最常见于鞍区，发生在其他部位的颅咽管瘤罕见。约 3/4 的颅咽管瘤完全位于鞍上，或形成以鞍上为主的肿块，小部分位于鞍内，完全位于鞍内的颅咽管瘤罕见。

典型的颅咽瘤是边界清楚的伴有壁结节性肿块，也可以是囊实性肿块，不过较少见。囊内含有胆固醇结晶，角蛋白脱屑以及正铁血红蛋白。显微镜下，其外膜是由基底部分泌黏液的上皮细胞组成，伴有珍珠状的角蛋白或松散排列的星形细胞被覆于鳞状上皮内面并形成囊壁的结节。

【影像学表现】(图 8-4-40)

(1)CT 表现：CT 扫描仍是有效的诊断颅咽管瘤的方法。常规 CT 扫描可见鞍区分叶状、伴有壁结的囊性肿块，几乎所有儿童的颅咽管瘤都有结节状的或环形的钙化。成人出现钙化的几率约在 50%左右。囊内容物的密度较脑脊液稍高。增强扫描 90%以上的病人可以同现结节状或环形强化。

(2)MRI 表现：由于颅咽管瘤囊内容物的性质不同，其 MRI 表现变化很大。可以说，颅咽管瘤是鞍区肿瘤信号最不均匀的肿瘤。最常见的 MRI 信号特点是囊内容物 T_1WI 呈低信号，T_2WI 呈高信号，但是有时囊内的信号可以一现为短 T_1 高信号。

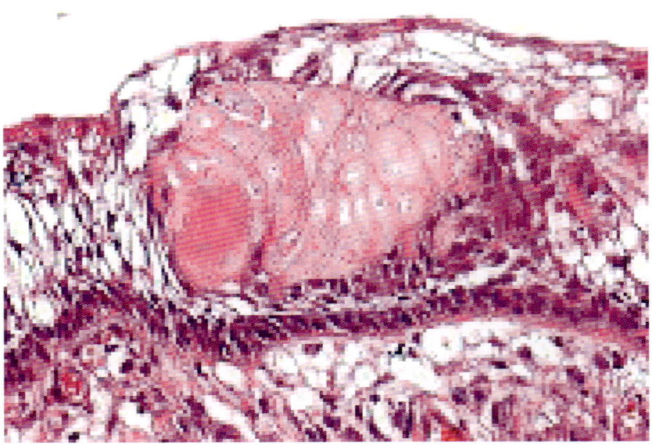

图 8-4-39　颅咽管瘤病理切片

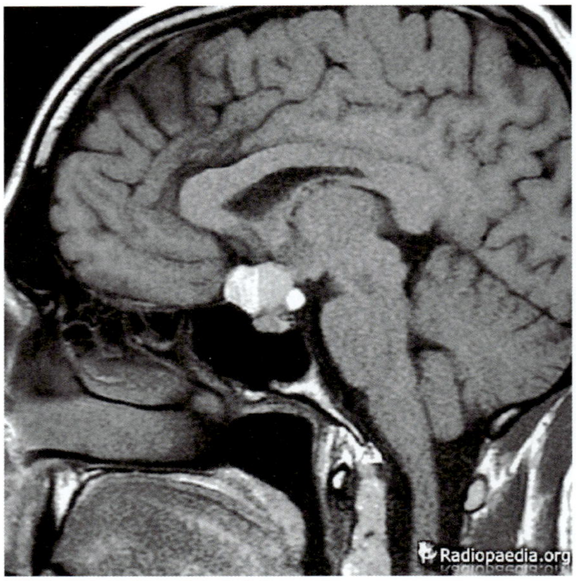

图 8-4-40　颅咽管瘤 MRI 图像

对囊内成分的分析表明，影响囊内信号的主要原因是囊内蛋白含量的高低以及血液自由溶解产物的多少。Gd-DTPA 增强扫描，颅咽管瘤的实性部分以及囊壁可出现明显的，不均匀的异常对比增强。

【影像诊断技巧】

颅咽管瘤主要应与囊变的垂体腺瘤、动脉瘤血栓形成、下丘脑毛细胞型星形细胞瘤以及 Rathke 囊肿鉴别。

十七、松果体细胞肿瘤

【概述】

来源于松果体实质的肿瘤统称为松果体细胞肿瘤，约占松果体肿瘤的 15%，包括两类肿瘤，即松果体细胞肿瘤(pineocytoma)和松果体母细胞肿瘤(pineoblastoma)。松果体细胞肿瘤为良性肿瘤，发生时间较其他松果体区肿瘤晚，患者性别无差异(其他松果体肿瘤好发生于男性)。松果体母细胞肿瘤为恶性肿瘤，属于原始神经外胚层肿瘤(primitive neuroectodermal tumor，PXET)，其发病年龄较轻。

【临床表现】

松果体细胞肿瘤生长较缓慢，一般不会沿脑脊液种植，通常无特殊临床表现，有时为偶然发现，当肿瘤较大时，可导致梗阻性脑积水，引起头痛等症状；松果体母细胞肿瘤生长快，常导致梗阻性脑积水。无论是哪种松果体肿瘤，如果压迫上丘，则可引起 Parinaud 综合征。

【病理基础】 (图 8-4-41)

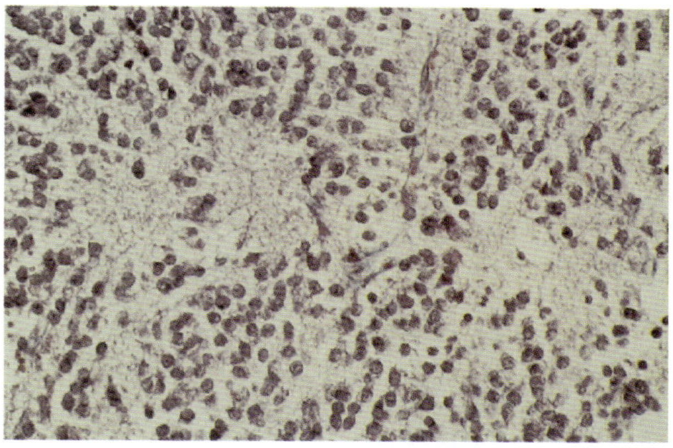

图 8-4-41　松果体细胞肿瘤病理切片

松果体细胞肿瘤为良性肿瘤，其形态规则，边缘清楚，生长速度慢，且镜下所见与正常松果体细胞相似，不会沿脑脊液种植播散，生长到较大时能够引起梗阻性脑积水。松果体母细胞肿瘤属恶性肿瘤，瘤体通常较大，无包膜，边缘不清，可侵犯邻近脑组织，容易引起梗阻性脑积水。

【影像学表现】 (图 8-4-42)

正中矢状而显示肿瘤及其与周围结构关系较好。松果体细胞肿瘤较小时类似松果体囊肿，呈 T_1WI 低信号，T_2WI 高信号；肿瘤较大时，T_1WI 为低或等信号，T_2WI 为高信号，且边缘可以不清楚，可增强。松果体母细胞肿瘤一般较大，呈分叶状，呈 T_1WI 低信号及 T_2WI 高信号，通常有明显不均匀增强。鉴别诊断应包括松果体区其他肿瘤，如松果体生殖细胞瘤、松果体囊肿等。

【影像诊断技巧】

MRI 是诊断松果体肿瘤的主要方法，主要是明确位置，病变边界较清晰，不易侵犯脑组织。

十八、皮样囊肿

【概述】

皮样囊肿(dermoid cysts)是神经管闭合期间，外胚层细胞移行异常所致。脑内胆脂瘤非常罕见，约占所有颅内原发性肿瘤的 0.04%～0.6%。大约是表皮样囊肿的 1/4～1/9。

【临床表现】

可无临床表现，或表现为脑组织受压综合征。

【病理基础】

皮样囊肿为境界清楚的分叶状肿块、含有黏稠的脂类以及上皮细胞分解的胆固醇。显微镜下，囊肿外膜由密集的纤维成分组成，内膜衬以鳞状上皮，囊内含有毛发，皮肤的附件(毛囊、皮脂腺等)，分泌的液体以及皮肤附件崩解的产物。如果囊肿破裂，其内部的脂类成分可以进入蛛网膜下腔和脑室内，引起化学性脑膜炎。皮样囊肿常见钙化。

【影像学表现】 (图 8-4-43)

典型的脑内皮样囊肿位于中线或接近中线，小

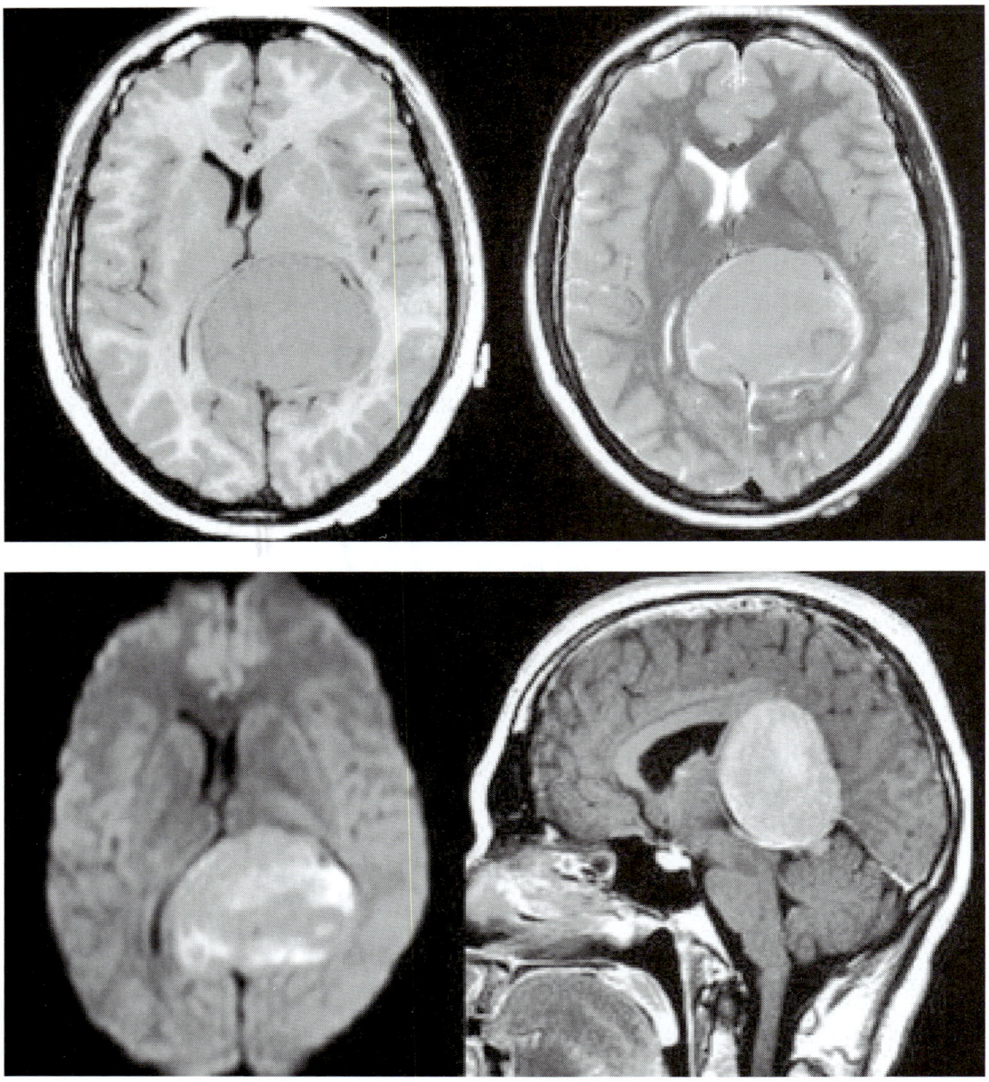

图 8-4-42　松果体细胞瘤 MRI 图像

脑蚓部及第四脑室是最常见的部位。血管造影一般无阳性发现，或可见一无血管的占位。常规 CT 检查典型的病灶可以显示一个圆形或不规则形低密度区，CT 值在 −20～−40Hu 之间。皮样囊肿破裂可以见到蛛网膜下腔内的脂肪滴或脑室内的水-脂平面。增强扫描肿瘤一般不增强。皮样囊肿因为多为于颅后窝，MRI 检查有其显著的优势。典型的胆脂瘤 T_1WI 呈高信号，T_2WI 呈混杂信号（钙化或其内的毛发等成分信号偏低）。皮样囊肿破裂后，在蛛网膜下腔内可见到高信号的脂肪滴或脑室内的水-脂平面。T_1WI 脂肪抑制序列可确定是否存在脂肪成分。

十九、表皮样囊肿

【概述】

表皮样囊肿（epidermoid cyst）也称胆脂瘤，是一种囊性、非肿瘤性病变，约占颅内肿瘤 0.2%～1.8%。其发病原因可以是先天性的，即胚胎发育过程中外胚层残余组织异位所致，也可以是外伤后的结果。多见于 20～60 岁发病，高峰年龄在 30～40 岁。男女发病率大致相同。

【临床表现】

常可以表现为头痛、癫痫等。表皮样囊肿的大小可以因为上皮脱屑及腺体分泌而增大。囊肿破裂可以造成化学性脑膜炎，引起癫痫、血管痉挛、脑

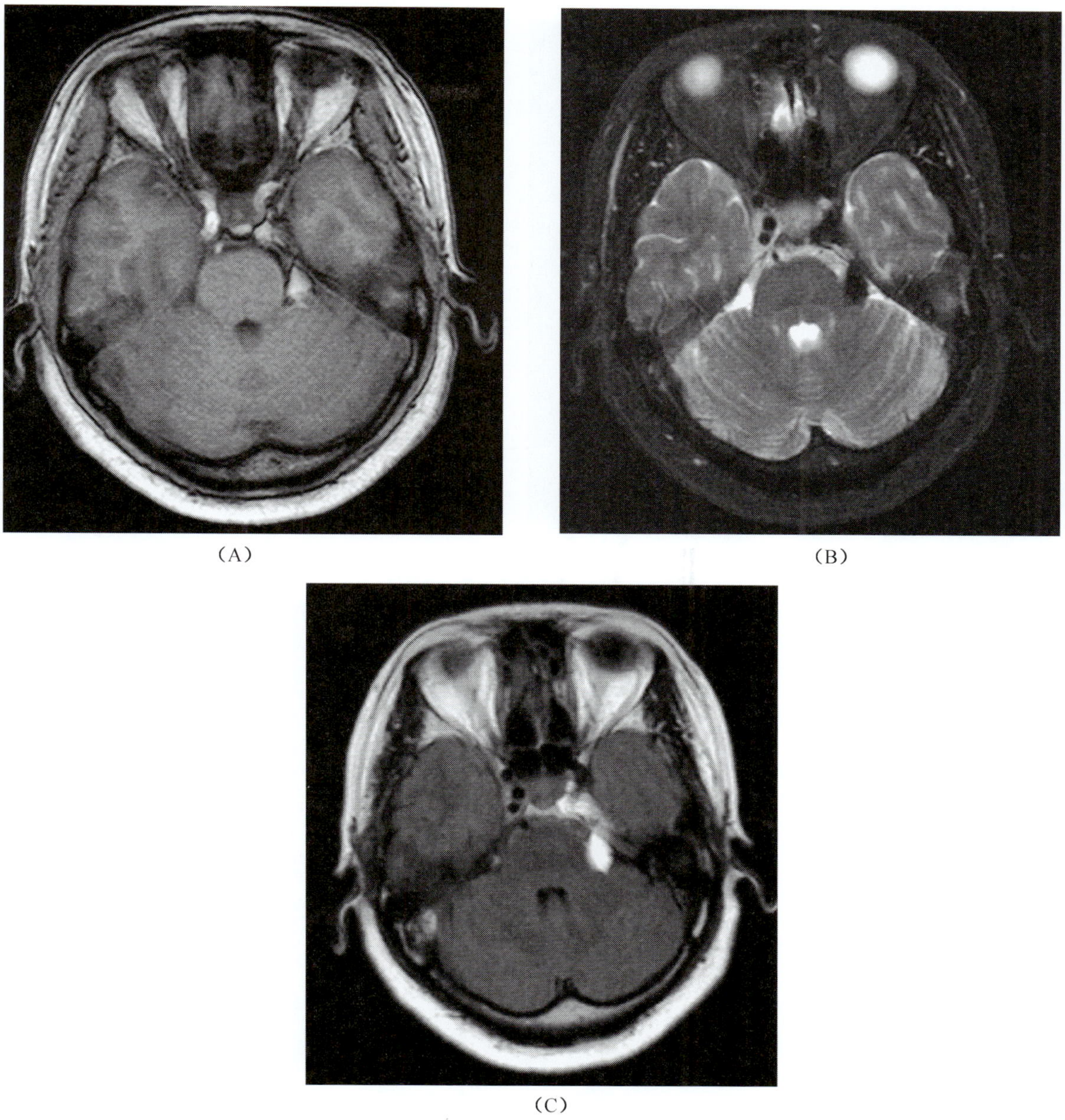

图 8-4-43 皮样囊肿

T_1WI+抑脂 T_2WI+FLAIR。

梗死甚至死亡。

【病理基础】

表皮样囊肿为境界清楚的分叶状肿块、外形常呈花瓣状，囊内含有黏稠蜡样的、由囊壁分解的角化物。囊肿通常沿蛛网膜下腔裂隙呈匍匐钻孔生长，可包绕血管，部分病例可以侵犯相邻的脑实质深部。显微镜下，囊壁由单层立方上皮组成，囊内充满角蛋白和胆固醇结晶。与皮样囊肿比较，表皮样囊肿不含有毛发以及皮脂腺，毛囊等皮肤附属器。

【影像学表现】（图 8-4-44）

90%的表皮样囊肿位于硬膜下。旁中线的位置是最常见的部位。40%～50%位于桥小脑角池，是仅次于听神经瘤和脑膜瘤的第三位桥小脑角池肿瘤。鞍上和鞍旁各占 7%左右。中线位置的表皮样囊肿少见，如果出现，则多在第四脑室或脑干及小脑半球附近。10%的表皮样囊肿位于硬膜外，绝大多数位于板障内。原发于板障内的表皮样囊肿通常位于额骨、颞骨或枕骨，蝶骨少见。板障的表皮样囊肿可以累及颅骨的任何部分，即板障，内

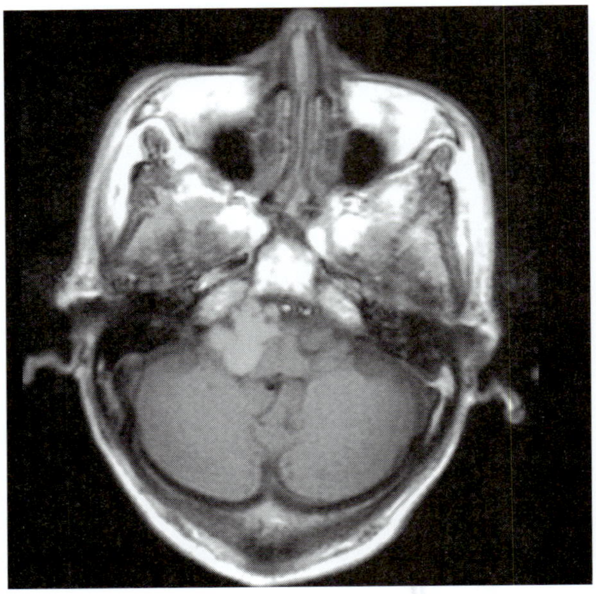

（A）

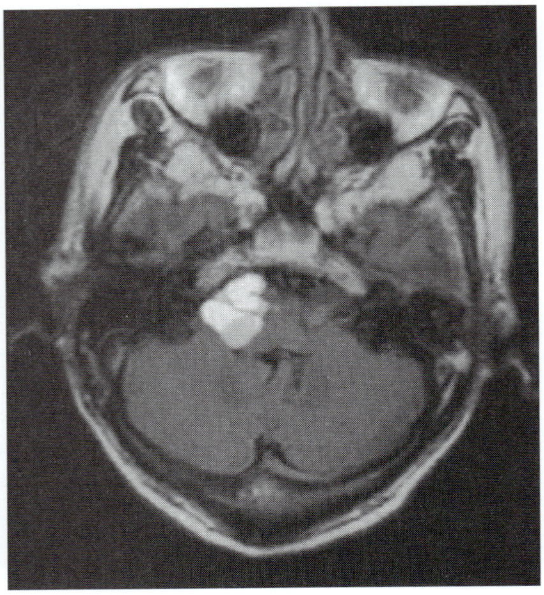

（B）

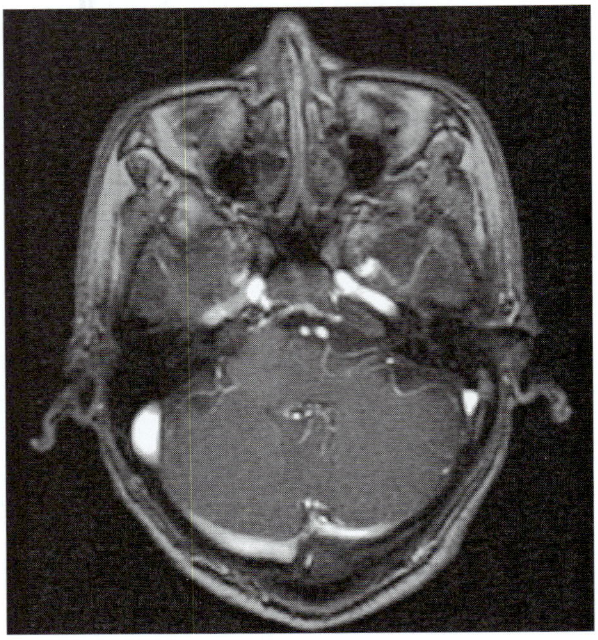

（C）

图 8-4-44　表皮样囊肿

T_1WI＋FLAIR＋T_1WI 增强。

板和外板。

（1）X 线平片表现：可以发现颅骨的圆形透光区，边界清楚，有时伴有周边的硬化环。

（2）CT 表现：绝大多数的表皮样囊肿表现为边界清楚的分叶状肿块，其密度与脑脊液相仿。偶尔，表皮样囊肿可表现为较高密度影，可能与囊内出血，囊内高蛋白成分及含铁物质的沉积有关。表皮样囊肿除偶尔囊壁可增强外，一般注射对比剂后不增强。

（3）MRI 表现：图像上，表皮样囊肿的信号特征与脊液大致相同。根据囊内的成分（主要是蛋白含量）不同，其 T_1WI 信号表现为与脑脊液信号相等、比脑脊液信号稍高或明显高于脑实质而呈现短 T_1 高信号、脂肪抑制序列信号无变化。T_2WI 的信号一般呈等或高于脑脊液信号。部分病例 T_2WI 信号混杂。表皮样囊肿主要应与蛛网膜囊肿以及神经鞘瘤囊变相鉴别。

二十、原发性淋巴瘤

【概述】

原发性淋巴瘤(primary brain lymphoma)为较为罕见的原发性中枢神经系统恶性肿瘤，多为NHL。近年来由于器官移植等情况使用免疫抑制剂有所增加，加上艾滋病的发病率增高，原发性淋巴瘤的发病率有明显增多。近十年发病率增加3倍之多。

【临床表现】

任何年龄均可发病。免疫系统正常者发病高峰为50～60岁。免疫缺陷者好发年龄为30岁。好发部位为额顶叶深部、基底节、脑室周围和胼胝体，脑干、下丘脑、小脑也可累及。临床表现各异，主要为头痛、癫痫、局灶运动功能障碍，甚至半身偏瘫。此病对放疗较为敏感，大多数可缓解，但1年之内可复发。预后较差。

【病理基础】 (图8-4-45)

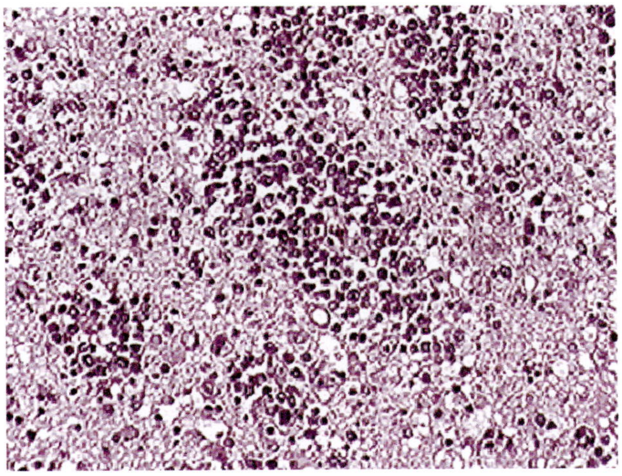

图8-4-45　原发性淋巴瘤病理切片

它是起源于颅内淋巴、网状细胞系统的一类肿瘤。名称较为混乱，以前曾称为淋巴肉瘤、网状细胞肉瘤、软脑膜肉瘤、组织细胞性肿瘤，血管外皮肉瘤、混合性肉瘤、小角质细胞瘤、混合性血管肉瘤、网状组织细胞肉芽肿性脑炎等。WHO中枢神经系统肿瘤新的分类法仅有恶性淋巴瘤一项，归为Ⅲ、Ⅳ级。原发性淋巴瘤占原发性脑内肿瘤1%～2%。

肿瘤形态多样，可孤立或多发圆形病灶，亦可为境界不清的浸润或弥漫分布的病灶。镜下观，70%的原发性淋巴瘤为大细胞(B细胞)淋巴瘤，少数为T细胞淋巴瘤，后者小淋巴细胞常沿血管周围向心性排列引起脑卒中。约一半为多中心病灶，可同时出现在脑的不同部位。常以血管为中心，中心坏死、出血、囊变不常见。

【影像学表现】 (图8-4-46)

(1)CT平扫：多呈稍高或等密度圆形或类圆形肿块，密度较均匀，边界清楚，肿瘤体积相对较大而水肿较轻。

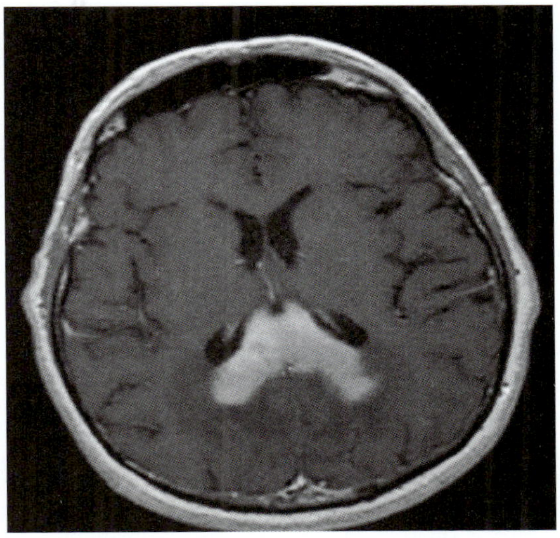

图8-4-46　胼胝体区淋巴瘤

(2)MRI表现：T_1WI大多数为呈等信号或略低信号。肿瘤可侵犯胼胝体病穿过中线进入对侧半球。

T_2WI呈等信号或略高信号，主要与肿瘤细胞排列到密集间质内水分较少有关。肿瘤周围伴轻度水肿及中度占位效应。弥漫浸润性淋巴瘤可累及深部灰质核团和白质通道，T_2WI可显示桥脑、小脑、大脑白质，基底节广泛高信号。边界不清。此淋巴瘤病样表现与大脑胶质瘤病难以鉴别，有时需用活检才能证实。

(3)Gd-DTPA增强：免疫正常者多为均匀明显强化，而免疫缺陷者多为多发不均匀环形强化。

【影像诊断技巧】

靠近脑表面的淋巴瘤需与脑膜瘤、多发病变与转移瘤、单发病变与胶质母细胞瘤鉴别。脑内继发淋巴瘤与原发性淋巴瘤的影像学表现相似，但前者常伴有脑膜侵犯。DWI、PWI 和 MRS 有助于鉴别诊断。

第五节　脑变性疾病

一、多发性硬化

【概述】

多发性硬化(multiple sclerosis，MS)是中枢神经系统脱髓鞘病变的一种。病因不明，一般认为是中枢神经系统的自身免疫性疾病。女性多于男性。

【临床表现】

发病年龄以 20～40 岁居多，10 岁以下及 60 岁以上少见。起病较急，病程长，病情呈逐渐加重的趋势。由于病变的部位不同，症状可多种多样。不少以球后神经炎为首发症状，表现为一侧或双侧视力突然减退，眼球震颤，言语不清等。脊髓损害时可出现肢体麻木、疼痛无力、感觉减退等表现。

【病理基础】(图 8-5-1)

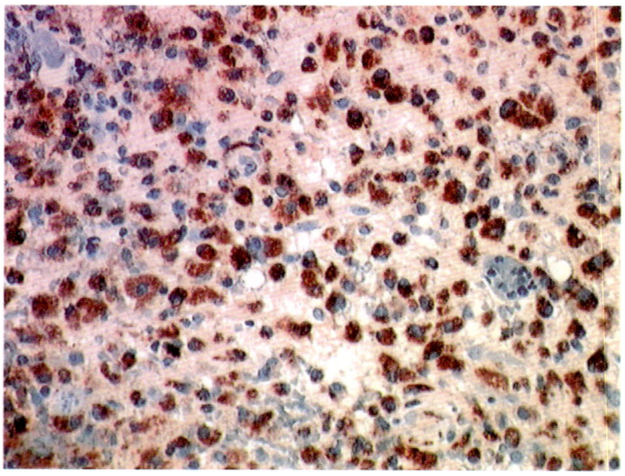

图 8-5-1　多发性硬化病理切片

病变位于大脑、脑干、小脑和脊髓等中枢神经系统的白质内，视神经及视交叉部位常受累，以髓鞘脱失和胶质增生为特征。早期为脱髓鞘崩解，局灶水肿，血管周围炎症反应，轴突受累较轻，由于损害不重，髓鞘能再生，临床症状可缓解；中期髓鞘崩解产物被清除，形成局灶性坏死与缺损，由于新发生的病灶与陈旧病灶扩展，可出现临床症状复发与加重。晚期胶质增生，周围网状纤维与胶原纤维增生，严重损害神经传导经路，轴突亦遭破坏，症状逐渐加重，最后趋于稳定。

【影像学表现】(图 8-5-2，图 8-5-3)

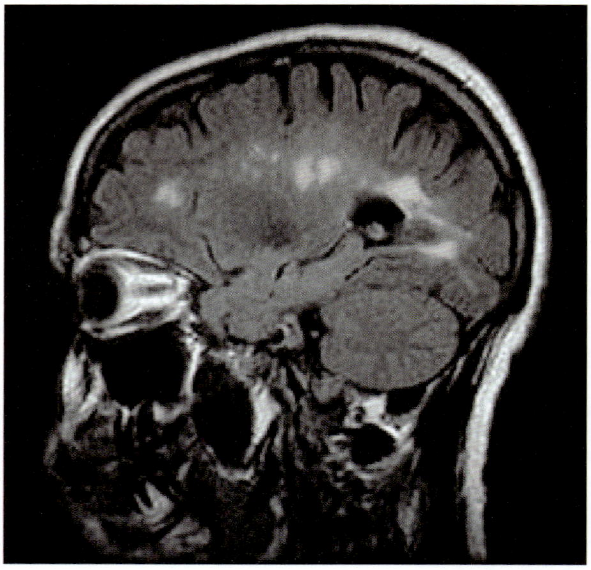

图 8-5-2　多发性硬化 MRI 矢状位图像

(1)CT 表现：可直接显示病灶和反映病灶的不同时间病理基础变化。平扫显示脑白质内低密度病灶，多位于侧脑室周边，可单发或多发，大小不等，边界清楚或不清楚，多无占位效应。增强扫描活动期病灶可呈斑点、片状或环状强化，而且平扫为等密度的部位亦可强化。激素治疗后，可因血脑屏障功能恢复而不强化。稳定期病灶可无强化。恢复期呈多发边界清楚软化灶，常见脑萎缩表现。少数患者可无阳性表现，但经大量滴注对比剂及延迟扫描可显示病灶。MS 具有缓解与复发的特点，因此各期的 CT 表现可以在一个患者的不同部位看到。

(2)MR 表现：MS 的病灶主要位于侧脑室周围以及深部脑白质，脑干以中脑的大脑脚为多。横断面病灶呈圆形或椭圆形，冠状面呈条状，可垂直于脑室，这种征象成为“直角脱髓鞘征象”，处于活动期的 MS 斑块具有明显异常增强。

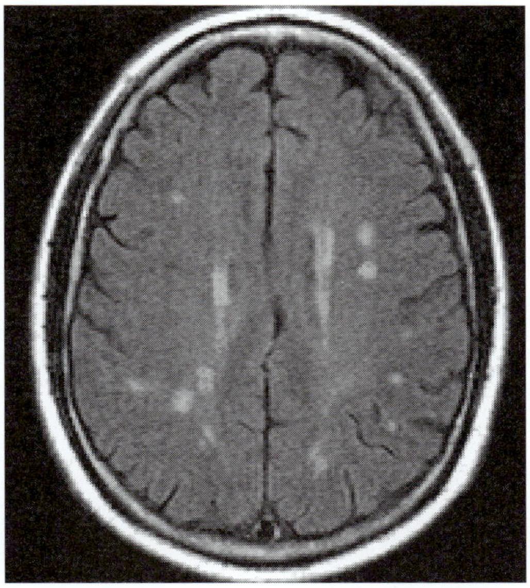

图 8-5-3　多发性硬化 MRI 横断位图像

【影像诊断技巧】

本病影像学表现为双侧侧脑室周围尤以侧脑室前角、后角多发斑片病灶，病灶新旧不一，增强扫描急性期可有强化。结合临床反复发作特点，排除其他病变即可诊断。MR 在 MS 早期即可显示 MS 斑块，是目前诊断本病最好的影像学手段。

二、放射性脑病

【概述】

放射性脑病(radiation encephalopathy)是头颈部恶性肿瘤放射治疗后较为严重的并发症，其发生与放射剂量、照射野大小、分割次数及机体对放射线的敏感性等因素有关，与放射剂量呈正相关。

【临床表现】

病人从放疗开始到出现临床症状均有一段无症状的潜伏期，最短者仅几周，最长者可达几十年，并且随着放疗剂量的增加潜伏期将缩短。放射性脑损伤可以无或仅有轻度的症状，可能的症状包括头痛、头晕、呕吐、发作性昏迷等，颞叶受损可以有精神症状，脑干受损可有脑神经及锥体束征，小脑受损可出现共济失调等。

按照临床症状出现的早晚分为三种类型：①急性脑损伤，是可逆性脑损伤；②早期迟发脑损伤，在放疗后几周到 3 个月内发生，也是可逆性的；③晚期迟发脑损伤，出现在放疗后几个月至 10 余年内，在最初 2 年内发生率最高，是不可逆性的脑损伤。

【病理基础】

关于放射性脑病的发病机制尚无定论，存在三种假说：①血管源性；②神经胶质源性；③免疫学说。目前，多数学者认为放射性脑坏死主要是前 2 种机制共同作用的结果，放射性脑病主要的病理基础改变为病变部位血管炎、脑组织结构消失、部分区域液化及坏死、部分区域可见组织充血，脑组织水肿、出血和脱髓鞘。小血管壁增厚、可见纤维素样坏死。神经细胞数目大大减少。虽然病灶区脑灰白质可同时受累，但以脑白质为重，且范围广泛。

【影像学表现】(图 8-5-4～图 8-5-6)

放射性脑损伤可以出现的放射野内，也可见于远离反射野的区域。病灶在 T_1WI 上大多数呈长 T_1 低信号，少数呈等信号，低信号的信号强度不均匀，中间常有更低信号区，提示组织坏死、囊变。部分病灶可以坏死囊变为主，形成一个大囊，囊内呈均匀低信号。T_2WI 上病灶均为高信号，但高信号中间也可以不均匀，可能与病灶中的坏死物质、残留组织分隔有关。病灶形态多不规则，大小不一，小者不足 1cm。一般颞叶病灶较大，相当大一部分病灶具有占位效应，以颞叶大的囊变者最明显。约 10%患者可见脑萎缩。增强扫描坏死性病灶可有点状或片状异常对比增强。

PET/CT 对评价放射性脑病坏死程度有很大价值，脑组织局部出现水肿或者脱髓鞘改变时，PET/CT 可清晰显示局部组织代谢正常或活跃，而当发生明显脑组织坏死时，局部组织代谢处于明显减低状态。

【影像诊断技巧】

放射性脑病应结合放疗病史，临床表现和影像学所见做出诊断，主要应和肿瘤复发，颅内转移、胶质瘤等相鉴别。MRI 是诊断放射性脑病的主要手段。

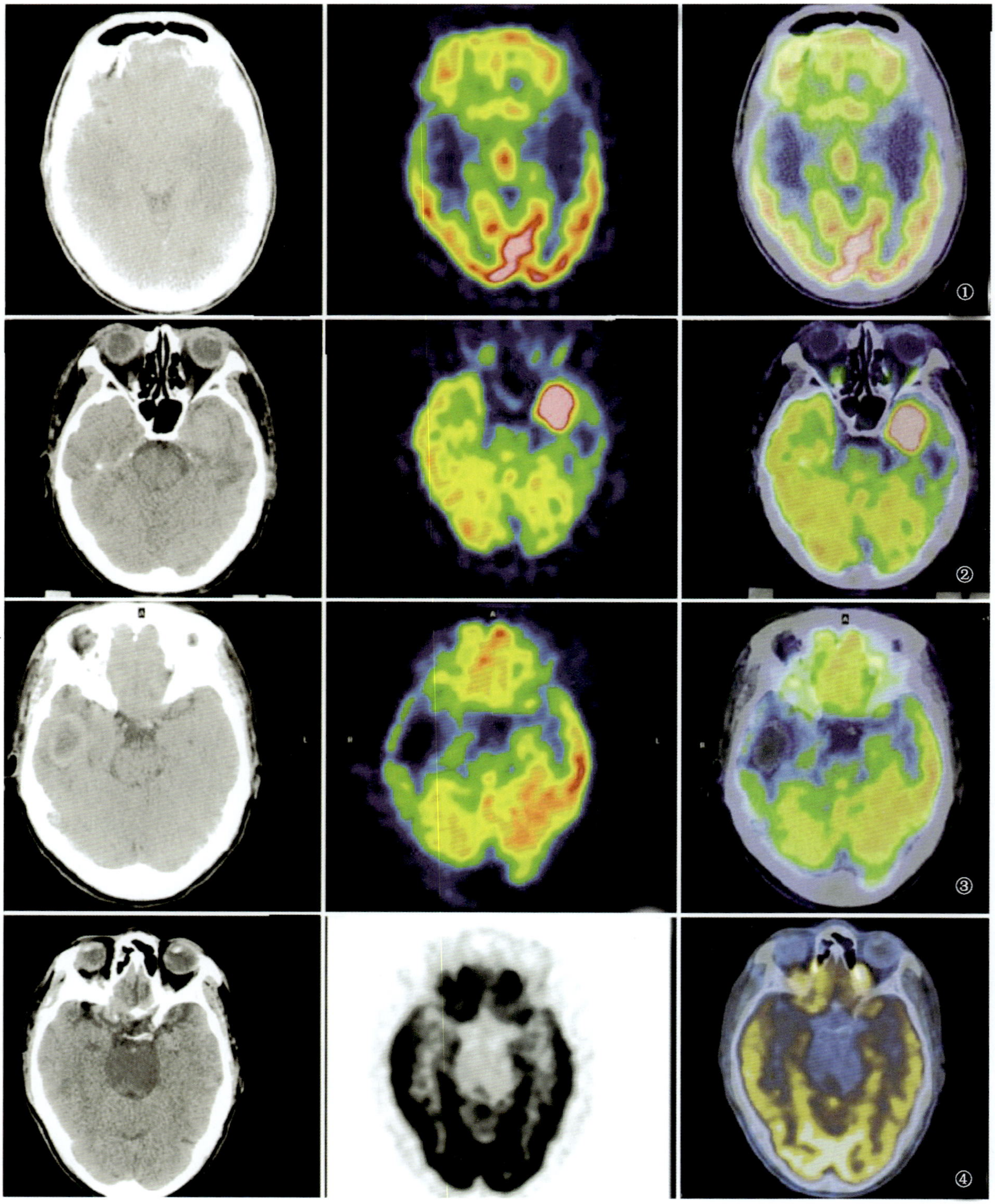

图 8-5-4　放射性脑病 PET/CT 图像

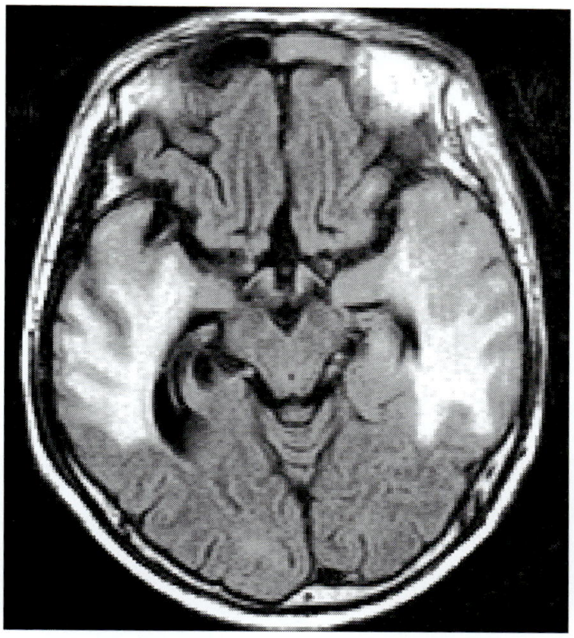

图 8-5-5　放射性脑病 FLAIR 像

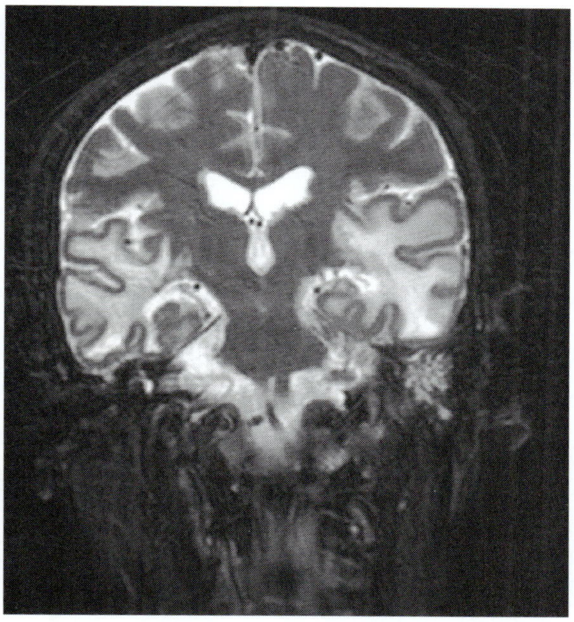

图 8-5-6　放射性脑病 T_2WI

三、一氧化碳中毒性脑病

【概述】

一氧化碳是最常见的窒息性气体，广泛存在于生活环境和生产环境中，在我国，一氧化碳中毒性脑病(COP)是常见病、多发病，给人民健康带来极大危害。据统计，COP 的发病率及死亡率均居职业危害的第一位。

【临床表现】

在患者急性暴露 CO 后可没有任何脑损害出现，出现的时间是急性暴露后几天到几个月(3～240 天)，此阶段又称为亮期。10%的幸存者有明显的神经精神症状(痴呆、遗忘综合征、帕金森病、舞蹈征、失语、失用、皮质盲、癫痫、幻觉、精神异常)，更多患者有轻微神经精神缺陷，包括人格异常和认知障碍。

在许多急性一氧化碳中毒(acute carson monoxide poisoning，ACOP)患者可出现心肌不同程度的损害和严重的迟发性神经精神后遗症(delayed neuropsychiatric sequelae，DNPS)，尤其是迟发性中毒后脑病(delayed postanoxic encephalopathy，DPE)，严重影响患者的生活质量。

【病理基础】

急性一氧化碳中毒脑组织充血水肿，苍白球常出现脱髓鞘，两侧可不对称，以苍白球内侧部的前上方最为常见，小者犹如一道裂隙，大者可延及内囊、苍白球外侧部和壳核。大脑皮质可见分层坏死，多累及第二层细胞，或表现为血管周围的局部缺血性坏死。海马、黑质网状带以及小脑皮质亦可有类似病变。镜下见人脑皮质和海马 h_1 段(Somer 段)神经细胞以及小脑浦肯野细胞多数呈缺血性变性，细胞皱缩深染，胞浆尼氏小体消失，核固缩，核内微细结构消失。星形胶质细胞显著肿胀，血管周围出现环状出血或缺血软化。软化灶中心神经细胞及胶质细胞坏死，毛细血管内皮细胞肿胀，管壁破坏，并出现吞噬类脂或含铁血黄素的吞噬细胞(格子细胞)。

【影像学表现】

脑 CT 和 MRI 可显示 CPO 后广泛性脑部改变，以基底节结构中的苍白球、壳核和尾状核的异常率最高。侧脑室旁核皮质下脑白质改变也很常见，其他发现有病变的脑区包括海马、胼胝体、内侧颞叶、小脑、顶叶、枕叶和额叶，其表现较具特征，较轻者常首先累及两侧基底节区，表现为对称性分布的低密度区或长 T_1、长 T_2 信号，以苍白球最为明显，严重者亦可表现为两侧广泛的白质为主的脑水肿，在 COP 的急性期，弥散磁共振成像比普通 MRI 更敏感，呈明显高信号。在 COP 早期人脑白质比灰质对缺氧更敏感，而在 COP 后期，基底节改变才会出现。

迟发性神经精神后遗症(DNPS)是 COP 最严重的并发症，典型的影像学改变是 MRI T_2 加权像上显示双侧对称性侧脑室旁白质和半卵圆窝中心高信号融合病灶。在弥散加权磁共振上可发现侧脑室旁和深部白质高信号影。白质异常有三种类型：①半卵圆窝中心多灶状坏死；②侧脑室旁白质坏死灶延伸至胼胝体；③脑室旁和深部白质斑片状或扩展性脱髓鞘。

【影像诊断技巧】(图 8-5-7，图 8-5-8)

MRI 是诊断一氧化碳中毒性脑病的主要手段。双侧对称性分布的斑片状异常信号灶，主要累及颅内主要核团，结合 CO 暴露病史可诊断。在 COP 早期最合适的影像学检查是 DWI。

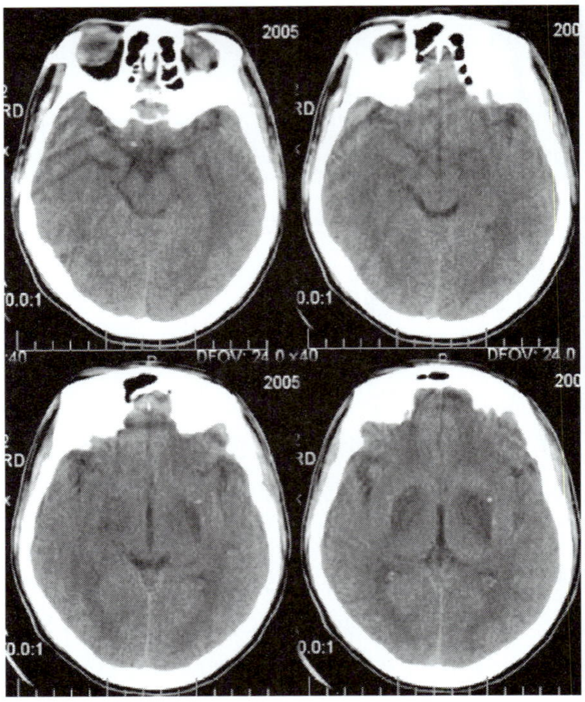

图 8-5-7 一氧化碳中毒性脑病 CT 改变

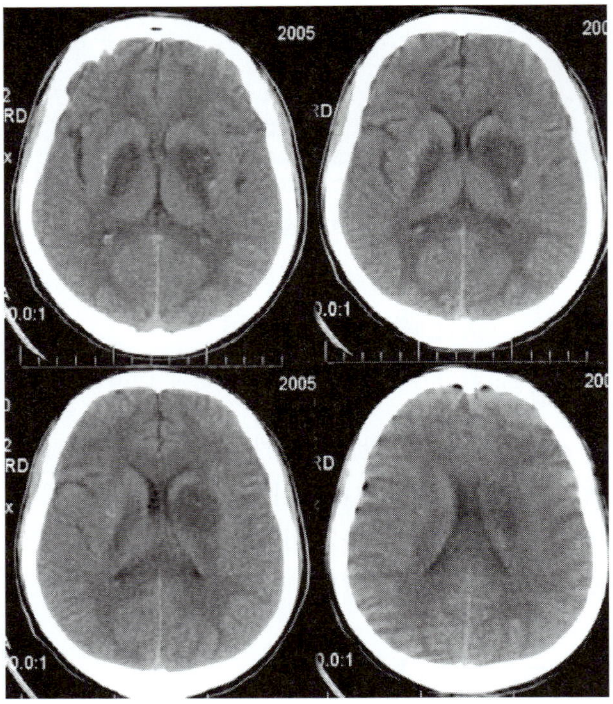

图 8-5-8 CT 示一氧化碳中毒性脑病急性期，双侧

四、肝豆状核变性

【概述】

肝豆状核变性(hepatolenticular degeneration，HLD)也称 Wilson 病，是一种少见的常染色体隐性遗传疾病，系由于铜代谢异常，血清铜蓝蛋白降低，导致肝、脑、肾、角膜等部位异常铜沉积。发病年龄多在 8～16 岁之间，无明显性别差异。肝豆状核变性累及脑部可出现特征性改变。

【临床表现】

肝豆状核变性累及脑部常见构间障碍、震颤、共济失调、肌张力异常及运动障碍等，角膜 K-F 环阳性，有关铜代谢性的实验室检查出现异常等。

【病理基础】

HLD 的肝脏病理基础变化，一般呈小叶性肝硬化，表面有大小不等的结节，光镜示肝细胞严重坏死，肝纤维囊高度细胞浸润；萎缩的肝小叶内结缔组织明显增生，组织化学证明肝组织内不规则岛状分布的铜颗粒沉着。电镜下肝细胞浆内出现大而不规则、高电子密度的溶酶体，内含大小不一的致密颗粒和低密度脂滴，有界膜包绕，部分界膜不清，组化证实有大量铜沉积。大脑半球常呈现不同程度萎缩，基底节额断面见豆状核色素沉着加深，可见软化空洞灶。

铜沉积好发生于基底节区（苍白球、壳核、尾状核等）、丘脑、脑干等处，造成脑组织内反应性水肿，神经元及胶质细胞缺失，海绵样变性和胶质增生等，继续发展可引起不可逆的空腔和囊性变。不少病例在额叶、丘脑、内囊等处出现软化灶。

镜下观：主要在基底节及其周围的小软化灶、脱髓鞘灶、异常血管增生灶及胶质细胞增生等，后者的特征变化是出现变性星形细胞（Alzheimer Ⅰ型细胞）和 Opalski 细胞，尤以变性星形细胞Ⅱ型最为常见。

【影像学表现】（图 8-5-9～图 8-5-11）

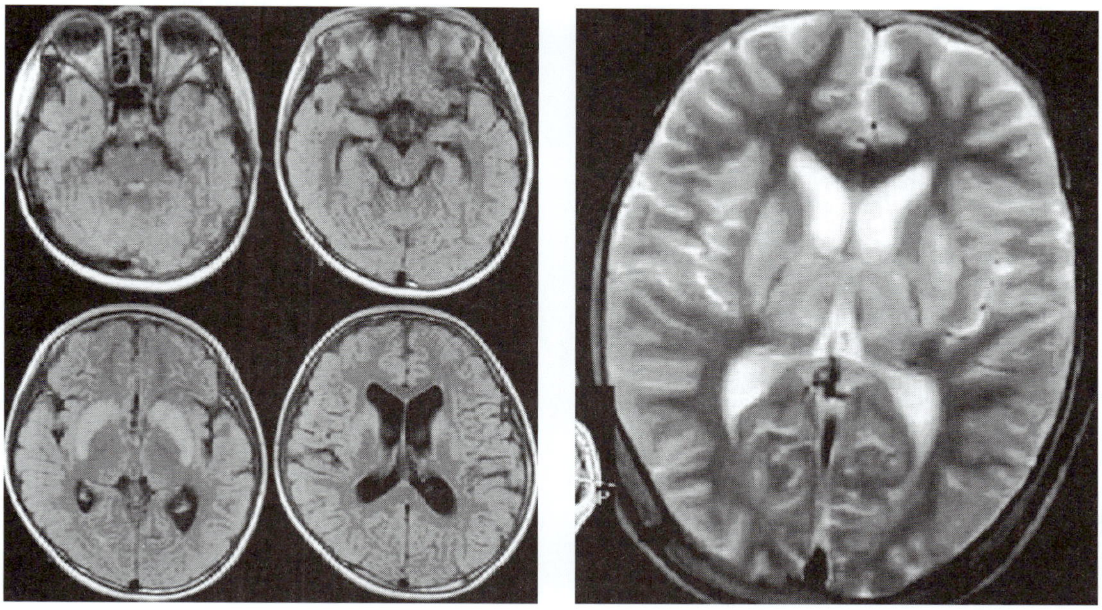

图 8-5-9　肝豆状核变性 MR 表现

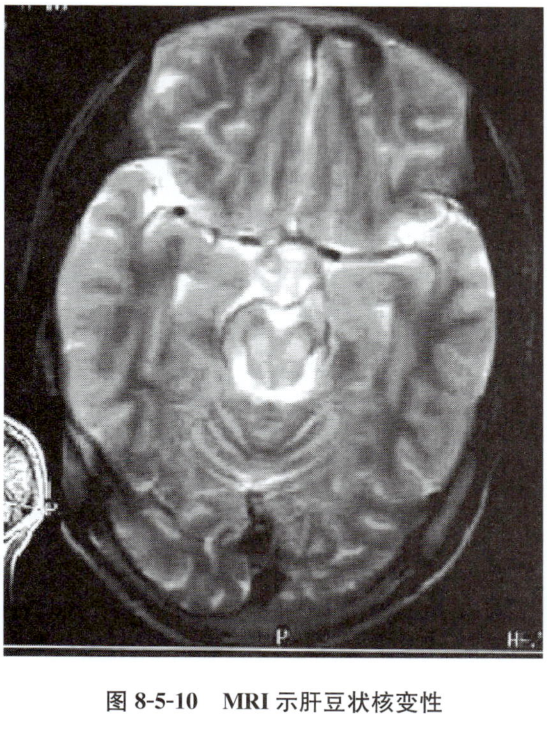

图 8-5-10　MRI 示肝豆状核变性

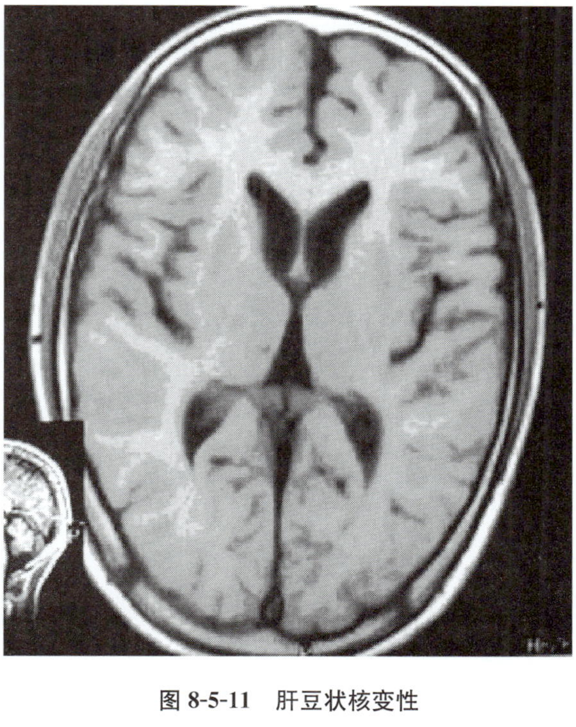

图 8-5-11　肝豆状核变性

病变常对称出现于上述区域，在基底节及齿状核多呈核团的形态，内囊及丘脑区域多为条状或点、片状，脑干多为片状。T_1WI在壳核，丘脑及脑干等处常呈低信号，苍白球等处常呈等信号，T_2WI病变常呈高信号或稍高信号，但在苍白球处可出现较具特征的低信号，可能与病程较长，铜沉积较多而使其出现顺磁性作用有关。T_2WI低信号在病变早期不很明显，随病程延长和加重，低信号日趋明显，是本病较具特征性的表现。另外，随病程延长可出现脑萎缩等形态学改变，通常以中心型(白质)萎缩为主，表现为脑室系统扩大，随着病程进一步延长，也可伴有周围型(皮层)萎缩，表现为脑沟、裂、池增宽等改变。

【影像诊断技巧】

病变发生于脑内主要核团，具有一定MRI信号特征。结合病史及临床资料可作出正确诊断。

五、肾上腺脑白质营养不良

【概述】

肾上腺脑白质营养不良(adrenoleukodystrophy)又称肾上腺脑病，属性连锁隐性遗传，多见于5～14岁男孩。

【临床表现】

本病为进行性，无缓解期，临床表现为行为异常，进行性智力下降，视力丧失并皮肤色素沉着，后期发展成四肢瘫、去大脑僵直、痴呆。

【病理基础】

本病是由于缺乏乙酰基辅酶A合成酶导致脂肪代谢紊乱，长链脂肪酸在细胞内异常堆积，以脑及肾上腺尤甚。大脑板纸广泛脱髓鞘，从后部向前扩展。前方病灶表现为炎症反应和血脑屏障破坏，后方陈旧性病灶为胶质增生和钙化。

【影像学表现】

(1)CT表现：平扫两侧脑室三角区周围白质内呈现大片对称性低密度区，形似蝴蝶，也可通过胼胝体将两侧联系起来，病灶可向前延伸至额叶，可见钙化。增强扫描病灶活动期有周边环形强化，非活动期无强化，晚期多伴有脑萎缩。

(2)MRI表现：T_2WI显示脑白质高信号，T_1WI为低信号，从后向前逐渐累及，即从枕、顶、颞开始，最后可影响到额叶。

【影像诊断技巧】

顶枕叶区病变，由后向前发展，两侧对称呈蝶翼状有一定特征性，有助于与其他脱髓鞘病变鉴别。

六、海洛因白质脑病

【概述】

1982年荷兰首次报道了海洛因白质脑病(heroin leukoencephalopathy，HLE)，以后仅有少数个案报道。虽然本病少见，但其影像具有特征性改变，结合病史较易诊断。

【临床表现】

海洛因常导致多脏器损害，神经系统更易受损。吸食海洛因过量中毒具有深昏迷、呼吸严重抑制、针尖样瞳孔三联症。而长期吸食海洛因可导致海洛因性脑病：

①有明确吸毒史，多为烫吸海洛因者。

②急性或亚急性起病，亦有突然发病的报道。

③多以小脑受损为首发症状。进一步加重可出现锥体系及锥体外系受损的表现，甚至呈昏迷、去皮层状态，但感觉正常。

④脑脊液正常。

上述表现虽有特点，但缺乏特异性。

【病理基础】

肉眼观：后颅窝脑膜与脑组织粘连，冠状切面见大脑灰质变薄，脑白质苍白。

镜下：HE染色光学显微镜下见灰质神经细胞无明显减少，白质内大量大小不均空泡形成，白质海绵状改变明显。胶质增生不明显，少突胶质细胞相对较少。小血管略有充血，血管周围无水肿及炎性细胞浸润。未见缺血坏死病灶。

【影像学表现】(图8-5-12)

头部CT和MR均显示病灶位于脑白质区，呈广泛、对称性损害。小脑一旦受损，小脑中线旁、边界清楚的对称性类圆形或蝴蝶样病灶最具特点。这种损害部位的特点与临床上首发症状为小脑性共济失调一致。内囊后肢均有累及，而内囊前肢不

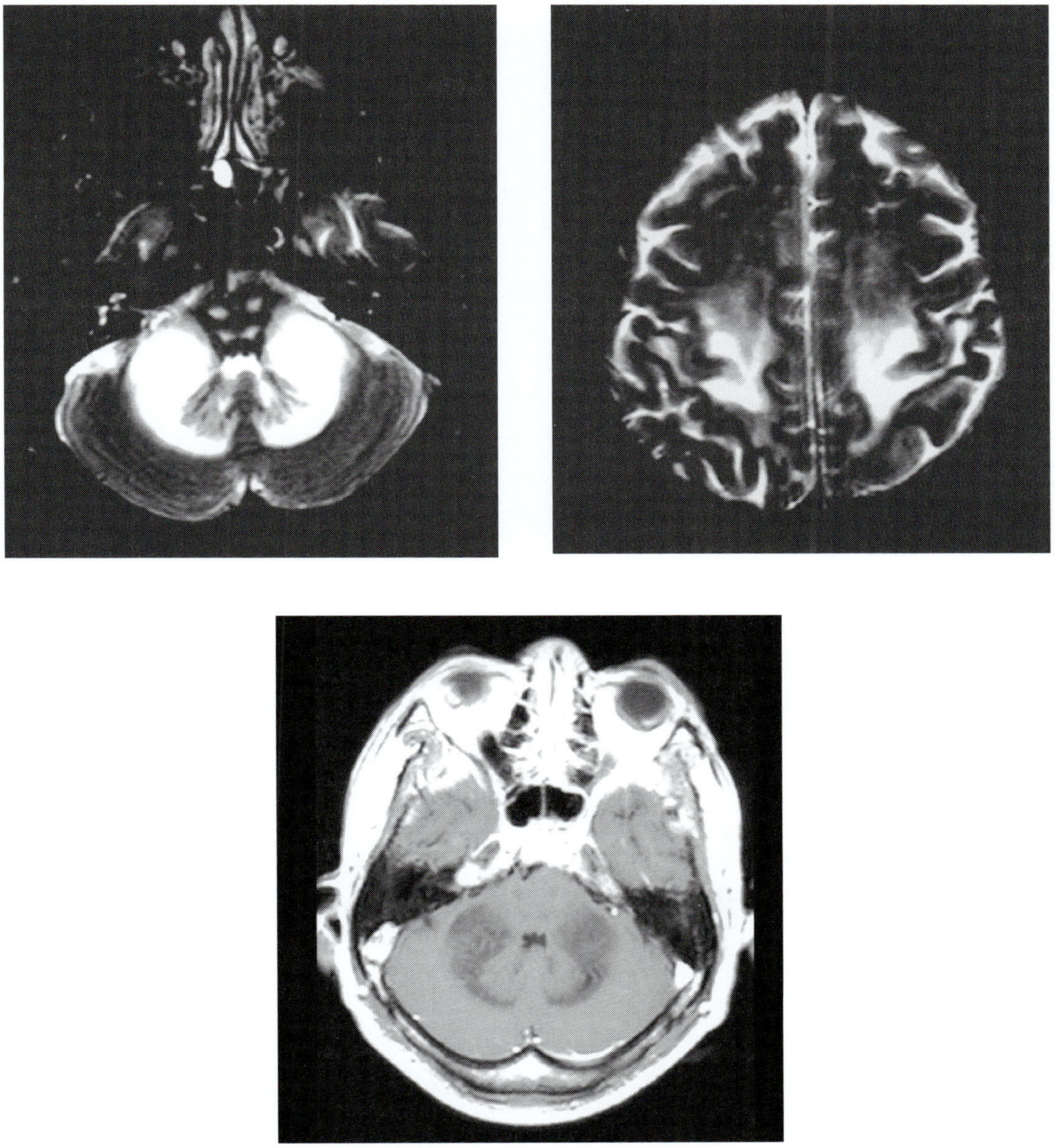

图 8-5-12　海洛因白质脑病

受累是另一特征。CT 显示病灶呈低密度，MR T_1WI 呈低信号，T_2WI 呈高信号，无占位效应。脑室系统无扩大，脑沟不宽，中线结构居中；注射对比剂病灶无强化。尸检见脑白质苍白，镜下脑白质内大量空泡形成，符合海绵状白质脑病的病理基础特点。这种改变同样可见于海洛因过量或其他原因导致的缺血缺氧性脑病，但这种缺血缺氧性脑病与海洛因海绵状白质脑病有本质的不同，后者无缺血、缺氧发生，病灶呈海绵状改变，但无缺血坏死灶。而且影像显示小脑必定受损，内囊前肢受累的特点与缺血缺氧性脑病恰恰相反。这些影像特点有助于与缺血缺氧性脑病鉴别。

【影像诊断技巧】

海洛因海绵状白质脑病小脑症状突出，影像具有特征性的上述改变，结合烫吸海洛因病史，较易诊断。具有海洛因吸入病史的患者，即使已经戒毒，一旦出现小脑受损的症状，要考虑海洛因海绵状白质脑病的可能，头部 CT 或 MR 具有特征性改变，是确诊本病的最好方法。

七、AD与PD

(一)Alzheimer病

【概述】

Alzheimer又称老年性痴呆，系原发性大脑退行性疾病。病因未明，有家族遗传史。

【临床表现】

大多数65岁以后发病，65岁前发病称为灶老性痴呆。症状表现为进行性智能减退，包括记忆、思维、定向、判断力障碍，情感和行为异常，意识模糊等。多于发病后5～6年，死于继发性感染和全身功能衰竭。

【病理基础】(图8-5-13)

大量脑细胞丧失，脑重量减轻。镜下可见老年斑、神经纤维扭结、细胞空泡状变性等改变。

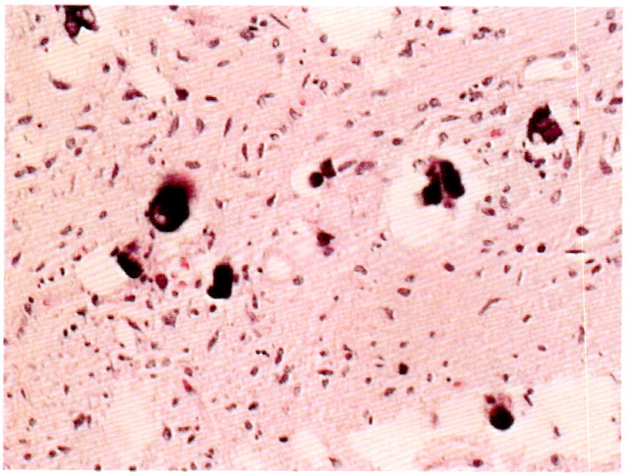

图8-5-13　Alzheimer的病理切片

【影像学表现】

(1)CT表现：额底、颞叶脑萎缩，以颞叶明显，相应脑室、脑池和脑沟裂扩张，以侧脑室颞角、前角、鞍上池和外侧裂为主，三脑室扩大，其程度和痴呆症状成正比。

(2)MRI表现：可显示早期颞叶萎缩，并进行海马定量测量。T_2WI上脑室周白质可见斑片状高信号灶。

【影像诊断技巧】

Alzheimer病典型的显微镜表现包括"老年斑"与星形胶质细胞和小胶质细胞。

(二)Pick病

【概述】

Pick病又称脑叶萎缩症，系常染色体显性遗传性疾病。

【临床表现】

本病临床少见，好发于中年妇女。临床症状与脑叶萎缩部位有关。左侧颞叶萎缩。

【病理基础】

影响语言及发音，额叶萎缩则影响到人格及行为异常。脑叶萎缩局限于额叶和颞叶，海马和海马回同时受累，左侧较右侧明显。其他脑叶基本正常。患病脑叶神经细胞大量丧失。但老年斑和神经纤维扭结少见。

【影像学表现】

(1)CT表现：双侧外侧裂增宽，以左侧明显。大脑纵裂前部增宽，额叶脑沟增宽，颞角扩大。CT改变非特异性，诊断应结合临床和病理基础的改变。

(2)MRI表现：除脑叶萎缩改变外，一般T_2WI无脑白质高信号灶，此点与Alzheimer病可相鉴别。

【影像诊断技巧】

Pick小体为其病理基础特征，即在气球样巨细胞胞浆内含有大量的嗜银包涵体。

八、进行性多灶性脑白质病

【概述】

进行性多灶性脑白质病(progressive multifoeal leukoencephalopathy，PML)较少见，发生于白血病、淋巴瘤、结核、结节病、AIDS、肾移植及接受免疫抑制治疗的病人，有人认为与病毒感染有关。多见于50～70岁的男性。

【临床表现】

病程进展快。进行性昏迷，多于发病后3～6个月内死亡。

【病理基础】

脑白质内出现多发、散在、虫蚀状脱髓鞘区，分布不对称，可融合扩大。

【影像学表现】

(1)CT 表现：脑皮层下白质内多发性类圆形低密度灶，顶枕区常见。病灶进行性增大，并出现占位效应。

(2)MRI 表现：病变在 T_1WI 呈低信号，T_2WI 呈高信号。T_2WI 上显示病灶比 T_1WI 大，而且数目多，可有占位表现，常合并脑沟增宽脑萎缩征象。增强扫描可有小斑片强化。

【影像诊断技巧】

病灶内明显炎性浸润、坏死和胶质增生。少突胶质细胞胞浆内可见包涵体。晚期病变呈多囊性软性化和脑萎缩。

第六节　颅脑先天畸形与发育障碍

一、小脑扁桃体下疝畸形(Chiari Ⅰ Malfomation)

颅脑先天畸形(chiari 畸形)是后颅窝畸形的一种形式，表现为小脑组织下移进入颈部椎管，分为四种类型：Ⅰ型，表现为小脑扁桃体变长，变尖向下疝入上部椎管。Ⅱ型，小脑蚓部、脑桥、延髓及增大的第四脑室下移进入椎管。上述两种类型由德国病理学家 Hans Chiari 分别于 1891 年及 1896 年首次报道。Ⅲ型，极为罕见，除上述两型的表现外，还有颈椎、小脑及脑干的其他畸形，也是 Chiari 首次报道。Ⅳ型，其实是小脑发育不全的一种极端形式，有学者将其归于 Chiari Ⅳ型畸形。

(一)Chiari 畸形Ⅰ型

【概述】

chiari 畸形Ⅰ型是小脑扁桃体及下蚓部下疝到椎管内，延髓与第四脑室位置正常或有轻度下移的病症。

【临床表现】

临床上，小脑扁桃体下疝在枕大孔连线以下 5～10mm 以内患者，30%无任何症状，部分病人可有脱髓鞘症状或椎体束征。小脑扁桃体位于枕大孔连线以下 12mm 或以下患者，可以表现为多种临床症状，包括小脑和脑干的症状。

【病理基础】

ChiariⅠ型畸形，也称扁桃体异位，不伴有脑部先天性畸形，与 Chiari Ⅱ型比较，其小脑蚓部、第四脑形态及位置正常或轻度异常。正常人小脑扁桃体的位置随年龄的增加逐渐上移，因此在不同年龄段小脑扁桃体的位置也可以不同。以枕骨大孔连线为基准，诊断 ChiariⅠ型畸形的标准应随年龄的不同而有所不同，分别为：10 岁以内低于 6mm；20 岁低于 5mm；40～80 岁低于 4mm；90 岁低于 3mm。

Chiari Ⅰ型畸形不伴有脑部的先天性畸形，但可有脊髓、脊柱和颅底的异常。

(1)脊髓空洞形成：脑脊液在脊髓内积聚如果仅在中央管内称之为脊髓积水(hydromyelia)，如果脑脊液通过室管膜在脊髓内形成另外的腔隙，称之为脊髓空洞(syringomyelia)。实际上，在影像学上，很难区别上述两种情况。脊髓空洞形成的原因目前尚不清楚，可能是脑脊髓动力学的改变和脊髓受压的继发改变。脊髓空洞见于 20%～40%的 ChiariⅠ型畸形患者，但有症状的 ChiariⅠ型畸形患者中可高达 60%～90%。颈部脊髓是最常见形成脊髓空洞的部位，单纯的胸部脊髓空洞少见。

(2)颅骨及脊柱异常：1/4 的 ChiariⅠ形畸形合并骨骼异常，包括寰枕融合畸形、扁平颅底和颈椎椎体融合畸形等。

【影像学表现】(图 8-6-1)

小脑扁桃体下疝畸形 20%～90%合并脊髓空洞或中央管积水。CT 重建矢状像和 MRI 矢状像，均可直接显示下移的结构。MR 影像上，T_1WI 或 T_2WI 矢状而可以清楚地显示小脑扁桃体的位置，形态以及与此相关的脊髓空洞的存在。CT 对显示小脑扁桃体的位置效果不佳。部分病人可以出现轻度脑积水。MRI 检查也可以发现扁平颅底、寰枕融合畸形等颅骨异常。

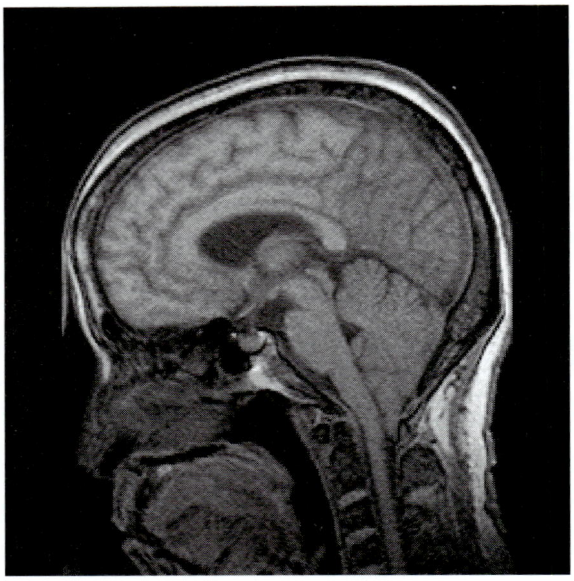

图 8-6-1　MR 示 Chiari 畸形

【影像诊断技巧】

Ⅱ型与Ⅰ型的鉴别要点为延髓和四脑室变形和下疝。

(二)Chiari Ⅱ型畸形

【概述】

ChiariⅡ型畸形是一种复杂的先天畸形,包括颅骨、中脑、小脑、脑室及脑池的畸形。推测可能的胚胎发育异常是由于神经胚的转化障碍,形成背侧的开口,脊髓背侧因此不能完全闭合,脑脊液通过未闭合的中央管引流入羊膜囊。原生脑室系统的不充分闭合,它的体积和压力对周围的间充质的诱导降低,导致骨骼发育异常,比如小颅后窝的形成。小脑和脑干异常变小的颅后窝内,向上疝导致幕切迹增大、小脑幕发育不全;向下疝导致扁桃体、小脑蚓部和脑干通过扩大的枕骨大孔进入颈部椎管上部。

【临床表现】

ChiariⅡ型畸形患者的主要临床表现由进行性脑积水所致,出生时头围正常,但囟门扩大,矢状缝加宽,可见脊髓脊膜膨出和脑积水的症状。

【病理基础】

ChiariⅡ型畸形可以合并下列异常。

(1)颅骨和硬脑膜的异常:原生脑室系统正常体积和压力对周围的间充质的诱导是颅骨骨膜形成的基础,在 ChiariⅡ型畸形,这种诱导缺失导致颅骨和骨膜发育的异常。常见的异常包括颅盖骨缺损、小颅后窝伴有横窦低位、扇贝状斜坡、小脑幕发育不全、枕骨大孔扩大等。

(2)中脑和小脑异常:包括小脑蚓部、小脑扁桃体及延髓下疝进入颈椎管上部,其后部边缘呈花边状,小脑呈塔状,出现延髓“刺”,偶尔异位的第四脑室的脉络膜丛可以在颈部椎管内出现,中脑可见多种异常。

(3)脑室和脑池异常:90%的 ChiariⅡ型畸形患者可以出现脑室异常,包括第四脑室延长、低位及变小,第三脑室变大。侧脑室的形状可以正常或异常增大。中脑导水管可以狭窄。

(4)脊柱和脊髓异常:ChiariⅡ型畸形患者可以合并多种脊柱、脊髓畸形,包括脊髓脊膜膨出、脊髓空洞、脊髓纵裂等。其中,脊髓脊膜膨出的出现率是 100%。

(5)幕上异常:如胼胝体发育不良、尾状核头及中间块增大等。

【影像学表现】

MR 检查可以很好地显示上述结构异常,以矢状面 T_1WI 观察最佳。由于 ChiariⅡ型畸形具有可以合并多种畸形的特点,在观察时应仔细辨认,同时应注意对可能出现的畸形进行检查,以免遗漏。

【影像诊断技巧】

MRI 矢状面诊断本病最佳检查方法。小脑扁桃体下疝畸形应与颅内压增高所致的扁桃体枕大孔疝作鉴别,前者扁桃体呈舌状,常合并其他多种畸形;后者扁桃体呈圆锥状下移,但不增长,且伴有颅内占位病变。

二、胼胝体发育不全与中线脂肪瘤

(一)中线脂肪瘤

【概述】

中线脂肪瘤(intracranial lipoma)可能是先天性脑畸形的一种特殊形式,它不是错构瘤,也不是新生物。一些病理学家将其归类于迷芽瘤(choristoma),即组织学上与身体其他部位的脂肪完全一样的脂肪团。约50%的脂肪瘤合并脑部的其他先天性异常。颅内脂肪瘤较罕见,约占原发性颅内肿瘤的0.1%~0.5%。可见于各个年龄组,男女发病率相等。80%位于幕上,其中的50%位于胼胝体周围,称之为胼周脂肪瘤,其他部位如鞍上、四叠体区、桥小脑角等部位也可见。脑室内或大脑凸面的脂肪瘤极为罕见。

【临床表现】

中线脂肪瘤通常无任何症状,多为偶然发现。如伴有胼胝体的发育异常可出现头痛、癫痫和行为异常。桥小脑角区的脂肪瘤由于占位效应,可以出现面、听神经功能受损的症状。如果颅内和脊柱的脂肪瘤同时丰硕并伴有头皮和颈部的脂肪瘤应考虑脑颅皮肤脂肪增多症(encephalocraniocutancous lipomatosis),这是一种罕见的神经皮肤综合征,可能出现的异常还包括软脑膜脂肪肉芽肿病、小脑回、脑裂畸形、脑萎缩、脑实质和软脑膜的钙化以及血管畸形等。

【病理基础】

中线脂肪瘤是间充质分化而来,是原生脑膜的持续存在和分化异常所致。大体病理学上,脂肪瘤是黄色的脂肪沉积。分为两种类型:一种为伴有前脑及胼胝体嘴部发育不全的前部方形脂肪瘤,另一种为带状或弯曲如线状的脂肪瘤,常位于胼胝体的后部,胼胝体的形态正常或仅轻度畸形。后一种更为常见。脂肪瘤内常见钙化,但出血少见,可见血管结构、桥小脑角区的脂肪瘤可以包绕面听神经束。

【影像学表现】(图 8-6-2)

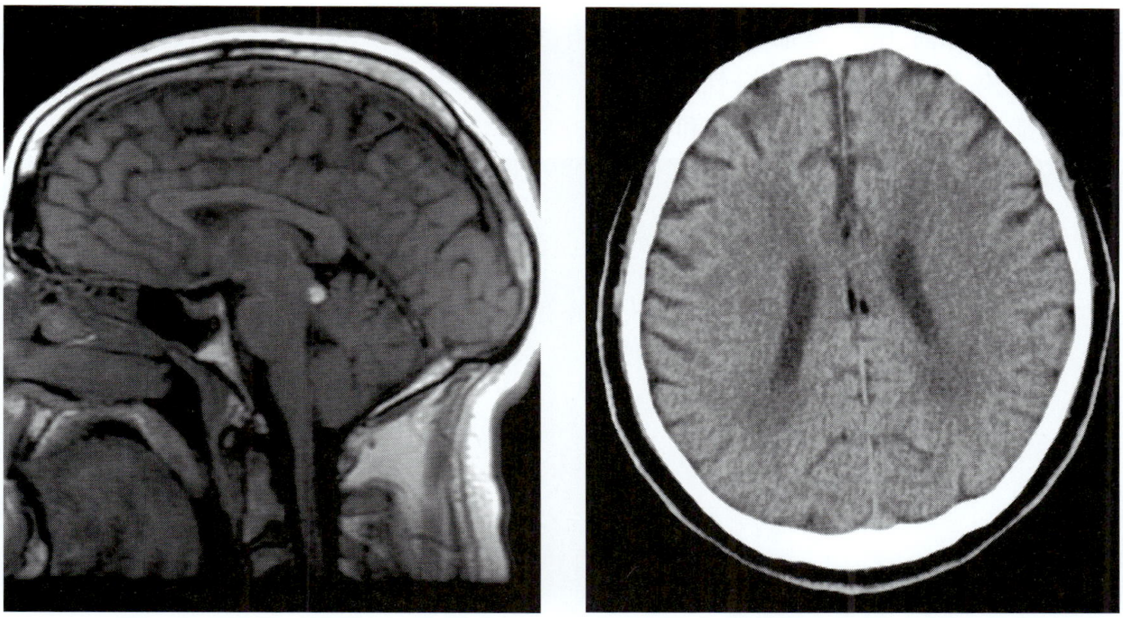

图 8-6-2　MR、CT 示中线脂肪瘤

脂肪瘤的密度、信号特点和体部的脂肪组织一样。由于脂肪组织特殊的信号特点,MR可以很容易地发现颅内脂肪瘤,以矢状面 T_1WI 显示最好。表现为 T_1WI 相应部位方形或带状的高信号,T_2WI 呈稍高信号,同时,可以发现胼胝体的发育不全。为了明确诊断,可行脂肪抵制序列扫描。肿瘤内有时可见低信号的成分,可能为钙化、骨化或脂肪瘤内的血管、神经等。

【影像诊断技巧】

MR 显示脂肪瘤的信号、形态、大小、位置及并发的胼胝发育异常和其他脑畸形均优于 CT,但在识别钙化上远不如 CT。

(二)胼胝体发育不全

【概述】(图 8-6-3)

胼胝体发育不全(corpus callosum agenesis)

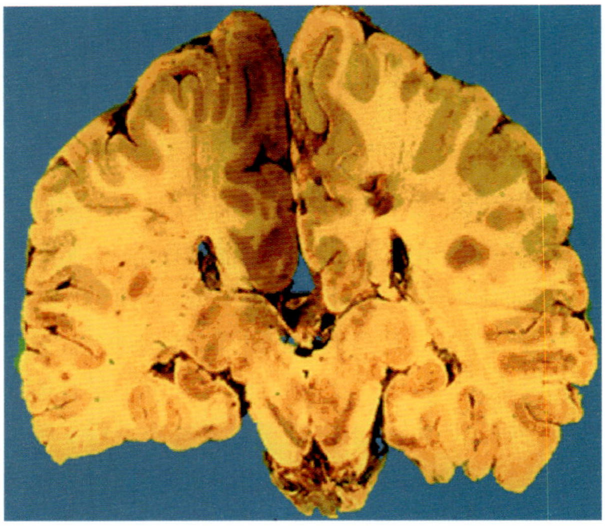

图 8-6-3 胼胝体发育示意图

是神经系统较常见的先天性发育异常，包括完全性和部分性胼胝体发育不全。胼胝体各部分的正常发育顺序为：膝部、体部、压部、嘴部，完全性胼胝体发育不全即胼胝体各部均未发育；部分性胼胝体发育不全时，膝部及体部常发育完成，压部和嘴部常缺如，约 50%的胼胝体发育不全可以合并其他先天发育异常，如脂肪瘤、灰质异位、脑裂畸形、脑膨出及 Dandy-Walker 畸形等。

【临床表现】

可出现多种表现，如癫痫、智力障碍等。

【病理基础】

完全性胼胝发育不全时，胼胝质体、扣带间及扣带沟均缺如，第三脑室位置上移并与纵裂池相通，其上方可出现囊肿样改变。大脑内侧面的脑回及脑沟呈放射状排列。连接两侧半球的白质纤维由正常的横向水平走行（正常位于胼胝体上方）变为在半球内纵向走行，称为 Probst 束，该束位于侧脑室的内上方，双侧侧脑室呈分离状平行排列，枕角常明显扩大。部分性胼胝体发育不全表现为胼胝体膝部和体部存在，压部及嘴部缺如或发育不良。

【影像学表现】（图 8-6-4）

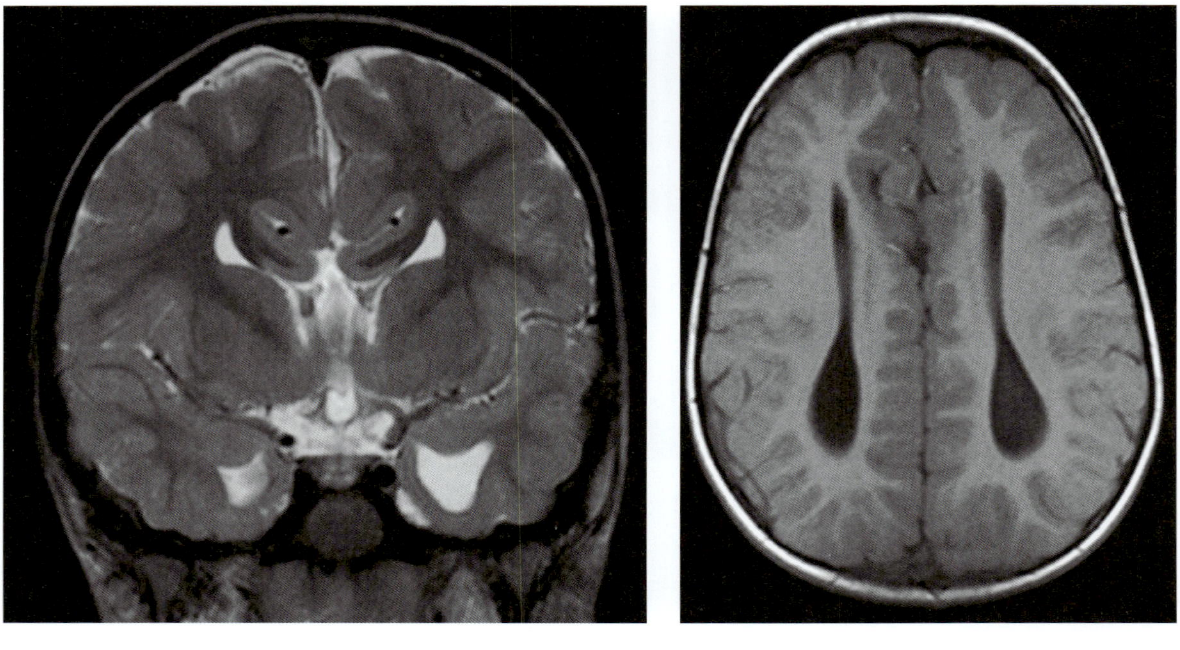

图 8-6-4 MR 示胼胝体发育

（1）CT 表现：两侧侧脑室明显分离，侧脑室后角扩张，形成典型的“蝙蝠翼状”侧脑室外形。第三脑室扩大上移，插入双侧侧脑室体部之间。严重的第三脑室上移可上升到两侧半球纵裂的顶部。

（2）MRI 表现：冠状及矢状面显示本病有优势。矢状面 T_1WI 可清晰显示胼胝体部分或全部缺如，以压部受累最多，横断及冠状面 T_1WI 显示双侧侧脑室分离，双侧脑室前角、后角和体部间距增宽，第三脑室抬高，可介于两侧脑室体部，常合并脂肪瘤。胼胝体发育不全在矢状面 T_1WI 显示清楚，完全性胼胝体发育不全表现为胼胝体缺如，扣带回及扣带沟消失，邻近的脑回呈放射状排列。部分性胼胝体发育不全可显示胼胝膝部和体部存在而压部和嘴部消失。Probst 束在冠状面容易显示，表现为 T_1WI 高信号、T_2WI 低信号的纵行条状影，侧脑室位于其外下方。侧脑室分离呈平等排列及枕角扩大等征象在冠状面和横轴面均易显示。

三、Dandy-Walker 畸形

【概述】

Dandy-Walker 畸形（Dandy-Walker malformation）属于颅后窝先天发育异常，病因不明。以小脑蚓部发育不良，第四脑室及颅后窝状扩张，小脑幕上移等为特征。根据病变程度分为 Dandy-Walker 畸形和 Dandy-Walker 变异型两种。约 70%的 Dandy-Walker 畸形可以合并其他先天发育异常，包括胼胝体发育不全，灰质异位，脑裂畸形，无脑回畸形以及脑膨出等。

【临床表现】

表现轻重不一，与畸形严重程度及是否伴有其他畸形有关。常见表现包括发育迟缓、头围增大、出现脑积水相关症状等。

【病理基础】

Dandy-Walker 畸形表现为颅后窝扩大，小脑幕、窦汇及横窦上移，第四脑室扩大并与颅后窝巨大囊肿相通。小脑蚓部发育不良或未发育，发育不良的蚓部被向上推移，小脑半球有不同程度的发育不良，脑干可表现为发育不良，并且受压向斜坡方向推移，80%合并脑积水。

Dandy-Walker 变异型表现为蚓部轻度发育不良，脑干无受压，第四脑室与枕大池相通，颅后窝囊状扩张程序不一，第四脑室轻度扩张，颅后窝无明显扩大、脑积水出现率较低。

【影像学表现】（图 8-6-5）

后颅凹扩大，枕骨变薄。直窦与窦汇上移至人字缝以上，小脑半球体积小，蚓部缺如或缩小。第四脑室向后扩大，形成小脑后囊肿。脑干前移，桥前池及桥脑角消失。T_1WI 正中矢状面是显示 Dandy-Walker 畸形及其他伴发畸形的最佳位置，可显示颅后窝扩大，小脑幕上移，小脑蚓部缺失或发育不良，脑干发育不良及受压，颅后窝囊肿等几乎所有诊断本病的主要征象，根据对上述各结构的观察可以判断 Dandy-Walker 畸形抑或 Dandy-Walker 变异型。横轴面及冠状面可用来观察脑积水程度，判断小脑半球的发育和受压移位情况、明显受压时可见双侧小脑半球被向前、向外推移，被挤到双侧颞骨岩部附近。在明确了 Dandy-Walker 畸形诊断的同时，特别应注意是否伴随其他先天畸形，这对于预后的判断尤为重要。

【影像诊断技巧】

丹-瓦畸形应与后颅凹蛛网膜囊肿及大枕大池鉴别。后颅凹蛛网膜囊肿发病率为本病的 2 倍，四脑室受压变形，无后脑发育畸形，无天幕抬高等征象；大枕大池亦有学者称之为丹-瓦变异，其特征为扩大的枕大池和完整的小脑蚓部，大枕大池不与四脑室相通且四脑室形态正常。

四、脑裂畸形与灰质异位

（一）脑裂畸形

【概述】

脑裂畸形（schizencephaly）属于神经元移行异常疾病。在胚胎神经元移行过程早期，由于遗传性或获得性等原因导致生殖基质（产生神经母细胞的部位）节段性形成障碍，或已形成的神经母细胞不能正常移行，造成相应部位处于大脑半球内出现裂隙状缺损。其发生部位可以限于单侧半球（约 60%），也可以双侧半球同时存在（约 40%），裂隙可对称或不对称。约 50%合并多小脑回畸形、灰质异位或透明隔缺如等。

【临床表现】

可以出现癫痫、运动障碍、智力低下及发育迟缓等。临床表现的轻重及生存的时间与脑裂畸形的类型及累及部位有密切关系，其中闭合型脑裂畸形临床表现较轻，预后较好。

【病理基础】

脑裂畸形系大脑半球内存在不同开关的裂隙，病理特征为裂隙表面均衬以异位的脑灰质。裂隙

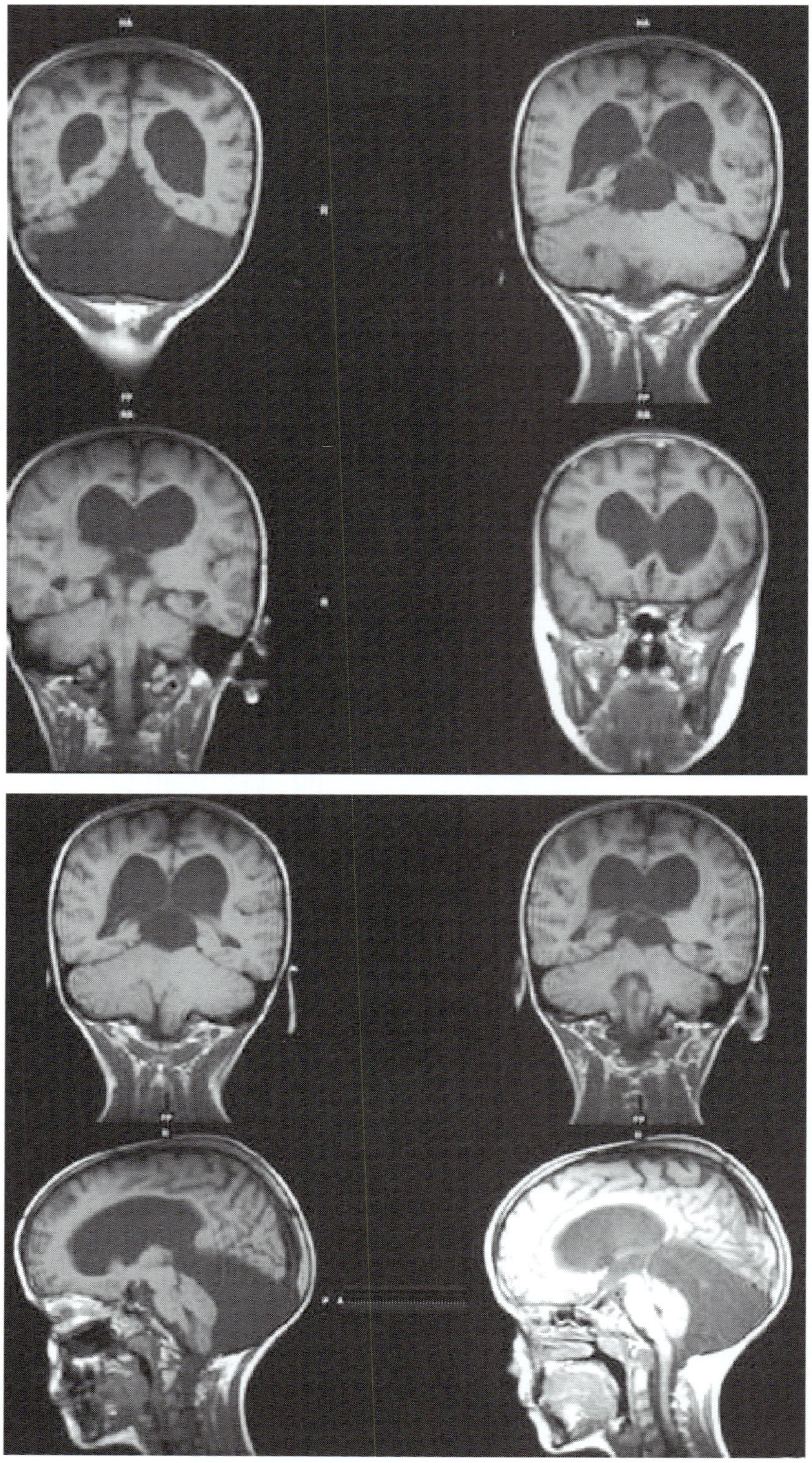

图 8-6-5　MR 示 Dandy-Walker 畸形

起自脑室的室管膜，贯穿脑白质后外达软脑膜、软脑膜与室管膜相连接，裂隙内由脑脊液充填。沿裂隙折入的灰质在裂隙内及其邻近脑表面不规则增厚，而且不具备正常皮层的构造。裂隙畸形（裂隙两侧皮层靠近、裂隙呈闭合状）和开放型脑裂畸形（裂隙间形成腔，其大小不一，可与侧脑室相通或不相通）。

【影像学表现】（图 8-6-6）

在半球内显示特征性的裂隙，裂隙可宽窄不一，边缘较光滑，其内为脑脊液密度、信号，即 CT 为低密度，MR 为 T_1WI 低信号，T_2WI 高信号。裂隙向内达侧脑室，向外与脑表面相通。沿裂隙折入的异位灰质无论在 T_1 或 T_2WI 均显示与其他部位脑灰质等信号。侧脑室在与裂隙相对应处常局限性扩大、突起。开放型脑裂畸形常伴有脑积水。

横轴面及矢状面常可以很好地显示裂隙，有时需辅以冠状面显示，特别在闭合型脑裂畸形时需多方向薄层扫描以免漏诊。由于裂隙形成的方向多变，单一位置扫描有时难以检出病变，磁共振成像的优势在于能够进行多方向成像且具有较高的组织对比分辨力，因此对发现脑裂畸形是最佳的检查方法。

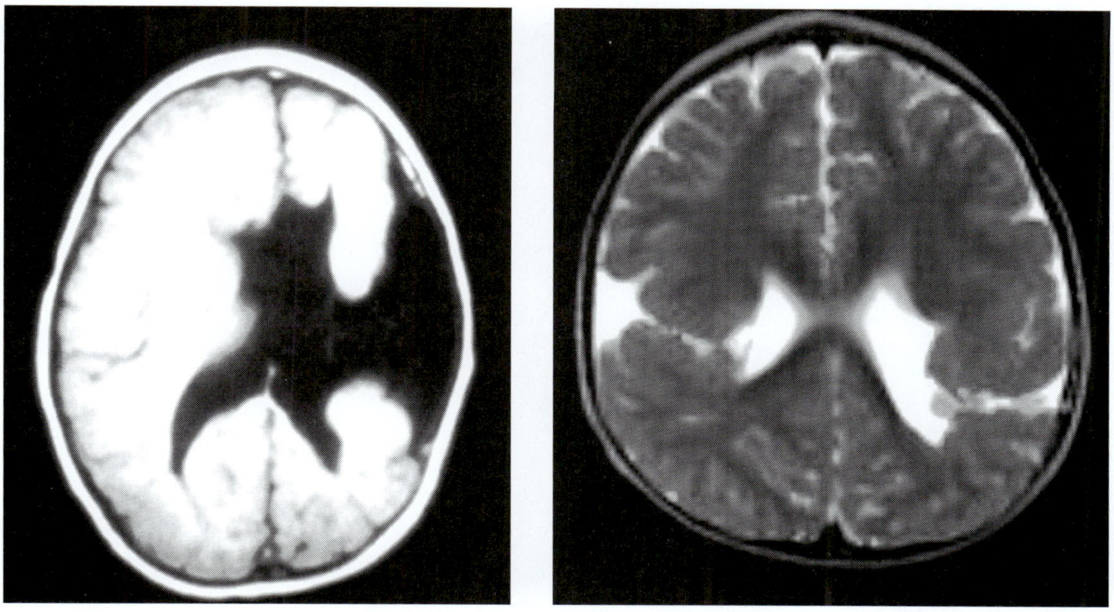

图 8-6-6　MR 示脑裂畸形

【影像诊断技巧】

脑裂畸形主要需与脑穿通畸形进行鉴别，后者系在脑实质发育良好的基础上出现各种病变，导致继发形成的裂隙，因此其裂隙两侧并无异位的脑灰质折入，而是以胶质增生为主的脑白质构成。

（二）灰质异位

【概述】

灰质异位（gray matter heterotopia）属于神经元移行异常类疾病。在胚胎神经母细胞向皮层移行过程中，由于遗传性或获得性等各种原因使正常的移行中断，导致神经元在异常部位的聚集和停留，包括室管膜下、白质内或皮层下，灰质异位可发生在单侧或双侧，局限或弥漫，可对称或不对称。灰质异位可以合并脑裂畸形、胼胝体发育不全或其他先天性异常。

【临床表现】

与脑裂畸形或其他先天畸形并存时，临床表现较重；单纯的灰质异位可以无临床表现或仅有癫痫，在灰质异位中生存时间最长，预后相对最好，带状型灰质异位表现较重，常伴难治性癫痫，预后相对较差。

【病理基础】

脑实质内在沿放射状胶质纤维分布的部位上，可见到停留在异常位置上的脑灰质，根据异位灰质的分布形态和位置，将其分为三型：Ⅰ型为结节型（nodular），异位灰质呈结节状分布于侧脑室旁，并可突向侧脑室；Ⅱ型为板层型（laminar），异位灰质不规则分布于白质内；Ⅲ型为带状型（band），呈带状对称分布于白质或皮层下，又称为“双层皮层”。

【影像学表现】（图 8-6-7）

结节型和板层型中，异位的灰质团表现为侧脑室旁或白质内小结节或不规则异常影，无论在 T_1WI 或 T_2WI 均与脑灰质信号相同。可以单发或多发，可以局灶或弥漫性分布，可累及单侧或双侧半球，灰质团的大小为 1～3mm 不等，位于室管膜下时多表现为光滑的卵圆形结节，卵圆形的长轴与邻近侧脑室壁平行，并可突向侧脑室。异位灰质无灶周水肿，一般无占位效应，注射对比剂后无强化，带状型灰质异位对称分布于脑白质中，且脑回形态常常正常，灰质异位常伴有侧脑室轻中度扩大。

由于组织对比分辨力高，对灰白质容易区分，因此磁共振成像能够清晰地显示异位的灰质及其分布和类型，带状型灰质异位有时不明显，加以注意则诊断不难。

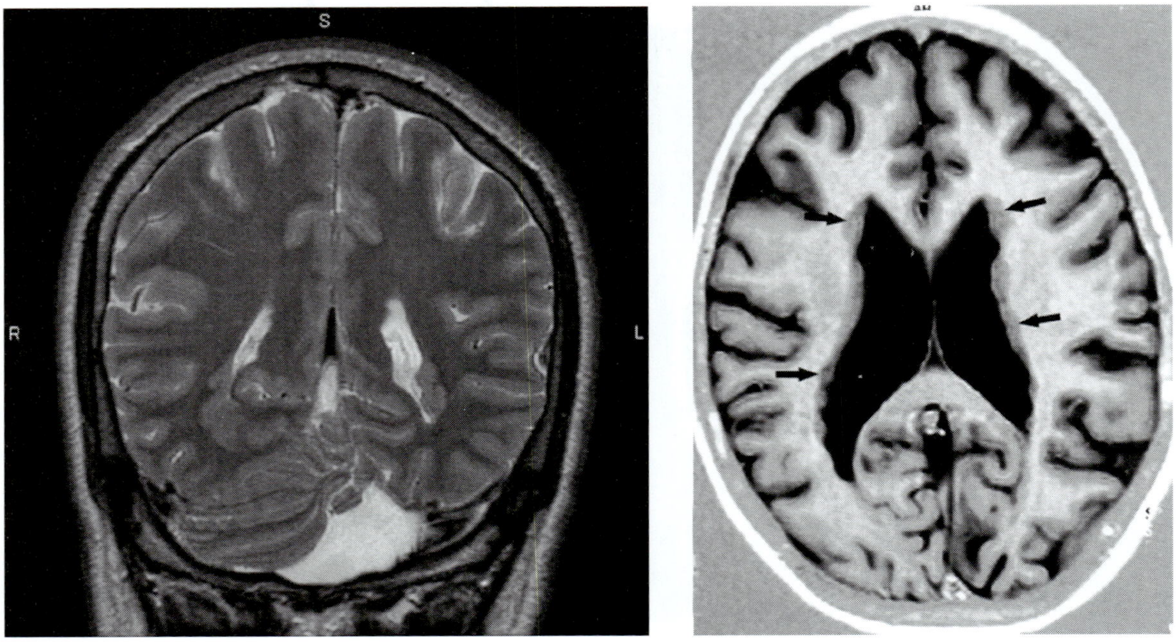

图 8-6-7　　MR 示灰质异位

【影像诊断技巧】

鉴别诊断主要为结节性硬化，当结节型灰质异位呈多发小结节并位于室管膜下时，需与结节性硬化的室管膜下结节进行鉴别，后者的形态多不规则，结节的长轴与邻近侧脑室壁垂直，信号与脑灰质不同，在注射对比剂后有时能够强化，当结节型灰质异位呈局灶病变时，可存在轻度的占位效应，需与肿瘤进行鉴别，另外，婴儿脑中有时能够见到孤立的异位神经元，但可在几个月后消失，不属于真性灰质异位。

五、脑穿通畸形

【概述】

脑穿通畸形（porencephaly）也称孔洞脑。根据大脑受损的时间不同，可导致不同的病变。如果病损出现在妊娠 26 周之前，则损伤生殖基质造成脑裂畸形；在妊娠中期（25～26 周）之后由于各种原因造成损伤，导致已经发育的脑实质内出现继发空腔，则出现脑穿通畸形；如果病损出现更晚（晚期妊娠围期及出生后），则造成脑软化。

【临床表现】

除智力发育障碍、癫痫外，常有不同程度的局部神经功能受损症状，如偏瘫、失语等。

【病理基础】

由于胎儿脑组织对损伤的反应不同于成熟的大脑，其胶质细胞反应能力缺乏，因此坏死组织被完全吸收而形成液化坏死的空腔，内含液体，空腔壁光滑，可有胶质增生，但无脑灰质组织。

【影像学表现】（图 8-6-8）

（1）CT 表现：脑实质内低密度影，呈脑脊液样

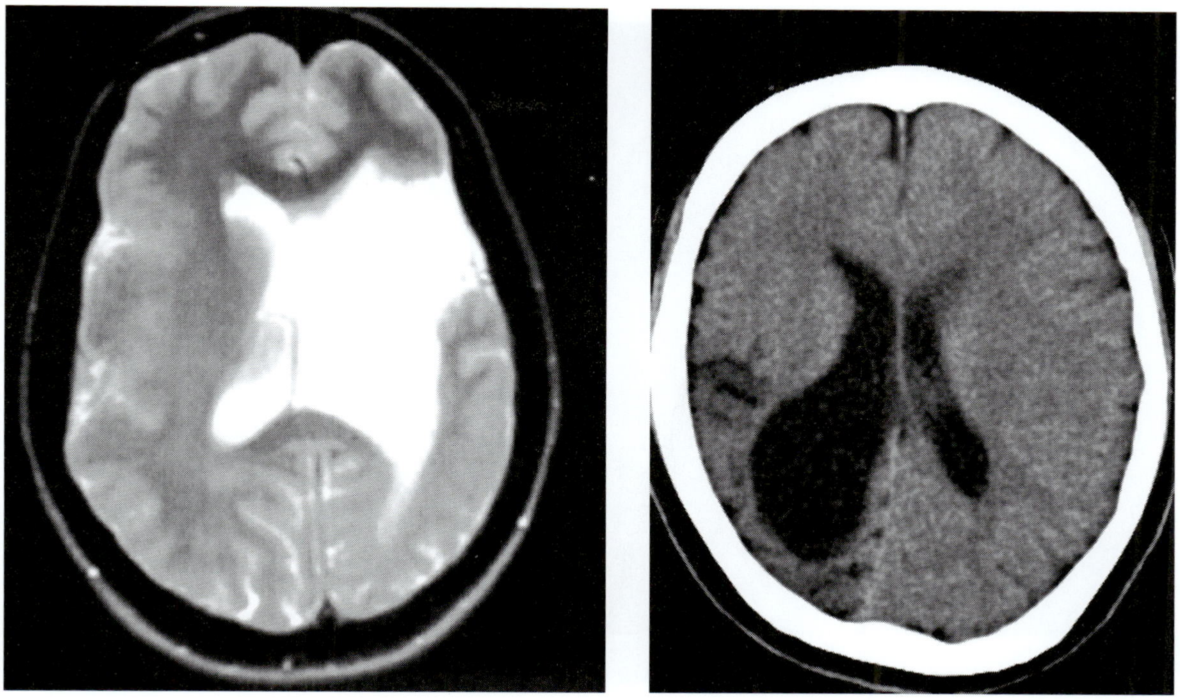

图 8-6-8　CT/MR 示脑穿通畸形

密度，与侧脑室相通。

(2)MR 表现：MR 结合不同扫描方向，可见到脑实质内空腔，其中为液化坏死，由于胎儿脑组织对损伤的反应不同于成熟脑组织，在各个序列上均呈脑脊液样信号改变，空腔内无其他结构，空腔壁光滑。邻近脑实质正常。

【影像诊断技巧】

主要鉴别诊断为脑裂畸形和脑软化。脑裂畸形损伤时间早，缺损的脑组织系未发育所致，空腔(裂隙)壁上衬以异位的灰质，脑软化由于损伤时间更晚，脑实质在受损时已经较成熟，产生胶质增生反应的能力较强，因此导致所形成的软化腔隙内结构不规则，壁不光滑，壁内脑白质组织有较明显胶质增生。

六、透明隔发育异常

【概述】

透明隔发育异常(agenesis of the septum pellucidum)是指胚胎期透明隔发育或融合异常。透明隔间腔和威氏(vergae)腔属于正常变异，透明隔缺如和透明隔间腔囊肿属于发育畸形。

【临床表现】

透明隔间腔囊肿临床可无症状，亦可出现一些非特征症状，如锥体束征阳性、癫痫等。透明隔缺如者，可伴智力发育异常。

【病理基础】

两侧脑室间的薄膜状结构如缺如，两侧脑室相通形成单脑室，为透明隔缺如。如胚胎期透明隔融合不全，即形成透明间腔，若室间孔闭塞，透明隔间腔积液过多，壁向外膨隆突出，形成透明隔间腔囊肿。

【影像学表现】(图 8-6-9)

MR 可直接显示透明隔形态，正常表现为侧脑室体部间的膜样结构，分隔两侧侧脑室。

(1)透明隔缺如：两侧侧脑室体部间的薄膜状结构部分性和完全性缺如。完全性透明隔缺如多为原发性，两侧侧脑室融合成单脑室，侧脑室形态可基本正常，或前角变平失去“V”形表现；罕见单独存在，常伴有其他脑发育畸形如前脑无裂畸形、视隔发育不良、脑裂畸形等。部分性透明隔缺如常为继发性，矢状和冠状 T_1 加权可见在胼胝体下方透明隔的附着部残留，或透明隔局部“穿孔”样表现，常伴有脑积水。

(2)透明隔间腔囊肿：存在于两侧侧脑室体部之间的液性腔，液性腔的两侧壁向外膨突出。腔内

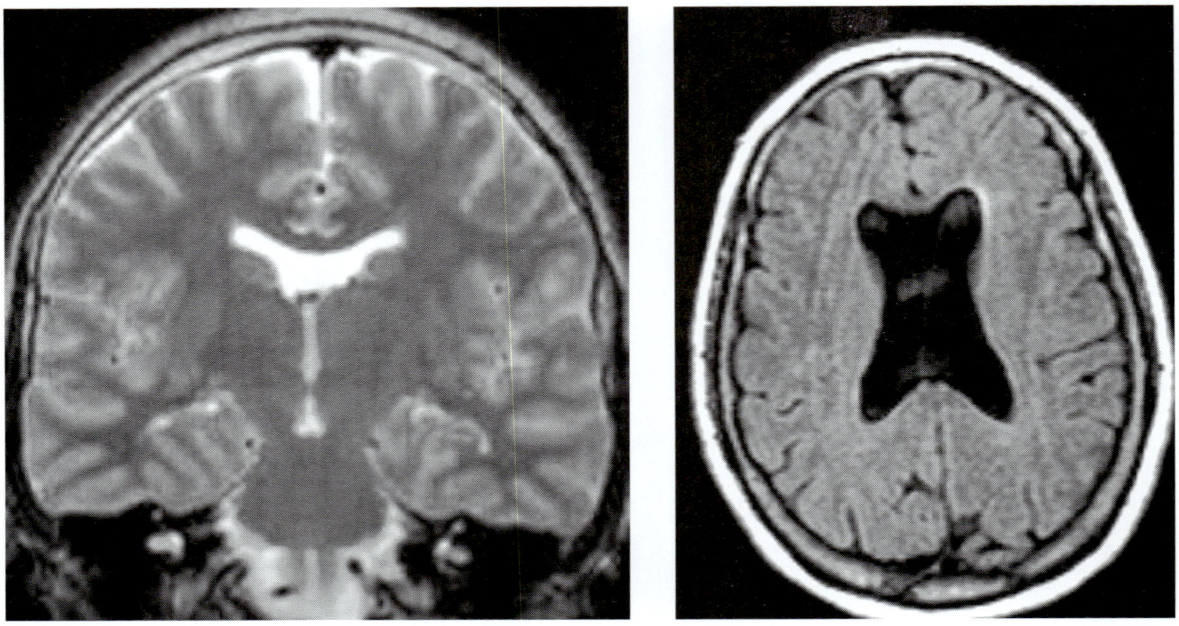

图 8-6-9 MR 示透明隔发育异常

表现与脑脊液信号强度一致，呈长 T_1、长 T_2 信号，壁无强化。

【影像诊断技巧】

MRI 可明确诊断透明隔缺如和透明隔间腔，而透明隔间腔囊肿需与纵裂蛛网膜囊肿、第三脑室前部的胶样囊肿相鉴别。纵裂蛛网膜囊肿很少见，常靠近胼胝体，或伴有胼胝体发育异常，而透明隔间腔囊肿的侧壁分界于菲薄的透明隔与侧脑室相隔，据此可与纵裂蛛网膜囊肿区别。胶样囊肿主要位于第三脑室，为短 T_1、长 T_2 信号，常阻塞侧脑室室间孔，产生阻塞性侧脑室积水，也可与透明隔囊肿相区别。

七、神经纤维瘤病

(一)神经纤维瘤Ⅰ型

【概述】

神经纤维瘤Ⅰ型(neurofibromatosis type Ⅰ，NF-1)，又称 von recklinghausen 病，是第 17 对染色体长臂异常所造成的常染色体显性遗传性疾病，其发病率较高，约 1∶(2000～3000)，在斑痣性错构瘤病(phakomatosis)最为常见。本病累及范围常较广泛，包括神经系统、骨骼、血管、皮肤等。

【临床表现】

根据病变累及部位不同呈现不同表现，其中 15%～20%出现神经系统症状。多数临床症状随年龄增长而逐渐表现出来。

【病理基础】

脑部可出现视神经胶质瘤及其他部位胶质瘤，基底节和白质内可出现错构瘤样改变。脊髓可发生星形细胞瘤，丛状或散在的神经纤维瘤。颅骨可见蝶骨翼发育不全，颅缝缺损，脊柱后侧凸畸形，硬膜扩张，脑膜膨出。其他可见血管扩张、动脉瘤、动静脉畸形、三叉神经第一支的丛状神经纤维瘤、先天性青光眼、假关节形成等。

【影像学表现】

MR 影像学表现如下：

(1)视神经胶质瘤：最为常见。视神经属于特殊的颅神经，可发生胶质瘤。在视神经胶质瘤中，3/4 不伴有神经纤维瘤病Ⅰ型，1/4 伴发神经纤维瘤病Ⅰ型。视神经胶质瘤属于良性胶质瘤(通常为 WHOⅠ级的毛细胞型星形细胞瘤)，少数为侵袭性生长。肿瘤可发生于单侧或双侧视神经，可以沿视觉通路向后发展，累及视交叉、视束、外侧膝状体甚至视放射。肿瘤在 T_1WI 呈低信号或等信号，在 T_2WI 呈等信号或高信号。注射对比剂后肿瘤增强程度不一，多数视神经胶质瘤增强不明显，少数肿瘤，特别在出现向后累及视觉通路时，增强通常非常明显，由于肿瘤可以沿视觉通路向后发展，因此横轴面 T_2WI 能够显示肿瘤及伴发错构瘤的全貌。

(2)其他部位胶质瘤：包括发生于脑干、中脑导水管周围及顶盖的胶质瘤，多数为偏良性，少数发生间变呈恶性。总体来说合并神经纤维瘤病Ⅰ型较少见。

(3)错构瘤样改变：常发生在基底节区、视放射、脑干及白质、发生率较高(约 80%)。病变在 T_1WI 多为等信号，T_2WI 呈稍高信号，其边界通常不清楚。由于其实质为异常胶质增生，而不是肿瘤，因此一般病灶周围无水肿，无占位效应，无对比剂增强，而且病变通常随年龄增加而逐渐消失。

(4)丛状神经纤维瘤：是本病较特异的表现，发生率较高(约 30%)。最常见的部位为三叉神经第一支区域，T_1WI 是等信号，T_2WI 为高信号，边界不清，可累及眼眶和海绵窦。

(5)脊柱异常：60%可有脊椎、硬脊膜发育不全和神经源肿瘤。可见胸$_{3\sim7}$脊柱侧弯，椎管及椎间孔扩大和椎体后部扇贝状缺损，累及多节段。侧方脊膜膨出为发育薄弱的脊膜通过增大的椎间孔呈憩室样突出，以胸椎常见，多位于右侧，MRI 可见经扩大的椎间孔外突的哑铃形囊性病灶，所有序列均与 CSF 信号相同，邻近椎弓根变薄，椎体后部呈扇贝状。

【影像诊断技巧】

本病累及范围广泛，磁共振成像主要应用于脑和脊髓病变的诊断。

(二)神经性纤维瘤病Ⅱ型

【概述】

神经性纤维瘤病Ⅱ型(neurofibromatosis type Ⅱ，NF-2)，又称中央型神经纤维瘤病，以双侧听神经瘤为特征。NF-2 常见于染色体显性遗传性疾病，与 NF-1 不同的是，其遗传基因位于第 22 对染色体上。NF-2 的发病率明显低于 NF-1，大约为 1∶50000。

【病理基础】(图 8-6-10)

NF-2 的中枢神经系统病变主要包括以下几个方面。

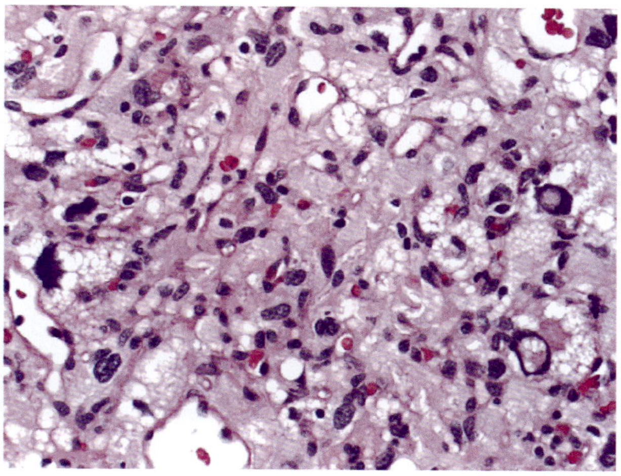

图 8-6-10　神经性纤维瘤病病理切片

(1)听神经瘤和脑膜瘤：NF-2 的中枢神经系统多与雪旺细胞和脑膜有关。最常见的颅内雪旺细胞瘤是听神经瘤，其次是三叉神经瘤。在所有的听神经瘤的患者中，2%～10%是 NF-2。双侧的听神经瘤是 NF-2 的特征表现，多发性脑膜是 NF-2 的另一个特点。

(2)脑内钙化：钙化的部位可位于脑室内的脉络膜丛、大脑皮层。钙化的形态可以多样化。

(3)脊柱、脊髓和神经根病变：在 NF-2 患者，最常见的脊柱病变是多发的髓外硬膜瘤和神经鞘瘤。表现为多个节段沿着脊神经根生长的肿块。这样的肿瘤不仅见于 NF-1 患者，也可见于 NF-2 患者。在 NF-2 患者，脊柱肿瘤常常是神经鞘瘤。NF-2 患者常见的脊髓内肿瘤为室管膜瘤。骨异常多为肿瘤引起的继发改变。

【影像学表现】(图 8-6-11)

颅内神经鞘瘤在 MR 图像上呈圆形或类圆形的肿块，由于常常囊变，因此其信号强度常不均匀。与脑实质相比，肿瘤在 T_1WI 呈等信号或低信号，T_2WI 呈等或高信号。增强扫描实性部分呈明显的异常对比增强。NF-2 的脑膜瘤以多发或丛状为特点，T_1WI 与 T_2WI 均呈等信号，增强扫描呈明显异常对比增强。

周围神经根的神经鞘瘤表现为包膜完整的肿

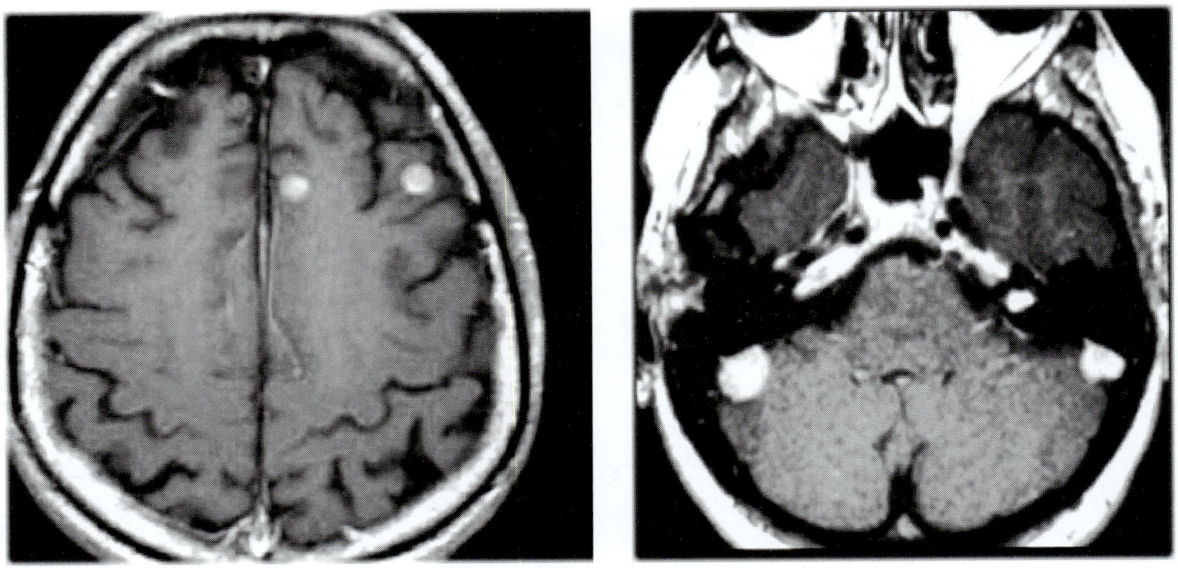

图 8-6-11　MR 示神经性纤维瘤病

块，T_1WI 呈中等信号强度，T_2WI 呈较高信号。增强扫描，典型的表现为明显的异常对比增强。脊髓室管膜瘤的 MR 表现另外讨论。脑内非肿瘤性的改变主要包括脉络膜丛、大脑凸面甚至是大脑皮层的钙化，部分钙化在 T_1WI 可以表现为高信号，可能与钙化团块内含有顺磁性物质有关，T_2WI 表现为低信号。

【影像诊断技巧】

上述部位的钙化灶也是 NF-2 的一种征象。

NF-2 的诊断除了影像学的检查外，应结合病人的临床表现。双侧的听神经瘤可以确诊。一侧的听神经瘤如果有家庭史或者同时伴有下列情况中的两种也可以确诊；另外部位的神经鞘瘤、神经纤维瘤、脑膜瘤、胶质瘤、青春型晶体混浊。NF-2 的皮肤改变不如 NF-1 常见，因此 NF-2 患者的就诊时间较晚。偶尔可见皮肤的咖啡斑，但这不是 NF-2 的特征。

八、结节性硬化

【概述】

结节性硬化（tuberous sclerosis，TS），也称 Bourneville 病。是一种常染色体显性遗传性疾病，其遗传基因位于 9q32-34 区域，另有部分患者是由于第 11 对染色体的基因突变所致。发病率约为 1∶(10000～50000)。

【临床表现】

结节性硬化表现为全身各部位表皮及内脏的多发性错构瘤。传统的临床三联征即面部的皮脂腺瘤、癫痫和智力发育障碍，见于大约一半病人，约 1/3 的病人出现面部病变、癫痫，50% 的病人可以出现智力发育障碍。

有关该病的诊断标准，目前认为，多个系统的病变较一个系统的多发病变对诊断更有意义。

【病理基础】

TS 比较常见的病变主要在以下两方面。

(1)中枢神经系统病变

表现为皮层结节；良性白质病变，主要是白质结构破坏或发育不全；室管膜下结节，见于 95% 的 TS 患者；室管膜下巨细胞星形细胞瘤等。

(2)非中枢神经系统病变：表现为面部血管纤维瘤、甲下纤维瘤、皮肤色素缺失、肾囊肿、血管肌脂肪瘤、肝脏平滑肌瘤、腺瘤、脾和胰腺腺瘤以及骨骼系统病变。

【影像学表现】（图 8-6-12）

(1)CT 表现：结节性硬化病的小结节和钙化，可由 CT 显示，并具有下列特点：结节或钙化居室管膜下与脑室周围，高密度呈类圆形或不规则形，病灶为双侧多发。

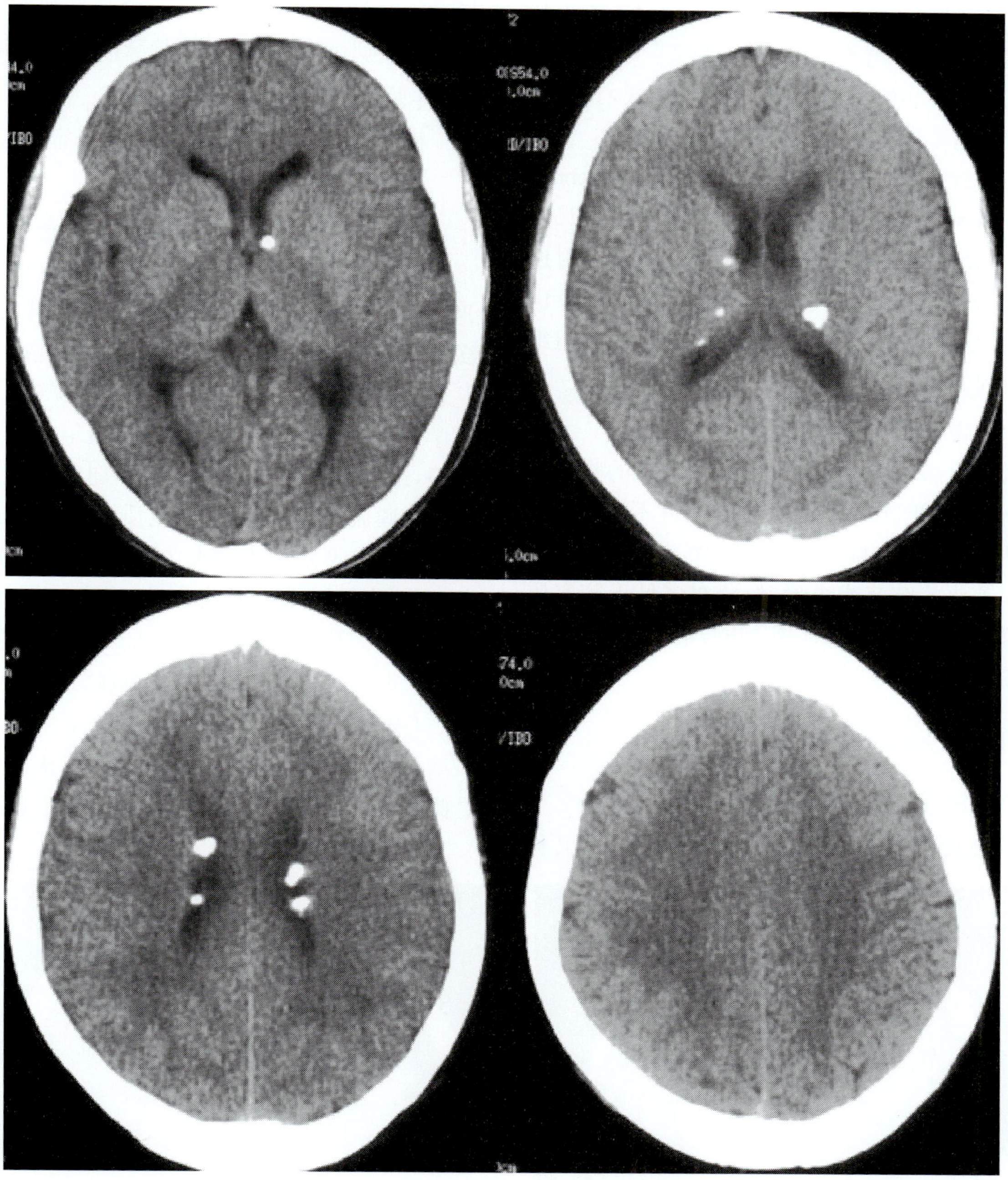

图 8-6-12　CT 示结节性硬化

增强扫描，结节则更清楚。钙化无强化，亦无占位效应。皮层或白质内有时见多发小结节状钙化，其密度比脑室壁钙化低，边界不清楚。如发生在小脑，可呈广泛结节钙化。阻塞脑脊液通道，可出现脑积水。部分病例有脑室扩大及脑萎缩。少数病例可合并有室管膜下巨细胞星形细胞瘤。

(2)MR 表现：中枢神经系统的病变在 MR 影像上表现如下：

①皮层结节：也称皮层错构瘤。见于 95%的 TS 患者，是 TS 的较为特征性的征象。其 MR 表现随年龄的不同有所不同，婴儿表现为 T_1WI 明显的高信号，T_2WI 低信号。年长儿及成人，皮层结节表现 T_1WI 等或低信号，T_2WI 高信号。

②室管膜下结节：见于 95%的 TS 患者，多见于侧脑室体部，第三、四脑室罕见。T_2WI 通常表现为低信号(钙化)，或在 T_1WI 上信号高于邻近的无髓鞘的脑白质(未钙化)。室管膜下结节的钙化可能随着年龄的增长变大。增强扫描，约 30%～

80%的室管膜下结节可见增强，这种增强不表示肿瘤转移，也不表示恶变。

③脑白质病变：可以表现为多种形式，其信号演变规律与皮层病变大致相同。

④室管膜下巨细胞星形细胞瘤（subependymalgiant cell astrocytoma；SGCAs）：见于约15%的TS患者，所有的SGCAs均出现在室间孔附近并引起梗阻性脑积水。由于常见钙化，导致MR信号不均匀，可见增强效应。SGCAs可以增大，但组织学表现为良性。

【影像诊断技巧】

根据面部皮脂腺瘤、癫痫、智力低下的临床特点，结合CT和MRI特征表现，诊断并不困难。鉴别诊断应与脑囊虫病区别，后者虽然也可表现为钙化或非钙化的结节或小囊，但分布多见于脑实质内。CT显示钙化结节优于MRI，但MRI显示未钙化的结节优于CT。

九、斯-威综合征

【概述】

斯-威综合征（Sturge-Weber syndrome）又称脑颜面神经血管瘤病，表现为第Ⅴ颅神经分布区“葡萄酒色”血管痣和软脑膜静脉性血管瘤病。

【临床表现】

面三叉神经分布区血管瘤、癫痫、智力低下。

【病理基础】

主要病理变化是软脑膜毛细血管-静脉血管畸形、颜面三叉神经分布区血管瘤和眼脉络血管畸形。颅内病变可能是由于引流静脉发育不完善，导致在软脑膜的软膜层产生静脉瘤，同侧侧脑室脉络丛也常受累。沿脑回曲线形钙化为SWS典型的病理学特征，一般2岁前钙化罕见，随年龄增长逐渐明显，绝大多数位于枕顶区，逐渐向前发展。钙化位于软膜血管瘤下方的大脑皮质，皮质第二或第三层受累。典型的颅内病变为单侧，与面部病变同侧，20%为双侧，偶尔病变位于面部损害对侧，也可累及整个大脑半球。30%有眼的脉络膜血管瘤、青光眼，15%有牛眼症；可发生内脏血管瘤。

【影像学表现】（图8-6-13）

典型表现顶枕叶钙化和脑萎缩。头颅平片和CT清晰显示脑回样或称“铁轨样”钙化；MRI扫描

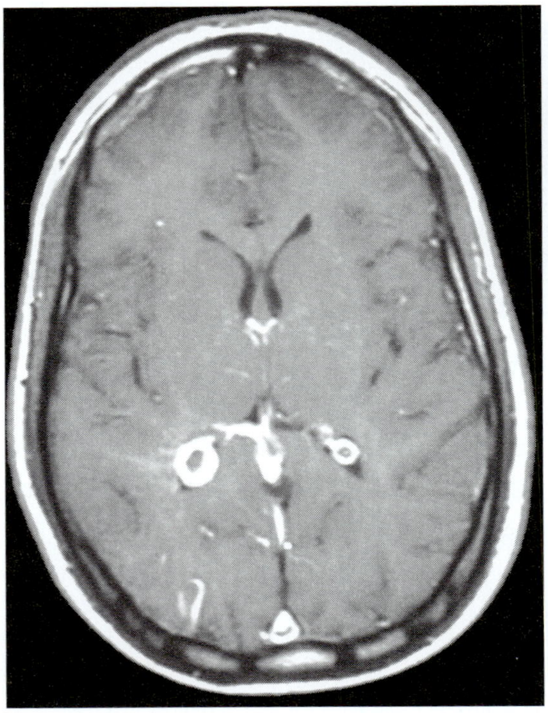

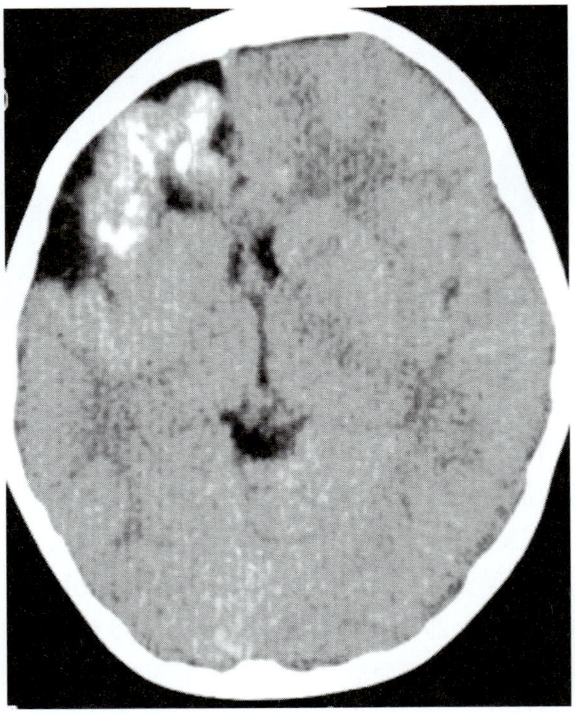

图8-6-13 CT、MR示Sturge-Weber综合征

皮质钙化区为长 T_1、短 T_2 信号，但与萎缩的脑质和脑脊液信号掺杂而失去特征性，梯度回波扫描可证实钙化存在。脑萎缩表现为半球较小，脑沟增宽，常见周侧颅盖骨板障增厚。注射对比剂后，灰质可轻度或显著增强；75%脉络丛显著增大并强化；引流静脉扩张和扭曲。T_2 加权上白质局灶性高信号可能是反应性胶质增生。

十、神经管闭合不全

（一）颅裂

【概述】

颅裂(cranium bifidum)分为完全性和不完全性。前者指神经管前孔发育障碍，皆合并脑组织完全或大部缺如，称为无脑畸形，多在出生时或胚胎期死亡，不需影像学检查即可诊断，不列入颅裂范围；通常意义上的颅裂是不完全性，为神经管头端某段发育障碍形成的先天性局限颅骨缺损，常合并脑膨出。

【病理基础】

依有否颅内结构疝出，分为隐性和显性颅裂，隐性很少见。一般颅裂居于中线部，从鼻根到枕骨，少数可沿任何一颅缝发展。根据颅骨缺损部位将颅裂分成颅盖组和颅底组，前者占绝大多数，其中因枕部闭合最晚而最多见，颅底部仅占10%。颅内骨缺损的面积由数平方毫米至数平方厘米等。

【临床表现】

隐性颅裂的颅骨缺损很少，常无症状和体征，有的可见局部皮肤凹陷并有搏动，或并发皮样囊肿或皮毛窦；显性颅裂一般在出生即可颅外局限肿块，依疝内容不同，肿块的质感、搏动性、张力等特性有所不同。一般临床可作诊断，但颅底组表现潜隐，诊断较难。

【影像学表现】

(1)CT 表现：CT 可显示颅骨缺损的大小与形态。

(2)MRI 表现：颅骨缺损的 MRI 表现为 T_1 加权呈线状高信号的板障层中断消失，由于正常时颅骨板障层较薄的部位亦可见板障高信号消失，若无颅内容物疝出，则诊断困难需结合临床查体和 CT。

【影像诊断技巧】

显性颅裂骨缺损的最佳方法是 X 线平片和三维 CT 扫描，而 CT 对较小的隐性颅裂和发生的颅底的颅裂显示最佳；MRI 对隐性颅裂的显示不如 CT，但对显性颅裂疝内容物的显示优于 CT。

（二）脑膨出

【概述】

在颅骨和硬脑膜缺损的基础上出现颅内结构的疝出称为脑膨出(cephaloceles)，如果疝出的内容只包含软脑膜和脑脊液称为脑膜膨出(meningocele)，如果疝出的内容包含软脑膜、脑脊液和脑组织称为脑膜脑膨出(meningoencephaloceles)。上述各类膨出均可由先天发育异常而形成，总体发病率为0.01%～0.03%。根据地域、性别及种族不同，脑膨出好发在颅骨的不同部位，如枕部、顶部、额骨筛窦部、鼻部等。脑膨出好发于中线，可伴有其他先天发育异常。

【临床表现】

颅盖组的脑膨出临床易诊断，依其透光性有可能分辨疝内容；颅底组则临床症状潜隐，多以眶、鼻、咽部肿块或相应症状就诊，如鼻根部肿块、两眼距增宽或鼻咽腔肿块致呼吸、吞咽困难等。

【病理基础】

发生较早的神经管前孔闭合不全，表现严重如裂枕颅脑畸形、颅脑畸形、无脑畸形；发生较晚的神经管头端某段闭合不全，表现较轻如脑膜膨出或脑膜脑膨出。膨出的脑组织可正常或有皮质萎缩。膨出多位于正中线，以枕部最多见约占70%，顶部、额上部和颅底部各占10%左右。

依疝出内容分四型：Ⅰ型，脑膜膨出，疝囊为硬膜和蛛网膜，疝内容为脑脊液；Ⅱ型，脑膜脑膨出，疝出物为脑实质和脑膜；Ⅲ型，脑室脑膨出，除Ⅱ型的疝出物外还有脑室结构；Ⅳ型，囊性脑膜脑膨出，指Ⅱ、Ⅲ型脑膨出伴脑脊液囊腔。

【影像学表现】（图 8-6-14）

(1)CT 表现：可显示颅骨缺损的大小与形态。膨出的包块呈圆形或椭圆形，基底部可宽可窄，其内容物可为脑脊液密度，也可为脑组织密度，脑室

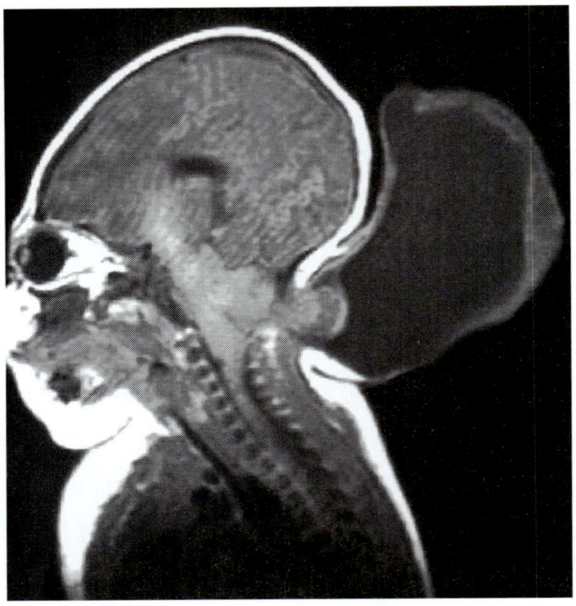

图 8-6-14 MR 示脑膨出

可牵拉变形、移位。

(2)MR 表现:由于膨出多位于中线,故 T_1WI 矢状面最为常用,可显示脑脊液及脑组织膨出的部位和程度以及相关的其他畸形。

①枕部膨出:颅骨缺损位于枕骨大孔和人字缝之间,膨出部分较大,内容较多,常显示发育不良的小脑组织,甚至显示脑干和部分脑室也包含在膨出的结构中。枕部脑膨出常伴有其他异常,如 Chiari Ⅱ型畸形,Dandy-Walker 畸形,小脑发育不良,脊髓纵裂等。

②顶部膨出:颅骨缺损位于人字缝和前囟门之间,膨出部分大小不一,常伴有胼胝体发育不良,Dandy-WalkER 畸形,Chiari Ⅱ型畸形,前脑无裂畸形等。

③额骨筛窦膨出:颅骨缺损位于鼻骨和筛骨之间,多不伴有其他畸形。

④蝶骨部膨出:颅骨缺损位于蝶骨,膨出组织显示向前下方突出,常造成鞍区结构变形(冠状面可清楚显示鞍区结构)及内分泌变化,常合并胼胝体发育不良。

(三)先天性皮毛窦

【概述】

先天性皮毛窦发生于颅脊轴线的背侧,开口于中线皮肤外胚层残留管道。腰骶部最多见,其次为枕部和鼻部。

【临床表现】

本身不引起症状,若有异常毛发、色素沉着、血管痣样改变出生时即可发现。多因窦道继发感染甚至合并脑膜炎、合并皮样或表皮样囊肿产生压迫症状就诊。

【病理基础】

皮毛窦由外口、窦管和内口组成。外口常表现为颅脊轴线上的皮肤凹陷,很小不易发现。常见窦口有少量分泌物或脑脊液,窦口周围可见异常毛发,色素觉着、血管痣样改变。窦管多始于脑或脊髓外,经颅裂或脊柱裂达皮下、皮肤表面,可合并皮样或皮表样囊肿。

【影像学表现】

MRI 正中矢状位或横断位有助于瘘管检出,窦管很少时,MRI 不易发现。若窦管扩张或合并皮样或表皮样囊肿时,可见 T_1WI 低、T_2WI 高信号或 T_1WI、T_2WI 均高信号肿块影。

十一、视隔发育异常

【概述】

视隔发育不良(scpto-optic dysplasia)可以认为是一种轻度的前脑发育异常。透明隔缺如和视神经的发育不全是典型的表现。该病在 1956 年由 de Morsier 首次报道,因此又称 de Morsier 综合征。

【临床表现】

视隔发育不良患者可以表现为视力障碍,多在眼科检查时发现视盘发育不良而怀疑该病。部分患者的视力可以正常,2/3 的患者有下丘脑-垂体功能异常。由于生长激素和促甲状腺激素的分泌减少,患儿生长迟缓。一半以上的患者出现癫痫,由于视隔发育不良可以合并其他的脑部畸形,如脑裂畸形、脑灰质异位、垂体后叶的发育不全或缺如,脑白质发育不全、胼胝体发育不全、脑膨出、Chiari Ⅱ型畸形等先天性畸形,可以有各种相应的临床表现。部分患者因为嗅球或嗅束缺如而出现嗅觉缺失。

【影像学表现】

MRI 检查可以清楚地显示透明隔的缺如以及

视神经、视交叉发育异常，透明隔的缺如表现为双侧脑室的额角呈方形，两侧侧脑室之间直接交通，视神经和视交叉的发育不全表现为视神经、视交叉变细，但MR信号无改变。80%的视神经受累为单侧，仅有20%为双侧视神经同时受累。有研究表明视神经的发育不全用脂肪抑制序列表现得更为清楚。MRI检查还可以发现脑内的其他畸形如Chiari Ⅱ型畸形、胼胝体的发育不全，脑灰质异位及由于脑白质发育不全导致的脑室扩大和由于导水管狭窄所致的脑积水等。

【影像诊断技巧】

视隔发育不良通常在眼科检查发现视盘发育不良而怀疑该病。影像学检查，尤其是MRI检查可见特征性的表现如透明隔缺如、视神经和视交叉发育不良，从而明确诊断。

第七节　脊髓病变

一、脊髓内肿瘤

【概述】

脊髓内肿瘤占椎管内肿瘤的10%～15%，室管膜瘤及星形细胞瘤是最常见的髓内肿瘤。

【病理基础】

室管膜瘤约占60%，成人多见。起源于中央管的室管膜细胞或终丝等部位的室管膜残留物，好发部位是腰骶段，脊髓圆锥和终丝。肿瘤边界比较清楚，46%可发生囊变。星形细胞瘤约占25%，多见于儿童，发病部位以颈胸段最多，病变可呈浸润性生长，累及多个脊髓节段，甚至脊髓全长。肿瘤与正常脊髓组织无明显分界，38%可发生囊变。

【影像学表现】（图8-7-1）

(1)X线表现：平片检查可无明显异常，有时可见椎管扩大，椎弓根间距增宽，偶见肿瘤钙化。脊髓造影大多可见脊髓增粗，但无移位。蛛网膜下隙部分阻塞时，对比剂呈对称性分流，完全阻塞时则呈大杯口状梗阻，两侧蛛网膜下隙均匀变窄或完全闭塞。

(2)CT表现：平扫可见脊髓密度均匀性降低，外形呈不规则膨大。肿瘤边缘模糊，与正常脊髓边界欠清，囊变表现为更低密度区，增强后肿瘤实质部分轻度强化或不强化，室管肿瘤可见中央管周围轻度强化为其特征性改变。脊髓造影CT(CTM)可见蛛网膜下隙变窄、闭塞、移位，延迟扫描有时可见对比剂进入囊腔。

(3)MRI表现：矢状面上脊髓呈梭形膨大，肿瘤在T_1WI信号低于脊髓；在T_2WI呈高信号，大的肿瘤因出血、坏死、囊变，其信号强度可不均匀，坏死和囊变表现为更长T_1和T_2信号。Gd_DTPA增强扫描可见肿瘤实质强化，肿瘤周围水肿以及坏死和囊变无强化，可区分肿瘤与水肿及囊变，星形细胞瘤的强化不及室管膜瘤显著。Gd-DTPA增强扫描尚能确定肿瘤术后是否有残存或复发，并能发现小肿瘤。

【影像诊断技巧】

根据上述CT和MRI表现，髓内肿瘤不难诊断。星形细胞瘤与室管膜瘤的鉴别在于前者多见于儿童，以颈、胸段最为常见，累及范围较大，伴发囊肿的机会较少。而室管膜瘤范围较小，呈边界清楚的结节状，并伴广泛的囊肿。星形细胞瘤与多发性硬化鉴别困难，多发性硬化在急性期亦可表现为脊髓增粗，信号减低，但其信号均匀一致，周围常有正常脊髓组织环绕，占位效应不明显，晚期常出现脊髓萎缩。脊髓无明显肿大的肿瘤内发生囊肿时，需与脊髓空洞症鉴别，后者囊肿边缘清楚，多有流空现象。

二、脊膜瘤

【概述】

临床上2/3以上发生于中年，高峰在30～50岁之间，女性略多。

【病理基础】

脊膜瘤占所有椎管内肿瘤的25%，起源于蛛

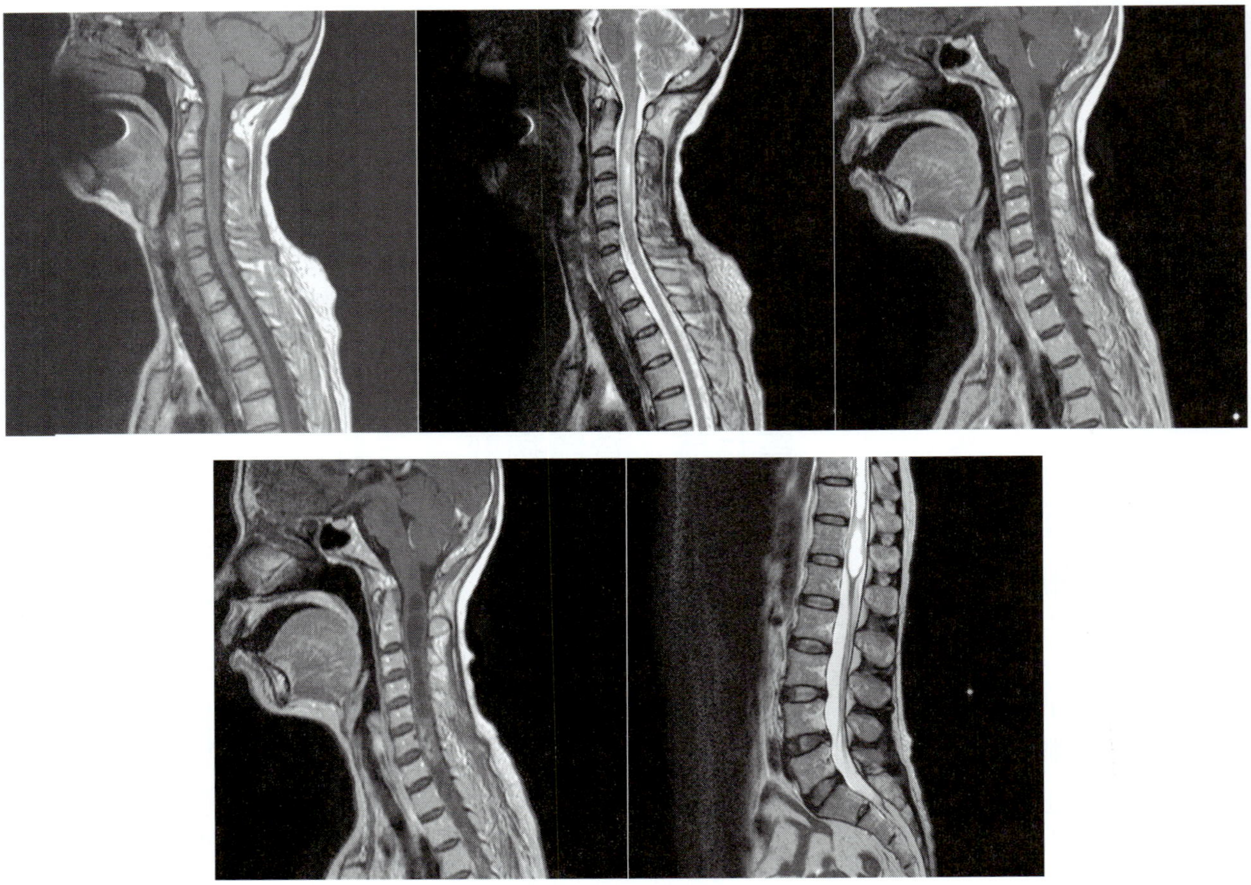

图 8-7-1　脊髓内肿瘤

上排：星形细胞瘤；下排：室管膜瘤。

网膜细胞，70％以上发生在胸段，颈段次之(20％)，腰骶段极少。绝大多数肿瘤生长于髓外硬膜下，少数可长入硬膜外，大多数呈圆形或卵圆形，包膜完整，有较丰富小血管网，肿瘤基底较宽，与硬脊膜粘连较紧，肿瘤压迫脊髓使之移位，变形进而水肿软化等。组织学上，脊膜瘤可有多种类型，以上皮型多见，纤维母细胞型、砂粒型次之，其他类型少。切片中可以见到钙化，与年龄相关。

【影像学表现】(图 8-7-2)

(1)CT 表现：最常见于胸段蛛网膜下隙后方，邻近骨质可有增生性改变，肿瘤多为实质性，较局限，椭圆形或圆形，有完整包膜，有时在瘤体内可见到不规则钙化。增强后肿瘤呈均匀强化。CTM 可见肿瘤上、下方蛛网膜下隙增宽，脊髓受压变细并有明显移位。

(2)MRI 表现：在 T_1WI 上肿瘤呈等信号，少数可低于脊髓信号，在 T_2WI 上肿瘤信号多有轻度增高，Gd-DTPA 增强扫描，肿瘤显著强化，与脊髓界限清楚，脊髓多向健侧移位。MRI 矢状面和横断面能更清晰显示脊髓受压情况及肿瘤全貌。

【影像诊断技巧】

MRI 是椎管内肿瘤首选的检查方法，可区分脊髓内、骶外硬膜内及硬膜外肿瘤。脊膜瘤与神经鞘瘤均具有髓外硬膜下肿瘤的共同表现，容易混淆。

神经鞘瘤常有相应椎间孔扩大，椎弓根吸收破坏等骨质结构改变；常穿过椎间孔向硬膜外发展，呈典型的哑铃状外观。但脊膜瘤钙化出现率高，且很少引起神经孔扩大，哑铃型肿瘤明显少于神经鞘瘤。

三、椎管内血管畸形

【概述】

椎管内血管畸形是指脊髓血管先天发育异常的一类疾病。可发生于各个节段、颈胸段以髓内病

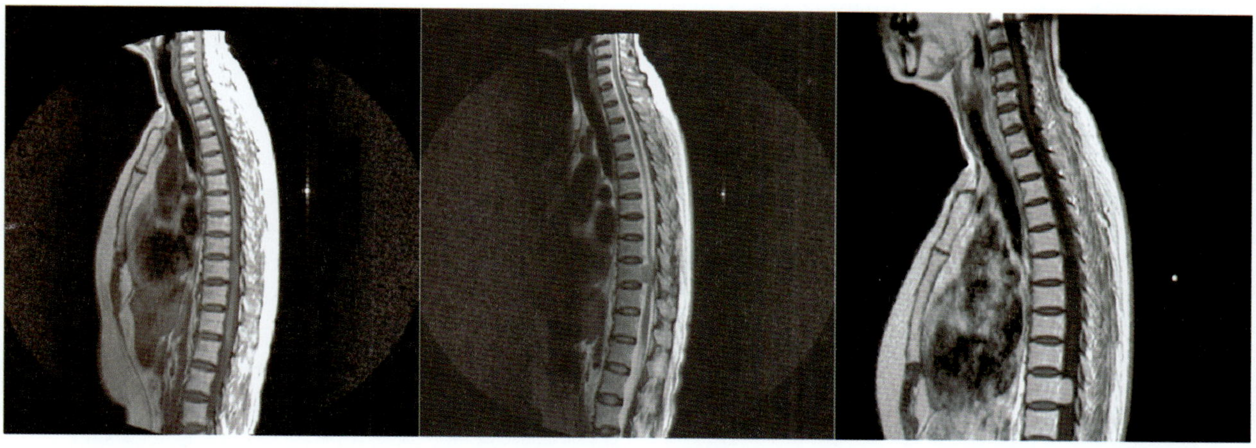

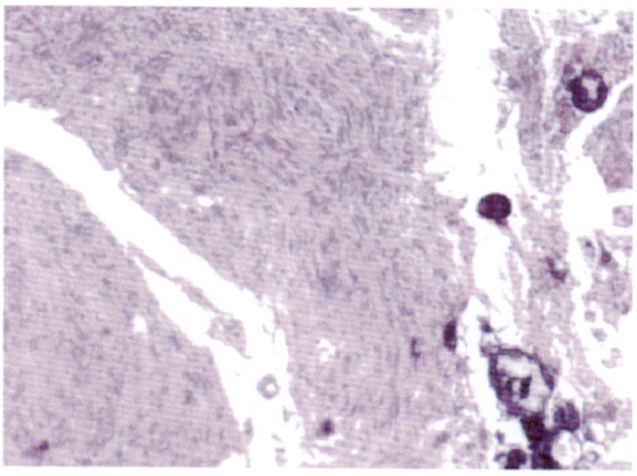

图 8-7-2　脊膜瘤

$T_1WI+T_2WI+T_1WI$ 增强＋镜下病理。

变为主、腰段则多位于脊髓后方。

【临床表现】

常表现为进行性脊髓压迫征，病程较缓，病变以下的脊髓功能部分或完全丧失。

【病理基础】

根据血管的形态和结构可分四类：①动静脉畸形；②静脉畸形；③动脉畸形；④毛细血管瘤。

【影像学表现】（图 8-7-3，图 8-7-4）

（1）CT 表现：平扫可见病变脊髓局限增粗，有时在其表现可见点状钙化。增强在脊髓内可见到异常强化、扩张血管影，呈迂曲团状分布。

（2）MR 表现：AVM 病变畸形膨大，可在脊髓实质内见到异常血管团，扩张血管可见流空信号，有特征性。MR 对出血敏感。增强扫描畸形血管明显强化，可发现小的畸形血管及供血动脉和引流静脉。毛细血管瘤呈较均匀明显强化。

【影像诊断技巧】

病变脊髓出现流空信号、增强可见异常血管影为其特征性表现，易于与其他疾病鉴别。影像方法宜选择 MR 平扫＋增强。CTA 或 DSA 可作为补充。

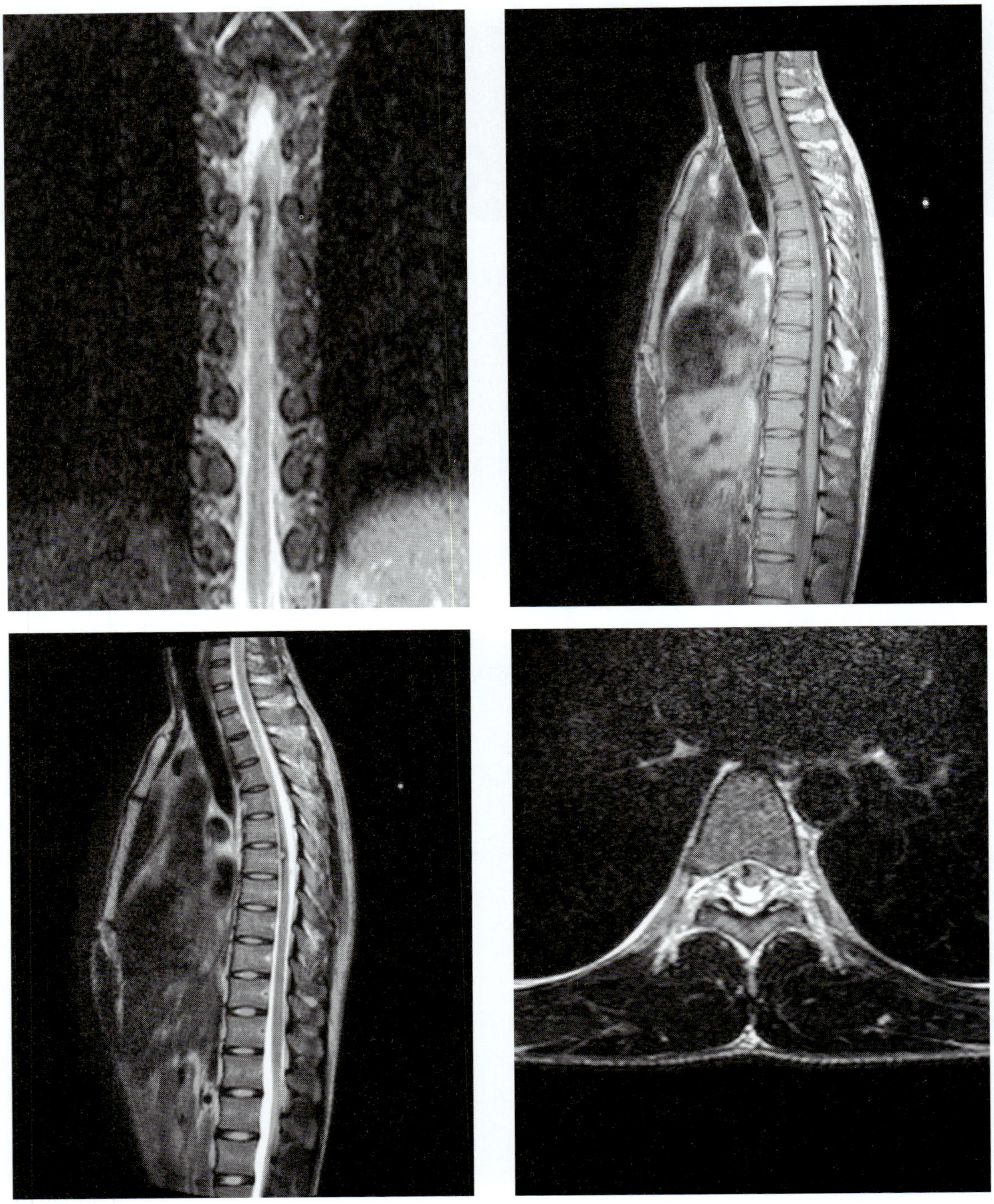

图 8-7-3　脊髓 AVM

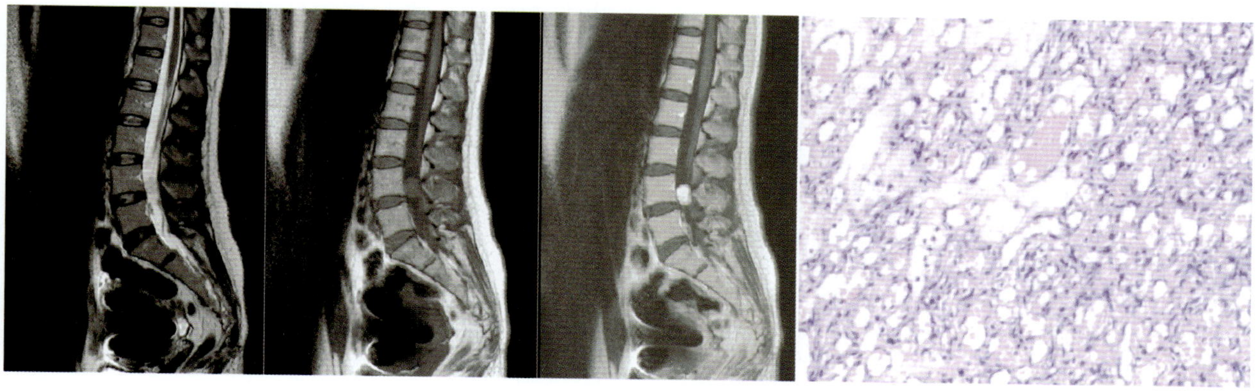

图 8-7-4　毛细血管瘤

T_2WI＋T_1WI＋T_1WI 增强＋镜下病理。

四、神经鞘瘤与神经纤维瘤

【概述】

髓外硬膜下肿瘤包括神经鞘瘤与神经纤维瘤。神经鞘瘤是最常见的椎管内肿瘤，占所有椎管内肿瘤的29%，起源于神经鞘膜的雪旺细胞瘤。神经纤维瘤起源于神经纤维母细胞，含有纤维组织成分。临床最常见于20～40岁，无性别差异。

【病理基础】

发病部位以颈、胸段略多，呈孤立结节状，有完整包膜，偏一侧生长，常于1～2个脊神经根相连，肿瘤生长缓慢，脊髓受压移位或变细。肿瘤易从硬膜囊向神经孔方向生长，使相应神经孔扩大。延及硬膜内外的肿瘤呈典型的哑铃状。多发性神经纤维瘤常见于神经纤维瘤病。

【影像学表现】（图 8-7-5）

(1)X线表现：平片检查可见椎弓根骨质局限吸收、破坏，有时可见椎间孔扩大以及椎管内病理钙化。

(2)CT表现：平扫肿瘤呈圆形实质性肿块，密度较脊髓略高，脊髓受压移位，增强扫描呈中等均一强化。肿瘤易向椎间孔方向生长，致神经孔扩大，骨窗像可见椎弓根骨质吸收破坏，椎管扩大。当肿瘤穿过硬膜囊神经根鞘向硬膜外生长时，肿瘤可呈哑铃状外观。CTM可清楚显示肿瘤阻塞蛛网膜下隙的部位，肿瘤与脊髓分界以及脊髓移位情况，肿瘤阻塞部位上、下方的蛛网膜下隙常扩大。

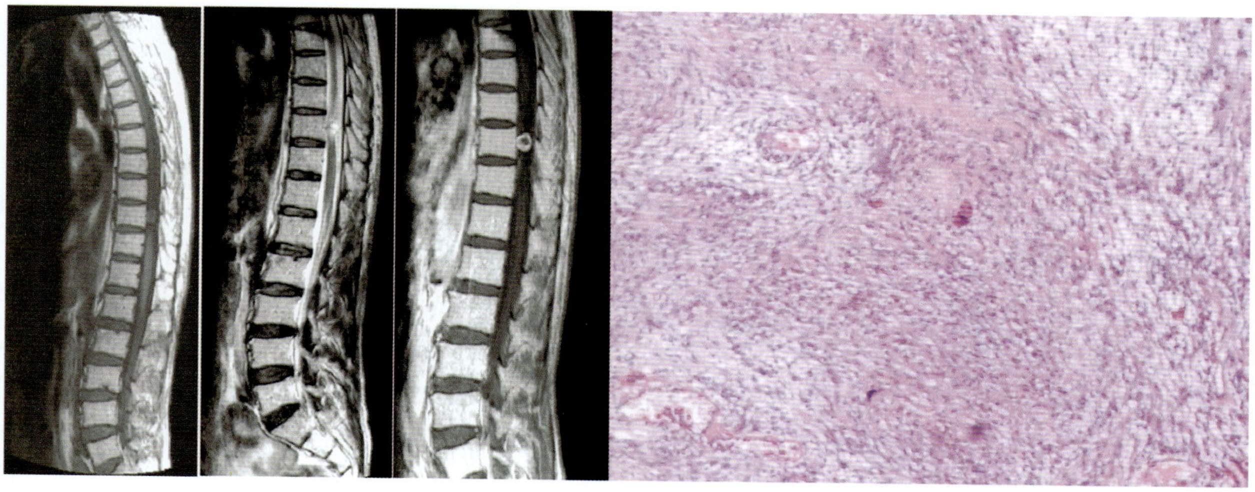

图 8-7-5　神经鞘瘤

T_1WI＋T_2WI＋T_1WI 增强＋镜下病理。

(3)MRI 表现:T_1WI 上肿瘤呈略高于或等于脊髓的信号,边缘光滑,常较局限,肿瘤常位于脊髓背侧,脊髓受压移位,肿瘤同侧蛛网膜下隙扩大。T_2WI 上肿瘤呈高信号。Gd-DTPA 增强肿瘤明显均一强化,边界更加清楚锐利,与脊髓分界清楚。横断面或冠状面图像能清晰观察到肿瘤穿出神经孔的方向和哑铃状肿瘤全貌。

【影像诊断技巧】

MRI 是诊断该肿瘤的首选方法。肿瘤所在位置较特殊,沿神经走行方向上哑铃状肿块是其特征性表现。神经鞘瘤易坏死囊变,强化不均。

五、脊髓空洞症

【概述】

脊髓空洞症是一种慢性脊髓退行性疾病,可以是先天性、退行性、外伤后和肿瘤性。

【临床表现】

临床主要表现为节段型分离性感觉障碍,即痛、温觉消失,触觉存在,以及下位运动神经损害的症状。

【病理基础】

脊髓空洞症广义上包括脊髓内囊腔形成及脊髓中央管扩张积水,前者洞壁由胶质细胞和纤维组成,后者由室管膜细胞构成。按空洞内液体性质分为交通性及非交通性,前者是指空洞液体与蛛网膜下隙相通,多为先天性,后者空洞内液体不与蛛网膜下隙直接交通,多由外伤,肿瘤等引起。

【影像学表现】

(1)CT 表现:平扫表现为髓内边界清楚的低密度囊腔,CT 值同脑脊液,相应髓外形可膨大,正常或萎缩。当空洞与蛛网膜下隙相通时,CTM 可见对比剂进入空洞内,若两者不相通,则延迟扫描对比剂可通过脊髓血管间隙进入空洞。

(2)MRI 表现:矢状面图像能清晰地显示空洞的全貌。在 T_1WI 上表现为脊髓中央低信号的管状扩张,在 T_2WI 上空洞内液体呈高信号,若空洞内液体与脑脊液通路相交通并具有搏动时,则出现脑脊液流空征,即在 T_2WI 上表现为低信号或在高信号的空洞内有低信号区。横断面上空洞多呈圆形,边缘清楚光滑。静脉注射 Gd-DTPA 后,脊髓空洞无明显强化。MRI 可同时显示伴发其他先天畸形。

【影像诊断技巧】

MRI 为本病首选的检查方法,能清楚显示空洞大小及范围,并可观察囊内液体的动力学改变,发现引起空洞的原发病变。本病不典型者应与脊髓软化及髓内肿瘤相鉴别,前者多有外伤史,囊腔较小而欠光整,T_2WI 第一回波上其信号较空洞为高,无脑脊液。

六、脊髓损伤

【概述】

脊髓损伤包括脊髓震荡、脊髓挫裂伤、脊髓压迫或横断。

【临床表现】

脊髓损伤的早期阶段主要表现为脊髓休克,损伤水平以下功能丧失,肢体呈迟缓性瘫痪,感觉、反射和括约肌功能全部丧失,如系脊髓震荡则短期内可恢复正常,脊髓挫伤或部分挫断时则其功能不完全性恢复,完全横断时其损伤平面以下的运动和感觉均消失。

【病理基础】

脊髓震荡为短暂的可逆性脊髓功能损伤,脊髓形态一般正常;脊髓挫裂伤常伴有较严重的脊柱骨折和脱位,脊髓内可见点片状或局灶出血,常合并水肿及蛛网膜下隙出血;严重者脊髓可呈部分或完全断裂。晚期局部液化,形成脊髓软化和囊肿(外伤性脊髓空洞)。

【影像学表现】(图 8-7-6)

(1)X 线表现:平片上可以看到椎体及其附件有无骨折或脱位,椎管内有无碎骨片等。脊髓造影可以观察到硬膜囊撕裂的部位,范围和脊髓受压的程度。

(2)CT 表现:脊髓震荡无阳性发现。脊髓挫伤表现为脊髓外形膨大,边缘模糊,髓内密度不均,有时可见点状高密度区,脊髓内血肿表现为高密度,髓外血肿常使相应脊髓受压移位,CT 三维重建和 CTM 可显示脊髓压迫和横断,后者表现为脊髓结构紊乱,高密度对比剂充满整个椎管。CT 尚可发现椎体及附件骨折。

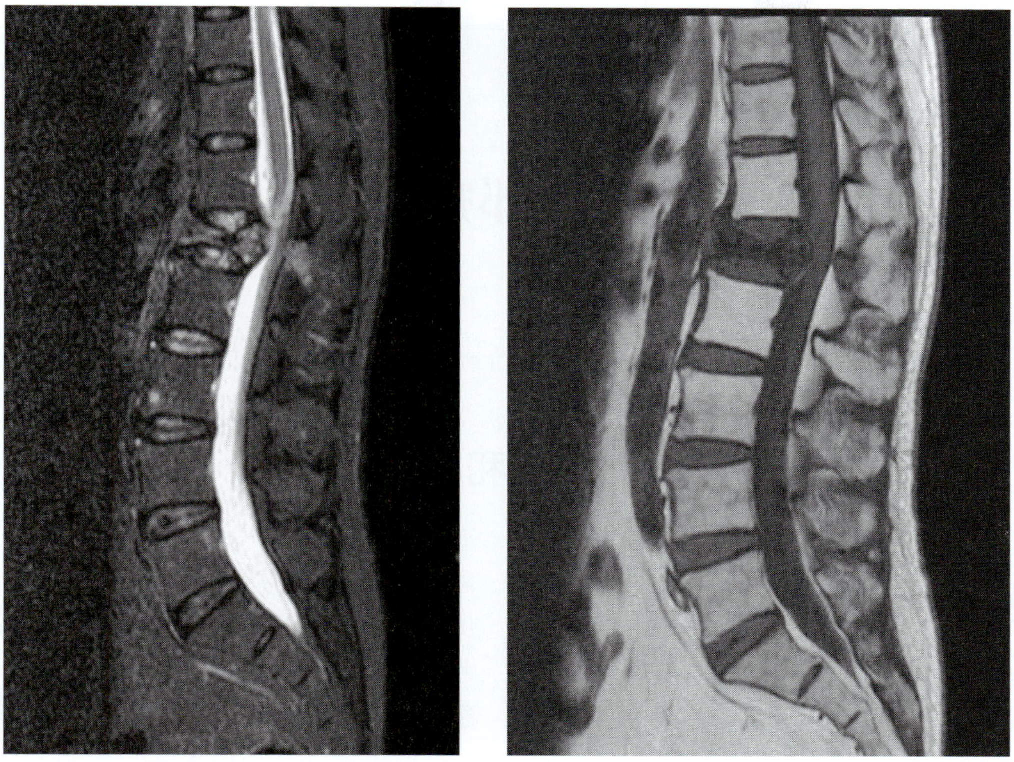

图 8-7-6　脊椎骨折并脊髓圆锥损伤 STIR＋T_1WI

(3)MRI 表现：脊髓震荡多无阳性发现。脊髓挫裂伤见脊髓外形膨大，信号不均，T_1WI 上呈低信号水肿区，也可无信号异常，仅见脊髓外形改变，T_2WI 呈不均匀高信号。合并出血时，急性期 T_1WI 可正常，而 T_2WI 呈低信号，亚急性期 T_1WI 和 T_2WI 均呈高信号。脊髓横断时，MRI 可清晰观察到脊髓横断的部位，形态以及脊柱的损伤改变。晚期脊髓软化，囊肿形成则 T_1WI 为低信号，T_2WI 为高信号，边界清楚。

【影像诊断技巧】

根据明显的外伤史和典型的 X 线、CT 和 MRI 表现，脊髓损伤不难诊断。显示骨折和碎骨片位置 X 线和 CT 优于 MRI，而显示脊髓受压、脊髓损伤和椎管内出血方面 MRI 明显优于 CT。

第九章

头颈部疾病

第一节　眼和眼眶疾病

一、色素膜黑色素瘤

【概述】

色素膜黑色素瘤是成年人眼球内最常见的恶性肿瘤，主要发生于40～50岁的成年人。大约有90%起源于睫状体或脉络膜或同时累及二者，其余10%起源于虹膜。起源于脉络膜者位于眼球后极最为常见。

【临床表现】

临床表现与肿瘤的位置和体积密切相关，若位于后极部，早期即出现视力减退或视物变形，如位于眼球周边部，早期多无自觉症状。

【病理基础】（图9-1-1）

大体肉眼形态可为局限性扁平状或结节状生长、蘑菇状或球形生长、弥漫扁平状生长、多灶状弥漫性生长四种。瘤细胞可分4型：梭形细胞型、上皮样细胞型、混合细胞型、其他（包括小多角恶性黑色素细胞型、气球细型、坏死型）。眼外转移的主要途径是经巩膜导管，也可经玻璃体、前房内扩散发生眼外转移，由于眼内无淋巴管，肿瘤多经血行转移至全身各器官。

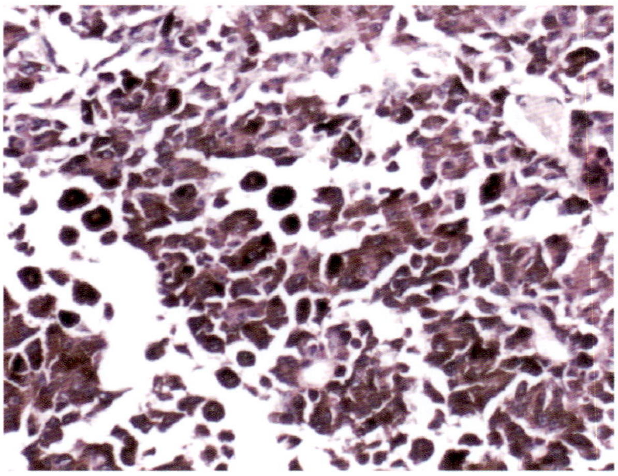

图9-1-1　黑色素瘤病理镜下观

【影像学表现】（图9-1-2）

（1）CT表现：主要表现为局灶的、边缘清楚的等密度肿块（与眼外肌等密度），增强后轻至中度强化，无特征性。位于睫状体者多呈结节状，而位于脉络膜者多呈蘑菇样突入玻璃体，常伴有继发的视网膜脱离和玻璃体内转移。

脉络膜黑色素瘤根据大小常可分为小肿瘤（高度≤10mm），为典型圆盘状并局限于脉络膜；中等大小肿瘤（高度11～15mm），常为典型的蘑菇形，这是由于肿瘤穿破Bruch膜而形成；较大肿瘤（高度>15mm），可占据整个眼球。睫状体和虹膜黑色素瘤较小。

（2）MRI表现：色素膜黑色素瘤特征性的MRI表现为T_1WI呈极高或高信号，T_2WI呈极低信号。Gd-DTPA增强后，肿瘤均匀强化。当合并出血、坏死时，信号不均。

【影像诊断技巧】

（1）诊断要点

①位于脉络膜者呈蘑菇样突入玻璃体；

②T_2WI呈极低信号。

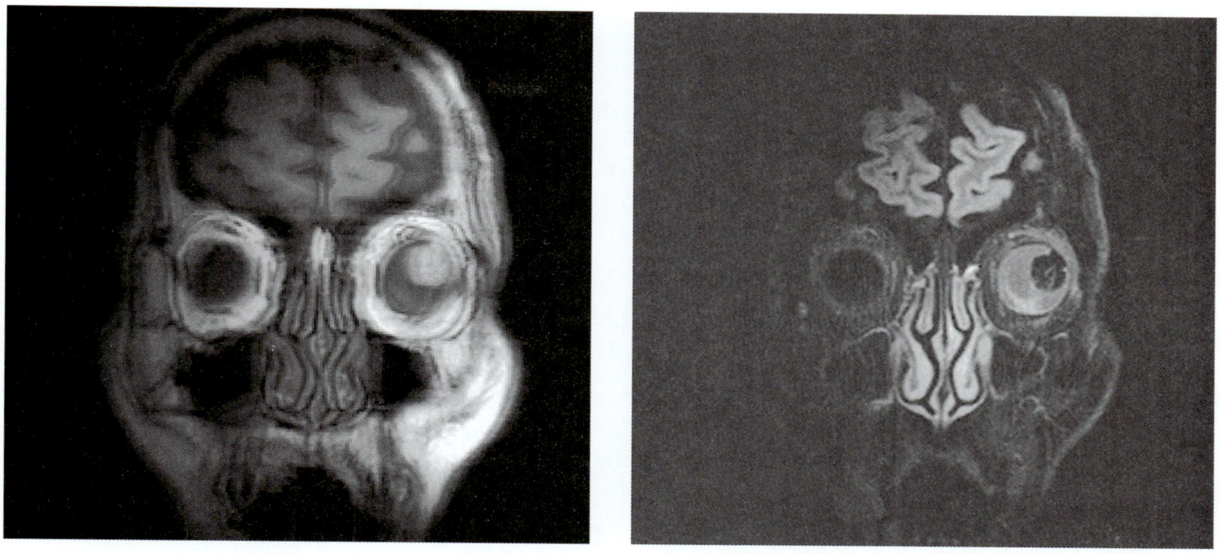

T_1WI　T_2WI

图 9-1-2　左眼球脉络膜黑色素瘤

MRI 示左眼球内外上象限类圆形肿块，基底位于脉络膜突入玻璃体。T_1WI 呈高信号，T_2WI 呈极低信号。

(2)影像方法选择：色素膜黑色素瘤 CT 表现无特征性，且如伴有视网膜脱离，其密度与肿瘤密度相等，两者在 CT 上无法区分。而且 CT 很难显示较小的黑色素瘤。而黑色素瘤 MRI T_2WI 像呈低信号极具特征性，因此首选 MRI，但应注意根据具体情况选择脉冲序列。

二、脉络膜骨瘤

【概述】

年轻女性好发，单侧居多，多位于视盘附近。本病发展缓慢，初期无任何症状，当肿瘤逐渐增大时，出现视力下降，视物变形及病变位置对应的视野缺损等症状。

【病理基础】

脉络膜骨瘤示由成熟骨组织构成的一种少见的良性肿瘤。

【影像学表现】（图 9-1-3）

(1)CT 表现：表现为眼球后极部卵圆形、弧形或半环形致密影，向玻璃体腔内突入，CT 值 200HU 以上，呈骨性密度，边缘光滑锐利，较具特征性。少数可伴有视网膜脱离。

(2)MRI 表现：在 T_1WI 及 T_2WI 上均为低信号。MRI 一般显示该病较差，不作为常规检查方法。

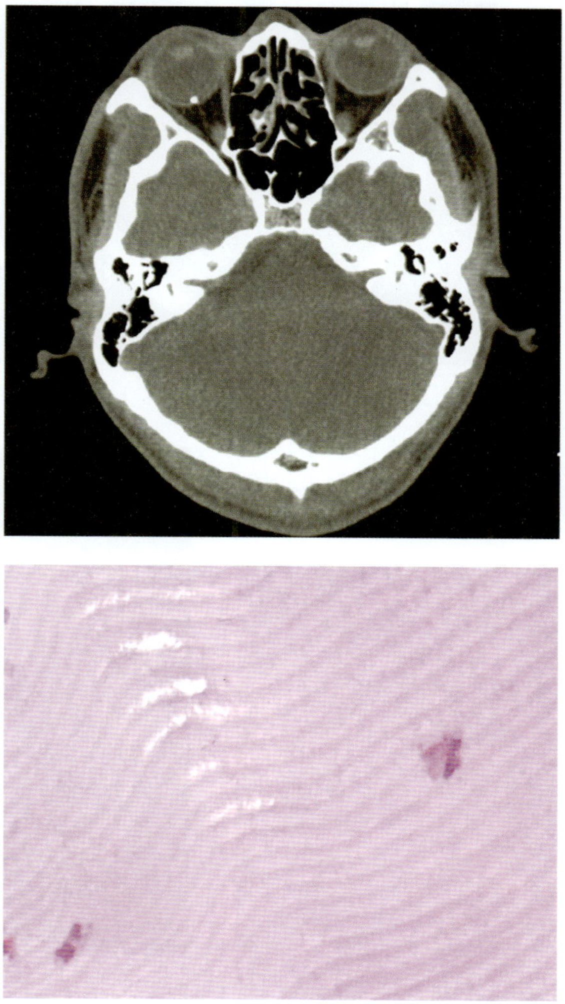

图 9-1-3　脉络膜骨瘤

【影像诊断技巧】

(1)诊断技巧

①好发于眼球后极；②CT 呈骨性密度影，边缘清晰。

(2)影像方法选择

CT 即可诊断。

三、视网膜脱离

【概述】

它是许多疾病如炎症、外伤、血管性疾病等产生的疾病名称。初发时临床表现为眼前漂浮物，某一方位有“闪光”感。

【病理基础】

视网膜神经上皮层和色素上皮层分离，液体漏入两层之间的潜在性间隙形成视网膜下积液(其内含有蛋白质成分)，从而出现视网膜脱离。

【影像学表现】(图 9-1-4)

(1)CT 表现：显示为眼球内新月形或弧形高密度影，密度均匀，典型的视网膜脱离呈“V”形，尖端连于视盘。脱离的视网膜很薄，在 CT 上不能显示，但视网膜下积液与玻璃体腔内液体之间可勾画出现视网膜的轮廓。

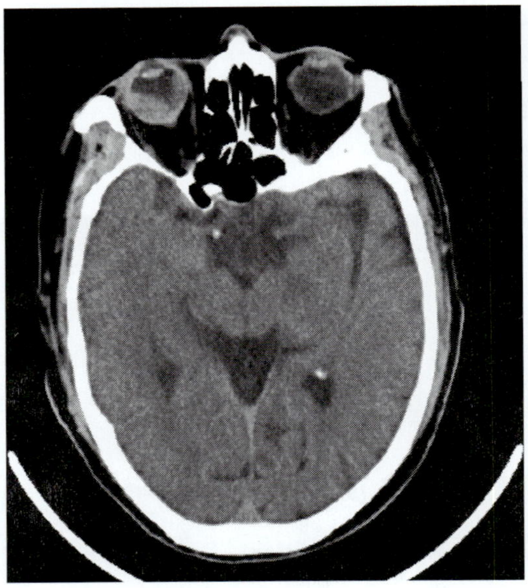

(A)

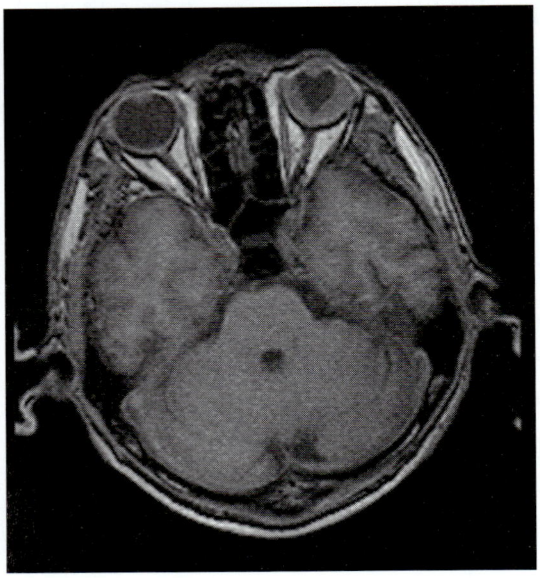

(B)

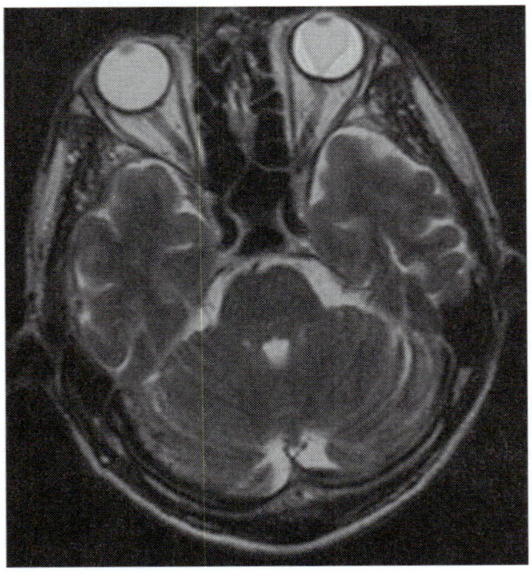

(C)

图 9-1-4　视网膜脱离

(2)MRI 表现：显示视网膜下积液较准确，而且能够显示继发性视网膜脱离的原发病变。视网膜脱离的信号改变与视网膜下积液的成分有关。早期，视网膜下蛋白含量较低，4 周以上蛋白含量将明显增高。蛋白含量高者，T_1WI 为高信号，T_2WI 为中或高信号；蛋白含量低者，T_1WI 为低信号，T_2WI 为高信号。

【影像诊断技巧】

(1)诊断技巧：特征性的 V 形，尖端与视盘相连。

(2)影像方法选择：CT 即可满足诊断，但 MRI 信号的变化可以提供更多信号，间接判断脱离的时间。

四、视网膜母细胞瘤

【概述】

视网膜母细胞瘤(Rb)是婴幼儿最常见的眼球内恶性肿瘤，具有先天性和遗传性倾向。90%发生于 3 岁以前，双眼发病约占 30%～35%。另外，若双侧视神经母细胞瘤同时伴发松果体瘤或蝶鞍区原发性神经母细胞瘤，称为三侧性 Rb。视网膜母细胞瘤临床主要表现为白瞳症。

【病理基础】

肿瘤位于视网膜，多呈灰白色或白垩色，易碎，常有钙化或坏死。钙化是由钙质沉着所致，尤其在退变或诱导退变的病例中明显可见。

【影像学表现】(图 9-1-5)

(1)CT 表现：表现为眼球玻璃体内形态不规则，不均匀密度肿块，与玻璃体相比为高密度，95%有钙化，钙化可呈团块状、片状或斑点状，为本病特征。

(2)MRI 表现：肿块的信号表现为 T_1WI 高于玻璃体，T_2WI 低于玻璃体。其内钙化 T_1WI 和 T_2WI 均为低信号。增强肿瘤呈不均匀强化。

【影像诊断技巧】

(1)诊断技巧

①好发年龄：3 岁以下儿童；

②发病部位多位于晶体后方或玻璃体腔内；

③多伴有钙化。

(2)影像方法选择：CT 对钙化敏感，因此首选 CT。

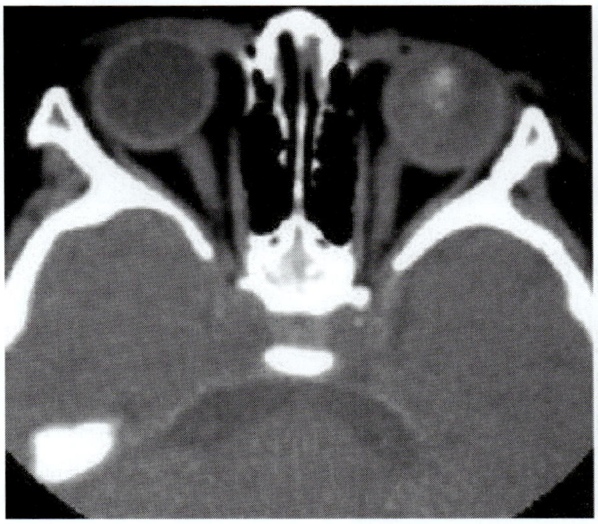

(A)

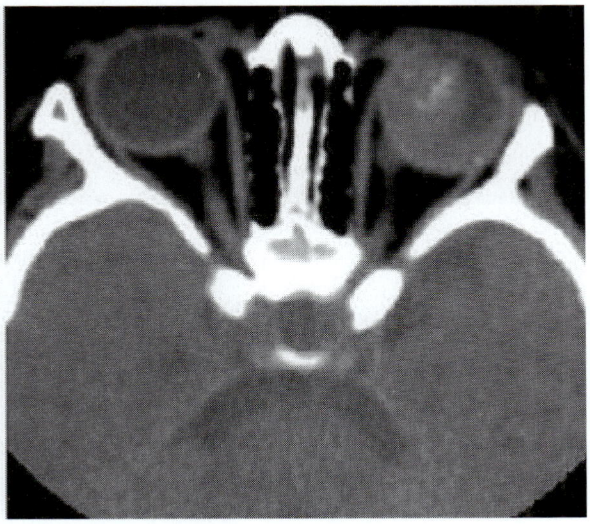

(B)

图 9-1-5　视网膜母细胞瘤

五、白内障

【概述】

晶状体混浊称为白内障。白内障是常见的主要致盲性眼病。

【临床表现】

其主要的临床表现为视力障碍。

【病理基础】

当各种原因引起房水成分和晶状体囊通透性改变及代谢紊乱时，晶状体蛋白变性，纤维间出现水隙、空泡、细胞上皮增殖等改变，透明晶状体则变混。

【影像学表现】

（1）CT 表现：正常两侧晶状体 CT 值相差 0～7Hu。白内障主要表现为患侧晶状体密度减低，CT 值平均较健侧减低 30Hu，这主要与晶状体蛋白变性有关。

（2）MRI 表现：T_1WI 常表现为晶状体正常分层信号消失，T_2WI 呈高信号，与健侧对比，容易发现异常。

【影像诊断技巧】

（1）诊断技巧：CT 值及 MRI 信号的变化可诊断。

（2）影像方法选择：一般临床检查即可诊断，影像学方法作为辅助诊断。

六、眼球及眼眶的软组织损伤

【概述】

来自眼眶前面及侧方的钝性暴力作用于眼睑、眼球及眶内软组织，造成损伤。晶状体破裂及眼球穿通伤多见，前者引起外伤性白内障、视力下降或丧失；后者致眼球破裂、最终眼球萎缩。眼外肌损伤表现为眼球运动障碍。视神经损伤则视力立即丧失。

【影像学表现】（图 9-1-6）

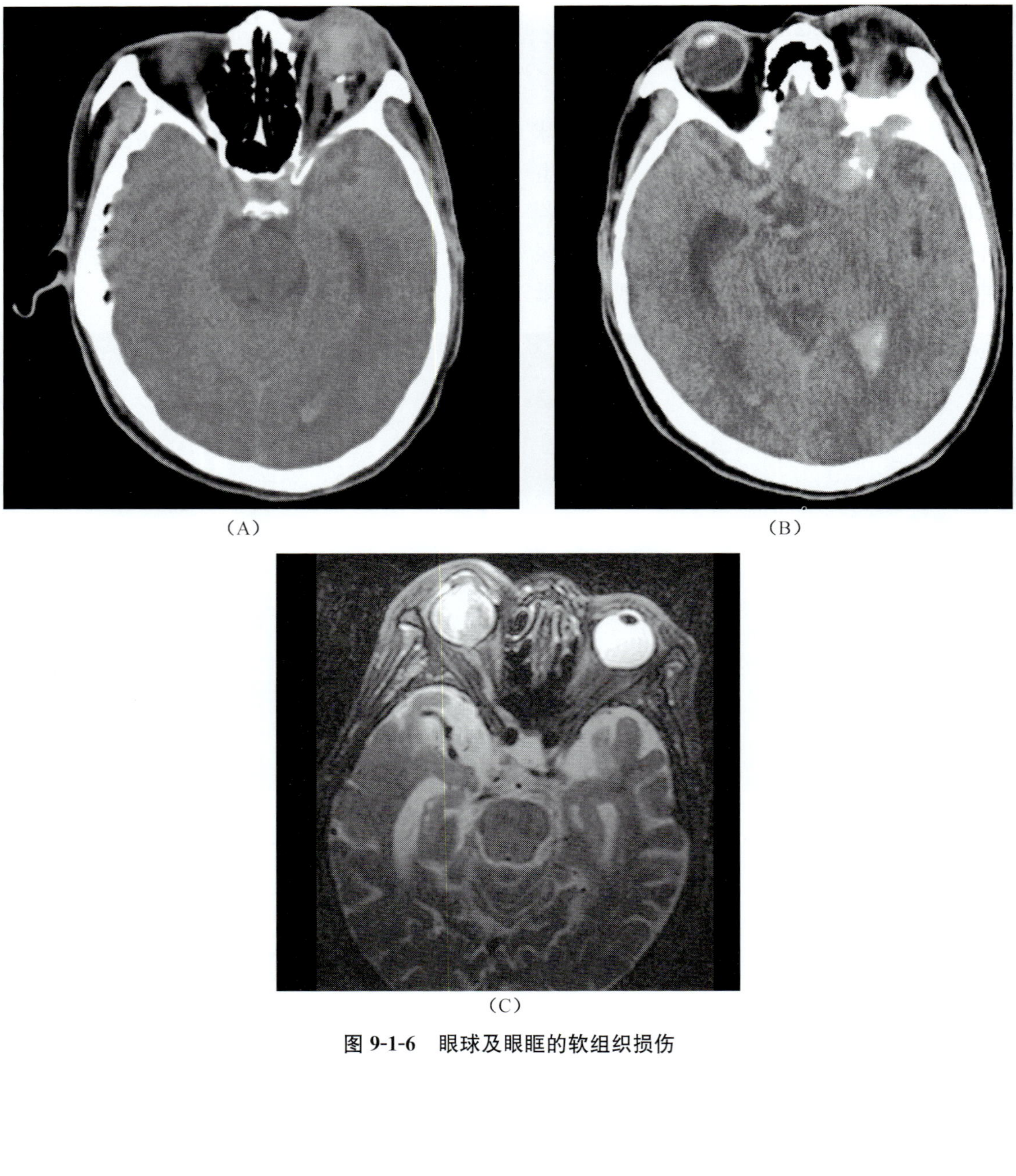

（A）　（B）　（C）

图 9-1-6　眼球及眼眶的软组织损伤

CT 及 MRI 二者可全面显示眼球及眼眶的损伤情况。晶状体破裂致外伤性白内障，CT 及 MRI 表现除与其他原因引起的白内障相同外，有些还可见晶状体变大或变小。眼球破裂在 CT 和 MRI 上表现为眼球变小、变形，玻璃体密度增高，信号混杂，甚至看不到清楚的眼球轮廓。有急性球内炎者，表现为眼球壁均匀增厚，球内容物及球外脂肪混浊。眼外肌损伤主要包括断裂、出血、嵌顿及萎缩等情况。眼外肌断裂表现为眼外肌的连续性中断；出血表现为眼外肌轮廓增粗，密度稍增高。严重的眶壁骨折时可发生眼外肌嵌入骨折处，从而导致眼球运动受限。

CT 及 MRI 可显示眼外肌的异常形态及密度/信号的改变，MRI 亦可区分眼外肌及其周围的纤维化。单纯的视神经挫伤在 CT 上仅可见视神经增粗、扭曲，病程长者尚可见视神经与周围组织粘连而变形。

MRI 可显示 CT 无法显示的视神经鞘膜下出血及视神经继发受损、萎缩等。脂肪抑制对显示视神经鞘膜下出血有重要意义，表现为 T_1WI 及 T_2WI 均呈高信号。损伤后视神经可残留局部软化，表现为斑点状长 T_1、长 T_2 信号。

【影像诊断技巧】

(1)诊断技巧

①明确外伤史；

②典型的影像学表现。

(2)影像方法选择：一般眼部外伤多为急诊患者，应首选 CT，即可满足诊断，若怀疑视神经继发损伤时，则应考虑 MRI 进一步检查。

七、眼部异物

【概述】

除了眼部异物位于表面外，几乎所有眼部异物都要进行影像学检查以明确异物性质、数量、部位及继发的眼部损伤等。

【临床表现】

眼球内异物主要临床表现为视力障碍、眼球疼痛等；眶内异物若损伤了视神经则表现为视力障碍，若损伤眼外肌则可出现复视、斜视和眼球运动障碍。

【影像学表现】（图 9-1-7）

(1)CT 表现：金属异物表现为异常的高密度影，周围有明显的放射状金属伪影。

(2)MRI 表现：金属异物伪影较多，且铁磁性金属异物会移位导致眼球壁或眶内结构损伤，因此属于 MRI 检查的禁忌证。非金属异物含氢质子较少，表现为低信号。

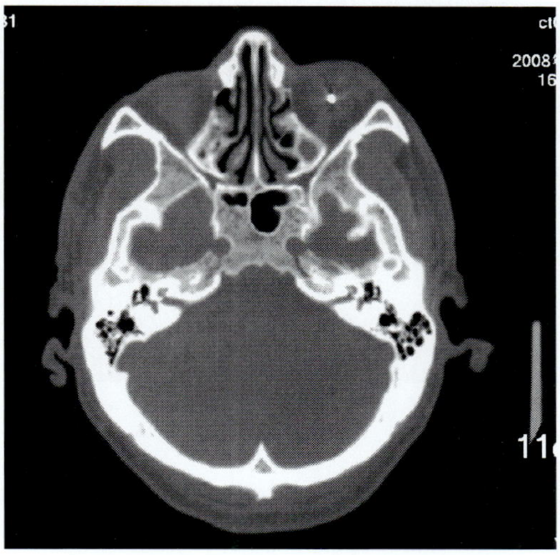

图 9-1-7　左眼球内异物

CT 示左眼球内见一颗粒状高密度影，周围可见放射状金属伪影。

【影像诊断技巧】

(1)诊断技巧：有明确外伤史不难诊断。

(2)影像方法选择：首选 CT，CT 探测眶内异物方便、无痛苦，密度分辨率高。

八、眶壁及视神经管骨折

【概述】

在眼外伤中，眶壁及视神经管骨折较为常见。

【临床表现】

眼眶骨折的主要临床表现包括复视、眼球突出、眼球固定及斜视等。视神经管骨折表现为视力明显下降或失明。

【影像学表现】（图 9-1-8）

(1)CT 表现：是诊断眼眶及视神经管骨折最准确的方法。可直接显示眼眶及视神经管骨质的连续性中断、粉碎及骨折片移位等直接征象，并可以显示骨折引起的间接征象，包括眼外肌增粗、移位或嵌顿、血肿形成经骨折处疝入邻近鼻窦内。

（2）MRI 表现：对骨折的直接征象不能充分显示，但在显示骨折所引起的间接征象方面可弥补 CT 的不足，如视神经损伤、眶内结构粘连等。

【影像诊断技巧】

（1）诊断技巧：有明确外伤史及典型影像学资料不难诊断。

（2）影像方法选择：CT 首选。

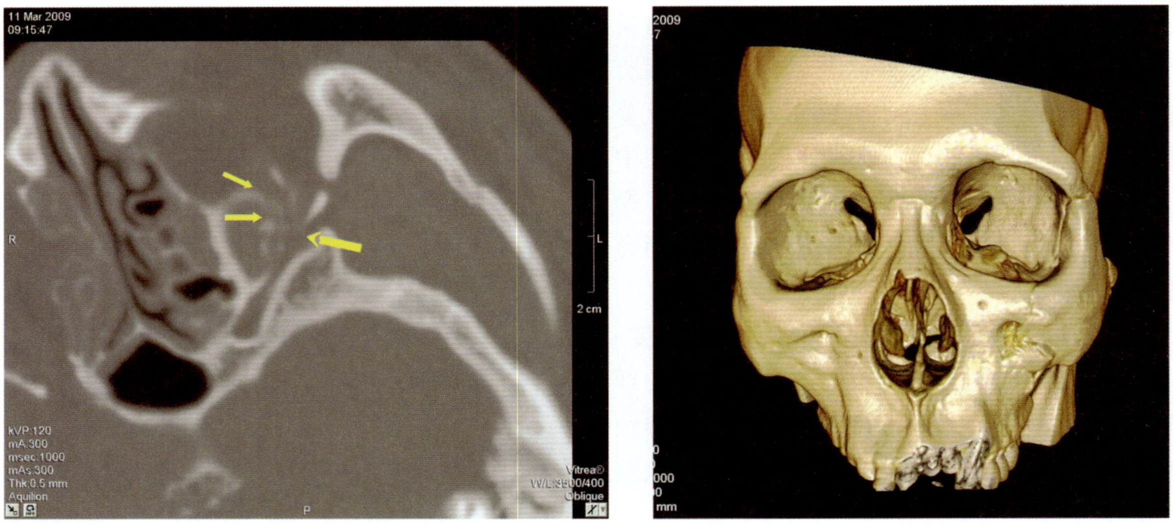

图 9-1-8　眶壁及视神经管骨折

九、眼眶蜂窝织炎

【概述】

本病起病急，临床表现除发热及全身症状外，局部有眼痛、眼睑红肿、球结膜水肿、眼球突出及运动障碍，炎症局限者形成眶内脓肿，病情严重者可引起颅内感染，并发海绵窦血栓性静脉炎、脑膜炎等。儿童时期由于免疫功能发育不全，较成人易发生眶内感染。

【病理基础】

本病是发生于眶内软组织或骨膜下的急性化脓性炎症。

【影像学表现】（图 9-1-9）

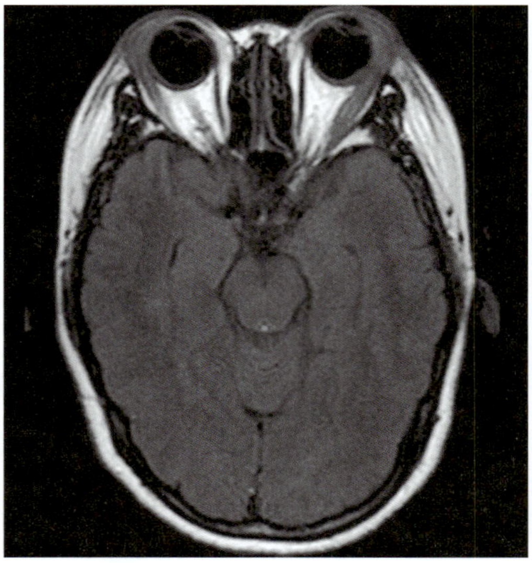

（A）FLAIR序列

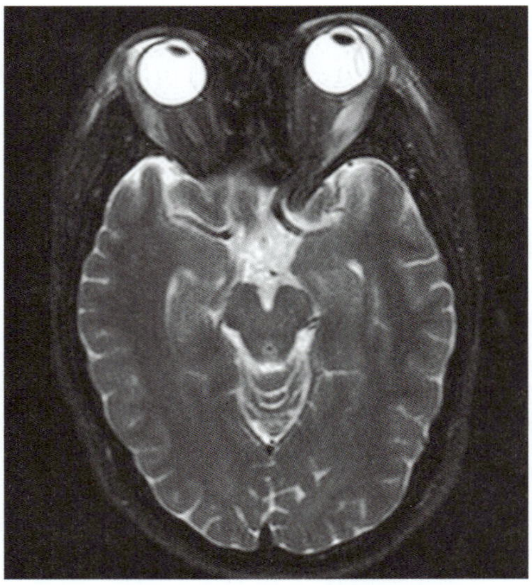

（B）T_2WI压脂序列

图 9-1-9　眼眶蜂窝织炎

MR 示：双侧眼外直肌增粗，边缘稍模糊，眼睑肿胀，呈等 T_1WI，长 T_2WI 信号。

(1)CT 表现:眼眶蜂窝织炎早期炎症局限于肌锥外,可见眼外肌增厚和边缘模糊,球后脂肪可见点条状软组织密度影。随病情进展,眶内密度弥漫增高,眼睑软组织肿胀,眼球突出,部分伴有眼环增厚。

(2)MRI 表现:局限性蜂窝织炎呈等 T_1 长 T_2 信号,边缘不规则,明显强化。弥漫性蜂窝织炎可造成眶内结构不清,眼球突出,增强 T_1WI 脂肪抑制图像示眶内炎性组织弥漫强化。眶内脓肿呈较长 T_1 较长 T_2 信号影,增强后脓肿壁强化,中央不强化。

【影像诊断技巧】

由于眼眶蜂窝织炎的影像学特点不具有特异性,应结合临床急性炎症症状来诊断。

十、炎性假瘤

【概述】

炎性假瘤又称特发性眼眶炎症,是原发于眼眶组织的非特异性增殖性炎症。临床上以中年男性多见,常为单侧,急性起病,但发展缓慢,可反复发作。典型的临床表现是眼眶痛、眼球运动障碍、复视和眼球突出,眼睑和结膜肿胀充血。激素治疗有效但易复发,此为与真性肿瘤不同之处。

【病理基础】

多数学者认为本病与免疫反应有关,无特异性或局部特定原因,其病理特点是眼眶内组织,尤其是眼外肌肿胀,形成肿瘤样病变,镜下可见淋巴细胞、浆细胞弥漫性浸润,纤维结缔组织增生,血管增生、管壁变性等。

【影像特点与病理】(图 9-1-10)

弥漫炎症病变弥漫,无明显肿块影,表现为眼外肌增粗、泪腺增大、眼环增厚,MRI 图像亦呈炎症改变。

(1)肿块型:可见到边界清晰的炎性组织肿块影,多位于肌锥内外,呈软组织密度,增强呈轻、中度强化。MRI 中呈稍长 T_1 长 T_2 信号,若肿块斑痕化或纤维组织为主时则呈长 T_1 稍短 T_2 信号。

(2)泪腺炎型:病变局限在泪腺附近,表现为泪腺肿大,可超出眶缘之外,但无局部骨质破坏。MRI 中呈略长 T_1 略长 T_2 信号,冠状位图像可见眼球收压,向内下移位。

(3)肌炎型:表现为一条或数条眼外肌增粗、肥大,以下直肌和内直肌多见,且一般是整条眼肌肥大,以肌腱近眼球处明显,边缘模糊。

【影像诊断技巧】

(1)诊断技巧

①临床表现。

②激素治疗有效,但亦复发。

③相关影像学检查。

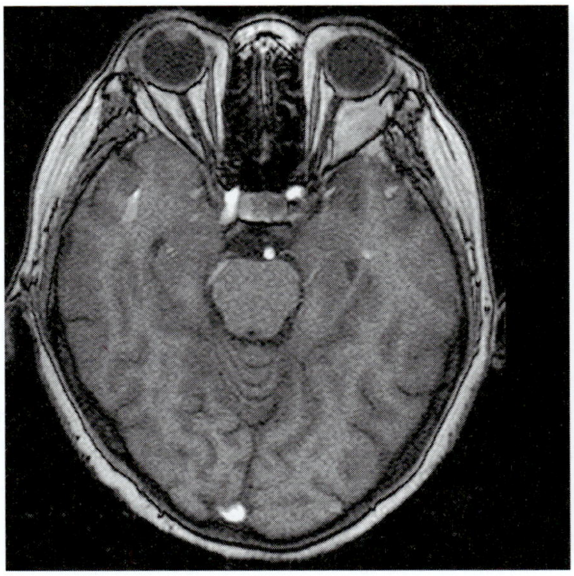

T_1WI

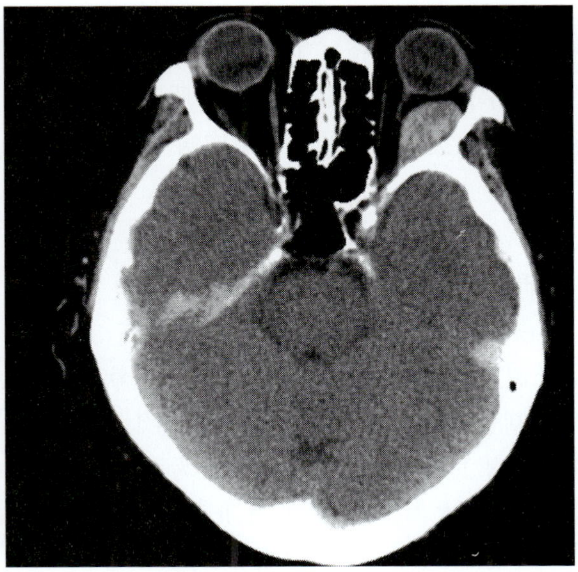

CT

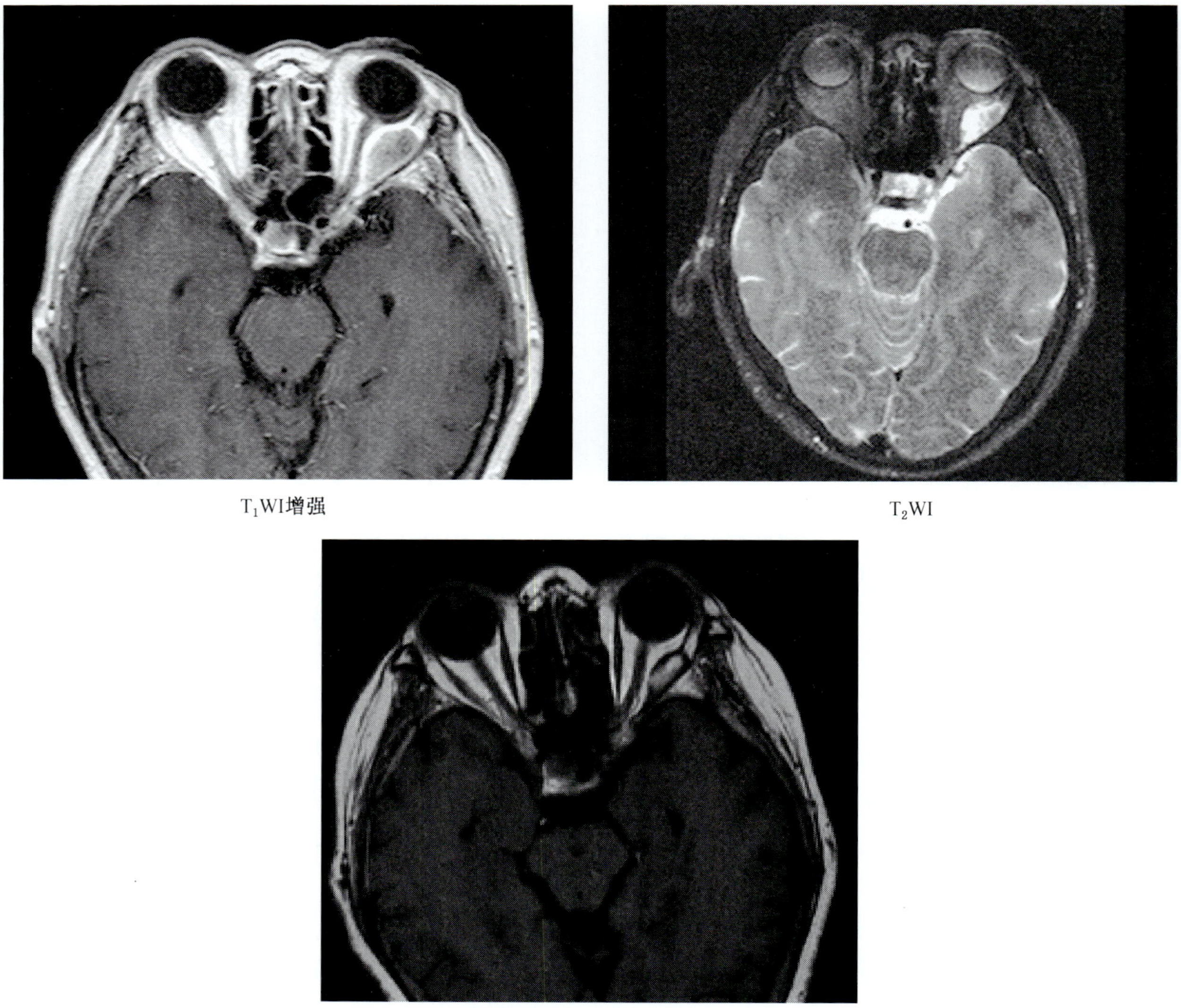

图 9-1-10　炎性假瘤

（2）影像方法选择：CT 及 MRI 均为理想检查方法，但各有所长。CT 对眼眶骨质情况显示较 MRI 好，可以提供较多的眶内结构病变的情况。

十一、Graves 眼病

【概述】

Graves 眼病又称甲状腺相关性眼病，是引起成人单眼或双眼球突出最常见的原因。病变几乎总是限制于眼外肌的肌腹，眼外肌的前 1/3 的肌腱部分不受累。首先受累的眼外肌常为下直肌，其次为内直肌，再次为上直肌，外直肌较少受累。临床表现为上眼睑退缩、迟落、复视、眼球突出等。

【病理基础】

本病眼眶炎症常与甲状腺功能异常和免疫系统失调共存。眼外肌肥大是其主要病理改变。大体检查发现，眼外肌增粗肿大，体积可为正常的2～5 倍；光镜下肌细胞间隙增大，轻者肌纤维肿胀，条纹消失，重者肌纤维破坏，间质特别是围绕血管部位明显水肿，炎细胞浸润；电镜下证实细胞间有单核细胞浸润及肌纤维损害。眼眶部结缔组织异常包括炎性细胞大量浸润，成纤维细胞增生，组织水肿。

【影像学表现】（图 9-1-11）

（1）CT 表现：表现为眼外肌增粗，主要为肌腹增粗，附着于球壁上的肌腱不增粗。增粗的肌肉密度均匀一致，增强后有不同程度强化。冠状位CT有助于判断眼外肌和视神经的改变。

(2)MRI表现：急性期和亚急性期增粗的眼外肌呈长T_1、长T_2信号，晚期眼外肌已纤维化，均呈低信号。

【影像诊断技巧】

(1)诊断技巧

①甲状腺功能异常病史。

②好发部分多仅限于肌腹。

(2)影像方法选择：CT及MRI均可，MRI可以提供更多的肌腹变化的信息。

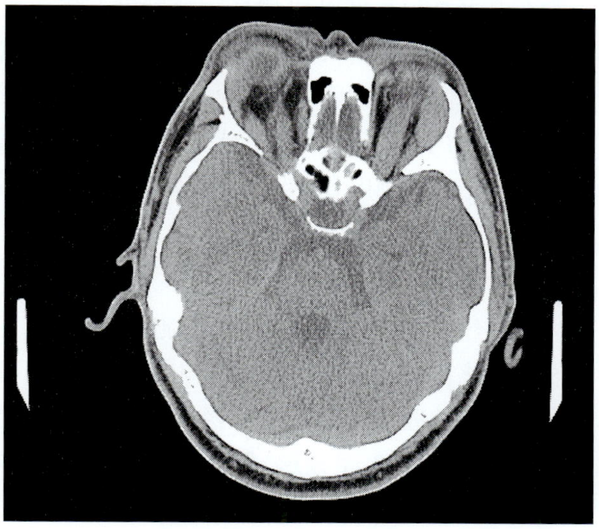

图 9-1-11 Graves 眼病

十二、慢性泪囊炎

【概述】

多见于中老年女性，单侧多见，病变进展缓慢，泪腺肿大，可引起轻微眼胀痛，复视，但很少引起眼球突出。

【影像学表现】(图9-1-12)

泪腺弥漫性增大，增强可有强化，一般无眶骨的压迫或破坏。

【影像诊断技巧】

(1)诊断技巧：注意与泪腺肿瘤相鉴别，一般泪腺肿瘤呈结节状软组织影，且可致泪窝扩大，眶骨变形。

(2)影像方法选择：CT及MRI均有助于诊断。

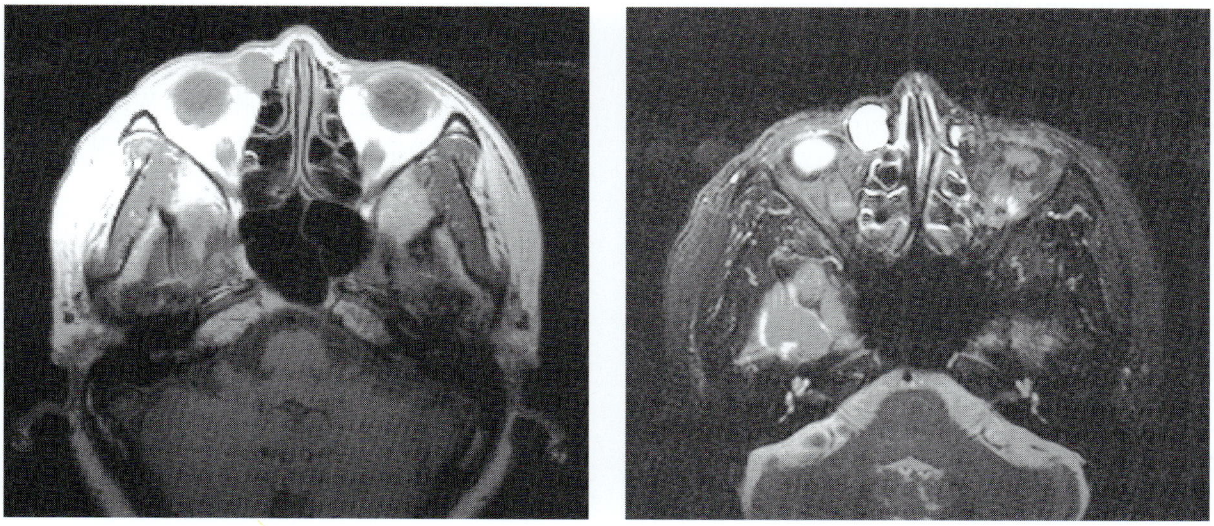

图 9-1-12 泪囊炎

MR示：右侧泪囊明显增大，呈长T_1，长T_2信号表现。边缘清晰。

十三、视神经胶质瘤

【概述】

起源于视神经内神经胶质，属于良性或低度恶性肿瘤。多见于10岁以下的儿童，为良性肿瘤；成人少见，多为恶性。

【临床表现】

本病多为单侧，生长缓慢，部分可发生恶变，但一般不引起血行和淋巴道转移。肿瘤可发生于眶内或颅内，多起自视神经附近，然后向眶内和颅内生长。肿瘤位于眶内者，可表现为视力下降、眼球突出，且视力下降多发生于眼球突出之前，这是其特征之一。位于颅内者，可出现头痛、呕吐、眼球运动障碍及颅内压增高等。

【病理基础】

视神经胶质瘤大多数为星形细胞瘤，镜下可见肿瘤由分化良好的星形胶质细胞构成，瘤细胞间可见大量粗大的胶质纤维。视神经胶质瘤沿视神经向两端生长，视神经呈梭形、梨形或圆柱形肿大，多数肿瘤于眼球一端明显增粗，常在视神经管内段变细。大体标本间肿瘤表面光滑，硬脑膜完整，有不同厚度的脑膜包绕。

【影像学表现】

(1)CT 表现：表现为视神经梭形或管形增粗、迂曲，边界清楚，与脑白质呈等密度，有轻至中度强化。视神经管内段受累时可表现为视神经管扩大。

(2)MRI 表现：表现为受累视神经呈管状、梭形、球状或偏心性增厚，且迂曲延长，肿瘤在 T_1WI 与脑实质相比呈低信号，在 T_2WI 呈高信号，可见轻度至明显强化。发生于视交叉和视束的胶质瘤表现为视交叉和视束的梭形或球形肿块，在冠状面及斜矢状面表现较好。若肿瘤同时累及视神经眶内段、管内段及颅内段可表现为“哑铃征”。

【影像诊断技巧】

(1)诊断技巧

①临床上视力下降早于眼球突出之前，这是其特点之一。

②增强扫描呈轻中度强化，与视神经脑膜瘤强化程度不同。

(2)影像方法选择：首选 MR。

十四、视神经鞘脑膜瘤

【概述】

视神经鞘脑膜瘤多发生于中年，以女性居多，单侧多见。视神经鞘脑膜瘤最常见发生于眶尖，沿视神经分布，少数位于肌锥内间隙或肌锥外间隙而与视神经无关。

【临床表现】

临床表现眼球逐渐向正前方突出，视力下降发生于眼球突出之后。严重的视力减退是视神经鞘脑膜瘤的主要症状之一。

【病理基础】

原发于视神经鞘膜的脑膜瘤沿视神经脑膜生长，视神经呈管状增粗。肿瘤细胞未穿破脑膜时，多呈均匀性增粗，呈梭形或锥形。当肿瘤细胞突破硬脑膜后，肿瘤细胞向一侧生长，呈不规则形、分叶形、肿块形。

【影像学表现】（图 9-1-13）

(1)CT 表现：可见沿视神经生长的管形肿块，也可呈梭形或偏心性生长。增强后肿瘤明显强化，强化较均匀，而其内被包绕的视神经不强化呈低密度，表现为“双轨征”。

(2)MRI 表现：大多数肿瘤 T_1WI 及 T_2WI 均呈低信号或等信号，呈轨道征，恶变表现为肿瘤广泛侵犯眶内组织及眶骨破坏。

【影像诊断技巧】

(1)诊断技巧：

①严重的视力减退。

②增强扫描肿瘤明显强化，而视神经不强化，表现为“双轨征”。

(2)影像方法选择：MRI 较好。

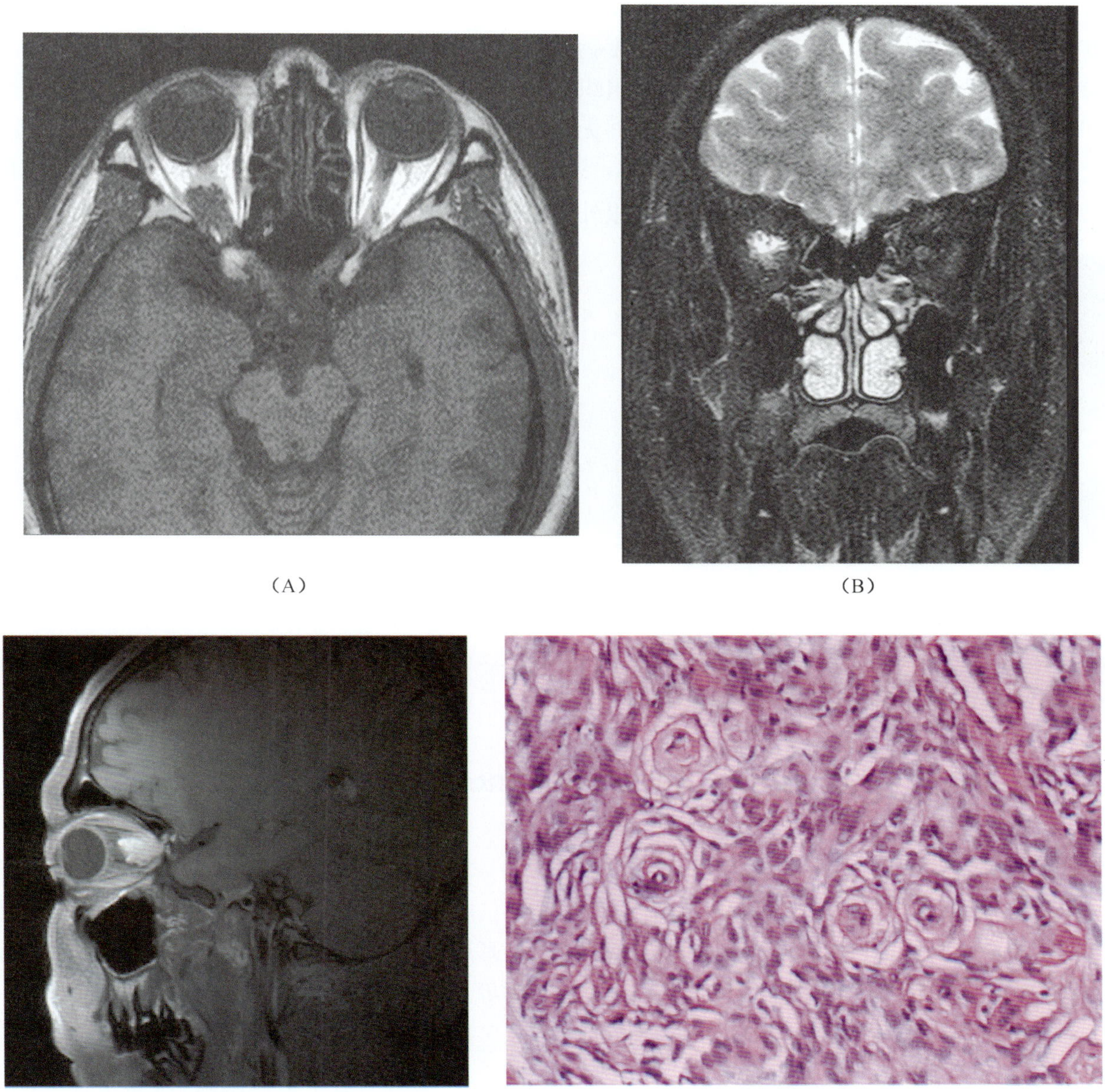

图 9-1-13　视神经鞘脑膜瘤

十五、眼眶海绵状血管瘤

【概述】

海绵状血管瘤是成人眶内最常见的良性肿瘤，多于中青年时期发病，女性稍多。多位于眼眶肌锥内，绝大多数为单发，极少数为多发，生长缓慢，视力一般不受影响。

【临床表现】

常见体征为无痛性、慢性进行性眼球突出。视力一般不受影响，少数肿瘤压迫视神经，可有相应的视野缺损。

【病理基础】

海绵状血管瘤的肉眼形态为椭圆形或有分叶的实性肿瘤，呈暗紫红色，外有薄的纤维膜包裹，切面呈海绵状、多孔。组织病理学显示海绵状血管瘤境界清楚，有纤维性包膜包裹，一般不浸润眼外肌，肿瘤由大小不等的血管腔构成，内有红细胞。

【影像学表现】（图 9-1-14）

(1)CT 表现：多位于肌锥内，呈圆形或卵圆形，部分有分叶，边界清晰。一般为单个肿瘤，少数可有多个病灶。大多数海绵状血管瘤与眼外肌等密度，密度均匀，少数肿瘤内可见小圆形高密度钙化，其实是静脉石形成。周围可见条索状软组织影，即扩张血管影。肿瘤内的钙化对鉴别诊断并无太大的价值。

(2)MRI 表现：海绵状血管瘤在 T_1WI 与眼外肌呈等信号或略低信号，T_2WI 呈高信号，与玻璃体信号相等，信号均匀，这主要是由于海绵状血管瘤内流动缓慢的血液和间质内有较多的液体形成，此征象有一定特征，但是其他肿瘤如神经纤维瘤、血管外皮细胞瘤、神经鞘瘤及淋巴管瘤等均可有此征象，因此，此征象对于鉴别诊断的价值有限。

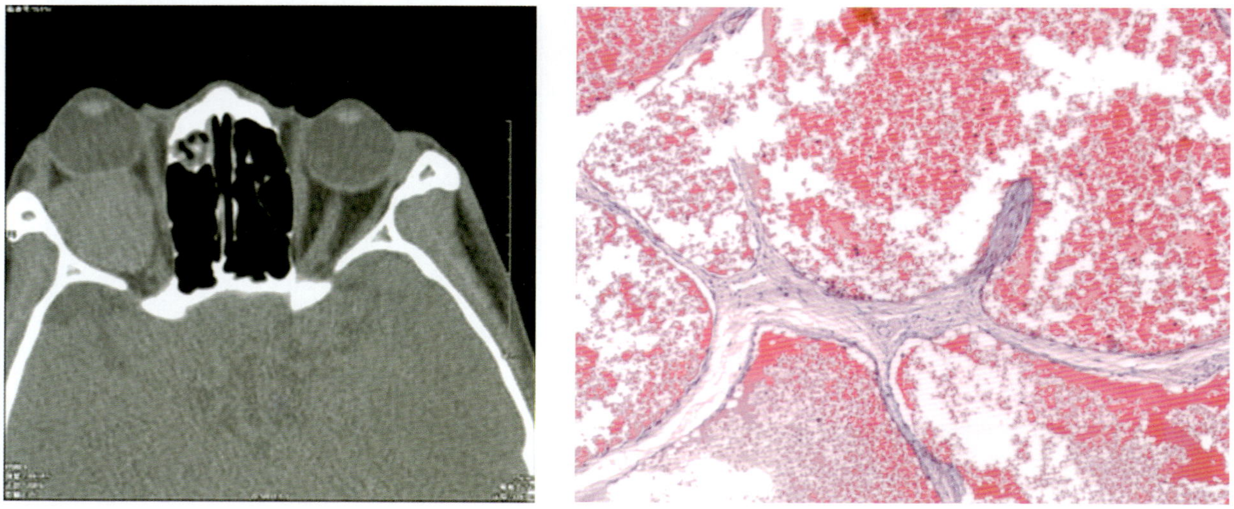

(A)　(B)

图 9-1-14　眼眶海绵状血管瘤

【影像诊断技巧】

(1)诊断技巧

①肿瘤位于肌锥内，边缘光滑；周围可见条索状血管影、眶上裂扩大有特征性。

②增强扫描具有“渐进性强化”的特征，这在直径大于 1.5cm 的肿瘤中表现尤为明显。

(2)影像方法选择：鉴于 MRI 无辐射，且 MR 增强剂在肿瘤内停留时间较长，MRI 对顺磁性造影剂较敏感，显示“渐进性强化”过程明确，因此首选 MRI 检查利于诊断。

十六、颈动脉海绵窦瘘

【概述】

一般是指颈内动脉海绵窦段本身或分支破裂，与海绵窦之间形成异常的动静脉交通，大多数由外伤引起。

【临床表现】

临床表现为搏动性突眼，患侧眼眶、额部、颞部及耳后血管杂音，球结膜水肿和充血，眼球运动障碍等。

【影像学表现】(图 9-1-15)

CT 表现为眼上静脉增粗，海绵窦扩大，眼球突出，眼外肌增粗，眼睑肿胀。增强扫描显示增粗的眼上静脉与扩大的海绵窦明显强化。MRI 由于血管流空效应，平扫即可清晰显示增粗的眼上静脉和扩大的海绵窦，因此增强扫描无明显作用。脑血管造影或 DSA 可确诊本病，可明确显示瘘的部分及大小、静脉引流及颈外动脉供血情况，并可同时进行介入栓塞治疗。

【影像诊断技巧】

MR 及多排螺旋 CT 血管成像检查无创，能较好的显示病灶，特别是 CTA 检查结合 MPR、VR 等后处理。

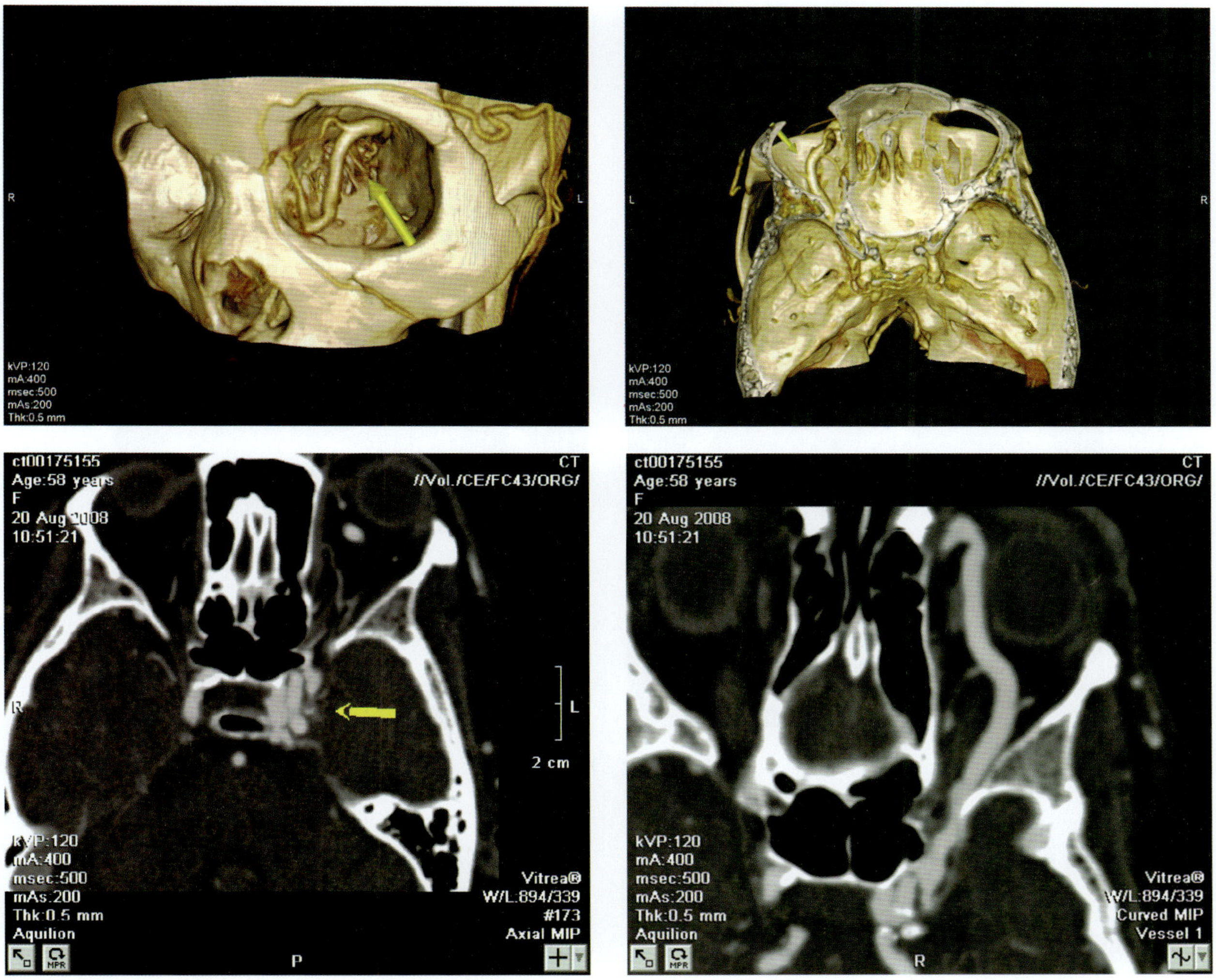

图 9-1-15　颈动脉海绵窦瘘

CTA 三位重建及 MPR 示左眼上静脉明显增粗强化，与颈动脉海绵窦段的异常分支相联通。

十七、眼眶神经鞘瘤

【概述】

眼眶神经鞘瘤是成人眼眶内较常见的肿瘤，男女发病率基本一致。肿瘤多为良性，极少数为恶性，一般为单发，肌锥外间隙多见，眶上方明显多于下方，颞侧多于鼻侧。

【临床表现】

其临床表现主要包括缓慢渐进性无痛性眼球突出，常发生复视和斜视，如果视神经受压，则可引起视力下降。

【病理基础】（图 9-1-16）

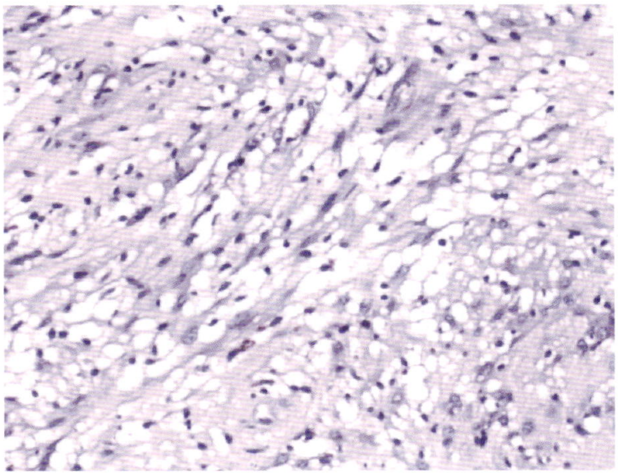

图 9-1-16　神经鞘瘤

神经鞘瘤大小不一，可呈圆形、椭圆形或锥形，包膜完整，灰白色，表面光滑，包膜易破碎。肿瘤切面灰白或黄白色，质细嫩脆软，其间可见囊样变，或出血灶。偶见肿瘤呈囊性，囊壁仅有薄层肿瘤组织。

【影像学表现】（图 9-1-17）

MRI 检查时肿瘤呈略长 T_1 略长 T_2 信号，信号不均匀，大多数肿瘤可见片状较长 T_1 长 T_2 信号，增强后略长 T_2 信号部分明显强化，较长 T_2 信号部分无强化，手术证实为囊变坏死、陈旧出血。

【影像诊断技巧】

（1）诊断技巧：好发部位为肌锥外间隙多见，眶上方明显多于下方，颞侧多于鼻侧。

（2）影像方法选择：MRI 优于 CT。

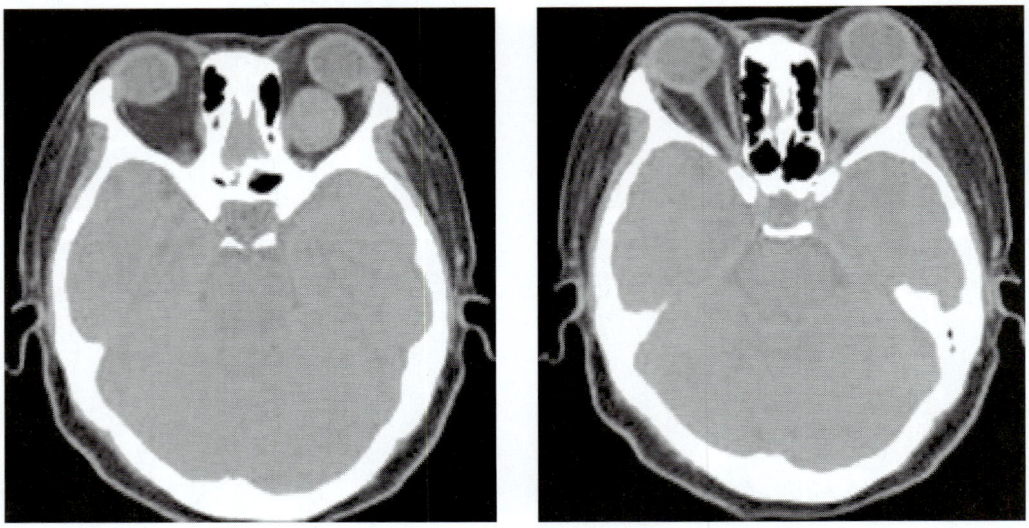

图 9-1-17　神经鞘瘤

十八、泪腺混合瘤

【概述】

泪腺混合瘤也称多形性腺瘤，较为常见，绝大多数起源于泪腺眶部，极少数发生于泪腺睑部或异位泪腺。以 40～50 岁最多见，女性稍多于男性。

【临床表现】

临床表现为眼眶外上缘无痛性、缓慢生长的肿块，较易复发。

【病理基础】

泪腺混合瘤起源于腺管上皮及上皮细胞，多有完整包膜，边缘光滑，瘤内可见黏液样变、钙化及骨化。镜下瘤细胞由上皮成分及黏液样间质构成，间质中有黏液样物质、透明变性、软骨及骨样物质。

【影像学表现】（图 9-1-18）

（1）CT 表现：表现为外上象限的椭圆形或圆形肿块，边界清晰，密度多均匀，与眼外肌呈等密度，较大者可有囊变坏死。肿瘤多向后延伸，泪腺窝受压凹陷，较大者可造成局部骨质缺损，但无破坏征象。

（2）MRI 表现：上肿块呈等信号，信号多较均匀，增强扫描有均匀中度强化。

【影像诊断技巧】

（1）诊断技巧

①特定好发部位；

②密度/信号均匀，边缘光滑。

（2）影像方法选择：MRI 优于 CT。

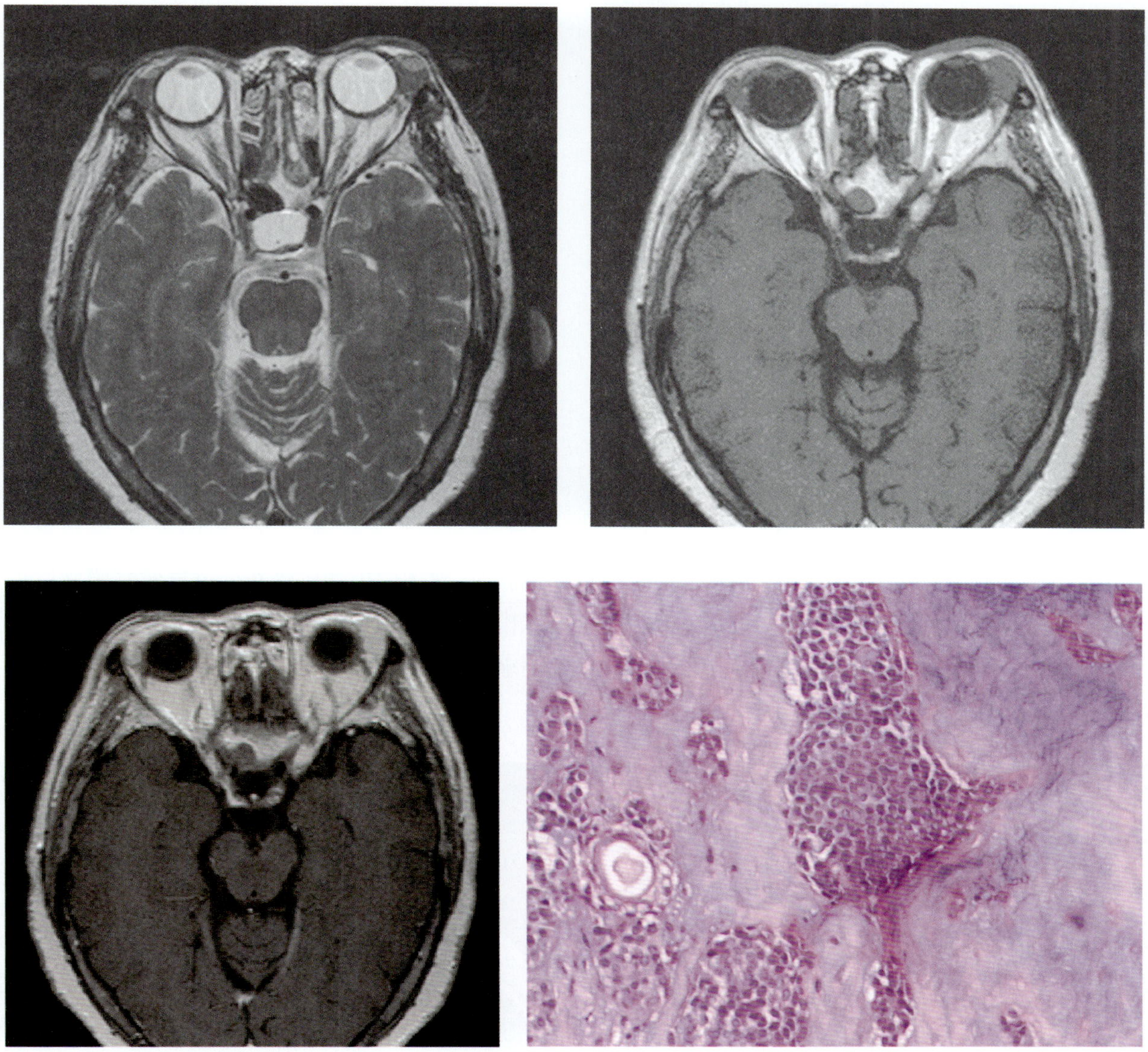

图 9-1-18 泪腺混合瘤

第二节 鼻与鼻窦疾病

一、急性鼻窦炎

【概述】

鼻窦炎是鼻部最常见的病变，可继发于感染、过敏、免疫状态改变或以上几种因素共同作用。由于炎性反应，鼻窦黏膜肿胀，窦口鼻道复合体狭窄，导致黏液阻塞和分泌物潴留。

【临床表现】

急性鼻窦炎临床表现为鼻阻、浓涕、后吸性分泌物、头痛和面部疼痛，可伴有发热。

【病理基础】

急性期黏膜血管扩张、充血、水肿，分泌物增多，黏膜肿胀常使窦口阻塞、分泌物滞留，少数可发生骨髓炎或眶内、颅内感染。

【影像学表现】（图 9-2-1）

(1)CT 表现：CT 鼻窦黏膜增厚；部分可出现气液平面；严重者可实变。可仅限于一个鼻窦，也可累及半组或全组鼻窦。

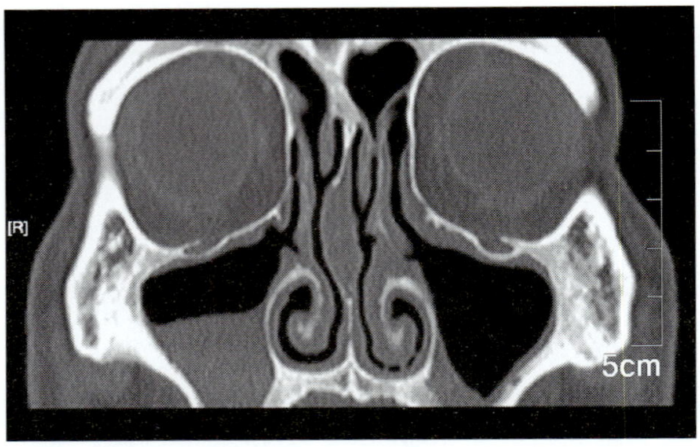

图 9-2-1　急性鼻窦炎

(2)MRI 表现：由于水为鼻窦分泌物主要成分，占 95%，仅 5%为蛋白质，因此急性鼻窦炎通常在 T_1WI 为低信号，T_2WI 为高信号。

【影像诊断技巧】

(1)诊断技巧：鼻窦黏膜增厚，出现气液平面，且 T_1WI 为低信号，T_2WI 为高信号。

(2)影像方法选择：CT 即可满足诊断要求。

二、慢性鼻窦炎

【概述】

慢性鼻窦炎是由于急性鼻窦炎治疗不及时或不彻底，反复发作迁延而致。由于反复感染，黏膜增生、息肉样肥厚、部分萎缩和纤维化，可形成黏膜下囊肿，窦壁骨质增生硬化。

【临床表现】

临床表现为鼻阻、反复流涕和后吸性分泌物，也可有鼻出血、嗅觉减退、头痛和面部疼痛。

【病理基础】

慢性期主要病理改变为黏膜肥厚，黏膜慢性炎性肿胀，腺体增生和血管新生可导致黏膜肥厚形成息肉，窦壁骨质硬化增厚，以后黏膜纤维化以至萎缩。

【影像学表现】(图 9-2-2)

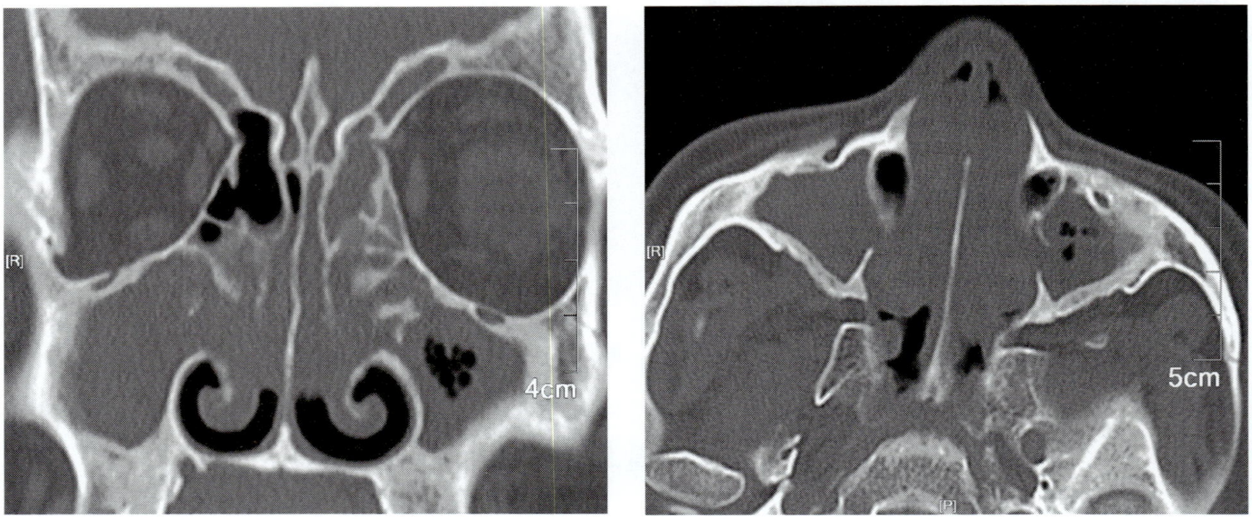

(A)　　(B)

图 9-2-2　慢性鼻窦炎

(1)CT 表现：典型表现为黏膜肥厚，2～5mm 为轻度增厚，5～10mm 为中度增厚，超过 10mm 为重度增厚；黏膜下囊肿形成；显著黏膜增厚和多发黏膜下囊肿使窦腔实变。窦壁骨质硬化、肥厚，严重者出现窦腔缩小；如果儿童反复炎症，可造成鼻窦发育不良。

(2)MRI 表现：由于分泌物中自由水和蛋白质比例不同，信号不定。随着分泌物中自由水吸收，蛋白质含量逐渐增加，当达 5%～25%浓度时，T_1WI 为高信号，T_2WI 亦为高信号，进一步提高后 T_2WI 信号逐渐降低；当呈半凝固状态时，T_1WI 及 T_2WI 均呈低信号，严重者与窦腔内气体信号相似，易将病变漏诊。增强后边缘强化。

【影像诊断技巧】

CT 即可满足诊断要求。

三、鼻息肉

【概述】

多见于成年人，可单独发生于鼻腔或鼻窦，两者也可同时发病，以中鼻道和筛窦最常见。

【临床表现】

临床表现为持续性鼻阻、流涕、头痛等。

【病理基础】（图 9-2-3）

鼻息肉是由于黏膜水肿和增生而形成，伴有黏膜下液体聚集。根据组织学形态，息肉可分为水肿型、腺泡型和纤维型 3 种类型，以水肿型最常见，前两型主要是炎性细胞浸润、血管渗出增多，腺体分泌旺盛的结果，后者为纤维细胞和胶原纤维增生所致。镜下息肉为高度水肿的疏松结缔组织，组织间隙明显扩大，有嗜酸细胞、中性粒细胞和淋巴细胞浸润。

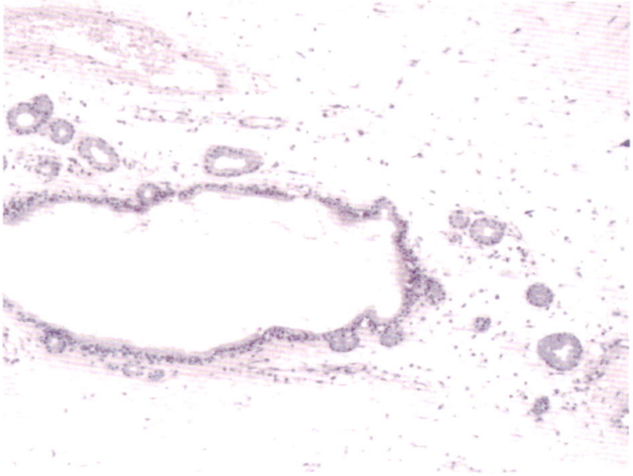

图 9-2-3　鼻息肉

【影像学表现】（图 9-2-4）

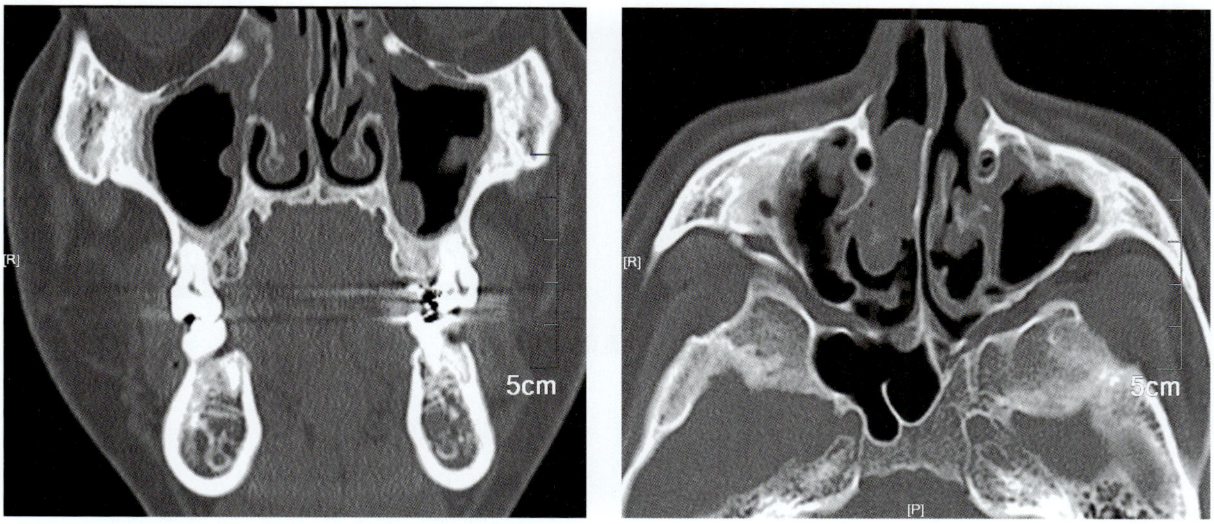

（A）　（B）

图 9-2-4　鼻息肉

CT 可见单侧或双侧鼻腔或鼻窦膨胀扩大，充满软组织肿块影；可侵蚀骨质，也可伴有骨质硬化；密度不均，从黏液到软组织密度，中央多为高密度物质，外周伴有低密度环，为炎性病变特征性外观。增强后，可见到轻度强化的弯曲条带状影，代表息肉被黏液围绕的黏膜。

【影像诊断技巧】

CT 与 MRI 冠状位图像可同时显示鼻腔及鼻窦息肉及相互关系，为较好的检查方法。

四、真菌性鼻窦炎

【概述】

多单侧发生，上颌窦最常见，可压迫受累的窦腔，但无侵袭性破坏。

【临床表现】

临床表现包括鼻阻、血涕、脓性或恶臭分泌物，尤其血涕较其他鼻窦炎更常见。鼻内镜检查可发现典型的分泌物为干酪样易破碎的团块，伴有恶臭。

【病理基础】

发生于上颌窦炎症多为非侵袭型，其主要病理改变为黏膜炎症后形成肉芽肿；而侵袭型炎症是因真菌侵入黏膜动脉，引起血栓性动脉炎，导致黏膜和骨壁坏死、破坏，甚至累及鼻窦周围组织。病变处有血性脓液、肉芽、坏死组织和干酪样物。

【影像学表现】（图 9-2-5）

（1）CT 表现：上颌窦最常见，窦腔实变的中央可见点、细条状或云絮状高密度影，由真菌丝中的钙盐、铁和镁等重金属形成；窦壁骨质破坏多位于上颌窦内壁，尤其近上颌窦自然开口处，其余窦壁骨质增生肥厚。

（2）MRI 表现：T_1WI 为低或等信号，T_2WI 为极低信号，甚至无信号，与一般炎症、肿瘤不同，增强无强化，多伴有外周炎症。

【影像诊断技巧】

（1）诊断技巧：窦腔内软组织影内混杂斑片状钙化灶，是其特点之一。

（2）影像方法选择：CT 显示钙化、骨质改变敏感，作为首选。MRI 利于观察病变向窦外扩展的情况的了解，作为补充检查。

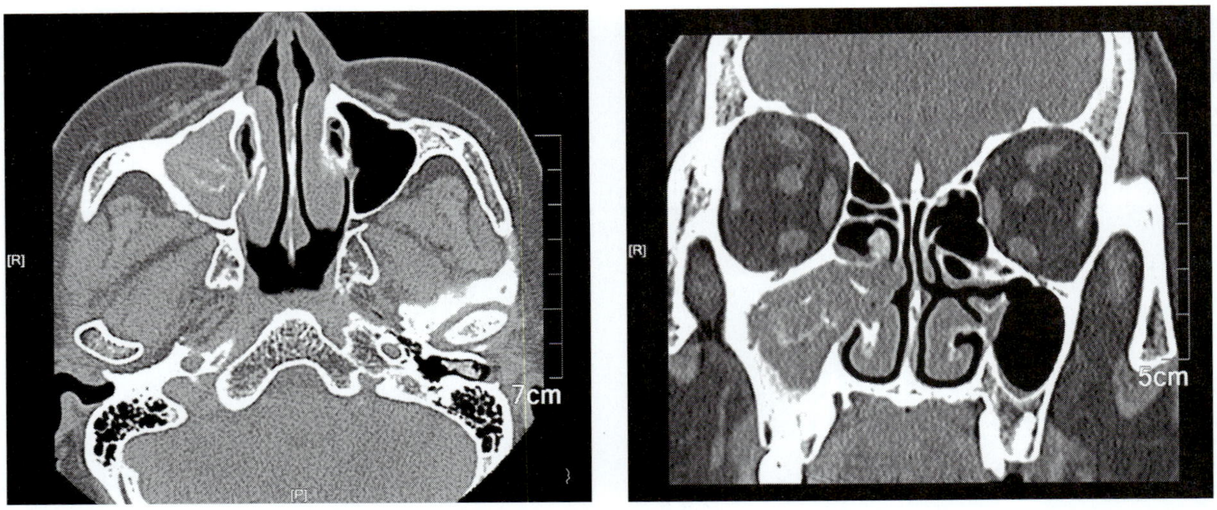

图 9-2-5 真菌性鼻窦炎

五、鼻窦黏膜下囊肿

【概述】

黏膜囊肿，包括黏液腺囊肿（潴留囊肿）和浆液囊肿（黏膜下囊肿）。

【临床表现】

临床上多数无症状，而经常为影像学检查时偶然发现。或仅有面颊部不适感、牙痛等。

【病理基础】

黏膜下囊肿位于上颌窦内，单发、但可双侧发生，常呈基底部位于窦底的半球形或球形，无明显囊壁上皮，属假性囊肿，囊内为毛细血管内渗出的浆液，有时可占满整个窦腔。

【影像学表现】（图 9-2-6）

（1）CT 表现：单发或多发，表现为沿窦壁走行、边缘光滑、均质低密度、圆形或卵圆形软组织影，是由于炎症或变态反应使黏膜毛细血管壁渗透性发生改变，致使血浆外渗，积存于黏膜下层的疏松结缔组织内，逐渐膨胀、扩大形成。窦壁骨质很少发生膨胀变薄，但可伴有轻度骨质硬化。

（2）MRI：T_1WI 为低或中等信号，T_2WI 则为高信号。

【影像诊断技巧】

好发于上颌窦，圆形囊性病灶，一边基底于黏膜。CT 即可满足诊断。

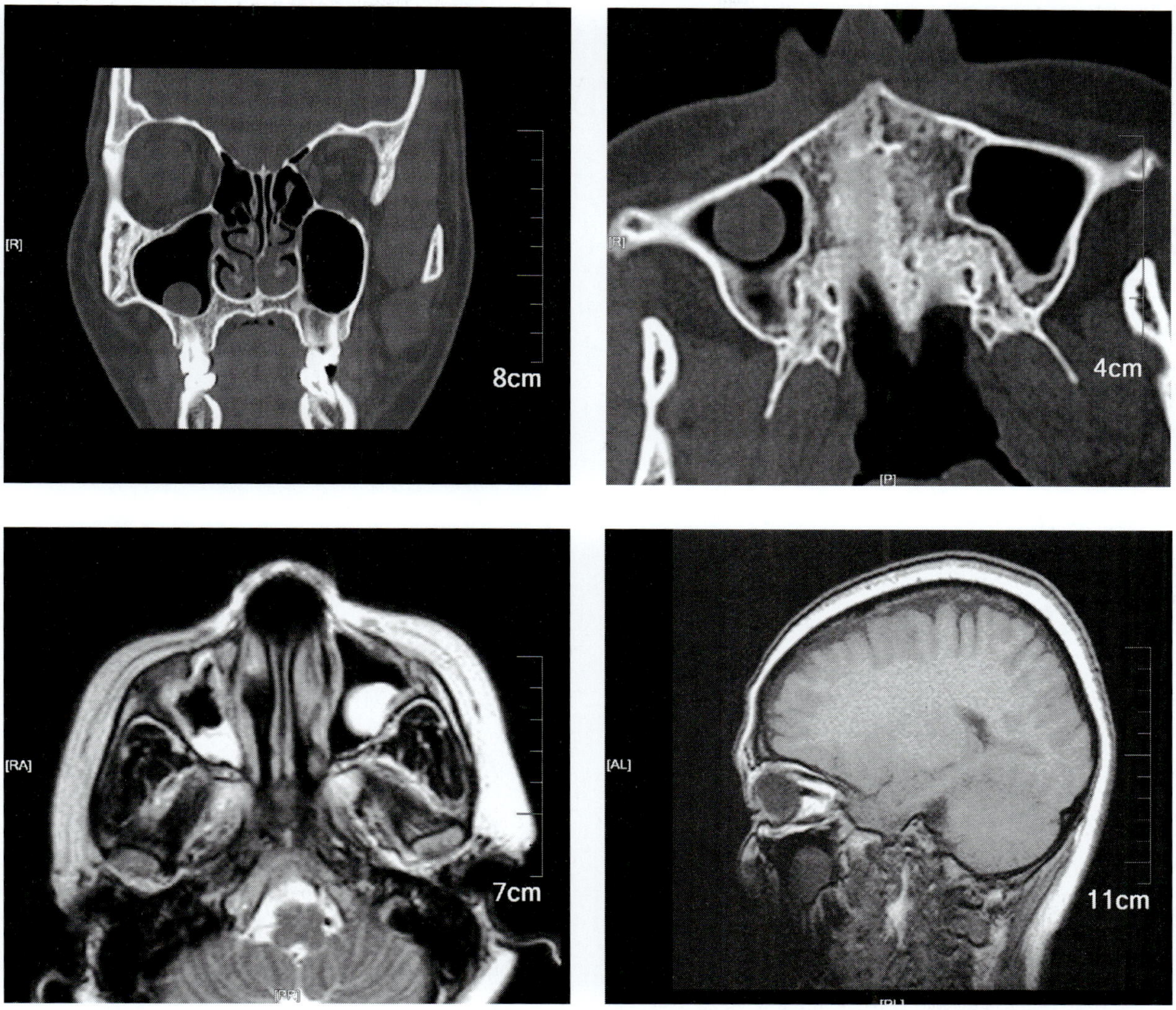

图 9-2-6　鼻窦黏膜下囊肿

六、鼻窦黏液囊肿

【概述】

多数认为是由于窦口长期阻塞而造成窦腔膨胀性病变，绝大多数为单发。

【临床表现】

额窦受累最常见，多见于中老年人，其次为筛窦，上颌窦、蝶窦少见。

【病理基础】

囊肿壁即为鼻窦黏膜，黏膜上皮化生，黏膜下炎性细胞浸润，囊内液体一般为淡黄色稀薄浆液，棕褐色稠厚黏液或咖啡色混有血样物质，如有感染变为脓性，称脓囊肿。黏液大量潴留压迫窦壁，以致窦腔膨胀，窦壁变薄。

【影像学表现】（图 9-2-7）

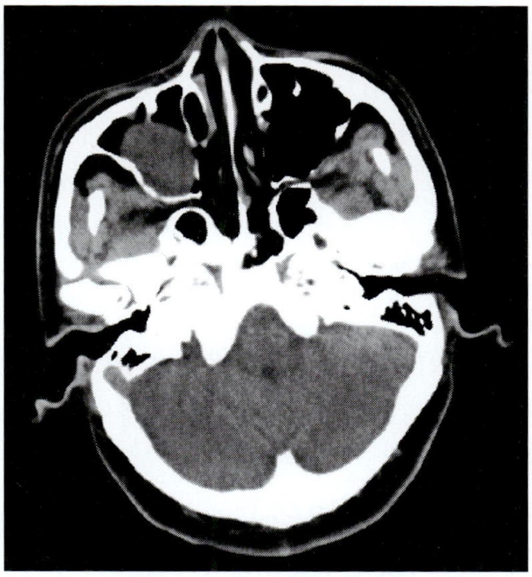

图 9-2-7　鼻窦黏液囊肿

（1）CT 表现：典型表现是窦腔膨大，内可见低或等密度软组织影，密度一般较均匀，极少数伴有钙化、出血，边界清楚，增强后不强化，其骨壁变薄外移或部分消失，但无虫蚀样破坏，纤维柱状上皮变为扁平形，黏膜下层可见炎性细胞浸润，有时呈息肉或纤维性变。

（2）MRI 表现：囊内信号取决于囊液中的蛋白含量、水含量和水化状态以及黏稠度。

【影像诊断技巧】

（1）诊断技巧

①好发于额窦、筛窦。

②窦壁骨质膨胀性增大，而无骨质破坏。

（2）影像方法选择：一般首选 CT。

七、内翻性乳头状瘤

【临床表现】

本病多见于成年男性。临床表现为鼻阻、鼻涕、鼻出血和失嗅，出现疼痛和面部麻木可能并发恶变。多单侧发病，双侧罕见，最常见发生部位为鼻腔外壁近中鼻道处，常蔓延到邻近鼻窦。鼻镜检查可观察到鼻腔内息肉样肿块，质软，触之易出血。

【病理基础】

主要病理改变是以上皮明显增生和其下结缔组织少量增殖为特征的赘生物，呈息肉样，其特点是增生的上皮团块向水肿的基质内倒生。

【影像学表现】（图 9-2-8）

（1）CT 表现：鼻腔软组织肿块影，形态规则或不规则，边界较清楚，密度多较均匀，少数可伴有钙化，小肿瘤局限于鼻腔，大肿瘤常蔓延到邻近鼻窦，增强扫描因肿瘤内血管较少，无明显或轻度强化，骨壁破坏以上颌窦内侧壁为主，晚期可有广泛破坏；窦腔扩大多不明显。CT 是术后随访最重要的影像学检查方法。

（2）MRI 表现：信号多均匀，T_1WI 呈与肌肉信号相似的等信号，T_2WI 表现为较高信号，与炎症易区别。

【影像诊断技巧】

CT 和 MRI 是本病的主要影像检查方法，横断及冠状位显示肿瘤侵犯范围明确，且 CT 显示窦壁骨质破坏优于 MRI。

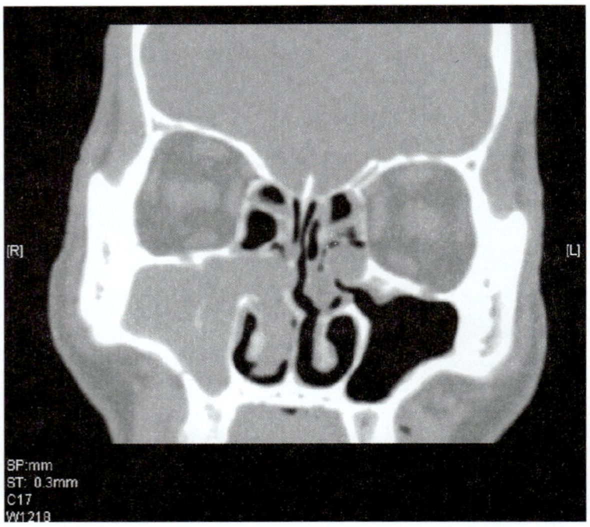

图 9-2-8　内翻乳头状瘤

CT 示：右侧鼻腔及上颌窦内见不规则软组织肿块影，右侧上颌窦内侧壁骨质吸收变薄，窦口扩大

八、骨瘤

【概述】

多见于 20～40 岁成年人，生长缓慢，无恶变。多发生于额窦，其次为筛窦、上颌窦，蝶窦罕见，通常为单发。

【临床表现】

大多数患者无症状，较大的骨瘤可阻塞鼻窦引流，出现鼻窦炎性症状；也可突入眼眶或颅内出现相应压迫症状。

【病理基础】（图 9-2-9）

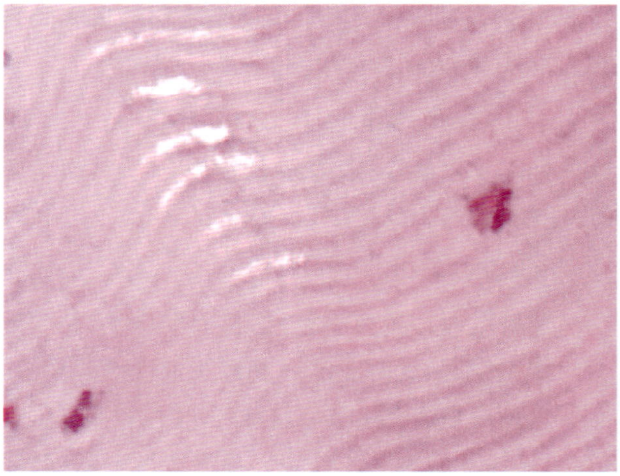

图 9-2-9　骨瘤

骨瘤是一种起源于膜内成骨的良性骨肿瘤，组织学上瘤骨由分化良好的成熟骨组织构成，生长缓慢。

【影像学表现】（图 9-2-10）

CT 可见骨瘤呈圆形、椭圆形、不规则形或分叶状，边界清楚。致密型表现为均匀骨皮质样高密度影；松质型表现为由厚薄不一的骨皮质构成骨壳，内可见骨小梁结构；混合型表现为高密度的瘤体内散在低密度纤维区。

【影像诊断技巧】

本病诊断不难，CT 即为首选影像检查方法。

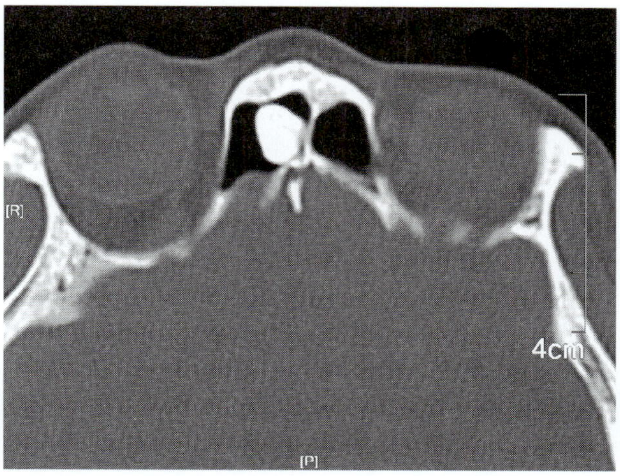

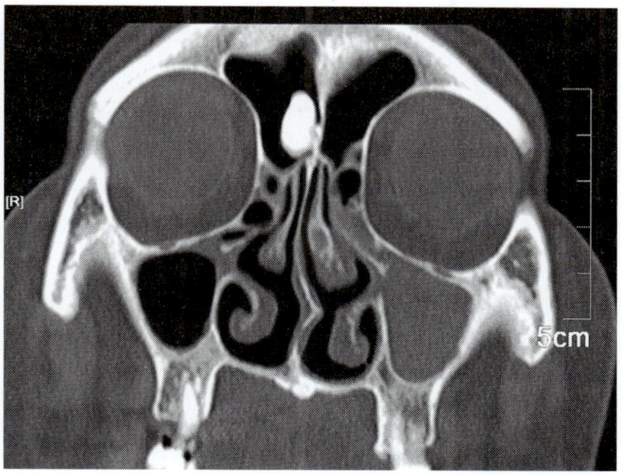

图 9-2-10

九、血管瘤

【概述】

血管瘤为鼻腔内较常见的肿瘤，发生于鼻窦者少见。好发于邻近中、下鼻甲的鼻黏膜，可侵犯鼻甲，也可造成鼻腔变形和鼻中隔移位。

【病理基础】

鼻部血管瘤多发生于鼻腔内，尤以发生于鼻中隔者为多，亦可发生于鼻骨、鼻前庭和上颌窦。一般可分为毛细血管瘤、海绵状血管瘤及蔓状血管瘤 3 种，另外还有毛细血管瘤为海绵状血管瘤的混合型。血管瘤大小不一，可具细蒂或广基。毛细血管瘤较小而多有蒂，海绵状血管瘤较大而基底广。色红、紫或黑红，呈圆形、卵圆形或为桑葚形。质较软而有弹性，易出血。海绵状血管瘤质软，可压缩，多发生于上颌窦的自然开口附近和下鼻甲处。肿瘤大者可压迫窦壁，破坏骨质，侵入邻近器官。

【影像学表现】

（1）CT 表现：鼻腔或鼻窦内软组织肿块，边界清晰，形态规整或不规整，有时可见高密度的静脉石，增强后明显强化，但多数密度不均匀，邻近骨质受压变形或侵蚀。

（2）MRI 表现：T_1WI 为中等信号，T_2WI 为明显高信号，增强后明显强化。

【影像诊断技巧】

影像学方法检查主要为确定病变累及的范围及合并病变。

十、鳞状细胞癌

【概述】

常发生于中老年人，男性多见，发生在鼻窦，以上颌窦最为常见。

【临床表现】

临床表现与肿瘤发生部位有关，早期仅有进行性鼻塞、分泌物增多、脓血涕，侵蚀骨壁可有疼痛、面颊麻木；随肿瘤发展，可出现颊部、鼻部畸形，侵犯眼眶及颅内则出现相应症状。

【病理基础】（图 9-2-11）

鼻窦鳞状细胞癌一般属于中度和低分化。肿

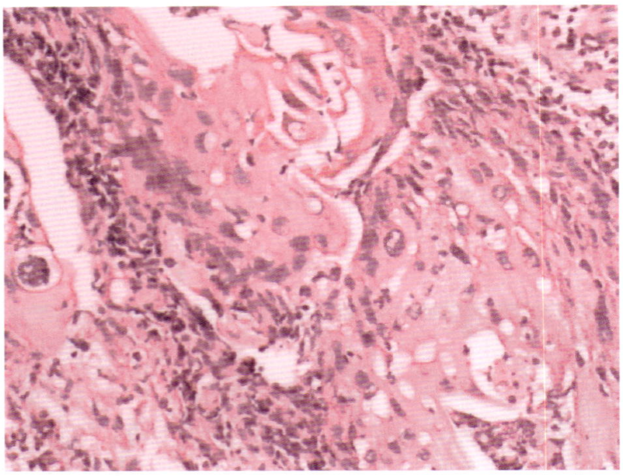

图 9-2-11 鳞状细胞癌

瘤起源于窦腔黏膜而不是表面上皮，癌灶中心可见角化涡形成。

【影像学表现】（图 9-2-12）

（1）CT 表现：鼻窦内不规则软组织肿块，平扫呈等密度，其内密度不均匀，其内有时可见残存骨片。大多数患者伴有不同程度骨质破坏，上颌窦癌最常见为破坏内侧壁并伴鼻腔外侧壁或鼻腔内软组织肿块。

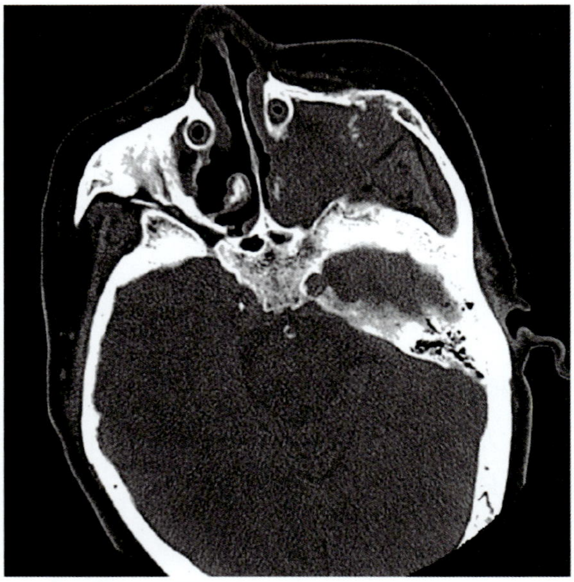

图 9-2-12

（2）MRI 表现：肿块呈等 T_1 稍常 T_2 信号，骨壁破坏表现为窦壁黑线消失。采用冠状位和矢状位扫描，可明确判定肿瘤扩展范围。

【影像诊断技巧】

鼻窦内软组织肿块，伴有骨质破坏及周围浸润，诊断不难。CT 及 MRI 均可明确鼻窦肿瘤的范围，CT 显示骨质破坏情况优于 MRI，但 MRI 对癌肿的窦腔外扩展显示较好。

十一、淋巴瘤

【概述】

结外淋巴瘤大多数为非霍奇金淋巴瘤，鼻窦淋巴瘤在临床中并不常见。本病好发于中年男性。

【临床表现】

常见临床症状为鼻阻、流涕、鼻出血、面颊或鼻区肿瘤，可伴有发热、复视等。

【病理基础】（图 9-2-13）

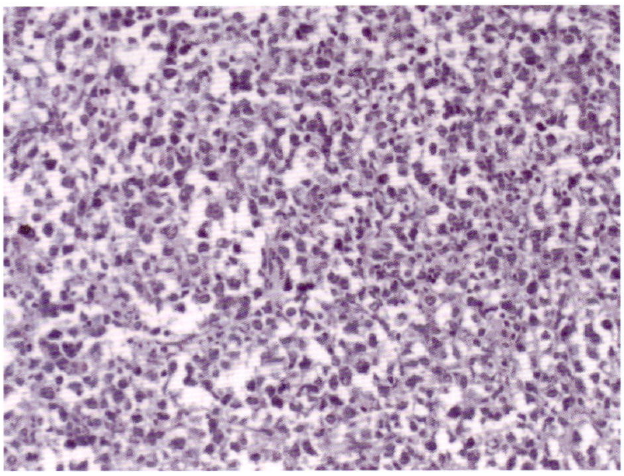

图 9-2-13

鼻腔淋巴瘤以 MK/T 细胞淋巴瘤最多见，鼻 NK/T 细胞淋巴瘤被认为是自然杀伤细胞来源的侵袭性肿瘤，在我国，该淋巴瘤是结外最常见的非 B 细胞淋巴瘤，属 EB 病毒相关性淋巴瘤。

【影像学表现】（图 9-2-14）

（1）CT 表现：多发生于鼻腔前部或下鼻甲，向前易浸润前庭、鼻翼及邻近面部皮肤。弥漫性淋巴瘤表现为鼻腔中线区明显骨质破坏伴软组织肿块，充满鼻腔和上颌窦、筛窦，半数以上病例累及邻近的面部软组织、牙槽骨、硬腭、眼眶、鼻咽部、颞下窝、翼腭窝等。

（2）MRI 表现：T_1WI 为低或中等信号，T_2WI 为中等或高信号，多数病变轻到中度强化。MRI

可早期发现骨髓浸润，也可清楚显示淋巴瘤沿神经周蔓延的途径。

【影像诊断技巧】

鼻窦淋巴瘤就诊时多数见较大肿块，密度信号较均匀，沿窦腔广泛生长，侵蚀骨质及周围结构，不易坏死。合并感染较上颌窦癌少见。检查首选CT或MRI。

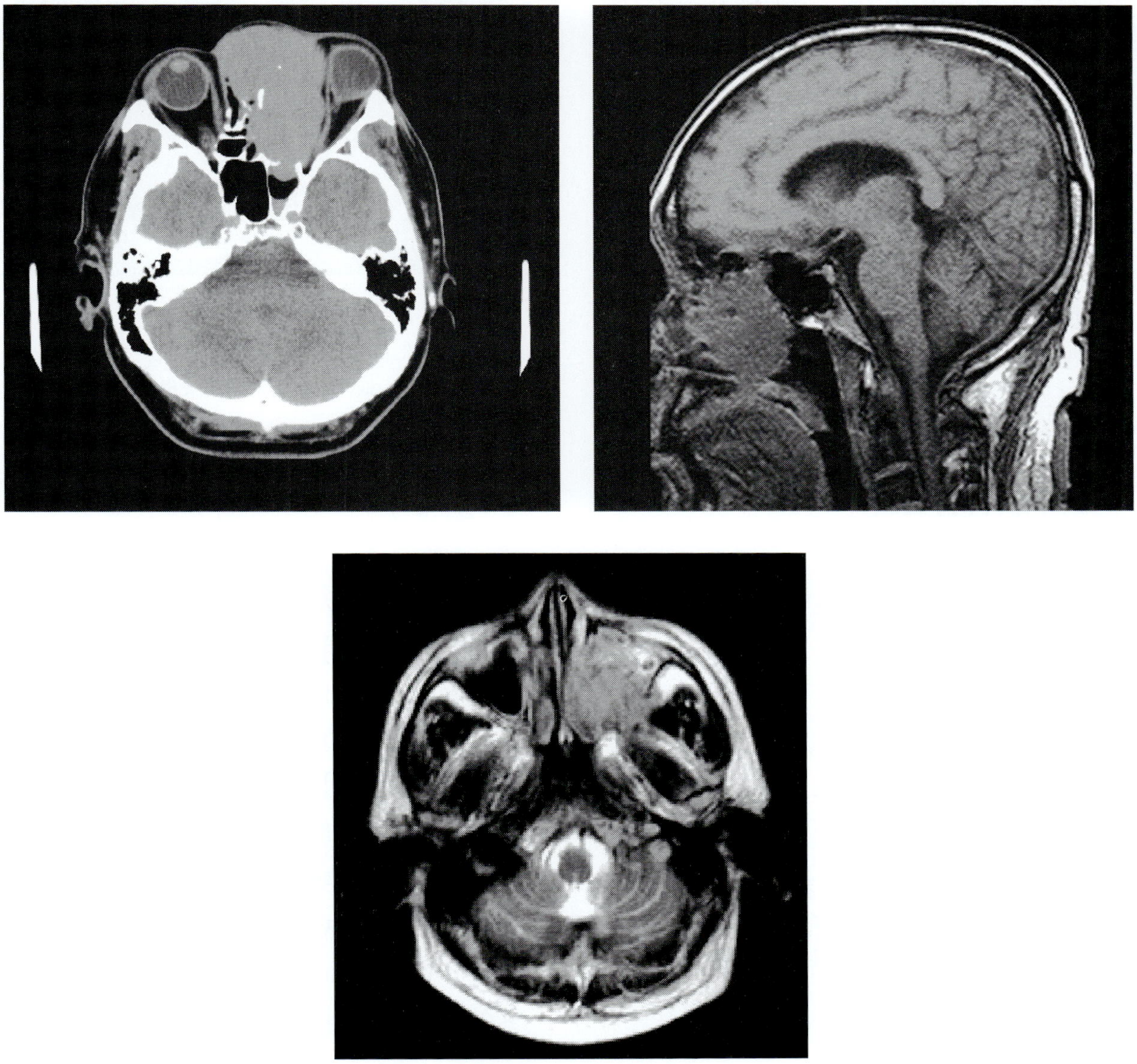

图 9-2-14

第三节　咽部疾病

一、扁桃体周围脓肿

【概述】

本病是青少年的一种自限性疾病，多由化脓性扁桃体炎引起。

【临床表现】

局部症状为一侧明显咽痛，全身症状为高热、全身酸痛。

【病理基础】

常继发于急性扁桃体炎或慢性扁桃体炎急性发作。由于扁桃体隐窝，特别是扁桃体上隐窝被堵塞，引流不畅，感染向深层发展，穿透扁桃体被膜，侵入扁桃体周围间隙而引起。常见致病菌多为溶血性链球菌或金黄色葡萄球菌。

【影像学表现】

CT 表现为扁桃体区软组织广泛肿胀，密度欠均匀，边界不清。当脓肿形成后，肿胀软组织内出现低密度区，增强扫描为边缘环形强化，中央为低密度坏死区。

【影像诊断技巧】

典型的临床症状及体征，诊断不难。影像学检查主要了解病变累及情况。CT 及 MRI 均能有效观察病变范围。

二、甲状舌管囊肿

【概述】

本症属先天性异常，但早年症状不明显，多数到青少年或中年发现。

【临床表现】

局部可触及囊性肿块，随吞咽上下移动，绝大部分位于中线区。若并发感染，可出现炎症表现。

【病理基础】

在胚胎第三周末咽底部奇结节出现一内胚层增厚区，很快外突形成甲状舌管，此管向下移行于第一和第二鳃弓间，变为舌甲导管，远端形成甲状腺。如导管上皮细胞残留，可在甲状舌管行程途中任何区域形成囊肿。

【影像学表现】（图 9-3-1）

无论甲状舌管囊肿的部位如何，非感染的囊肿壁薄而光滑，CT 表现为黏液密度，感染后囊肿壁厚，增强后有强化，且囊内密度增高，与周围肌肉密度相近。MRI 囊内信号与囊内蛋白含量不一有关。

【影像诊断技巧】

结合好发部位及典型的囊性表现，诊断不难。MRI 优于 CT。

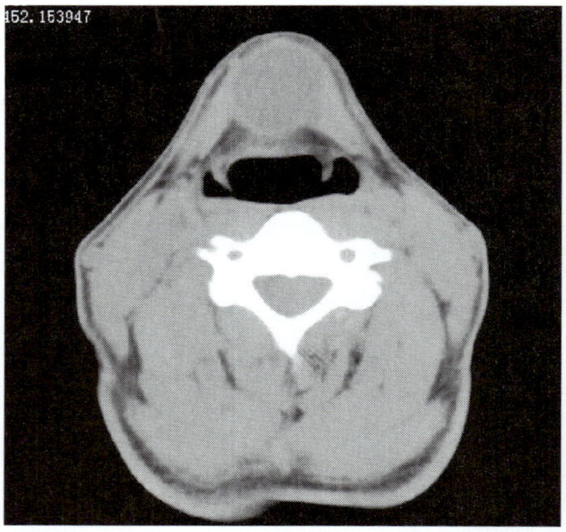

图 9-3-1　甲状舌骨囊肿

CT 示：颌下区会厌前方软组织内见一类圆形低密度灶，壁薄，边缘光滑。

三、增殖体肥大

【概述】

儿童期呈生理性肥大，5 岁左右最明显，以后逐渐萎缩，至 15 岁左右达成人状态。

【临床表现】

常有鼻塞、张口呼吸，入睡时有鼾声。肥大腺样体可影响咽鼓管的开放，致渗出性中耳炎。

【病理基础】

腺样体因炎症刺激而发生病理性增生。

【影像学表现】（图 9-3-2）

（1）CT 表现：表现为鼻咽顶后壁和后壁软组织对称性增厚，表面软组织充入鼻咽腔，咽隐窝受压变窄，病变密度均匀，与肌肉密度相仿，部分表面可见小囊肿及钙化。病变不累及其下方的肌肉，亦无骨质破坏。

（2）MRI 表现：腺样体增殖表现为 MT_1WI 低、中信号，但 T_2WI 为高信号。

【影像诊断技巧】

（1）诊断技巧

①好发年龄；

②典型影像表现。

（2）影像方法选择：一般 CT 即可满足诊断要求。

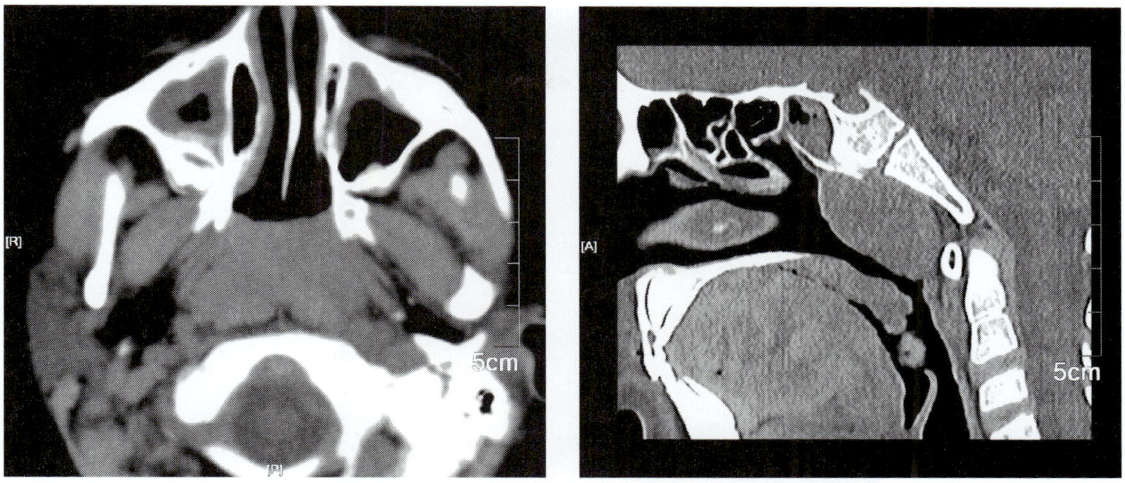

图 9-3-2　增殖体肥大

四、鼻咽血管纤维瘤

【概述】

本病发病原因不明，好发于 10～25 岁的男性青少年。

【临床表现】

其主要临床症状是反复大量出血，肿瘤堵塞后鼻孔和咽口，可有鼻塞、耳鸣和听力下降。不易彻底切除，术后易复发。

【病理基础】

本病多起源于鼻咽顶部枕骨结节及蝶骨翼突内板的骨膜部，向下突入鼻咽并向前生长。病理上肿瘤由丰富的血管组织和纤维组织基质构成，血管壁薄，缺乏弹性，易引起大出血，较大的肿瘤可以压迫邻近骨质，侵入鼻窦、眼眶等。

【影像学表现】（图 9-3-3）

（1）CT 表现：图像示鼻咽顶部软组织肿块，充满鼻咽腔，并经后鼻孔长入充满同侧鼻咽腔，肿块边缘清晰，增强可见明显强化，邻近结构受压移位，颅底骨质可有破坏。

（2）MRI 表现：图像示病灶呈等 T_1 等 T_2 信号，瘤内或周围大血管因流空效应，可见低信号条状影。

【影像诊断技巧】

本病临床临床诊断不难。影像学检查主要为明确肿瘤侵犯范围、骨质破坏情况及肿瘤供血。本病延迟强化是其特点。

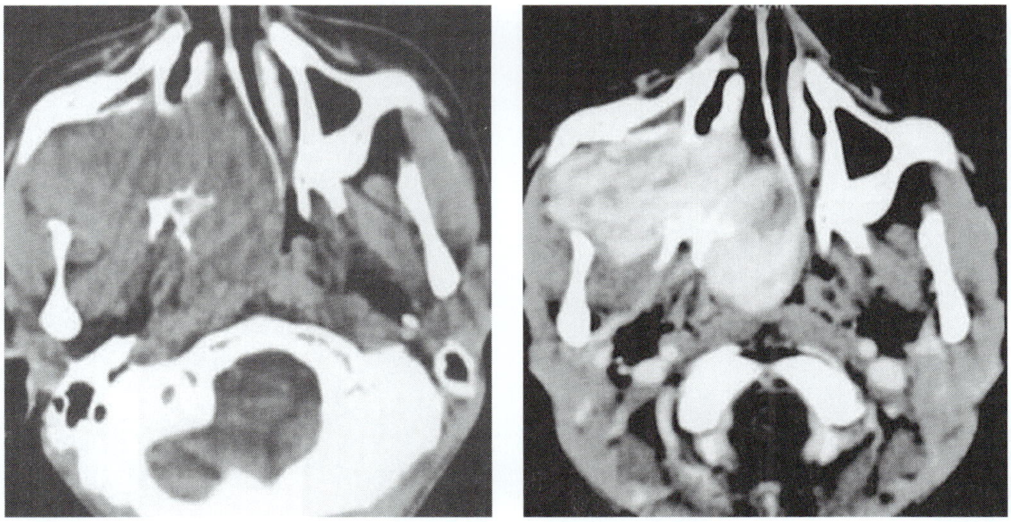

(A)　　(B)

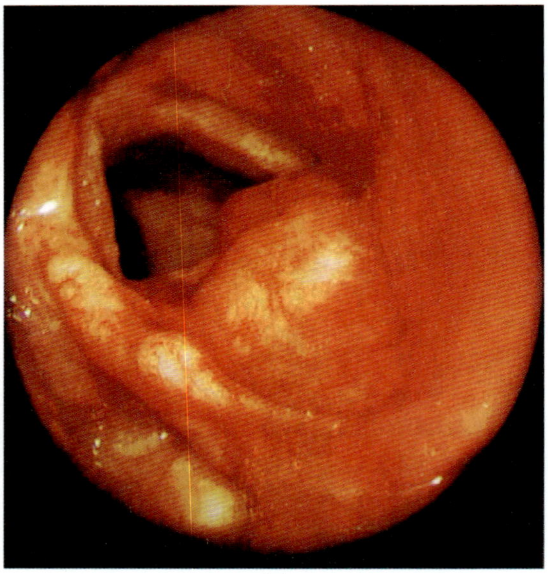

(C)

图 9-3-3 鼻咽血管纤维瘤

五、鼻咽癌

【概述】

鼻咽癌是发生于鼻咽部上皮细胞的恶性肿瘤，大多数起自咽隐窝。最常见的组织学类型为未分化癌。

【临床表现】

早期鼻咽癌的临床表现常较隐匿，中、晚期鼻咽癌因肿物的侵犯范围不同而表现各异。主要症状有鼻阻塞、鼻出血、耳鸣、耳闷塞及听力下降。患者就诊时往往以颈部淋巴结肿大为首发症状。

【病理基础】

鼻咽癌可分别或同时起源于鼻咽部的假复层纤毛柱状上皮和鳞状上皮，分为鳞癌、腺癌、泡状核细胞癌核未分化癌，其中以鳞癌多见。

【影像学表现】（图 9-3-4）

80%的肿瘤起自咽隐窝及咽侧壁，早期可引起咽隐窝变浅，闭塞，咽侧壁增厚，失去正常对称的外观。中晚期可见明显软组织肿物，肿瘤呈软组织密度，常突入鼻咽腔，致鼻咽腔不对称、狭窄或闭塞。平扫肿物与颈部肌肉密度大致相仿，一般无钙化或囊变，肿瘤呈浸润性生长，与周围组织分界不清。增强扫描肿物可呈轻度或中度强化。肿瘤在 MRI 的 T_1WI 呈低、中等信号，T_2WI 信号增高，呈中、高信号。

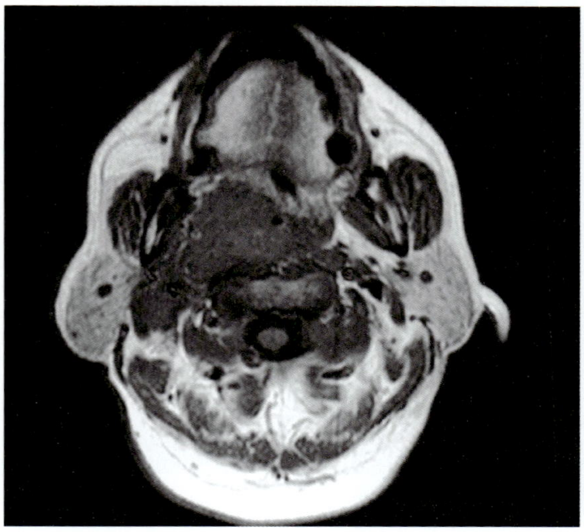

(A)

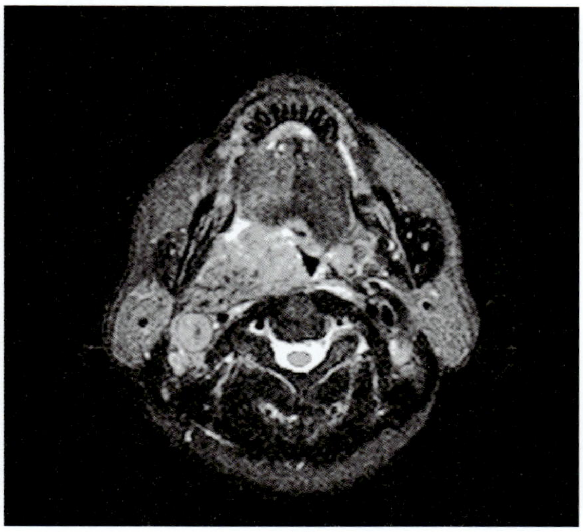

(B)

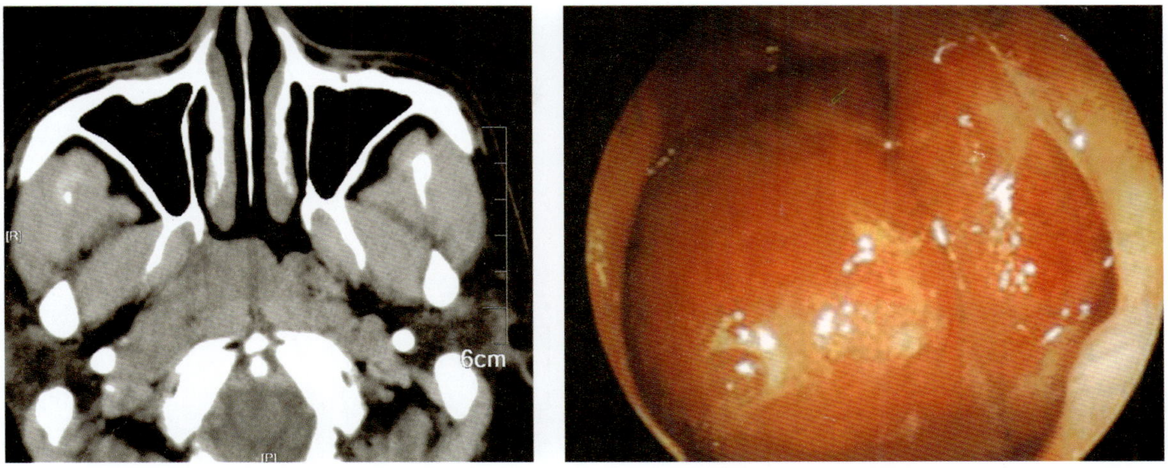

(C)　　(D)

图 9-3-4　鼻咽癌

【影像诊断技巧】

(1)诊断技巧：早期一侧咽隐窝变浅，中晚期可见肿块影。

(2)影像方法选择：MRI 能显示较小病灶，对淋巴结转移及颅内侵犯显示优于 CT，且有助于区分化疗后局部纤维化与肿瘤复发，但对于显示较小的颅底骨质破坏不如 CT。

第四节　喉部疾病

一、声带息肉

【概述】

好发于一侧声带的前中 1/3 的边缘，为致声音嘶哑的常见病因。与长期饮酒刺激和经常过度用声不当有关。

【临床表现】

主要临床表现为不同程度的声嘶。

【影像学表现】(图 9-4-1)

(1)CT 表现：示一侧声带前中游离缘带蒂结节，其密度与声带相仿，结节边缘光整。

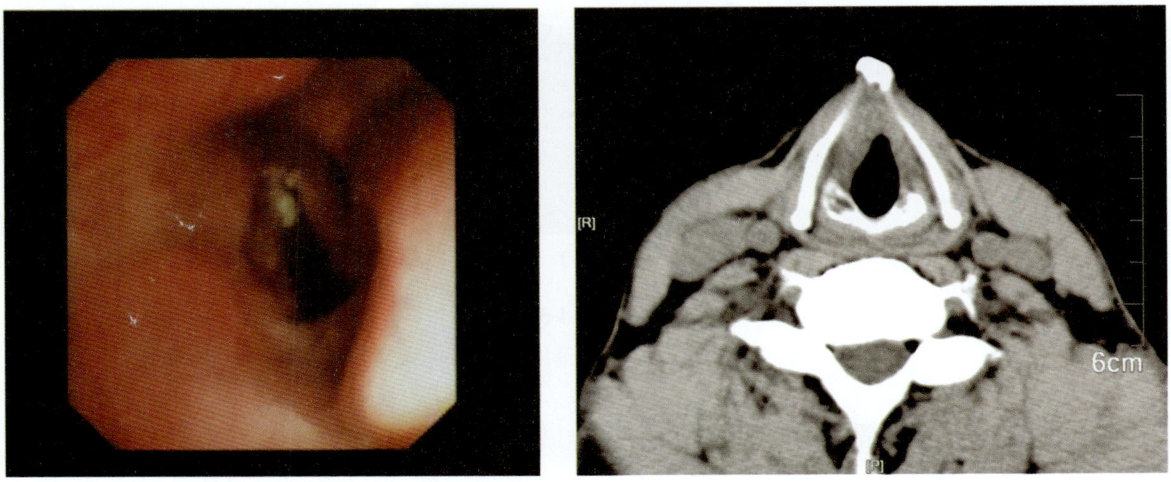

图 9-4-1　声带息肉

右侧声带前 1/3 处见一局限性软组织隆起，密度同正常声带组织。边缘光滑，与喉镜镜检查所见一致。

(2)MRI 表现:病变在 T_1WI 呈低信号,T_2WI 呈中等或略高信号。

【影像诊断技巧】

本病诊断不难,CT 即可满足诊断。

二、喉癌

【概述】

喉癌好发于 50～60 岁年龄段,30 岁以下少见。男性发病率远高于女性。常见于嗜烟酒者,声带过度疲劳,慢性喉炎,暴露于粉尘、石棉或电离辐射等。按肿瘤起源的部位分为声门区、声门上区和声门下区,在我国以声门型最多见,声门上型次之,原发声门下型很少见。

【临床表现】

声门型癌主要症状为声嘶,肿瘤较大时可有血痰、喘鸣、呼吸困难。声门上型癌早期仅有喉部异物感,咽部不适,中晚期可有咽喉痛,痰中带血,声嘶。声门下型癌早期可无明显症状,中晚期可有血痰、呼吸困难。

【病理基础】 (图 9-4-2)

组织学上喉癌以鳞状细胞癌最常见,约占 95%～98%,腺癌少见,约占 2%,未分化癌、淋巴肉瘤、纤维肉瘤少见。喉鳞状细胞癌依其发展程度可分为原位癌、早期浸润癌和浸润癌三种类型。声带癌是喉癌中最多见者,约占 60%,分化较好;多数为Ⅰ、Ⅱ级,转移较少。声门上癌的发病率约占 30%,癌细胞的分化较差,转移较多见。声门下癌少见,约占 6%。肉眼观肿瘤可呈乳头状、疣状或菜花状隆起,也可在局部形成溃疡。喉部继发性癌肿瘤不多见,一般系从甲状腺、喉咽、食管扩散浸润而来。

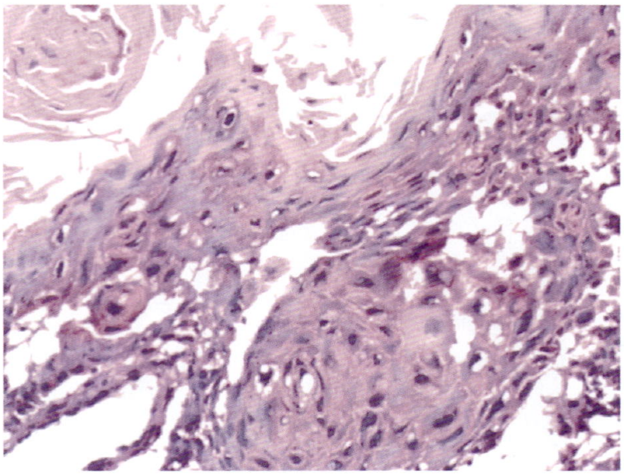

图 9-4-2　喉癌

【影像学表现】 (图 9-4-3)

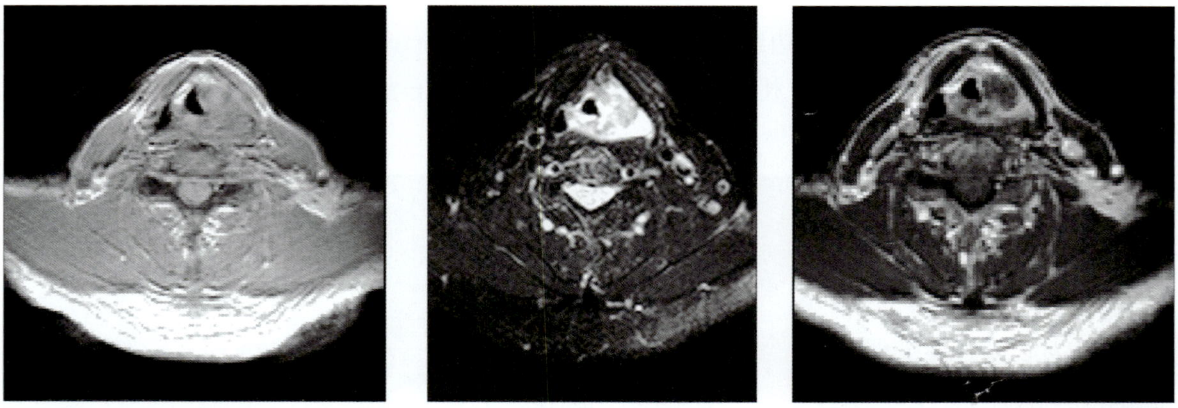

(A)　(B)　(C)

图 9-4-3

左侧声门及声门上区见软组织肿块影,左侧声带异常增厚,喉室明显受压变窄。肿块呈稍长 T_1 稍长 T_2 信号表现,增强呈弱强化表现。

(1)CT 表现:可见肿瘤部位软组织不规则增厚和肿块,边界欠清,形态不规则的等、高密度灶,若瘤内有坏死、液化,则呈低密度,周围可有水肿及软组织浸润,增强扫描后有不同程度的强化。声门型癌早期局限于声带内,仅见两侧声带不对称,一侧声带毛糙、增厚或局限的软组织结节,肿瘤易侵犯前联合,然后向对侧声带浸润,前联合厚度正常情况下不超过 2mm,超过即为受累表现,向后可侵犯杓状软骨，向外可侵犯喉旁间隙。

(2)MRI 表现：上肿瘤呈稍长 T_1 稍长 T_2 信号影，MRI 多平面成像可清楚显示肿块的范围和侵犯情况。

【影像诊断技巧】

(1)诊断技巧

①多见于中老年人；

②临床表现有声嘶、呼吸困难和喉咽痛；

③喉部肿块。

(2)影像方法选择：影像学检查可以做出一定意义上的定位和定性诊断，为临床制定治疗方案提供有价值的依据。

第五节 耳部疾病

一、耳乳突炎

【概述】

中耳乳突炎是临床最常见的感染性疾病。

【临床表现】

临床表现为耳部疼痛、耳漏及其听力下降。临床分为急性和慢性两种。

【病理基础】

主要为炎性细胞及脓液的作用，以及乳突蜂房气化不良。

【影像学表现】 (图 9-5-1)

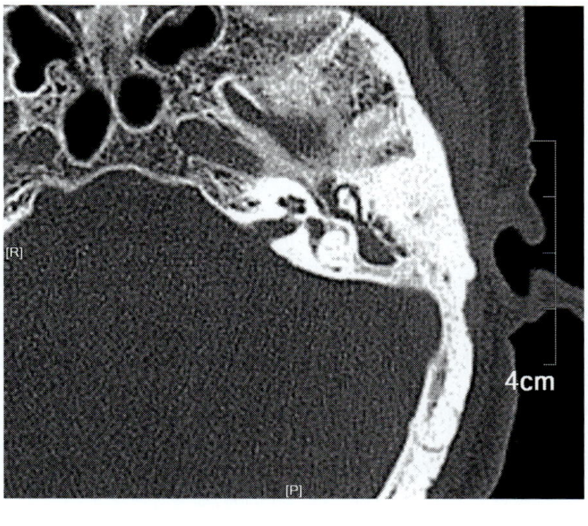

图 9-5-1 耳乳突炎

(1)CT 表现：典型表现为鼓室和乳突蜂房内不含气，有时可见一个液体或多个液平面。

(2)MRI 表现：表现为长 T_1 长 T_2 信号。早期无明显骨质破坏，乳突蜂房间隔、听小骨和乳突内外的骨皮质完整，晚期听小骨可以不同程度的破坏。乳突内外侧的骨皮质破坏时，易引起骨膜下脓肿及颅内并发症。

【影像诊断技巧】

(1)诊断技巧

①根据临床表现；

②中耳炎引起的骨质破坏，常常边缘不规则；

③炎性肉芽肿 MRI 增强有明显强化。

(2)影像学方法选择：首选 HRCT 即可作出诊断，并可清晰显示骨皮质的破坏情况。当并发颅内感染时，如乙状窦血栓、脑内外脓肿、脑膜炎等，则 MRI 有助于诊断。

二、胆固醇肉芽肿

【概述】

胆固醇肉芽肿通常继发于慢性中耳炎渗出，可有或无细菌感染。

【临床表现】

好发于上鼓室、乳突和岩部。

【病理基础】

胆固醇肉芽肿由棕色液体组成，含有胆固醇结晶，镜下可见多核巨细胞、红细胞和含铁血黄素。胆固醇结晶和异物反应是主要的组织病理学表现。出血可导致肉芽组织血管的形成，同时新生血管可继发再出血，红细胞的破裂则进一步形成胆固醇结晶，胆固醇肉芽肿以此不断循环。

【影像学表现】 (图 9-5-2)

(1)CT 表现：可表现上鼓室或鼓室内软组织影，发生在中耳大多无骨质破坏或者轻微骨质侵

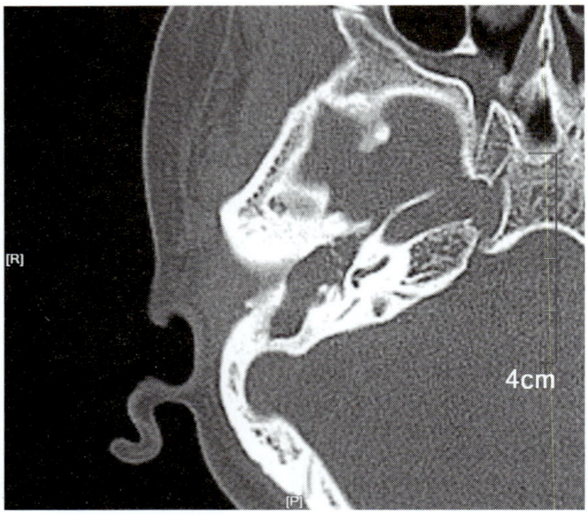

图 9-5-2 胆固醇肉芽肿

蚀，CT 表现无特异性。

（2）MRI 表现：T_1WI 及 T_2WI 表现为高信号，有含铁血黄素沉着可表现为低信号，增强后无明显强化。

【影像诊断技巧】

（1）诊断技巧

①一般有中耳炎病史；

②大多数无骨质破坏或轻微骨质侵蚀；

③MRI 各个加权像上信号均较高，这是区别胆脂瘤的特点之一。

（2）影像方法选择：由于 CT 表现无特异性，MRI 有助于诊断。

三、鼓室硬化症

【概述】

本病一般有慢性中耳炎病史。

【临床表现】

病变早期为鼓室黏膜或骨膜水肿，病变晚期有成纤维细胞增生和胶原结缔组织的产生，并且产生透明样变性，形成鼓室硬化斑块。

【病理基础】

鼓室硬化为鼓室内的胶原质的透明样变，表现为肌腱和韧带的钙化，听骨链活动受到限制。

【影像学表现】（图 9-5-3）

典型的 CT 可见单发或多发钙化斑点，或网状的钙化影，多发生于中耳腔、上鼓室肌鼓膜。新骨形成多见于上鼓室，新骨形成主要是由于成骨细胞的作用所致。

【影像诊断技巧】

（1）诊断技巧

①慢性中耳炎病史；

②CT 图像示鼓室内钙化灶。

（2）影像方法选择：首选 CT，MRI 对本病帮助不大。

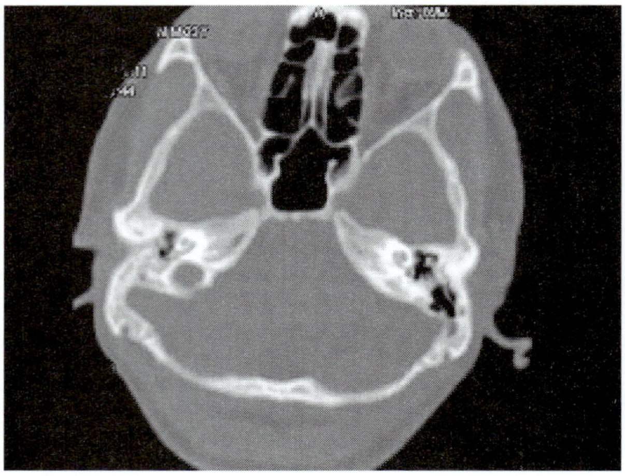

图 9-5-3 鼓室硬化症

四、中耳乳突胆脂瘤

【概述】

本病多发生在板障型乳突，上鼓室是最常见发生部位。

【临床表现】

临床表现为长期持续性耳流脓，浓量多少不等，但有特殊恶臭。多数有传导性耳聋，检查示鼓膜松弛部或紧张部后上方有边缘性穿孔，并可见鼓室内灰白色鳞屑状或豆渣样无定型物质。

【病理基础】

本病为外耳道上皮经鼓膜穿孔处移行长入鼓室，然后脱落堆积成团，形成胆脂瘤。肉眼观成白色牙膏样或豆腐渣样，由角化上皮和胆固醇混合组成，典型表现为上皮呈葱皮样层状堆积。

【影像学表现】（图 9-5-4）

（1）CT 表现：可见软组织影，并常常导致上鼓室和乳突窦扩大，听小骨破坏或者向内侧移位。主

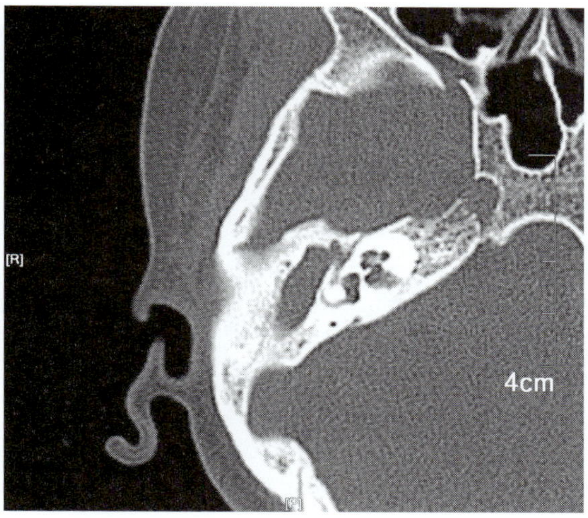

图 9-5-4　中耳乳突胆脂瘤

要是膨胀性骨质破坏，可以累及周围不同结构，如面神经管、水平半规管。

（2）MRI 表现：表现为等 T_1 略长 T_2 信号，增强扫描肿瘤实质无强化，边缘可见强化，为炎性反应。

【影像诊断技巧】

（1）诊断技巧

①中耳炎病史；

②好发部位；

③CT 示软组织影，并有膨胀性骨质破坏。

（2）影像方法选择：一般 HRCT 即可满足诊断要求。

第六节　颌面部疾病

一、舌癌

【概述】

舌癌是口腔颌面部常见的恶性肿瘤，好发于舌缘，其次为舌尖、舌背及舌根。

【临床表现】

临床表现为局部新生物，有时有轻度疼痛或糜烂，局部形成硬结或溃疡，病变恶性程度高，浸润强，常累及舌肌，晚期可蔓延至口底、颌骨、舌腭弓及扁桃体。

【病理基础】

多数为鳞状细胞癌，常表现为溃疡型或浸润型，腺癌少见，多位于舌根，舌根部有时可发生淋巴上皮癌及未分化癌。

【影像学表现】（图 9-6-1）

CT/MRI 检查病变表现为类圆形或斑片状软组织肿块或结节，CT 平扫为稍低密度，边界常不清楚。MRI 的 T_1WI 为低信号，T_2WI 为高信号。增强扫描，肿瘤常呈不规则或环状强化。

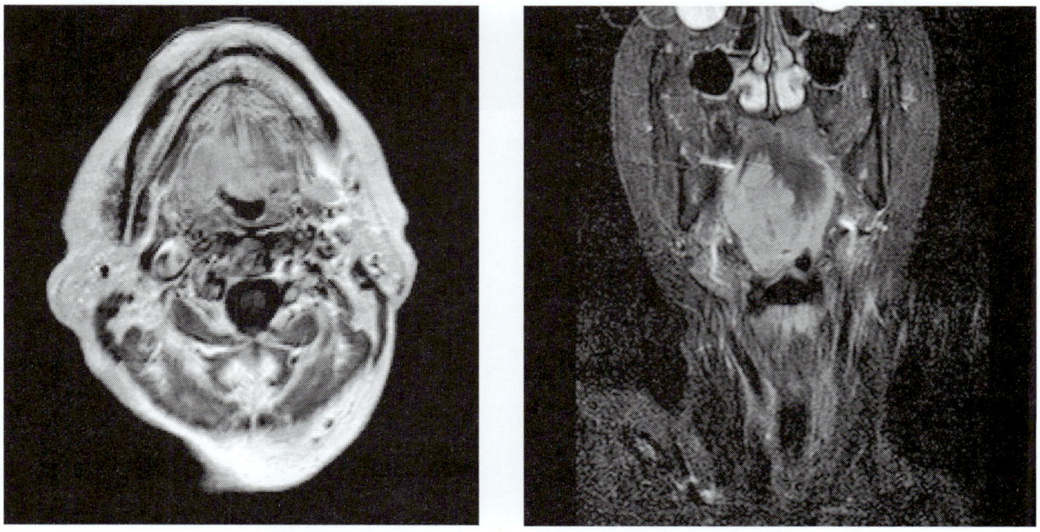

图 9-6-1　舌癌

【影像诊断技巧】

(1)诊断技巧:结合临床病史及影像特点不难诊断。

(2)影像方法选择:MRI 的冠状位及矢状位图像显示舌癌最佳,并可清晰显示肿瘤对邻近组织结构的侵犯。

二、齿釉细胞瘤

【概述】

本病是上皮性牙源性颌骨肿瘤,为最常见的牙源性良性肿瘤。

【临床表现】

多见于青壮年,多发生于下颌骨,且大多数在磨牙区和升支。肿瘤生长较慢,早期无症状,增大时引起颌面部变形,体检有乒乓球感。

【病理基础】(图 9-6-2)

主要来源于残余的牙板和造釉器,少数来源于牙源性囊肿或口腔黏膜上皮。瘤体包绕在膨胀的骨性空腔内,空腔的边缘常为致密的骨质,瘤体的边缘或内部可有牙齿。肿瘤可有包膜,剖面可为实性或囊性,或两者兼有,镜下肿瘤细胞呈大小不等的团块或条索、分散于结缔组织间。

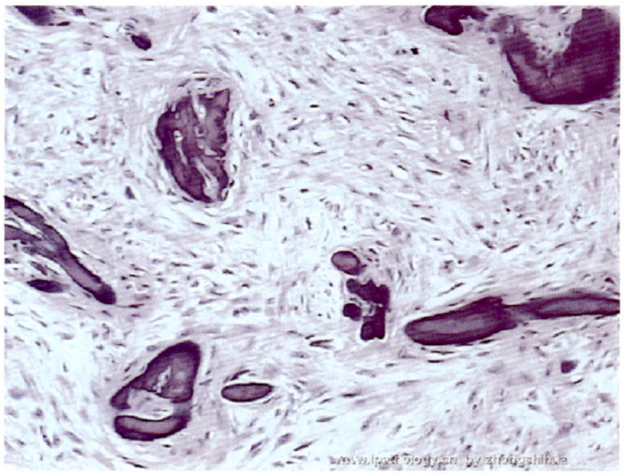

图 9-6-2　齿釉细胞瘤

【影像学表现】(图 9-6-3)

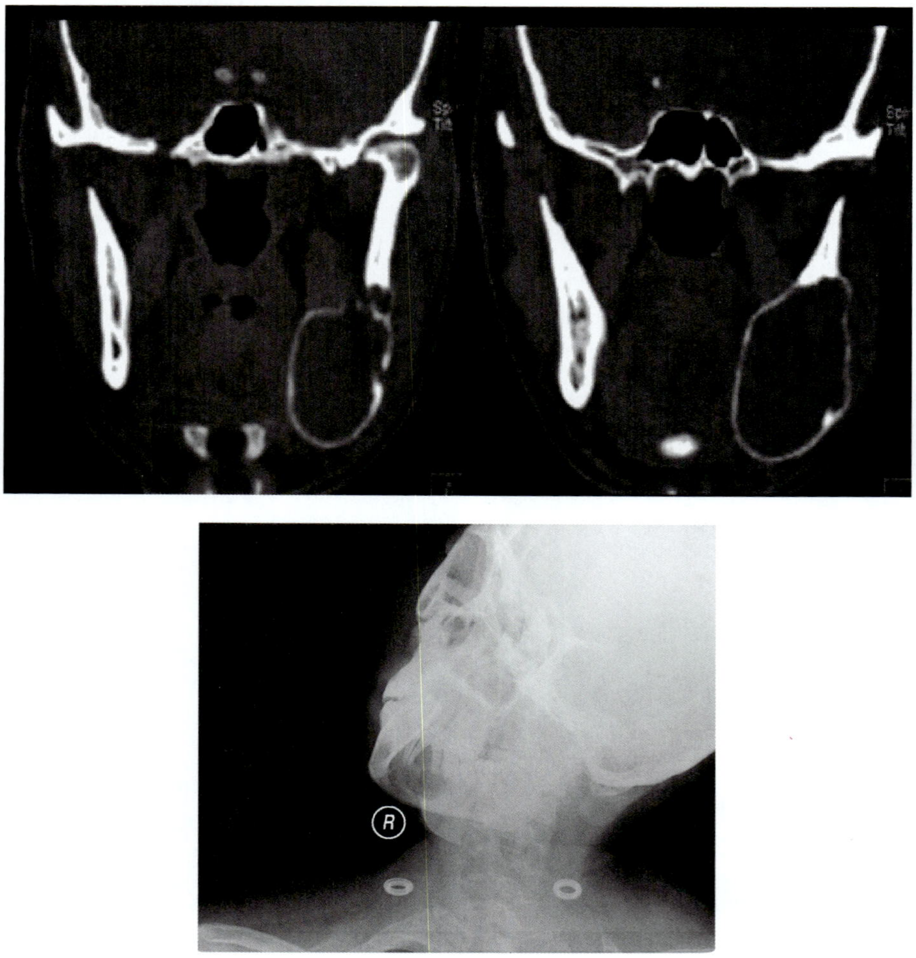

图 9-6-3

（1）CT 表现：肿瘤呈低密度囊状区与等密度混合存在，肿瘤内呈多房性、蜂窝状或单房状，骨皮质变薄。

（2）MRI 表现：呈混杂信号。增强扫描病灶实质部分强化。

【影像诊断技巧】

（1）诊断技巧：肿瘤内常有间隔呈多房形是诊断本病的主要依据，结合好发部分及典型 CT 表现，诊断不难，但注意与牙源性囊肿、下颌骨的巨细胞瘤相鉴别。

（2）影像方法选择：X 平片及 CT 即可满足诊断要求。

三、腮腺良性肿瘤

【概述】

本病以多形性混合瘤最多见，其次为腺淋巴瘤。

【临床表现】

本病常见于青壮年，性别无明显差异，病程较长，生长缓慢，常无意或体检发现腮腺内无痛性肿块，表面光滑或呈结节状，可活动。

【病理基础】（图 9-6-4）

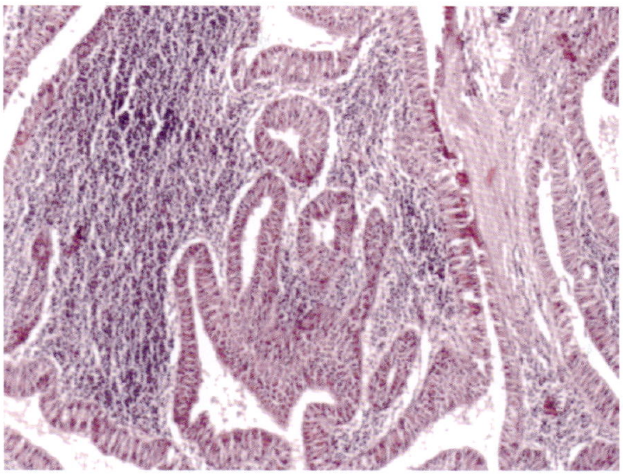

图 9-6-4　腮腺良性肿瘤

多形性腺瘤多呈圆形或椭圆形，包膜较完整，边界清楚。切面呈灰白色，可见浅蓝色软骨样组织、半透明的黏液样组织以及小米粒大的黄色角化物，囊变者内含无色透明或褐色液体。镜下肿瘤由黏液样组织和软骨样组织组成。腺淋巴瘤常有较薄的包膜和大小不等的囊腔，组织学上有嗜酸性上皮细胞和淋巴样间质成分。

【影像学表现】（图 9-6-5）

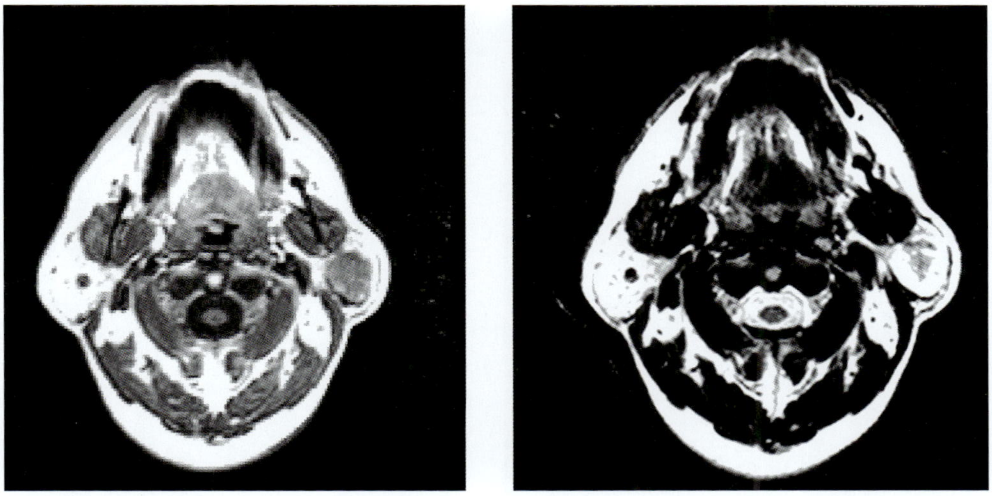

图 9-6-5

（1）CT 表现：多形性腺瘤表现为腮腺内圆形或椭圆形软组织肿块，边缘光滑，当有囊变时，则表现为液体密度，腺淋巴瘤呈分叶状和多发小囊样表现，肿瘤较大时可见咽侧壁向中线移位。

（2）MRI 表现：多形性腺瘤较小时信号较均匀，T_1WI 为等信号，T_2WI 为略高信号或高信号，周边可见低信号薄壁包膜。发生坏死、囊变时信号不均匀，而腺淋巴瘤易产生蛋白含量高的囊腔，

T_1WI 及 T_2WI 均呈高信号，颇具特征。

【影像诊断技巧】

(1)诊断技巧

①无痛性耳前肿块；

②影像学特点。

(2)影像方法选择：MRI 优于 CT，且增强 MRI 有助于诊断，但组织学类型有待病理结果。由于穿刺活检易损伤邻近丰富的血管神经，现多不提倡。

四、腮腺癌

【概述】

腮腺癌是发生于腮腺、属于涎腺癌中发生率最高的一种恶性肿瘤，但恶性肿瘤少见，以恶性混合瘤为多，其次为黏液表皮样肿瘤、腺癌、腺泡细胞癌等。

【临床表现】

本病临床表现为粘连固定的肿块，触之较硬，边缘不清，若侵犯面神经、咬肌、颞颌关节等，出现疼痛、面神经麻痹，张口困难等。

【病理基础】 (图 9-6-6)

腮腺癌生长较快，呈浸润性生长，包膜多不完整或无包膜，常累及周围的组织或皮肤。

【影像学表现】 (图 9-6-7)

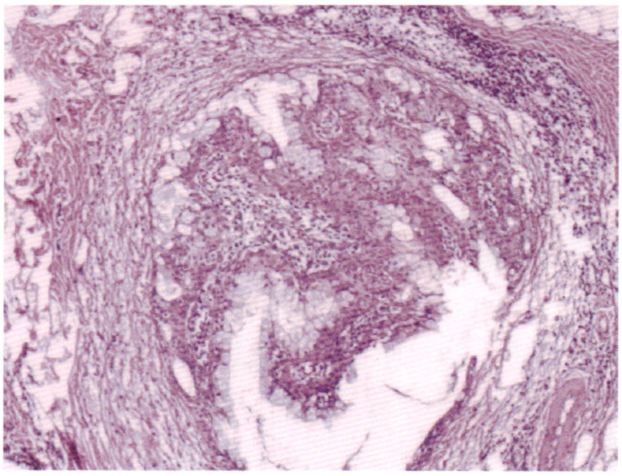

图 9-6-6　右侧腮腺癌

MRI 示，右侧腮腺内见混杂信号肿块影，轮廓不规整，边界不清。病理证实为腮腺黏液表皮样癌。

常表现为边界不清楚、轮廓不规则的软组织密度肿块，密度不均匀，可有不规则坏死区，增强扫描病灶不均匀强化，相邻脂肪或筋膜界面消失。

【影像诊断技巧】

腮腺的良恶性肿瘤的鉴别一般可以根据肿块形态、信号等情况进行鉴别。但是恶性程度低的肿瘤也可表现为良性肿瘤表现，而良性肿瘤周边因炎性反应也可出现边缘模糊而类似于恶性肿瘤。至于影像方法选择方面，仍首选 MRI。

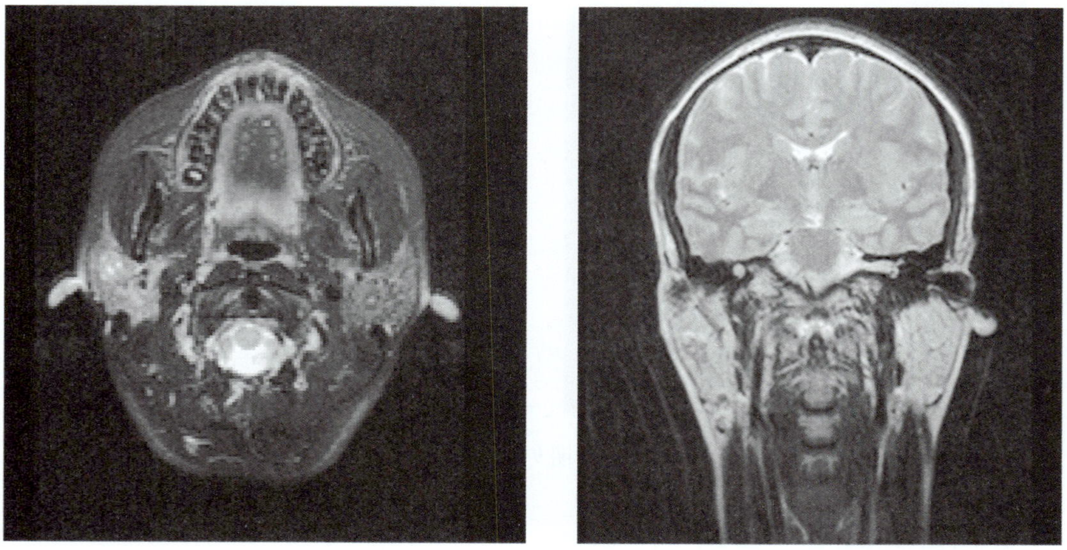

图 9-6-7

第十章

呼吸系统疾病

第一节 气管及支气管病变

一、支气管炎

【概述】

气管、支气管黏膜及周围组织的慢性炎症；主要原因为病毒和细菌的重复感染形成了支气管的慢性非特异性炎症。

【临床表现】

急性支气管炎起病较快，始为干咳，后咳黏痰或脓性痰，常伴胸骨后闷胀或疼痛。慢性支气管炎的主要表现为咳嗽，长期、反复、逐渐加重的咳嗽是本病的突出表现；咳痰呈白色黏液泡沫状。气喘及反复呼吸道感染。

【病理基础】（图 10-1-1）

（1）呼吸道上皮的损伤与修复：炎性渗出，黏液分泌增多，黏膜上皮的纤毛粘连、倒伏，甚至脱失。上皮细胞变性、坏死，可发生鳞状上皮化生。

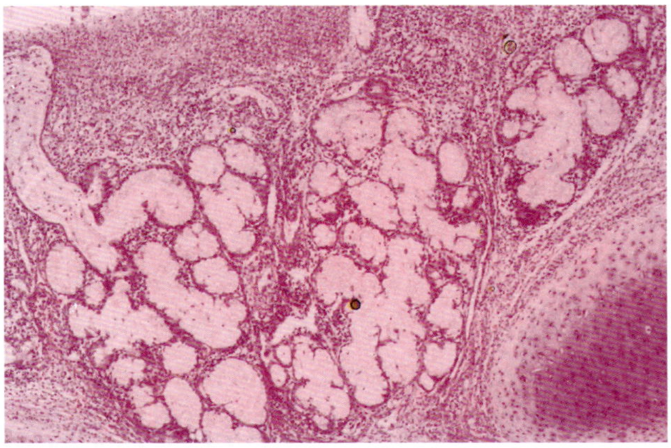

图 10-1-1 支气管炎镜下观

（2）呼吸道腺体表现：黏膜上皮层内杯状细胞增多；黏液腺泡增生、肥大；浆液腺泡黏液化。

（3）管壁其他组织的损害：炎症可破坏平滑肌、弹力纤维和软骨。

【影像学表现】（图 10-1-2）

（1）早期可无明显异常影像学改变；部分病例可因小支气管炎、间质纤维化，X 线可见肺纹理增多、增粗、紊乱改变；“轨道征”，即因支气管管壁炎性增厚所见支气管走行区成相互平行的线状影，线状影间为支气管腔，呈细长的透光带，宽小于 3mm，随着高分辨（HRCT）及 16 排以上螺旋 CT（MDCT）的广泛使用，此类征象的显示率显著提高；气管、支气管腔狭窄，如气管因长期咳嗽及炎性刺激前后径扩大，左右径缩小，呈“刀鞘”样改变。

（2）长期慢性支气管炎可并发间质性病变：如肺大泡，好发于肺尖、胸膜下及纵隔旁的薄壁类圆形透光区；肺气肿等。

【影像诊断技巧】

临床上以长期咳嗽、咳痰或伴有喘息及反复发作为特征。慢性咳嗽、咳痰或伴有喘息，每年发作持续 3 个月，连续 2 年或以上，并能排除心、肺其他疾患而反复发作即可确诊，早期病人 X 线及 CT 检查可无阳性征象。随着病情发展，X 线及 CT 检查可提供诊断依据。

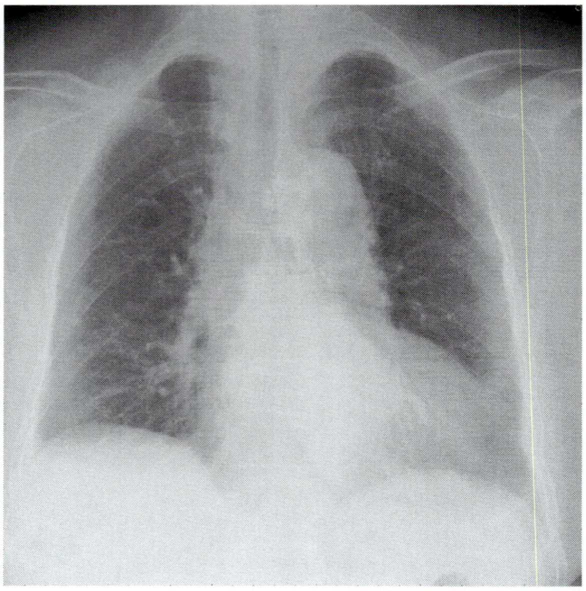

（A）

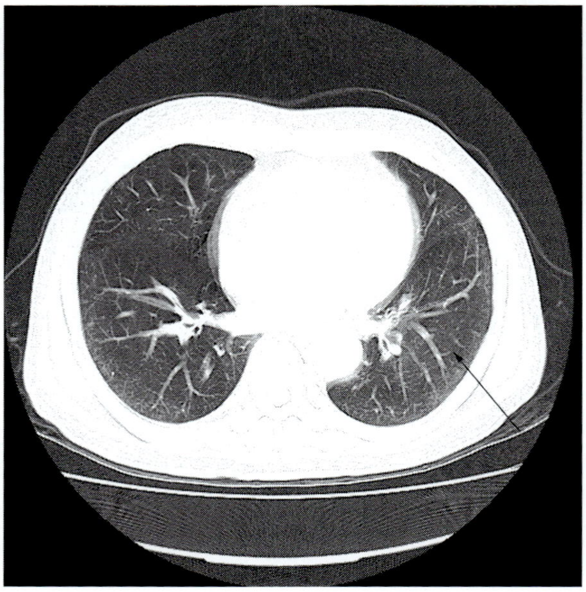

（B）

图 10-1-2　支气管炎

（A）+（B）：支气管炎 X 片及 CT 表现，“轨道征”（（B）图黑箭头）。

二、支气管扩张

【概述】

指一支或多支近端支气管和中等大小支气管管壁组织破坏造成不可逆性扩张。它是呼吸系统常见的化脓性炎症。主要致病因素为支气管的感染阻塞和牵拉。

【临床表现】

典型症状为慢性咳嗽伴大量脓痰和反复咯血。晨起或入夜卧床时咳嗽痰量增多，呼吸道感染时黄绿色脓痰明显增加，一日数百毫升，有厌氧菌混合感染则有臭味。反复继发感染支气管引流不畅，痰不易咳出，可感到胸闷不适。炎症扩展到病变周围的肺组织，出现高热、纳差盗汗、消瘦、贫血等症状。慢性重症支气管扩张可致肺功能严重受损，稍活动即有气急、发绀伴有杵状指（趾）。

【病理基础】（图 10-1-3）

支气管扩张肉眼可见支气管壁明显增厚，伴有不同程度的变形，管腔可呈囊、柱状或梭状扩张。扩张的管腔内常有黏液充塞、黏膜明显炎症及溃疡，支气管壁有不同程度破坏及纤维组织增生。镜下可见支气管壁淋巴细胞浸润或淋巴样结节，黏液腺及淋巴细胞非常明显。支气管黏膜的柱状上皮常呈鳞状上皮化生。支气管壁有不同程度的破坏，甚至不能见到正常结构，仅见若干肌肉及软骨碎片。管壁上有中性粒细胞浸润，周围肺组织常有纤维化、萎陷或肺炎等病理基础。一般炎性支气管扩张多见于下叶。由于左侧总支气管较细长，与气管的交叉角度近于直角，因此痰液排出比右侧困难，特别是舌叶和下叶基底段更是易于引流不畅，导致继发感染，伴随支气管行走的肺动脉可有血栓形成，有的已重新沟通。支气管动脉也可肥厚、扩张。支气管动脉及肺动脉间的吻合支明显增多。病变进展严重时，肺泡毛细血管广泛破坏，肺循环阻力增加，最后可并发肺源性心脏病，甚至心力衰竭。

【影像学表现】（图 10-1-4，图 10-1-5）

（1）X 线表现：主要 X 线表现可有纹理增粗、增多、紊乱；可见支气管管壁增厚形成的“轨道征”；支气管扩张在 X 线、CT 及支气管造影时均可显示柱状、囊状或囊柱混合状扩张的支气管影，多个囊状扩张支气管可分布呈葡萄串样改变，胸片可呈“蜂窝样”改变，当合并感染渗出时，扩张支气管周边可见片状渗出密度影，病变区边缘模糊，囊腔内因渗出可见液气平面，血块阻塞时可呈支气管截断表现。

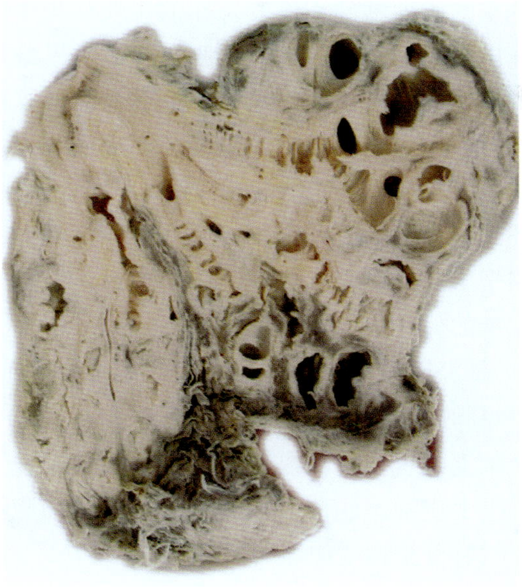

（A）

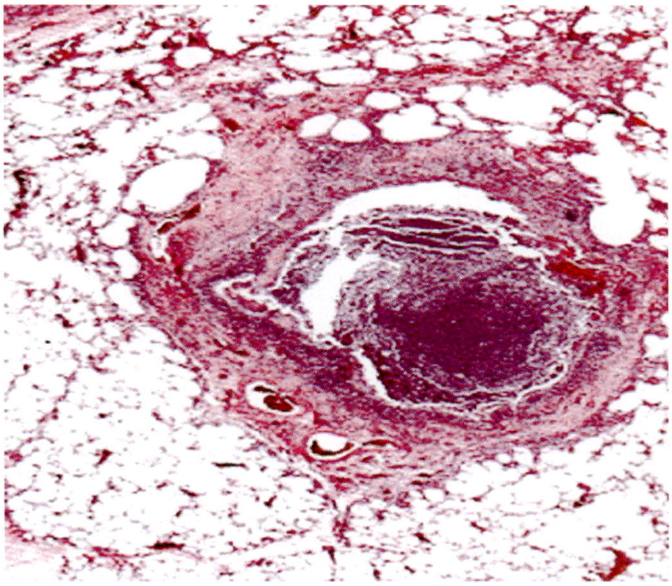

（B）

图 10-1-3　支气管扩张大体观及镜下观，管腔囊状扩张

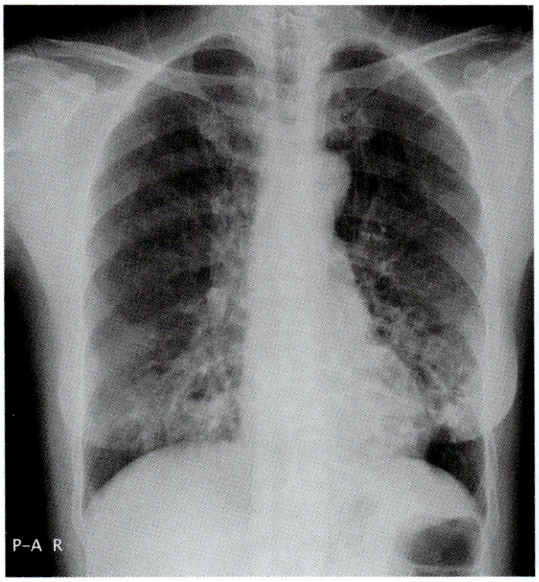

图 10-1-4　双下肺野支气管扩张

混合型，伴感染部分囊内可见液平。

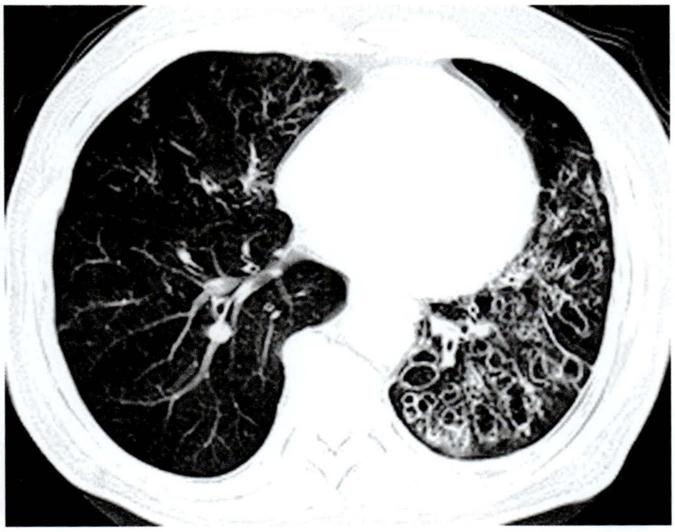

图 10-1-5　左下肺支气管扩张 CT 表现

（2）CT 表现：可以显示出特征性的“印戒征”，即增厚的环形扩张支气管壁切面与邻近伴行的动脉组成，囊内可有液平；高分辨 HRCT 可以较好地显示本病的细微改变并具高度特异性。

本病可伴发征象有“指套征”；肺炎、肺实变及肺不张、肺大泡等；继发于肺结核的扩张支气管，均在两肺上叶尖、后段或下叶背段的病灶附近，呈局限性支气管扩张改变。

三、支气管哮喘

【概述】

狭义哮喘是由于外在或内在的过敏原或非过敏原等因素，通过神经体液而导致气道可逆性的痉挛。广义哮喘的临床表现由许多不同程度的病理生理变化而形成的综合征，根据各种病理生理变化程度不同即可导致临床上不同程度的哮喘综合征，重者表现为急性严重的哮喘持续状态，轻者仅表现为胸闷，有些则表现为以咳嗽为主。而一般常见的所谓支气管哮喘，则常指狭义的定义。

【临床表现】

常见症状有咳嗽、喘息、呼吸困难、胸闷、咳痰等。典型的表现是发作性伴有哮鸣音的呼气性呼吸困难。严重者可被迫采取坐位或呈端坐呼吸，干咳或咯大量白色泡沫痰，甚至出现紫绀等。哮喘症状可在数分钟内发作，经数小时至数天，用支气管扩张药或自行缓解。哮喘的发病特征是发作性、时间节律性、季节性、可逆性。

【病理基础】

(1)变态反应：通过巨噬细胞和T淋巴细胞的传递，刺激机体B淋巴细胞合成特异性IgE，与肥大细胞和嗜碱性粒细胞表面的IgE交联，从而促发细胞内一系列的反应。

(2)气道慢性炎症：气道慢性炎症被认为是哮喘的基本的病理基础和反复发作的主要病理生理机制。以肥大细胞，嗜酸性粒细胞和T淋巴细胞为主的多种炎症细胞在气道的浸润和聚集。这些细胞相互作用可以分泌出数十种炎症介质和细胞因子。

(3)气道高反应性(AHR)：表现为气道对各种刺激因子出现过强或过早的收缩反应，是哮喘患者发生发展的另一个重要因素。

(4)神经因素也认为是哮喘发病的重要环节：肉眼可见肺膨胀及肺气肿，肺柔软疏松有弹性，支气管及细支气管内含有黏稠痰液及黏液栓。镜下可见纤毛上皮细胞脱落，基底膜露出，杯状细胞增殖及支气管分泌物增加等病理基础。

【影像学表现】(图10-1-6)

影像学表现不具特异性；X线及CT可有气道炎症所致纹理增粗、增多；吸气增加呼气困难所致肺野透亮度增高，肺容积增大；HRCT呼气末空气潴留，可见“马赛克征”。

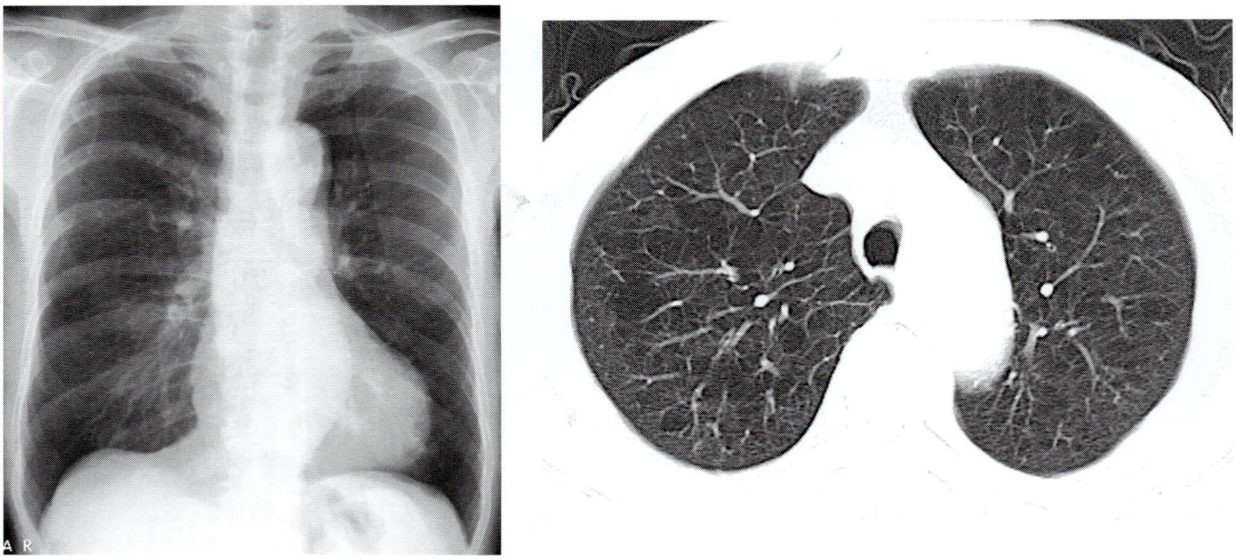

(A)　(B)

图10-1-6　支气管哮喘

(A)为哮喘发作期X片，仅表现肺野透亮度增高，肋间隙增宽改变；(B)图为缓解期CT显示泡性肺气肿，无特征性改变。

【影像诊断技巧】

哮喘病的诊断标准：

(1)反复发作喘息、气急、胸闷或咳嗽，多与接触变应源、冷空气、物理、化学性刺激、病毒性上呼吸道感染、运动等有关。

(2)发作时在双肺可闻及散在或弥漫性，以呼气相为主的哮鸣音，呼气相延长。

(3)上述症状可经治疗缓解或自行缓解。

(4)除外其他疾病所引起的喘息、气急、胸闷或咳嗽。

(5)临床症状不典型者(如无明显喘息或体征)应至少具备以下一项试验阳性：

①支气管激发试验或运动试验阳性。

②支气管舒张试验阳性(FEV_1 增加 15%以上，且 FEV_1 绝对值增加>200ml)。

③PEF 日内变异率或昼夜波动率≥20%符合以上(1)～(4)条或(4)、(5)条者，可确诊为支气管哮喘。影像学检查对其不具备特异性。

四、支气管囊肿(先天性)

【概述】

先天性支气管囊肿是呼吸系统在胚胎时期发育异常所致。因发育阶段不同，病变可发生在不同部位，根据病变部位不同可分为纵隔型、肺内型和异位型。常发生在肺内，少数可见于纵隔，称为纵隔支气管囊肿；极少数可移位到食管壁。

【临床表现】

先天性支气管囊肿患者一般无症状，出现的症状或体征大多数是由于继发感染引起，或者由囊肿压迫周围组织或器官引起；如咳嗽、咳痰、咯血、胸闷、呼吸困难、胸痛、吞咽不适、发热等。本组有临床症状或体征者中，最常见的为咳嗽和咳痰症状。

【病理基础】(图 10-1-7)

肺芽发育障碍发生在气管或主支气管分支阶段的发育障碍形成的囊肿；位于纵隔内，称为支气管囊肿；发生在小支气管分支阶段的发育障碍形成的囊肿，多数位于肺组织内，称为肺囊肿。囊肿为单房或多房，薄壁，内披呼吸性上皮，通常充满黏液样物质。囊壁可含黏液腺、软骨、弹性组织和平滑肌。不与支气管相通，感染后可充满脓液或空气。支气管肺囊肿多见于下叶，两肺分布均等；纵隔支气管囊肿大多位于隆突附近，通过蒂与一侧支气管相连。通常为孤立性，多位于后纵隔，中纵隔次之，上纵隔最少。

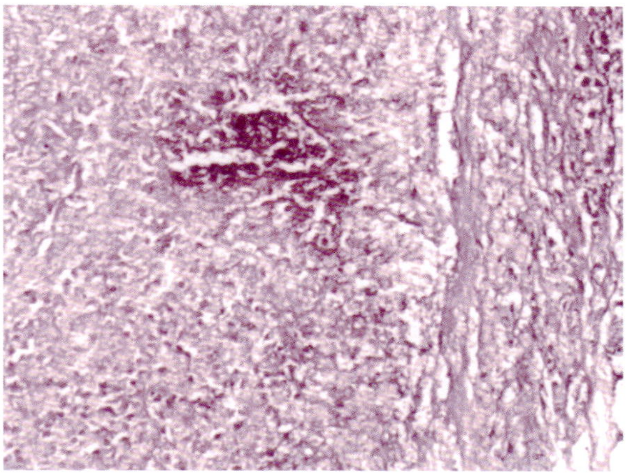

图 10-1-7　支气管囊肿镜下观

【影像学表现】(图 10-1-8)

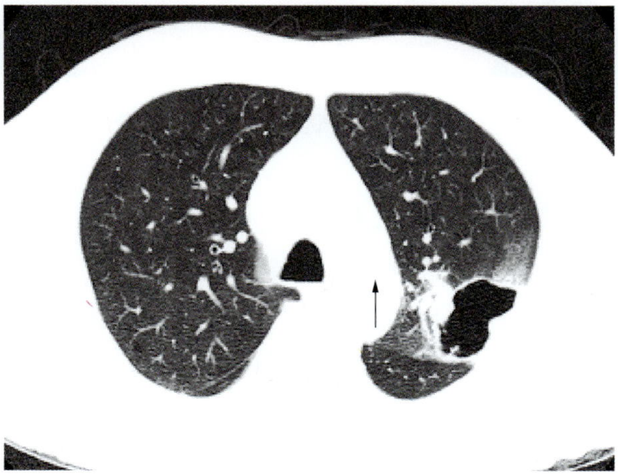

(A)

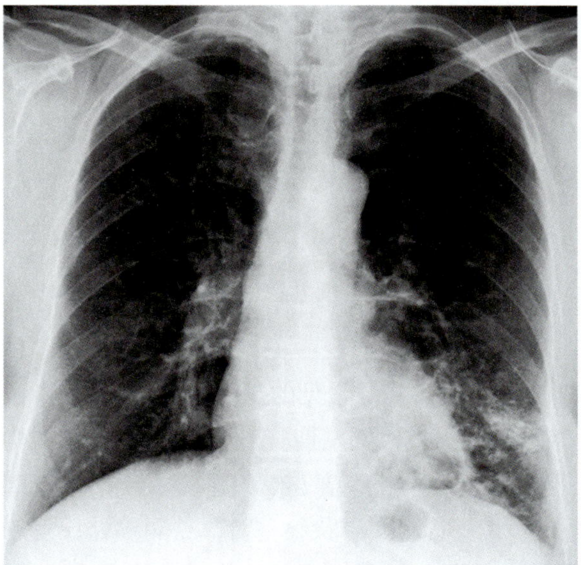

(B)

图 10-1-8　支气管囊肿

(A)为左下肺支气管囊肿，伴感染其内可见液平(黑箭头)；(B)为左上叶后段支气管囊肿 CT 表现。

肺内圆形或类圆形水样密度影；若囊肿内出血、大量纤维组织增生、肉芽肿形成可使其呈软组织密度，边界清楚，合并感染者因病灶周围的渗出性病变使边界模糊不清；若囊肿与支气管相通有空气进入则形成空腔样病变，其壁薄，囊肿越大壁越薄，合并感染者囊壁可增厚模糊；空腔多者呈蜂窝样阴影；病程长者病灶可有钙化；增强扫描多无明显强化。

纵隔支气管囊肿呈圆形或卵圆形肿块，多位于中纵隔的中、上部，好发于气管两旁或气管分叉；密度均匀一致，边缘光滑、整齐；囊肿张力低时贴附于气管部分可变扁，张力高时气管可受压。偶尔与气管相通出现气液平面。透视下，随胸腔压力变化可变形。CT 常位于隆突下区并延伸至纵隔右侧，也可位于气管旁或升主动脉周围；呈单房囊性肿块，密度均一，边缘光滑，囊内可伴液平，与周围结构分界清楚。MRI 由于囊内黏蛋白较高呈短 T_1 高信号和长 T_2 高信号。

多发性肺囊肿可在一侧肺或两侧肺内多发弥漫分布，呈成串分布薄壁囊状透光区。合并感染可见边缘模糊，腔内液平影。

【影像诊断技巧】

胸部 X 线和 CT 检查对肺内型和纵隔型支气管囊肿有一定诊断价值。肺内型和纵隔型支气管囊肿的 X 线和 CT 表现可以多种多样，与其他疾病影像学表现相似，容易被误诊，中纵隔气管周围、特别是右侧气管旁囊性肿块，无强化，临床无症状，有助诊断支气管囊肿。异位型支气管囊肿手术前常难以确诊，多要病理检查才能明确。

五、气管肿瘤

【概述】

原发性气管肿瘤较少见。原发性气管肿瘤种类甚多，恶性居多，最常见的是鳞状上皮细胞癌，次之为囊性腺样癌。原发性气管良性肿瘤则有错构瘤、乳头状瘤、平滑肌瘤、软骨瘤、纤维瘤、血管瘤等。喉、支气管、肺、甲状腺、食管、纵隔等处原发恶性肿瘤亦可侵入气管形成继发性气管肿瘤。

【临床表现】

临床症状因肿瘤的部位大小和性质而异。早期症状为刺激性咳嗽、痰少或无痰，有时可带有血丝。肿瘤长大逐渐阻塞气管腔则出现气短、呼吸困难、喘鸣等；晚期病例可呈现声音嘶哑，吞咽困难，气管食管瘘，纵隔器官组织受压迫，颈部淋巴结转移和肺部化脓性感染等症状。

【病理基础】（图 10-1-9）

原发气管恶性肿瘤大多生长于软骨环与膜部交界处。鳞癌为突入气管腔的肿块或溃破形成溃疡，有时癌变可浸润长段气管。囊性腺样癌一般生长较为缓慢，有时呈现长段黏膜下浸润或向纵隔内生长。有的肿瘤呈哑铃状，小部分突入气管腔，大部分位于纵隔内。良性肿瘤种类多，形态不一。在多数肿瘤生长缓慢。表面光滑，黏膜完整，常有瘤蒂，不发生转移。但如切除不彻底易复发。乳头状瘤多发生于气管膜部，突入气管腔底部，常有细蒂，大小自数毫米至 2cm。有时为多发性，表面呈疣状，质软而脆易脱落，破裂时出血。

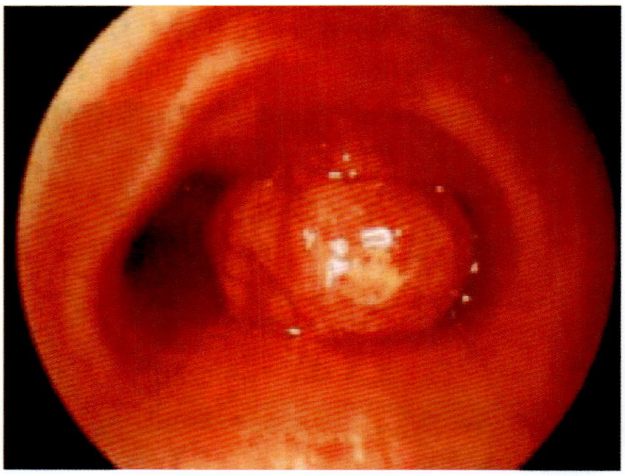

图 10-1-9 气管肿瘤电镜下改变

【影像学表现】（图 10-1-10）

(1)X 线表现

①直接征象：较小的气管肿瘤在正、侧位片上可无任何异常；较大的肿瘤则在气管腔内出现软组织影，在斜位片或支气管造影时显示更清楚，良性的肿瘤边缘较光滑，与气管壁接触面多呈锐角，恶性肿瘤边缘多不规整，以宽基底与气管壁相连单凭 X 线检查较难确定恶性肿瘤是起源于气管壁，还是起源于气管外的肿瘤侵犯气管并突向气管腔。

②间接征象：由于气管被不同程度阻塞，两肺

可有不同程度的肺气肿和继发感染。

(2)CT 及 MRI 表现：能准确显示气管肿瘤的位置、范围以及是否向气管外的纵隔侵犯。良性的气管肿瘤多位于气管黏膜表面，气管壁完整。肿瘤在气管内形成软组织密度或信号影，多为圆形，肿瘤较小，直径 2cm 以下者多见，恶性肿瘤可伴发纵隔或颈部淋巴结转移性肿大，气管壁无明显增厚，良性病变可伴钙化；恶性肿瘤多发生在气管下 1/3 处。CT 能明确气管壁有无受累，MRI 则能更好的分辨不恶性肿瘤向周边浸润情况。

【影像诊断技巧】

气管壁向腔内突出肿物，薄层 CT 易于显示。组织来源依赖病理。

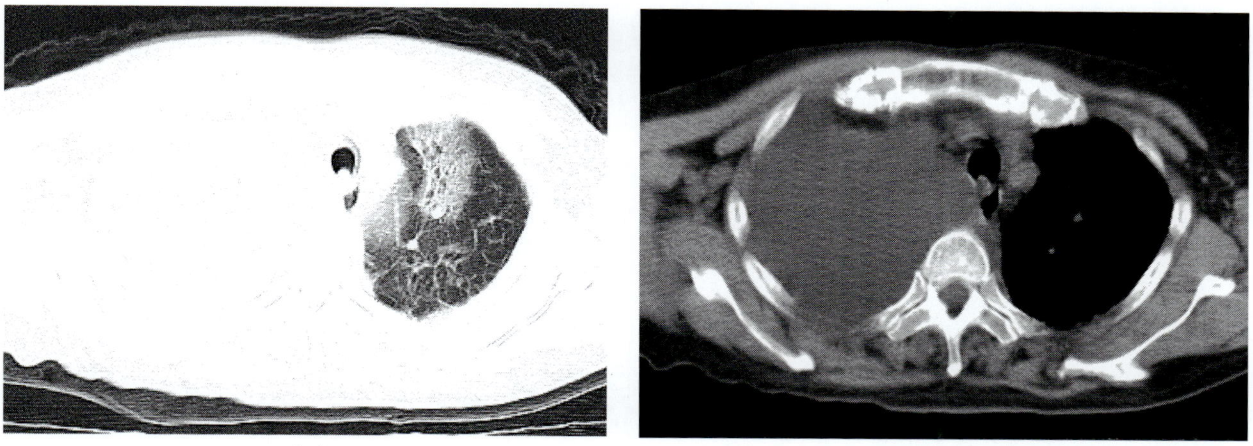

(A)　(B)

图 10-1-10　气管肿瘤

(A)+(B)：肺窗及纵隔窗均可见清晰显示气管内腺癌，累及右后气管壁伴右侧癌性胸腔积液。

第二节　肺部感染性病变

一、大叶性肺炎

【概述】

由肺炎链球菌引起，病变累及一个肺段以上肺组织，以肺泡内弥漫性纤维素渗出为主的急性炎症。病变起始于局部肺泡，并迅速蔓延至一个肺段或整个大叶。该病多发生于青壮年男性。疾病常见诱因有受凉、劳累或淋雨等。

【临床表现】

好发于冬春季，起病急骤，寒战、高热、胸痛、咳嗽、咳铁锈色痰。病变广泛者可伴气促和发绀。重症者可有神经精神症状，如烦躁不安、谵妄等。亦可并发感染性休克，称休克型(或中毒性)肺炎。急性病容，呼吸急促，鼻翼扇动。

【病理基础】(图 10-2-1，图 10-2-2)

大叶性肺炎其病变主要为肺泡内的纤维素性渗出性炎症，典型的自然发展过程大致可分为四期。

(1)充血水肿期：主要见于发病后 1～2 天。肉眼观，肺叶肿胀、充血，呈暗红色，挤压切面可见淡红色浆液溢出。镜下，肺泡壁毛细血管扩张充血，肺泡腔内可见浆液性渗出物，其中见少量红细胞、嗜中性粒细胞、肺泡巨噬细胞。渗出物中可检出肺炎链球菌，此期细菌可在富含蛋白质的渗出物中迅速繁殖。

(2)红色肝变期：一般为发病后的 3～4 天进入此期。肉眼观，受累肺叶进一步肿大，质地变实，切面灰红色，较粗糙。胸膜表面可有纤维素性渗出物。镜下，肺泡壁毛细血管仍扩张充血，肺泡腔内充满含大量红细胞、一定量纤维素、少量嗜中性粒细胞和巨噬细胞的渗出物，纤维素可穿过肺泡间孔与相邻肺泡中的纤维素网相连，有利于肺泡巨噬细胞吞噬细菌，防止细菌进一步扩散。

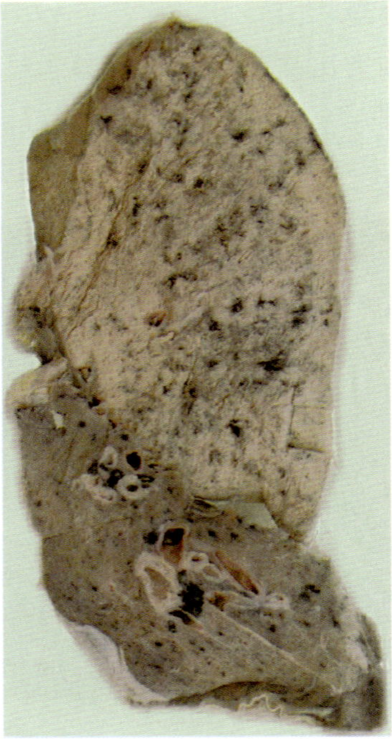

图 10-2-1　实变期大体观

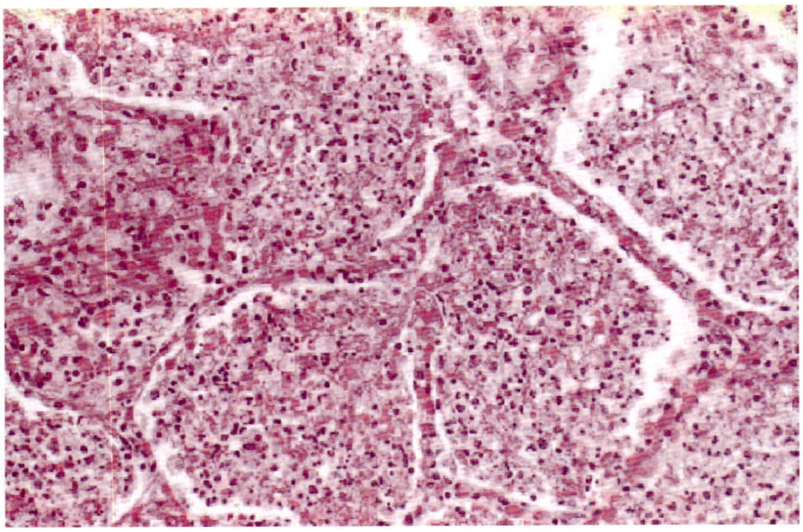

图 10-2-2　红色肝样变期镜下观

(3)灰色肝变期：见于发病后的第 5～6 天。肉眼观，肺叶肿胀，质实如肝，切面干燥粗糙，由于此期肺泡壁毛细血管受压而充血消退，肺泡腔内的红细胞大部分溶解消失，而纤维素渗出显著增多，故实变区呈灰白色。镜下，肺泡腔渗出物以纤维素为主，纤维素网中见大量嗜中性粒细胞，红细胞较少。肺泡壁毛细血管受压而呈贫血状态。渗出物中肺炎链球菌多已被消灭，故不易检出。

(4)溶解消散期：发病后 1 周左右，随着机体免疫功能的逐渐增强，病原菌被巨噬细胞吞噬、溶解，嗜中性粒细胞变性、坏死，并释放出大量蛋白溶解酶，使渗出的纤维素逐渐溶解，肺泡腔内巨噬细胞增多。溶解物部分经气道咳出，或经淋巴管吸收，部分被巨噬细胞吞噬。肉眼观，实变的肺组织质地变软，病灶消失，渐近黄色，挤压切面可见少量脓样混浊的液体溢出。病灶肺组织逐渐净化，肺泡重新充气，由于炎症未破坏肺泡壁结构，无组织坏死，故最终肺组织可完全恢复正常的结构和功能。

【影像学表现】（图 10-2-3）

(1)充血期：X 线及 CT 表现纹理模糊，“磨玻璃”样改变。

(2)实变期：X 线及 CT 表现为密度均匀增加的致密影，先沿肺叶周边开始，逐渐向肺门侧扩展。如累及肺叶全部，则呈大片均匀致密影，以叶间裂为界，边界清楚，形状与肺叶的轮廓一致，不同肺叶的大叶性实变，形状不同，表现亦异。实变中伴“支气管充气征”。

(3)消散期：X 线及 CT 表现实变区阴影密度逐渐减低，病变范围逐渐减少，先从边缘开始，由于病变消散不均匀，多表现为散在，大小不等和分布不规则的斑片状致密影。

二、支气管肺炎

【概述】

支气管肺炎又称小叶肺炎，为小儿最常见的肺炎。由细菌或病毒引起，故又分称为细菌性支气管肺炎和病毒性支气管肺炎，细菌性肺炎主要因肺炎球菌所致，而病毒性肺炎主要由腺病毒引起。年小体弱者发病率高，如婴幼儿防御功能差，2 岁以内发病率最高，多继发于上呼吸道感染和急性传染病

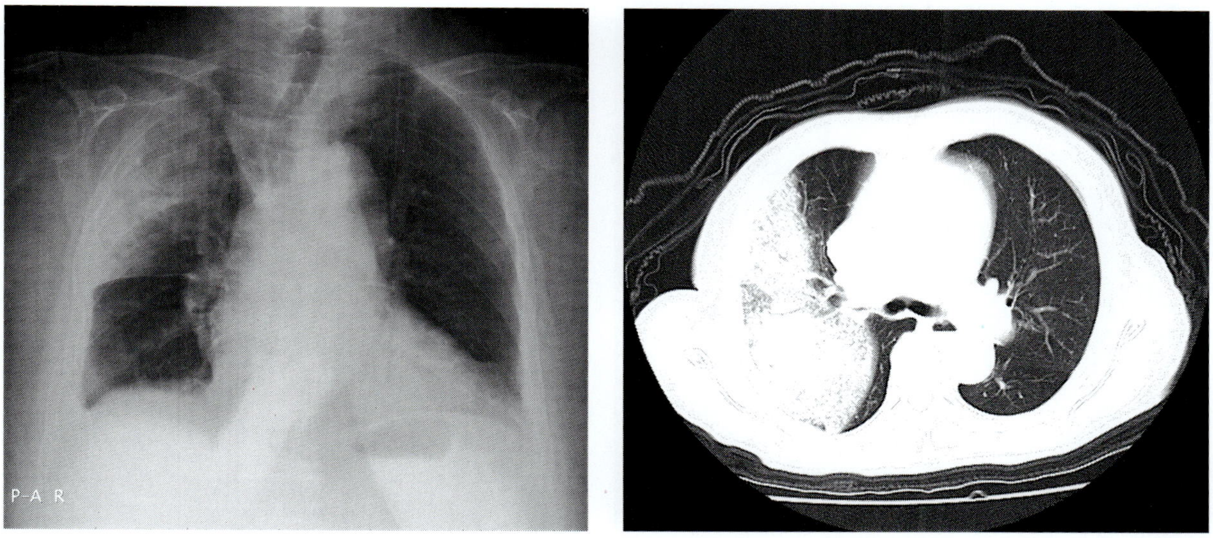

（A） （B）

图 10-2-3 大叶性肺炎

（A）大叶性肺炎吸收期改变；（B）大叶性肺炎实变期改变。

之后，以冬春季最多见。

【临床表现】

起病急骤或迟缓，多数发病前先有轻度上呼吸道感染。轻者先有流涕、轻咳、低热、纳差，1～3日后突然高热，体温38～39℃，咳嗽加剧、气促而发病；也有突然发热、咳嗽、气急、烦躁而发病者。弱小婴儿大多起病迟缓，发热不高，咳嗽和肺部体征均不明显，常见拒食、呛奶、呕吐或呼吸困难。伴鼻翼扇动，甚至三凹征（胸骨上、下窝及肋间隙凹陷）。

【病理基础】

病理可分为一般性和间质性两大类。一般支气管肺炎主要病变散布在支气管壁附近的肺泡，支气管壁仅黏膜发炎。肺泡毛细血管扩张充血，肺泡内水肿及炎性渗出，浆液性纤维素性渗出液内含大量中性粒细胞、红细胞及病菌。病变通过肺泡间通道和细支气管向周围邻近肺组织蔓延，呈小点片状的灶性炎症，而间质病变多不显著。有时小病灶融合起来成为较大范围的支气管肺炎，但其病理变化不如大叶肺炎那样均匀致密。后期在肺泡内巨噬细胞增多，大量吞噬细菌和细胞碎屑，可致肺泡内纤维素性渗出物溶解吸收、炎症消散、肺泡重新充气。间质性肺炎主要病变表现为支气管壁、细支气管壁及肺泡壁的发炎、水肿与炎性细胞浸润，呈细支气管炎、细支气管周围炎及肺间质炎的改变。蔓延范围较广，当细支气管壁上细胞坏死，管腔可被黏液、纤维素及破碎细胞堵塞，发生局限性肺气肿或肺不张。病毒性肺炎主要为间质性肺炎，但有时灶性炎症侵犯到肺泡，致肺泡内有透明膜形成。晚期少数病例发生慢性间质纤维化，可见于腺病毒肺炎。

【影像学表现】（图10-2-4）

影像学表现多样，大多数表现为两肺野下部中、内带沿支气管分布的不规则斑点状或小片状致密影，境界较模糊；病变密度不均匀，中心密度较高，多伴肺纹理增粗。病变可以比较散在且较小，也可集中呈大片融合趋势，但不局限于一肺段或一肺叶。小儿多首先发生在脊柱旁，然后向心缘发展，早期易被心影所掩盖。病变区可夹杂小叶性肺不张或局限性肺气肿；细支气管阻塞时也可形成小三角形肺不张影。少数病例仅表现为不规则粟粒样病变或仅为肺纹理增强。

【影像诊断技巧】

病灶可融合；可伴发肺气肿、空洞及肺气囊等；HRCT或MDCT显示更加清晰，准确显示病变分布范围。

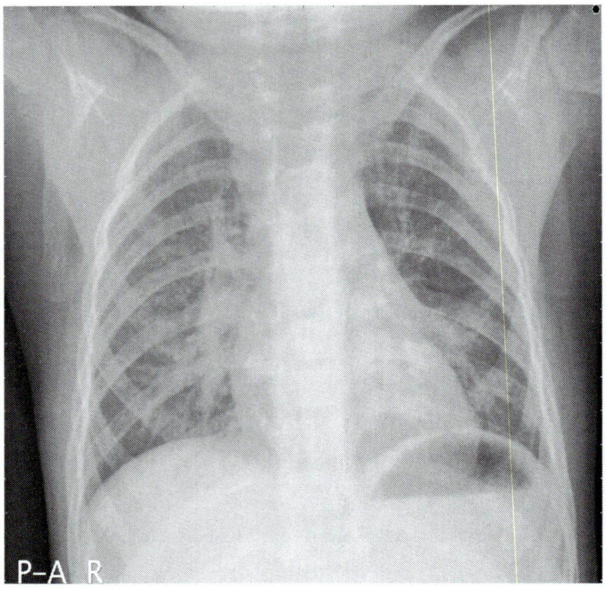

（A）

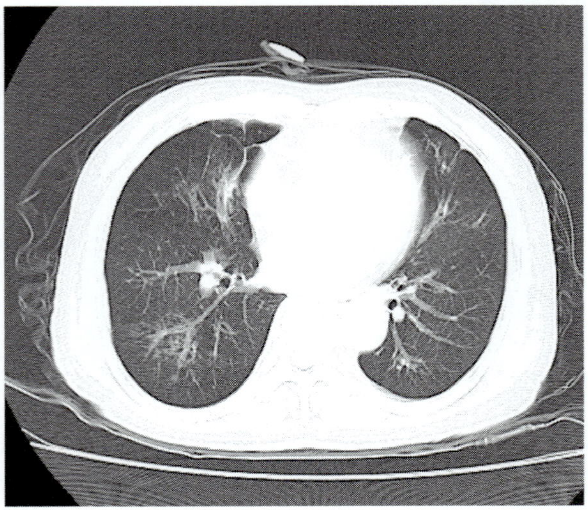

（B）

图 10-2-4　支气管肺炎

（A）小儿支气管肺炎表现；（B）老年人支气管肺炎表现。

三、间质性肺炎

【概述】

间质性肺炎又叫间质性肺疾病、弥漫性肺疾病等，作为病名，只有十多年的历史。间质性肺炎不是一个单一的疾病，而是一大类疾病的总称，约有百余种，已知一小部分病因已明，如尘肺、药物性肺炎、放射性肺炎等；但有相当一部分病因不明，如特发性肺纤维化、结节病等。间质性肺炎虽然称为“肺炎”，但主要不是由细菌、病毒等微生物感染而成。

【临床表现】

时有呼吸困难，干咳。可因感冒、急性呼吸道感染而诱发和加重，且呈进行性加重。

【病理基础】

肉眼观肺组织呈暗灰色，无明显实变。镜下肺泡间隔明显增宽，可见充血、水肿，炎性细胞浸润。肺泡内无明显渗出。

【影像学表现】（图 10-2-5）

X 线及 CT 表现纹理增强，呈网织状或小点状阴影；可伴肺门的增大，条索状纤维化影。

CT 可见血管集束征，可伴肺门、纵隔淋巴肿。部分可见中下肺中、内带散在细小结节影，大小、分布均匀；恢复期结节影首先消散，条索影随后逐渐消失。

可并发肺气肿，表现为肺野透亮度增高，横膈低平，肋间隙增宽。

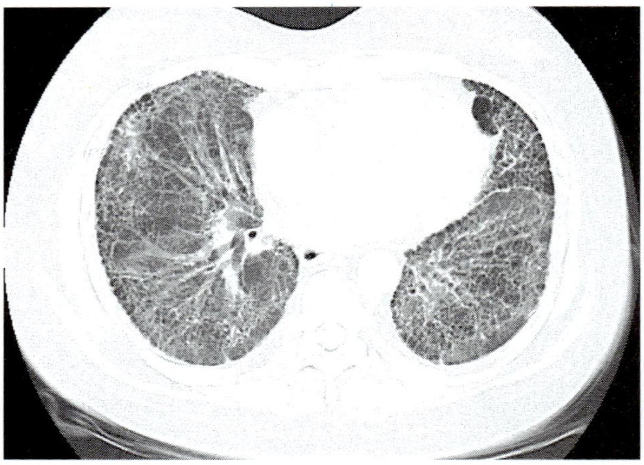

图 10-2-5　间质性肺炎网织样纹理内弥漫斑点状影

四、真菌（霉菌）性肺炎

【概述】

霉菌性肺炎是由霉菌和霉菌孢子引起肺脓的一种慢性炎症。

【临床表现】

具有支气管肺炎的症状，肺部可听到啰音。从鼻孔流出污秽的鼻液，显微镜检查可见霉菌的菌丝。黏膜苍白或发绀。

【病理基础】

霉菌及霉菌孢子侵入呼吸道后，在呼吸道黏膜发育引起局部炎症反应。在肺内形成大小不等的结节，中心形成化脓灶，其中含有霉菌丝，周围有结缔组织包膜。有的在支气管黏膜面形成溃疡。

【影像学表现】（图 10-2-6）

X 线及 CT 可见散在小结节及斑片样病灶，大小不等，病灶可融合；病变活动期可见特征性真菌球：即空洞或空腔样球影，其内可见 3mm 左右边缘清楚曲菌球，伴“空气半月征”，即真菌球上缘与空洞或空腔形成的半月形透光空隙；周边可伴“晕轮征”；真菌球因不侵犯空洞或空腔壁所以可随体位变化而位置发生变化。

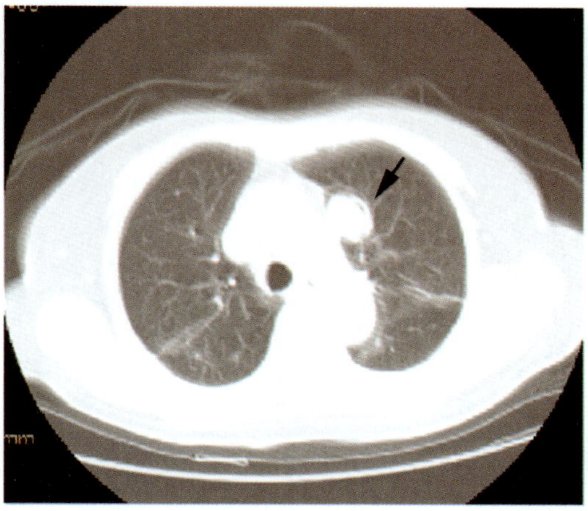

图 10-2-6　左上肺真菌球，内见空气半月征（黑箭头）

【影像诊断技巧】

伴发表现有肺段或肺叶实变，胸腔积液、脓胸等。曲菌球容易并发在结核空洞内。

五、过敏性肺炎

【概述】

过敏性肺炎是一组由不同致敏原引起的非哮喘性变应性肺疾患，以弥漫性间质炎为其病理特征。系由于吸入含有真菌孢子、细菌产物、动物蛋白质或昆虫抗原的有机物尘埃微粒（直径＜10μm）所引起的过敏反应，因此又称为外源性变应性肺泡炎。

【临床表现】

于接触抗原数小时后出现症状：有发热、干咳、呼吸困难、胸痛及发绀。少数可先出现喘息、流涕等速发过敏反应，过敏性肺炎第一次发作易与病毒肺炎相混淆，肺部听诊有湿啰音，多无喘鸣音，无实化或气道梗阻表现。

急性发作时，血常规呈白细胞升高伴中性粒细胞增高，丙种球蛋白升高，但多无嗜酸性细胞升高。

【病理基础】

亚急性肉芽肿样炎症，有淋巴细胞、浆细胞、上皮样细胞及朗罕氏巨细胞浸润等，以致间质加宽。慢性病程后出现间质纤维化及肺实质破坏，毛细支气管胶原沉着及肉芽组织堵塞而闭锁。严重时肺呈囊性蜂窝状。

【影像学表现】

肺内表现为云絮状渗出影，多分布在双侧中、下肺野支气管走行区，其内可见正常肺纹理；或两肺内散在分布小腺泡样结节影，直径小于 3mm，下肺野较常见。

少数病变可以线状及网格状表现为主，其内伴发小腺泡结节影，肺纹理增强，模糊，病灶可单发或多发，可融合，肺野磨玻璃样改变。

病灶呈游走性，改变迅速，如短时间内一处病灶完全吸收，另一处可见新发病灶；或离开过敏原后病灶自行短期内完全吸收；少数也可数月或几个月无法吸收或不吸收。

【影像诊断技巧】

有赖于病史（包括环境因素、生活习惯及爱好）、症状、体征及肺功能改变。X 线变化及免疫学检查，特别是血清中发现有致敏抗原之特异沉淀素，对于诊断有帮助。

六、肺脓肿

【概述】

由于多种病因所引起的肺组织化脓性病变。早期为化脓性炎症，继而坏死形成脓肿。多发生于壮年，男多于女。自抗生素广泛应用以来，肺脓肿的发生率已大为减少。

【临床表现】

(1)急性吸入性肺脓肿：起病急骤，患者畏寒、发热，体温可高达 39～40℃。伴咳嗽、咳黏液痰或黏液脓痰。炎症波及局部胸膜可引起胸痛。有时痰中带血或中等量咯血。慢性肺脓肿患者有慢性咳嗽、咳脓痰、反复咯血、继发感染和不规则发热等，常呈贫血、消瘦慢性消耗病态。

(2)血源性肺脓肿：多先有原发病灶引起的畏寒、高热等全身脓毒血症的症状。经数日至两周才出现肺部症状，如咳嗽、咳痰等。通常痰量不多，极少咯血。

(3)慢性肺脓肿：患者患侧胸廓略塌陷，叩诊浊音，呼吸音减低。可有杵状指(趾)。

【病理基础】(图 10-2-7)

早期细支气管阻塞，肺组织发炎，小血管栓塞，肺组织化脓、坏死，终至形成脓肿。病变可向周围扩展，甚至超越叶间裂侵犯邻接的肺段。菌栓使局部组织缺血，助长厌氧菌感染，加重组织坏死。液化的脓液，积聚在脓腔内引起张力增高，最后破溃到支气管内，咳出大量脓痰。若空气进入脓腔，脓肿内出现液平面。有时炎症向周围肺组织扩展，可形成一致数个脓腔。若脓肿靠近胸膜，可发生局限性纤维蛋白性胸膜炎，引起胸膜粘连。位于肺脏边缘部的张力性脓肿，若破溃到胸膜腔，则可形成脓气胸。若支气管引流不畅，坏死组织残留在脓腔内，炎症持续存在，则转为慢性肺脓肿。脓腔周围纤维组织增生，脓腔壁增厚，周围的细支气管受累，致变形或扩张。

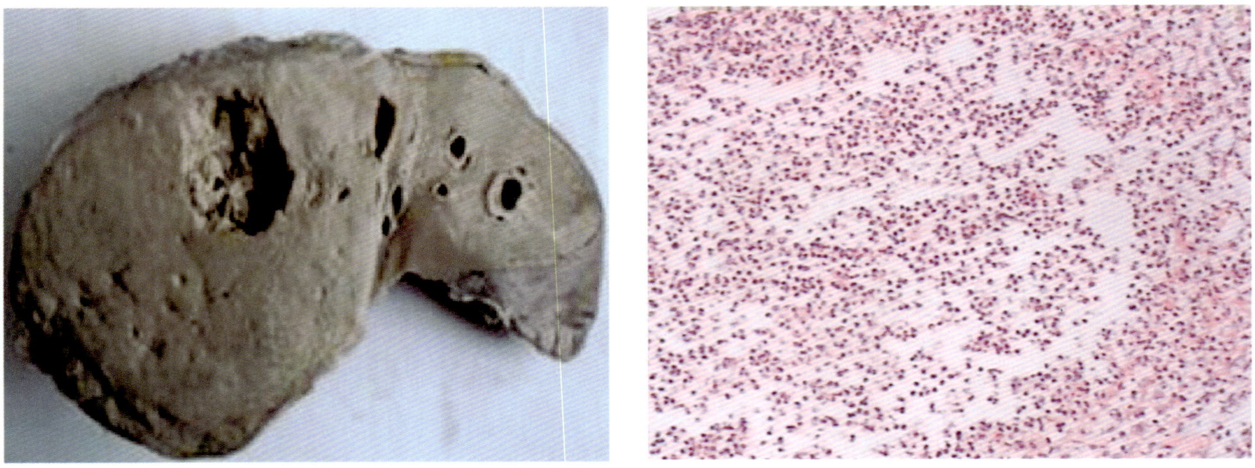

(A)　　　　(B)

图 10-2-7　肺脓肿病理

(A)+(B)：脓肿大体观及镜下观。

【影像学表现】(图 10-2-8)

急性肺脓肿可发生肺野内任何部位，多为单发脓肿空洞，大小不一；血源性肺脓肿常多发，可合并脓胸改变；慢性肺脓肿下叶后部多见，多呈单发圆形或椭圆形境界清楚的较大空洞影。

(1)X 线表现：肺野大片炎性浸润，伴空洞和液平即可明确诊断为急性肺脓肿；急性期后灶周出现条索状及斑片状影和厚壁空洞为慢性肺脓肿；血源性肺脓肿表现为两肺多发类圆形致密影，中心可有小空洞或液平。支气管造影中慢性肺脓肿呈多叶蔓延、多腔相通和多支引流典型表现。

(2)CT 表现

①急性肺脓肿：呈大片致密阴影，边缘模糊，坏死液化区可呈低密度改变，有的可融合成较大的空洞，其内可见液平；壁较厚者内缘毛糙不整，呈虫蚀状，增强扫描脓肿壁强化呈高密度环影；可伴胸腔积液或胸膜增厚，破入胸腔可引起脓胸或脓气胸。

②慢性肺脓肿：表现为纤维厚壁空洞和肺组织纤维化，空洞形态多不规则，呈多房或分隔，有时呈蜂窝状，其内可见液平；灶周可有慢性炎症、支气管扩张等病灶；邻近胸膜常明显增厚。

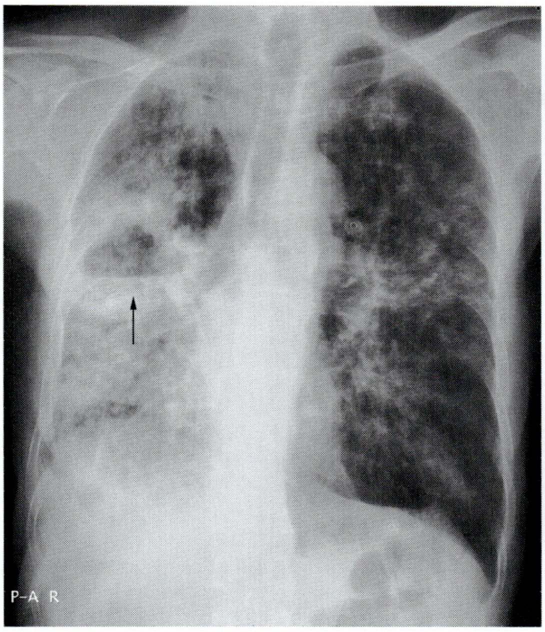

(A)

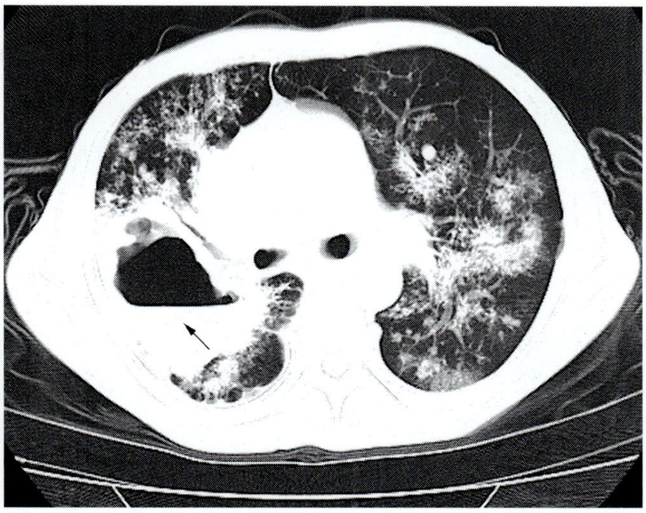

(B)

图 10-2-8 肺脓肿影像

(A)+(B):X 片及 CT 均可见显示后壁脓腔及感染液平,肺内感染。

③血源性肺脓肿:表现为两肺多发片状或圆形病灶,边缘可模糊,常有肺气囊,可并发脓胸、脓气胸。

(3)MRI 表现:病变多见于肺外带,早期 T_1 可见境界模糊片状中等信号影,T_2 为中高信号,信号不均;病变出现空洞时,片状模糊影中可见极低信号含气空洞影,可伴液平,液体成分在 T_2 呈高信号,内壁光滑。慢性肺脓肿表现为厚壁空洞,内外壁界限清楚,有或无液平。

【影像诊断技巧】

依据急性发作的畏寒、高热、咳嗽和咳大量脓臭痰等病史,结合白细胞总数和中性粒细胞显著增高,肺野大片浓密炎性阴影中有脓腔及液平面的 X 线征象,可作出诊断。血、痰培养,包括厌氧菌培养,分离细菌,有助于作出病原诊断。

有皮肤创伤感染,疖、痈等化脓性病灶,发热不退并有咳嗽、咳痰等症状,胸部 X 线检查示有两肺多发性小脓肿,可诊断为血源性肺脓肿。

七、肺结核

【概述】

由结核杆菌(tubercle bacillus)引起的慢性传染病,可累及全身多个器官,但以肺结核最为常见。19 世纪,不知有多少人曾被这种无情的烈性传染病夺去了亲人或朋友,1882 年,德国科学家罗伯特·科赫宣布发现了结核杆菌,并将其分为人型、牛型、鸟型和鼠型 4 型,其中人型菌是人类结核病的主要病原体。肺结核就是主要由人型结核杆菌侵入肺脏后引起的一种具有强烈传染性的慢性消耗性疾病。1945 年,特效药链霉素的问世使肺结核不再是不治之症。此后,雷米封、利福平、乙胺丁醇等药物的相继合成,更令全球肺结核患者的人数大幅减少。随着艾滋病在全球蔓延,肺结核病人也在快速增加;多种抗药性结核病菌株的产生,增加了肺结核防治的难度。

目前,肺结核可细分为原发性肺结核(Ⅰ型)、血行播散型肺结核(Ⅱ型)、浸润型肺结核(Ⅲ型)及慢性纤维空洞型肺结核(Ⅳ型)四个类型。

【临床表现】

典型肺结核起病缓渐,病程经过较长,有低热、乏力、食欲不振、咳嗽和少量咯血。但多数病人病兆轻微,常无明显症状,经 X 线健康检查始被发现,有些可突然咯血而发现。

(1)症状

①全身毒性症状:表现为午后低热、乏力、食欲

减退，体重减轻、盗汗等。

②呼吸系统症状：一般有干咳或只有少量黏液。伴继发感染时，痰呈黏液性或脓性。约 1/3 病人有不同程度的咯血。当炎症累及壁层胸膜时，相应胸壁有刺痛，随呼吸和咳嗽而加重。慢性重症肺结核，呼吸功能减慢，出现呼吸困难。

(2)分型

①原发性肺结核：多见于年龄较大儿童。婴幼儿及症状较重者可急性起病，高热可达 39～40℃；可有低热、纳差、疲乏、盗汗等结核中毒症状。少数有呼吸音减弱，偶可闻及干性或湿性啰音。

②血行播散型肺结核：起病急剧，有寒战、高热，体温可达 40℃以上，多呈弛张热或稽留热，血沉加速。亚急性与慢性血行播散性肺结核病程较缓慢。

③浸润型肺结核：多数发病缓慢，早期无明显症状，后渐出现发热、咳嗽、盗汗、胸痛、消瘦、咳痰及咯血。

④慢性纤维空洞型肺结核：反复出现发热、咳嗽、咯血、胸痛、盗汗、食欲减退等，胸廓变形，病侧胸廓下陷，肋间隙变窄，呼吸运动受限，气管向患侧移位，呼吸减弱。

【病理基础】(图 10-2-9，图 10-2-10)

(1)原发性肺结核

结核杆菌经呼吸道进入肺后，最先引起的病灶称原发灶，常位于肺上叶下部或下叶上部靠近胸膜处，病灶呈圆形，约 1cm 大小。病灶内细菌可沿淋巴道到达肺门淋巴结，引起结核性淋巴管炎和肺门淋巴结结核。肺原发灶、结核性淋巴管炎、肺门淋巴结结核合称原发综合征，是原发性肺结核的特征性病变。

(2)血行播散型肺结核

由结核杆菌一次大量侵入引起，结核杆菌的来源可由肺内病灶或肺外其他部位的结核灶经血播散。这些部位的结核杆菌先进入静脉，再经右心和肺动脉播散至双肺。结核在两肺形成 1.5～2cm 大小的粟粒样结节，这些结节病灶是增殖性或渗出性的，在两肺分布均匀、大小亦较均一。

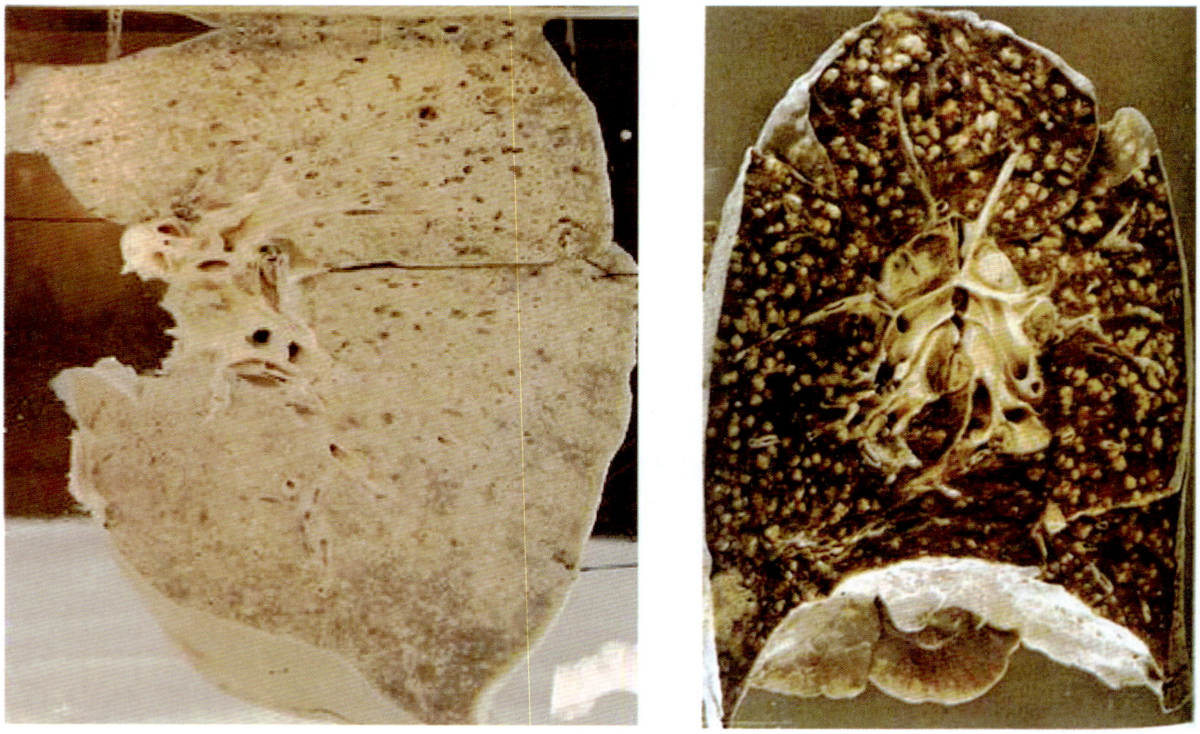

(A) (B)

图 10-2-9 肺结核及粟粒型结核大体观

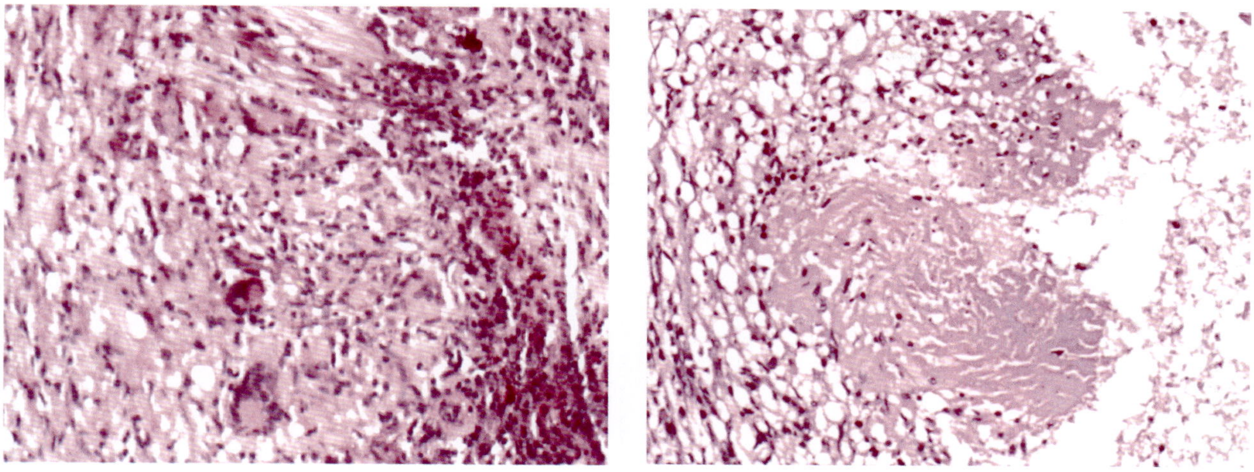

（A）　（B）

图 10-2-10　肺结核病理

（A）为结核球镜下改变；（B）为干酪性肺炎镜下观。

（3）浸润型肺结核

多见外源性继发型肺结核，即反复结核菌感染后所引起，少数是体内潜伏的结核菌，在机体抵抗力下降时进行繁殖，而发为内源性结核，也有由原发病灶形成者，多见于成年人，病灶多在锁骨上下，呈片状或絮状，边界模糊，病灶可呈干酪样坏死灶，引发较重的毒性症状，而成干酪性（结核性）肺炎，坏死灶被纤维包裹后形成结核球。经过适当治疗的病灶，炎症吸收消散，遗留小干酪灶，钙化后残留小结节病灶，呈现纤维硬结病灶或临床痊愈。有空洞者，也可经治疗吸收缩小或闭合，有不闭合者，也无存活的病菌，称为“空洞开放愈合”。

（4）慢性纤维空洞型肺结核

由于治疗效果和机体免疫力的高低，病灶有吸收修补，恶化进展等交替发生，单侧或双侧，单发或多发的厚壁空洞，常伴有支气管播散型病灶和胸膜肥厚，由于病灶纤维化收缩，肺门上提，纹理呈垂柳状，纵隔移向病侧，邻近肺组织或对侧肺呈代偿性肺气肿，常伴发慢性气管炎、支气管扩张、继发肺感染、肺源性心脏病等；更重使肺广泛破坏、纤维增生，导致肺叶或单侧肺收缩，而成“毁损肺”。

【影像学表现】（图 10-2-11～图 10-2-17）

Ⅰ型：原发综合征：结核菌感染在肺内形成的斑片状、类圆形或大片实变样原发病灶，多位于上叶的下部或下叶的上部，边缘模糊；肺门、纵隔淋巴结肿大，以右侧支气管旁淋巴结肿大最常见，表现为肺门区边界清楚的肿块影，病灶周边因周围炎导致边缘模糊，纵隔内因融合性淋巴肿可见纵隔增宽；结核菌经淋巴管蔓延形成淋巴管炎，呈条索状阴影，位于原发灶及肺门淋巴肿之间；三者改变形成特征性的表现——“哑铃征”或“双极征”。

病灶经抗结核治疗后可自愈，病灶可完全吸收消散，或部分纤维化、钙化。病灶也可蔓延扩散。

Ⅱ型：血行播散型肺结核：急性粟粒型肺结核双肺内弥漫分布粟粒（＜3mm）样结节影，病灶分布均匀、大小均匀及密度均匀；病灶边缘清楚，也可边缘模糊，大量粟粒病灶可致肺野透亮度降低呈磨玻璃样密度。

亚急性及慢性血行播散型肺结核表现为粟粒样或大小不等小结节样阴影，病灶分布不均、大小不均、密度不均，病灶中上肺野分布为主，可伴钙化、纤维化，增殖灶与渗出性病灶并存。

Ⅲ型：浸润型肺结核

①浸润灶：因渗出性肺泡炎表现为斑片状或云絮状渗出影，边缘模糊，好发于上肺野和下叶背段；干酪性肺炎表现为肺段或肺叶的实变，其内可见急性透光样空洞形成及支气管充气征，同侧肺体积缩小，病灶播散可见同侧或对侧肺内见斑片样模糊影。

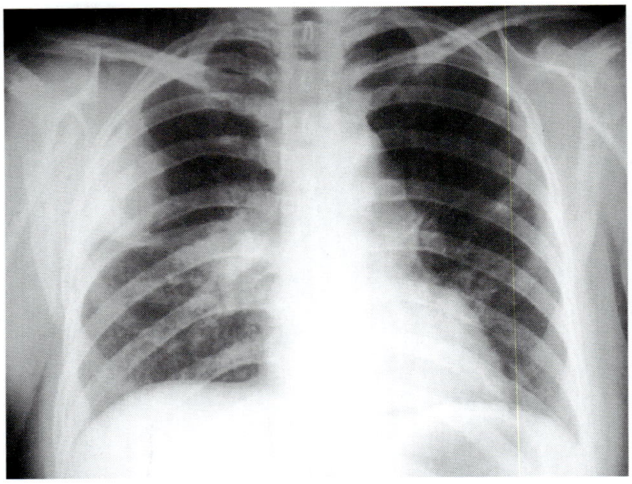

图 10-2-11　右侧原发性综合征

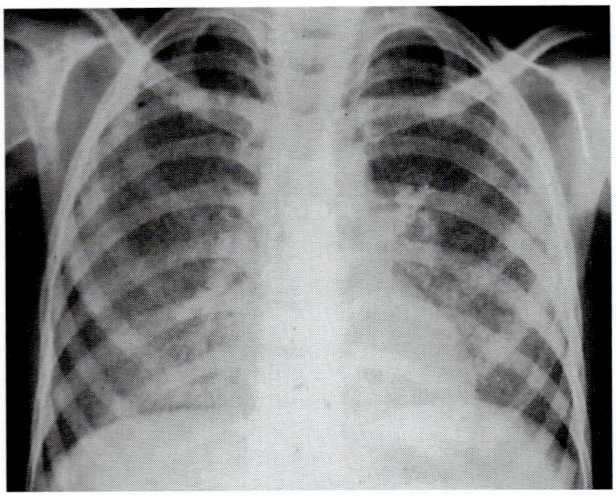

图 10-2-12　双肺急性粟粒型肺结核

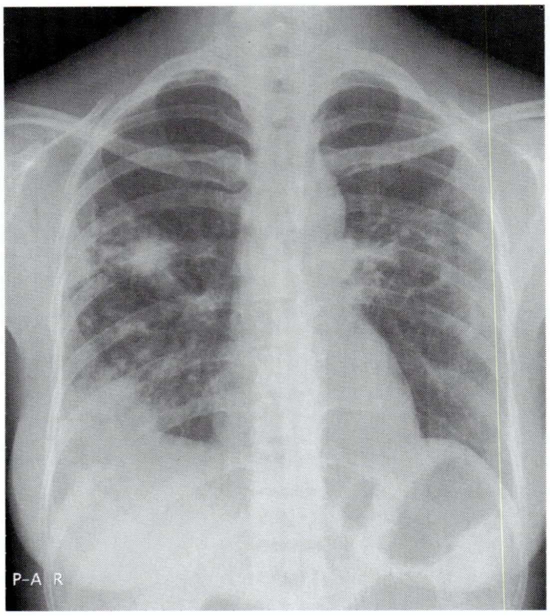

图 10-2-13　右侧浸润型肺结核

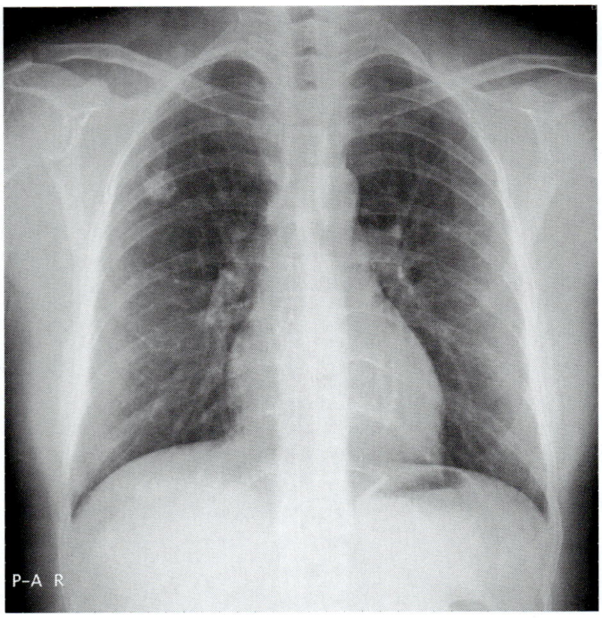

图 10-2-14　右上肺结核球

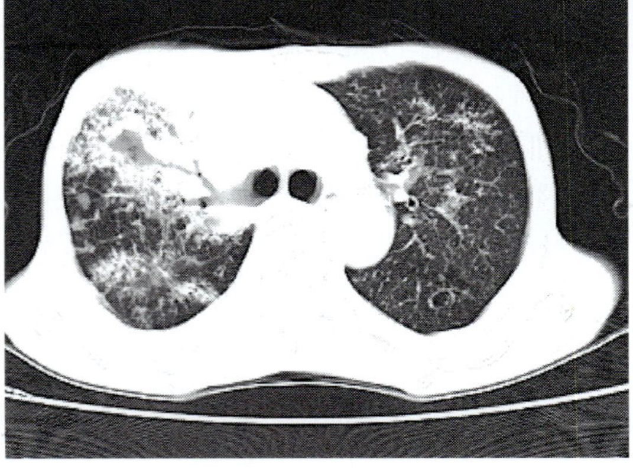

图 10-2-15　右侧干酪性肺炎

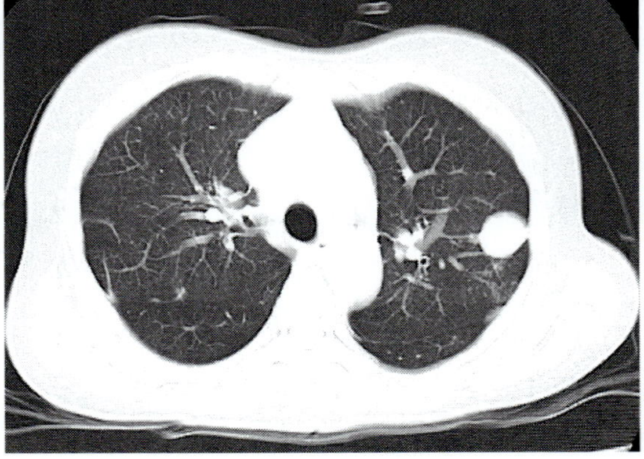

图 10-2-16　左侧结核球 CT 表现

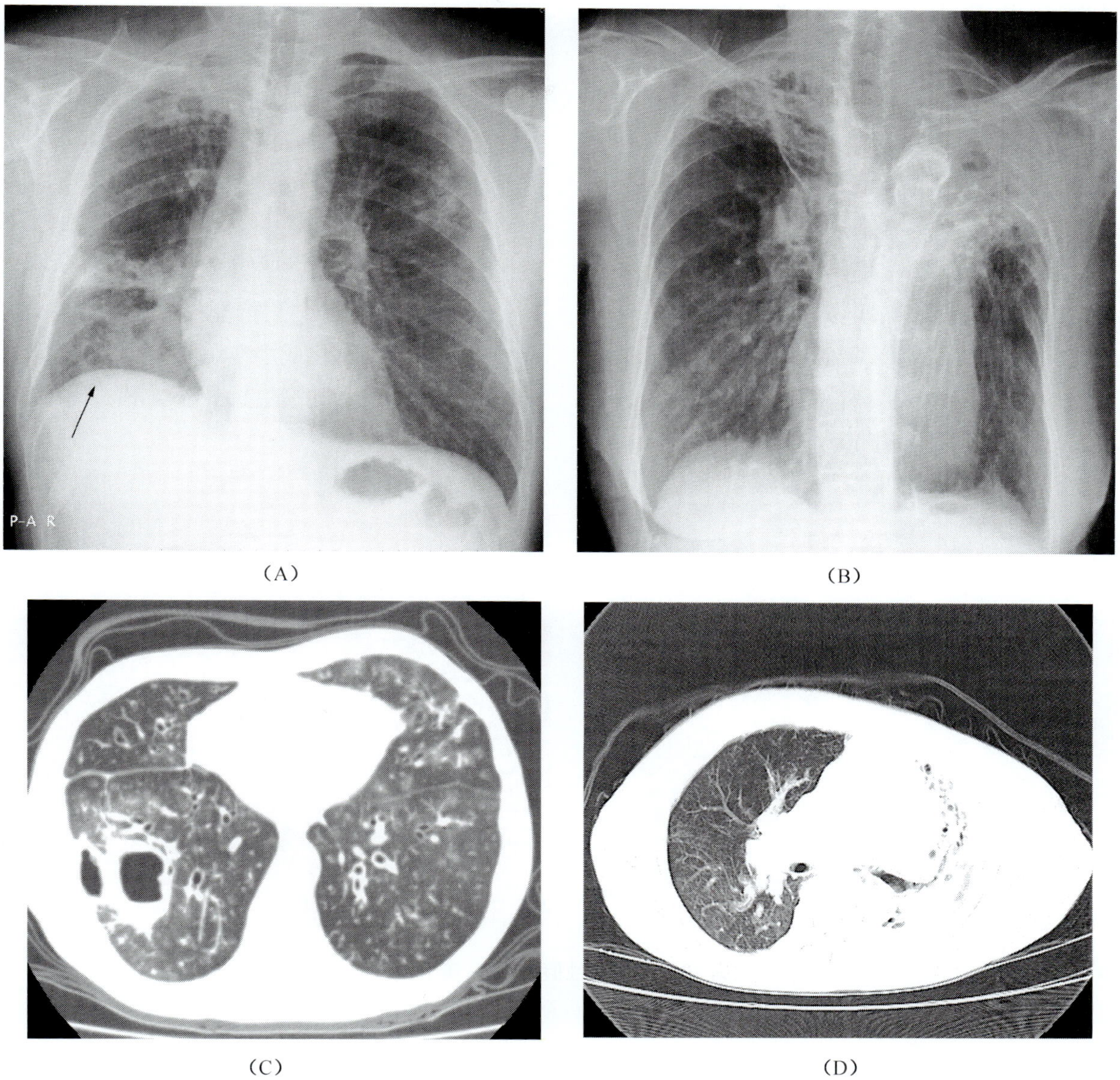

图 10-2-17　慢性纤维空洞型肺结核

(A)+(C):Ⅳ型结核空洞形成伴感染(黑箭头);(B)+(D):慢性纤维空洞型肺结核并左上肺肺毁损。

②结核球:纤维包裹干酪样病灶形成,病灶小于5cm,多在2～3cm之间,多发生在上叶及下叶背段,单发多见,边缘清楚,其内可见钙化,周边可见"卫星灶",即增殖性小结节影;若结核瘤内干酪样物质液化排除其内可见空洞形成。

Ⅳ型:慢性纤维空洞型肺结核:活动性病灶表现为斑片样或肺段、肺叶实变影;结核薄壁空洞;沿支气管分布斑点、片状病灶。

稳定性病灶表现为结节样增殖灶;结核球伴钙化、卫星灶;纤维条索影。

慢性期表现为纤维空洞形成伴钙化,洞壁规则或不规则增厚;垂柳样纹理伴肺叶萎缩、肺叶毁损、肺门上提;胸膜粘连、病灶邻近胸廓塌陷、代偿气肿等,严重可导致"肺毁损",肺叶功能丧失。

八、炎性假瘤

【概述】

肺部感染后局限性非特异性增生性瘤样病变,病理组织改变主要为纤维母细胞、各种炎症细胞、组织细胞及血管成分组成,形成肿瘤样团块。发病年龄50岁以下,女性多于男性。

【临床表现】

咳嗽、胸痛。可有急性炎症病史，也可无任何临床症状。

【病理基础】(图 10-2-18)

一般位于肺实质内。绝大多数单发，呈圆形或椭圆形结节，一般无完整的包膜，但肿块较局限、边界清楚，由肺内慢性炎症产生的肉芽肿、机化、纤维结缔组织增生及相关的继发病变形成的肿块；病理学特征是组织学的多形性，肿块内含有肉芽组织的多寡不等、排列成条索的成纤维细胞、浆细胞、淋巴细胞、组织细胞、上皮细胞以及内含中性脂肪和胆固醇的泡沫细胞或假性黄瘤细胞。

【影像学表现】(图 10-2-19)

病灶呈圆形、椭圆形或不规则形，大小不等病灶，可发生于肺内任何部位，多为单发，边缘多光滑锐利，密度中等偏高，直径以 3～6cm 多见，周围有时可见不规则条索影；少数病灶呈局限性片状模糊影。

病灶邻近胸膜可增厚，但无增大趋势；CT 纵隔窗病灶内可见钙化或小空洞，增强多呈较均匀强化；动态追踪观察，肿物生长多较缓慢，倍增时间可达十多年。

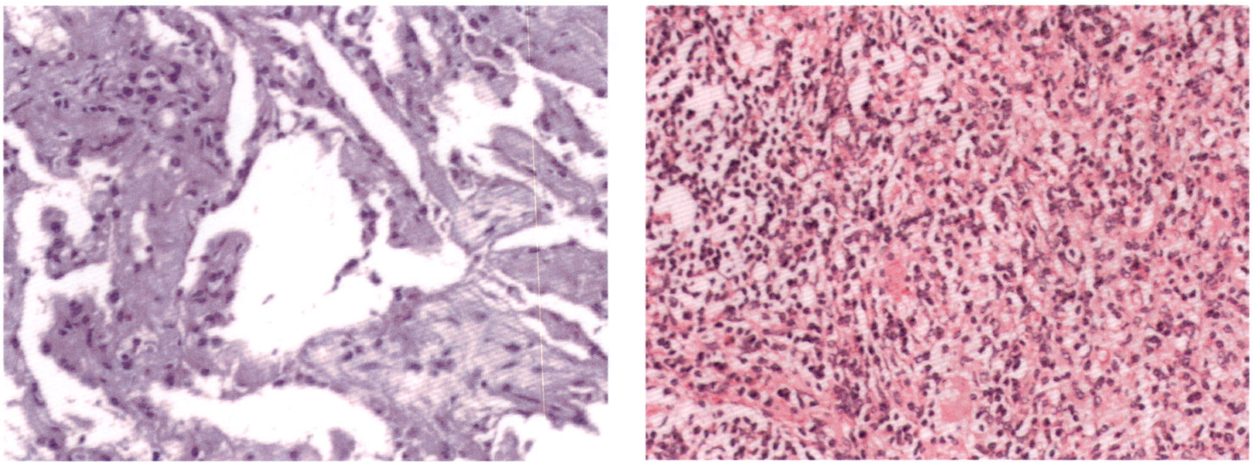

图 10-2-18　炎性假瘤病理(镜下)

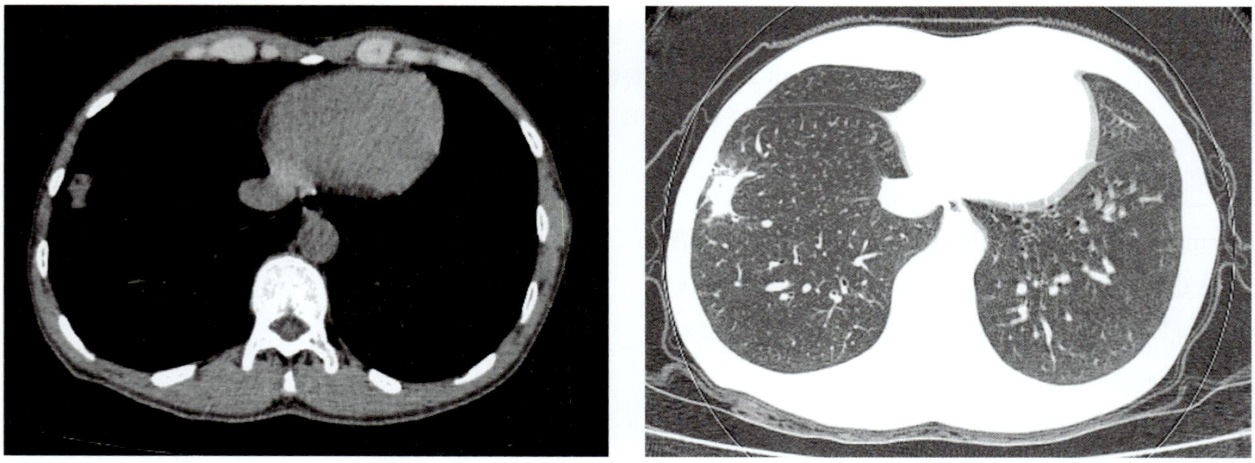

(A)　(B)

图 10-2-19　炎性假瘤

(A)＋(B)：纵隔窗及肺窗内右侧炎性假瘤改变，不规则形软组织密度。

九、慢性肺炎

【概述】

慢性非特异性炎症，可分为原发性慢性肺炎和急性肺炎演变而来，促成慢性肺炎的因素有营养不良、佝偻病、先天性心脏病或肺结核患儿发生肺炎时，易致病程迁延；病毒感染引起间质性肺炎，易演变为慢性肺炎；反复发生的上呼吸道感染或支气管炎以及慢性鼻窦炎均为慢性肺炎的诱因；深入支气管的异物，特别是缺乏刺激性而不产生初期急性发热的异物（如枣核等），可被忽视而长期存留在肺部，形成慢性肺炎；免疫缺陷小儿，包括体液及细胞免疫缺陷，补体缺乏及白细胞吞噬功能缺陷皆可致肺炎反复发作，最后变成慢性；原发性或继发性呼吸道纤毛形态及功能异常可致肺慢性炎症。

【临床表现】

慢性肺炎的特点是周期性的复发和恶化，呈波浪型经过。由于病变的时期、年龄和个体的不同，症状多种多样。在静止期体温正常，无明显体征，几乎没有咳嗽，但在跑步和上楼时容易气喘。恶化期常伴有肺功能不全，出现发绀和呼吸困难，并由于肺活量和呼吸储备减少及屏气时间缩短等，引起过度通气的外呼吸功能障碍。

【病理基础】

病理变化包括变质、增生和渗出，一般以纤维组织增生硬化为主。炎症病变可侵及各级支气管、肺泡、间质组织和血管。间质组织的炎症每次发作都有所进展，使支气管壁弹力纤维破坏，纤维化而致管腔狭窄。分泌物堵塞管腔而发生肺不张，致支气管扩张。由于支气管壁及肺泡间壁的破坏，空气经过淋巴管散布，进入组织间隙，可形成间质性肺气肿。局部血管及淋巴管也发生增生性炎症，管壁增厚，管腔狭窄。

【影像学表现】

(1)纹理改变：支气管管壁和周围组织的炎性浸润可见肺纹理紊乱、增多、增强，可伴发肺气肿、肺大泡。

(2)肺实质表现：渗出性表现为腺泡结节样及斑片样阴影；支气管狭窄表现为支气管腔变窄，肺小叶不张、盘状肺不张；局限性慢性炎症表现为肺段或肺叶内局限性片状或团状阴影，炎性肿块形状不规则，正侧位胸片径线相差较大，可伴发支气管扩张蜂窝状或卷发状阴影。

【影像诊断技巧】

慢性肺炎可分为三期：第一期支气管炎性改变，但无支气管扩张；第二期可见支气管柱状扩张；第三期可见囊状支气管扩张；X线、CT及支气管造影均可进行准确诊断，但慢性肺炎并发支气管扩张和支气管扩张并发慢性肺炎往往需要动态观察，看看哪类改变为主要表现。

十、放射性肺炎

【概述】

由于肺癌、乳腺癌、食管癌、恶性淋巴瘤或胸部其他恶性肿瘤经大剂量放射治疗后，在放射野内的正常肺组织受到损伤而引起的炎症反应。因此放射性肺炎的发生及严重程度与放射方法、放射量、放射面积、放射速度均有密切关系。其他影响因素如个体对放射线的耐受性差，肺部原有病变如肺炎、慢性支气管炎、慢性阻塞性肺部疾病以及再次放射治疗等均易促进放射性肺炎的发生。

【临床表现】

轻者无症状，多于放射治疗后2～3周出现症状，常有刺激性、干性咳嗽、伴气急、心悸和胸痛，不发热或低热、偶有高热。气急随肺纤维化加重呈进行性加剧、容易产生呼吸道感染而加重呼吸道症状。

【病理基础】

急性期的病理基础多发生于放射治疗后1～2个月。表现为肺血管特别是毛细血管损伤产生充血、水肿和细胞浸润，肺泡Ⅱ型细胞再生低下，淋巴管扩张和透明膜形成。急性变化有可能自行消散，但常引起肺结缔组织增生，纤维化和玻璃样变。慢性期往往发生于放射治疗9个月以后，病理为广泛肺泡纤维化，肺脏收缩、毛细血管内膜增厚、硬化、管腔狭窄或阻塞而导致肺循环阻力增高和肺动脉高压。最终导致肺放射性纤维化，肺泡间隔纤维组织增生、增厚，肺泡腔缩小或闭塞，肺组织缩小。

【影像学表现】（图 10-2-20）

急性期肺内可见大片不均匀高密度区，边缘模糊；CT 则显示更清晰，呈条片状，与照射区域相关，多呈前后走行，位于纵隔或脊柱旁，可局限也可跨叶分布。

慢性期呈网状或条索状纤维化影，病变范围较广可导致肺组织缩小、纵隔患侧移位、胸廓塌陷、胸膜粘连或膈膨升等表现。

MRI 对慢性期的纤维化改变 T_2 呈较低或中等信号，急性期或肿瘤复发 T_2 呈高信号表现，具有鉴别诊断作用。

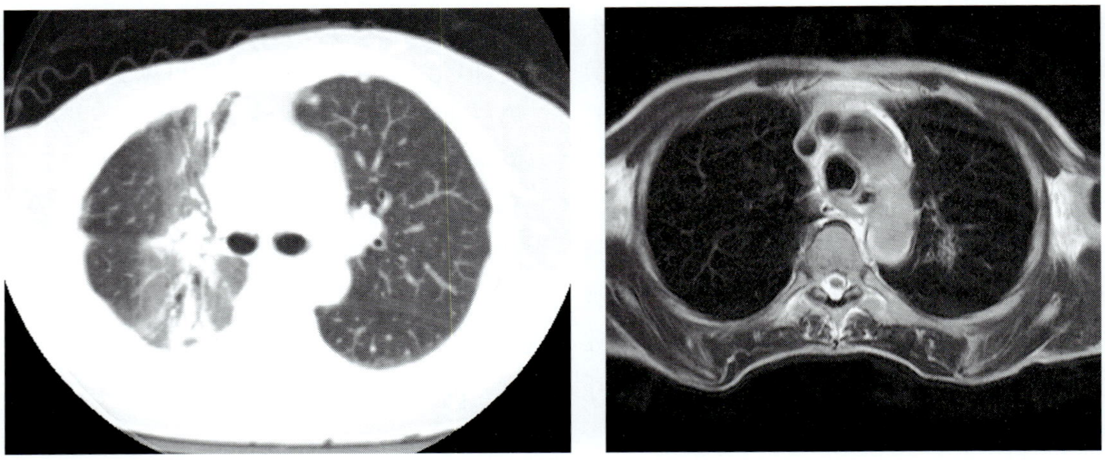

（A） （B）

图 10-2-20 放射性肺炎

（A）为右侧乳腺癌照射区前后走行肺部放射性炎症；（B）为食道癌照射区左上肺放射性改变（中等 T_2 纤维化信号）。

【影像诊断技巧】

主要靠 X 线或 CT 诊断，同时需要结合放疗史，对符合放射性肺炎表现的患者如若病变发生部位与放疗照射野一致时即可确诊。

十一、特发性肺间质纤维化

【概述】

特发性肺间质纤维化（Hamman-Rich 综合征）指原因不明的下呼吸道的弥漫性炎症性疾病。肺功能受损以限制性通气障碍、弥散功能障碍为主。诊断困难，患病率约 2～5/10 万，发病年龄多为 40～50 岁，男性稍多于女性。绝大多数病程为慢性。

【临床表现】

进行性呼吸困难为本病特征。刺激性干咳或伴少量黏痰，少数有黄痰及血痰。乏力、消瘦、关节疼痛、低热等。肺底及腋下区吸气末可闻及爆裂性啰音（Velcro 啰音），50%以上病人有杵状指（趾）。

【病理基础】

原因不明的下呼吸道的弥漫性炎症性疾病，只发生于肺。炎症侵犯肺泡壁和临近的肺泡腔，造成肺泡间隔增厚和肺纤维化。肺泡上皮细胞和毛细血管内皮细胞，甚至小气道和小血管也可受累。早期病理变化为肺泡壁增厚，随着病情发展，肺泡腔内的细胞成分逐渐减少，渗出物机化，晚期肺泡数量明显减少、变形、闭锁或残留呈裂隙状不规则状态，肺间质中的纤维组织收缩，平滑肌成分轻至中度增生，肺呈实变。早期毛细血管增生、扩张、充血，管壁增厚，晚期由于大量纤维结缔组织增殖而收缩，毛细血管数量减少甚至闭锁。

【影像学表现】（图 10-2-21）

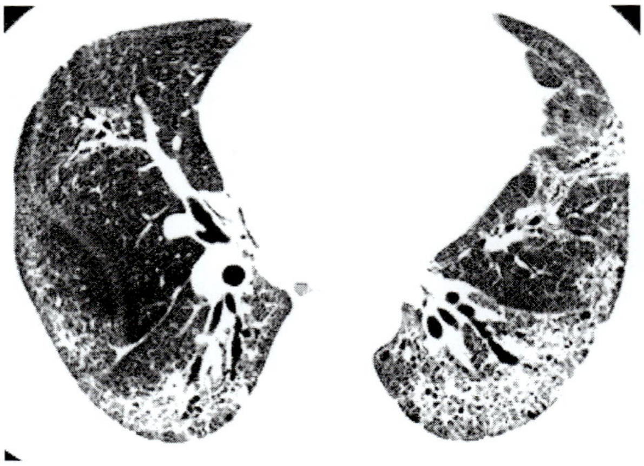

图 10-2-21 特发性肺间质纤维化

网织样纹理，可伴条索及结节影；早期可正常或仅中、肺野出现，晚期广泛分布结节影，后壁囊性阴影，呈蜂窝样纹理，称为“蜂窝肺”。

间质改变可见胸膜下弧线影及线状影；晚期蜂窝样纹理伴小结节影；可伴发肺气肿、支气管扩张，严重肺组织纤维化可并发肺动脉高压和肺源性心脏病表现。HRCT 显影更清晰。

【影像诊断技巧】

本病无特征性和特异性影像学表现，根据相关 X 线或 CT 表现同时，还需要结合临床病史。各项实验室检查进行综合分析诊断。

十二、肺结节病

【概述】

结节病是一种多系统多器官受累的肉芽肿性疾病。常侵犯肺、双侧肺门淋巴结，临床上 90%以上有肺的改变，其次是皮肤和眼的病变，浅表淋巴结、肝、脾、肾、骨髓、神经系统、心脏等几乎全身每个器官均可受累。本病为一种自限性疾病，大多预后良好，有自然缓解的趋势。多见于中青年人，男女发病率大致相同。

【临床表现】

视其起病的缓急和累及器官的多少而不同。胸内结节病早期常无明显症状和体征，有时有咳嗽，咳少量痰液，偶见少量咯血；可有乏力、发热、盗汗、食欲减退、体重减轻等。病变广泛时可出现胸闷、气急、甚至发绀。可因合并感染、肺气肿、支气管扩张、肺源性心脏病等加重病情。

【病理基础】

一种多系统多器官受累的肉芽肿性疾病，常侵犯肺、双侧肺门淋巴结。肺结节病的初发病变有较广泛的单核细胞、巨噬细胞、淋巴细胞浸润的肺泡炎，累及肺泡壁和间质。慢性阶段，肉芽肿周围的纤维母细胞胶原化和玻璃样，成为非特异性的纤维化。结节病肉芽肿在组织切片上可见为皮样细胞的聚集，其中有多核巨噬细胞，周围有淋巴细胞，而无干酪样病变。

【影像学表现】

(1)胸腔内淋巴肿：典型表现为双侧肺门对称性淋巴肿，可伴发纵隔内淋巴肿，但以肺门区表现显著，程度更重；这种肿大淋巴结可自行消退，或缩小。MR 对淋巴结显示优于 CT，对早期轻度淋巴结肿大敏感度高。

(2)肺内表现：多发生在胸内淋巴结肿大之后，表现为双肺野内弥漫分布网织结节样影，为肉芽肿性间质炎性浸润，边缘较清晰，分布大小不一。当炎性病灶自肺门累及肺野可出现肺门模糊；少数可表现为粟粒样病灶。

长期肺纤维化可导致肺大泡、支气管囊状扩张、肺不张、空洞等改变；最后可形成肺动脉高压及肺源性心脏病。胸膜受累可见胸膜非干酪性肉芽肿性肥厚。

(3)X 线表现：常是结节病的首要发现，约有 90%以上患者有胸片的改变。目前 X 线对结节病的分期尚未统一，较为常用的是 Siltzbach 分期，国内亦采用此分类方法。

0 期：肺部 X 线检查阴性，肺部清晰。

Ⅰ期：两侧肺门和(或)纵隔淋巴结肿大，常伴右气管旁淋巴结肿大，约占 51%。

Ⅱ期：肺门淋巴结肿大，伴肺浸润。肺部病变广泛对称地分布于两侧，呈 1～3mm 的结节状、点状或絮状阴影。少数病例可分布在一侧肺或某些肺段。病灶可在一年逐渐吸收，或发展成肺间质纤维化，约占 25%。

Ⅲ期：仅见肺部浸润或纤维化，而无肺门淋巴结肿大，约占 15%。

以上分期的表现并不说明结节病的发展的顺序规律，Ⅲ期不一定从Ⅱ期发展而来。

十三、矽肺

【概述】

矽肺又称硅肺，是尘肺中最为常见的一种类型，也是尘肺中危害最大最多见的一种类型，是由于长期吸入大量含有游离二氧化硅粉尘所引起，以肺部广泛的结节性纤维化为主的疾病。多发生在矿业、陶瓷、玻璃、石英工业及机械制造业的工种。

【临床表现】

一般早期可无症状或症状不明显，随着病情的进展可出现多种症状。症状无特异性，而且症状轻重往往与矽肺病变并不一致。气促较早出现，呈进行性加重。胸闷和气促的程度与病变的范围及性质有关。

【病理基础】

基本病变是特征性病灶-矽结节的形成和弥漫性间质纤维化。尘细胞聚集在一起，周围有成纤维细胞增生、网状纤维出现、增粗、变性而成为胶原纤维，最后形成胶原结节，部分出现玻璃样变。肉眼观肺多呈灰褐色。体积增大，硬度增加，弹性降低，触之有砂粒感和硬皮感。镜下矽结节呈同心圆排列的玻璃样变的胶原纤维，位于支气管和血管周围，直径为 0.3～1.5mm，胶原纤维之间可有矽肺尘颗粒。发生结节性纤维化。纤维团块的挤压或收缩，使肺间质扭曲、变形，细小支气管和毛细血管管腔狭窄而影响通气和血流。

【影像学表现】

典型矽结节，多见两侧中、下肺中内带，直径约 3mm 左右，边缘清楚，伴纹理增多、增粗、紊乱，病灶可融合成团块，直径约 1cm，甚至可达 10cm 以上，易发生在上叶。

肺门增大，晚期呈残根样上提，伴蛋壳样钙化，可鉴别于其他尘肺。胸膜增厚、幕状粘连，可合并肺气肿、肺结核等肺部病变。

诊断标准根据 1986 年卫生部颁布的《尘肺诊断标准及处理原则》。

(1)无尘肺(代号 0)

①0：无尘肺的 X 线表现。

②0+：X 线表现尚不够诊断为“Ⅰ”者。

(2)一期尘肺(代号Ⅰ)

①Ⅰ：有密集度Ⅰ级，即有肯定的、直径在 2cm 范围内有 10 个上下的类圆形小阴影(＜1cm)，分布范围至少在两个肺区内(左、右肺上、中、下共 6 个区)各有一处；或有密集度Ⅰ级的不规则小阴影(一群粗细、长短、形态不一的致密阴影)，其分布范围不少于两个肺区。肺纹理清晰可见。

②Ⅰ+：小阴影明显增多，但密集度与分布范围中有一项不够定位“Ⅱ”者。

(3)二期尘肺(代号Ⅱ)

①Ⅱ：有密集度 2 级，即多量的类圆形或不规则形小阴影，分布范围超过四个肺区，肺纹理尚可辨认或部分消失；或有密集度 3 级，即有很多类圆形或不规则阴影，分布范围达 4 个肺区，肺纹理部分或全部消失。

②Ⅱ+：有密集度为 3 级的小阴影，其分布范围超过四个肺区；或就大阴影尚不够为“Ⅲ”者。

(4)三期尘肺(代号Ⅲ)

①Ⅲ：有大阴影出现，其长径不小于 2cm，宽径不小于 1cm。

②Ⅲ+：单个或多个大阴影面积的总和超过右上肺区面积者。

【影像诊断技巧】

X 线胸片是诊断矽肺的主要方法。主要表现为结节阴影(直径一般在 1～3mm)、网状阴影或(和)大片融合病灶。其次为肺门改变、肺纹理改变和胸膜改变。接触矽尘含量高和浓度大的矽肺患者，常以圆形或类圆形阴影为主，早期出现于两中下肺的内中带，以右侧为多，随后逐渐向上扩展，亦可先出现在两上肺叶。含矽尘量低或为混合性粉尘，多以类圆形或不规则阴影为主。大阴影一般多见于两肺上叶中外带，常呈对称性具跨叶的八字形，其外援肺野透亮度增高。因大块肺纤维化收缩使肺门上移，使增粗的肺纹呈垂柳状，并出现气管纵隔移位。肺门阴影密度增加，有时可见“蛋壳样钙化”的淋巴结。胸膜可有增厚、粘连或钙化的改变。

十四、艾滋病肺部感染

【概述】

人体免疫缺陷病毒(HIV)感染时，T 淋巴细胞受损容易继发感染。有些国家和地区以卡氏肺孢子虫(pneumocystis，PC)和巨细胞病毒感染为多见，其次为非典型分支杆菌感染；而在发展中国家，则以肺结核(见肺结核节)最为常见。

【临床表现】

干咳，呼吸急促，呈进行性加重等非特异性表现。

【病理基础】 (图 10-2-22)

以卡氏肺孢子虫和巨细胞病毒感染为多见；肺

泡间隔细胞浸润(乳幼儿以浆细胞为主,儿童及成人患者以淋巴细胞为主,亦可见巨噬细胞或嗜酸粒细胞),致使肺泡间隔增厚,肺泡上皮增生,导致肺泡-毛细血管阻滞,肺泡腔扩大,充满泡沫样蜂窝状物质,内含虫体及其崩解物、脱落上皮细胞等;病灶内孢子虫常与巨细胞病毒、真菌、分支杆菌、弓形体等并存。

【影像学表现】(图 10-2-23)

早期可无明显表现;典型表现为双侧肺门周围对称性分别肺实质及间质病变,类似蝶翼状,呈片状浸润影及网状结节影,肺尖部少见,短时间内可呈弥漫肺实变表现。

CT 可分四型:磨玻璃型,为向心性分别磨玻璃样影,多位于肺门周围;斑片型,为肺泡实变影,多对称性分布,上肺多见,呈斑片样或马赛克样;间质型,小叶间隔增厚;囊变型,多见于上肺及肺周边多发薄壁囊状影,可累及整个肺实质。可伴发肺内结节、肺门和纵隔淋巴肿、胸腔积液及自发气胸等。

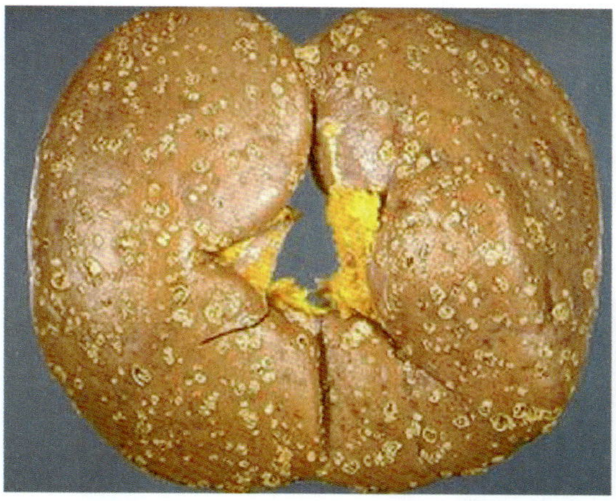

(A)

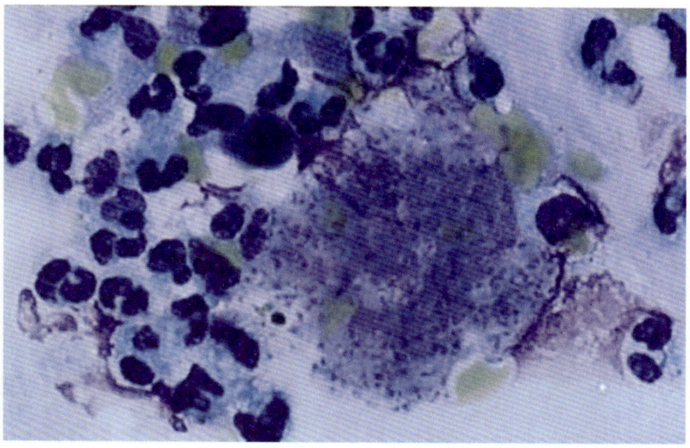

(B)

图 10-2-22 艾滋病肺部感染

(A)为卡氏孢子虫肺部感染大体观;(B)为卡氏孢子虫镜下观。

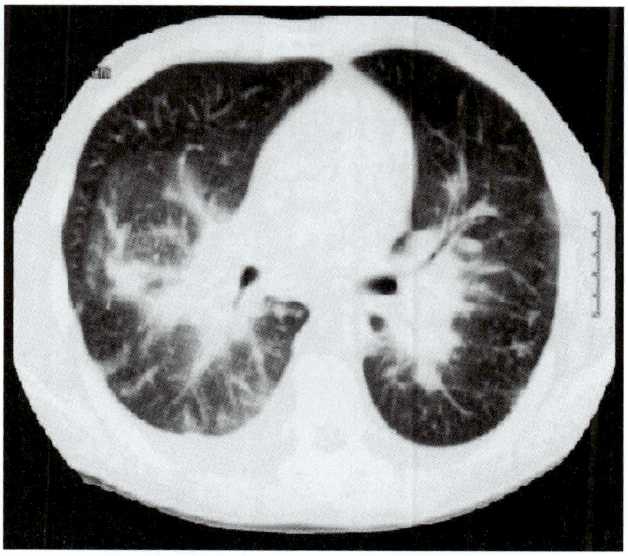

图 10-2-23 卡氏孢子虫感染肺部表现

第三节 肺部先天性病变

一、先天性肺发育异常

【概述】

先天肺发育不全，胚胎更晚期的发育障碍(妊娠最后 2 个月内)。肺发育不全常合并发生膈疝和先天性心脏病。

【临床表现】

主要表现为呼吸困难，甚至呼吸窘迫，以及长期反复呼吸道感染，体检可见患侧胸廓塌陷，活动度减弱。

【病理基础】

胚胎更晚期的发育障碍，妊娠最后 2 个月内肺实质、气管血管系统均已发生，只是各部分发育不全。可发生于一侧全肺或一侧的一叶、多叶、一段或多段肺，左右皆可见。

【影像学表现】(图 10-3-1)

(1)一侧肺不发育：患侧胸腔无含气肺组织及支气管影，纵隔向患侧移位，健侧肺代偿气肿或伴发肺纵隔疝，MDCT 三维重建可见一侧支气管缺如，气管仅延续一侧支气管；CT 肺动脉造影患侧未见肺动脉影。

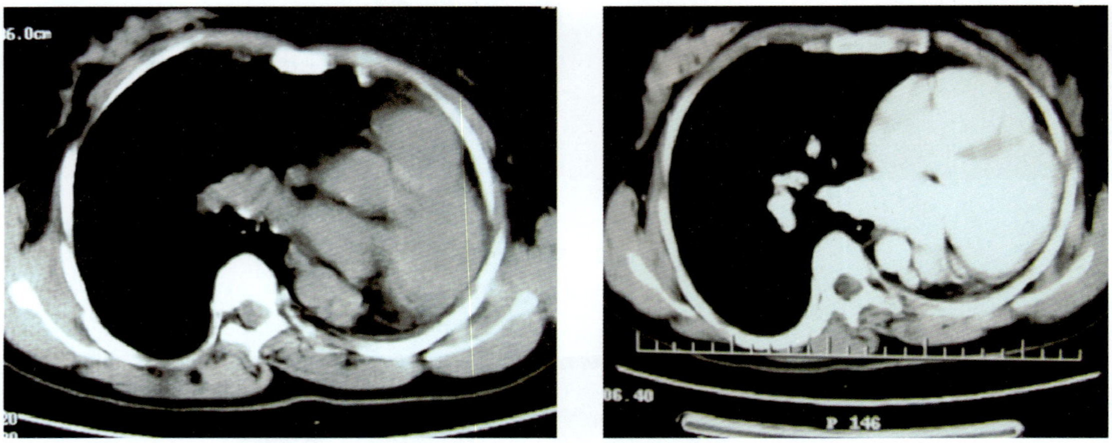

图 10-3-1 先生性肺发育异常

左侧肺不发育平扫及增强 CT 对比，左侧肺动脉及支气管呈盲端。

(2)一侧肺发育不全：患侧部分性肺膨胀不全，或呈均匀致密影，纵隔向患侧移位，伴 CT 增强后肺动脉细小、支气管造影显示分支细小，MDCT 三维重建患侧可表现为一段支气管节段性盲管。

(3)肺叶发育不全：肺内密实影尖端指向肺门，支气管造影可见支气管扩张，CT 增强病灶内伴不均匀囊样病灶。

二、肺隔离症

【概述】

肺隔离症是一种少见的先天性发育异常，其实质是有异常动脉供血的肺囊肿症。多见于青少年，男性多于女性，左侧多于右侧。异常动脉可来自胸主动脉、腹主动脉，多数经下肺韧带进入隔离肺内，常为 1 支。

【临床表现】

叶内型肺隔离症，常出现反复的肺部感染症状，如发热、咳嗽、胸痛、咳脓痰甚至咳脓血痰；叶外型一般没有症状。

【病理基础】

肺隔离症是肺的发育畸形，部分肺组织与主体肺分隔，并形成无功能囊性肿块。可分为叶内型和叶外型两种，叶内型即病肺周围系正常肺组织，二者有共同的胸膜包裹，与正常支气管系统相通，并有来自体循环的异常动脉，本型约60%位于左侧，几乎均在下叶的后基底段。叶外型者病变部分有自身的胸膜，也有来自体循环的异常动脉，多在肺下韧带内，同时有肺动脉、肺静脉回流至奇静脉、半奇静脉和门脉系统，病变部位的支气管与正常的支气管不相通，故不具呼吸功能。

【影像学表现】（图10-3-2）

（1）X线表现：可见肺叶内型呈圆形或不规则形病灶，其内可呈囊性或实性密度，周边可伴感染；肺叶外型呈左下叶后基底段区软组织影，位于膈上或膈下。

（2）CT表现：显示肺叶内型位于下肺野脊柱旁病灶，呈囊状改变；肺叶外型呈边缘清楚密度影，增强显示病灶强化不均匀，CTA检查可清楚显示病灶内供血动脉（多为降主动脉或腹主动脉及分支）。

【影像诊断技巧】

64排螺旋CT的使用，对隔离肺的诊断具有明确诊断的作用，通过血管CTA成像以及后处理技术，可见完整再现隔离肺的形态、部位、大小及供血动脉。

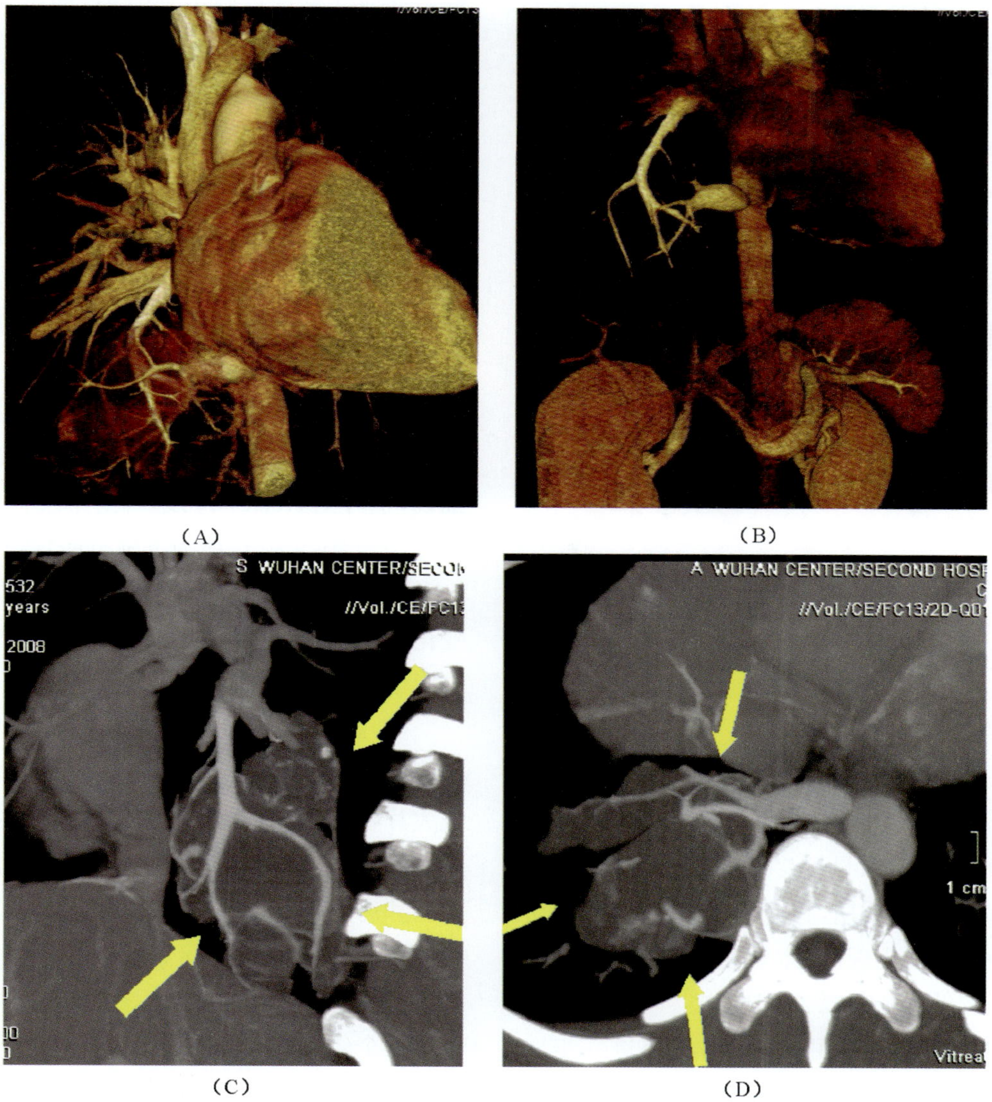

图10-3-2　MDCT后处理技术显示肺隔离症

（A）图VR重建隔离肺组织完貌；（B）图可见隔离肺组织供血动脉（肺动脉分支及腹主动脉畸形分支供血）；（C）+（D）图经MIP清晰显示供血动脉的分布及形态（黄箭头）。

第四节　肺血管及实质性病变

一、肺水肿

【概述】

肺水肿是肺脏内血管与组织之间液体交换功能紊乱所致的肺含水量增加。本病可严重影响呼吸功能，是临床上较常见的急性呼吸衰竭的病因。

【临床表现】

肺水肿间质期，患者常有咳嗽、胸闷，轻度呼吸浅速、急促。查体可闻及两肺哮鸣音，心源性肺水肿可发现心脏病体征。PaO_2 和 $PaCO_2$ 均轻度降低。肺水肿液体渗入肺泡后，患者可表现为面色苍白，发绀，严重呼吸困难，咳大量白色或血性泡沫痰，两肺满布湿啰音。血气分析提示低氧血症加重，甚至出现 CO_2 潴留和混合性酸中毒。

【病理基础】（图 10-4-1）

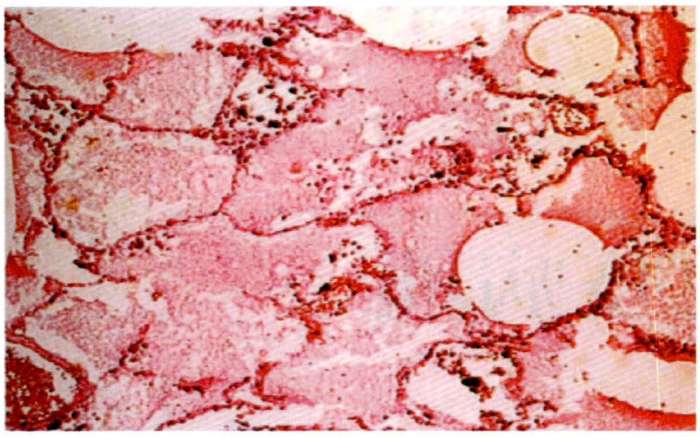

图 10-4-1　肺泡性肺水肿镜下观

肺表面苍白，含水量增多，切面有大量液体渗出。镜下，可分为间质期，肺泡壁期和肺泡期；间质期是肺水肿的最早表现，液体局限在肺泡外血管和传导气道周围的疏松结缔组织中，支气管、血管周围腔隙和叶间隔增宽，淋巴管扩张，液体进一步潴留进入肺泡壁期，液体蓄积在厚的肺泡毛细血管膜一侧，肺泡壁进行性增厚，发展到肺泡期，可见充满液体的肺泡壁丧失了环形结构，出现褶皱。肺含水量增加和肺表面活性物质破坏，可降低肺顺应性，增加呼吸功耗。间质和肺泡壁液体潴留可加宽弥散距离。肺泡内部分或全部充满液体可引起弥散面积减少和通气/血流比值降低，产生肺泡动脉血氧分压差增加和低氧血症。区域性肺顺应性差异易使吸入气体进入顺应性好的肺泡，增加通气/血流比值。同时由于肺间质积液刺激了感受器，呈浅速呼吸类型，进一步增加每分钟死腔通气量，减少呼吸效率、增加呼吸功耗。当呼吸肌疲劳不能代偿性增加通气量保证肺泡通气后，即出现 CO_2 潴留和呼吸性酸中毒。

【影像学表现】（图 10-4-2）

（1）间质性肺水肿：肺门血管及纹理影模糊，肺野透亮度下降呈磨玻璃样改变；肺血重新分布现象，即 X 片可见上肺野血管较下肺野增粗，主要是增粗的肺静脉；CT 可见支气管“袖口征”，即支气管轴位可见管壁环形厚度增宽，边缘模糊，好发上叶前段支气管。

特征性间隔线，即 Kerley 线，最常见为 Kerley B 线，为肋膈角附近垂直于胸膜长约 2cm 水平走形细线，也可见 Kerley A 线，肺野中带自外周指向肺门约 4cm 细线影，C 线为下肺野网状细线。

胸膜下水肿，类似胸膜增厚，不随体位改变而变化；叶间胸膜下水肿，表现为叶间裂增厚；常合并心影增大，伴少量胸腔积液。

（2）肺泡性肺水肿：肺泡实变阴影，早期呈结节状阴影，约 0.5～1cm 大小，边缘模糊，融合成斑片或大片状阴影，内见含气支气管影像，密度均匀。

病灶分布和形态呈多样性，可分为中央型、弥漫型和局限型。中央型表现为两肺中内带对称分布的大片状阴影，肺门区密度较高，即为“蝶翼征”。局限型可见于一侧或一叶，多见于右侧；还可呈一个或数个较大的圆形阴影，轮廓清楚似肿瘤。

病灶动态变化快，病灶最初发生在肺下部、内侧及后部，很快向肺上部、外侧及前部发展，常在数小时内有显著变化。可伴双侧胸腔积液，心影增大。

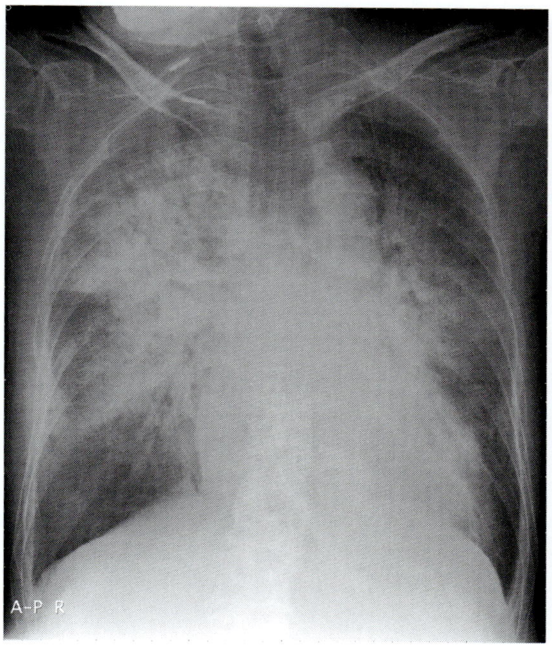

(A)

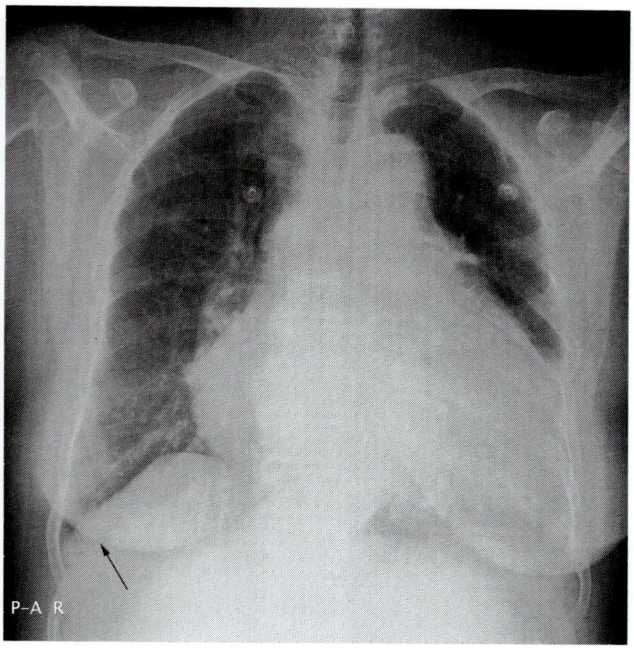

(B)

图 10-4-2　肺水肿

(A)为肺泡性肺水肿“蝶翼征”;(B)为间质性肺水肿,伴肺淤血、心脏体积扩大及 Kerley B线(黑箭头)。

【影像诊断技巧】

X线检查目前是诊断肺水肿的重要手段,可对其早期诊断并对其进行有效的动态观察。急性期肺水肿近似肺炎,主要表现为肺泡实变影,但是肺水肿密度均匀,呈磨玻璃样改变;伴发肺间质病变;病灶动态变化快,短期内可以迅速增多或减少;缺乏急性炎症的发热等临床特点。如间质性肺水肿主要表现为纹理模糊和间隔线的出现;肺泡性肺水肿表现为特征性的“蝶翼征”。

二、肺栓塞与肺梗死

【概述】

肺栓塞亦称肺血栓栓塞是由于内源性或外源性的栓子堵塞肺动脉主干或分支,引起肺循环障碍的临床和病理生理综合征。如在此基础上进一步发生肺出血或坏死者即称为肺梗死,临床上两者有时难以区别。

【临床表现】

呼吸增快、发绀、肺部湿啰音或哮鸣音,肺血管杂音,胸膜摩擦音。梗塞后可出现呼吸困难,胸痛和咯血。

【病理基础】(图 10-4-3)

大多数急性肺栓塞可累及多支肺动脉,栓塞的部位为右肺多于左肺,下叶多于上叶,但少见栓塞在右或左肺动脉主干或骑跨在肺动脉分叉处。若纤溶机制不能完全溶解血栓,24 小时后栓子表面即逐渐为内皮样细胞被覆,2～3 周后牢固贴于动脉壁,血管重建。早期栓子退缩,血流再通的冲刷作用,覆盖于栓子表面的纤维素、血小板凝集物及溶栓过程,都可以产生新栓子进一步栓塞小的血管分支。肺梗死多在已有血液滞留基础上发生,管壁坏死出血形成出血性梗死,淤积在局部的血液和来自支气管动脉的血液从损伤毛细血管壁大量漏出,进入肺泡腔内形成。

【影像学表现】(图 10-4-4)

(1)肺栓塞:较小动脉栓塞 X 片可表现正常;较大动脉分支 X 片可出现异常,栓塞多见下叶,可表现肺缺血“Westermark 征”,即栓塞区域纹理减少,透亮度增加,肺体积无增大;阻塞区远端肺血减少;可伴心影增大。栓塞区肺体积缩小,可见叶间裂移位、膈水平升高、盘状肺不张。CT 可见胸膜面斑片样密实影,或肺叶不张周围含气量增加,血

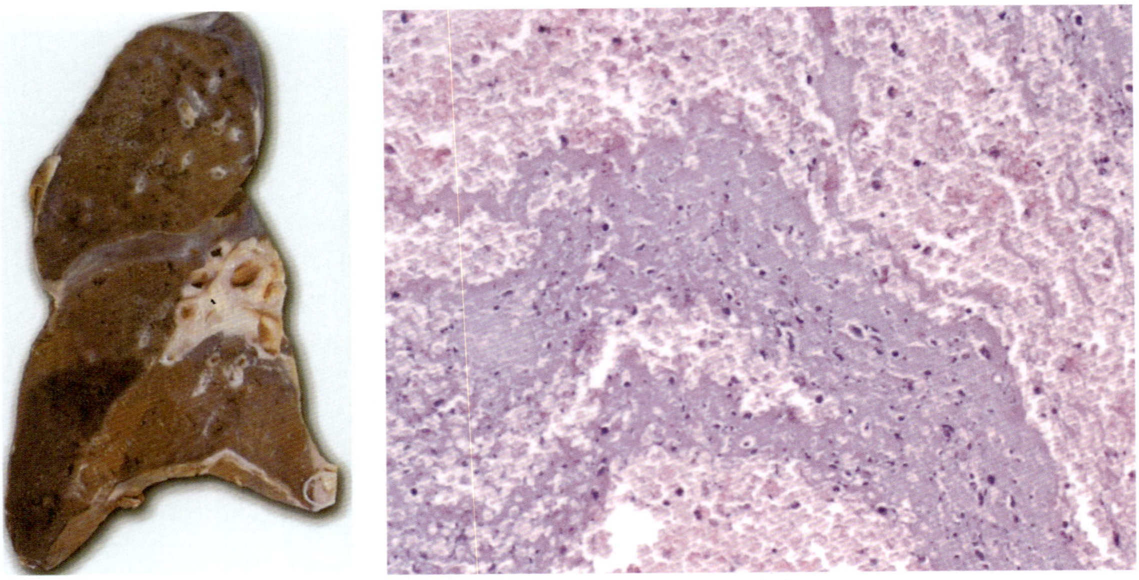

（A）　　　　　　　　　　　　（B）

图 10-4-3　肺栓塞

（A）为肺梗死大体观（右中叶）；（B）为肺动脉血栓镜下观。

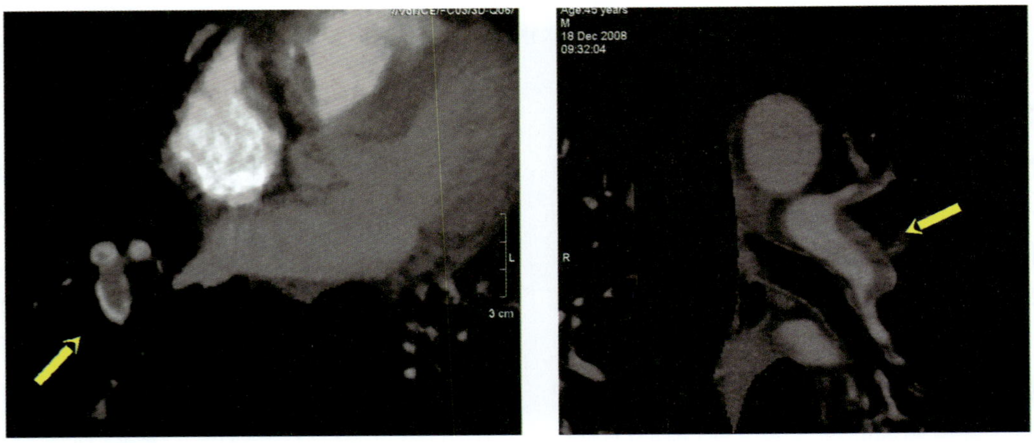

（A）

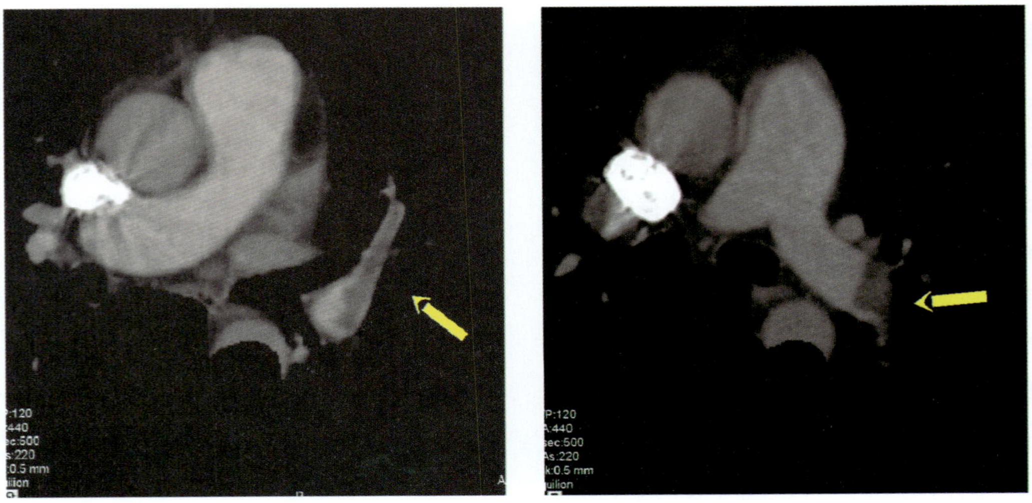

（B）

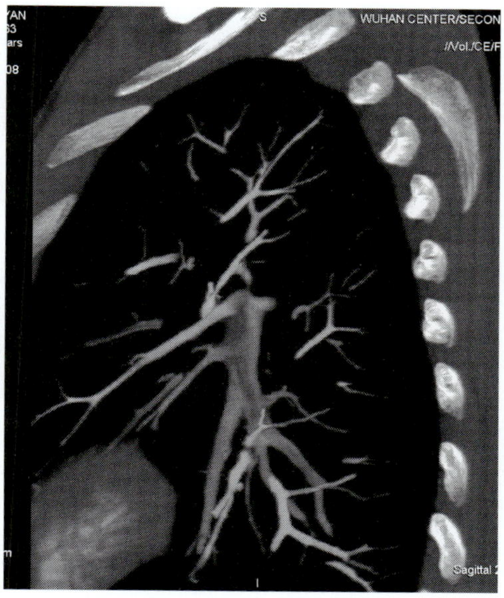

(C)

图 10-4-4 MDCT 后处理技术显示肺血管栓塞

(A)+(B)均显示双侧肺动脉主干及一级分支管腔内长条样栓子(充盈缺损,黄箭头);(C)图 MIP 重建管腔内长条样附壁血栓。

管介入性肺动脉造影可用于准确定位栓塞部位,目前随着 MDCT,尤其是 64 排 CT 的应用,通过肺动脉 CTA 检查能更清晰显示病变动脉的部位,以及栓子形态、大小及受累范围,若栓子完全堵塞动脉管腔表现为动脉管腔的截断征,若部分堵塞血管表现为管腔内的充盈缺损,栓子较管腔内的造影剂呈明显低密度改变,通过 MDCT 后处理三维曲面重建技术可以完整呈现栓子位置及形态大小。

(2)肺梗死:除具备上述各征象外,病灶区因缺血形成实变影,呈阶段性或楔形致密影,尖端指向肺门,底部连于胸膜;可伴发胸腔积液。

三、肺气肿

【概述】

指终末细支气管远端(呼吸细支气管、肺泡管、肺泡囊和肺泡)的气道弹性减退,过度膨胀、充气和肺容积增大或同时伴有气道壁破坏的病理状态。按其发病原因肺气肿有如下几种类型:老年性肺气肿、代偿性肺气肿、间质性肺气肿、灶性肺气肿、旁间隔性肺气肿、阻塞性肺气肿。

【临床表现】

早期可无症状或仅在劳动、运动时感到气短。随着肺气肿进展,呼吸困难程度随之加重;乏力、体重下降、食欲减退、上腹胀满。典型肺气肿者胸廓前后径增大,呈桶状胸,呼吸运动减弱,并发慢性支气管炎常有咳嗽、咳痰。

【病理基础】 (图 10-4-5,图 10-4-6)

病变肉眼观肺体积明显增大,灰白色,弹性差;镜下,肺泡扩张,间隔变窄,肺泡孔扩大,扩张的肺泡可融合成较大的囊腔。

肺气肿按解剖组织学部位分为肺泡性肺气肿和间质性肺气肿:肺泡性肺气肿按发生部位又可细分为腺泡中央型、腺泡周围型、全腺泡型肺气肿。腺泡中央型指肺腺泡中央区的呼吸细支气管呈囊状扩张,肺泡管及肺泡囊无明显改变,腺泡周围型则是肺泡管及肺泡囊扩张,而呼吸细支气管未见异常改变,从呼吸细支气管至肺泡囊及肺泡均扩张既是全腺泡型肺气肿。肺内陈旧瘢痕灶邻近发生的瘢痕旁肺气肿若囊腔超过 2cm,累及小叶间隔称为肺大泡。间质性肺气肿是因肺内压骤然升高,气体从破裂的肺泡壁或支气管管壁进入肺间质,在肺膜下或下叶间隔内形成小气泡形成,气泡可扩散至肺门、纵隔,甚至颈胸部皮下软组织内。

【影像学表现】 (图 10-4-7,图 10-4-8)

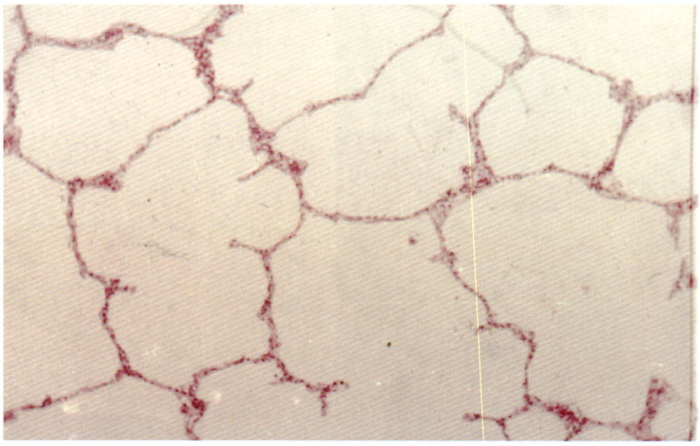

图 10-4-5　肺气肿镜下观

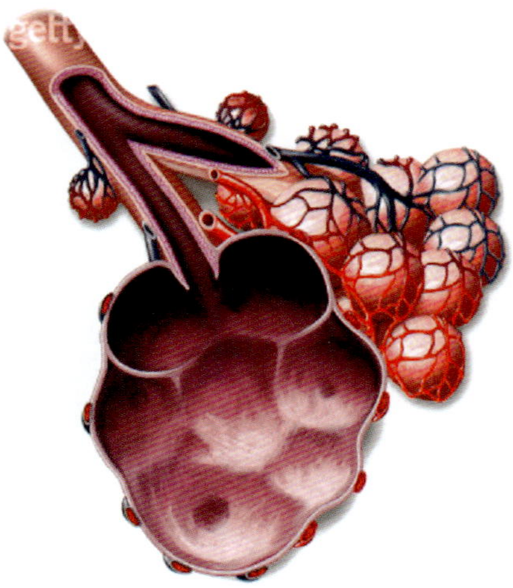

图 10-4-6　肺气肿病理模型

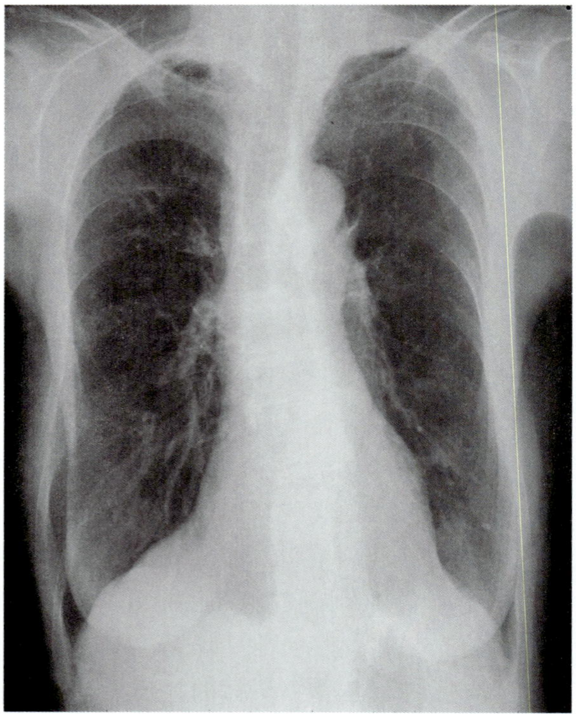

（A）

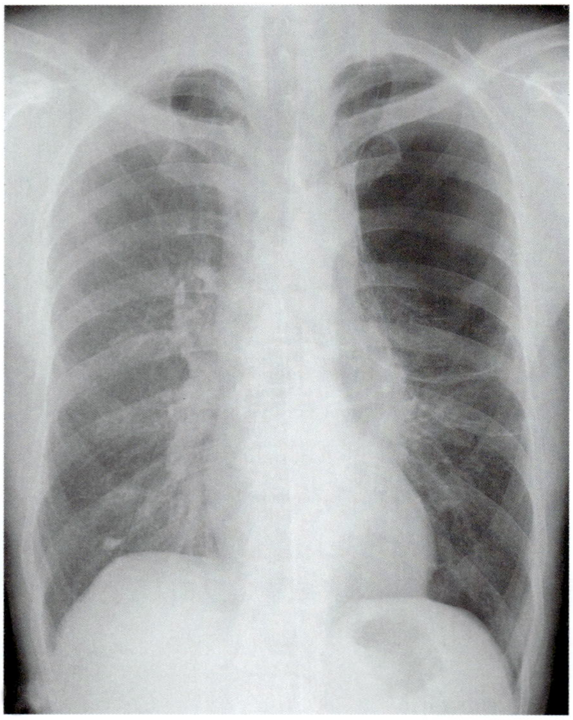

（B）

图 10-4-7　肺气肿 X 线表现

（A）+（B）均为肺气肿 X 片表现，（B）图左上肺可见巨大肺大泡形成。

（1）X 线表现：肺野透亮度增高和肺野血管纹理稀疏变细、拉长；间质性肺气肿常发生纵隔、心包和皮下组织积气；肺大泡破裂可发生局限性气胸和肺不张。

（2）CT 表现：气肿区肺组织过度充气，密度减低；血管纹理变细、稀疏，数量减少；慢性重症者可见肺动脉高压征象，如肺门区大血管增粗等。

HRCT 能显示各型肺气肿：小叶中心型最为常见，破坏区周围绕以正常肺，呈斑片状或小圆形低密度区，好发于两肺上叶尖后段和下叶背段；全小叶型好发于中下叶，为大片均匀一致的无壁低密区，范围广，病变区内血管纹理稀疏、变形，形成弥漫性“简化肺结构”；间隔旁型常发生在胸膜下小叶间隔旁，呈局限性低密区。瘢痕旁型或不规则型为

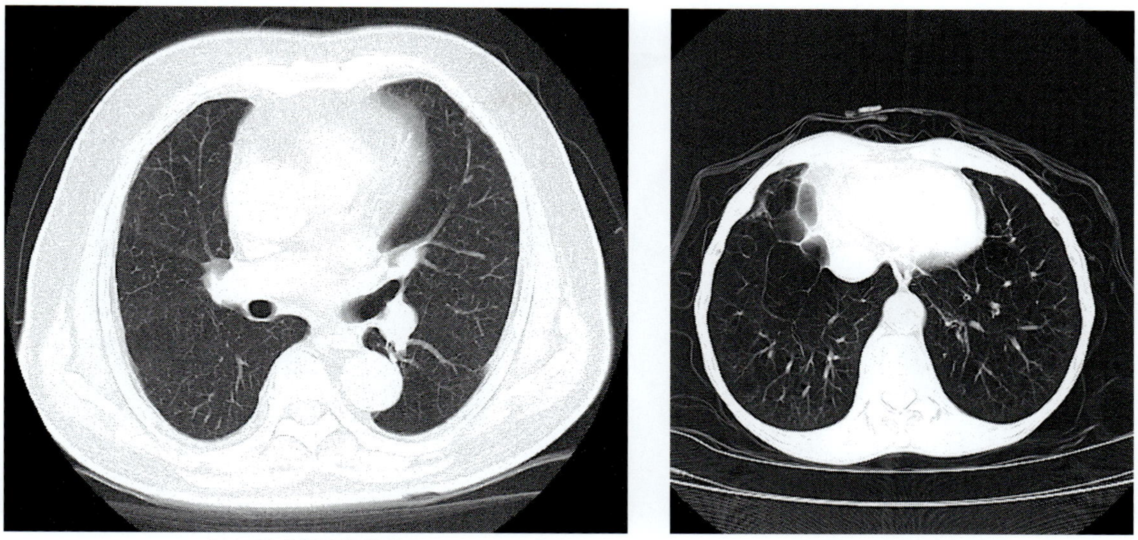

（A）呈“简化肺结构”　　（B）呈泡性肺气肿

图 10-4-8　肺气肿 CT 表现

(A)＋(B)均为肺气肿 CT 表现。

肺瘢痕区周围发生肺气腔增大和肺破坏或在肺组织纤维化区域与“支扩”并存，形成“蜂窝肺”；肺大泡，为瘢痕旁型肺气肿的另一种表现，为薄壁无血管低密度区，边缘清楚。

(3)其他征象：桶状胸，即胸廓前后径增大近似于左右径；肋间隙增宽；双侧横膈膈面低平，胸膜粘连，气管前后径增宽呈刀鞘样改变。

【影像诊断技巧】

诊断根据病史、体检、X 射线检查和肺功能测定可以诊断。X 射线检查表现为胸腔前后径增大，胸骨前突，胸骨后间隙增宽，横膈低平，肺纹理减少，肺野透光度增加，悬垂型心脏，肺动脉及主要分支增宽，外周血管细小。

四、Wegener 肉芽肿

【概述】

病因不明，见于各年龄组，30～50 岁为高峰，男性略多。组织学改变为小动脉、小静脉及毛细血管的肉芽肿性炎症及坏死。死亡率高，自联合使用肾上腺糖皮质激素和环磷酰胺，缓解率在 90%以上，4 年存活率为 88%。X 线示肺内结节，薄壁空洞，多发性较单发性更为常见，肺浸润可为弥散性或分叶性；局灶性坏死性肾小球炎常较晚些出现。以上特点被称为 Wegener 肉芽肿三联症。如无局灶性坏死性肾小球炎，则称二联症。

【临床表现】

常有发热、关节肌痛等。鼻炎、鼻旁窦炎常是首发症状；继之出现咳嗽、咯血、肺炎或胸膜，血管炎是造成本病多系统损害的基础，病变波及鼻软骨，造成马鞍鼻，有表现为巩膜炎、皮疹、皮肤溃疡、神经炎、关节痛、关节炎、甚至心肌缺血者，血 C-ANCA 阳性是一特征。早期病例阳性率为 50%，三联症活动期病例可达 100%，静止期常为阴性，大多病例的滴度与病情活动程度呈平行关系。

【病理基础】

小动脉、小静脉及毛细血管的肉芽肿性炎症及坏死，以血管壁的炎症为特征，主要侵犯上、下呼吸道和肾脏，Wegener 肉芽肿通常以鼻黏膜和肺组织的局灶性肉芽肿性炎症为开始，继而进展为血管的弥漫性坏死性肉芽肿性炎症。

【影像学表现】（图 10-4-9）

(1)X 线表现：肺内单发或多发类圆形或球形病灶；病灶内可伴不规则厚壁空洞；胸腔积液，晚期可出现肺水肿及肺梗死。

(2)CT 表现：表现类似 X 线，对节段性浸润引起的出血或梗塞病灶显示清晰，短期内病灶可缩小、消失或出现新发病灶；HRCT 可清楚显示病灶后边毛刺样改变及肺梗死的范围及准确部位；CT

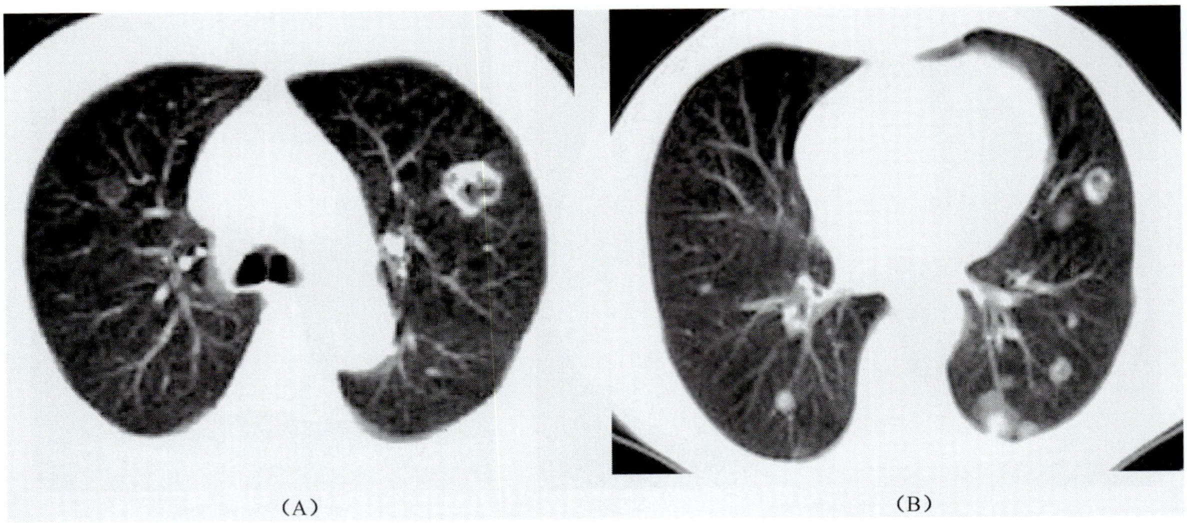

图 10-4-9 Wegener 肉芽肿

(A)为单发 Wegener 肉芽肿;(B)为多发 Wegener 肉芽肿,均伴空洞。

增强扫描可清楚显示病灶内供血动脉,尤其 CTA 检查,多平面重建对显示气道内病灶更精确,可评估狭窄程度及病变范围。

【影像诊断技巧】

根据二联或三联症加活检阳性即可诊断。从肺部取活检阳性率最高。美国 1990 年 Wegener 肉芽肿分类诊断标准如下:

(1)鼻或口腔炎、痛或无痛性口腔溃疡,脓性或血性鼻分泌物。

(2)胸片示结节、固定性浸润或空洞。

(3)尿沉渣示显微镜血尿(>5 红细胞/HP),或红细胞管型。

(4)活检见动脉壁、动脉周围或血管外部位有肉芽肿性炎症;有两项阳性,即可诊断为 Wegener 肉芽肿。因此具有相关影像学表现者需结合临床表现综合分析。肺内结节、空洞灶可发生肺内任何部位,大小不等。

五、肺泡蛋白质沉积症

【概述】

肺泡蛋白质沉积症(pulmonary alveolar proteinosis,简称 PAP),又称 Rosen-Castle-man-Liebow 综合征,以肺泡和细支气管腔内充满 PAS 染色阳性,来自肺的富磷脂蛋白质物质为其特征。好发于青、中年,男性发病约 3 倍于女性。病因未明,可能与免疫功能障碍(如胸腺萎缩、免疫缺损、淋巴细胞减少等)有关。粉尘尤以接触矽尘的动物可引起 PAP,故认为可能是对某些刺激物的非特异反应,导致肺泡巨噬细胞分解,产生 PAS 阳性蛋白质。

【临床表现】

部分病人可无症状。典型症状为活动后气急,以后进展至休息时亦感气急,咳白色或黄色痰、乏力、消瘦。继发感染时,有发热、脓性痰。呼吸功能障碍随着病情发展而加重。

【病理基础】

肺大部分呈实变,胸膜下可见黄色或黄灰色结节,切面有黄色液体渗出。镜下肺泡及细支气管内有嗜酸 PAS 强阳性物质充塞,是Ⅱ型肺泡细胞产生的表面活性物质磷脂与肺泡内液体中的其他蛋白质和免疫球蛋白的结合物,肺泡间隔及周围结构基本完好。电镜可见肺泡巨噬细胞大量增加,吞噬肺表面活性物质,胞浆肿胀,呈空泡或泡沫样外观。

【影像学表现】(图 10-4-10)

肺泡和支气管腔内充满颗粒状物导致病灶分布以小叶为单位,显示呈颗粒状致密影,边缘模糊,病灶可融合成结节或片状影。

根据病灶分布可分为中央型和周围型:中央型

表现为肺内弥漫细小结节及片状阴影，似蝶翼状，自肺门区向外扩散；外围型表现同中央型，分布于两侧或一侧肺野外带，往往与中央型交替出现；病灶之间有代偿性气肿或形成小透亮区；病灶吸收后可见肺纤维化及 Kerley B 线等改变。

MRI 根据对脂肪及蛋白信号的特异性，T_1WI、T_2WI 均呈高信号。

【影像诊断技巧】

本病的肺部改变不同于肺泡性水肿，病情变化较慢，且以中央型和周围型病灶交替出现为特征性改变。MRI 也有特征性改变，糖原 PAS 染色阳性可确诊。

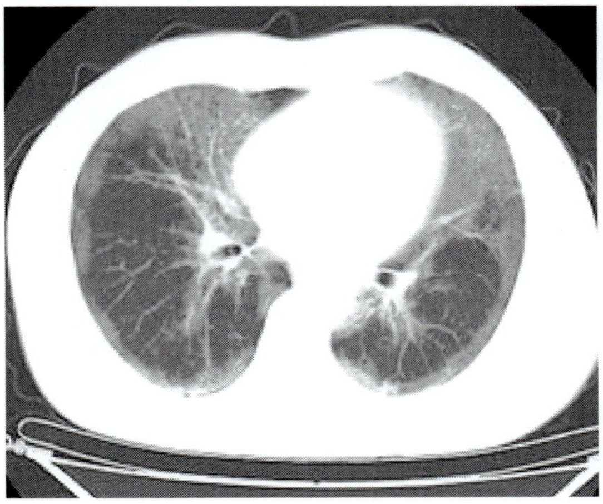

(A)

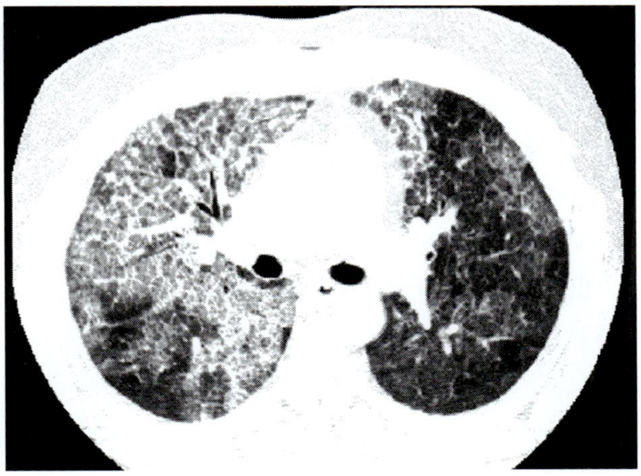

(B)

图 10-4-10 肺泡蛋白质沉积症

(A)外围型为主；(B)中央型分布为主。

第五节 肺部肿瘤

一、肺癌

【概述】

肺癌发生于支气管黏膜上皮称支气管肺癌。肺癌一般指的是肺实质部的癌症，通常不包含其他肋膜起源的中胚层肿瘤，或者其他恶性肿瘤如类癌、恶性淋巴瘤，或是转移自其他来源的肿瘤。因此这里的肺癌是指来自于支气管或细支气管表皮细胞的恶性肿瘤，占肺实质恶性肿瘤的 90%～95%。肺癌目前是全世界癌症死因的首位，而且每年人数都在上升，而女性得肺癌的发生率尤其有上升的趋势。本病多在 40 岁以上发病，发病年龄高峰在 60～79 岁之间。种族、家族史与吸烟对肺癌的发病均有影响。

肺癌起源于支气管黏膜上皮局限于基底膜内者称为原位癌癌肿，可向支气管腔内或临近的肺组织浸润生长并可通过淋巴血行或经支气管转移扩散。生长速度和转移扩散的情况与癌瘤的组织学类型分化程度等生物学特性有一定关系。

右肺多于左肺，上叶多于下叶，从主支气管到细支气管均可发生。起源于主支气管肺叶支气管的肺癌位置靠近肺门者称为中央型肺癌；起源于肺段支气管以下的肺癌位置在肺的周围部分者称为周围性肺癌。

【临床表现】

(1)早期症状：早期没有什么特殊症状，仅为呼吸系统疾病共有症状，如咳嗽，因长在支气管肺组织上，会产生呼吸道刺激症状而发生；痰血，肿瘤致毛细血管破损时与痰混合，呈间歇或断续出现，也是很多患者的首诊病因；低热，肿瘤堵塞支气管后引起阻塞性肺炎，程度不一；胸痛，早期胸痛较轻，主要表现为闷痛、隐痛、部位不一定，与呼吸的关系也不确定；气闷等。

(2)晚期症状：声嘶是最常见症状；面、颈部水肿，若肿瘤侵及纵隔右侧压迫上腔静脉，使颈静脉因回流不畅而怒张，最后还会导致面、颈部水肿；气促，肿瘤阻塞淋巴结，组织液积聚在心包内形成心包积液或积聚在胸腔内形成胸腔积液均可导致气促。

(3)广泛转移症状：肺癌极易早期发生远处转移，因而与远处转移有关的症状往往是发现的首发症状。转移到脑可产生持续性头痛，视物模糊；转移到骨导致骨质破坏，病理性骨折等；转移到脊柱可引起疼痛。远处转移或全身转移症状是乏力、消瘦。

(4)体征：局限性哮鸣音为局限性哮鸣音；声音嘶哑，即淋巴结转移压迫或侵犯喉返神经时出现；上腔静脉综合征，产生头面、颈、上肢水肿，伴头晕、胸闷、气急等症状；Horner's 综合征，肺尖部肿瘤压迫或侵犯颈交感神经节时，出现患侧眼球凹陷，上睑下垂、瞳孔缩小、眼裂狭窄、患侧上半胸部皮肤温度升高、无汗等；吞咽困难；肺癌转移体征，血行转移常见部位依次是骨、肝、脑、肾、肾上腺、皮下组织等，另外肺癌内转移也较常见。

【病理基础】（图 10-5-1，图 10-5-2）

肉眼观：根据部位可分为中央型、周围型和弥漫型；中央型最为常见，占肺癌的 60%～70%，病灶从主支气管壁或叶支气管壁均可发生，表现为管壁的弥漫增厚，腔内肿块突出于腔外，包绕阻塞管腔，并可沿支气管走形方向浸润扩散，经淋巴道浸润至肺门淋巴肿，最后形成肺门区巨大不规则或分叶状癌肿。周围型则起源于肺段或远端支气管壁，占肺癌的 30%～40%，呈孤立结节状，无包膜，因靠近胸膜可侵犯胸膜。弥漫型较少见，占肺癌的 2%～5%，此类型癌组织沿肺泡管及肺泡弥漫浸润。

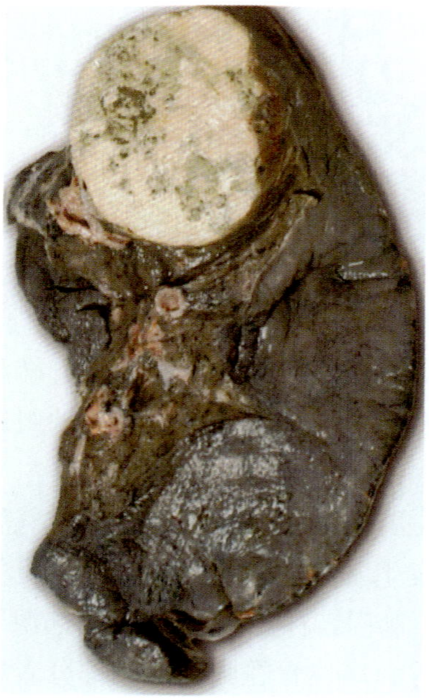

图 10-5-1 肺癌大体观

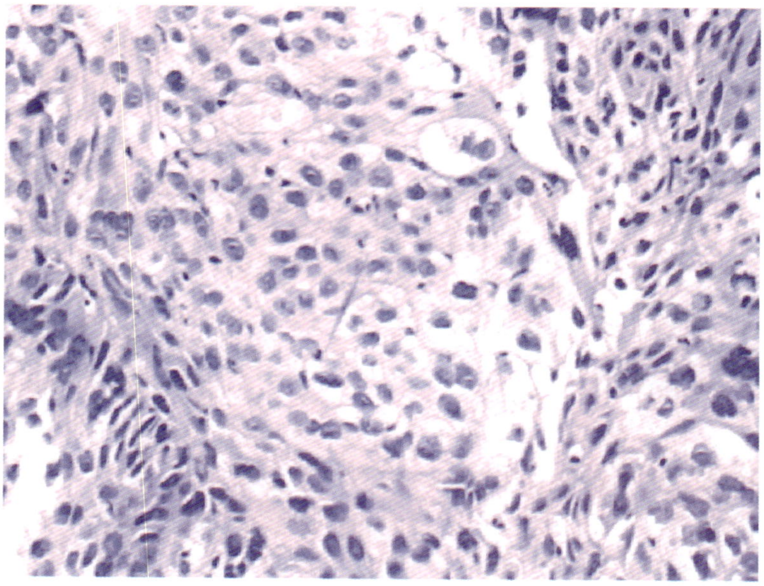

图 10-5-2 肺鳞癌镜下观

镜下：根据组织学类型可分为鳞状细胞癌、腺癌、小细胞癌和大细胞癌；鳞癌最为常见，中央型肺癌有 80%～85%为鳞癌，生长缓慢，转移较晚，高分化癌巢角化珠明显，中度分化者可见细胞内角化但无角化珠，低分化则无细胞内角化或角化珠，细胞异型性明显。腺癌发病率仅次于鳞癌，周围型肺癌有 60%左右为腺癌，常累及邻近胸膜，高分化及中度分化癌巢呈腺腔结构，伴黏液分泌，低分化则腺腔结构及黏液分泌均不明显，异型性明显，未分化呈高度异型性。小细胞癌即小细胞未分化癌分化最低，转移较早，生长迅速，恶性度最高，典型癌细胞一端稍尖，形似燕麦穗粒，胞浆少而形似裸核，又称为燕麦细胞癌，因小细胞癌具有神经内分泌功能，电镜下胞质内可见神经内分泌颗粒。大细胞癌特点是细胞体积大，胞浆丰富，高度异型，恶性程度很高，生长快，容易血行转移。

腺癌可见一些特殊类型：如细支气管肺泡癌，肉眼呈弥漫分布结节；镜下，肿瘤细胞沿肺泡壁、肺泡管壁或细支气管壁单层或多层生长，肺泡间隔常完整无受累。

【影像学表现】（图 10-5-3～图 10-5-11）

（1）中央型肺癌

①直接征象：肺门区肿块影，多见于一侧肺门，圆形或不规则形，边缘清楚，呈分叶状；支气管造影可见支气管内不规则充盈缺损、管腔狭窄或闭塞；MDCT 可见病变区支气管管腔狭窄或闭塞，多平面重建 MPRS 更清楚了解肿瘤累及支气管范围、程度、狭窄长度及周围侵犯，支气管内镜可见管腔内壁情况。早期肺癌 HRCT 可见支气管腔内结节影，MDCT 支气管内镜可清晰显示腔内突出物或息肉样病灶。

②间接征象，即支气管梗阻征象：

阻塞性肺不张：可为一个肺段、肺野或一侧全肺，伴肺门、纵隔或叶间裂的移位。

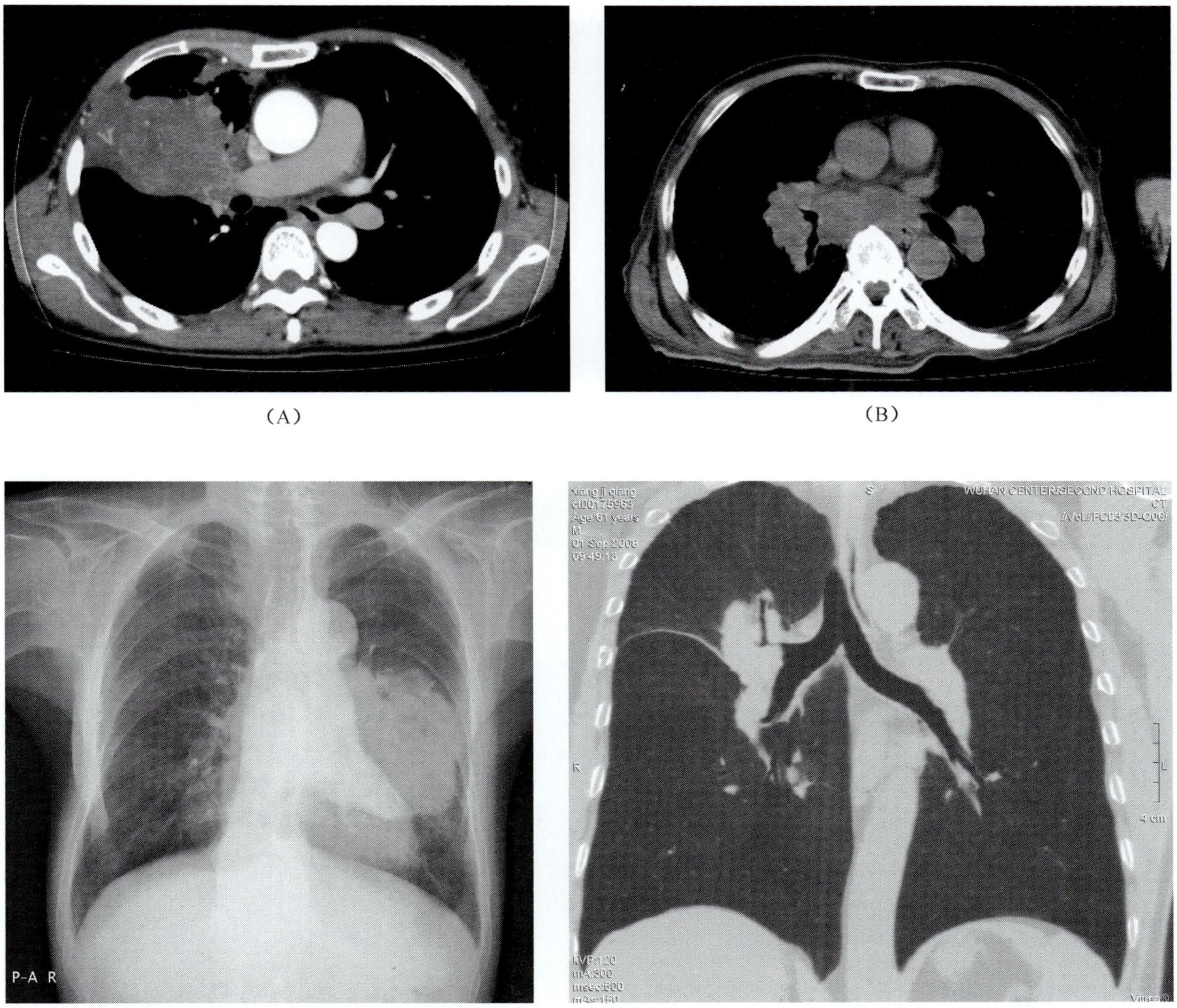

（A）　（B）　（C）　（D）

图 10-5-3　肺癌

（A）右侧中央型肺癌伴阻塞性肺不张；（B）双侧肺门及纵隔转移性淋巴肿；

（C）左侧中央型肺癌 X 片，左侧可见倒“S”征；（D）MDCT 后处理 MIP 可见右上支气管受肿瘤包绕管腔明显狭窄。

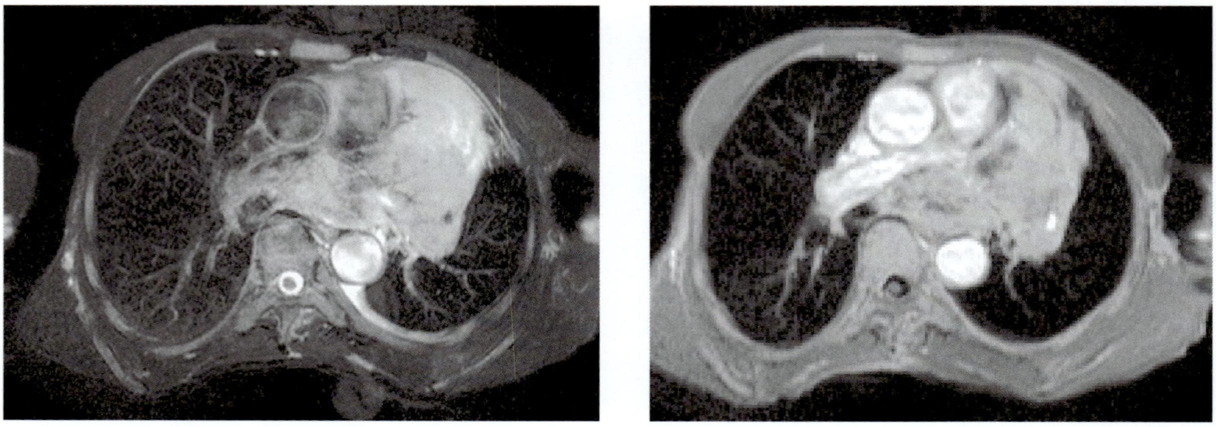

（A）（B）

图 10-5-4　肺癌 MRI 同层面平扫及增强图像

（A）+（B）为 MRI 同层面平扫及增强图像：等信号肿块外侧可见局部不规则高信号不张肺组织。

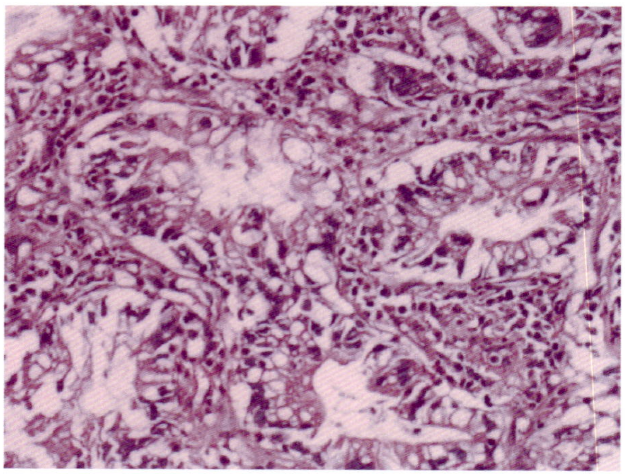

图 10-5-5　肺腺癌病理镜下观

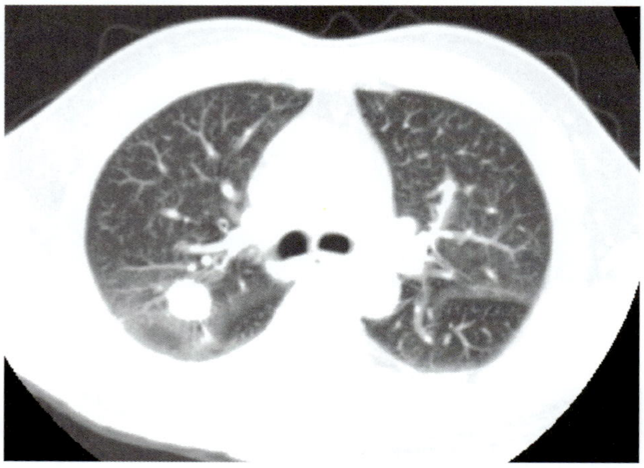

图 10-5-6　右肺腺癌，毛刺征

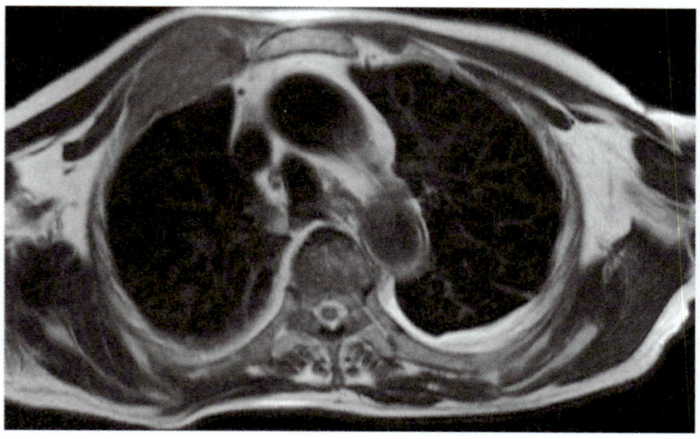

图 10-5-7　肺癌右侧肋骨转移（T_2 等信号）

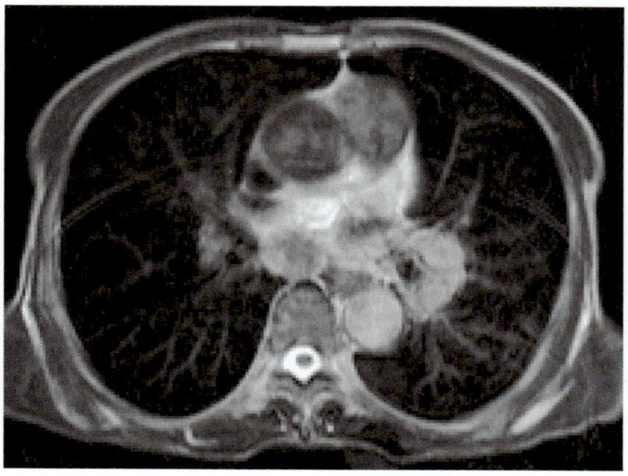

图 10-5-8　腺癌左肺门及纵隔淋巴结转移

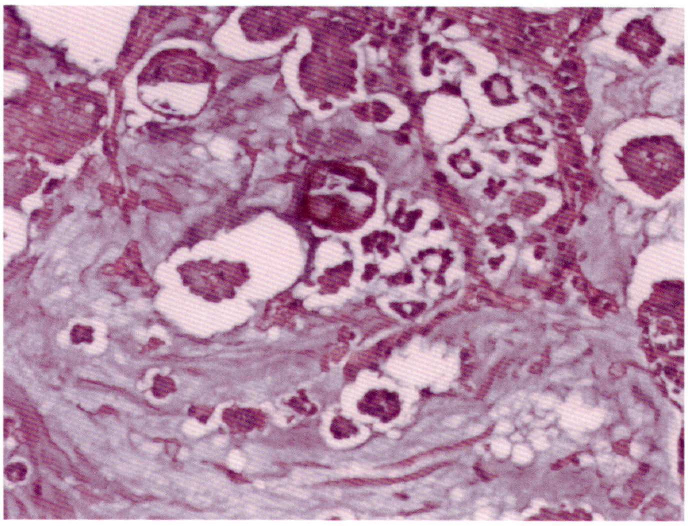

图 10-5-9　肺泡细胞癌镜下观

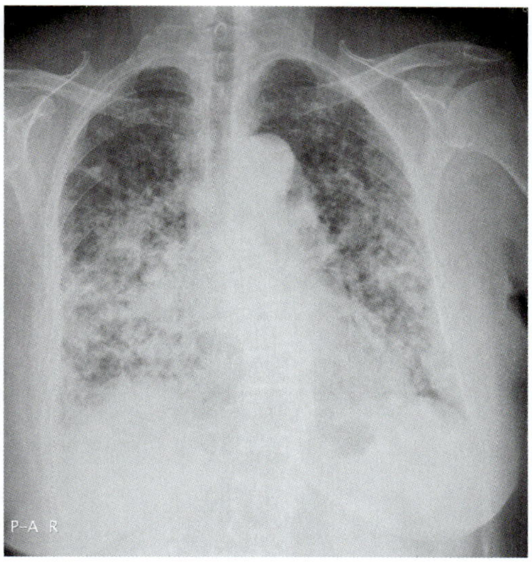

图 10-5-10　肺泡细胞癌 X 片

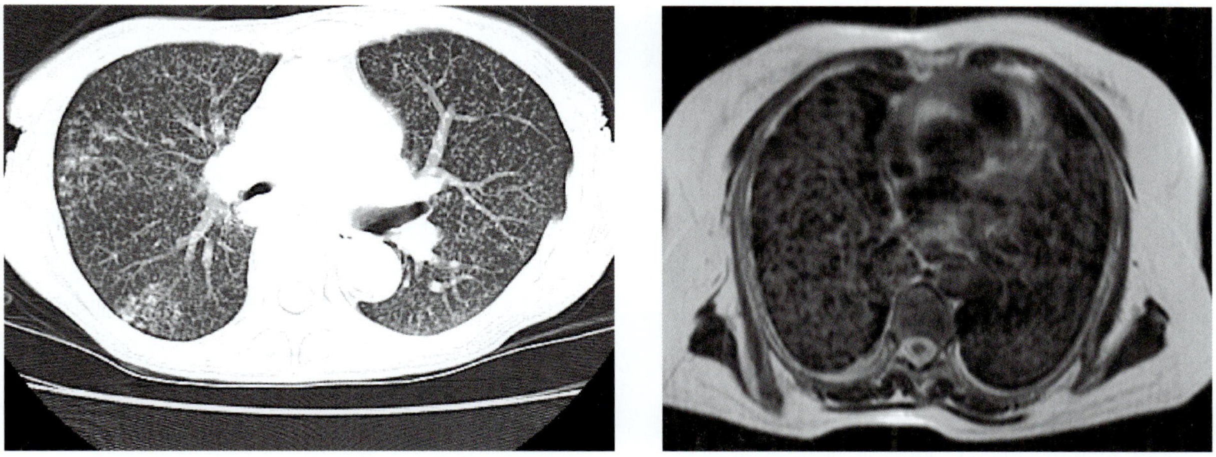

（A）　（B）

图 10-5-11　肺泡癌 CT 与 MRI 对比

（A）CT 显示弥漫粟粒样影；（B）MRI 对粟粒灶显示较差，对间质累及显影清晰。

阻塞性肺气肿：往往肺叶以上的气肿影像学较易显示。

阻塞性支气管扩张呈“手套征”：即一个肺叶或肺段内支气管呈手套状高密度影。

阻塞性炎症：呈斑片状或实变影，其内可见支气管通气征。

倒“S”征：当伴右上肺不张时，不张凹面下缘与肿块下凸下缘相连呈反“S”或倒“S”征。CT 增强扫描病灶呈不均匀强化，并可见肿块边缘，实质强化 CT 值较平扫明显增加。

黏液支气管征：即肺不张内条状或结节状无强化低密度影。

③转移征象：CT 可显示肺门及纵隔内淋巴结肿大，肺门区淋巴肿可融合呈类似肿块影，增强有助鉴别肺门区肿块和淋巴结，MRI 对肺门及纵隔淋巴结肿大显示更为敏感。可见癌性胸腔积液，肋骨转移性破坏等。

MRI 可见鉴别梗阻不张和肺门区肿块，肿块多呈长 T_1 长 T_2 信号，T_2WI 可见肿块边缘，不张肺组织 T_2 信号均匀，中等偏高信号；增强后肿块轻度不均匀强化，不张明显强化。

（2）周围型肺癌

①早期肺癌：表现为肺内小于 2cm 结节影，HRCT 显示病灶可有分叶、边缘毛糙、毛刺、胸膜

凹陷征或“空泡征”等表现；CT 增强扫描病灶多较平扫呈明显强化表现，CT 值较平扫多上升 15HU 以上，多平面重建 MPRS 可三维清晰显示病灶与周边组织结构关系。

②进展期肺癌：直接征象为病灶直径常大于 3cm，边缘可见长短不一毛刺、分叶状；肿块内可见厚壁不规则空洞影，病灶越大空洞越常见越明显，HRCT 能更清晰显示癌性空洞内表现，洞壁厚薄不均，内壁凹凸不平，洞壁可见特征性瘤结节，有时空洞内可见液平，瘤体中央可见斑片样钙斑，CT 增强病灶早期可见不均匀强化，瘤结节可见强化。间接征象可见阻塞性炎症，多为小范围，常分布在瘤周呈斑片样改变。位于胸膜下肺癌常可见累及胸膜，有研究表明鳞癌侵犯胸膜多为胸膜增厚，及病灶邻近胸膜肥厚，可伴肋骨受累；腺癌侵犯胸膜表现为胸膜凹陷征，即肿瘤边缘向肺野内形成的线状影或肿瘤与胸膜间形成尖端指向肿瘤底向胸膜面的幕状粘连影。

③转移征象：肺内转移表现肺内似棉团样小结节，大小不等；沿淋巴管扩散为肺内粟粒样小结节影；CT 能更直观反应病灶分布大小、范围。HRCT 能显示淋巴结转移形成的癌性淋巴管炎，为支气管血管束增粗伴小结节或细线影。胸膜转移性结节、胸腔积液、肺门及纵隔淋巴结肿大等。

MRI 对淋巴结转移、肋骨或椎体骨质破坏及肺上沟癌臂丛神经侵犯的显示明显优于 X 片及 CT。

(3)肺泡细胞癌

两肺野内弥漫分布结节影或斑片样实变影；结节呈粟粒大小，小于 1cm，分布不均，边缘模糊，以中下肺分布为主；CT 可见实变区内支气管充气征，伴支气管不规则狭窄、扭曲、僵直或截断表现；HRCT 可见病变区呈磨玻璃样改变，周围肺实质呈蜂窝状改变，边缘及邻近肺野可见成簇小结节影。

【影像诊断技巧】

早期肺癌影像学诊断十分重要，往往病人无明显临床表现，病灶改变又容易与结核或炎症无法鉴别，所以应结合临床及实验室检查综合评定；对于无法准确诊断病例建议短期内观察病灶动态生长情况。部分中央型肺癌可肿瘤表现不明显，仅表现阻塞性炎症，需抗炎治疗后动态观察，对无好转的病例应高度怀疑肿瘤的可能性。进展期及晚期肺癌通过 X 线尤其是 CT 检查可明确诊断。

二、肺转移瘤

【概述】

原发于其他部位的恶性肿瘤经血道或淋巴道转移到肺。据统计恶性肿瘤中，20%～30%有肺转移。多数病例在原发肿瘤后 3 年内发生转移，亦有长达 10 年以上者，但也有少数病例肺转移灶比原发肿瘤更早被发现。转移到肺的原发恶性肿瘤多来自乳腺、骨骼、消化道和泌尿生殖系统。

【临床表现】

多数病例有原发癌的症状，早期肺转移多无明显的呼吸道症状。肺部病变广泛，则可出现干咳、痰血和呼吸困难。

【病理基础】（图 10-5-12，图 10-5-13）

以血行转移多见，即肺内或肺外肿瘤细胞经腔静脉回流至右心从而转移到肺内，癌细胞浸润并穿过肺小动脉及毛细血管壁，在邻近肺间质及肺泡内生长形成转移瘤；淋巴道转移前期类似血行转移，瘤细胞穿过血管壁累及支气管血管周围淋巴管，并在内增殖形成转移瘤；胸膜、胸壁或纵隔内肿瘤还可直接向肺内侵犯。

【影像学表现】（图 10-5-14）

(1)血行转移：肺内单发或多发粟粒样或结节样病灶，如棉花团状，大小不等，以中、下肺野多见；HRCT 可显示部分肿瘤内钙化或空洞等表现。

(2)淋巴道转移：肺内呈网状或细小结节影，不具特异性；CT 尤其示 HRCT 对其敏感度高，为支气管血管纹理束增粗，并有小结节，小叶间隔增粗或呈串珠样改变，可见胸膜下结节影。

(3)直接侵犯：邻近原发灶附近的肺内结节灶或肿块，多见于纵隔、胸膜或胸壁软组织的肿瘤侵犯。

(4)伴发表现：常见胸腔积液、肺门及纵隔淋巴结肿大。

(5)动态观察：病灶倍增时间短，短期内可见明显增多、增大。

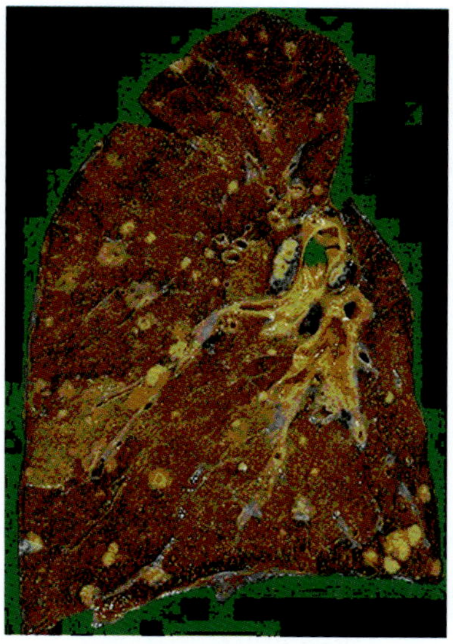

图 10-5-12　肺转移大体观

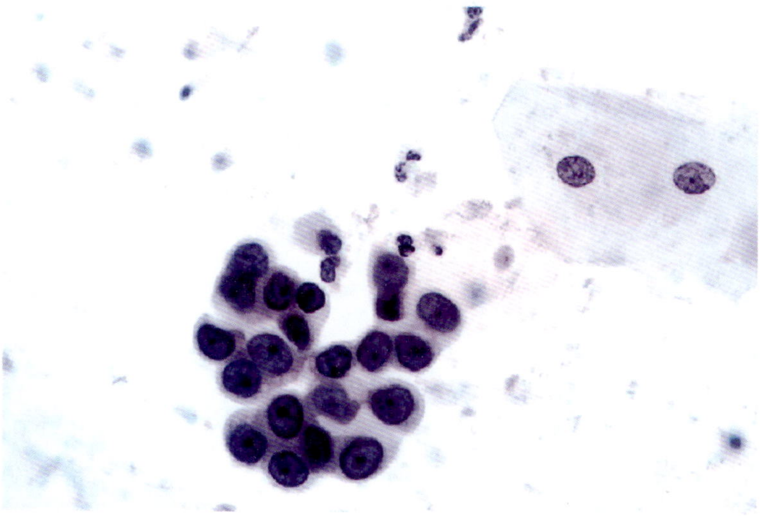

图 10-5-13　乳腺癌肺转移性癌细胞镜下观

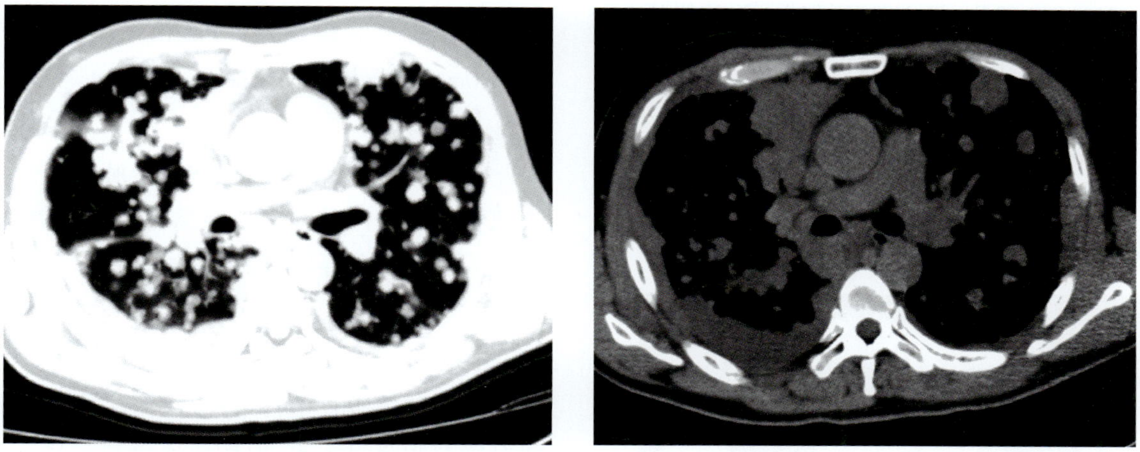

图 10-5-14　肺多发转移瘤肺窗及纵隔窗，累及胸膜，伴右侧胸腔积液

三、肺神经内分泌癌

【概述】

肺神经内分泌癌是一组发生于胃肠道、肺部或其他器官嗜铬细胞的新生物，其临床、组织化学和生化特征可因其发生部位不同而异。肿瘤能产生小分子多肽类或肽类激素，即APUD细胞瘤，它能通过靶细胞增加环腺甙单磷酸盐起作用，能分泌强烈生理活性的5-羟色胺（血清素）、激肽类、组胺等生物学活性因子，引起类癌综合征，即血管运动障碍、胃肠症状、心脏和肺部病变等。90%以上的类癌发生于胃肠道，主要见于阑尾、末端回肠和直肠，少数发生于结肠、胃、十二指肠、Mckel 憩室以及胆道、胰管、性腺、肺和支气管等。

【临床表现】

常无明显表现；可有咳嗽、咯血、支气管阻塞和类癌综合征等症状。

【病理基础】（图 10-5-15）

起源于支气管黏膜或腺上皮的 Kulchitsky 细胞（APUD 细胞），含有神经分泌颗粒的嗜银细胞，能分泌多肽类激素；90%发生于大的支气管，属中央型肿瘤，10%发生于小的支气管属周围型肿瘤；主要在支气管黏膜下生长，突入支气管腔内则形成表面光滑含有丰富血管的息肉样肿块，易出血。有

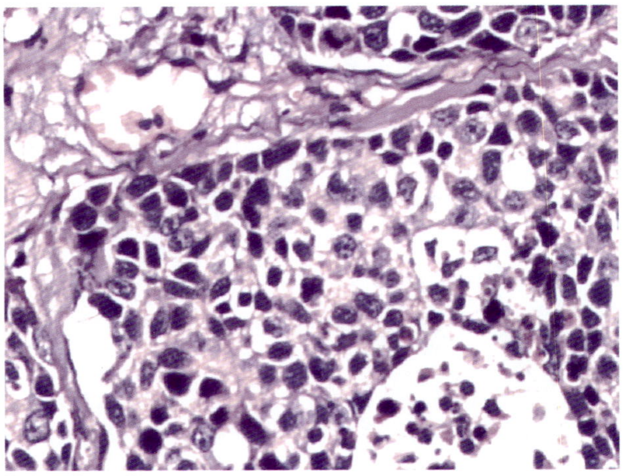

图 10-5-15 类癌病理镜下观

的可同时向支气管壁内外生长，在支气管腔内和肺内各形成肿块。镜下瘤细胞小，呈立方或多边形，大小一致，成群聚集，呈索条状排列或腺管样排列；胞浆丰富，嗜酸性，浆内含有深黑色嗜银颗粒，相当于电镜所见的神经分泌型颗粒。最具特征性的是类癌和不典型类癌，前者恶性程度低，转移较少；后者则相反。

【影像学表现】（图 10-5-16）

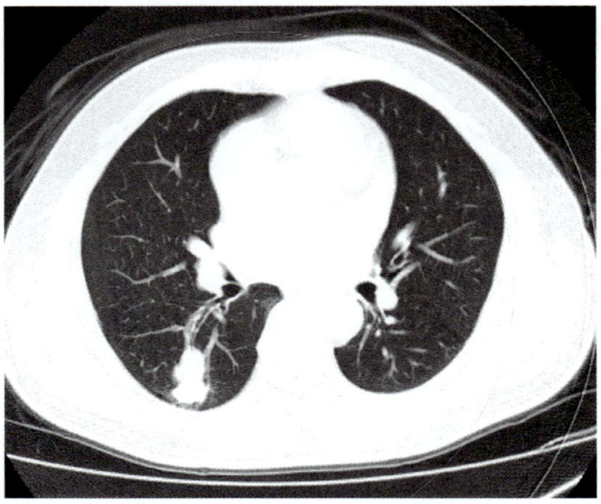

图 10-5-16 右下肺类癌

圆形、块状、结节状或不规则状病灶；边缘多清楚，可有分叶或毛刺；多为孤立结节。

CT 或 HRCT 可见支气管壁的增厚、狭窄；如类癌浸润肺组织可见肿块边缘模糊；少数病灶内可见钙化影；中央型可伴阻塞性肺炎和肺不张等继发改变。

类癌为富血管肿瘤，CT 或 MRI 增强扫描可见病灶明显强化。

【影像诊断技巧】

类癌表现无特异性，往往根据影像学表现诊断较困难；若伴明显类癌综合征则容易诊断。对于孤立结节病灶，无特殊临床症状者应考虑神经内分泌癌的可能。

四、肺错构瘤

【概述】

正常肺组织结构在胚胎发育过程，错乱组合过度生长形成的瘤样畸形，是常见的肺部良性肿瘤，生长缓慢极少恶变。来源和发病原因尚不清楚，比较容易被接受的假说认为是支气管的一片组织在胚胎发育时期倒转和脱落，被正常肺组织包绕，这一部分组织生长缓慢，也可能在一定时期内不生长，以后逐渐发展才形成瘤。

【临床表现】

一般无症状，没有阳性体征。肿瘤较大，生长在支气管旁或内时才出现咳嗽、胸痛、发热、气短、血痰，甚至咯血等临床症状。多见于 40 岁以上男性。

【病理基础】（图 10-5-17）

包含肺的所有正常组织成分，主要为软骨、纤维结缔及脂肪组织等，但构成成分数量异常、排列异常或分化程度异常等所形成的肿瘤样畸形。

【影像学表现】（图 10-5-18）

周围型错构瘤发生在肺内，表现为孤立圆形病灶，多见于外周带；直径约 2～4cm；肺内钱币状影，密度不均，可有点状或爆米花状钙化；病灶内可见脂肪样低密度区或囊变低密度影，CT 对此有特征性诊断价值。

中央型错构瘤发生在主支气管或叶、段支气管内，CT 可见主支气管或叶支气管内结节影，边缘光滑，可见支气管截断征，伴阻塞性炎症或肺不张表现；MDCT 能清晰显示病灶大小和管腔狭窄程度；多平面重建 MRPS 及支气管内镜能显示结节与支气管的关系及支气管受累范围。

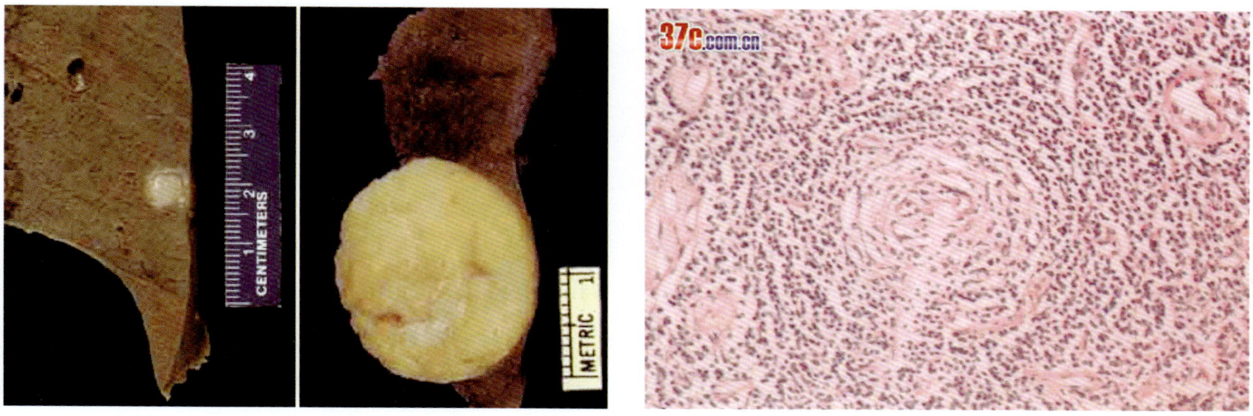

图 10-5-17　错构瘤大体观及镜下观

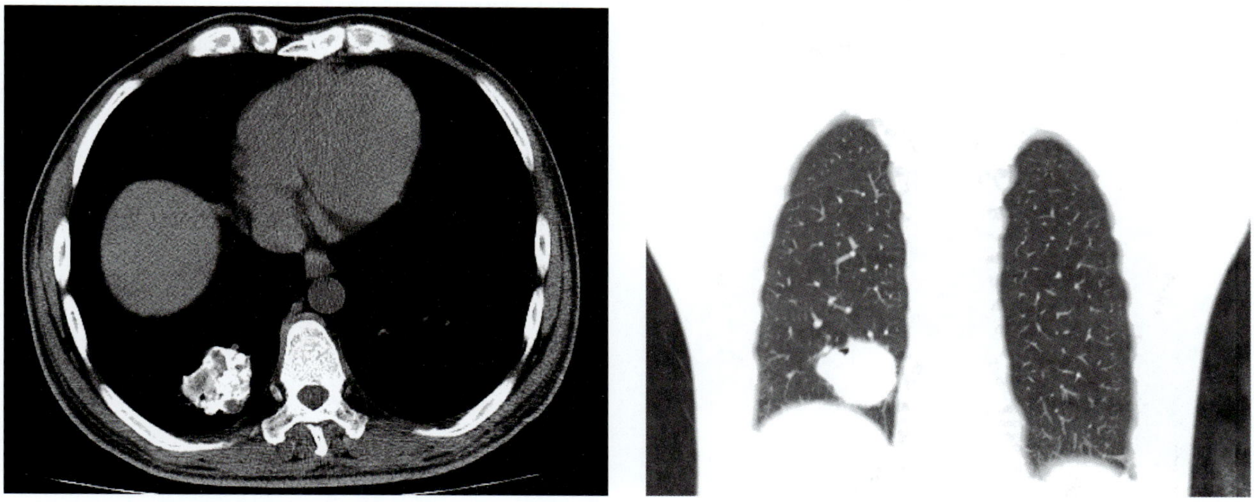

（A）　　（B）

图 10-5-18　肺错构瘤

(A)错构瘤内可见大片不规则钙化；(B)MDCT 冠状位重建

CT 增强扫描病灶多无强化表现；病灶内钙化和脂肪密度区为特征性表现，具有定性诊断作用；MRI 对脂肪成分呈特征性短 T_1 长 T_2 信号，压脂 STIR 序列脂肪完全抑制呈低信号。

动态观察肿块无明显增大，周边无卫星灶及胸膜反应。

【影像诊断技巧】

本病因无特殊临床表现，往往体检发现；因此 X 线为其重要检查手段，根据其表现，伴特征性爆米花样钙化，可提示诊断；通过 CT 能更明确了解病灶内改变，尤其对周围型错构瘤 CT 多可明确诊断；对不典型中央型错构瘤可结合穿刺或纤维支气管镜活检确诊。

五、肺硬化性血管瘤

【概述】

由 Liebow 1956 年报道，其病理组织形态类似于皮肤组织中的硬化性血管瘤，过去曾认为它是非特异炎症所致的肺内瘤样增生病变，目前越来越多的研究表明来源于上皮可能性较大，中青年女性多见。

【临床表现】

多为咳嗽、胸背痛、发热，部分可有咯血，也可无任何症状。

【病理基础】（图 10-5-19）

肿瘤组织形态多样，呈实性区、乳头状区、血管瘤样区和硬化区四种形态，以不同比例混合而成：

实性区见成片的圆形或多边形细胞，大小较一致，胞浆丰富浅染，细胞边界不清，核居中，圆形或卵圆形，核分裂像罕见；乳头区见乳头表面衬覆立方细胞，胞浆嗜酸性，核小而深染，成巢、成片，排列较紧密；血管瘤样区可见许多血管样腔隙，形态不规则，似海绵状血管瘤，管腔常扩张，内有较多红细胞，管壁内衬立方细胞或扁平细胞，部分管壁玻璃样变性；硬化区可见纤维组织增生、胶原化、玻璃样变性，形成红染而结构致密的局灶性硬化区，散布在实性区和乳头区之间。瘤细胞主要由表面被覆的立方细胞和实体多角形两类细胞组成，一类是中等大小、卵圆形或多角形，界限不清，胞浆丰富浅粉染或透明，核染色质细，核卵圆形有小核仁，这类细胞构成片状实性细胞区，或呈巢状分布在乳头的轴心，腔隙间的间质；另一类细胞衬覆在乳头表面及腔隙或裂隙内，呈立方或扁平，胞浆嗜酸性，核小而深染。肿瘤内有时可见泡沫细胞、单核细胞及多少不等的其慢性炎细胞浸润，部分病例可见含铁血黄素沉着。

【影像学表现】（图 10-5-20）

肺内单发结节或肿块影，边缘光滑如笔勾勒状，境界清楚；大小约 3～5cm，多位于肺下叶。

CT 尤其是 HRCT 可以清晰显示病灶周边“空气新月征”和“血管纠集征”；病灶内可见钙化或囊变区；增强后病灶呈明显均匀或不均匀强化。

病灶内伴囊变或出血时，MRI 具有特异性表现，T_1 高信号、T_2 低信号表现为含铁血黄素沉积，MRI 增强延时期病灶可见明显强化。

动态观察病灶倍增时间较长，增大不明显。

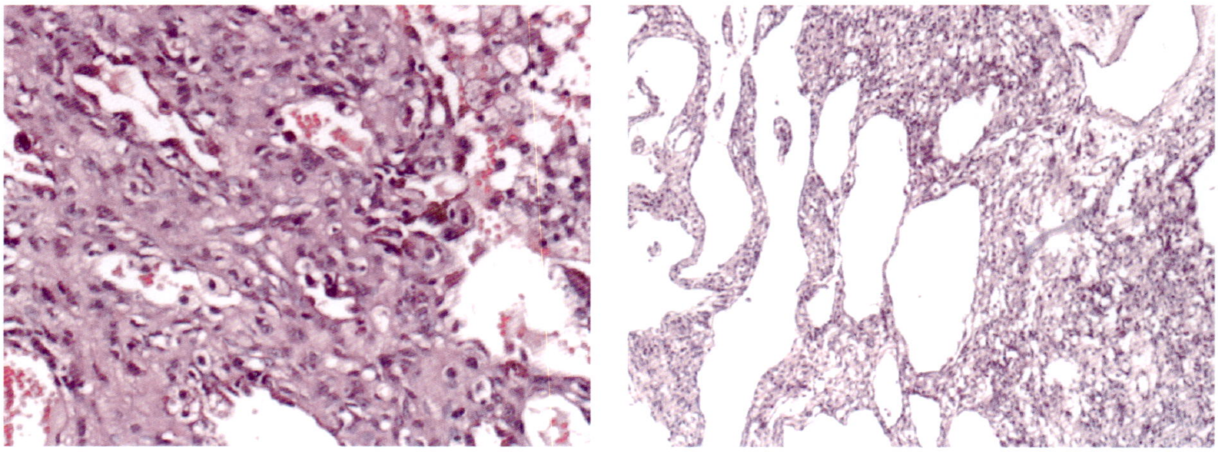

图 10-5-19　肺硬化性血管瘤病理基础(镜下)

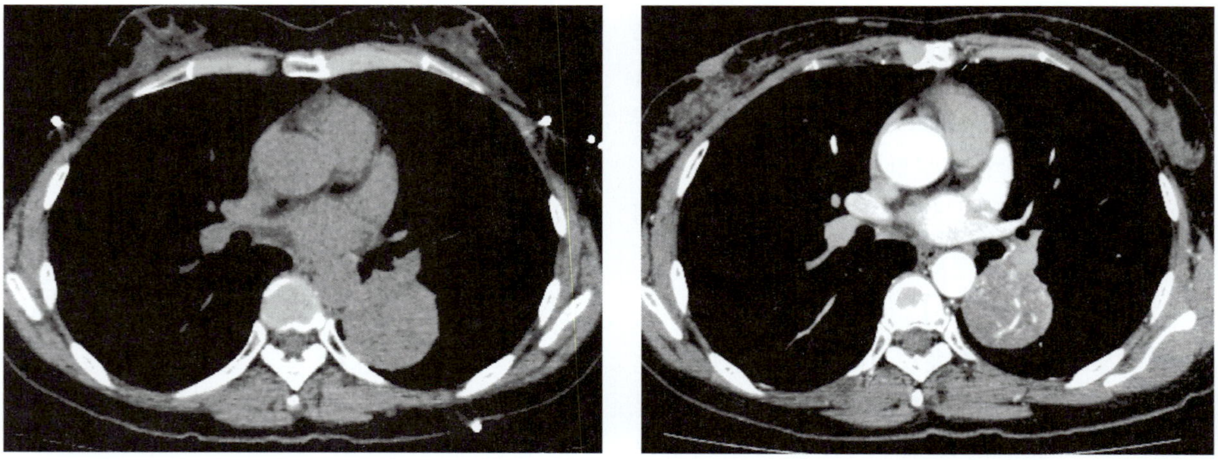

（A）　（B）

图 10-5-20　肺硬化性血管瘤

（A）+（B）：左下肺硬化性血管瘤平扫及增强 CT 对比：可见明显强化供血血管。

【影像诊断技巧】

本病极少发病，诊断较困难，且无症状者居多，因此影像学检查为诊断的重要手段；影像学表现多为边缘清晰、圆形或类圆形单发软组织结节影，以肺周边多见，密度多均匀，钙化偶见，一般无肿大的肺门及纵隔淋巴结。

第六节 胸膜病变

胸膜病变狭义地讲是指起源于胸膜或仅累计胸膜的病变。广义的概念包括原发与继发性的胸膜病变，主要包括胸腔积液、胸膜增厚、粘连、钙化、气胸、液气胸和脓胸等。影像检查手段主要依靠 X 线、CT，亦可结合 MRI 或 USG。常见临床症状包括发热、咳嗽、胸痛、胸部不适等。

一、胸膜炎

【概述】

胸膜炎（pyothorax）又称“肋膜炎”，是胸膜的炎症。

【临床表现】

胸膜炎是致病因素（通常为病毒或细菌）刺激胸膜所致的胸膜炎症。胸腔内可有液体积聚（渗出性胸膜炎）或无液体积聚（干性胸膜炎）。炎症消退后，胸膜可恢复至正常，或发生两层胸膜相互粘连。

【病理基础】

由多种病因引起，如感染、恶性肿瘤、结缔组织病、肺栓塞等。结核性胸膜炎是最常见的一种。

【影像学表现】（图 10-6-1，图 10-6-2）

X 线检查：干性胸膜炎病变局限者可无明显变化。胸腔积液较少时，见肋隔角模糊变钝。胸腔积液较多时，可见肺下野密度增加，阴影上缘自腋下向内下方呈弧形分布。

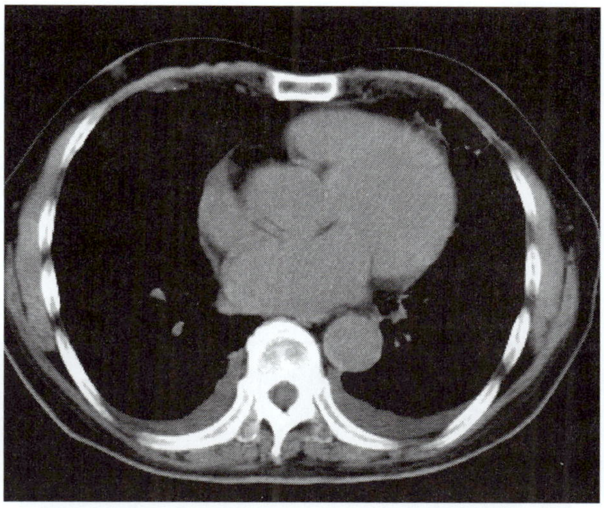

图 10-6-1 双侧少量胸腔积液

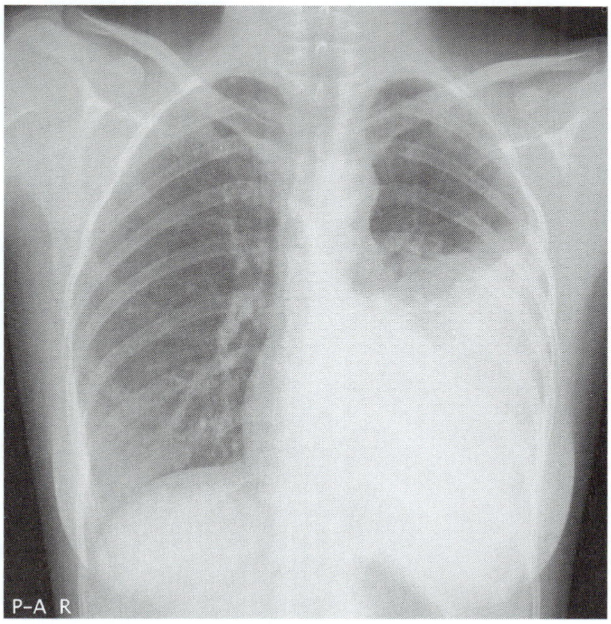

图 10-6-2 左侧大量胸腔积液（结核性）

二、胸膜增厚粘连钙化

【概述】

由于胸膜发生炎症引起纤维素沉着、肉芽组织增生或外伤出血机化，均可导致胸膜增厚、粘连和钙化。胸膜增厚和粘连常同时存在，一般是胸腔积液和脓胸的后果。

【临床表现】

胸膜增厚粘连钙化（pleural thickening adhesion and calcification）可出现胸闷、胸痛。

【影像学表现】

肋膈角处轻度胸膜增厚和粘连X线表现肋膈角变钝，常伴有沿侧壁向上延伸的带状影。膈顶胸膜粘连表现尖端向上的三角形幕状突起，吸气时更明显。肺尖部胸膜增厚显示沿胸壁内侧有外形不规则带状浓密影。叶间胸膜增厚显粗线状，水平叶间裂正侧位均可显示，而斜叶间裂在侧位显示。

三、胸膜间皮瘤

【概述】

胸膜原发肿瘤(pleural mesothelioma)，系真正来源于脏层、壁层、纵隔和横膈四部分胸膜的肿瘤。

【临床表现】

良性局限型间皮瘤，生长缓慢，一般无症状，多在X线查体时发现。局限型间皮瘤也可具有潜在恶性，临床上常伴有胸腔积液，手术切除后易复发或转移。近年来胸膜恶性间皮瘤发病率增高同石棉类物质的使用有关。恶性弥漫型间皮瘤早期缺乏特异性的临床症状，故不易诊断。早期可有胸闷、气短，胸痛、消瘦和咳嗽，少数有咯血。中晚期往往有大量胸腔积液、胸液黏稠，Rivalta反应阳性。

【病理基础】

一般分为局限型和弥漫型两种，局限型间皮瘤多为良性，而弥漫型间皮瘤多为恶性。良性可分为纤维型、上皮型和混合型。

【影像学表现】(图10-6-3～图10-6-5)

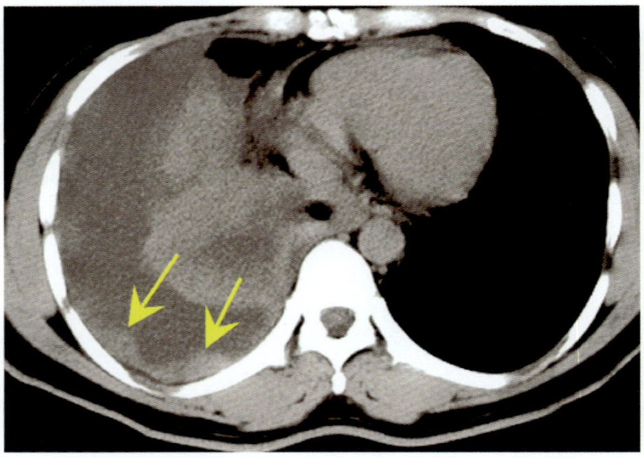

图10-6-3　右侧后胸壁间皮瘤平扫

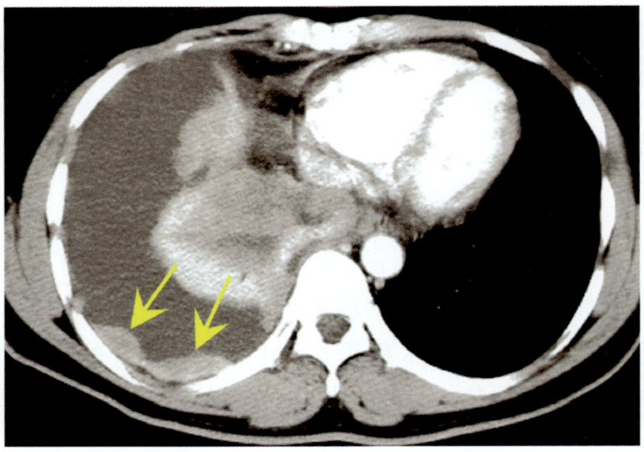

图10-6-4　右侧后胸壁间皮瘤增强

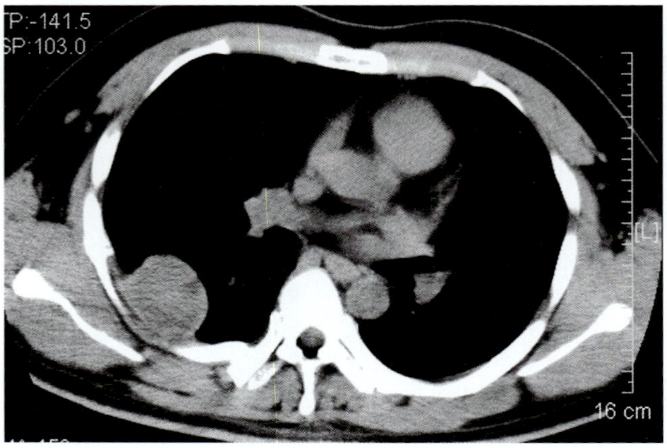

图10-6-5　右侧后胸壁间皮瘤

在胸膜间皮瘤的患者中，X线胸片常表现为胸腔积液，CT也遇到类似情况。有些病例表现为单纯肿块影，甚至出现液气胸的征象。胸膜增厚伴有胸腔积液者应为胸膜间皮瘤的特征性表现。有些表现为弥漫性胸膜增厚，厚薄不均或呈波浪状或呈有分叶的丘状凸起，中下胸部侧胸膜多见，范围较广者，患侧胸廓塌陷，纵隔向患侧移位、固定。

【影像诊断技巧】

良性胸膜间皮瘤表现为局限软组织肿块，宽基底，脏层胸膜面光滑。恶性间皮瘤表现胸膜弥漫性增厚或结节合并胸水，需鉴别转移瘤，胸水细胞学检查有鉴别价值。

影像方法检查：首选 CT。

第七节 纵隔病变

纵隔肿瘤（mediastinal tumor）分为原发性和转移性两种。转移性肿瘤较为常见，并多数为纵隔淋巴结的转移，血行性转移非常少见。

原发性纵隔肿瘤的种类很多，通常包括位于纵隔内各种组织和结构所产生的肿瘤和囊肿。它们常以肿块性病变为其共同表现，不少肿瘤缺少特征性表现，鉴别较困难。

常见的原发性纵隔肿瘤，一般有其好发部位（图 10-7-1），根据肿块所在部位、形状进行分析，对诊断有一定意义，常可推测肿瘤的类别。根据肿瘤的形态与密度可大致区分良、恶性表现。分叶状及边缘不规则常为恶性表现。边缘锐利、光滑、密度均匀的圆形或椭圆形块影多为良性。畸胎类肿瘤的密度可不均匀，内含骨骼或牙。沿肿块边缘的弧形或环形钙化说明肿块为囊肿性病变或实质性肿瘤已有瘤性退行性变。注意肿瘤与周围器官的关系，对研究肿瘤的位置和来源有重要意义。起源于甲状腺的肿瘤可随吞咽动作而上下移动；气管旁的肿瘤常压迫气管使其变窄移位。肿瘤邻近骨骼处，可出现边界整齐的压迫性骨质缺损，这是良性肿瘤的表现，侵蚀性骨质破坏是恶性肿瘤的征象。

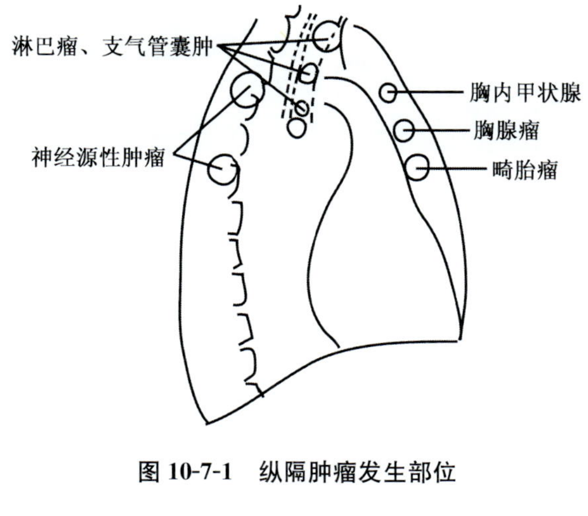

图 10-7-1 纵隔肿瘤发生部位

一、胸腺瘤

【概述】

本病发生于胸腺的肿瘤，多见于成人，20 岁以下者少见。

【临床表现】

胸腺瘤与重症肌无力有明显关系，约 15% 胸腺瘤出现重症肌无力症状。较小的良性胸腺瘤可无症状。恶性胸腺瘤视侵犯结构不同出现胸骨后疼痛、气急、膈肌麻痹、声音嘶哑、上腔静脉阻塞综合征等表现。

【病理基础】

位于前上纵隔，大体为圆形、扁平或分叶状肿块，少见钙化。胸腺瘤有明显的恶性倾向。良性胸腺瘤有完整包膜，可有不同程度囊性改变或完全呈囊性（称为胸腺囊肿），胸腺组织可混合大量脂肪组织，称为胸腺脂肪瘤。恶性胸腺瘤包膜不完整，侵袭生长。1999 年 WHO 制定了一种最新的胸腺上皮肿瘤分类法，它采用 Muller-Hermelink 分类法，并根据上皮细胞形态及淋巴细胞与上皮细胞的比例进行分类，将胸腺瘤分为 A、B、AB 3 型，A 型肿瘤由梭形肿瘤上皮细胞构成，不含非典型或肿瘤淋巴细胞；B 型肿瘤由圆形上皮样细胞组成；AB 型为二者混合表现，与 A 型相似，但含肿瘤淋巴细胞。

【影像学表现】（图 10-7-2～图 10-7-6）

（1）X 线表现：多为纵隔向一侧突出的半圆形致密影，边缘光滑，密度均匀。

（2）CT 及 MR：示包块于前纵隔。具有诊断价值的 CT 表现是肿瘤大小、形态和边缘；肿瘤与心脏大血管之间的脂肪影、接触面及两者所成角度；胸膜和心包改变。

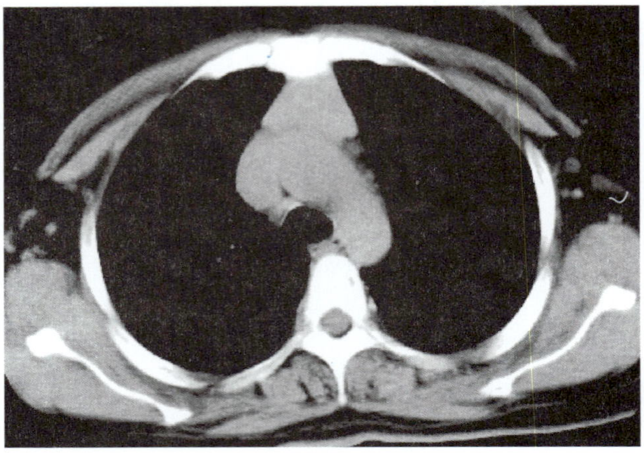

图 10-7-2　良性胸腺瘤

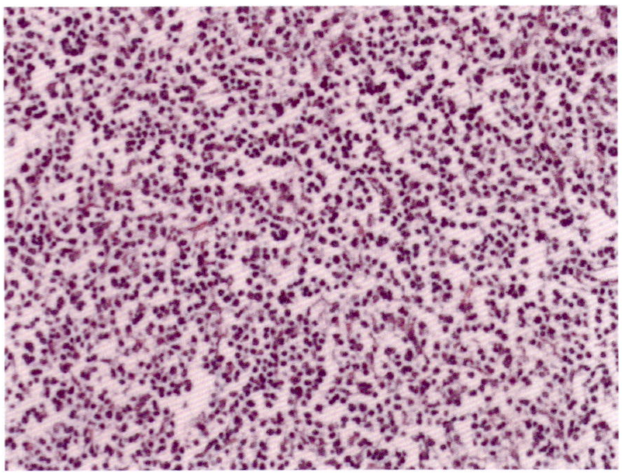

图 10-7-3　胸腺瘤(淋巴细胞为主型)

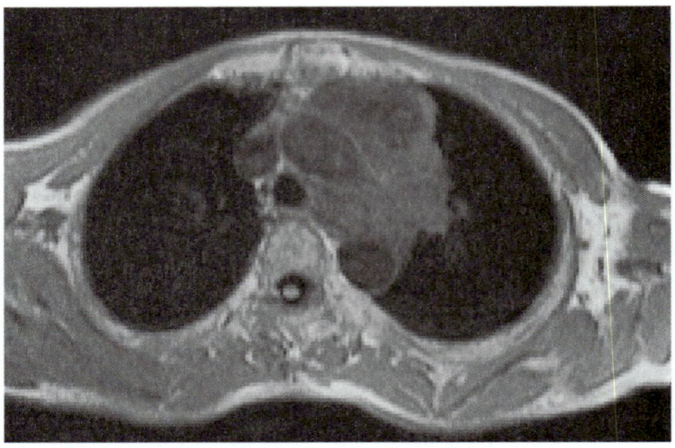

图 10-7-4　恶性胸腺瘤 T_1WI

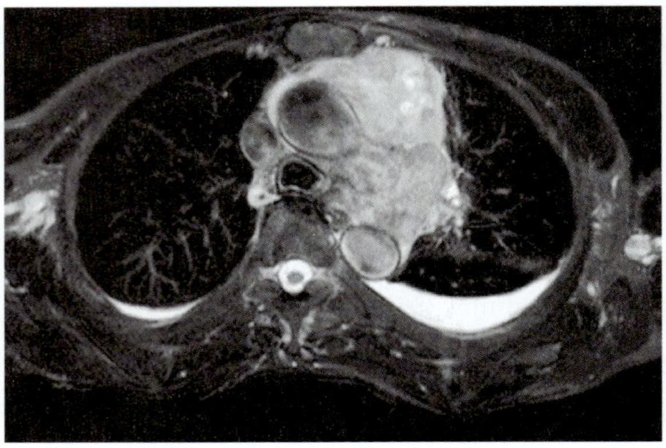

图 10-7-5　恶性胸腺瘤 T_2WI

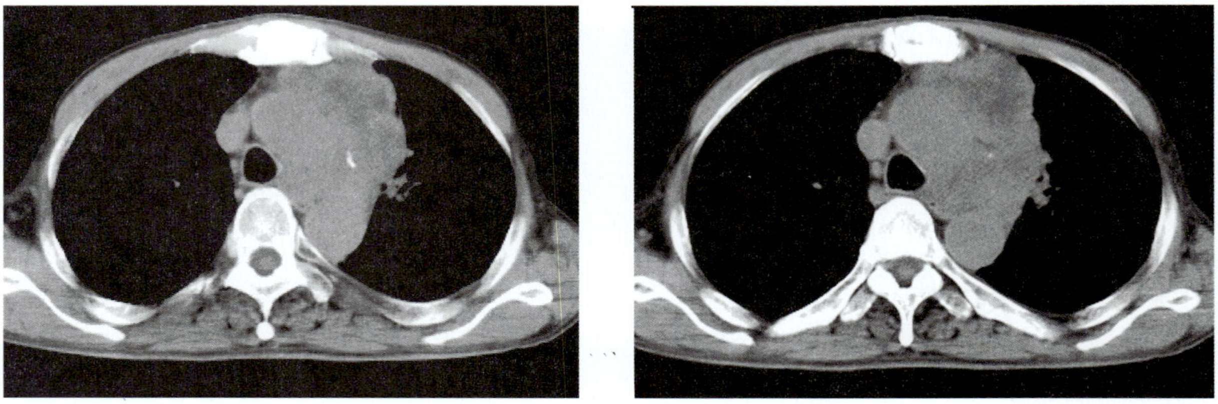

图 10-7-6　恶性胸腺瘤

出现下列征象,应考虑恶性可能:①肿瘤较大,呈分叶状或浸润性生长;②肿瘤包膜不完整或无包膜;③肿瘤密度不均,其内出现液化、坏死;④肿瘤与周围大血管呈钝角或包绕大血管;⑤合并胸水和(或)心包积液、胸膜和或心包不规则增厚、远处转移。

【影像诊断技巧】

前纵隔肿块,良性者常有分叶状轮廓,但不为结节状,可呈不同程度囊性或含脂肪组织,不易出血,实性胸腺瘤轻-中度强化。恶性胸腺瘤呈侵袭生长，但极少累及后纵隔，中等不均强化。偶有钙化，但无鉴别价值。

检查方法：首选 CT 及增强扫描。

二、畸胎瘤

【概述】

畸胎瘤起源于潜在多功能的原始胚细胞，多为良性，但恶性倾向随年龄增长而呈上升趋势。发生部位与胚生学体腔的中线前轴或中线旁区相关，多见于骶尾部，纵隔、腹膜后、性腺部位。好发于新生儿和婴儿，女性为多。

【临床表现】

良性纵隔畸胎瘤一般无明显临床症状，有时压迫呼吸道而引起呛咳呼吸困难及颈静脉怒张；恶性畸胎瘤和良性畸胎瘤恶变时，常表现为肿瘤迅速生长失去原有弹性，外生性肿瘤可见浅表静脉怒张，充血局部皮肤被浸润，并伴有皮肤温度增高，可经淋巴和血行转移，而有淋巴结肿大和肺骨转移症状，同时出现消瘦、贫血、瘤性发热等全身症状。

【病理基础】

畸胎瘤的病理特征为肿瘤组织由外、中、内 3 个胚层组织构成，常含有成熟或未成熟的皮肤、牙齿、骨、软骨、神经、肌肉、脂肪、上皮等组织，少数亦可含有胃黏膜、胰、肝、肾、肺、甲状腺及胸腺等组织成分。恶性畸胎瘤常表现为未成熟的不易定型和分辨的组织，畸胎瘤的恶变多表现为神经组织或上皮组织的异常增殖而形成恶性畸胎瘤。

【影像学表现】（图 10-7-7，图 10-7-8）

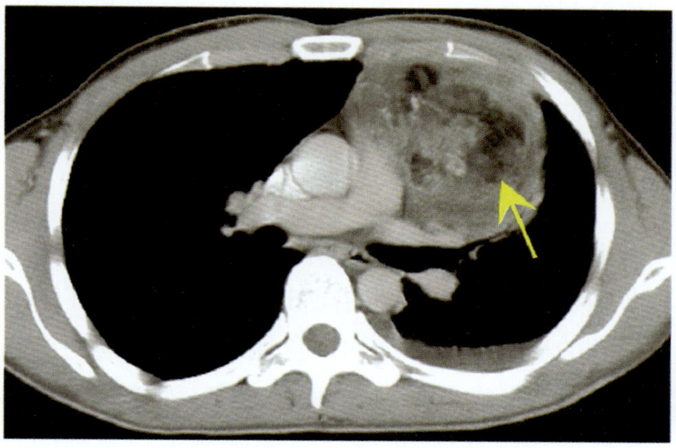

图 10-7-7 前纵隔恶性畸胎瘤

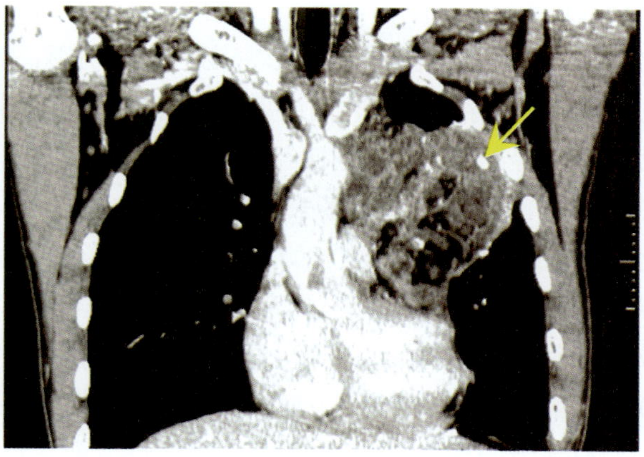

图 10-7-8 前纵隔恶性畸胎瘤(MPR)

在 CT 图像上多数纵隔畸胎瘤表现为囊性或囊实性包块。与其他纵隔肿瘤相比，畸胎瘤最突出的特点是瘤灶内多种密度不同的组织成分互相混杂分布，通常包括水样成分、脂肪组织或液态脂质成分、形态不同的钙化或骨化（斑点状、斑块状、蛋壳状、枝形骨或牙齿）以及形态、密度不同的软组织成分。脂-液平面也有相对特异性，表明在囊性病变中同时有水样成分和液态脂质成分存在。“囊中囊”，包括水密度子囊和脂密度子囊在纵隔畸胎瘤中也极具特点，在其他肿瘤中极少见到。此外，囊性纵隔畸胎瘤的囊壁通常较纵隔其他囊性病变厚，多为 2～3mm，并且厚度不甚均匀，增强扫描时强化明显。

【影像诊断技巧】

肿瘤组成组织多样化为主要特征。检查方法：首选 CT 及增强。

三、神经源性肿瘤

【概述】

纵隔神经源性肿瘤约占纵隔肿瘤的 15%～30%。大部分为良性，病理上分为神经鞘细胞瘤、神经纤维瘤及神经节细胞瘤三种。恶性较少见，主要为神经纤维肉瘤和神经母细胞瘤。

【临床表现】

临床表现压迫脊髓和神经根引起的神经功能障碍。较少见的从副神经节发生的嗜铬细胞瘤，能分泌肾上腺素，临床上波动较大的高血压。

【病理基础】

神经源性肿瘤病理上良性占多数，包括神经鞘瘤、神经纤维瘤和节细胞神经瘤，恶性的有恶性神经鞘瘤（神经性肉瘤）、节神经母细胞瘤和交感神经母细胞瘤。较少见的有从副神经节发生的良、恶性嗜铬细胞瘤，能分泌肾上腺素，临床上呈波动较大的高血压。肿瘤好发于青、中年，儿童多见于节细胞神经瘤和节神经母细胞瘤。多发的神经纤维瘤，除纵隔外，可见于其他神经，同时伴有多发皮肤结节、紫斑及骨改变，称为神经纤维瘤病。肿块大体上为有包膜实质性肿块，钙化少见，偶有肿瘤退行性改变形成囊肿，囊壁有钙化。神经鞘瘤较常出现坏死、出血。

【影像学表现】

CT 所见：各种神经源性肿瘤的表现均甚相似，特点是光滑、圆形或类圆形密度均匀的阴影，靠近脊柱，有时存在分叶。偶可见肿瘤内钙化阴影则多见于神经鞘瘤、节细胞神经瘤和神经母细胞瘤。源于神经鞘细胞的肿瘤多来自肋间神经，呈球形，远离中线，胸片后前位上肿瘤与纵隔胸膜移行成锐角切迹，构成所谓“沟征”；而节细胞神经瘤多来自交感神经链，呈椭圆形或扁平状，与纵隔胸膜移行成钝角，构成“胸膜外征”。增强后 CT 扫描对神经鞘瘤有显著的增强效果，中央部分可囊性变而呈低吸收区。胸片或 CT 发现椎间孔扩大，疑为有哑铃型肿瘤的患者。

【影像诊断技巧】

神经源性肿瘤大多数发生于后纵隔脊柱旁。发生于迷走神经的肿瘤位于中纵隔气管旁。如椎间孔扩大诊断不难。检查方法：首选 CT、MR。

四、纵隔炎

【概述】

纵隔炎（mediastinitis）的广义定义为由各种原因引起的纵隔腔内感染。其狭义定义指下行坏死性纵隔炎（原发性纵隔炎），即颈部坏死性感染经组织间隙下行至纵隔腔内。

【临床表现】

急性纵隔炎表现为胸骨后疼痛、高热、寒战。慢性纵隔炎多数病人没症状，部分病人可因为肉芽肿压迫或粘连产生症状，引起上腔静脉阻塞、吞咽困难、呼吸困难等。

【病理基础】

纵隔炎还可根据纵隔内感染性质分为急性纵隔炎和慢性纵隔炎。急性纵隔炎系指外伤、手术和血行感染引起的纵隔腔内结缔组织的化脓性炎症、蜂窝织炎。慢性纵隔炎由于临床表现的多样化而有多种名称，如纤维性纵隔炎、硬化性纵隔炎、肉芽肿性纵隔炎等，其由感染和非感染性疾病引起的以肉芽肿形成和纤维化为主的纵隔炎症。

【影像学表现】

（1）X 线表现：有纵隔增宽、纵隔气肿和纵隔内液气平面形成，而纵隔阴影增宽也是非特异性的征象，因此，必须首先除外其他纵隔内肿瘤和能引起类似改变的良性疾病，尤其是纵隔淋巴类肿瘤、生殖源性肿瘤、结节病、纵隔巨大淋巴结增生症等，然后通过纵隔活组织检查。

（2）CT 及 MR 表现：对各种类型的纵隔炎症能够较好的显示，即可显示炎症的具体部位、累及范围及毗邻关系，又可借助其良好的分辨率了解其病变的形态及内部结构。急性纵隔炎表现为纵隔内各结构层次不清，脂肪间隙模糊，液体聚集等渗出改变；慢性纵隔炎时可以明确显示肉芽肿的存在；脓肿形成以后可以观察到脓腔的位置与毗邻关系；纵隔淋巴结炎时可以明确显示肿大的炎性淋巴结。若借助食管碘剂造影还可以观察到碘剂的外溢。

【影像诊断技巧】

需结合临床病史。检查方法首选 CT、MR。

五、纵隔气肿与血肿

【概述】

气体或血液在纵隔间积存形成纵隔气肿与血肿（pneumomediastinum and mediastinal hematoma）。

【临床表现】

发生纵隔气肿后病人可以忽然感到胸骨后闷胀，疼痛且向颈部放射。严重时出现发绀、气急、上腔静脉淤积、烦躁不安、脉搏细频、血压下降、吞咽困难、声音嘶哑。纵隔血肿常无症状，若出血量多则可出现胸痛、气急、颈静脉怒张、肺淤血等表现，严重时可出现休克。

【影像学表现】（图 10-7-9，图 10-7-10）

（1）X 线正位片：可见纵隔两旁平行于纵隔的气袋样影。侧位片可见胸骨后的条状气体影。纵隔血肿量少时则无异常表现，量多时可见对称性纵隔增宽，或局限性软组织影。

（2）CT 检查：可以观察到少量纵隔内气体及皮下气肿，也能观察到纵隔内积血，呈高密度。

【影像诊断技巧】

X 线表现为纵隔影增宽，边缘平直。CT 及 MR 可以明确显示病变部位及毗邻关系，并能够结合 CT 值测量作出纵隔血肿与气肿的诊断。MR 利用其流空效应可以显示心脏、大血管等结构，明确血肿的部位、形态及大小。MRI 可以清晰显示动脉瘤及夹层，因此甚至能作出病因诊断。

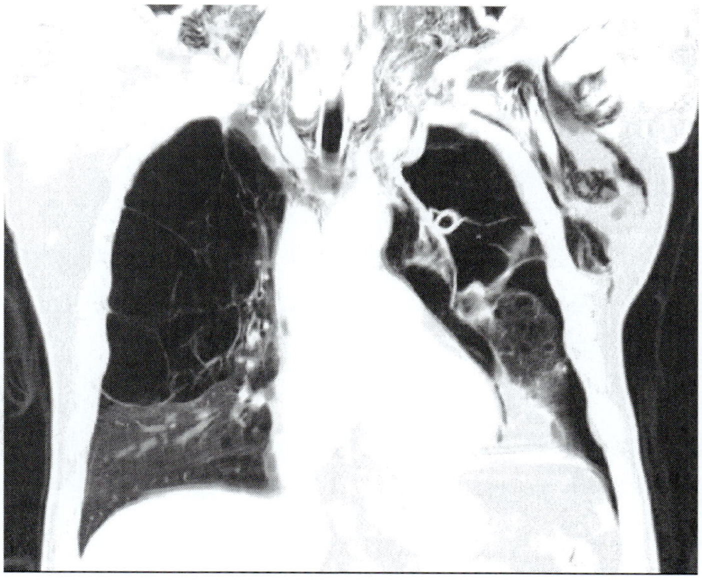

图 10-7-9　纵隔气肿并肺右侧大泡

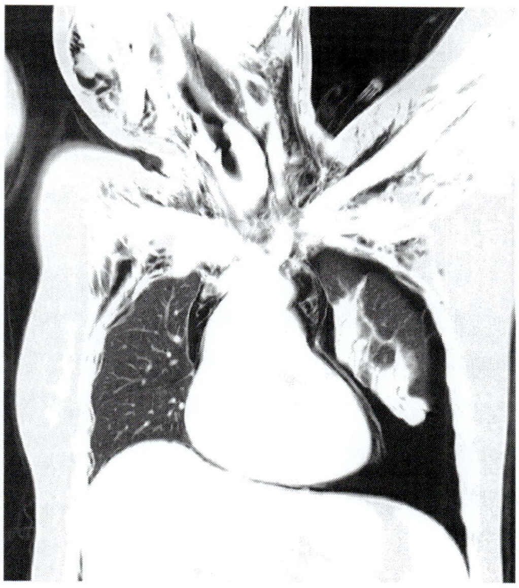

图 10-7-10　纵隔气肿并双侧气胸

第十一章

心血管疾病

第一节　冠状动脉疾病

一、冠心病

【概述】

冠状动脉粥样硬化性心脏病(coronary atherosclerotic heart disease，CHD)是严重危害公众健康的重要疾病。尽管多年来对CHD的研究和认识逐渐深入，预防及诊疗手段日益完善，但至今CHD仍是欧美发达国家的首位致死疾病。在我国，CHD和急性心肌梗死(acute myocardial infarction，AMI)的发生也极为常见，其发生率近年来呈不断上升趋势。

【临床表现】

轻度的冠心病患者临床可无明显症状，或仅表现为心脏负荷增加时出现胸闷、气喘等；严重的患者出现心绞痛(自发性心绞痛、劳累性心绞痛)，胸骨后压榨性疼痛并向左肩部放射，患者发生心肌梗死时可有剧烈疼痛，有濒死感，伴有大汗、恶心、呕吐等，并出现严重的心律失常和心功能衰竭的相关表现。临床诊断仍主要依靠症状、体征、心电图和生化酶学检查。

【病理基础】(图11-1-1～图11-1-6)

冠状动脉粥样硬化指冠状动脉内膜类脂质沉积、平滑肌细胞增生、泡沫细胞形成，纤维组织增多等改变。1995年，美国心脏协会将冠状动脉粥样硬化病变分成Ⅰ～Ⅵ型。

Ⅰ期：冠状动脉粥样硬化前期，单核细胞聚集在内皮细胞表面，并向血管内膜迁移。

Ⅱ期：出现脂纹和脂斑，血管内膜局部被充满脂质的巨噬细胞(泡沫细胞)浸润。

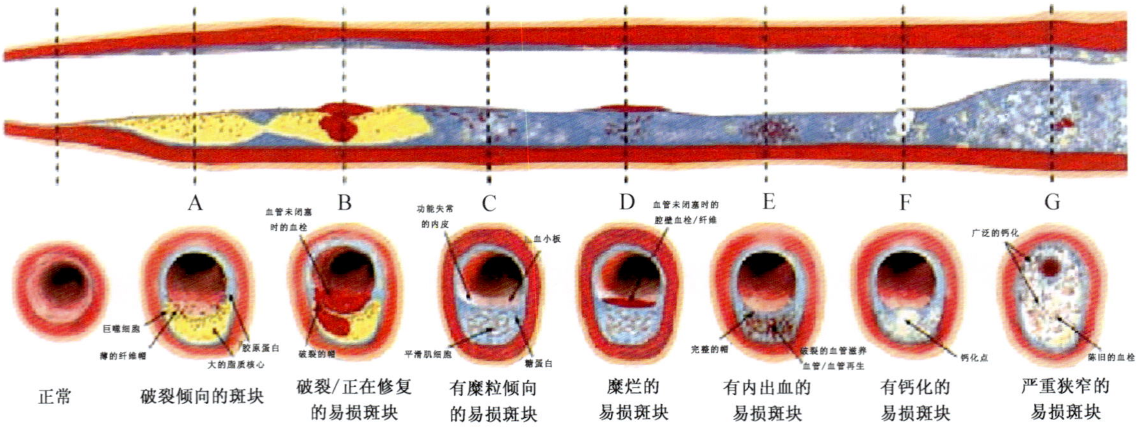

图11-1-1　不同种类的易损斑块示意图

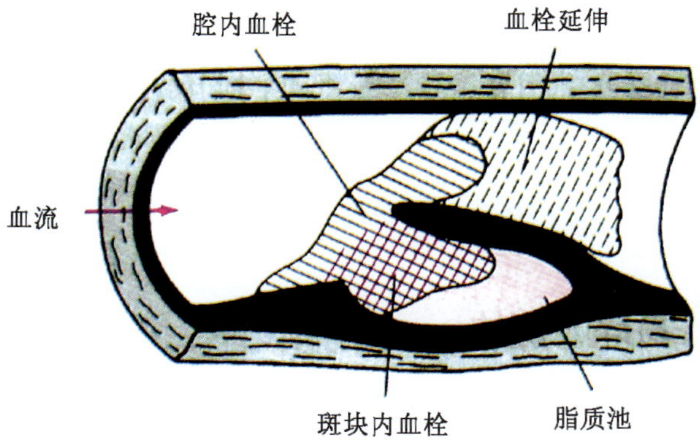

图 11-1-2　冠状动脉血栓形成示意图

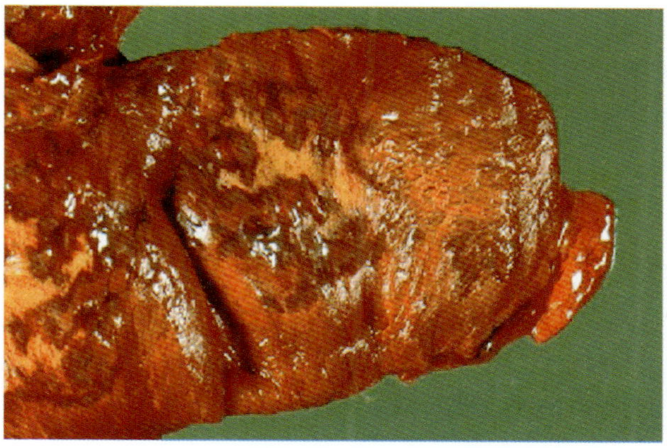

图 11-1-3　左心室心肌梗死大体观

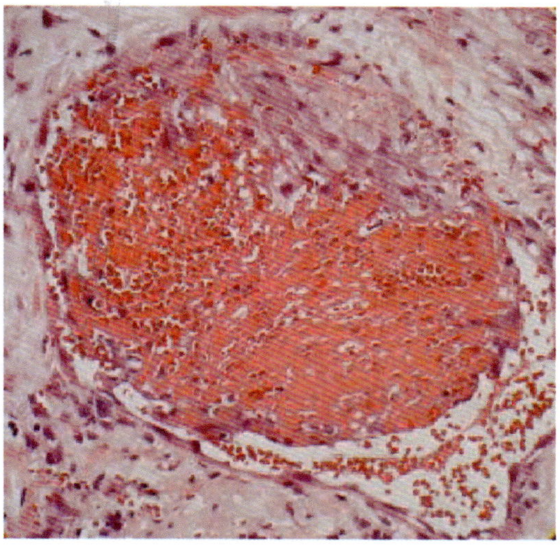

图 11-1-4　冠脉内血栓形成镜下观

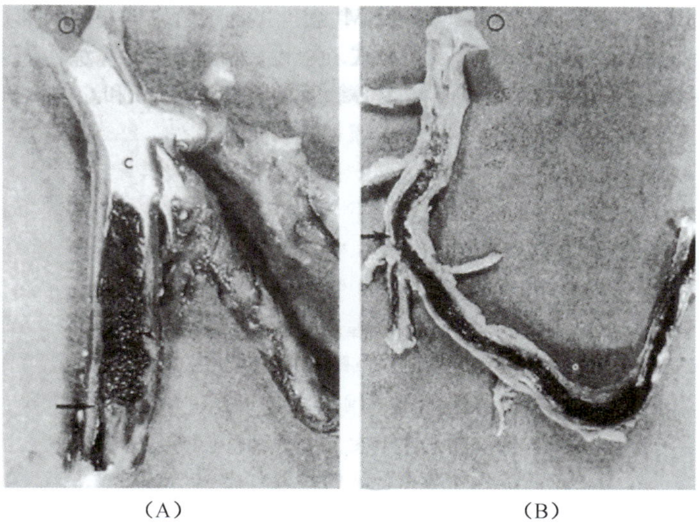

图 11-1-5　冠状动脉血栓标本大体观

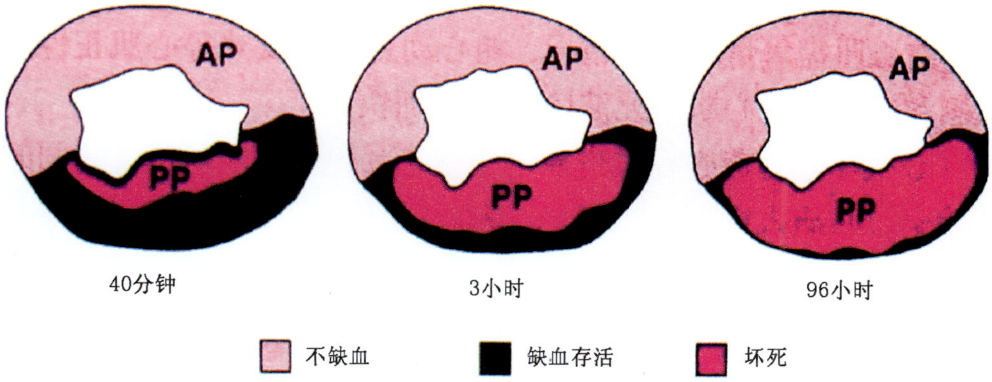

图 11-1-6　心肌缺血、梗死进程示意图

Ⅲ期：细胞外和泡沫细胞内脂质以及平滑肌细胞数量增加。

Ⅳ期：细胞外脂质汇合到斑块中心，平滑肌细胞在脂质核外形成包膜。

Ⅴa 期：胆固醇物质充满脂核，完整的纤维帽将脂核与管腔分开，脂核的边缘是泡沫细胞。

Ⅴb 期：在Ⅴa 期基础上出现钙化。

Ⅴc 期：斑块发生纤维化，无脂核，含有少量巨噬细胞。

Ⅵ期：斑块侵蚀核破裂，伴血栓形成。

按照冠状动脉斑块的脂核成分和大小、纤维帽的厚度以及局部炎症反应和巨噬细胞浸润等将斑块分为不稳定斑块（易损斑块）和稳定性斑块。易损斑块是指脂核占斑块容积的比例超过 40%，伴有大量巨噬细胞浸润，内部无胶原纤维，纤维帽薄弱，平滑肌细胞较少的斑块。这种斑块不稳定，容易破裂，继发血栓形成，引起冠状动脉狭窄加重和血栓形成，导致急性冠脉综合征的发生。

冠心病的基本病理基础即为由于冠状动脉粥样硬化改变引起的心肌缺血。长期、严重的冠状动脉狭窄引起慢性心肌供血不足，冠状动脉侧支循环代偿，代偿不足时，心肌组织萎缩，心肌纤维化，心脏泵能降低。急性进展、严重的心肌缺血则导致急性心肌梗死。其发生机制如下：

（1）脂质斑块破裂，血小板异常沉积，血栓形成。

（2）斑块表面破裂和溃疡等病变导致血管内皮细胞层受损，功能异常导致冠状动脉痉挛。

（3）左心负荷加重，心肌需血量增高，冠脉血供不足。由此可以断言，冠状动脉粥样硬化斑块，特别是易损斑块的存在，是冠心病患者发生急性心肌梗死的关键因素。

急性心肌梗死发生后，心肌梗死区除梗死心肌外还存在存活心肌，分为冬眠心肌和顿抑心肌。冬眠心肌和顿抑心肌均以心肌收缩功能可恢复为特征。心肌冬眠指冠脉血液供应减少而导致心肌功能持续受损，通过改善血供可以使其功能部分或全部恢复；顿抑心肌指心肌急性短暂缺血后发生急性功能障碍，血流灌注恢复后不能立即恢复，但通过内科治疗可以恢复其功能。因此，在急性心肌梗死发生后，准确判断心肌的存活性对心肌梗死的治疗具有重要作用。

心肌梗死的并发症包括有室壁瘤、心脏破裂、乳头肌断裂以及心律失常等。急性心肌梗死发生后，坏死心肌组织逐渐被纤维瘢痕组织取代，形成陈旧性心肌梗死。陈旧性心肌梗死的纤维瘢痕组织可发生玻璃样变和钙化。纤维瘢痕组织对心肌电活动以及心电传导均有影响，故陈旧性心肌梗死患者常伴有不同程度的心律失常。

【影像学表现】（图 11-1-7～图 11-1-15）

（1）X 线平片：对冠心病的诊断无帮助，偶尔可以看到呈条状钙化的冠状动脉。X 线冠状动脉造影一直是用以诊断冠心病的主要影像学方法。至今，介入性冠状动脉造影仍被认为是观察冠状动脉狭窄的“金标准”。冠状动脉造影能够清晰显示冠状动脉的狭窄、闭塞和异常扩张，并能显示狭窄、闭塞血管周围的侧支循环血管。

（2）MDCT（特别是 64 排及以上的 MDCT）：除清晰显示冠状动脉的狭窄以外，还能清晰显示冠状动脉的斑块位置、大小，通过测量 CT 值能够判断斑块的类型。

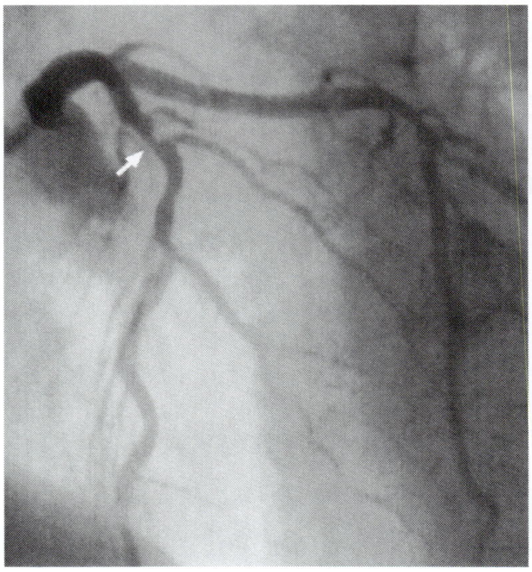

图 11-1-7　DSA 示 LAD 起始段狭窄

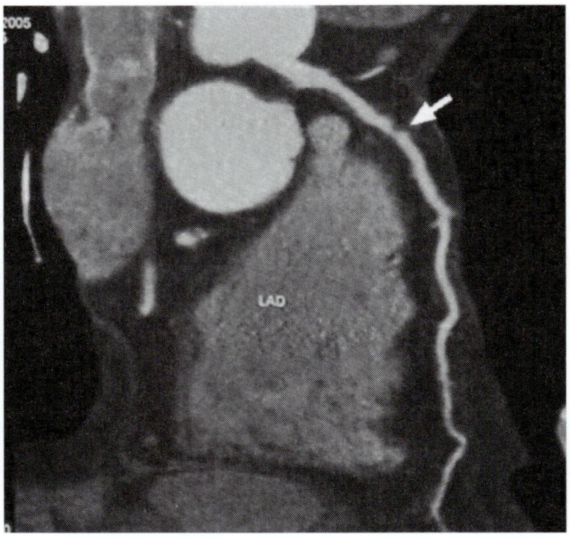

图 11-1-8　64 CTA 显示其为软斑块形成

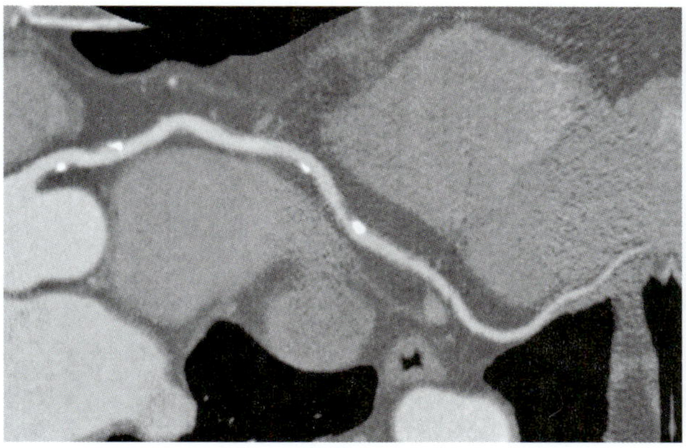

图 11-1-9　64 CTA 曲面重组显示冠状动脉的多发钙化斑和软斑块

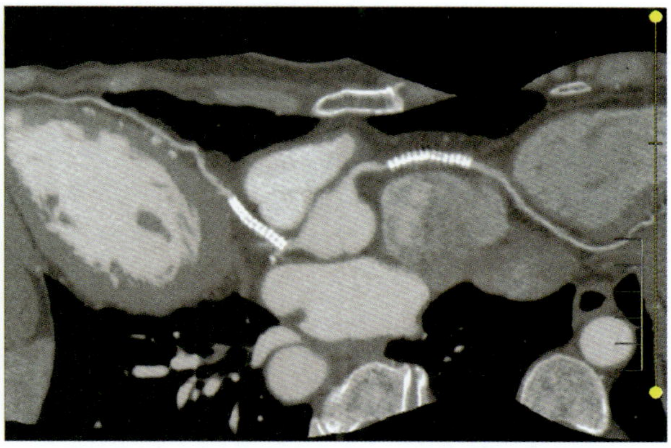

图 11-1-10　64 CTA 曲面重组显示 LAD 和 RCA 分别支架植入

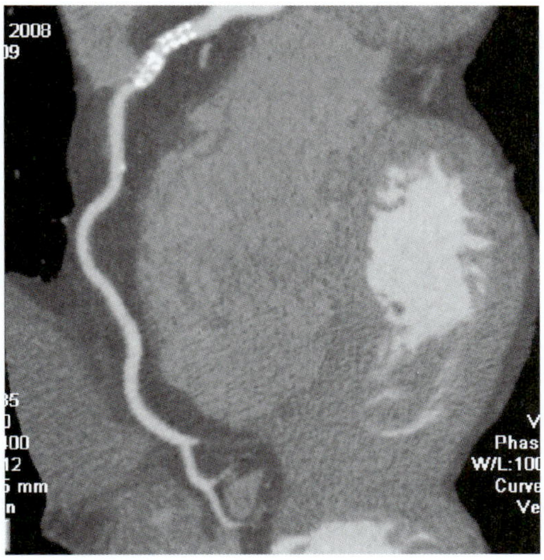

图 11-1-11　64 CTA 曲面重组显示 RCA 支架断裂

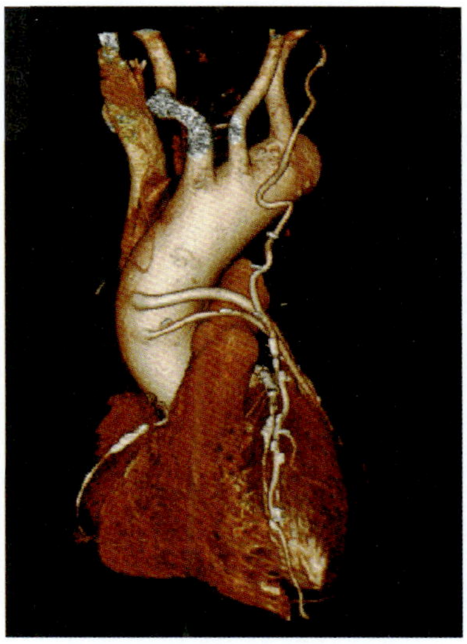

图 11-1-12　CABG 术后复查，显示多支桥血管通畅

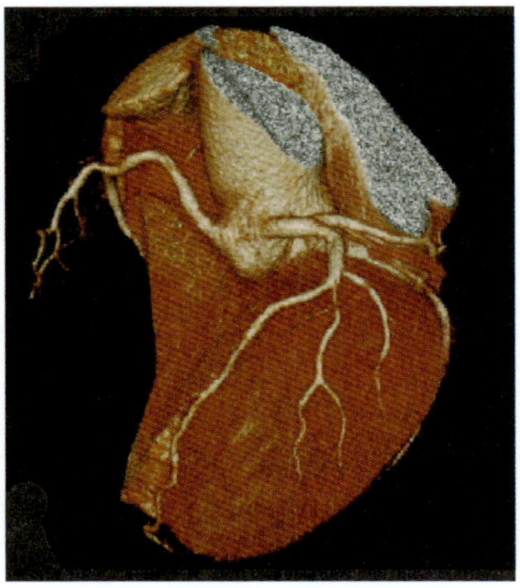

图 11-1-13　64 排 CT VR 像及 CPR 像显示 RCA 异常起源于左窦

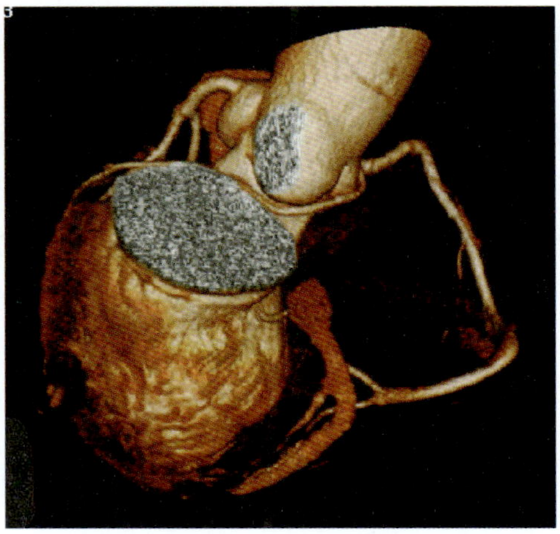

图 11-1-14　64 排 CT VR 像显示 CX 异常起源于右窦

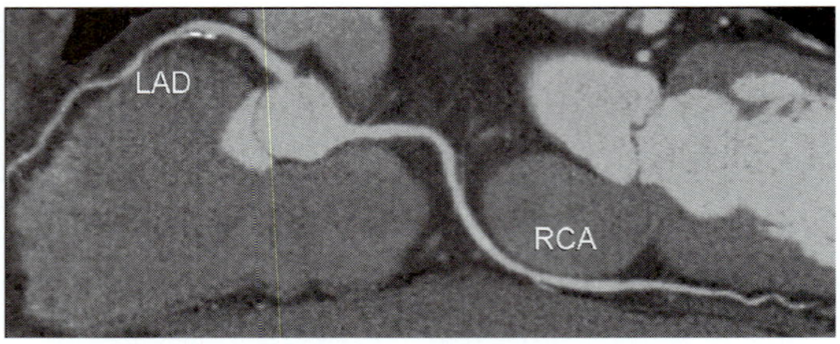

图 11-1-15　64 排 CT VR 像及 CPR 像显示 RCA 异常起源于左窦

冠状动脉的狭窄一般按照美国心脏病协会的分段法进行分段评估，并以轻（小于 50%）、中（50%～75%）、重（大于 75%）度来进行分级。斑块的类型按照 CT 值测量结果分为软斑块（14±26HU）、中间斑块（91±21HU）、钙化斑块（419±194HU）。同时，MDCT 还全面显示了心肌和心室结构、形态以及运动情况，通过测量心室容积变化计算心脏功能指标的改变；在急性心肌梗死患者，MDCT 灌注扫描能够显示缺血心肌的范围和运动异常改变，还能够进行心肌节段性运动分析，为 CHD 患者提供了丰富的诊断信息，具有很高的诊断价值。冠心病患者在接受了支架植入或搭桥手术后，通过 MDCT 检查，还能够观察支架、桥血管的通畅情况以及患者心功能的改善情况，对患者的疗效和预后作出评判。但是，MDCT 对冠脉血管管腔狭窄的准确性会受到钙化斑块的影响；有研究显示在钙化积分大于 600 的患者，MDCT 冠脉 CTA 的准确性明显降低。患者心律过高或严重的心律不齐也会对 MDCT 心脏检查的准确性造成负面影响。

（3）MRI 冠状动脉成像：对显示冠状动脉的狭窄和确定粥样斑块的性质有一定的作用。软斑块或易损斑块的 MRI 表现为冠状动脉斑块内出现高信号（短 T_1、长 T_2）脂核，斑块强化提示为纤维肉芽组织增生性斑块。但由于钙化斑块在 MRI 上无信号，以及 MRI 的空间分辨率，影响了对粥样斑块性质的判定。

目前，MRI 在冠心病的临床应用以心肌灌注成像为热点。通过普通动态增强扫描和药物负荷试验来进行心肌缺血的诊断和分析，判断心肌梗死后患者的心肌存活性。

【影像诊断技巧】

目前，以冠状动脉血管内超声（IVUS）为确定粥样斑块性质的“金标准”，介入性冠状动脉造影仍被认为是观察冠状动脉狭窄的“金标准”。但是，昂贵的检查费用和有创性影响了它们的广泛应用。由于冠状动脉多为偏心性狭窄，因此，介入性冠状动脉造影必须行多方位投照才能准确判断冠状动脉的狭窄程度。

必须注意的是，并非冠状动脉的狭窄引起心肌梗死，冠状动脉的狭窄程度也不和急性心肌梗死的危险性成正相关。Ambrose 等的研究中，只有 22%的心肌梗死的冠状动脉狭窄程度大于 70%，而引起 Q 波性心肌梗死的病变平均狭窄程度只有 34%。Mark 等的有关冠状动脉病变进展研究中，引起急性心肌梗死的冠状动脉病变只有 15%是严重的狭窄（>75%），而超过 50%的病变是轻度的狭窄。因此，在关注冠状动脉狭窄之外，更应该关注粥样斑块的性质和成分，关注斑块的易损性，关注心肌的灌注情况以及血流储备。对冠心病患者的病情评价以及急性心肌梗死的风险预测，需要结合患者血压、血脂、吸烟史等临床资料和冠状动脉的狭窄程度、斑块类型以及心功能情况等进行综合分析。

二、冠状动脉起源异常

【概述】

冠状动脉起源异常是罕见的先天性心血管畸形，常在动脉造影或尸检时被偶然发现。国外文献报道冠状动脉起源异常的检出率为 0.3%～1.34%，并随人种的不同而具有较大差异。国内大组病例报道其发生率为 0.78%～1.2%。

【临床表现】

多数常见的冠状动脉起源异常(如 RCA 和圆锥支单独开口于右 Valsalva 窦,以及左冠状动脉、左回旋支/对角支单独开口于左 Valsalva 窦等)不产生明显的血流动力学改变,因而临床无明显异常症状和体征。严重的冠状动脉起源异常可能会引起心律失常、负荷状态下心肌缺血、心绞痛甚至心性猝死。

【病理基础】

多数的冠状动脉起源异常不产生明显的血流动力学改变;起自对侧 Valsalva 窦或窦上高位的异常冠状动脉穿行于心脏各房、室及大血管之间,在运动、兴奋等高负荷情况下,异常走行的冠状动脉受到心房、心室或血流增加的主、肺动脉的钳夹,可能发生心肌缺血甚至猝死。左主干起源于肺动脉会影响心肌供血,严重的甚至危及患者生命。原因在于此类患者早年就发生心肌缺血缺氧(肺动脉血氧含量较低),大部分不能存活至成年,只有25%能够存活至青少年,但也都伴有二尖瓣反流,心绞痛或充血性心力衰竭。

【影像学表现】

冠状动脉起源异常的诊断以往依赖于介入性冠状动脉造影。但异常起源的冠状动脉给插管操作带来困难。异常起源的冠状动脉与心脏各房室的相互位置关系在介入性冠状动脉造影的图像上显示并不理想。MDCT 心脏容积再现图像对异常起源的冠状动脉显示清晰、直观,并能直接显示异常血管与心脏各房室的相互位置关系,为临床提供有价值的诊断信息。

三、冠状动脉瘘

【概述】

冠状动脉瘘是一种十分常见的冠状动脉畸形但却是少见的先天性心血管疾病,是冠状动脉的终止异常。其特征性表现为冠状动脉未经过毛细血管网而与心腔或大血管(体循环或肺循环)之间直接相交通,统称为冠状动静脉瘘(coronary arterio-venous fistula,CAVF),简称冠状动脉瘘(coronary artery fistula,CAF)。CAF 通常是先天性的,亦有获得性的。先天性 CAF 因胎儿心血管系统发育过程中,心肌窦状间隙未退化而持续存在所致,亦有人认为是冠状动脉远端分支的血管网发育异常。后天性 CAF 主要是因冠脉粥样硬化、大动脉炎及手术创伤等引起。血管造影显示先天性 CAF 发病率为 0.3%～0.8%,约占儿童冠状动脉畸形的50%,本病无明显的种族性差异或性别差异。CAF并发症的发生率与症状出现的几率随年龄增加而增加。一项回顾性研究表明,20 岁以后其症状及冠脉瘘引起的并发症出现的几率分别为 55%和35%;但在 20 岁以前则分别为 9%和 11%。

【临床表现】

许多患者 CAF 瘘口较小,年幼时通常没有临床症状,只是在冠脉造影中偶尔发现。儿童患者常因心电图、胸片异常或位置表浅的响亮连续性杂音而就诊,临床表现主要有乏力,呼吸困难、端坐呼吸、心绞痛、心内膜炎、心律失常、中风、心肌缺血或心肌梗死。成年以后多因呼吸困难、胸痛以及心律失常为主诉而求诊。此外,也有心内膜炎、心包积血以及猝死等相关报道。冠状动脉瘘的连续性杂音多为在舒张期与收缩期渐升-渐降,但是在舒张期较响亮。相反,其他大多数连续性杂音在舒张期强调达到高峰。连续性杂音在漏口汇入心脏处最响。如冠脉瘘汇入右房,杂音在胸骨边缘处最响,当瘘口汇入现动脉,其在胸骨左缘第二肋间处最响,若汇入左室则在心尖处最响。

【病理基础】

冠状动脉瘘可发生于三支冠脉主支中的任何一支,并可累及左主干。大部分病变出现在右冠状动脉或左前降支;回旋支很少受累及。右冠状动脉及其分支受累者占 55%;左冠受累者占 35%;二者均受累者占 5%。90%的冠脉瘘汇入静脉系统中。心腔低压区是冠状动脉瘘的常见引流部位,如右侧心腔、肺动脉、上腔静脉以及冠状窦。瘘与左侧心腔相交通者少见。引流入右室的冠脉瘘占 41%,右房者占 26%,肺动脉占 17%,左室占 3%,上腔静脉占 1%。获得性的冠状动脉瘘多继发于外科术后,冠状动脉扩张十分常见,扩张程度并不总是与分流量一致。当瘘口发生在冠脉远端时,动脉直径可能无显著变化。多数病例为单一瘘口,多发瘘口亦有报道。当冠脉瘘引流入肺动脉时，分流量通常较少。90%以上的病例存在左向右分流。

CAF的主要病理生理改变是瘘口以远的心肌缺血或窃血现象，其机理是由于舒张期冠状动脉与瘘口连接心腔之间的压力阶差。如果瘘口巨大，此冠状动脉舒张期灌注压则可进行性减低，远端心肌缺氧表现明显。自窦口起始至CAF之间的滋养动脉则会代偿性进行性扩大，随着年龄增长，该段动脉进行性扩张，并进一步导致钙化、血栓形成甚至破裂等。冠脉瘘的血流动力学的影响取决于瘘口的位置、口径，异常冠状动脉的阻力及其与心腔、血管之间的压力阶差等因素。如该分流进入右心系统，可出现左向右分流，形成与动脉导管未闭或瓦氏窦瘤破入右侧心腔相类似的病理生理变化，分流明显者加重左心室负担造成左心室肥厚、扩张和心力衰竭；分流入左心系统者则出现左向左分流，其中瘘入左心室者，一般只在舒张期出现分流，瘘入左心房者则出现连续性左向左分流，二者均可形成与主动脉瓣关闭不全相类似的病理生理变化。

【影像学表现】（图11-1-16、图11-1-17）

（1）X线平片：在诊断冠状动脉瘘中有一定的限度，其较有特异性的征象是心脏异常搏动膨突影。此影为异常扩张、迂曲的冠状动脉，结合临床杂音情况，能初步诊断此病，但此征象检出率较低。此外，平片所显示的肺血改变及左、右心室大小情况，也对确诊有一定帮助。介入性冠脉造影很难在一个序列清楚显示异常迂曲的血管，对于冠状动脉瘘与其他心脏结构的关系以及起源与走行显示欠佳。但冠脉造影是行介入治疗的前提。磁共振多平面重建，可清楚显示血管的走行以及异常血管的流入口或流出口。

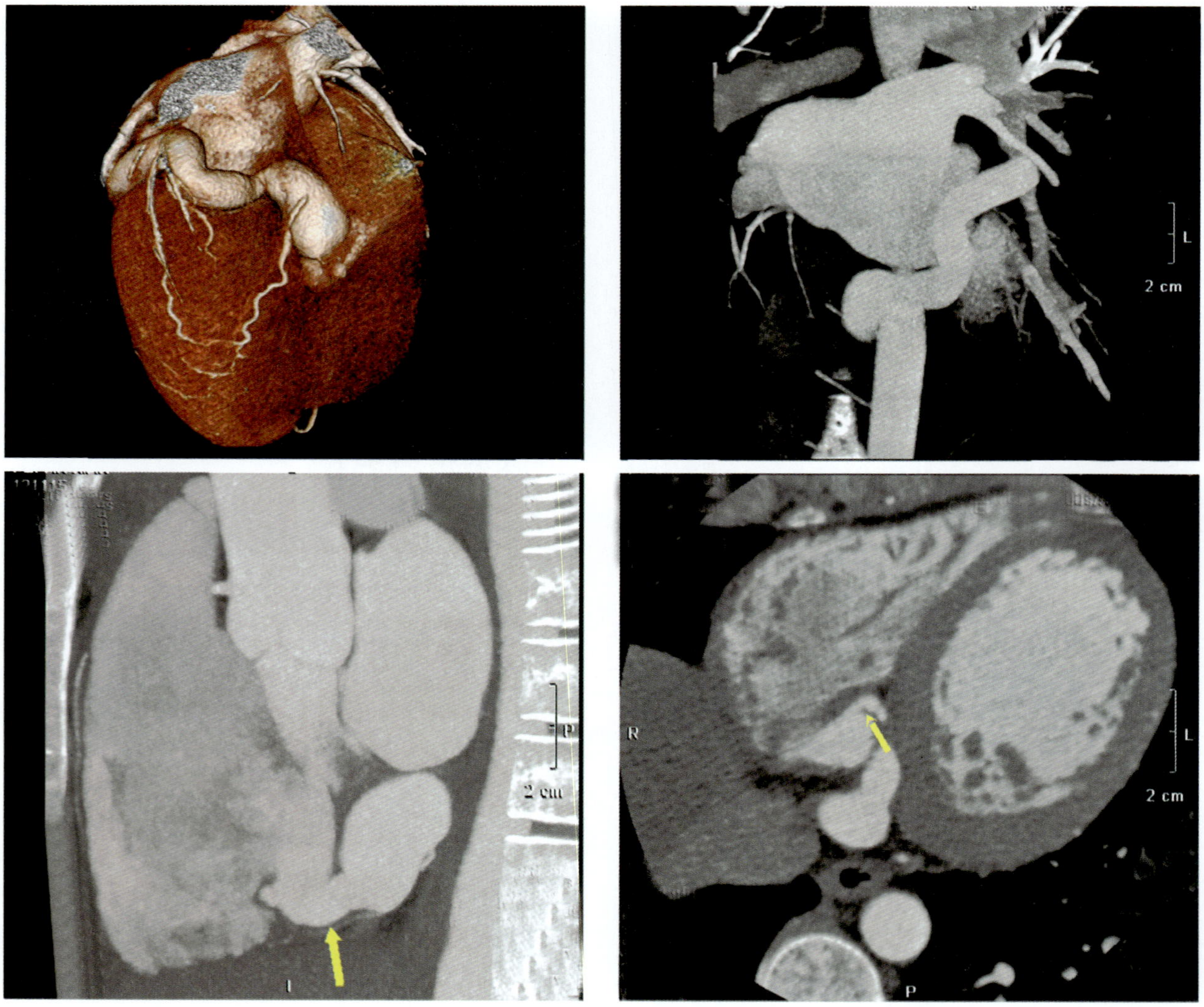

图11-1-16　64排CT VR、CPR，冠状及轴位MPR图像显示LCX-右心室瘘，箭头指示为瘘口

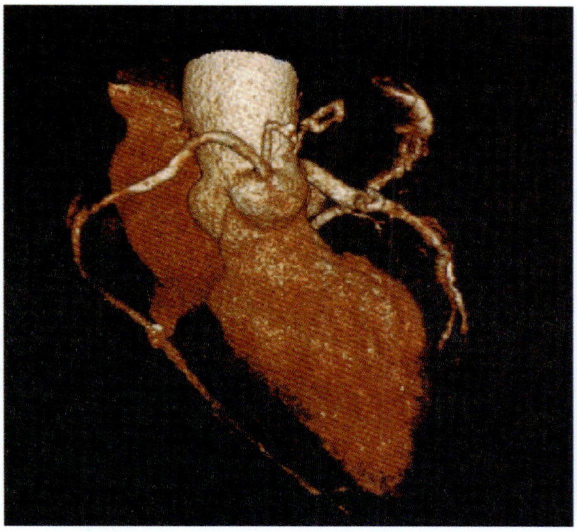

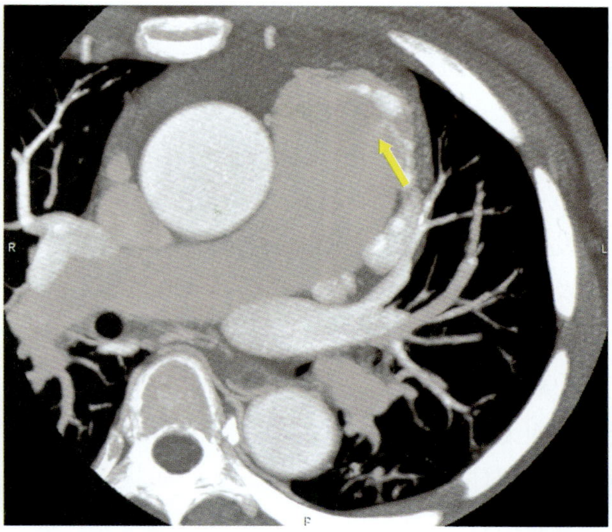

图 11-1-17　64 排 CT VR、MIP 像显示 LAD-肺动脉瘘，箭头指示造影剂由瘘口进入肺动脉

(2)MDCT(64 排及以上 MDCT)：冠状动脉造影显示冠状动脉狭窄的敏感性和特异性高达 99% 和 95%。MDCT 冠状动脉造影时在三维显示冠状动脉的管腔和管壁情况的同时，还全面显示了心脏各房、室以及主、肺动脉和大静脉的结构，因而在显示冠状动脉的异常起源、走行和终止部位以及与相邻组织结构的关系方面具有无法取代的优势，特别是对多瘘口、瘘道，血流改变紊乱的复杂冠状动脉瘘的显示直观、全面、准确，具有特殊的诊断价值。

【影像诊断技巧】

X 线平片对冠状动脉瘘的诊断帮助不大。以往本病的确诊均依赖介入性冠脉造影。但作为有创性检查，其应用受到一定限制。介入性冠脉造影很难在一个序列清楚显示异常迂曲的血管，对于异常血管与心脏和各大血管结构的位置和走行关系显示欠佳，因而发现异常血管容易，明确瘘口的部位相对困难。

对临床怀疑冠状动脉瘘的患者进行 MDCT 冠状动脉成像检查，必须扩大扫描范围，避免遗漏异常走行的血管和心脏各房室及大血管结构。另外，必须准确选择触发扫描时机，选择造影剂在主动脉和冠状动脉浓度最大时进行扫描，造成冠状动脉与心脏各房、室和其他大血管的密度差，通过观察造影剂的异常分流来确定瘘道的走行和瘘口的大小、位置，测量异常血管的管径，观察心肌形态和运动功能的改变，并且通过测量 CT 值初步判定分流量的多少，为进行介入性封堵或结扎治疗提供帮助。

第二节　心 肌 病

心肌病(cardiomyopathy)是一组异质性心肌疾病，由各种不同原因(常为遗传原因)引起的，伴有心肌机械和(或)心电活动障碍，常表现为不适当心室肥厚或扩张，可导致心血管死亡或心功能不全，该病可局限于心脏本身，亦可为全身系统性疾病的部分表现。基于疾病受累器官的不同将心肌病分为两大类，即原发性心肌病和继发性心肌病。根据发病机制，原发性心肌病又分为遗传性、遗传和非遗传混合性及获得性三种。由于原有的心肌病主要类型(扩张型、肥厚性和限制型)已被临床广泛接受和应用，故仍然予以保留。

一、扩张性心肌病

【概述】

扩张性心肌病(dilated cardiomyopathy，DCM)是一种以心腔(左心室和(或)右心室)扩大、心肌收缩功能障碍为主要特征的、原因不明的心肌疾病，也是除冠心病和高血压以外导致心力衰竭的主要病因之一。DCM 的病因和发病机制至今尚不十分清楚，可以是特发性、家族或遗传性、病毒感染和(或)免疫性、酒精性或中毒性。但已确认一些因素在发病中起重要作用，如肠道病毒感染、免疫机制以及遗传因素等。

【临床表现】

起病多缓慢，最初检查时发现心脏扩大，心功能代偿而无自觉不适。经过一段时间后症状逐步出现，这一时期有时可达 10 年以上。症状以充血性心力衰竭为主，其中以气急和浮肿为最常见。最初在劳动或劳累后气急，以后在轻度活动或休息时也有气急，或有夜间阵发性气急。由于心排血量低，患者常感乏力。右心衰竭时肝脏肿大，水肿的出现从下肢开始，胸水和腹水在晚期患者中不少见。

【病理基础】（图 11-2-1）

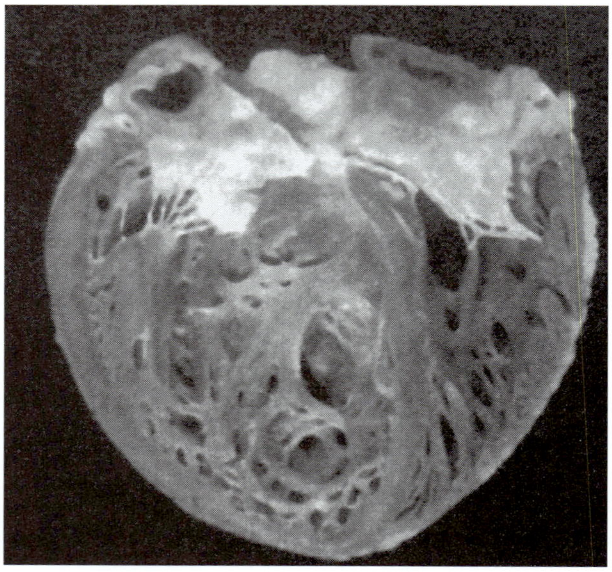

图 11-2-1　心脏矢状切面示双侧心室扩张，心室肌厚度基本正常

心脏重量增加，约为正常的 1 倍。各心腔扩大，心肌灰白而松弛。心室壁心肌虽肥大，但因室腔扩大而室壁厚度仍近乎正常。心内膜也可增厚，心腔内附壁血栓形成不少见。心肌纤维化常见，呈灶性分布于室壁的内缘，也可心壁成片受损，心脏的起搏传导系统均可受侵犯。本病的心脏显微镜检查缺乏特异性发现。可以见到心肌纤维肥大，细胞核固缩、变形或消失，胞浆内有空泡形成。纤维组织增多，或因间质胶原组织增多，或因局灶性心肌纤维被纤维组织所替代。心肌纤维可被条索状纤维组织所分割。心内膜中胶原和弹性纤维也增加。不同程度的退行性变可以见到，多数为心肌细胞溶解，尤其多见于病程长的病例。电镜检查见心肌细胞的线粒体肿胀，嵴断裂或消失；肌浆膜间隙扩大，有纤维状物质与颗粒状脂褐素；肌原纤维可以消失。

心肌病变使心脏收缩力减弱。早期左心室等容收缩期左心室内压力上升速度减慢，喷血速度也减慢。此时心搏量减少由加速心率代偿，心排血量尚可维持。以后左心室排空不尽，有残余血量，舒张末期压增高，逐步发展至左心衰竭。长期左心房、肺动脉压力相继升高，最后出现右心衰竭。少数病例病变以右心室为主，则发展为右心衰竭。心室的扩张使房室瓣环扩大，造成二尖瓣或三尖瓣关闭不全。心腔扩张，心室壁内张力增大，氧耗增多，心肌肥厚、心率加速引起心肌相对缺血，而心肌摄氧的能力已达极限，因而可引起心绞痛。

心肌病变涉及起搏和传导系统可引起各种心律失常。由于 DCM 的免疫组织病理缺乏特异性，心内膜心肌活检(EMB)对 DCM 的诊断价值有限。但 EMB 仍具有组织形态学诊断价值，有助于与特异性(继发性)心肌病和急性或慢性心肌炎的鉴别：心肌细胞直径肥大、细胞核形态参数、胞浆疏松化、收缩带、心肌间质纤维化、心肌细胞的排列、心内膜厚度及平滑肌细胞增生密度等对 DCM 具有重要的病理诊断价值。而且，间质纤维化越重、肌原纤维减少和稀疏化越明显，心功能指标越差，提示 EMB 形态学检查对 DCM 患者心功能评估及预测有较大意义。

【影像学表现】（图 11-2-2，图 11-2-3）

(1)X 线表现：示心影扩大，心胸比超过 0.6，晚期外观如球形，外形颇似心包积液。多数患者以左心室增大为主，外观类似二尖瓣病变。透视下见心脏搏动较正常为弱。主动脉一般不扩大，病程较大的患者常有肺淤血和肺间质水肿，两肺肋膈角处可有间隔线，肺静脉和肺动脉影可扩大；胸腔积液不少见。核素心室造影也可显示心腔扩大与室壁运动减弱，左室喷血分数减少，运动后更为明显。X线心室造影显示心腔扩张，心脏运动减弱，造影剂滞留，心脏运动不同相位心室腔大小、形态无明显变化。

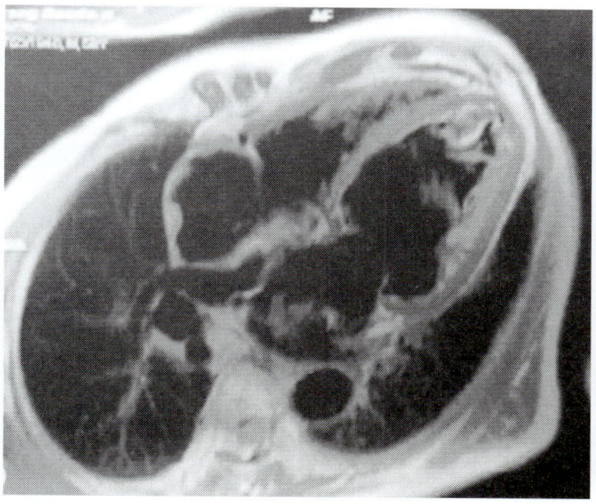

图 11-2-2　左心室腔扩大（黑血序列）

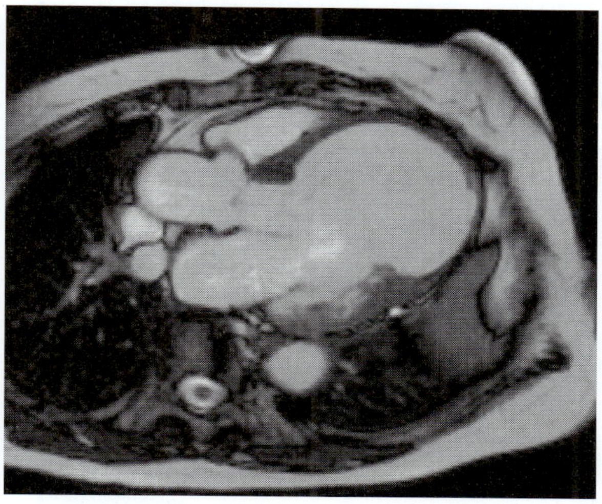

图 11-2-3　左心室腔明显扩大（白血序列）

（2）MDCT增强扫描：可以直接显示心室腔的大小、形态以及心肌壁的厚度，并能测量心肌各节段区域运动功能指标，提示心脏收缩功能的损害。MRI白血序列不需要注入造影剂即能直接显示心室腔扩大和心肌壁增厚，电影MRI序列可动态显示心脏收缩、舒张功能的变化，并可显示房室瓣关闭不全时，血液在房室间异常反流的部位和程度。运用网格标记技术（tagging）可以观察心肌局部异常运动情况。

【影像诊断技巧】

扩张性心肌病的诊断比较困难，无典型临床特征。必须排除其他特异（继发性）心肌病和地方性心肌病（如克山病），方可做出本病的诊断。各影像学检查方法中，X线平片显示的心脏扩大无特异性；MDCT和MRI显示的室腔扩大、心肌增厚和室壁运动弥漫性减弱，左室射血分数小于正常值对诊断有较大帮助；同时还要注意与高血压性心脏病及缺血性心脏病中晚期的室腔扩大，运动减弱相鉴别；鉴别要点在于扩张性心肌病患者虽然室腔扩大，但心肌增厚；而高血压性心脏病及缺血性心脏病中晚期的心室肌多半变薄。

二、肥厚性心肌病

【概述】

肥厚型心肌病（hypertrophic cardiomyopathy，HCM）是以心肌非对称性肥厚、心室腔变小为特征，以左心室血液充盈受阻，舒张期顺应性下降为基本病理改变的心肌病。50％的肥厚型心肌病是由心肌肌小节蛋白基因突变所致，有家族史，被认为是常染色体显性遗传病。另50％的患者致病机制不明确。肥厚性心肌病根据病变的部位以及血流动力学变化和临床表现的不同，主要分为两种类型：非梗阻性肥厚型心肌病，病变在左心室室壁和室间隔，而左心室流出道无梗阻和压力阶差；梗阻性肥厚型心肌病，病变以室间隔增厚为主，其厚度与左心室游离壁之比在1.3∶1以上，心室腔缩小，但不闭塞，左心室流出道有梗阻和压力阶差，简称为梗阻型心肌病。

【临床表现】

舒张功能减低、心肌缺血、流出道梗阻、心律紊乱和自主神经功能异常是肥厚型心肌病基本病理生理过程，由此而导致相应的临床症状和体征。

（1）气短/呼吸困难：乏力和气短导致活动能力

下降，心脏舒张功能异常是肥厚型心肌病患者共有的病理过程。原因在于过度肥厚的心肌弛张期延长和顺应性下降，心肌缺血、室壁张力增加和心律紊乱也是加重或诱发舒张功能不全的重要因素。

（2）胸痛：常常是劳累诱发，休息缓解，但疼痛可发生在休息、睡眠时，也可呈持续性。产生疼痛的原因与心肌缺血有关。合并冠状动脉狭窄，心排出量减少、室壁张力增加，氧耗量随之增加等也是重要的原因。

（3）心悸：心律不齐较常见，但出现心率过快或过慢伴头晕、出汗时应引起重视。

（4）晕厥：出现眩晕、严重的短暂意识丧失。

【病理基础】（图 11-2-4，图 11-2-5）

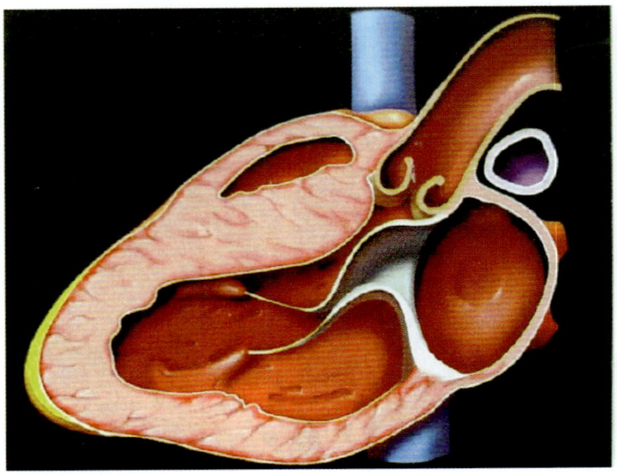

图 11-2-4　流出道梗阻型肥厚性心肌病示意图

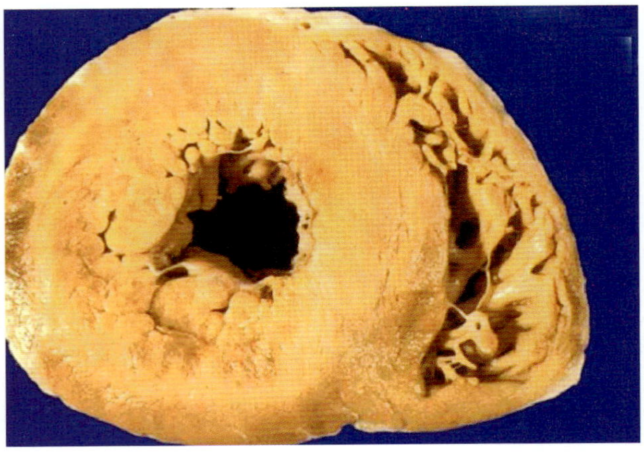

图 11-2-5　左心室肌明显弥漫增厚

病变以心肌肥厚为主，心脏重量增加。心肌肥厚可见于室间隔和游离壁，以前者为甚，常呈不对称（非同心）性肥厚，即心室壁各处肥厚程度不等部位以左心室为常见，右心室少见。室间隔高度肥厚向左心室腔内突出，收缩时引起左心室流出道梗阻者，称为“肥厚型梗阻性心肌病”，旧称“特发性肥厚性主动脉瓣下狭窄”；室间隔肥厚程度较轻，收缩期未引起左室流出道明显梗阻者，称为“肥厚型非梗阻性心肌病”。显微镜下见心肌细胞排列紊乱，细胞核畸形，细胞分支多，线粒体增多，心肌细胞极度肥大，细胞内糖原含量增多，此外，尚有间质纤维增生。电镜下见肌原纤维排列也紊乱。

【影像学表现】（图 11-2-6，图 11-2-7）

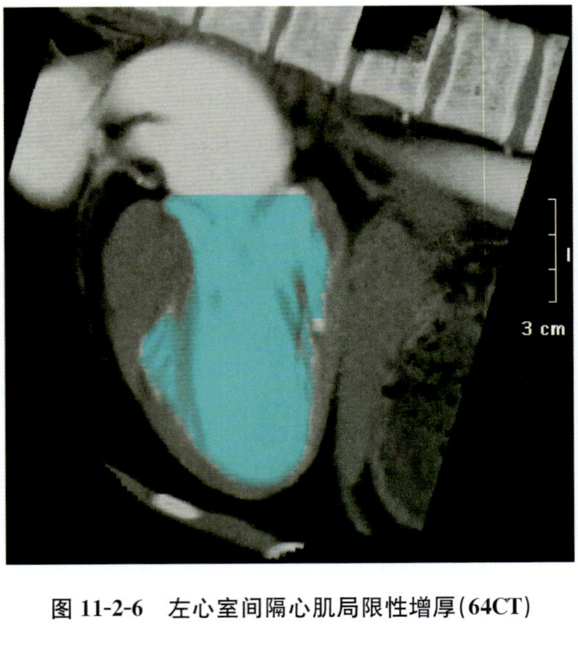

图 11-2-6　左心室间隔心肌局限性增厚(64CT)

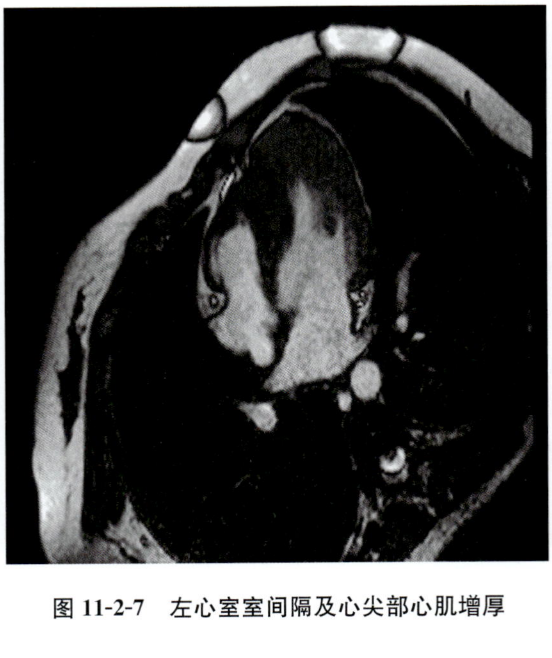

图 11-2-7　左心室室间隔及心尖部心肌增厚

（1）X线表现：可见心脏大小正常或增大，心脏大小与心脏及左心室流出道之间的压力阶差呈正比，压力阶差越大，心脏亦越大。心脏左心室肥厚为主，主动脉不增宽，肺动脉段多无明显突出，肺淤血大多较轻，常见二尖瓣钙化。选择性左心室造影可显示流出道前上方肥厚隆起的心室间隔和流出道后壁的二尖瓣前瓣叶，左心室腔弯曲，心室腔呈狭长裂缝样改变，收缩末期左心室容量小和粗大的乳头肌；左心室造影尚可判明有无二尖瓣关闭不全，成年病人宜做冠状动脉造影以了解冠状动脉有无病变。

（2）MDCT增强扫描：可以直接显示心室腔的大小、形态以及心肌壁的厚度，测量左心室流出道的狭窄，并能测量心肌各节段区域运动功能指标，提示心脏收缩—舒张功能的损害。MRI白血序列不需要注入造影剂即能直接显示心室腔扩大和心肌壁增厚，T_2/TSE序列上显示部分心肌呈中等信号中混杂点状高信号，提示心肌缺血或纤维化。电影MRI序列可动态显示心脏收缩—舒张功能的变化，运用网格标记技术（tagging）可以观察增厚的心肌局部网格变形不明显，提示运动异常减弱。

【影像诊断技巧】

由于在MDCT和MRI图像上肥厚心肌的显示直观，肥厚性心肌病的诊断不存在困难。但在诊断中须注意心室肌的测量应以舒张末期测量值为准，局域性肥厚心肌的增厚率明显低于正常心肌，可作为非弥漫性心肌肥厚的诊断依据。肥厚性心肌病主要与高血压性心脏病（早期）相鉴别：高血压性心脏病早期左心室多呈弥漫性增厚，而肥厚性心肌病多为室间隔局限性增厚。另外，须仔细观察室间隔肥厚对左心室流出道等影响，是否存在流出道的狭窄对临床分型和预后意义重大。近年来，对肥厚性心肌病的特殊类型：心尖肥厚性心肌病的临床关注度大幅上升，其临床症状无不典型，临床诊断困难，但其在心电图上有特异性改变；如进行MDCT和MRI心脏检查，可直观显示心尖部异常增厚呈“黑桃A”状，从而得以确诊。

肥厚性心肌病心脏收缩功能和舒张功能均受到影响，MDCT和MRI心功能分析均可见左室收缩—舒张曲线期曲度减缓。肥厚性心肌病患者极易发生心性猝死，其致死原因为急性心肌缺血和难以控制的快速性室性心律失常。因此，对肥厚性心肌病患者须特别关注心肌血供情况。MDCT心脏检查可同时关注冠状动脉的情况；如进行MRI检查还须进行MRI心肌灌注成像。

三、限制性心肌病

【概述】

限制型心肌病（restrictive cardiomyopathy，RCM）是不明原因的以心内膜和心内膜下心肌纤维化，从而导致心室舒张充盈受阻为特征的心肌病。该型心肌病在我国较少见。

【临床表现】

（1）症状：以左心室病变为主者常引起呼吸困难，阵发性夜间呼吸困难、端坐呼吸，累及右心室时引起外周水肿、腹水等。

（2）体征：右心受累者有右室抬举性搏动、右室奔马律、颈静脉怒张、肝脾肿大、全身严重水肿、腹水等酷似慢性心包炎体征。左心受累者则有双肺底湿啰音、左室奔马律、P_2亢进。

【病理基础】

肉眼观：右心室内膜纤维化，尤以心尖部为明显，内膜增厚约2～3mm，灰白色，表面可有血栓形成。心尖部内膜纤维性增厚向上蔓延，可将乳头肌、肉柱埋陷在内，腱索变粗，缩短，可导致三瓣关闭不全。左心室内膜纤维化主要在流入道或心尖部，表面亦可有血栓形成。当二尖瓣后瓣叶与左心室后壁粘连时，引起二尖瓣关闭不全。

镜下：可见增厚的内膜主要为致密的玻璃样变的胶原纤维，可有钙化。表面可见陈旧的附壁血栓。心内膜下心肌常见萎缩、变性改变。

【影像学表现】

（1）X线检查：示心脏正常或普遍增大呈球形，80％的病例伴有右心房增大，部分患者左心缘上段膨隆，上腔静脉扩张，肺血减少，偶可见到心内膜心肌钙化的阴影。心室造影见心室腔缩小。

(2)MDCT 和 MRI：可见心内膜增厚，心尖部心室腔闭塞，心肌心内膜 MRI 信号异常，室壁舒张运动减弱。右心型主要表现为右心室流入道缩短，变形，心尖闭塞或圆隆，流出道扩张，右心室壁舒张运动减弱，右房明显扩大，上腔静脉扩张。左心型表现为左心室壁增厚，以心内膜增厚为主；左心室腔变形，心内膜面凹凸不平，左心房扩大明显，主、肺动脉扩张。

【影像诊断技巧】

限制性心肌病在临床上须与缩窄性心包炎相鉴别。尤其右心室病变为主的限制型心肌病，二者临床表现相似，急性心包炎患者 X 线示心包钙化，MDCT 或磁共振检查显示心包异常增厚支持心包炎的诊断。肥厚型心肌病和限制性心肌病均可见心室壁增厚和心室肌舒张功能降低，二者的鉴别诊断要点在于肥厚型心肌病的心肌增厚，而限制性心肌病的心室壁增厚以心内膜为主，MRI 检查能够区别心肌与增厚的心内膜以及附壁血栓，因而在鉴别诊断中具有特殊的应用价值。

四、右心室致心律失常性心肌病

【概述】

致心律失常性右室心肌病(arrhythmogenic right ventricular cardiomyopathy，ARVC)旧称致心律失常性右室发育不良(arrhythmogenic right ventricular dysplasia，ARVD)，其特征为右心室心肌被进行性纤维脂肪组织所替代，临床常表现为右心室扩大、心律失常和猝死。1995 年 WHO/ISFC 工作组专家委员会关于心肌病定义及分类的报告中将 ARVD/C 列为与扩张型心肌病、肥厚型心肌病、限制型心肌病并列的第 4 类原发性心肌病。

本病的确切发病率受诊断的影响并健康搜索不明确，在各类人群均有报道，男女发病之比为 2.7∶1。任何年龄均可发病，80％以上病例在 7～40 岁，但以青年人常见，4 岁以下者未见发病报道。ARVD/C 是年轻人猝死的重要原因之一。

【临床表现】

患者常以症状性心律失常特别是室性心动过速(左束支传导阻滞型)就诊，部分患者可在常规心电图检查中发现室性期前收缩，后者常起源于右心室游离壁并呈左束支传导阻滞图形；部分患者并存多种类型心律失常。少数患者可无明显临床症状，只因常规胸部 X 线检查发现右心室增大而引起注意。部分儿童和青年患者首发症状为晕厥、猝死，常发生在体力活动时。

主要体征为右心室增大相对性三尖瓣关闭不全之收缩期杂音及肺动脉瓣听诊区第二心音固定性分裂，少数可有第三或第四心音。右心室病变广泛者可发生右心衰竭，出现体循环淤血的各种临床表现。

【病理基础】

ARVD/C 的病变以右室游离壁为主但并不完全限于右心室，左心室亦可有不同程度受累，心脏重量通常只有轻至中度增大，多有右心室肥厚伴局限性或普遍性扩张，扩张部分心肌变薄严重处可膨出形成右室壁动脉瘤，后者常见于漏斗部、右室心尖和后基底部，即发育不良三角(triangle of dysplasia)。光镜下典型的病理改变为右室全部或局部为纤维脂肪组织或单纯脂肪组织所替代，肌小梁变平；心内膜亦有纤维化局部偶有单核细胞或炎性细胞浸润；室间隔较少受累，但可见局灶性间质纤维化。有学者根据组织学表现不同将本病分为脂肪替代型和纤维脂肪替代型两型，但亦有学者认为这两种类型可能代表心肌病变过程的两个连续阶段，推测在单纯脂肪浸润的基础上加上心肌炎和心肌损害，便可发生心肌纤维化，使单纯脂肪替代型转变为纤维脂肪替代型。由于纤维脂肪替代型心肌中可有散在的淋巴细胞、单核细胞浸润伴少许心肌细胞变性坏死而心肌坏死多不明显，因此有人推测其进行性心肌细胞减少的原因可能是心肌细胞凋亡所致。

【影像学表现】 (图 11-2-8)

(1)胸部 X 线：显示心脏正常或增大，轮廓呈球形，肺动脉流出道扩张，左侧缘膨隆，多数患者心胸比率≥0.5。

(2)选择性右心室造影、MDCT 和 MRI：均可见右心室扩大、右心室壁变薄以及节段性异常运动。冠状动脉造影多无明显异常，磁共振显像(MRI)对发现心室肌内局限性脂肪增多有较大价值。如应用可精确测定右心室容量的电影磁共振成像技术，可显示右心室容量增大。

【影像诊断技巧】

以往，致心律失常性右室心肌病的诊断只能基于尸检或心肌活检标本。现在，MRI 成像的卓越的组织定性能力给致心律失常性右室心肌病的诊断提供了无创的检查方法。在 MRI 成像 T_1 序列和脂肪抑制 T_1 序列扫描技术或快速梯度回波正/反相位扫描技术的帮助下，可以准确发现右心室心肌被脂肪组织替代的依据，从而作出明确的诊断。

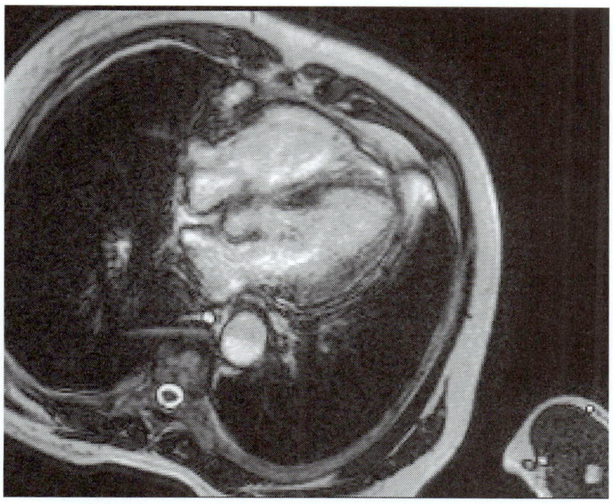

图 11-2-8　右心室室腔扩大，近心尖部脂肪浸润，游离壁心肌变薄，电影回放呈节段性运动

第三节　肺源性心脏病

【概述】

肺源性心脏病简称肺心病，是由于各种肺-支气管以及胸廓或肺血管病变而继发的肺动脉高压，最后导致以右室肥大为特点的心脏病。大多数肺心病是从气管炎、阻塞性肺气肿发展而来，少部分与支气管哮喘、肺结核、支气管扩张有关。肺源性心脏病常年存在，多于冬、春季节并发呼吸道感染而导致呼吸衰竭和心力衰竭，病死率较高。急性肺心病多继发于急性大面积肺栓塞，临床上仍以慢性肺心病较为常见。

【临床表现】

慢性肺心病发展缓慢，临床上除原有肺、胸疾病的各种症状和体征外，主要是逐步出现肺、心功能衰竭以及其他器官损害的征象。按其功能的代偿期与失代偿期进行分述。

(1)肺、心功能代偿期(包括缓解期)：慢性咳嗽、咳痰、气急，活动后可感心悸、呼吸困难、下肢轻微浮肿，下午明显，次晨消失。

(2)肺、心功能失代偿期(包括急性加重期)：主要表现以呼吸衰竭为主，有或无心力衰竭，或出现心律失常。

【病理基础】

(1)肺部病变：肺内除原有肺部疾病如慢性支气管炎、肺气肿、肺结核、尘肺等病变外，其主要病变是肺小动脉的改变。表现为肌型小动脉中膜平滑肌细胞增生、细胞外基质增多，内皮细胞增生肥大，内膜下出现纵行肌束，使血管壁增厚，管腔狭窄。无肌型细动脉出现中膜肌层和内、外弹力层，即发生无肌细动脉肌化。还可发生肺小动脉炎及小动脉血栓形成与机化。肺泡壁毛细血管数量显著减少。

(2)心脏病变：心脏体积增大，重量增加，右心室肥厚，心腔扩张，心尖钝圆，主要由右心室构成。肺动脉圆锥显著膨隆，肥厚的右心室内乳头肌、肉柱增粗，室上嵴增厚。通常以肺动脉瓣下 2cm 处右心室肌壁厚≥5mm(正常约为 3～4mm)为肺心病的病理诊断标准。镜下，可见缺氧所致的心肌纤维萎缩，肌浆溶解，横纹消失。尚可见到心肌纤维横径增宽、核大、深染，心肌间质水肿及胶原纤维增生等改变。

【影像学表现】（图 11-3-1，图 11-3-2）

（1）X 线表现：除有原发病的 X 线特征外，尚有肺动脉高压征象，如右下肺动脉干扩张，横径超过 15mm，其横径与气管横径之比值超过 1.07；肺动脉段明显突出，或其高度超过 3mm；右心室增大。

（2）MDCT 和 MRI：均能清晰显示肺动脉高压和肺心病的相应形态学改变：肺动脉主干和左、右肺动脉干扩张，右心室游离壁增厚，心腔扩张以右心室为著，严重时可以见到室间隔平直甚至向左侧偏移。MRI 电影序列可以显示三尖瓣甚至肺动脉瓣的血液反流。

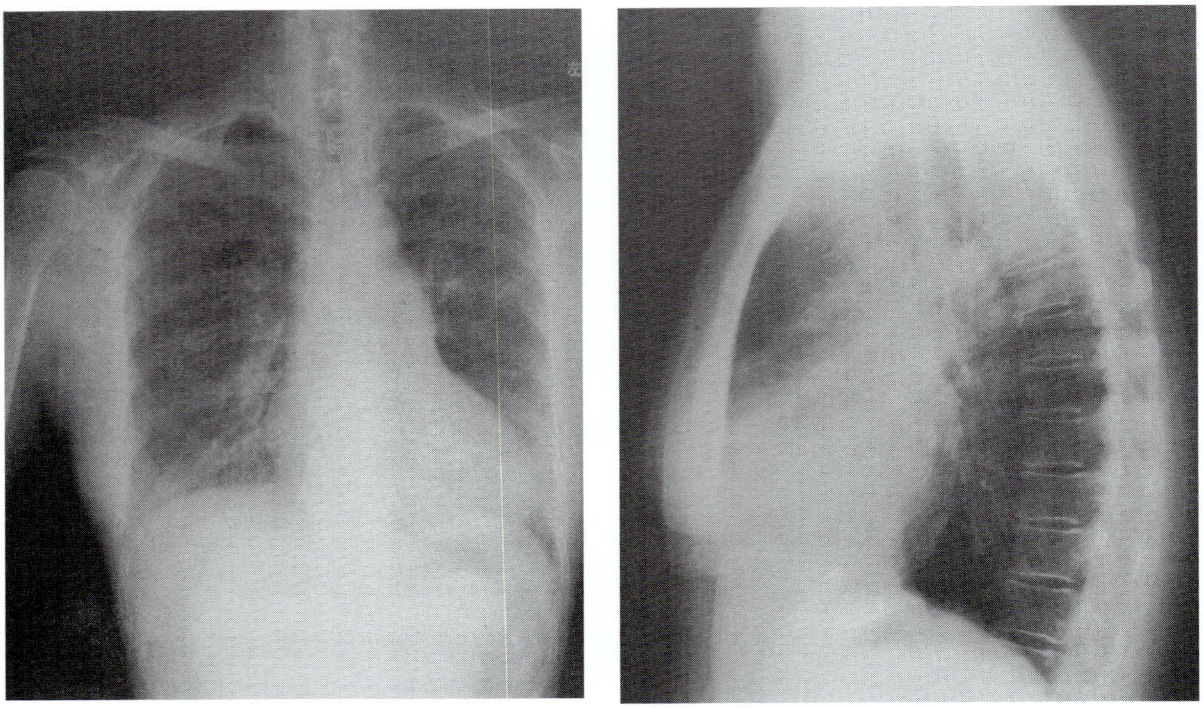

（A）　　（B）

图 11-3-1　肺源性心脏病 MDCT 检查

双侧肺纹理稀疏，肺动脉段膨隆，心尖圆钝。

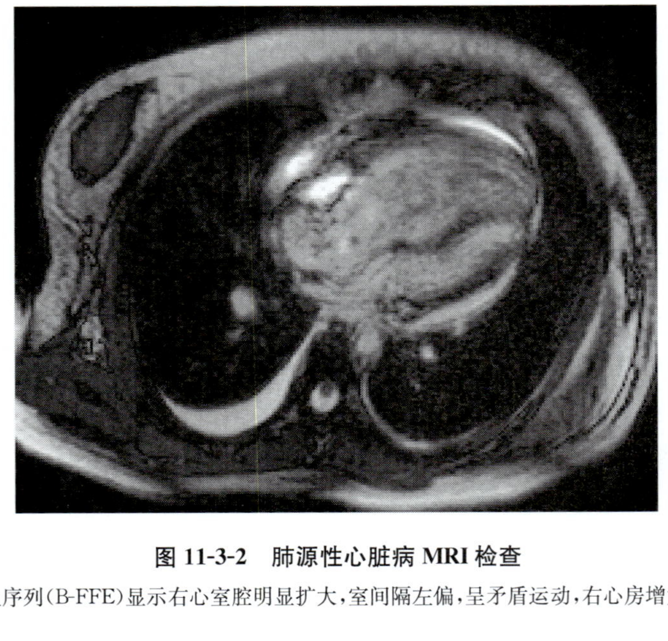

图 11-3-2　肺源性心脏病 MRI 检查

MRI 白血序列（B-FFE）显示右心室腔明显扩大，室间隔左偏，呈矛盾运动，右心房增大不明显。

【影像诊断技巧】

X线平片和MDCT能清晰显示肺动脉高压和肺心病的相应形态学改变，还能够显示胸部、肺的原发疾病，对明确诊断和分析病因具有很大价值。MRI电影序列能直观显示右心室游离壁增厚、室间隔偏移以及矛盾运动，对右心室功能的分析准确，因而具有特殊的诊断价值。但重症病人能否配合检查是影响MRI应用的重要因素。

慢性肺心病须与其他一些能够引起肺动脉高压和右心增大的疾病进行鉴别诊断：室间隔缺损左、右心室均增大，并以左心室增大较为明显；房间膈缺损右心室增大继发于右心房增大；先天性肺动脉瓣狭窄则两侧肺门不对称，左侧大于右侧，外周肺血减少。患者如能够进行MDCT和MRI检查，心脏各房室和肺动脉的形态结构改变一目了然，与房室间隔缺损的鉴别诊断不存在太大的问题。

慢性肺心病患者进行影像学检查的目的除了明确诊断之外，更重要的是了解伴发病变和评价心功能，为制订治疗计划和估计预后提供帮助，超声和MRI检查是评价右心功能最佳的影像学检查方法。MDCT增强扫描由于受右心房和腔静脉内的造影剂影响，显示右心形态稍差。

第四节　心肌、心包肿瘤

【概述】

心脏的肿瘤少见，国内外尸检资料显示其发病率为0.1%～0.3%。其中，原发性心肌心包肿瘤极为少见，发病率仅为继发性心肌心包肿瘤的1/20～1/40。原发性心肌心包肿瘤中，良性肿瘤约占3/4，多为黏液瘤(约占50%)，还有纤维瘤、横纹肌瘤、脂肪瘤、淋巴管瘤、畸胎瘤等、恶性肿瘤以肉瘤多见，还有淋巴瘤、间皮瘤等。常见的转移性心肌心包肿瘤多为肺癌、乳腺癌和黑色素瘤。

【临床表现】

心肌心包肿瘤的临床表现复杂，其临床症状与肿瘤发生部位关系密切，临床表现缺乏特异性。临床症状主要由于肿瘤占据心腔造成的血流动力性障碍和瓣膜活动受限所引起；肿瘤侵犯周围组织尚可造成心律失常和心包填塞。肿瘤碎片脱落还可能引起周围血管栓塞。多数患者心前区听诊可闻及心脏杂音，部分患者(特别是良性肿瘤患者)可无任何症状，在体检或因其他目的进行影像学检查偶然发现。

【影像学表现】　(图11-4-1～图11-4-5)

X线平片对心肌心包肿瘤的诊断帮助不大，对发生在心腔内的肿瘤基本无法显示，偶能发现心脏增大或心影局部外形异常因而提请进一步检查。明确心肌心包肿瘤的诊断需要超声、MDCT增强扫描和MRI检查。

常见的心肌心包肿瘤的流行病学特征、基本病理改变、好发部位和影像表现见表11-4-1。

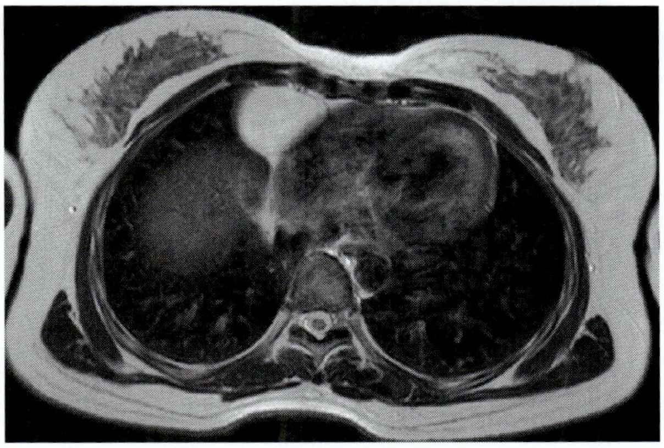

图11-4-1　MRI　T_2WI/TSE序列显示心包单纯囊肿

【影像诊断技巧】

心肌心包肿瘤的影像学诊断主要是定位诊断，主要依靠超声、MDCT增强扫描和MRI检查。发生在心包内的囊性肿块如单纯性心包囊肿、黏液瘤和淋巴管瘤，发生在心腔内的黏液瘤、淋巴管瘤依靠影像学方法难以准确鉴别。非囊性肿瘤中脂肪瘤和纤维瘤易于做出诊断，但其他实质性良性肿瘤和恶性肿瘤如各种心脏肉瘤仅凭影像学方法进行鉴别诊断极为困难，血管肉瘤等的特殊影像征象也只具有相对特异性，还需要病理方法的帮助才能准确判断病变性质。

MDCT 平扫和增强扫描通过测量肿块的 CT 值和强化程度，能够对部分肿瘤作出定性诊断。MRI 具有很高的软组织分辨能力，对于心肌心包肿瘤的定性诊断具有特殊的价值。结合电影 MRI 序列能够动态观察心腔内肿瘤的活动情况和心脏的血流动力学改变，有助于临床医师术前评估和制订手术方案，应作为心肌心包肿瘤最佳的影像学检查方法。

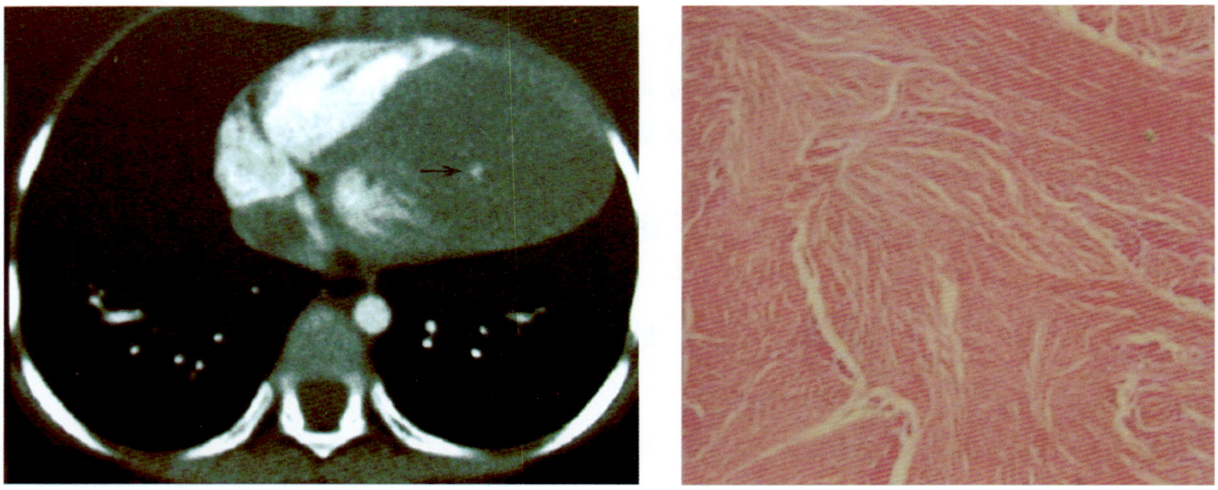

（A）　　（B）

图 11-4-2　左心室下壁纤维瘤 CT 表现及镜下观

（图片引自“中华影像医学心血管系统卷，李坤成等”）

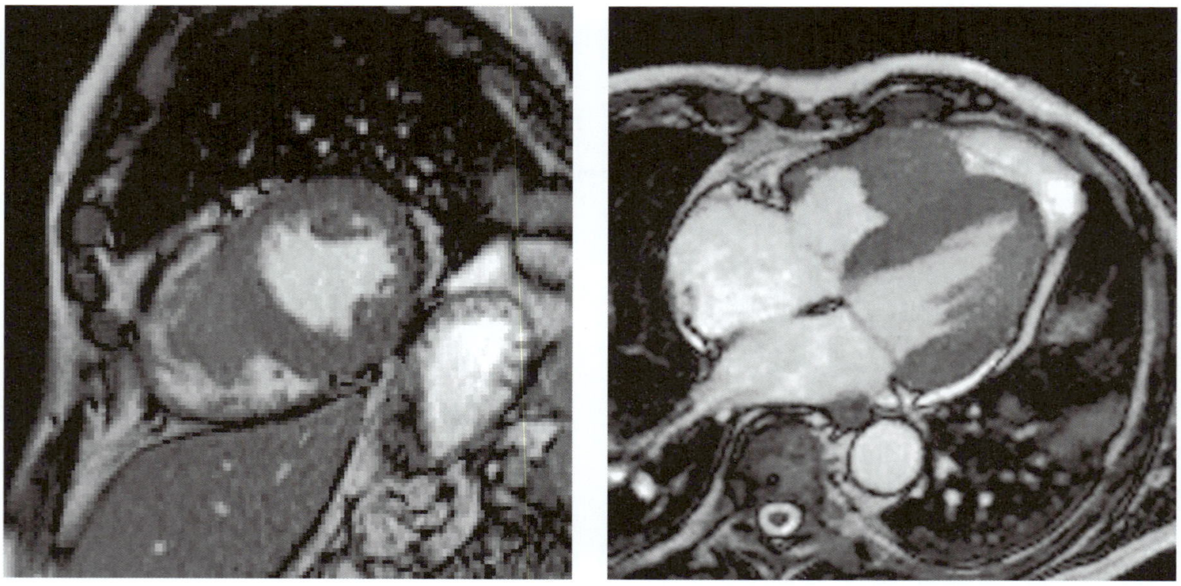

图 11-4-3　MRI 白血(B-FFE)序列矢状位及四腔位显示右心室转移瘤

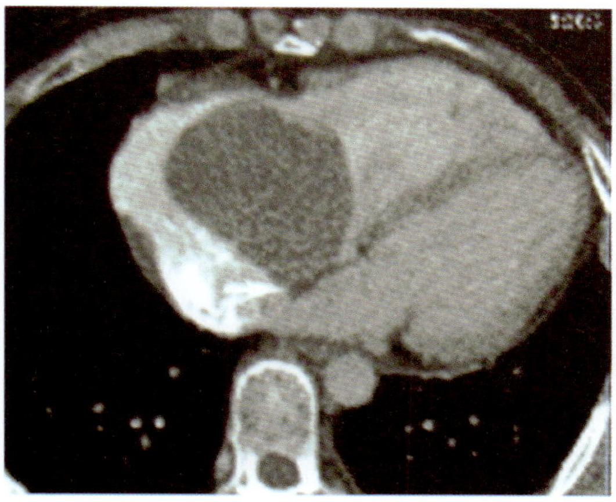

（A）

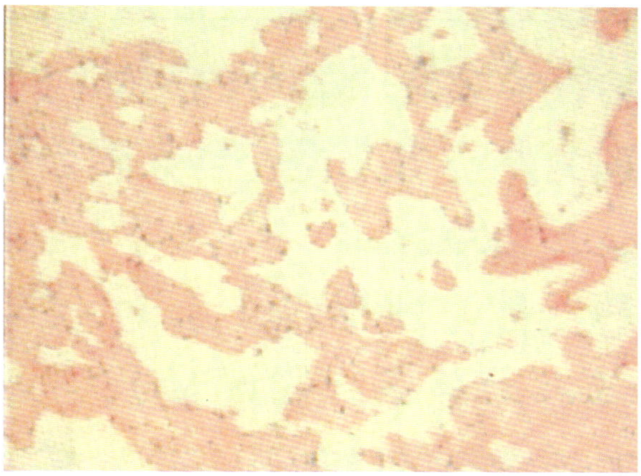

（B）

图 11-4-4　右心房淋巴管瘤 CT 表现及镜下观

（图片引自“中华影像医学心血管系统卷，李坤成等”）

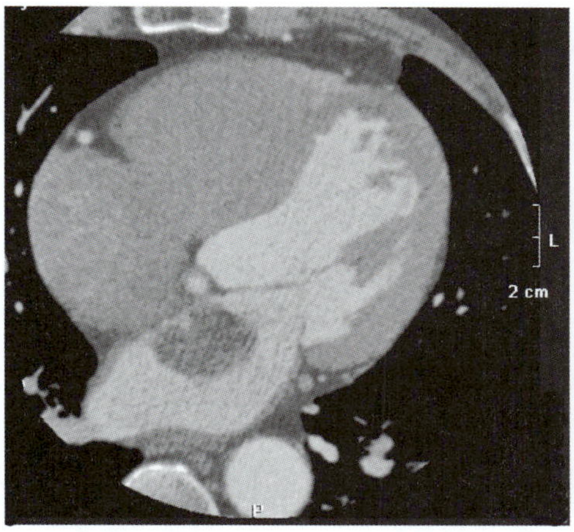

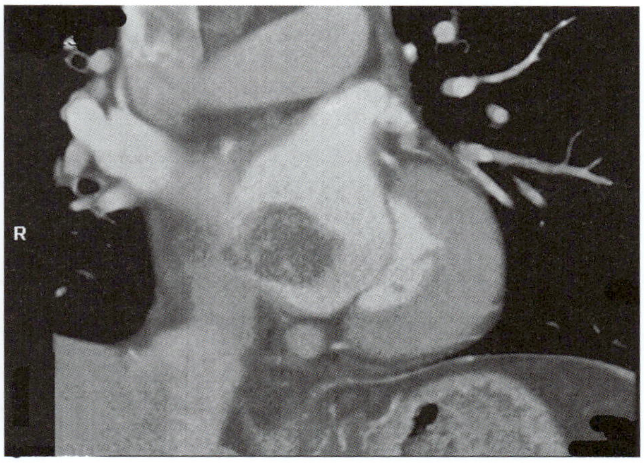

图 11-4-5　64 排 CT 轴位及冠状位显示左心房横纹肌瘤

表 11-4-1　原发性心肌心包肿瘤诊断要点

肿瘤类型	临床及流行病学特征	好发部位	病理学特征	影像学表现
黏液瘤	最常见的原发心脏肿瘤，成人女性多见。心脏排血受阻、栓塞以及非特异性全身症状为黏液瘤临床三联征	75%发于左心房近卵圆窝处，20%发于右心房	质软的胶样及乳头状肿块或质硬而光滑的肿块；镜下见肿瘤由卵圆形、多角形或星形黏液细胞组成，胞核圆形或卵圆形，少见多形核、核分裂以及坏死，背景为黏液样及疏松纤维组织，多见充满含铁血黄素的巨噬细胞核毛细血管网，可出现钙化	X线平片：类似二间瓣狭窄表现，部分可见瘤体的片状钙化；MDCT：边界清晰的心腔内低密度团块或分叶状影，瘤体密度常不均，可见片状钙化；MRI：圆形或卵圆形分叶状等 T_1 长 T_2 信号影，增强扫描信号不均，提示为瘤体内部存在钙化、坏死、出血、纤维化、钙化等

续表

肿瘤类型	临床及流行病学特征	好发部位	病理学特征	影像学表现
淋巴管瘤	50%以上病例发生在6岁以下，临床多见心悸与心律失常	多见于心包腔，也可发生于心腔内	质软囊性包块，沿疏松组织间隙呈爬行性生长，境界不清，可有分隔。镜下可见大量大小不等的圆形或不规则形管腔，管腔内衬单层扁平内皮细胞，多数无血细胞成分，管壁薄，为疏松的纤维结缔组织，周围为脂肪或间质纤维组织	X线平片：发生于心腔者无明显异常，发生于心包腔内可见局部心影异常膨隆；MDCT：包膜完整、边界清晰的囊性肿块，可有分隔，增强无强化；MRI：包膜完整、边界清晰的长 T_1、长 T_2 信号灶
纤维瘤	婴幼儿多发，少数见于青年和成人。临床常表现为心衰、心律失常甚至猝死	多发于室间隔及左心室游离壁	漩涡状、质韧的圆形均质性纤维组织肿块，边缘局限或浸润。镜下见梭形纤维母细胞组成，间质可见胶原沉着，常见弹力纤维，胞核轻度多形性，核分裂罕见	X线平片：发生于心腔者仅见心脏增大，发生于游离壁者可见局部心影异常膨隆；MDCT：心肌内孤立或浸润性等密度软组织影，内部常钙化，增强幼强化；MRI：局灶性心肌内膨胀性生长，呈等 T_1 短 T_2 信号改变，增强强化不均匀，延迟强化明显
横纹肌瘤	极少见良性心脏肿瘤，被认为是发生于心脏的错构瘤；婴幼儿最常见肿瘤，90%以上病例见于1岁内	好发于心室，尤多见于室间隔	白色、实质性、境界清晰的多发小结节；镜下见较大的含有多量糖原、空泡状不典型肌细胞组成，由横纹的透明细胞结节，有时可见呈放射状伸展的胞浆，核分裂相较少	X线平片：单侧或两侧心缘出现单或多个结节状膨隆，呈"怪异"心影，心脏多增大；MDCT：孤立或多发心肌内等密度结节，增强明显强化；MRI：单或多发等 T_1 长 T_2 结节，增强明显强化
脂肪瘤	成人多见。临床一般无症状，也可出现心衰及心律失常	多位于心外膜并向心包腔生长	边界清楚的圆形或椭圆形均质黄色肿块。镜下见：主要由成熟脂肪细胞组成，伴少量小血管和胶原纤维条索	X线平片：心影正常或轻度增大；MDCT：均匀的脂肪密度影，可见分隔，增强无强化；MRI：T_1、T_2 均为高信号，抑脂序列呈低信号
血管瘤	30～40岁高发，临床一般无症状，可出现心包积液、心律失常、充血性心衰	可见于心脏任何部位，但多发于右心	海绵状出血性肿块，多为分叶状；镜下多为海绵或毛细血管型，伴有黏液样背景，可见动静脉畸形及分支状毛细血管结构组成的乳头状内皮细胞增生	X线平片：无特殊改变；MDCT：中、低密度团块状影，密度不均，增强呈明显"慢进慢出"型强化；MRI：等 T_1 长 T_2 信号灶，有时可见瘤体中血管流空，增强缓慢强化

续表

肿瘤类型	临床及流行病学特征	好发部位	病理学特征	影像学表现
心脏肉瘤	成人多见，平均年龄40岁；成人心脏肉瘤多为血管肉瘤、未分化肉瘤和纤维肉瘤；婴幼儿心脏肉瘤多为横纹肌肉瘤和平滑肌肉瘤；男性血管肉瘤和骨肉瘤多见，女性纤维肉瘤多见	可见于心脏任何部位，血管肉瘤、未分化肉瘤多发于右心房，横纹肌肉瘤、平滑肌肉瘤和纤维肉瘤好发于左心房	通常呈浸润性生长，向周围心腔延伸向心肌、心外膜浸润。一般质硬而不均匀，病变中央常有出血、坏死。血管肉瘤镜下可见相互吻合的血管腔衬以不典型内皮细胞，可见大量核分裂相及坏死，背景未梭性细胞及出血灶；横纹肌肉瘤镜下可见圆形或梭形横纹肌母细胞，含有嗜酸性颗粒性胞浆，富含极少有横纹的粗细肌丝；平滑肌肉瘤镜下可见细长的多形性梭形细胞，含有少量糖原	X线平片：均见心脏增大以及心包积液等非特异性表现；MDCT及MRI可见基底部宽、内部信号不均匀的肿块，边界不清，并向周围组织浸润，增强多呈不均匀强化，可见病灶中央出血坏死：血管肉瘤在MRI图像上可见等信号的瘤体中央高信号结节影，即所谓"花椰菜"征；浸润性生长的血管肉瘤可见增强后沿血管池走行的线性强化，即所谓"日光放射"征
淋巴瘤	常见于免疫缺陷病人；临床症状常见心悸气短，还有心律失常、上腔静脉阻塞、心包填塞等	可见于心脏任何部位，但多发于右心房	多发白色质硬结节，多延伸至心外膜、心包；镜下见多为弥漫型B细胞淋巴瘤	X线平片：心脏增大以及心包积液等非特异性表现；由于淋巴瘤的多形性，MDCT和MRI表现差异很大，一般来说呈局限或弥漫性生长，CT呈等密度，MRI呈长T_1、等或长T_2信号改变，增强扫描不均匀强化或不强化
间皮瘤	成年男性多发。临床表现为胸痛、心悸、气短等，严重者出现心包填塞表现	心包	不规则结节样或弥漫性心包增厚，肿瘤质硬，白色，较少浸润心肌，多伴有心包积液。镜下见：腺型或称上皮型，瘤细胞排列成假腺管状、裂隙状或乳头状而无基底膜，细胞大，呈椭圆形或多角形，胞浆丰富嗜酸，核有间变，可见核分裂；纤维型：瘤组织由梭型细胞和少量胶原纤维构成，间质可有少量淋巴细胞，有的呈纤维肉瘤表现，核分裂少见；混合型：瘤组织由以上两型混合，异型性显著	X线平片：心影增大，外形不规则，心包积液；MDCT及MRI显示大量心包积液中可见不规则结节状影，电影MRI序列显示心脏活动受限

第五节　先天性心脏病

先天性心脏病(congenital cardiovascular disease),简称先心病,是胎儿时期心脏血管发育异常或部分停顿所致,出生后即有心脏大血管异常的疾病,是最常见且病种繁多的先天性畸形。国外文献报道其发病率 0.4%～0.6%;国内文献报道发病率约 0.1%。我国每年新出生先心病患儿约 20 万。随着检查和治疗技术的进步,先心病已可在婴儿期或儿童期得到准确诊断,并进行根治或姑息性手术治疗。成人先心病患者包括未经手术治疗自然成长进入成人期患者以及在童年期经姑息手术治疗后尚须进行根治手术的患者,其数量亦在逐步增加。

先心病种类繁多,主要临床表现为生长发育迟缓,活动耐力降低,食欲低下,皮肤青紫,呼吸道反复感染及心脏杂音等。根据临床表现分为非发绀型与发绀型;按照解剖畸形分为单发型与复杂型,前者常见为房间隔缺损,室间隔缺损及动脉导管未闭,后者是心内畸形合并心外血管畸形。先心病术前无创性检查精确的解剖定位诊断对手术成功至关重要,也是影像诊断不断研究的主题。在 X 线平片时代,仅能依靠心脏外形改变等间接征象来分析血流动力学改变来进行先心病的诊断和鉴别诊断,诊断困难,准确率不高。随着影像学的飞速发展,愈来愈多的无创性影像学检查手段已用于临床,特别是 MDCT 和 MRI 的广泛应用,确立了对心脏、大血管复杂畸形优越的诊断价值,能够三维立体地显示心脏各房、室和大血管的形态、位置关系,诊断明确、直观,鉴别诊断已不再成为困难,极大地改变了以往需要依赖超声心动图和 X 线心血管造影结果进行手术的状况。

一、房间隔缺损

【概述】

房间隔缺损(atrid septal defect,ASD)是房间隔上的异常缺损,是临床最常见的先天性心脏病类型。根据房间隔的胚胎起源及缺损的部位分为继发孔型缺损、静脉窦型缺损、冠状窦型缺损、原发孔型,其中以继发孔型缺损最常见。

【临床表现】

多数患者早期缺乏症状,偶见发生反复发作性肺炎和充血性心力衰竭。因体循环血量减少而表现为气促、乏力和影响生长发育。体检可见心前区隆起、心尖搏动弥散、心浊音界扩大、胸骨左缘第 2～3 肋间可闻及Ⅱ～Ⅲ级收缩期喷射性杂音,肺动脉瓣区第二音亢进并呈固定分裂。一般无发绀,可随着年龄增大,而出现不同症状,多数患者在青少年时期由于体检时心脏杂音而被发现。

【病理基础】

房间隔缺损后由于左室压力高于右室,产生左向右分流,其分流量的多少与缺损面积大小、二心室压力差及肺动脉阻力有着直接关系,患者无发绀;缺损较大者。右心因容量负荷增加导致右心室肥大和肺动脉高压,严重的可以引起继发逆向分流(右向左分流),而导致发绀。

【影像学表现】(图 11-5-1～图 11-5-3)

(1)X 线表现:与 ASD 的大小即血液分流量的多少有明显关系。典型的继发孔型房间隔缺损 X 线表现为心脏外形呈轻至中度扩大,以右心房、右心室增大为主,肺动脉段突出,肺门血管影增粗,胸透可见肺门"舞蹈"征,肺野充血,主动脉影缩小。

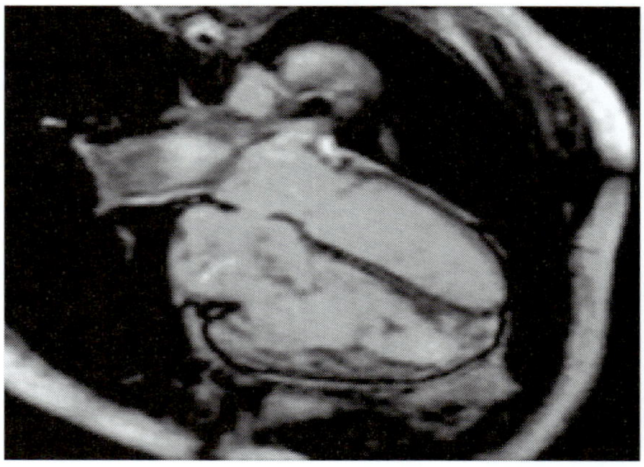

图 11-5-1　MRI 白血序列四腔位显示房间隔缺损

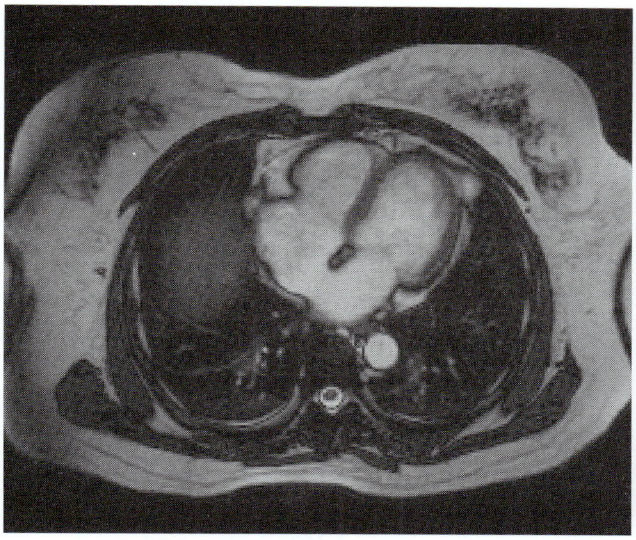

图 11-5-2 房缺病人的白血序列四腔位 MRI 像

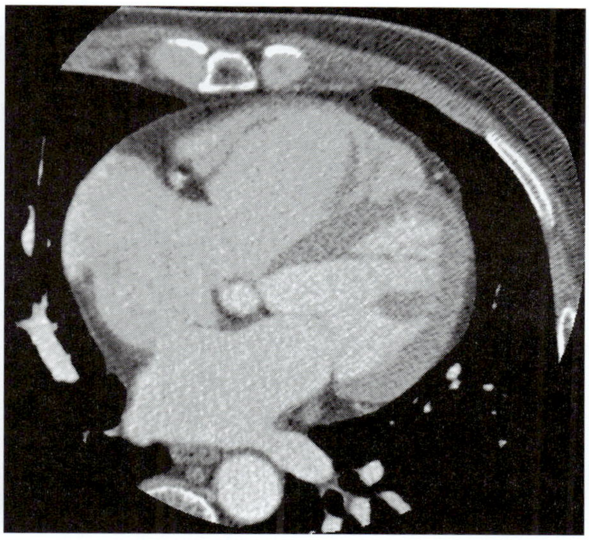

图 11-5-3 房间隔缺损 64 排 CT 轴位图像

(2)MDCT 和 MRI：在轴位或四腔位可以显示房间隔的连续性中断，并能够直接测量缺损的大小。MDCT 和 MRI 还可以清晰显示右心房、右心室的扩大、右心室肌增厚以及肺动脉的扩张等间接征象。

【影像诊断技巧】

MDCT 心脏扫描时，右心房内会充填静脉回流的造影剂，不容易观察到造影剂由左心房向右心房的异常分流。因此，在进行扫描时，造影剂的剂量宜少不宜多；应准确选择扫描触发时机，选择造影剂在左心内浓聚，右心内基本无造影剂充填的时机进行扫描，有利于异常血液分流的显示，便于观察房间隔缺损的部位、大小、形态以及与腔静脉的位置关系。

房间隔是膜性结构，在 MRI 黑血序列上不能明确显示，容易漏诊，应选择白血序列（首选 True FISP 序列）四腔位，并在连续 2 个层面以上或不同扫描方位显示方可明确诊断，辅以薄层心脏短轴位以显示房间隔缺损的部位、大小、形态以及与腔静脉的位置关系，为临床制订治疗方案提供帮助。

电影 MRI 回放可以见到缺损部位呈低信号的异常血流，根据异常血流方向能够判定分流方向，并根据其面积粗略估计分流量；也可以通过分别计算测量左、右心室输出量来准确计算分流量。

二、室间隔缺损

【概述】

室间隔缺损是常见的先天性心脏病之一，约占先天心脏病发病率的 23%，是室间隔在胎儿期间发育不全而形成的心室间的异常通道。血流动力学为室水平的左向右分流。常单发畸形，也可合并动脉导管未闭、房间隔缺损等。

【临床表现】

患儿的临床表现与室间隔缺损的大小和肺血管阻力情况有关。小的缺损在婴儿期和儿童期可无症状，缺损较大的患儿左心功能不全，反复发生呼吸道感染，多汗，喂养、进食困难，生长发育迟缓，活动受限。查体于胸骨左缘三、四肋间可闻及响亮的全收缩期杂音，并可扪及震颤。

【病理基础】

室间隔缺损按大小分为小缺损（小于 0.5cm）、中等（0.5～1.0cm）、大缺损（大于 1.0cm）；按照发生部位分为漏斗部室间隔缺损、膜部室间隔缺损和肌部室间隔缺损。在心室水平产生左至右的分流，分流量多少取决于缺损大小。异常分流引起左心室负荷增加，肺小动脉功能/器质性损害以及不同程度的肺动脉高压。右心室收缩期负荷也增加，最终进入阻塞性肺动脉高压期，可出现双向或右至左分流。

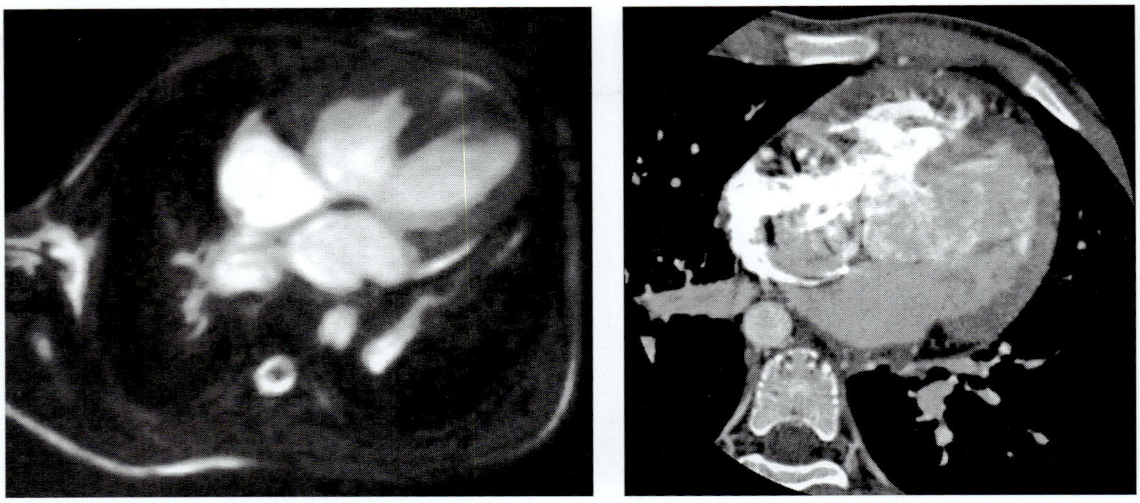

（A）　（B）

图 11-5-4　室间隔缺损的 MRI 和 64 排 CT 轴位图像

可见造影剂由右心室向左心室分流。

【影像学表现】（图 11-5-4）

（1）X 线表现：取决于室间隔缺损的大小、心内分流量和肺动脉压力之间的关系。小的缺损 X 线平片可以显示为正常；典型的室间隔缺损表现为：①心影呈“二尖瓣”型，有中至高度增大；②左、右心室明显增大，以左室大为主，或伴有轻度左房增大；③肺动脉段呈中至高度凸出，肺门动脉扩张，肺纹理增多增粗；④主动脉结正常或缩小。合并重度肺动脉高压时，心脏不大或以右心室增大为主，双侧肺动脉明显增宽，中、外肺野肺血减少。

X 线心血管造影能直接显示室间隔缺损，了解缺损的位置、大小、形态、缺损的数目。宜采用长轴斜位、四腔位及右前斜位等多方位进行左心室造影。根据右心室显影密度、造影剂分流的方向和右心室最早显影的部位，一般可以判断缺损的解剖类型和发生部位。

（2）MDCT 和 MRI 表现：均可准确显示室间隔缺损。在四腔位可清晰显示室间隔连续性中断以及相应的继发改变如左右室扩大和肺动脉扩张等。电影 MRI 可见心室水平的异常血流呈低信号改变，根据血流信号判定分流方向，估计分流量。

【影像诊断技巧】

普通 X 线平片可以提示室间隔缺损的诊断，但缺损较小者容易漏诊。超声心动图是目前首选的诊断方法。单纯以诊断为目的的 X 线心血管造影已基本不用，除非为了明确和排除伴发的其他畸形或进行封堵治疗时才应用。MDCT 增强扫描及三维重建能够清晰显示室间隔缺损的形态、位置，对其他伴发畸形的显示也能全面显示，避免了 X 线心血管造影上各种解剖结构重叠的弊端，具有很高的诊断价值；但患者如心率较快或不规整，屏气配合不好，一定程度上可能会对 MDCT 的图像质量造成影响。

电影 MRI 无辐射，不须注入造影剂，运用心电门控或心向量门控在患者心率较快时同样能获得优质的图像，是诊断室间隔缺损最佳的影像学检查方法。

三、动脉导管未闭

【概述】

动脉导管未闭多见于女性，男女比例约为 1∶3。未闭的动脉导管有管型、窗型和漏斗型等三种类型，其长度从 2～30mm 不等，直径 5～10mm 不等，窗型者则几乎没有长度，漏斗型者肺动脉端较窄。本病可与其他先天性心脏血管病合并存在，常见的是主动脉缩窄、大血管错位、肺动脉口狭窄、心房间隔或心室间隔缺损等。

【临床表现】

症状随病变严重程度而不同。轻型者无症状，重的有乏力、劳累后心悸、气喘、胸闷、咳嗽、咯血等。少数有发育不良。部分可发生感染性动脉内膜炎，未经治疗的病人晚期可出现心力衰竭、肺动脉显著高压而有发绀、肺动脉或未闭的动脉导管破裂出血等。最突出的体征是在胸骨左缘第二肋间有响亮的连续性机器声样杂音，占据几乎整个收缩期与舒张期，在收缩末期最响并伴有震颤，向左上胸及背部传播。分流量较大的病人可有心脏浊音界增大，心尖搏动增强，心尖区有舒张期杂音（相对性二尖瓣狭窄），肺动脉瓣区第二心音增强或分裂。

【病理基础】

无并发症的动脉导管未闭，由于主动脉压高于肺动脉压，故不论在心脏收缩期或舒张期中，血液均由主动脉持续地流入肺动脉。回流至左心房和左心室的血液亦相应增加，使左心室的负荷加重，左心室增大。由于主动脉血液持续分流入肺动脉，周围动脉舒张压下降，脉压增宽。肺循环的血流量增多，常达体循环血流量的 2～4 倍，使肺动脉及其分支扩大。分流量大可发生肺动脉高压，表现为肺动脉段高度凸出甚至瘤样扩张，右心房扩大明显。

【影像学表现】（图 11-5-5～图 11-5-7）

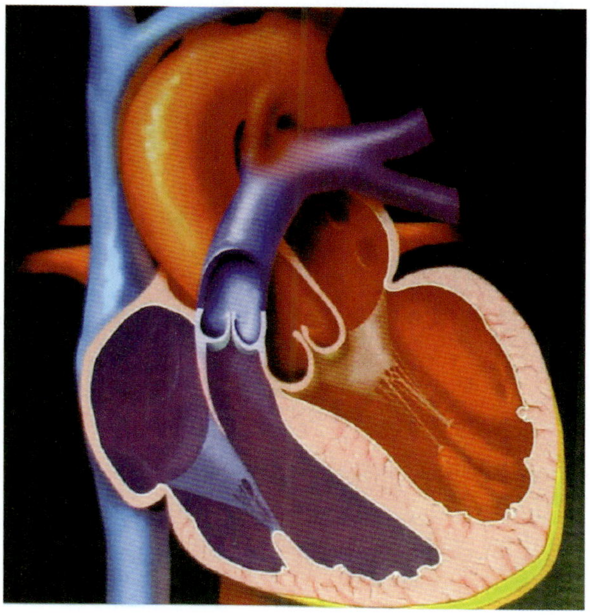

图 11-5-5　动脉导管未闭示意图

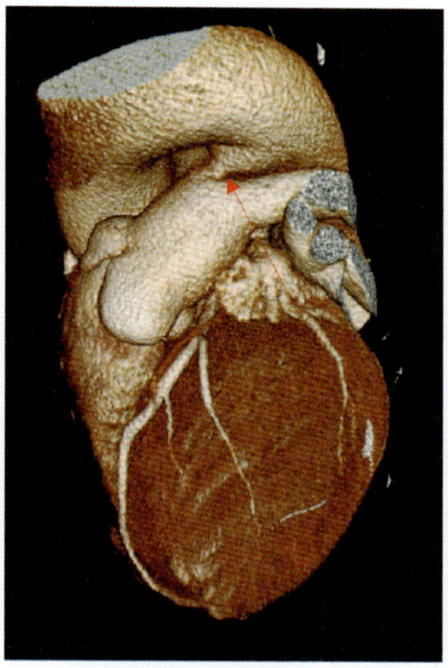

图 11-5-6　动脉导管未闭患者的 64CT

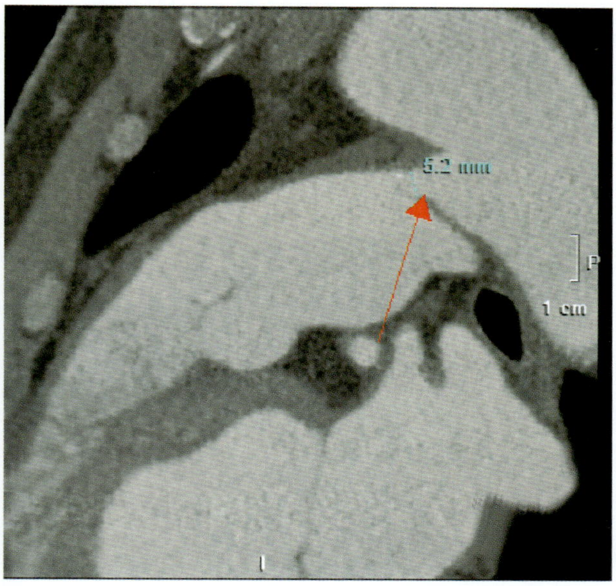

图 11-5-7　同患者 CPR 图像，箭示未闭之动脉导管 VR 图像

（1）X 线表现：在分流量较大的病人，可见肺充血、肺动脉影增粗和搏动强、肺动脉总干弧凸起、主动脉弓影明显、左心室增大。近半数病人可见主动脉在动脉导管附着处呈局部漏斗状凸起，称为漏斗征。在左前斜位片中见在降主动脉开始处主动脉骤然向内收缩。

选择性主动脉造影可见主动脉弓显影的同时肺动脉也显影，有时还可显出未闭的动脉导管和动脉导管附着处的主动脉局部漏斗状膨出，有时也可见近段的升主动脉和主动脉弓扩张而远段的主动脉管径较细。

（2）MDCT 主动脉造影和 MRI 表现：都能直

接显示动脉导管未闭和血流由主动脉向肺动脉的分流，尤其是MDCT血管造影容积重现对未闭的动脉导管以及主、肺动脉的相互位置关系显示尤为直观清晰，便于测量动脉导管的径线和长度，对临床医师制订治疗方案帮助巨大。

【影像诊断技巧】

动脉导管未闭一般结合X线平片和超声心动图都能作出正确的诊断和鉴别诊断。如非以封堵治疗为目的，选择性主动脉造影一般不采用。全面显示未闭的动脉导管的形态、大小，主、肺动脉位置关系以及继发心脏改变的最佳影像学检查方法应选择MDCT主动脉造影，尤其是在准备进行手术或介入治疗前。

四、永存动脉干

【概述】

永存动脉干是指左、右心室均向一根共同的动脉干射血，动脉干的半月瓣骑跨于高位室间隔缺损之上，解剖上仅见总干，未见闭锁的主、肺动脉的遗迹，体循环、肺循环和冠脉血供均直接来自动脉干。永存动脉干是极为罕见的复杂先天性心血管畸形。发病率约0.5%左右，在先天性心血管的尸解中约占1%～3%。

【临床表现】

婴儿出生后数周内由于肺血管床阻力高，肺血流量少，临床症状不明显，随着肺血管床阻力降低后即可出现心力衰竭和肺部感染症状。肺血流量增多者常呈现呼吸困难、心力衰竭和心动过速。肺血流量减少则出现发绀，同时伴红细胞增多和杵状指(趾)。体格检查:患者全身情况较弱，体重不增，心率增快，心脏扩大，肝脏肿大，在肺动脉瓣区闻及单一的第2心音，胸骨左缘第三、四肋间有响亮、粗糙的收缩期杂音和震颤。伴有瓣膜关闭不全者侧心尖区有舒张早期或中期杂音，动脉干瓣膜关闭不全常有水冲脉。

【病理基础】(图11-5-8)

在胚胎发育的第3及第4周，在正常情况下动脉干间隔的发育将总动脉干分隔成升主动脉及主肺动脉，动脉干间隔由圆锥部向头端方向呈螺旋形生长，使升主动脉位于左后方，主肺动脉位于右前方，动脉干间隔与圆锥部的圆锥间隔相连，参与膜部室间隔的形成，关闭室间孔。如心球纵隔缺如或发育不全则形成室间隔的高位缺损，动脉干即骑跨在室间隔缺损之上。肺动脉可从动脉干根部、主干部或弓部分出，甚至肺动脉不发育，肺循环的血液仅来自扩大的支气管动脉。

永存动脉干的患者体循环、肺循环、冠状动脉的血液均来自心室和动脉干。静脉血液和左心室喷射的来自肺循环的氧合血和右心室喷射的来自体循环的血液混同进入动脉干，因而血氧饱和度降低，其程度取决于肺循环血流量的多少。肺血流量多，临床上发绀不明显或程度较轻，但心脏负荷加重伴有动脉干瓣膜关闭不合者易造成心力衰竭，左心房压力升高可发生肺水肿。肺血流量少则发绀明显，最常见原因是肺血管床承受体循环高压的大量血流逐渐产生肺小血管阻塞性病变，致肺循环阻力升高，血流量减少，肺动脉狭窄亦可造成肺血流量减少但较为少见。

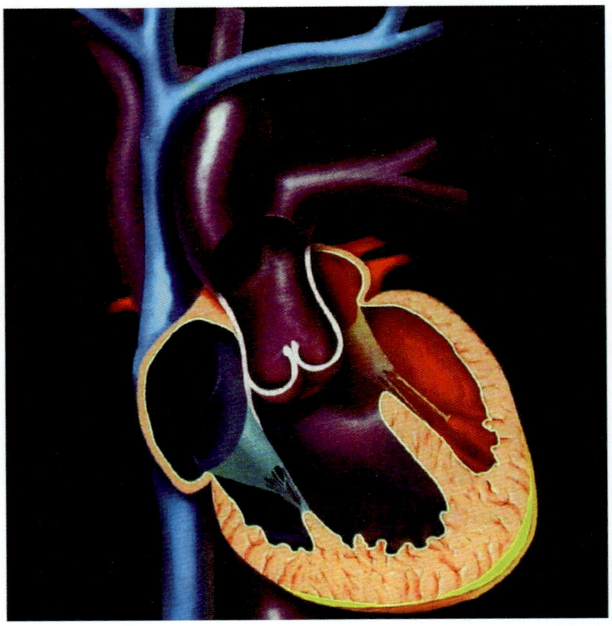

图11-5-8　永存动脉干解剖异常示意图

【影像学表现】(图11-5-9)

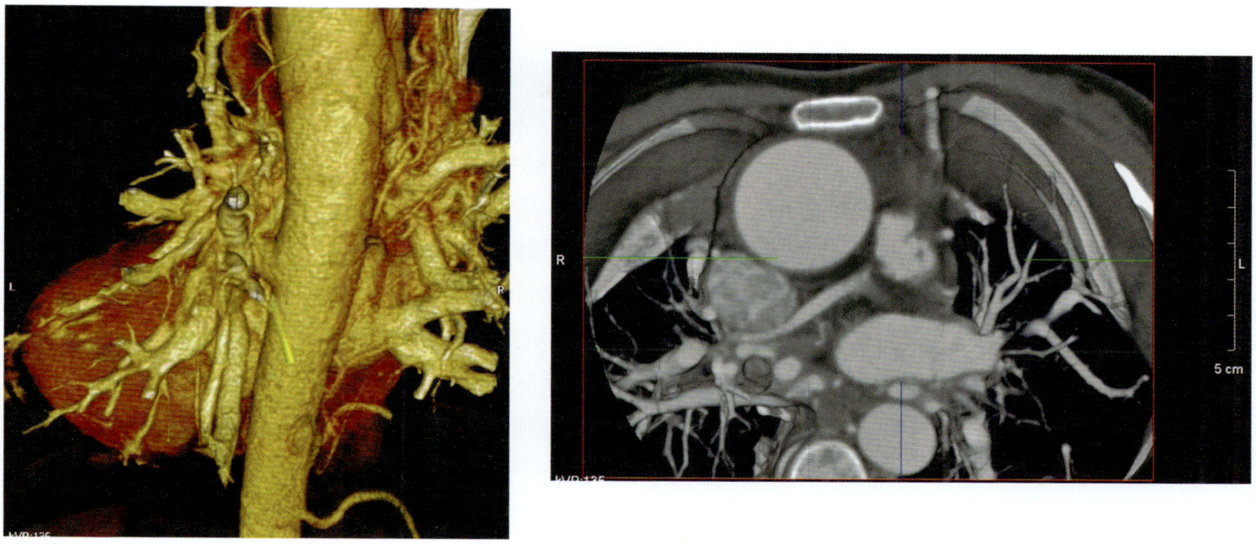

（A）　（B）

图 11-5-9　永存动脉干患者 64 排 CT VR 成像和 MIP 像，显示肺动脉缺如

（1）X 线平片表现：示心影增大，以心室增大为主，升主动脉明显增宽，搏动强烈而不见肺动脉，约25%病例为右位主动脉，肺血管纹理增多。X 线心血管造影见单一动脉干骑跨在室间隔缺损之上，仅有一组半月瓣。冠状动脉及肺动脉均起源于动脉干。部分患者行升主动脉造影时可见造影剂反流至心室，提示动脉干关闭不全。

（2）MDCT 和 MRI 表现：扫描均能够清晰显示单一、粗大的动脉干，在其上方可见肺动脉和主动脉。电影 MRI 还能显示瓣膜活动和异常血流变化。

【影像诊断技巧】

多种影像学检查方法均能作出永存动脉干的诊断。进行准确的分型和制订手术治疗计划则必须充分显示室间隔缺损的位置、大小，动脉干的骑跨程度以及心室的形态改变。此外，永存动脉干的纵隔动脉、支气管动脉多明显扩张、纡曲，并形成复杂的异常交通支，采用 MDCT 扫描后容积重现（VR）和多平面重建（MPR），能够全面显示永存动脉干患者主动脉的形态、肺动脉的发出部位、右心室流出道发育情况、室间隔缺损的部位、大小，并显示肺动脉与纵隔动脉、支气管动脉的异常交通，为临床治疗提供帮助，是诊断永存动脉干最佳的影像学检查方法。

五、法洛四联症

【概述】

法洛四联症（Trilogy of fallot，TOF）是一种常见的先天性心脏病，约占先天性心血管畸形的12%～14%，发绀型心脏畸形中占 50%～90%。本病的平均死亡年龄为 12 岁，严重病例多在 2 岁内死亡。其预后主要取决于肺动脉口梗阻的程度、侧支循环的数量以及右向左的分流量。

【临床表现】

（1）症状

①发绀：是法洛四联症的主要症状。大多数患儿在生后 3～6 个月出现，也有在儿童和成人时期才出现者。发绀在运动和哭闹时加重，静息时减轻。

②呼吸困难和活动耐力降低。

③蹲踞：是法洛四联症的特征性姿态，在儿童多见。其机制是蹲踞时使体循环血管阻力和静脉回流增加，从而使右向左分流减少，肺部血流增加，改善缺氧、呼吸困难及发绀。

④缺氧性发作：在婴幼儿及儿童时期多见。患儿在哭闹或有其他因素使体循环阻力增加时，可使动脉血氧严重降低，导致缺氧性昏厥，发绀加重。

（2）体征

①生长发育缓慢：主要发生在严重肺动脉狭窄

的病例。

②杵状指(趾)：多发生于发绀出现后数月至2年，逐渐加重，其严重程度与缺氧有关，也表明肺动脉狭窄和主动脉骑跨的严重程度。

③心脏体征：右室流出道梗阻产生的收缩期杂音在胸骨左缘第3～4肋间最响，呈喷射性。杂音的高低与肺动脉的狭窄程度有关，狭窄愈重，杂音愈低愈短。肺动脉瓣第2音减弱甚至消失，系因肺动脉狭窄，肺部血流减少所致。

【病理基础】（图11-5-10）

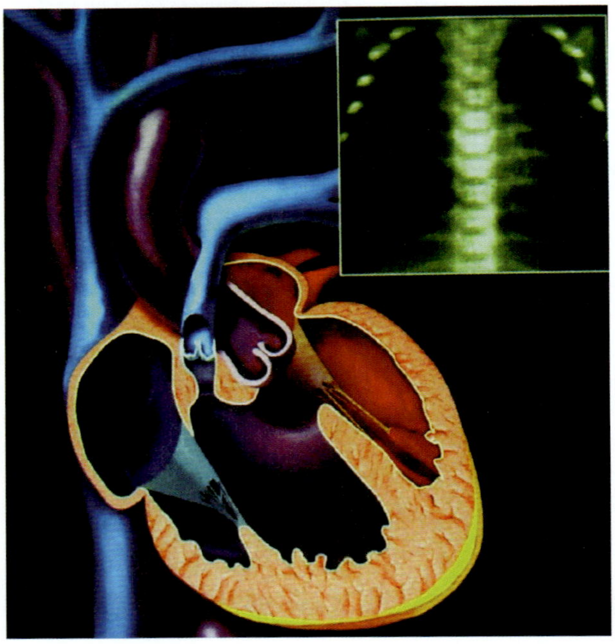

图11-5-10　法洛四联症患者心脏解剖异常示意图

肺动脉狭窄、室间隔缺损、主动脉骑跨及右心室肥厚

法洛四联症由四种心脏畸形组成，即肺动脉狭窄、室间隔缺损、主动脉骑跨及右心室肥厚。由于肺动脉狭窄，右心室不能将静脉回流来的血液顺畅地射入肺动脉，所以肺部血流量减少，肺动脉压降低。又右心室需加强收缩力，尽力把静脉回流来的血液射入肺动脉，右心室因负荷过重变得肥厚；与此同时，右心室内一部分静脉回流来的血液只能通过室间隔缺损进入左心室及骑跨的主动脉内，因而出现右向左分流。

【影像学表现】（图11-5-11～图11-5-13）

(1)胸部X线表现：典型法洛四联症病例显示心脏不增大，肺野异常清晰，血管纹理稀少，肺动脉总干较小者心脏左缘平坦或凹陷；如第3心室较大则心脏左缘肺动脉段突出。由于右心室肥厚，心尖向上翘起，在后前位X线照片上心影呈靴形；约1/4病例主动脉弓位于右侧。

选择性右心室造影检查：选择性右心室造影术显示肺动脉和主动脉同时显影以及主动脉骑跨的程度，可观察到造影剂从右心室经心室间隔缺损进入左心室。造影检查尚能显示右心室流出道及/或肺动脉狭窄的部位和程度，了解肺动脉发育情况，测量肺动脉总干和升主动脉的直径并计算两者的比值。逆行主动脉造影检查可显示动脉导管未闭、支气管动脉侧支循环发育情况和主动脉瓣启闭功能。

(2)MDCT表现：可以直接显示主动脉骑跨的形态，通过多方位观察室间隔的连续性中断来判断室间隔缺损的部位和大小，对法洛四联症的肺动脉主干及分叉部狭窄，左右肺动脉起始部狭窄也能很好的显示。

(3)MRI表现：对右心室增大和右心室肥厚可清晰显示。右心室流出道扫描可以直接显示右心室漏斗部的狭窄，通过电影MRI图像还能够准确测量左右心室的舒张末期容积、输出量、射血分数等心功能指标。

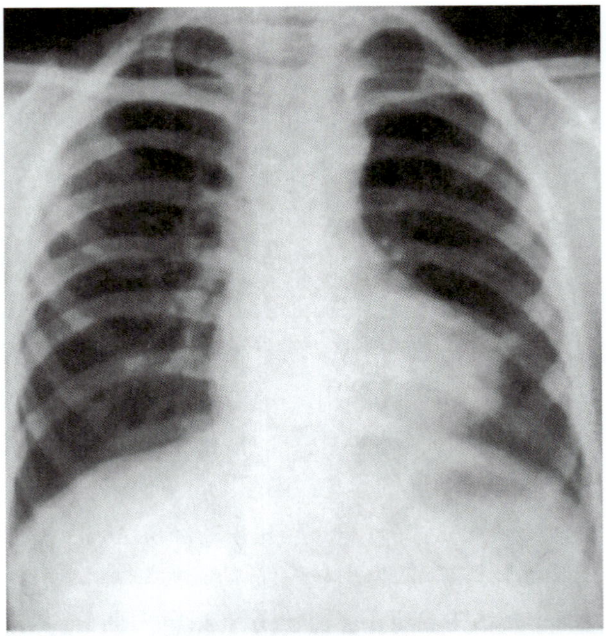

图11-5-11　法洛四联症患者胸部平片

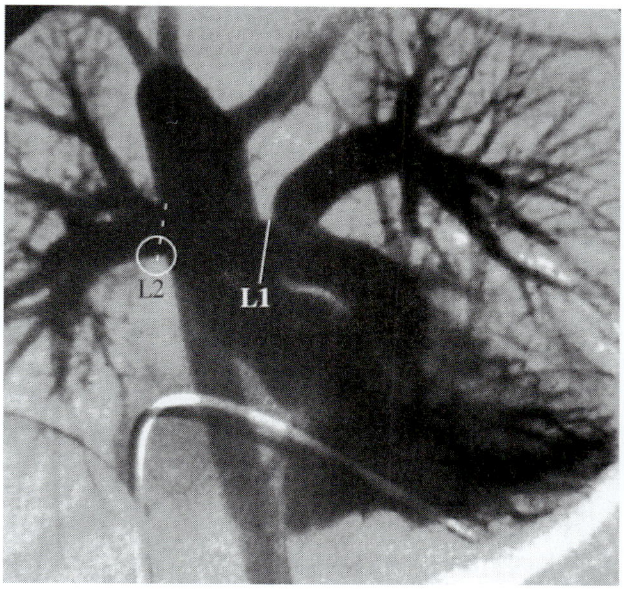

图 11-5-12　法洛四联症患者右心室造影

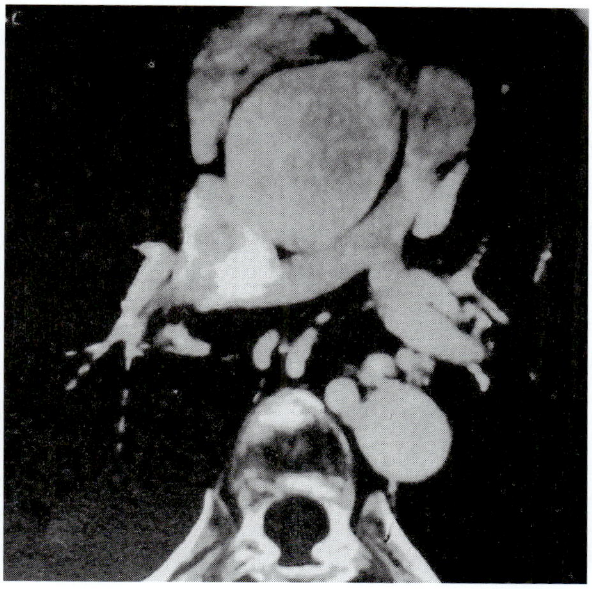

图 11-5-13　法洛四联症患者 MDCT 显示双侧肺动脉狭窄

(图 11-5-11～图 11-5-13 引自“中华影像医学心血管系统卷,李坤成等”)

【影像诊断技巧】

MDCT 扫描的独特价值在于显示肺动脉主干及分叉部狭窄,左右肺动脉起始部狭窄以及肺野内周围肺动脉的狭窄;MDCT 容积重现直接显示狭窄的左右肺动脉与左右心室以及主动脉的位置关系,比 X 线心血管造影更为直观、清晰。

另外,MDCT 可以判断冠状动脉是否横过右心室流出道,是显示冠状动脉异常走行的最佳无创性方法。但是,由于右心内残余造影剂的影响,MDCT 对右心室的形态显示和功能分析准确性不及 MRI 检查。

六、先天性主动脉缩窄

【概述】

主动脉缩窄在各类先天性心脏病中约占5%～8%,1760 年 Morgagni 在进行尸体解剖时发现此病。它的主要病变是主动脉局限性短段管腔狭窄或闭塞引致主动脉血流障碍。主动脉缩窄段病变的部位绝大多数(95%以上)在主动脉弓远段与胸降主动脉连接处,亦即主动脉峡部,邻近动脉导管或动脉韧带区。但极少数病例缩窄段可位于主动脉弓,胸降主动脉甚至于腹主动脉。有时主动脉可有两处呈现缩窄。极少数病人有家族史。本病多见于男性,男女之比为(3～5)∶1。

【临床表现】

主动脉缩窄的临床表现,随缩窄段病变部位、缩窄程度、是否有其他心脏血管畸形及不同年龄组而异。

(1)婴幼儿期:单纯导管后型主动脉缩窄病例,虽然存在高血压,但一般在婴幼儿期不呈现临床症状。伴有其他心脏血管先天性畸形和导管前型主动脉缩窄病例,则可表现为充血性心力衰竭。约半数病例在出生后 1 个月内动脉导管闭合时即呈现呼吸急促、心率增速、出汗、喂食困难、肝脏肿大、心脏扩大等症状。导管前型主动脉缩窄程度严重,动脉导管粗而畅通的病例,由于降主动脉存在右至左分流,足趾、有时左手可能呈现发绀而右手及口唇色泽正常,此时股动脉搏动正常,动脉导管区听不到杂音。左心排血量极度减少的临危病例,则可呈现发绀。主动脉缩窄病例在婴幼儿期虽可出现高血压,但血压升高的程度不严重,一般上肢血压比下肢高 2.7kPa(20mmHg)以上。常呈现心脏扩大。心区可能听不到杂音或在胸骨左缘和缩窄段相应的背部听到收缩期杂音和奔马律,常见股动脉搏动减弱或消失。

（2）童年及成年期：不合并有其他先天性心脏血管畸形的主动脉缩窄病例，大多数不呈现临床症状，仅在体格检查时发现上肢高血压，股动脉搏动减弱或消失，心脏杂音或胸部X线片异常等，作进一步检查而明确病情。1岁以上病人中约5%呈现头痛、劳累后气急、心悸、易倦、头颈部血管搏动强烈，鼻出血等症状，少数病例由于躯体下半部血供减少，可呈现下肢怕冷、行走乏力、甚或间歇性跛行。

【病理基础】

主动脉缩窄最常见于动脉导管或动脉韧带与主动脉连接的相邻部位。按主动脉缩窄段与动脉韧带或动脉导管的解剖学关系，可分为导管前型和导管后型两类。

（1）导管前型主动脉缩窄：缩窄段位于动脉韧带或动脉导管的近端，此型比较少见。主动脉缩窄段可能较长。多数病例动脉导管未闭合。缩窄程度严重者，右心室排出的血流经肺动脉和未闭动脉导管进入降主动脉，供应躯体下半部，侧支循环较不发达。导管前型主动脉缩窄病例约近半数并有其他心脏血管先天性畸形，在婴幼儿期即可因心力衰竭致死，因此Bonnet在早年曾称此型为婴儿型主动脉缩窄。

（2）导管后型主动脉缩窄：此型比较常见。典型的病例主动脉缩窄段位于左锁骨下动脉起点处远端的峡部主动脉，多数病例动脉导管已闭合。缩窄病变短而局限位于动脉韧带的远端或紧邻部位。缩窄近、远端主动脉常呈现不同程度的扩大。缩窄段近、远端主动脉之间形成丰富的侧支循环。

【影像学表现】

（1）胸部X线片表现：随年龄增大而异常征象增多。儿童期时可无异常改变，但10岁以上病人常显示心影增大，左心室更为明显。主动脉弓阴影减少，在主动脉结处可呈现扩大的左锁下动脉和缩窄段下端胸降主动脉狭窄后扩大所形成的“3”字征。扩大纡曲的肋间动脉侵蚀肋骨后段下缘而形成的切迹是主动脉缩窄病例的特殊X线征象。肋骨切迹仅见于5岁以上的病例，最常见于第4～9肋骨，一般累及双侧肋骨。X线主动脉造影可明确缩窄段的部位、长度，主动脉腔狭窄程度，升主动脉及主动脉弓分支的分布情况和是否受累，侧支循环血管情况，有时尚可显示未闭的动脉导管。对于典型的主动脉缩窄病例一般不必要常规作主动脉造影检查。

（2）MDCT主动脉成像和MRI、MRA表现：均能清晰显示主动脉缩窄的部位以及头臂动脉、纵隔动脉、肋间动脉的多发异常侧支血管，对主动脉管壁内膜的脊状增厚凸出也能清晰显示，电影MRI还能够显示通过主动脉狭窄区的异常紊乱血流信号，以及合并的动脉导管未闭、室间隔缺损、主动脉瓣管壁不全等伴发畸形。

【影像诊断技巧】

MDCT主动脉成像利用容积再现和多平面重组技术能清晰显示主动脉缩窄的部位以及头臂动脉、纵隔动脉、肋间动脉的多发异常侧支血管以及相互的位置关系，其显示效果直观、立体，优于X线主动脉造影检查。电影MRI在显示通过主动脉狭窄区的异常紊乱血流信号，以及合并的动脉导管未闭、室间隔缺损、主动脉瓣管壁不全等伴发畸形等方面亦具有不可取代的诊断价值。

七、先天性肺动脉狭窄

【概述】

先天性肺动脉狭窄（pulmonary stenosis，PS）指右心流出系统的先天性梗阻畸形；狭窄可发生于肺动脉主干、瓣膜、瓣膜下及肺动脉分支等部位，以单纯性肺动脉瓣狭窄比较常见，约占儿童先天性心脏病的7%～10%，女性稍多于男性。

【临床表现】

（1）症状

①轻度肺动脉狭窄临床无症状。

②中度肺动脉狭窄可出现劳力后呼吸困难、胸闷及乏力，但不伴有发绀。

③重度肺动脉狭窄者中度活动后即出现心慌、气短及乏力。晚期可发生晕厥及胸痛，亦可出现右心衰竭症状，如静脉充盈、水肿和发绀等。

（2）体征：一般发育良好，重度狭窄时发育较差。右心室肥大时可见胸骨左缘向前外隆起，并可在胸前扪及抬举感。几乎所有病人均可在肺动脉瓣区扪及明显的收缩期震颤和听到收缩期杂音，肺动脉瓣第 2 音降低或不亢进。漏斗部狭窄者杂音位置较低，狭窄严重者可伴有周围性发绀。

【病理基础】

先天性肺动脉狭窄按发生部位分型如下：

①单纯肺动脉瓣狭窄（瓣膜型），最多见。

②右心室漏斗部狭窄（瓣下型）。

③肺动脉干及其分支狭窄（瓣上型），少见。

其主要病理生理改变是右心室排血受阻，引起右心室内压力升高而导致右心室肥厚，其肥厚程度与狭窄程度呈正比。若右心室长期压力负荷增重，可发生右心衰竭。

【影像学表现】

（1）胸部 X 线表现：大多数病人可见主肺动脉增宽。中至重度狭窄者肺野清晰、肺纹理减少。心尖圆钝向上，右心房室不同程度增大。重度狭窄或合并三尖瓣关闭不全时心脏增大明显，有时主动脉呈瘤样扩张。选择性心血管造影显示造影剂受阻于肺动脉瓣处，心室收缩时瓣膜融合呈天幕状凸向肺动脉内，而瓣口则呈鱼口状喷射出柱状造影剂，主肺动脉通常呈现狭窄后扩张。

（2）MDCT 和 MRI 表现：均能清晰显示肺动脉的狭窄部位和程度，显示右心室肌的增厚和运动情况；MDCT 对外周肺动脉的狭窄显示具有特殊的优越性，而 MRI 电影序列还能显示肺动脉瓣运动状况和右心室流出道的异常血流，准确评价右心室功能。

【影像诊断技巧】

先天性肺动脉狭窄患者进行影像学检查的目的在于评价肺动脉瓣膜形态和功能改变，确定肺动脉瓣狭窄的程度、主肺动脉及其分支的形态，右心室大小及功能变化，并用于术后治疗的疗效评价。单纯的肺动脉狭窄一般不需要 MDCT 和 MRI 检查，但为显示外周肺动脉的狭窄和评价右心室功能，为手术治疗提供帮助，MDCT 和 MRI 检查还是具有很高的诊断价值。

第六节　心包疾病

一、心包积液

【概述】

心包积液又称为湿性心包炎（pericardiac effusion，PE），是指心包腔内出现数量不等的液体。感染性心包积液常见于病毒性感染，细菌性心包积液多由于血行感染或直接蔓延。血性心包积液可见于外伤、恶性肿瘤，心力衰竭、慢性肾病等。外伤或其他原因导致淋巴液引流至心包可以引起乳糜性心包积液。

【临床表现】

（1）症状

轻症可无症状，故易被忽视，但一般多呈如下的表现。

①全身症状：根据病因及个体反应不同，全身症状差异较大。感染性心包炎者，多有毒血症状，如发热、畏寒、多汗、困乏、食欲不振等。非感染性心包炎的毒血症状较轻，肿瘤性者可无发热。

②心前区疼痛：心包膜脏层无痛觉神经，只有在左侧第五、六肋间水平面以下的壁层心包膜有痛觉纤维，所以当心包炎累及该部或并有膈胸膜炎时方出现疼痛，急性非特异性心包炎常伴胸膜炎，疼痛特著。结核性及尿毒症性心包炎时，疼痛较轻。

③心包积液压迫症状：心包填塞时，因腔静脉淤血可出现上腹胀痛、呕吐、下肢浮肿等，肺淤血时可引起呼吸困难。动脉血压显著下降时可见面色苍白、烦躁不安等休克症状。大量心包积液压迫气管可产生激惹性咳嗽，如压迫肺或支气管可使呼吸困难加重。

（2）体征

①心包摩擦音：是急性纤维蛋白性心包炎的典型体征，两层心包膜因发炎表面粗糙并有纤维蛋白渗出，心脏搏动时，互相摩擦而产生，摩擦音常出现于胸骨在缘第三、四、五肋间隙，也可满布心前区，坐位、深吸气后屏息时较易听到。当心包积液增

多,使两层心包分开时,摩擦音可减弱甚至消失。

②心包积液本身体征:心浊音界向两侧迅速扩大,并可随体位改变,如坐位时下界增宽,平卧时心底部第二、三肋间增宽,心尖搏动位于心浊音界内减弱或消失。心音遥远,心率增快。有时在胸骨左缘第三、四肋间隙听到舒张早期附加音,亦称心包叩击音,与第一、二心音构成三音心律,此因心室舒张受限,进入心室血流突然受阻,形成漩涡冲击心室壁所产生。

③心包填塞征:急性心包填塞时,心搏出量明显下降,心率加快,脉搏细弱,动脉收缩压下降,脉压减少,严重者可出现休克。慢性心包填塞时,静脉淤血征象明显,可有颈静脉怒张而搏动不显,且在吸气期更明显(Kussmaul 征),肝颈静脉回流征阳性,肝脏肿大伴压痛及腹水,下肢浮肿;可发现奇脉,即吸气时脉搏减弱或消失,呼气时脉搏增强或重视,听诊血压时,可发现呼气期收缩压较吸气期高出 1.33kPa 以上。

【影像学表现】(图 11-6-1,图 11-6-2)

(1)X 线平片表现:少量心包积液 X 线平片可无异常改变。中等量积液可见心影向两侧普遍增大呈烧瓶状或球状,心脏搏动减弱,肺纹理正常。

(2)CT 表现:对心包积液敏感,少量积液即可显示心包腔内低密度或等密度液体影,并可通过测量 CT 值对心包积液作出定性诊断。

(3)MRI 表现:图像上心包积液的信号特点与积液的种类、成分和扫描序列有关。炎性液体的蛋白含量较高,呈不均匀高信号;血性积液和恶性肿瘤性心包积液多呈混杂信号,后者在液体信号中尚可见实质性结节影。

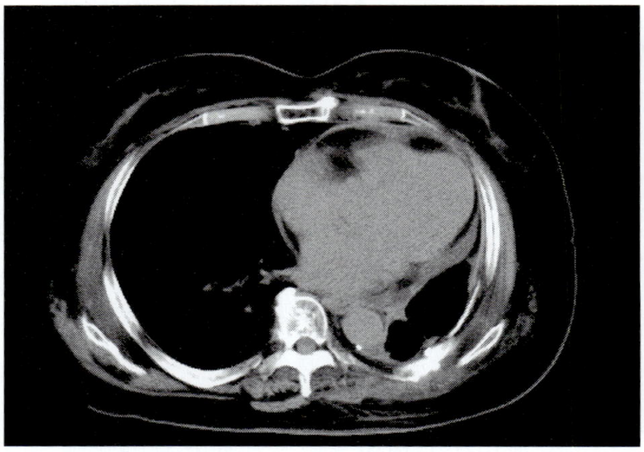

图 11-6-1 CT 显示心包少量积液

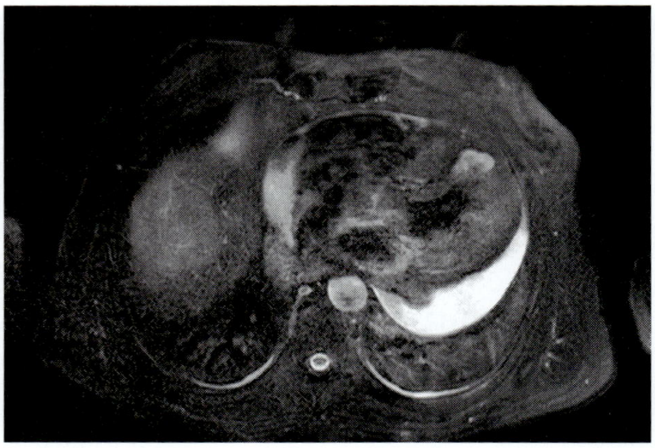

图 11-6-2 MRI T_2WI/TSE 抑脂像显示心包中量积液

【影像诊断技巧】

心包积液平片上容易与扩张性心肌病相混淆。但扩张性心肌病伴有肺血异常改变,而心包积液肺纹理多正常。CT 和 MRI 对心包积液的诊断十分明确和敏感,尚可对心包腔内液体的量和成分作出定性诊断,通过 MRI 电影序列动态回放还可以评价心包积液对心脏功能的影响。

二、缩窄性心包炎

【概述】

缩窄性心包炎为心包炎症后,心脏脏、壁层心包由纤维结缔组织紧密粘连,限制心脏活动,影响心室正常充盈,引起心排血量降低和静脉压增高等一系列循环障碍的临床表现,发病率约占心脏病总数的 1.6%。

【临床表现】

起病隐匿,常于急性心包炎数月至数年才发生心包缩窄。患者有不同程度的呼吸困难、腹部膨胀、乏力、头晕、胃纳减退、咳嗽、体重减轻和肝区疼痛等。

常见的体征为心尖搏动不易触及,心浊音界正常或轻度增大,第一心音减低,有时在胸骨左缘第三、四肋间听到一舒张早期额外音,响度变化大,有时呈拍击性称心包叩击音。主要由于心室被压不能充分舒张，心房血液在心室舒张早期迅速进入心室，而后突然停止所引起的振动而产生的声音。心率较快，可有过早搏动、心房扑动或心房纤颤等。

心脏受压和静脉回流受阻可出现颈静脉怒张，且在吸气时怒张更为明显，只有舒张早期可见塌陷。肝脏肿大，腹水，下肢浮肿，腹水较下肢浮肿出现早且明显，动脉收缩压降低，脉压小，有奇脉等。静脉压测定显著增高。

【病理基础】

部分由结核性、化脓性和非特异性心包炎引起，也见于心包外伤后或类风湿性关节炎的病人。有许多缩窄性心包炎病人虽经心包病理组织检查也不能确定其病因，心包肿瘤和放射治疗也偶可引起本病。

【影像学表现】（图 11-6-3）

（1）X线表现：心脏阴影大小正常或稍大，心增大可能由于心包增厚或伴有心包积液，左右心缘正常弧弓消失，呈平直僵硬，心脏搏动减弱，上腔静脉明显增宽，部分病人心包有钙化呈蛋壳状，此外，可见心房增大。

（2）CT 表现：可以清晰显示增厚的心包，厚度大于 3mm 是 CT 诊断缩窄性心包炎的依据。CT 对心包的钙化十分敏感。增强 CT 扫描可以显示心室腔缩小、室间隔变形、僵直等改变。电影 MRI 可见心室受压缩小，运动受限。此外，还可以见到腔静脉和肺静脉扩张，左、右心房扩大等继发改变。

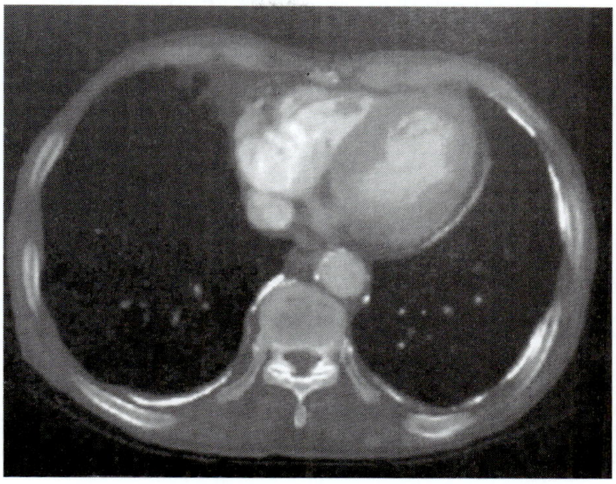

图 11-6-3　CT 增强显示左心室壁旁心包增厚钙化

（引自“中华影像医学心血管系统卷，李坤成等”）

【影像诊断技巧】

缩窄性心包炎与限制性心肌病临床表现类似，主要依靠影像学方法进行鉴别诊断。MDCT 和 MRI 显示心包增厚是缩窄性心包炎的确诊依据和鉴别诊断要点。此外，根据 MRI 图像上增厚心包的信号特点，可以判断组织类型。电影 MRI 能够显示心脏运动受限，并定量分析心功能改变程度，有利于临床评价病情程度，估计预后。

第七节　大血管疾病

一、主动脉瘤

【概述】

主动脉瘤（aortic aneurysm）指主动脉壁病变或损伤引起的局部或弥漫性的异常扩张或膨隆。动脉血管壁结构的破坏和功能不良是多种因素共同作用的复杂过程，其中最常见的病因是动脉粥样硬化，其他病因还包括感染、先天性疾病（如马凡综合征）、梅毒及损伤等。

【临床表现】

主动脉瘤的症状是由瘤体压迫、牵拉、侵蚀周围组织所引起，视主动脉瘤的大小和部位而定。胸主动脉瘤压迫上腔静脉时面部、颈部和肩部静脉怒张，并可有水肿；压迫气管和支气管时引起咳嗽和气急；压迫食管引起吞咽困难；压迫喉返神经引起声嘶。胸主动脉瘤位于升主动脉可能使主动脉瓣环变形，瓣叶分离而致主动脉瓣关闭不全，出现相应的杂音，多数进程缓慢，症状少，若发生急骤则可致急性肺水肿。胸主动脉瘤常引起疼痛，疼痛突然加剧预示破裂可能。主动脉弓动脉瘤压迫左无名静脉，可使左上肢比右上肢静脉压高。升主动脉瘤可侵蚀胸骨及肋软骨而凸出于前胸，呈搏动性肿块；降主动脉瘤可侵蚀胸椎横突和肋骨，甚至在背部外凸于体表；各处骨质受侵均产生疼痛。胸主动脉瘤破裂入支气管、气管、胸腔或心包可以致死。

腹主动脉瘤常见，可以无症状，由于病因以动脉粥样硬化为主，故常有肾、脑、冠状动脉粥样硬化的症状。最初引起注意的是腹部有搏动性肿块。比较常见的症状为腹痛，多位于脐周或中上腹部，也可涉及背部，疼痛的发生与发展说明动脉瘤增大或小量出血。疼痛剧烈持续，并向背部、骨盆、会阴及下肢扩展，或在肿块上出现明显压痛，均为破裂的征象。腹主动脉瘤常破裂入左腹膜后间隙，其次入腹腔，偶可破入十二指肠或腔静脉，破裂后常发生休克。除非过分肥胖，搏动性肿块一般不难扪到，通常在脐至耻骨间，有时在肿块处可听到收缩期杂音，少数还伴震颤。腹主动脉瘤压迫髂静脉可引起下肢浮肿，压迫精索静脉可见局部静脉曲张，压迫一侧输尿管可致肾盂积水、肾盂肾炎以及肾功能减退。

【病理基础】

按结构主动脉瘤可分为真性主动脉瘤和假性主动脉瘤。

(1)真性主动脉瘤：动脉瘤的囊由动脉壁的一层或多层构成。

①按形态主动脉瘤可分为：囊性动脉瘤：瘤体涉及动脉周界的一部分，呈囊状，可有颈，成不对称外凸。梭形动脉瘤：瘤体涉及整个动脉周界。外伤性动脉瘤常呈囊状，粥样硬化常呈梭状。

②按发生部位，主动脉瘤可分为：升主动脉瘤，常涉及主动脉瘤；主动脉弓动脉瘤；降主动脉瘤或胸主动脉瘤，起点在左锁骨下动脉的远端；腹主动脉瘤，常在肾动脉的远端。

涉及主动脉窦的近端升主动脉瘤常为先天性，其次为马凡综合征、梅毒与感染；升主动脉瘤主要由粥样硬化、囊性中层坏死、梅毒引起；降主动脉瘤、腹主动脉瘤以粥样硬化为主要原因。主动脉瘤大多为单个，极少数为两个或多个。

③随病程发展，主动脉瘤可以发生：破裂：动脉瘤薄弱的瘤壁受血流不断冲击而逐渐膨大，最后穿破而引起出血。附壁血栓形成：瘤体膨大处血流缓慢，形成涡流，如以瘤壁内面粗糙，易有血栓形成，血栓脱落可致栓塞。继发感染：继发感染使瘤壁更为薄弱，轻易破裂。有时动脉瘤反复向四周小量出血，在瘤的四周积累多量纤维组织，形成包囊，如此则可能起保护作用以不致破溃。

(2)假性主动脉瘤

由于外伤、感染等原因，血液从动脉内溢出至动脉四周的组织内，血块及其机化物、纤维组织与动脉壁一起构成假性动脉瘤壁。动脉瘤壁成分不同是假性动脉瘤与真性动脉瘤的最大差异。

【影像学表现】（图 11-7-1～图 11-7-3）

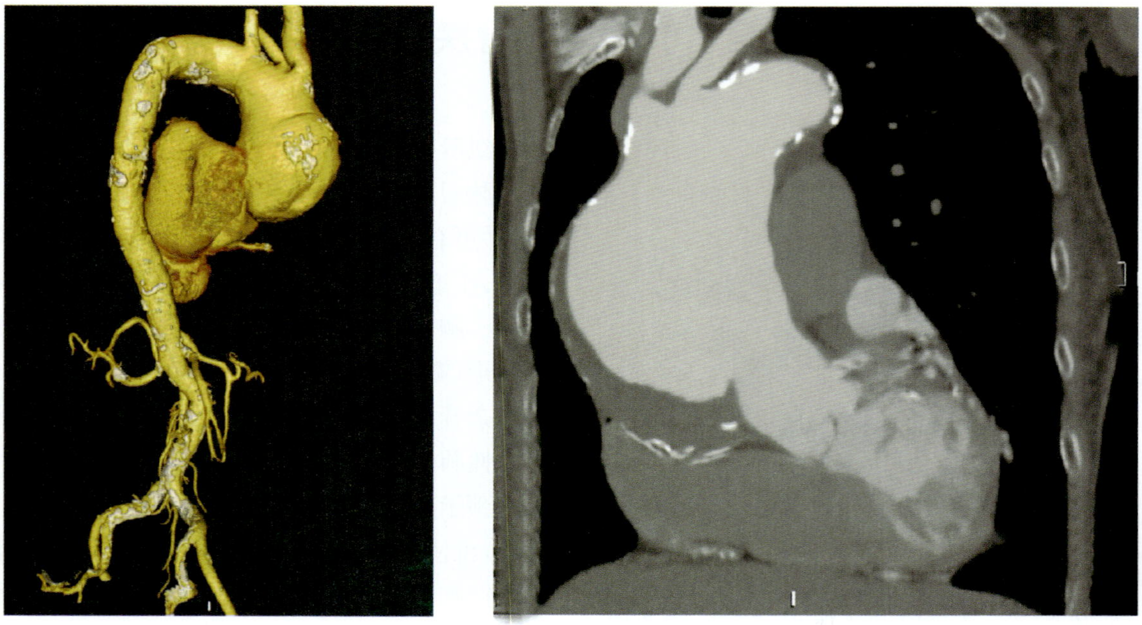

(A)　　(B)

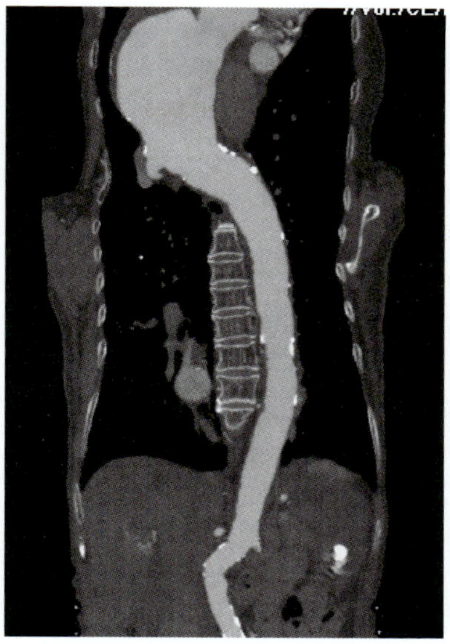

(C)

图 11-7-1　升主动脉瘤 VR 像、冠状位 MPR 以及 CPR 像

均清晰显示扩张的瘤体，MPR 以及 CPR 像上还显示附壁血栓的存在

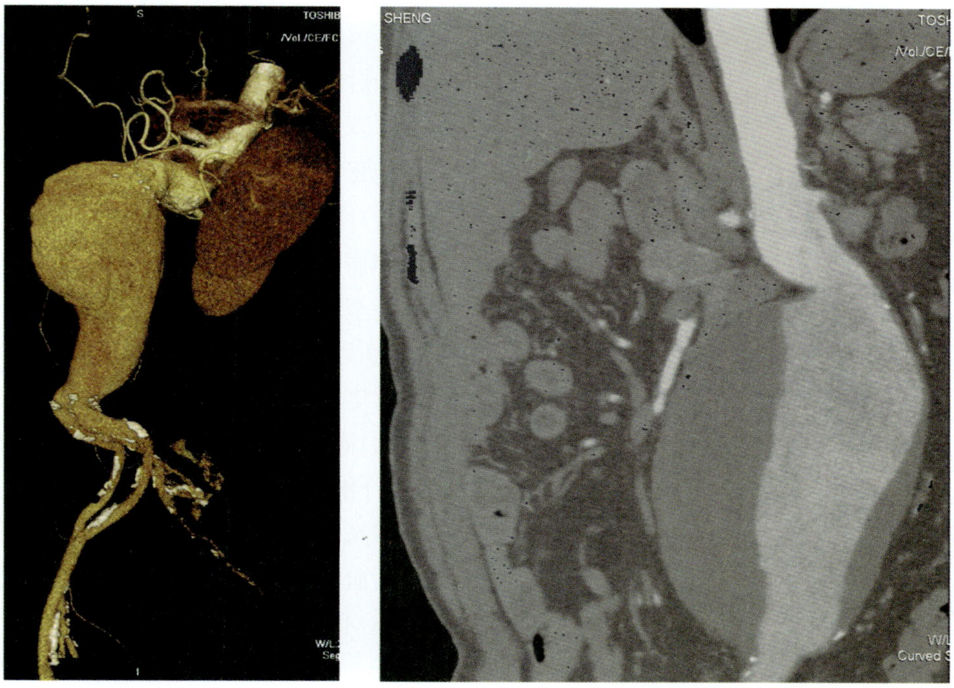

(A)　　(B)

图 11-7-2　腹主动脉瘤及附壁血栓(VR 及 CPR 像)

(1)X 线表现：在后前位及侧位片上可以发现主动脉影扩大，从阴影可以估计病变的大小、位置和形态，胸主动脉瘤的左前斜位 X 线片示主动脉弓部上缘可见波浪状轮廓，食管随主动脉纡曲，波浪状边缘代表相邻主动脉的不规则扩张和动脉瘤，在透视下可以见到动脉瘤的膨胀性搏动，但在动脉瘤中有血栓形成时搏动可以不明显。

(2)X 线血管造影、MDCT 和 MRI 表现：图像上均显示动脉瘤局部呈梭形或囊袋状扩张，也可为宽基底或窄颈附着于主动脉。瘤体边缘不光滑、分支动脉不显影等征象提示存在瘤体内附壁血栓的形成。

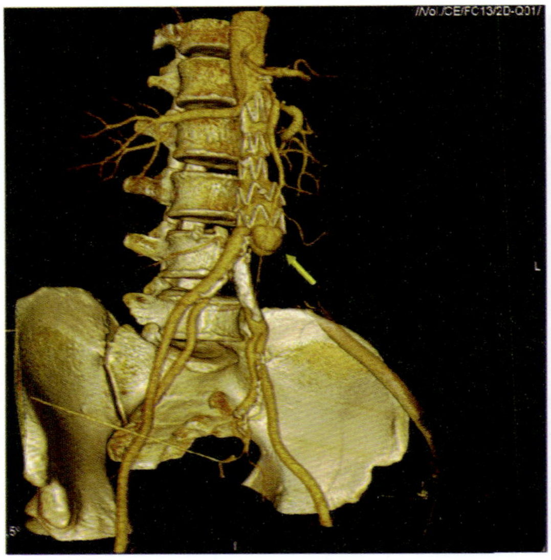

(A)

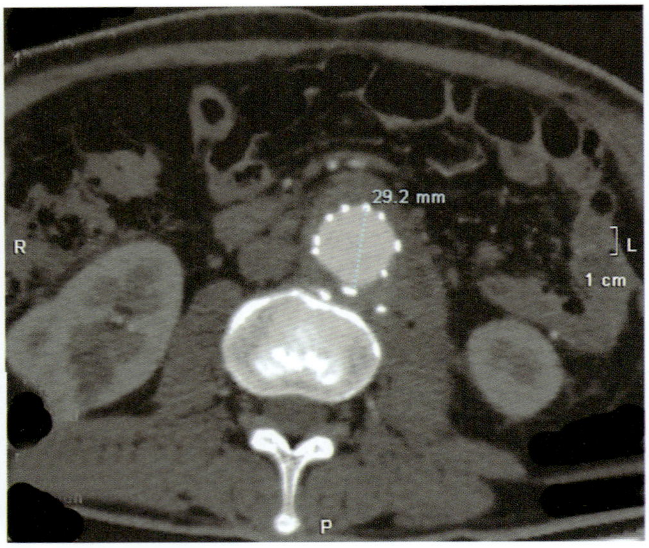

(B)

图 11-7-3 腹部动脉瘤支架术后 CT 复查

【影像诊断技巧】

以往动脉瘤的确诊依赖 X 线血管造影，但有创性的检查方法和高昂的费用限制其广泛应用，在 DSA 图像上，动脉瘤内附壁血栓的存在有可能影响对动脉瘤体大小的准确判定。目前，MDCT 的各向同性显示能力和多种强大的后处理技术可以获得各方位及三维立体的血管图像，而且显示附壁血栓的形态以及动脉瘤对细小的动脉分支、邻近血管结构的影响的能力均优于 DSA，已经成为诊断动脉瘤最常用和最有价值的影像学检查方法。MDCT 三维动脉成像对临床医师选择合适的支架，制定治疗方案具有巨大的帮助。MRI 检查除能全面显示动脉瘤的大小、形态之外，还能通过分析附壁血栓的成分变化，判断病程，同样具有独特的诊断价值。

二、主动脉夹层

【概述】

主动脉夹层指主动脉腔内的血液通过内膜的破口进入主动脉壁中层而形成的血肿，并非主动脉壁的扩张，有别于主动脉瘤，过去此种情况被称为主动脉夹层动脉瘤，现多改称为主动脉夹层血肿，或主动脉夹层分离，简称主动脉夹层。发病后 48 小时病死率达 36%～71%，合并脏器缺血者，病死率高达 60%。及时进行适当的药物和手术治疗，生存率可大为提高，病死率降为 18%～27%。因此，对其作出快速、准确的诊断及分型，对临床治疗及治疗方法的选择至关重要。

【临床表现】

(1)疼痛：夹层分离突然发生时多数患者突感胸部疼痛，向胸前及背部放射，随夹层涉及范围而可以延至腹部、下肢、壁及颈部。疼痛剧烈难以忍受，起病后即达高峰，呈刀割或撕裂样。少数起病缓慢者疼痛可以不著。

(2)高血压：患者因剧痛而有休克外貌，焦虑不安、大汗淋漓、面色苍白、心率加速，但血压常不低或者增高，如外膜破裂出血则血压降低。不少患者原有高血压，起病后剧痛使血压更增高。

(3)心血管症状

①主动脉瓣关闭不全。夹层血肿涉及主动脉瓣环或影响心瓣-叶的支撑时发生，故可突然在主动脉瓣区出现舒张期吹风样杂音，脉压增宽，急性主动脉瓣反流可以引起心力衰竭。

②脉搏改变，一般见于颈、肱或股动脉，一侧脉搏减弱或消失，反映主动脉的分支受压迫或内膜裂片堵塞其起源。

③胸锁关节处出现搏动或在胸骨上窝可触到搏动性肿块。

④可有心包摩擦音，夹层破裂入心包腔可引起

心包堵塞。

⑤胸腔积液，夹层破裂入胸膜腔内引起。

(4)神经症状：主动脉夹层延伸至主动脉分支颈动脉或肋间动脉，可造成脑或脊髓缺血，引起偏瘫、昏迷、神志模糊、截瘫、肢体麻木、反射异常、视力与大小便障碍。

(5)压迫症状：主动脉夹层压迫腹腔动脉、肠系膜动脉时可引起恶心、呕吐、腹胀、腹泻、黑粪等症状；压迫颈交感神经节引起霍纳(Horner)综合征；压迫喉返神经致声嘶；压迫上腔静脉致上腔静脉综合征；累及肾动脉可有血尿、尿闭及肾缺血后血压增高。

【病理基础】

本病的基本病变为动脉中层囊性坏死。动脉中层弹性纤维有局部断裂或坏死，基质有黏液样和囊肿形成。夹层分裂常发生于升主动脉，此处经受血流冲击力最大，而主动脉弓的远端则病变少而渐轻。主动脉壁分裂为二层，其间积有血液和血块，该处主动脉明显扩大，呈梭形或囊状。病变如涉及主动脉瓣环则环扩大而引起主动脉瓣关闭不全。病变可从主动脉根部向远处扩延，最远可达髂动脉及股动脉，亦可累及主动脉的各分支，如无名动脉、颈总动脉、锁骨下动脉、肾动脉等。冠状动脉一般不受影响，但主动脉根部夹层血块对冠状动脉开口处可有压迫作用。多数夹层的起源有内膜的横行裂口，常位于主动脉瓣的上方，裂口也可有两处，夹层与主动脉腔相通。少数夹层的内膜完整无裂口。

部分病例外膜破裂而引起大出血，破裂处都在升主动脉，出血容易进入心包腔内，破裂部位较低者亦可进入纵隔、胸腔易进入心包腔内，破裂部位较低者亦可进入纵隔、胸腔或腹膜后间隙。慢性裂开的夹层可以形成一双腔主动脉，一个管道套于另一个管道之中，此种情况见于胸主动脉或主动脉弓的降支。

DeBakey 将主动脉夹层分为 3 型：Ⅰ型夹层起自升主动脉并延至降主动脉，Ⅱ型局限于升主动脉，Ⅲ型夹层起自降主动脉并向远端延伸。此外，Daily 和 Miller 又将主动脉夹层分为两型：凡升主动脉受累者为 A 型(包括 DeBakey Ⅰ型和Ⅱ型)，病变在左锁骨下动脉远端开口为 B 型(即 DeBakey Ⅲ型)，A 型约占全部病例的 2/3，B 型约占 1/3。

【影像学表现】(图 11-7-4)

(1)X 线平片表现：胸部平片见上纵隔或主动脉弓影增大，主动脉外形不规则，有局部隆起。如见主动脉内膜钙化影，可准确测量主动脉壁的厚度。正常在 2～3mm，增到 10mm 时则提示夹层分离可能性，若超过 10mm 则可肯定为本病。

(2)X 线主动脉造影：可以显示裂口的部位，明确分支和主动脉瓣受累情况，估测主动脉瓣关闭不全的严重程度。缺点是它属于有创性检查，术中有一定危险性。

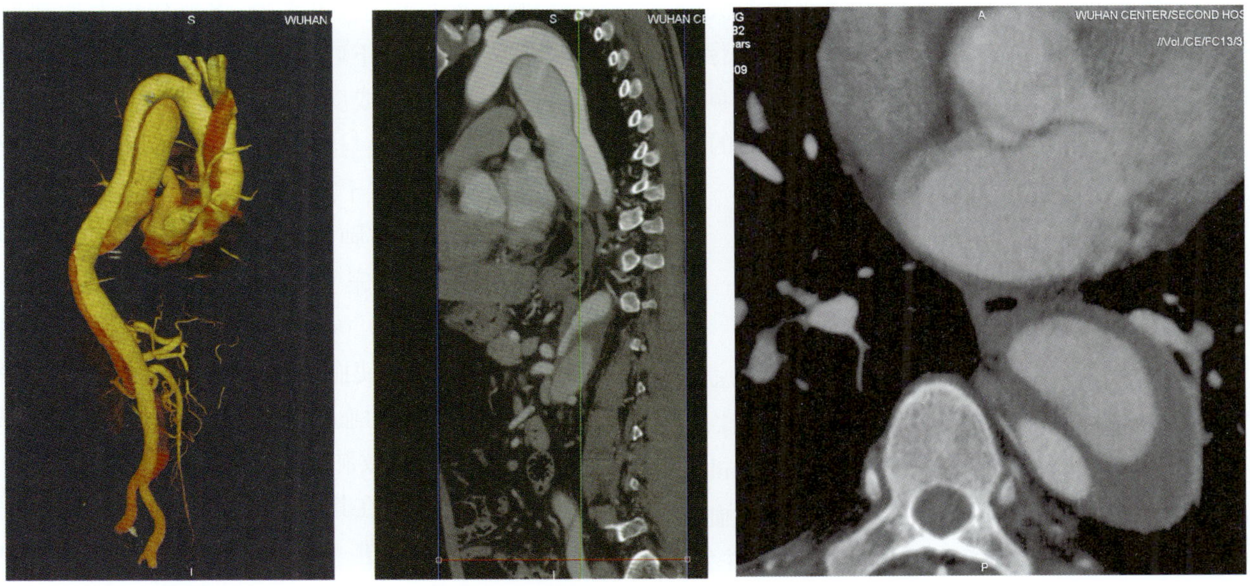

(A) (B) (C)

图 11-7-4 主动脉夹层的 VR 及 MPR 像，显示破口、真假腔的形态和附壁血栓

(3)MDCTA 表现:可全面显示病变的主动脉扩张和内膜撕裂破口和真假腔以及附壁血栓的存在。多种重建后处理技术包括 MPR、VR、SSD、MIP 等的综合运用能够对主动脉夹层进行准确的诊断和分型。磁共振成像(MRI)能直接显示主动脉夹层的真假腔,清楚显示内膜撕裂的位置和剥离的内膜片或血栓。通常真腔较小,血流速度较快,多呈低信号,假腔宽大,血流较慢,呈等或高信号。MRI 能显示破口,确定夹层的范围和分型,以及假腔内血栓的存在。

【影像诊断技巧】

以往主动脉夹层的确诊依赖 X 线血管造影,但有创性的检查方法和高昂的费用限制其广泛应用,在 DSA 图像上,动脉瘤内附壁血栓和附壁血肿难以准确判定。对夹层病人行 X 线主动脉造影存在一定的危险性。

目前,MDCT 的各向同性显示能力和多种强大的后处理技术可以获得各方位及三维立体的血管图像,而且显示破口的位置、范围、附壁血栓的形态以及动脉夹层对动脉分支、邻近血管结构的影响的能力均优于 DSA,已经成为诊断主动脉夹层最常用和最有价值的影像学检查方法。MDCT 三维动脉成像对临床医师选择合适的支架,制定治疗方案具有巨大的帮助。

MRI 检查除能全面显示夹层的破口、范围以及血流情况外,还能通过分析附壁血栓的成分变化,判断病程。对危重病人,MRI 的快速成像序列(如 B-FFE)不需要注射造影剂,整个扫描时间仅需 1～2 分钟即可明确诊断,具有特别重要的应用价值。

三、肺动脉栓塞

【概述】

肺栓塞是指内源性或外源性栓子堵塞肺动脉或其分支,引起的肺循环障碍的临床病理生理综合征。肺栓塞最见的为肺血栓栓塞(pulmonary thromboembolism,PTE),其血栓主要来源于深静脉的血栓形成,故肺血栓栓塞多为深静脉血栓形成的并发症。肺栓塞进一步可发生肺出血或坏死,称为肺梗死。肺动脉栓塞或称肺栓塞(pulmonary embolism,PE)多指急性肺动脉栓塞。国外资料死亡率占全死亡病因第三位,仅次于肿瘤和心肌梗死。

【临床表现】

本病临床表现决定于栓子大小数量及基础心肺功能。较小的肺血管栓塞只有轻微短暂的呼吸困难,一般未引起患者注意;巨大肺栓塞者可突然死亡。常见的症状有呼吸困难、胸痛、咯血、晕厥,有的呈现四肢厥冷,血压下降。

体检可见呼吸频数,发绀,并可听到湿啰音、哮鸣音和胸膜摩擦音,有时也可有肺实变或胸腔积液体征,还可有心动过速、奔马律、肺动脉第二心音亢进,如发生右心衰竭可有浮肿颈静脉怒张胀大。

【病理基础】(图 11-7-5)

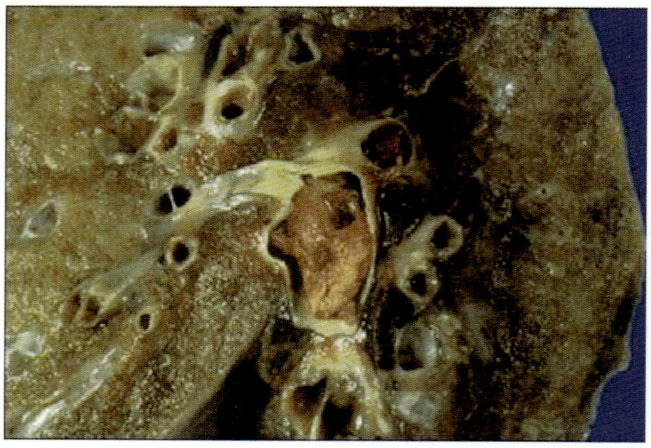

图 11-7-5　病理大体标本

肺栓塞可单发也可多发,多发较单发性常见,右肺较左肺多见,下叶多于上叶,多见于肋膈角附近,可以是一次性或反复多次栓塞。栓子在肺部引起的病理变化主要与栓子的大小及量有关,巨大栓子可阻滞肺动脉主干或骑跨于左右肺动脉交叉处,也可分别阻塞左右肺主动脉及右室流出道,阻塞可以是完全性或不完全性,栓子直径可达 1.0～1.5cm,长者达 5～50cm。肺栓塞后由于体内纤溶系统的被激活,可使血栓被软化、溶解及吸收,纤溶系统活性强时小的血栓可完全被溶解吸收。多发性小栓塞也可导致肺动脉高压形成慢性肺心病。因肺栓塞猝死者,在其主要肺动脉内可见巨大卷索成圈状的血栓,如进一步仔细检查在小肺动脉内可见到已机化的“先驱性多个血栓”。

急性肺动脉栓塞存活的病人,病理上首先表现为栓子所在处血管的滋养管扩张，12 小时后血栓被一层纤维素包裹，24 小时内血管中层出现水肿，扩张的滋养管旁弹力层板溶解并有中性粒细胞浸润。在 24 小时即可见到血栓上有内皮样细胞覆盖。在 2 周左右较大的血栓可完全机化，在机化过程中内皮细胞也可覆盖由于血栓干涸产生的裂隙形成迷路而相互沟通的管道，使得栓塞处动脉血流可再通。长期存在的血栓久后可钙化。较大的肺栓塞也可由于心脏及血流的机械动力学作用可使之碎裂而进入远端肺动脉系统内。

肺栓塞处进一步发生肺出血或坏死则形成肺梗死，由于肺组织供氧除来自肺动脉系统外，尚有来自支气管动脉及气管系统，故肺动脉栓塞后只不及 1/3 的患者发生肺梗死，在原来有肺淤血、肺水肿、感染及气道阻塞性病变时则利于肺梗死的发生，梗死处肺泡充血、出血、水肿、肺泡壁坏死，以后渐机化再纤维化，除较大梗死外一般不留瘢痕，大梗死灶可留有肺不张。因梗死病灶多呈楔底在肺表面的楔形，故常伴有血性胸膜积液，有时有胸膜增厚及粘连。

肺栓塞使肺动脉循环受阻、肺动脉压升高时，出现不同程度右室扩大，重者可出现急性肺心病、右心衰竭的病理变化。心排血量下降，加之冠状动脉痉挛，使左室严重缺血缺氧，尤其心内膜下易发生多发灶性坏死。左、右心室的病理改变也是易于导致临床误诊的基础。

【影像学表现】（图 11-7-6）

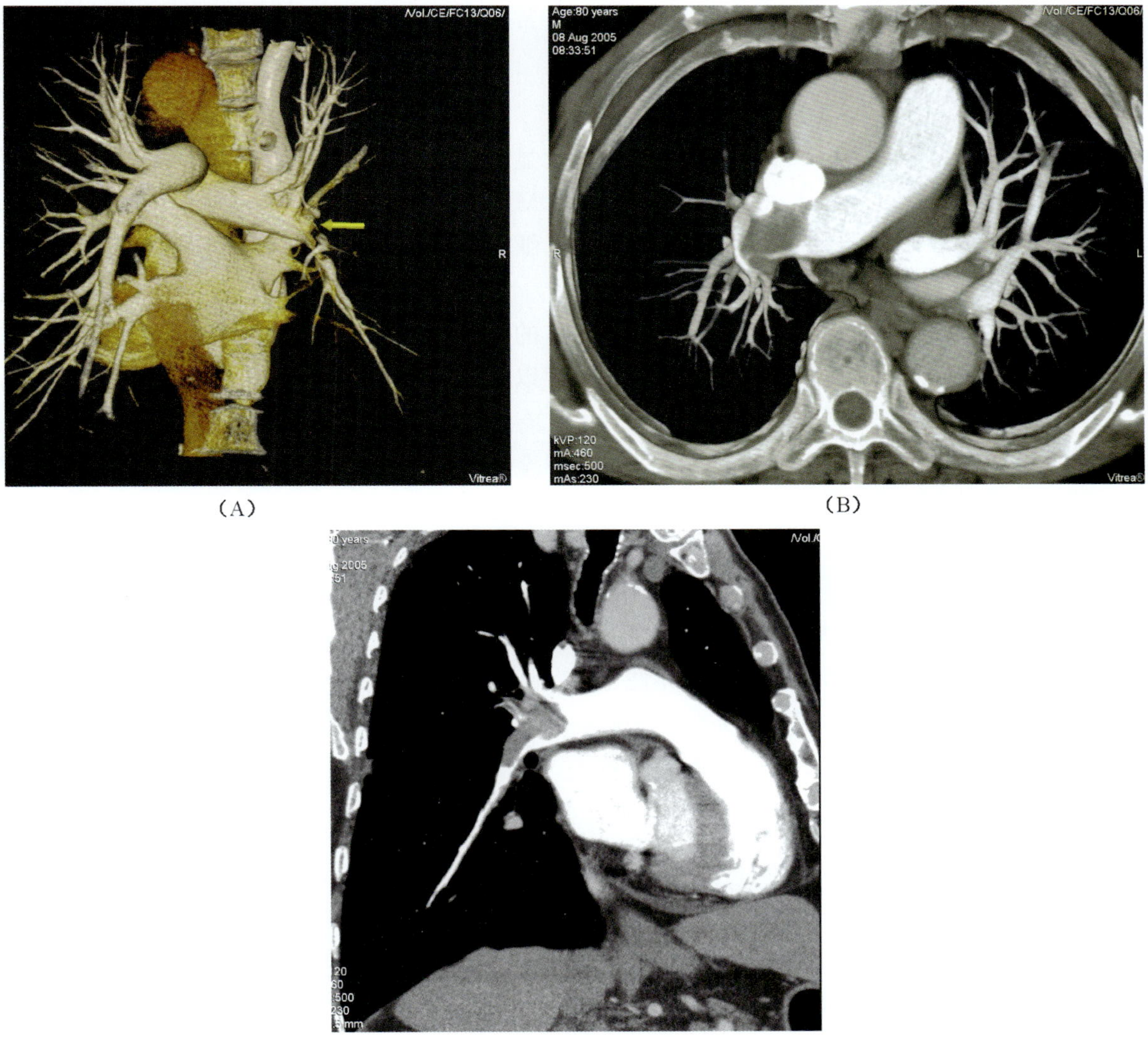

（A）　（B）　（C）

图 11-7-6 （A）+（B）+（C）：左肺动脉栓塞 CT 显示

远端肺纹理稀疏，MIP 及 MPR 像上可见栓子

(1)胸部X线平片表现:肺栓塞常见于两肺下叶,右侧比左侧多见。急性肺栓塞的病人,肺动脉高压一般于发病后24小时内出现,平片上表现为肺动脉扩张及肺门影增大,少数发生急性肺心病的则出现右房扩大,奇静脉可因压力增高而显影。栓塞叶肺动脉近端扩张,远端周围血管减少,肺血减少,肺野透亮度增加,在平片上称肺少血征,或Westermark氏征象。可有对侧血流增加征象。肺外周小梗死灶位于胸膜下或梗死引起"典型的"楔状实变与胸膜相连,引起胸膜下纤维蛋白反应,导致胸腔积液。肺栓塞致病叶肺体积减少,引起病侧膈肌抬高,或叶间裂位置移动。肺栓塞可引起外周肺反复出血水肿或梗死性肺炎,可见"典型的"楔形实变,尖端指向肺门。出血水肿形成的阴影在10天之内可吸收。肺栓塞胸部平片无特异性,敏感性较低,许多其他胸部疾病也可或多或少出现上述征象,但胸片正常的,仍不能除外有肺栓塞的可能。

(2)X线肺动脉造影:对主干、叶、段及亚段以下部位的栓塞均能检出,目前仍作为肺栓塞检查的金标准。一般采用右后或左后斜位或后前位投影,在一侧血管造影时如果肺动脉不能给予充分显示时,应选择叶或段的血管造影。肺动脉造影表现为完全性的血管中断或不完全性血管中断(后者常伴有充盈缺损)为PE的直接征象。出现肺动脉期延迟、区域性的灌注降低,肺动脉或远端分支迂曲及静脉反流减慢,延迟为间接征象。

(3)MDCT血管造影:在横断面图像上显示栓塞肺动脉无造影剂充填,或有肺动脉充盈缺损。MDCT对肺动脉主干及叶、段肺动脉栓塞诊断准确率很高,诊断敏感性可达94%～98%,特异性达96%～99%。对于患有肺栓塞,或临床无肺栓塞病史的患者,MDCT作为一种无创伤性检查易于被病人接受。MDCT肺动脉血管三维成像,可以显示出PE的立体解剖图像,有助于判定肺栓塞的部位,还可以对病叶或段的肺实质进行直接观察,了解肺实质有无渗出、实变或通气不良等变化;对肺动脉增粗至肺动脉高压、肺水肿、右心衰均有一定征象表现。

(4)MR表现:MR是一种非损伤性的诊断方法,目前用于PE检测的一个是MR血管造影,另一个是用MR肺灌注图像去检测PE。肺灌注扫描后,灌注后正常肺的信号强度增加超过200%,而栓塞肺只增加25%。在MR图像上可见PE的叶或段有肺灌注缺损区形成,冠状位平面是灌注缺损检测的最好平面。MR灌注图像对PE远端灌注缺损的检测具有特殊价值。对于肺动脉血管造影正常者,且怀疑PE者,可采用MR灌注图像技术。

【影像诊断技巧】

X线平片诊断肺动脉栓塞的敏感性较低,仅能显示肺内改变等间接征象。X线肺动脉造影、MDCT肺动脉成像以及MRA显示的肺动脉充盈缺损等直接征象是本病确诊的关键。

MDCT肺动脉血管三维成像,可以显示出PE的立体解剖图像,有助于判定肺栓塞的部位,还可以对病叶或段的肺实质进行直接观察,了解肺实质有无渗出、实变或通气不良等变化;对肺动脉增粗至肺动脉高压、肺水肿、右心衰均有一定征象表现,已成为诊断肺动脉栓塞的最佳影像学检查方法。

此外,MDCTA或MRA在扫描完肺动脉后,还可以继续扫描下肢深静脉系统,了解下肢深静脉是否存在血栓。MR灌注图像对PE远端灌注缺损的检测具有特殊价值。对于肺动脉血管造影正常者,且怀疑PE者,可采用MR灌注图像技术。

第十二章

肝脏、胆道、胰腺、脾脏疾病

第一节　肝脏疾病

一、肝脏弥漫性病变

(一)肝硬化

【概述】

肝硬化(liver cirrhosis)是一种以肝组织弥漫性纤维化、假小叶和再生结节形成为特征的慢性肝病。

【临床表现】

通常情况下肝硬化的起病隐匿,病程发展较缓慢。肝硬化的代偿期症状较轻,缺乏特异性,以乏力、食欲减退为主,可伴有腹胀不适、恶心、上腹隐痛、轻微腹泻等。

肝硬化失代偿期症状显著,主要为肝功能减退和门脉高压症两大类临床表现,如消瘦乏力,腹胀,厌食,内分泌紊乱,脾大,腹水,门脉高压等,还可出现上消化道出血,肝昏迷等严重的并发症。

【病理基础】(图 12-1-1)

(1)门脉性肝硬化:肉眼观,早、中期肝体积正常或略增大,后期肝体积缩小。肝表面呈小结节状,大小相仿,最大结节直径不超过 1.0cm。结节呈黄褐色或黄绿色,其间为纤维组织条索包绕。镜下,可见广泛增生的纤维组织将肝细胞再生结节分割包绕成大小不等的假小叶,假小叶内肝细胞索排列紊乱,小叶周边可有多少不一的慢性炎性细胞浸润。

(2)坏死后性肝硬化:肉眼观,肝体积缩小,质地变硬。表面有较大且大小不等的结节,最大结节直径可达 6cm。肝脏变形,结节呈黄褐色或黄绿色,由较宽大的纤维条索包绕。镜下假小叶内的肝细胞常有不同程度的变性和胆色素沉着,假小叶间的纤维间隔较宽厚且厚薄不均,炎性细胞清润、小胆管增生均较显著。

(3)胆汁性肝硬化:肉眼观肝脏体积常增大,表面平滑或呈细颗粒状,切面结节较小,结节呈黄褐色或黄绿色,结节间纤维间隔亦细。镜下肝细胞浆内胆色素沉积,肝细胞因而变性坏死。毛细胆管内淤胆、胆栓形成,并可形成胆汁湖。纤维组织增生及小叶的改建远较门脉性及坏死后性肝硬化轻。

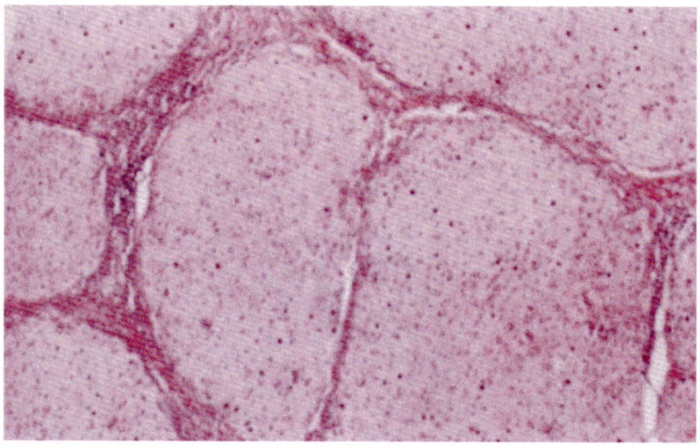

图 12-1-1　门脉性肝硬化

纤维组织将肝小叶分割呈大小不等的假小叶。

【影像学表现】(图 12-1-2～图 12-1-4)

(1)CT 表现:肝脏各叶比例失常,体积常缩小,但肝左叶外侧和尾状叶可代偿性增大。肝表面

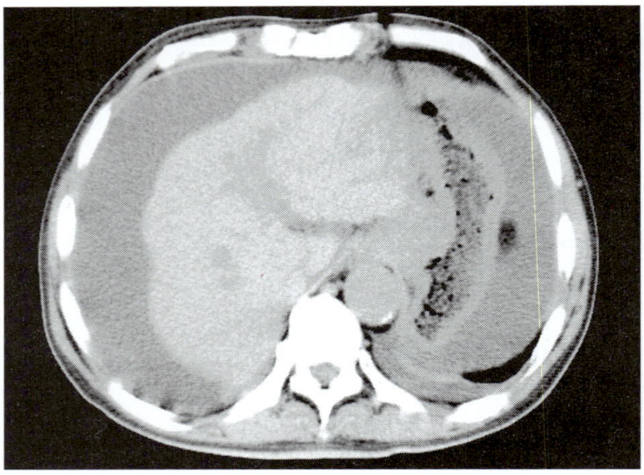

（A）

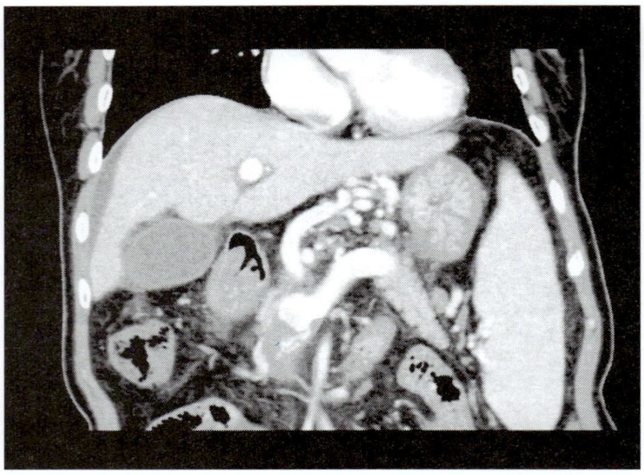

（B）

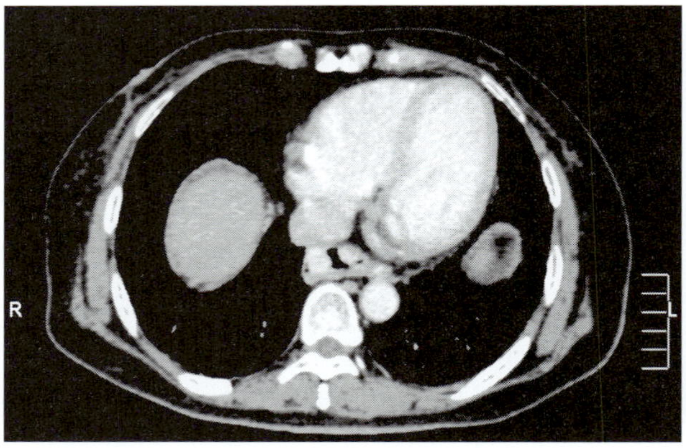

（C）

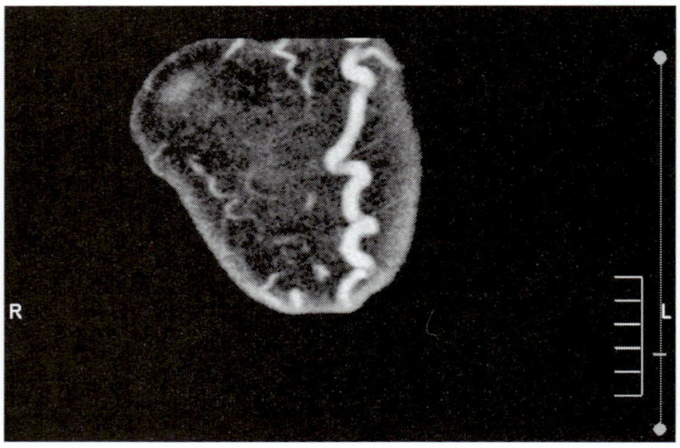

（D）

图 12-1-2　肝硬化，侧支循环血管开放

（A）：CT 平扫，肝脏萎缩，边缘呈波浪状；腹水形成；（B）、（C）、（D）：CT 增强检查显示门脉，脾静脉扩张，食管下段、贲门附近及腹壁静脉曲张。

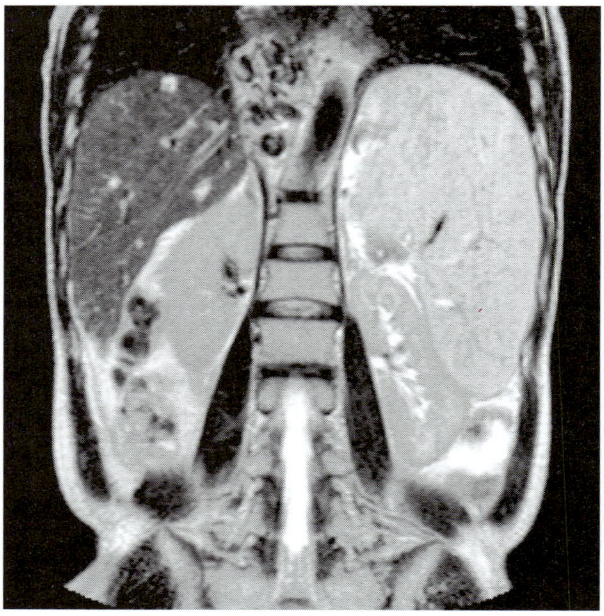

（A）

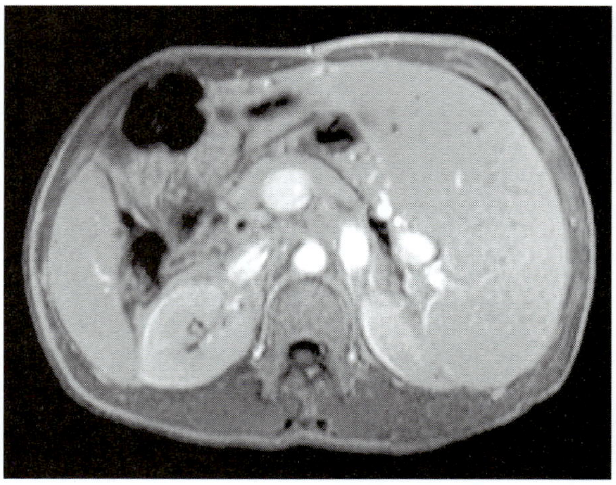

（B）

图 12-1-3　肝硬化门脉高压

（A）MR 平扫，肝脏体积缩小，脾脏明显增大；（B）MR 增强，脾脏体积增大，门静脉扩张。

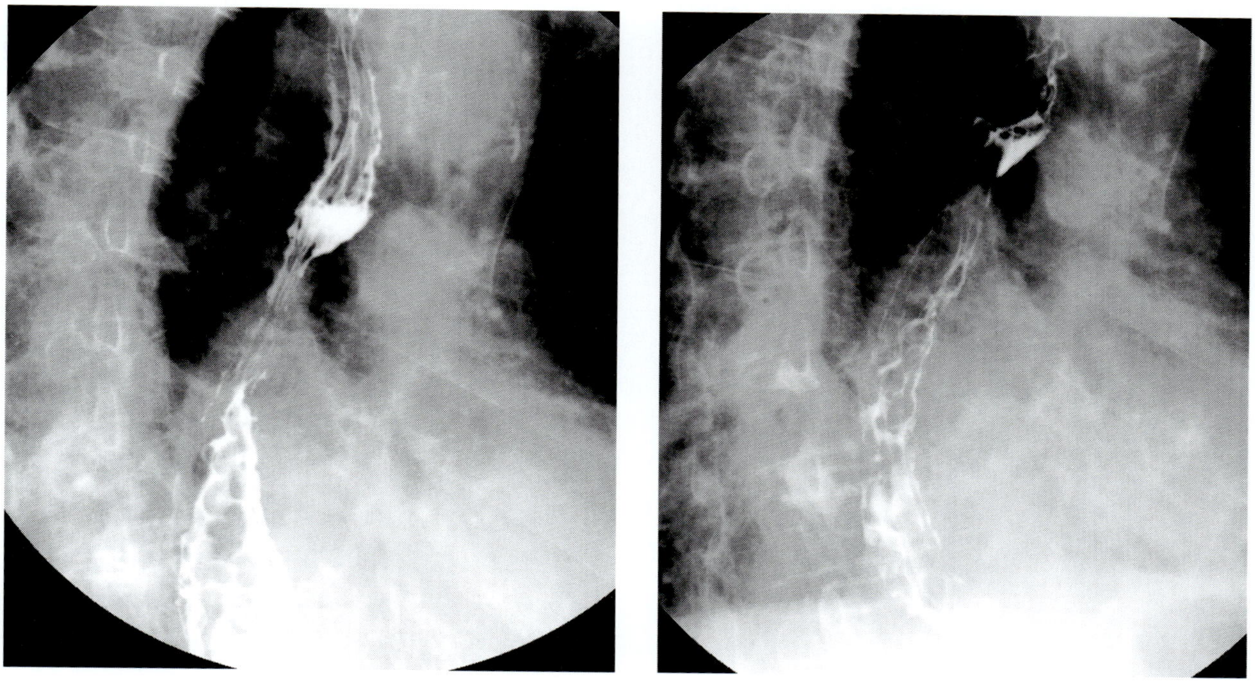

(A)　　(B)

图 12-1-4　食管静脉曲张

食管边缘锯齿状改变,黏膜增粗,呈蚯蚓状充盈缺损。

凸凹不平,边缘变钝。肝实质密度一般无明显异常改变,有脂肪浸润区密度减低。肝硬化再生结节显示为相对高密度,增强扫描时强化较明显。脾脏肿大,密度多较均匀。腹水形成。门静脉,脾静脉扩张,门静脉直径大于 1.3cm,脾静脉直径大于 0.8cm;脾门,贲门附近,食管下段,腹壁可见侧支循环形成,平扫时呈团状或条索状软组织影,增强后可证实为血管影像。

(2)MR 表现:肝硬化的 MRI 表现在形态学方面与 CT 相似。肝硬化再生结节的 MR 表现则较具特征性,在 T_1WI 呈中等或稍高信号,T_2WI 呈低信号表现。T_2WI 低信号可能于结节内含铁血黄素增多有关,借此可与肝癌等鉴别。如果发现低信号灶内出现高信号灶或原有的低信号结节转变为高信号灶,多提示结节癌变。借助 MR 的血管流空效应,门脉高压所致的静脉曲张改变无需造影剂即可识别,较 CT 平扫更具特征性。

(3)门脉高压并发食管胃底静脉曲张时 X 线钡餐检查:早期可见下段食管黏膜皱襞增粗或稍迂曲,管壁边缘略呈锯齿状,管壁软,钡剂通过良好。中晚期典型表现为广泛的蚯蚓状或串珠状充盈缺损,管壁边缘不规则,食管管腔扩张,蠕动减弱,排空延迟。胃底静脉曲张则表现为胃底贲门附近黏膜皱襞呈卵圆形、类圆形或弧形充盈缺损,偶呈团块状。

【影像诊断技巧】

CT 和 MR 检查均可显示肝脏形态改变、门静脉主干和脾静脉扩张、侧支循环血管开放、腹水等征象。MR 弥散加权成像、灌注成像有助于检测肝纤维化和早期肝硬化。MR 对于肝硬化结节的诊断较超声和 CT 有明显优势,再生结节在 T_2WI 呈较特异的低信号表现,而当结节发生退变后,T_2WI 信号将变高,因此密切随访再生结节的信号变化有利于早期发现恶变。MSCT 的血管成像对于显示肝硬化患者异常扩张的侧支血管具有独特优势,能够为各种手术方案的制定提供参考。对于肝硬化背景者,需要进行 CT 和 MR 多期增强扫描。推荐使用 DWI。

(二)脂肪肝

【概述】

脂肪肝(fatty liver)是由多种因素导致肝细胞

内脂肪堆积过多，当脂质蓄积超过肝湿重的5%，或组织学每单位面积见1/3以上肝细胞脂变即可确定为脂肪肝。

【临床表现】

患者多无自觉症状，或仅有轻度的疲乏、食欲不振、腹胀、嗳气、肝区胀满等感觉。

【病理基础】（图12-1-5）

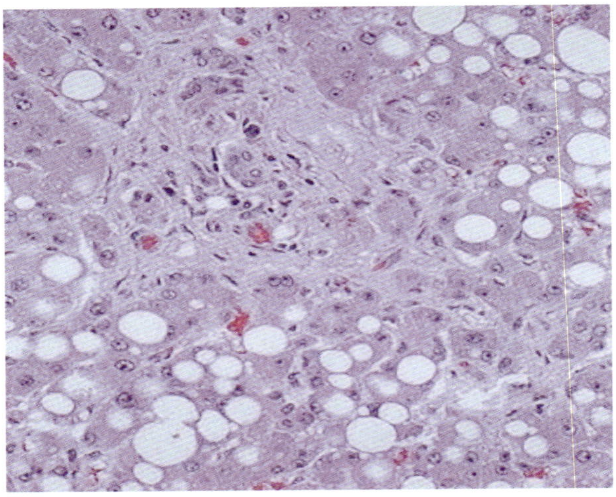

图12-1-5 肝细胞内脂质空泡

肉眼观：肝脏增大，边缘变钝，色淡黄，较软，切面油腻感。

镜下：可见肝细胞内脂肪聚集，重度脂肪变的肝细胞中，胞核被胞浆内蓄积的脂肪压向一侧，形似脂肪细胞，并可彼此融合成大小不等的脂囊。重度脂肪变的肝细胞可坏死，并可继发肝硬化。

【影像学表现】（图12-1-6～图12-1-8）

(1)CT表现：对于脂肪肝诊断的敏感性和特异性均甚佳，脂肪比正常肝实质的CT值明显低，肝细胞脂肪变性后，肝实质密度减低。弥漫性脂肪肝者，平扫时，门静脉、肝静脉及下腔静脉等在肝实质低密度背景衬托下，呈中等甚至高密度影像，与正常情况下的对比关系相反。同时脾脏密度也高于肝脏。局限性脂肪肝者CT表现为局灶性圆形、类圆形或不规则形低密度区域，增强扫描后病变范围及形态不变，无显著增强效果。另外需要注意的是弥漫性脂肪肝中残存局限性正常肝组织者，它表现为相对高密度，增强后，强化程度较周围脂肪变肝组织明显，仍呈高密度表现。

(2)MR表现：脂肪变肝组织在T_1WI呈均匀或不均匀信号增高表现，压脂序列则肝组织呈均一低信号，注射Gd-DTPA后不发生异常的对比增强。正反相位成像可定量检测脂肪肝程度。

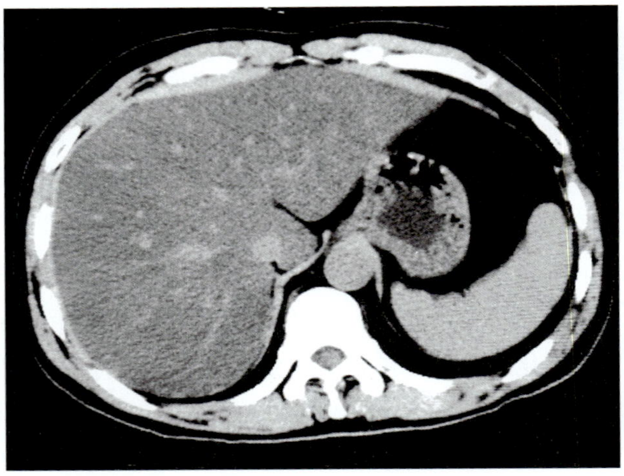

图12-1-6 弥漫性脂肪肝

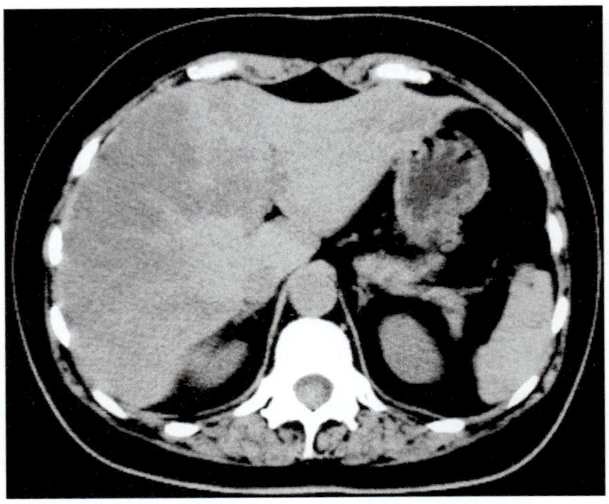

图12-1-7 局限性脂肪肝

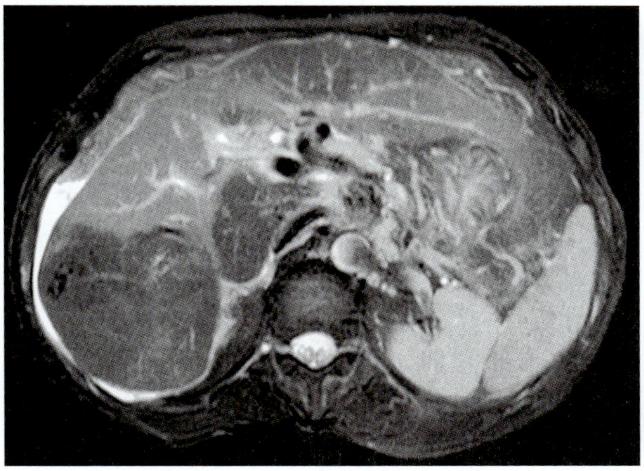

(A)

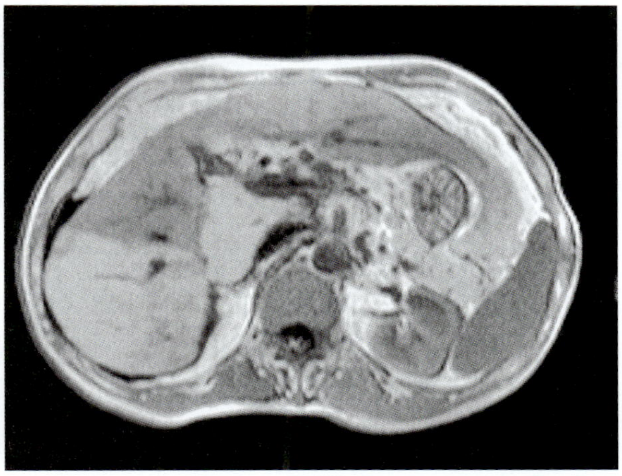

(B)

图 12-1-8 局限性脂肪肝

MR 平扫片，肝右后叶及尾叶脂肪变区域于 T_1WI 信号较正常肝实质增高，T_2WI 压脂序列则该区域信号较正常肝实质减低。

（三）肝血色素沉着症

【概述】

肝血色素沉着症（liver siderosis）分为原发性和继发性，前者是一种先天性代谢缺陷性疾病，小肠对铁的吸收率明显较正常人高；后者多见于慢性贫血，长期大量反复出血的患者，或输血经历者。

【临床表现】

病人多在 40～60 岁发病，表现为皮肤色素沉着以及肝硬化、糖尿病、心力衰竭、性腺萎缩等引起的相应症状。

【病理基础】（图 12-1-9）

突出表现为各种脏器内不等量的含铁色素沉着，并伴有纤维化。肝脏中的含铁血黄素首先在 Kuffer 细胞，继而在肝细胞内出现。

【影像学表现】

(1)CT 表现：由于铁质沉着使肝组织对 X 线吸收率增高，因而肝脏密度普遍性增高，门静脉及肝静脉呈相对极低密度改变。

(2)MR 表现：因铁质沉着影响组织的磁场均匀性，延长其 T_1 值，缩短 T_2 值，因此 T_1WI 及 T_2WI 均表现为明显的低信号，形成"黑肝"征象。

【影像诊断技巧】

MR 影像较有特征性，结合病史易于诊断。

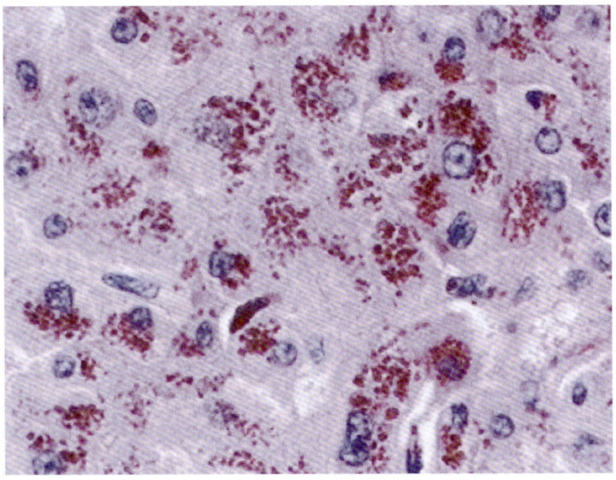

图 12-1-9 肝细胞和枯否细胞内含铁血黄素的褐色粒状沉着

二、原发性肝癌

【概述】

原发性肝癌（primary hepatic carcinoma）是指由肝细胞或肝内胆管上皮细胞发生的恶性肿瘤，是消化系统最常见的恶性肿瘤之一。

【临床表现】

原发性肝癌起病隐匿，早期缺乏典型症状。自行就诊者多属中晚期，主要症状表现为肝大，肝区疼痛，食欲减退，乏力，消瘦等。晚期可出现黄疸。肝癌合并肝硬化者可有脾大、腹水、静脉侧支循环血管形成等表现。少数可见自发性低血糖或红细胞增多症等伴癌综合征表现。如发生肺、骨等处转移，也可产生相应症状。

【病理基础】（图 12-1-10，图 12-1-11）

肉眼观：早期肝癌也称小肝癌，是指单个癌结节直径在 3cm 以下或结节数目不超过 2 个，其直径的总和在 3cm 以下。癌结节呈球形或分叶状，切面无出血坏死，与周围组织界限清楚。中晚期肝癌肉眼可分为三型：巨块型者肿瘤为一实体巨块，直径常大于 15cm，多位于肝右叶内，切面常见出血坏死，瘤体周边常有散在卫星状瘤结节。结节型者最多见，常发生于肝硬化的肝内，瘤结节多个散在，圆形或椭圆形，大小不等，直径由数毫米至数厘米，可相互融合。弥漫型者癌组织在肝内弥漫分布，无明显结节形成，较少见。

镜下：包括肝细胞癌，胆管上皮癌及混合性肝癌。肝细胞癌最多见，其分化好者癌细胞与正常肝细胞相似，分化差者癌细胞异型性明显。胆管细胞癌较少见，是由肝内胆管上皮发生，其组织结构多为腺癌或单纯癌，较少合并肝硬化。混合性肝癌最少见，具有肝细胞癌及胆管上皮癌两种结节。

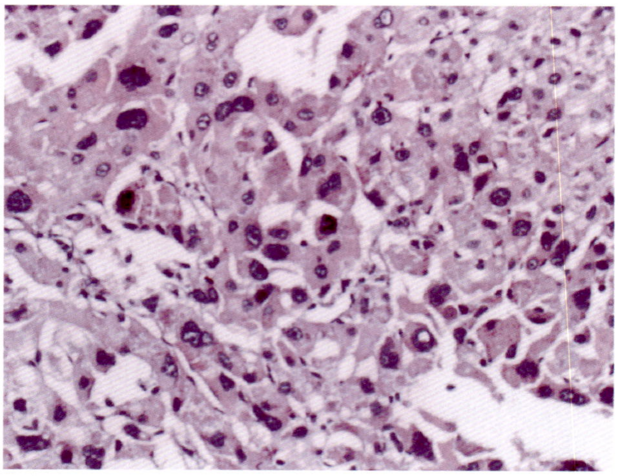

图 12-1-10　肝细胞性肝癌病理切片

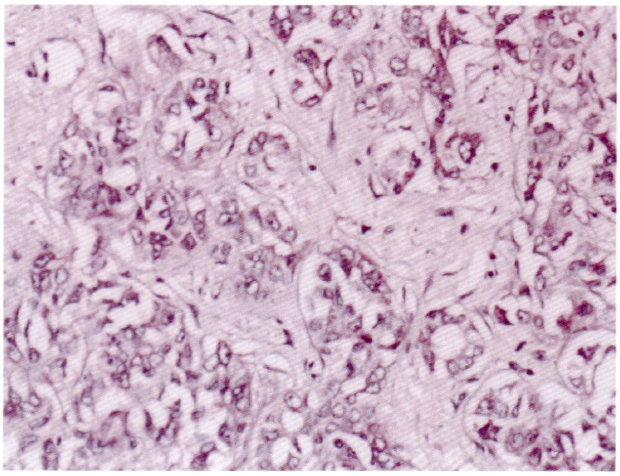

图 12-1-11　肝内胆管细胞癌病理切片

【影像学表现】（图 12-1-12，图 12-1-13）

（1）CT 表现：巨块型形成巨块状，占据肝脏一叶或一叶之大部分，因向周围浸润而边缘不锐利，肿瘤内多有坏死而呈不规则之更低密度区域，病灶周围常有子灶。结节型与周围正常肝组织分界清楚，呈类圆形，部分病灶周围可见完整或不完整的更低密度环状带，即假包膜，肿瘤内可因缺血坏死而呈更低密度。弥漫型为弥漫性小结节，平扫难以显示。因肝癌血供丰富且主要由肝动脉供血，故增强扫描动脉期即可见肿瘤明显强化。

小型肝癌常呈均一浓染，体积较大者由于内部存在不同血管结构而呈不均匀强化，病灶内有坏死囊变者强化亦不均匀。门脉期肿瘤增强效果减弱，密度减低，而此时 80% 由门静脉供血的正常肝组织强化达峰值，因此门脉期病灶境界更加清晰。

①肿瘤被膜强化主要有三种形式：第一种，平扫时表现为低于肿瘤密度之环状带，增强后与肿瘤呈等密度；第二种，平扫时于肿瘤呈等密度，增强后为高于肿瘤密度的环状带；第三种，平扫时呈低于肿瘤密度的环状带，增强后呈高于肿瘤密度的环状带。从被膜增强的时间来看，一般动脉期不被增强，在门脉期或静脉期强化逐渐明显。

②肝癌的其他 CT 表现：肝癌破裂出血时表现为肿瘤内斑片状高密度影，也可表现为被膜下新月形高密度影或腹腔内广泛出血；门静脉、肝静脉或下腔静脉内有癌栓形成时 CT 增强扫描可见血管腔内充盈缺损；当出现肝内转移灶时可见肿瘤周围肝实质内单发或多个子灶形成，平扫或增强之后的密度变化特点基本与原发灶相同。

（2）MR 表现：平扫原发性肝癌多为 T_1WI 低信号，T_2WI 高信号表现。小于 3cm 的病灶内部信号通常较均匀，而大于 3cm 的多数病灶内部因质

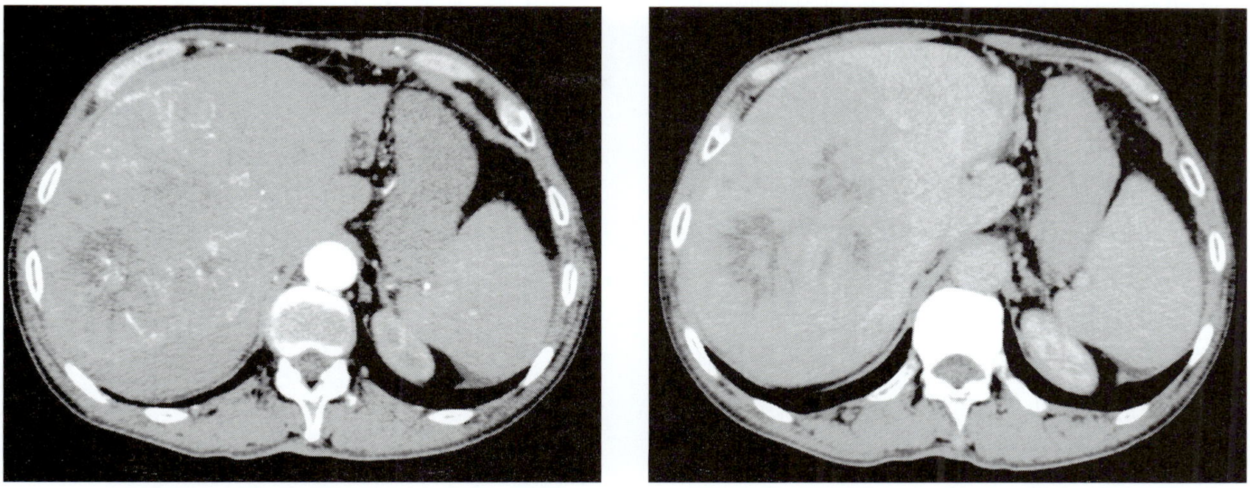

（A）　（B）

图 12-1-12　CT 增强扫描肝右叶巨块型肝癌

（A）肝右叶肿瘤灶于动脉早期即可见较明显不规则强化；（B）门静脉期肿瘤强化程度弱于正常肝实质，病灶内液化坏死区显示更清晰。

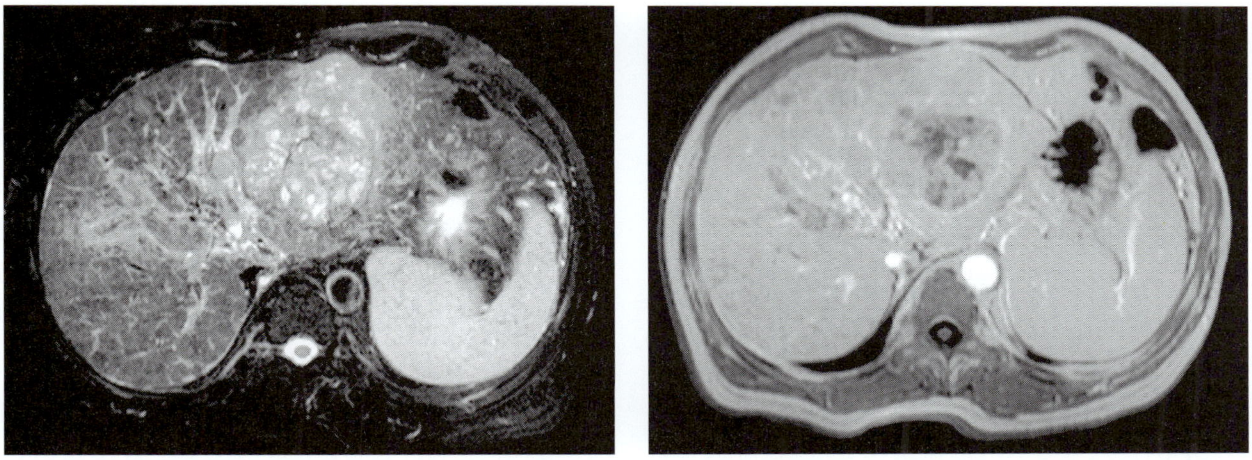

（A）　（B）

图 12-1-13　MR 扫描肝左叶肝癌伴门脉癌栓形成

（A）T_2WI 示肝左叶占位灶，门脉主干管径增粗，其内血液流空信号被中等信号肿瘤组织取代；（B）同一病例增强扫描后门脉期，肿瘤灶呈不均匀强化，强化程度弱于正常肝实质，门脉内因癌组织侵犯无造影剂充填。

地不均形成不均匀信号表现。囊变坏死区在 T_1WI 呈更低信号，T_2WI 呈更高信号表现。肿瘤内出血则据时间长短而呈高信号或低信号表现。有包膜的癌肿灶境界多较清晰，因包膜样结构由纤维组织构成，故均呈低信号表现。其余无包膜的病灶通常为轮廓可辨但边界欠清。当门静脉、肝静脉或下腔静脉内有癌栓形成时，MR 平扫表现为相应血管管径增粗，原来流空的分支状低信号被癌栓组织取代，变成与肝癌组织相似的信号。

增强扫描强化特征与 CT 相同，亦呈“快进快出”表现，强化高峰出现在肝动脉期，强化程度高于正常肝实质，门脉期以后又呈现相对于正常肝实质的低信号表现。大的病灶通常为不规则且不均匀的强化，呈放射状或网格状等，其内部无强化的坏死囊变区显示更清晰，静脉内的癌栓在增强扫描也可得到更好的显示。肿瘤假包膜通常在延迟期强化较明显。

（3）小肝癌表现：肝癌的早期诊断是决定治疗方案选择及疗效好坏的关键。目前较敏感的检查方法包括碘化油 CT、螺旋 CT 三期扫描、MR 全肝多层动态增强扫描等。网状内皮细胞靶向造影剂(SPIO)的应用在这方面也开辟了新的前景。

(4)胆管细胞癌表现:胆管细胞癌和肝细胞癌均属原发性肝癌,有时两者不易区分,但胆管细胞癌因其不同的起源和组织学表现也具有一些自身特点。在临床表现方面,末梢型胆管癌早期无症状,晚期可有肝大、上腹不适等;肝门部胆管癌常以黄疸为初发症状。早期只有壁内浸润,尚未形成壁外肝内肿块时,CT 及 MR 只显示胆管壁僵硬、肥厚。形成肝内肿块后,病灶表现与肝细胞癌相似,因血供较少,强化程度相对较低,肿瘤末梢侧的肝内胆管扩张较明显。此外,在末梢部胆管内发育的乳头状胆管癌常以末梢胆管的局限性扩张为唯一的诊断依据。

【影像诊断技巧】

CT 多期增强技术可以在动脉期和门脉期分别完成全肝扫描,因而能充分反应病灶的血供特点——"快进快出",使肝细胞癌的检出率明显提高,特别是小肝癌的检出尤为重要。胆管细胞癌,动脉期强化,门脉期、平衡期仍有强化。

MR 动态增强扫描结合 DWI 对于肝癌的诊断具有很高的敏感度和特异度,它的软组织分辨率高,可以清晰显示瘤灶内部结构,鉴别有无脂肪变性或出血坏死等。MR 对于肝癌包膜的显示率明显优于 CT,MR 动态增强检查和胰胆管成像技术(MRCP)可分别显示肝癌血供特点、侵犯血管及胆道系统的情况。因肝癌组织内基本不含有 Kupffer 细胞,故含铁造影剂的应用对于其鉴别诊断也具有较大价值。

三、肝局灶增生结节

【概述】

肝局灶性结节增生(focal nodular hyperplasia,FNH)是一种良性占位性病变,多数认为是肝细胞对异常发育血管的增生性反应,而非真正的肿瘤,以青年女性多见。

【临床表现】

多数无临床症状,偶然发现,少有出血倾向,无恶变。

【病理基础】(图 12-1-14)

病变多为单发,少数为多发。病灶于周边正常肝组织分界清楚,偶见假性包膜。其特征性表现为中央区或稍偏心的星芒状瘢痕核心,向周边放射状分割增生的肝细胞结节。病灶内含 Kupffer 细胞、淋巴细胞、血管及增生的胆管结构。

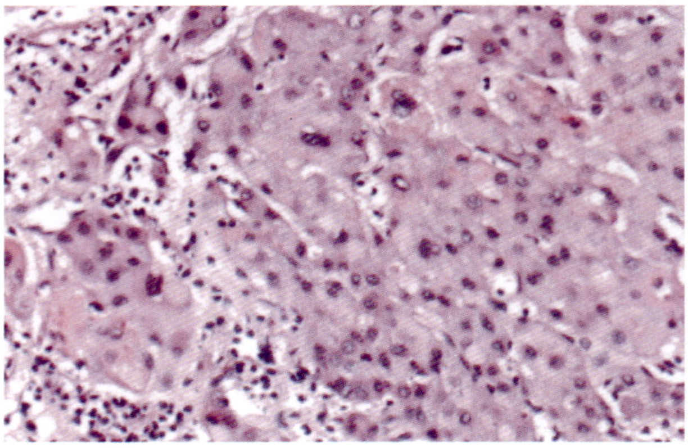

图 12-1-14 肝局灶性结节性增生

【影像学表现】(图 12-1-15,图 12-1-16)

(1)CT 表现:平扫呈类圆形低密度或等密度占位,中央瘢痕表现为相对病灶的低密度区,从中央向边缘呈放射状分布。增强扫描动脉期病灶实质部分呈明显均匀强化,其后造影剂缓慢退出,而中央瘢痕则逐渐强化,晚期密度可高于实质部分。

(2)MR 表现:因病灶实质部分由正常肝细胞组成,故 T_1WI、T_2WI 上呈均匀等低或等高信号。特征性的表现是星状瘢痕在 T_1WI 呈低信号,T_2WI 上通常呈高信号表现,这不同于一般的瘢痕组织,可能于病灶内炎性细胞浸润及一定程度的水肿有关。增强扫描动脉期实质部分明显强化而瘢痕无强化,至门脉期以后,实质部分强化减弱而瘢痕组织强化逐渐突出。因病灶内含 Kupffer 细胞,故 SPIO 增强后呈与正常肝实质相似的信号减低。

【影像诊断技巧】

FNH 具有离心性血液供应及二条血液引流途径。FNH 的典型 CT/MR 表现包括增强早期肿瘤呈弥漫均匀强化,在门静脉期或门静脉后期成等密度,病灶内可见中心低密度瘢痕及辐射状分隔,肿瘤周围有薄而不完整的包膜样血管。

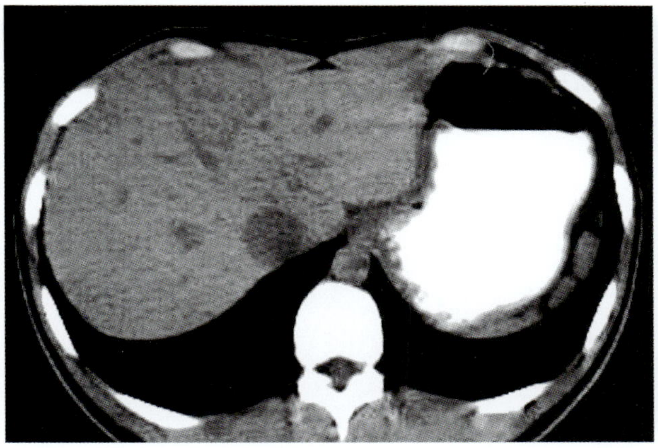

（A）

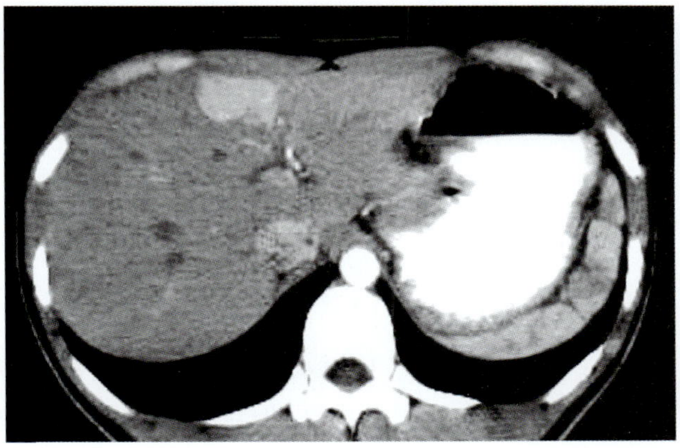

（B）

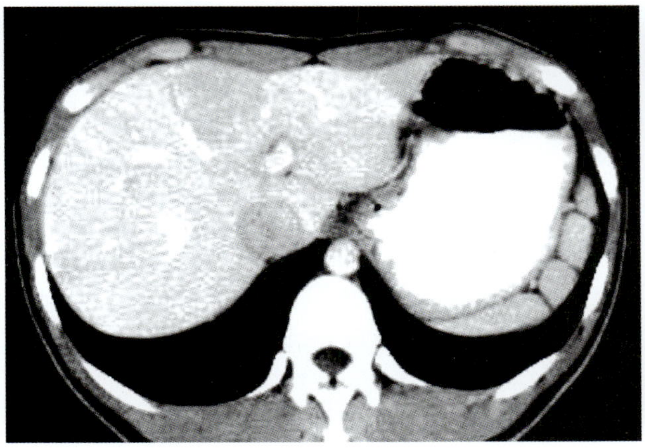

（C）

图 12-1-15　肝局灶性结节增生

（A）肝方叶病灶平扫呈略低密度表现，边界清楚，密度均匀；（B）动脉期病灶呈快速明显的均匀强化；（C）门脉后期造影剂快速退出，呈均匀稍低密度表现。

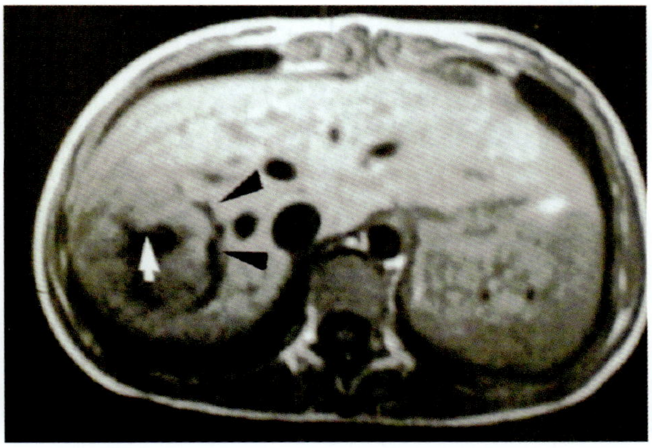

（A）

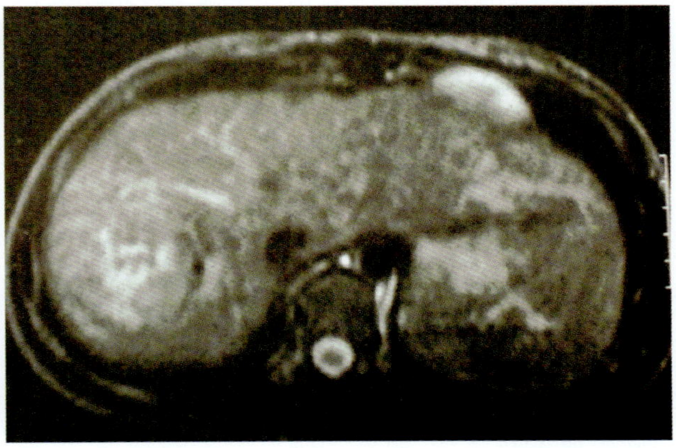

（B）

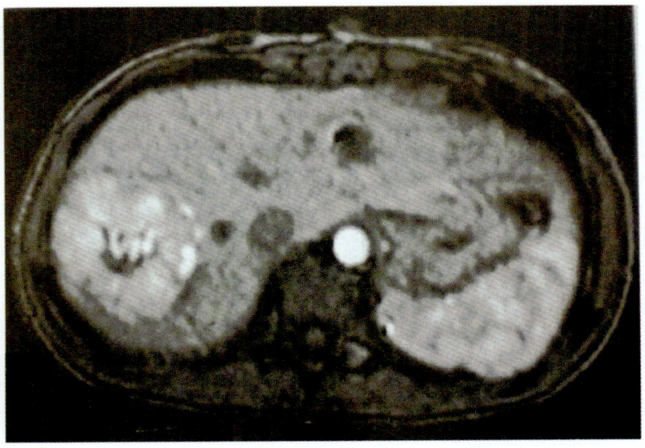

（C）

图 12-1-16　肝右叶局灶性结节性增生

（A）、（B）平扫病灶边界较清晰，呈 T_1WI 中等信号，T_2WI 较高信号表现；中央瘢痕则呈 T_1WI 低信号，T_2WI 高信号表现；（C）增强扫描后动脉期病灶强化明显，而中央瘢痕无强化。

四、肝脏不典型腺瘤样增生

【概述】

肝脏不典型腺瘤样增生结节（dysplastic nodules, DN）病理上被定义为结节性肝细胞增生，其中至少有 1mm 以上的肝细胞呈不典型增生，但组织学上无任何恶性征象。

【病理基础】

大体上 DN 与周围硬化或非硬化的肝实质不同，其边界清楚，推压临近组织。在组织学上 DN 有高分化和低分化之分，高分化的 DN 与肝细胞癌关系密切，被认为是肝内癌前期病变，因此在高危人群中检出 DN 具有十分重要的意义。

【影像学表现】

DN 在 T_1WI 呈高信号，压脂后高信号无变化；T_2WI 上大部分呈低信号表现。DN 局灶癌变者在 T_2WI 可见低信号区中有高信号结节，即所谓结节中之结节。DN 主要由门静脉供血，在增强扫描早期一般无强化表现，延迟期与肝实质强化一致，当其向肝细胞癌转变时，随着恶性程度的增加，门脉供血不断减少，而肝动脉供血不断增加，癌变部分于肝动脉期可见强化。DN 癌变区对含铁造影剂的摄取能力将降低。

【影像诊断技巧】

DN 的超声和 CT 表现缺乏特异性，定性困难，而 MR 检查则有较大价值。

五、肝细胞腺瘤

【概述】

肝细胞腺瘤（hepatocellular adenoma）属于肝脏良性肿瘤，比较少见，该病多见于年轻女性，发病与口服避孕药有一定关系。

【临床表现】

肿瘤小时无任何症状，肿瘤大时，出现腹部肿块、腹胀及钝痛。合并出血则可产生出血性休克。

【病理基础】（图 12-1-17）

肿瘤病理组织分化程度好、有完整包膜。多为单发，呈圆形或类圆形，境界清楚。肿瘤细胞比正常肝细胞体积稍大，大小一致，呈梁索状排列，结构较紊乱，失去正常肝细胞索形态，梁索间有少量结缔组织和毛细血管。肿瘤内无汇管和成熟的胆管结构。

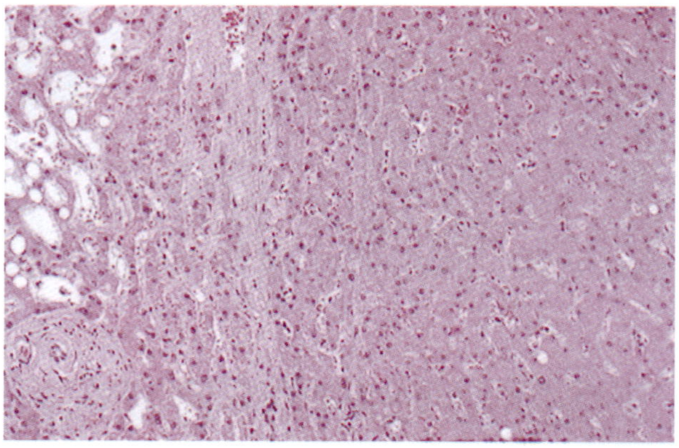

图 12-1-17　肝腺瘤病理切片

肿瘤细胞类似于正常肝细胞，但肿瘤组织中肝细胞条索排列紊乱，无正常肝小叶结构。

【影像学表现】（图 12-1-18）

（1）CT 表现：平扫时大多表现为略低密度或等密度占位，也可因其内新、旧出血灶而呈混杂密度表现。增强扫描后因其富含血管，在动脉期实质部分呈明显均匀性强化，随后造影剂逐渐消退，病灶密度下降，与周围正常肝实质呈等密度，晚期呈相对低密度表现。

（2）MR 表现：瘤体在 T_1WI 呈略低信号到略高信号不等，常不均匀，脂肪或出血灶呈高信号，坏死和钙化则表现为低信号；瘤体在 T_2WI 呈不均匀高信号表现。增强扫描后肿瘤强化进程与 CT 表现相似。因瘤体内含有一定量的 Kupffer 细胞，故 SPIO 增强扫描表现与 FNH 相似。

六、肝转移瘤

【概述】

肝脏是转移性肿瘤的好发部位，肝转移癌（liver metastases）的来源途径有：①血行转移，癌细胞侵入血管后随血流到达相应器官形成转移灶，包括门静脉性及动脉性转移。②临近器官直接浸润。③种植转移，由腹腔内脏器肿瘤细胞脱落至腹腔后形成。

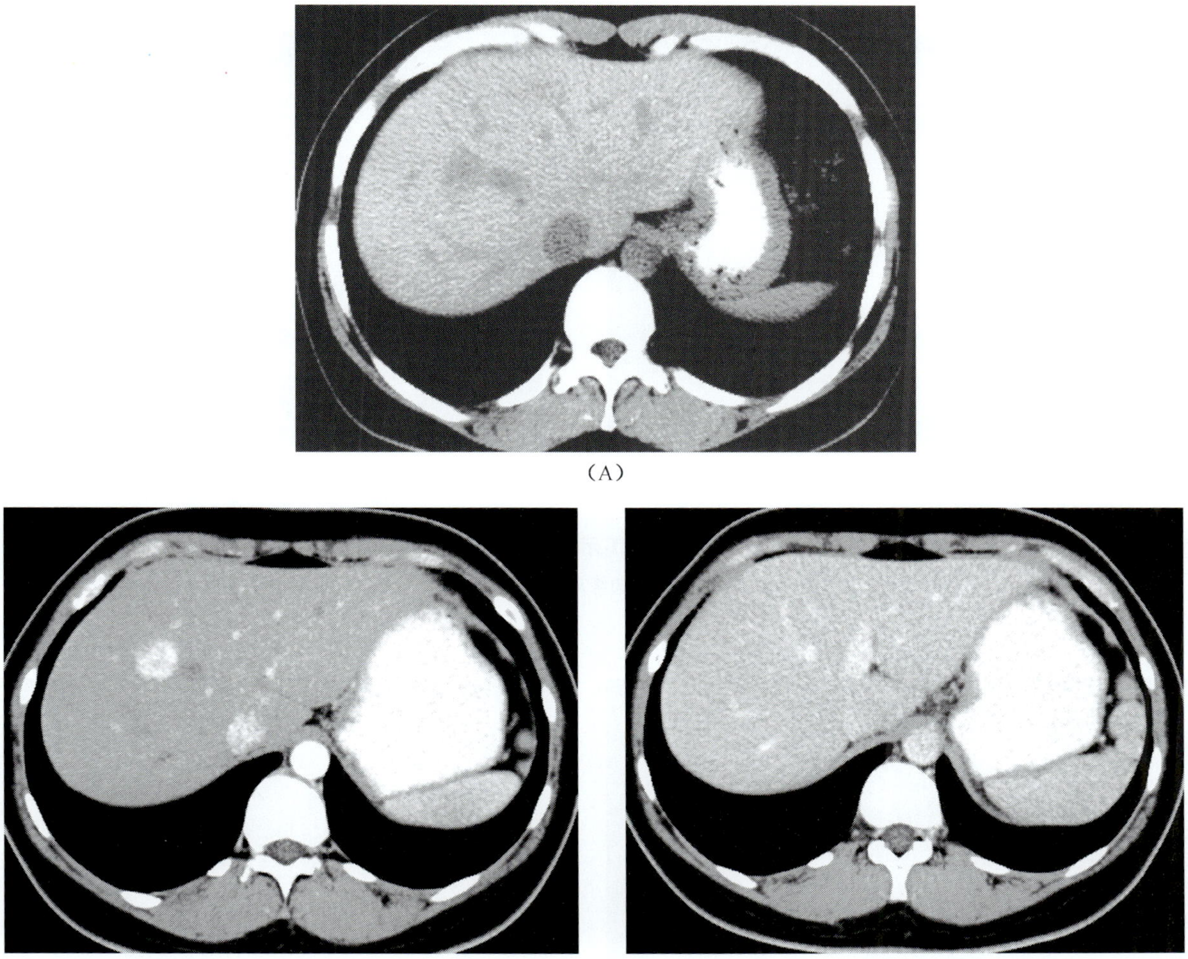

(A)

(B)　　　　　　　　　　　　　　　　(C)

图 12-1-18　肝细胞腺瘤

(A)平扫肝右叶内病灶呈低密度表现，边界较清晰；(B)增强扫描动脉期病灶强化明显，较均匀；(C)延迟期病灶与周围正常肝实质密度相等，边界不如前者清晰。

【临床表现】

肝转移瘤早期症状不明显。中晚期多在原发肿瘤症状的基础上出现肝脏症状，亦可首先出现肝脏症状而原发肿瘤症状不明显。早期症状无特异性，如乏力、消瘦、肝区疼痛等，晚期则出现黄疸、腹水、恶病质等。

【病理基础】

转移性肝脏肿瘤的大小、数目和形态可有较大差别，可单发或多发，局限或散在，多发者结节之间可相互融合呈块状。肿瘤中心多发生坏死、出血；转移灶内也可发生钙化，主要见于消化系统来源者。

【影像学表现】(图 12-1-19，图 12-1-20)

(1)CT 表现：平扫时多表现为多发性大小不等的低密度结节，也可单发。多数病灶在低密度病变内存在更低密度区域，从而显示为同心圆状。来源于消化道、卵巢等部位的转移灶内或可见点状、斑块状、羽毛状高密度钙化。食管、肺、宫颈等扁平上皮来源转移瘤内部可几乎全部液化坏死，呈囊肿样表现，少数可见壁结节。肝被膜下转移灶可造成肝脏变形。

增强扫描所显示病灶数量可较平扫时增多。动脉早期转移瘤多呈边缘环状强化，延迟期强化程度弱于正常肝实质，病灶内液化，坏死区无强化。部分乏血供转移灶可无明显增强效果。囊性转移灶壁结节强化可较明显。

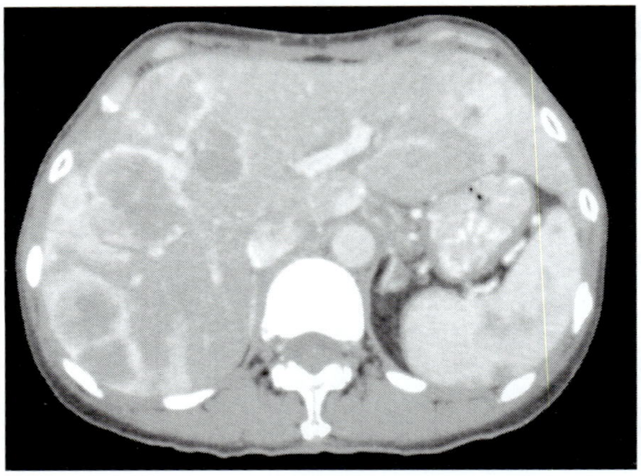

(A)

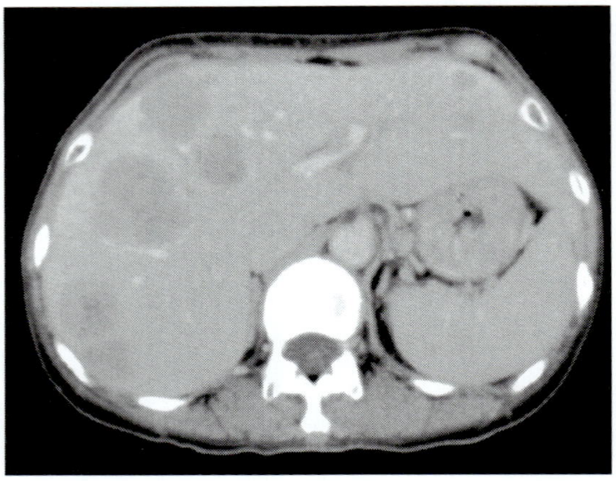

(B)

图 12-1-19　CT 示肝脏多发转移瘤

(A)增强扫描早期见肿瘤灶呈较明显边缘环状强化;(B)延迟期瘤灶强化程度减弱。

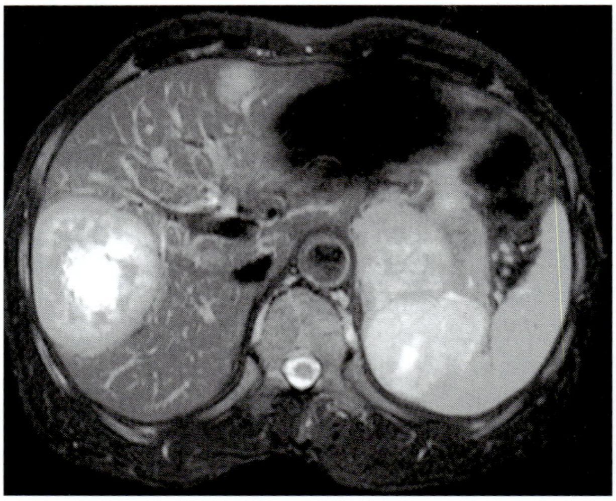

(A)

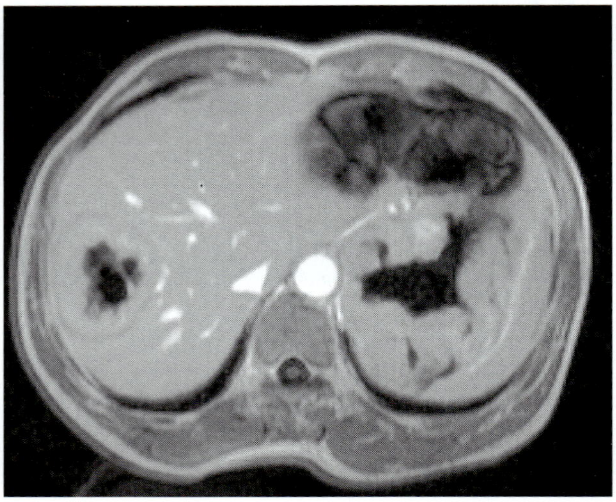

(B)

图 12-1-20　MR 示胃癌患者肝内转移灶

(A)T_2WI 肝右叶内一较大转移灶呈"靶征";(B)增强扫描延迟期,病灶内坏死区无强化,内晕环呈中等程度强化,外晕环强化已减退。

(2)MR 表现:T_1WI 时多数肿瘤表现为低信号,边界多较清楚;当病灶中心区坏死时,形成中心更低密度区;当病灶内伴有出血时则表现为高信号,黑色素瘤或脂肪性转移瘤也可呈高信号表现。T_2WI 绝大多数转移瘤呈高信号表现,信号多欠均匀;如果肿瘤灶内存在明显坏死区,可出现"靶征",即 T_2WI 病灶中心为片状高信号,其外围为一厚度不等的低信号内晕环,多于纤维结缔组织形成和凝固性坏死有关,部分病灶内晕环周围还可见一高信号外晕环,与生长活跃的肿瘤细胞或细胞坏死有关;黑色素瘤肝转移在 T_2WI 表现为低信号;当肿瘤内发生钙化时表现为局部低信号区。

增强扫描动脉期多数呈不均匀强化或环状强化,少数强化较均匀。延迟后瘤灶的强化程度多明显减轻,表现为低信号为主。病灶边界更加清晰。

【影像诊断技巧】

肝脏转移癌的表现多种多样,即使同一来源的转移灶,其表现也可能有差异,需要结合病史、生化检查，以及病灶影像特征仔细鉴别，特别是对于单发的转移灶，更需提高警惕，这对于患者治疗方案的选择具有重要意义。

肝脏转移灶以多发为主，大小不一，多可见“牛眼征”和边缘性强化，无包膜。囊性转移灶的囊肿壁多不如肝囊肿那样光滑、规整，有时可见到壁结节，增强扫描后囊壁和壁结节可有强化。随着 MR 的普及，可为肝转移癌影像检查的首选。

七、肝母细胞瘤

【概述】

肝母细胞瘤（hepatic sarcoma）是小儿最常见的肝脏原发恶性肿瘤，多见于婴幼儿，3 岁以下者占 85%～90%，男性多于女性。

【临床表现】

发病初期多不典型，后期会出现上腹部或全腹膨隆、恶心呕吐、食欲不振、体重减轻、发热、黄疸等表现。

【病理基础】

肉眼观，肿瘤分为块状型、多结节型及弥漫型。组织学分为上皮和间叶两种成分，上皮成分包括原始肝细胞和肝癌细胞；间叶成分主要为骨样组织、肌肉以及髓外造血组织。

【影像学表现】 （图 12-1-21）

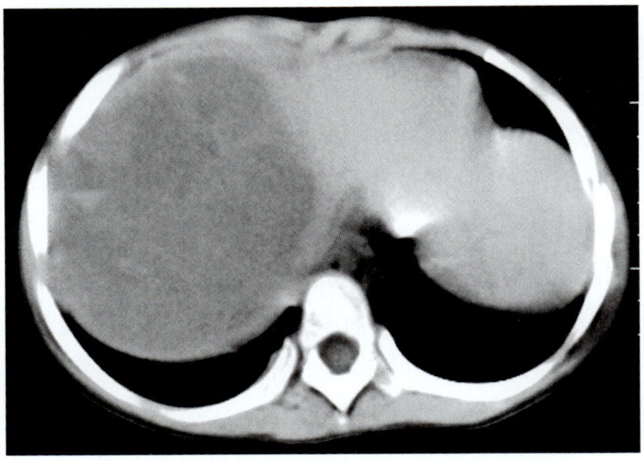

图 12-1-21 肝母细胞瘤

女性，5 岁，平扫示肝右叶内巨大非均质性占位灶，边界较清晰，手术证实为肝母细胞瘤。

CT 及 MR 平扫可见肝内实质性占位，呈巨块型或多个结节融合呈块，边界多较清晰，其内部质地不均可造成 CT 密度和 MR 信号的不均匀、坏死、出血，囊变区呈现相应的 CT 和 MR 表现。增强扫描动脉期呈不均匀强化，门脉期强化程度弱于正常肝实质。半数病灶内可见不定型钙化。

八、肝血管瘤

【概述】

肝血管瘤（hemangioma）是肝脏最常见的良性肿瘤，多发于成年女性，大多数为海绵状血管瘤，极少数为毛细血管瘤及血管内皮瘤。

【临床表现】

肿瘤大小不一，瘤体较小者不产生任何症状，较大者可出现上腹部不适，肝区胀痛等症状。偶可因血管瘤破裂，大出血而产生急腹症相关症状。

【病理基础】 （图 12-1-22）

肿瘤被覆结缔组织被膜，与周围肝组织分界清晰。肿瘤内由扩张的异常血窦组成，内衬单层的血管内皮细胞。血窦内纤维组织不完全间隔形成海绵状结构，并充满新鲜血液。肿瘤内可发生血栓形成、纤维化、钙化。

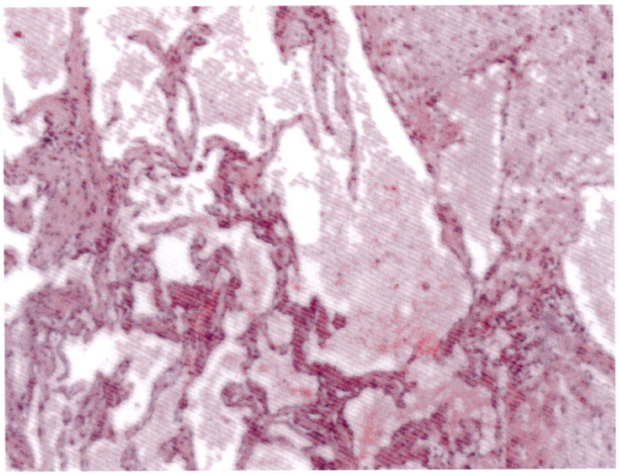

图 12-1-22 肝海绵状血管瘤病理切片

【影像学表现】 （图 12-1-23）

（1）CT 表现：平扫时肝血管瘤一般呈较均匀低密度表现，边界较清晰。体积较大的瘤体中央区可因瘢痕组织形成而呈现裂隙状、星状更低密度区。偶可于瘤体内见灶状高密度钙化影。增强扫描肝血管瘤呈现“快进慢出”的特征，即动脉早期见

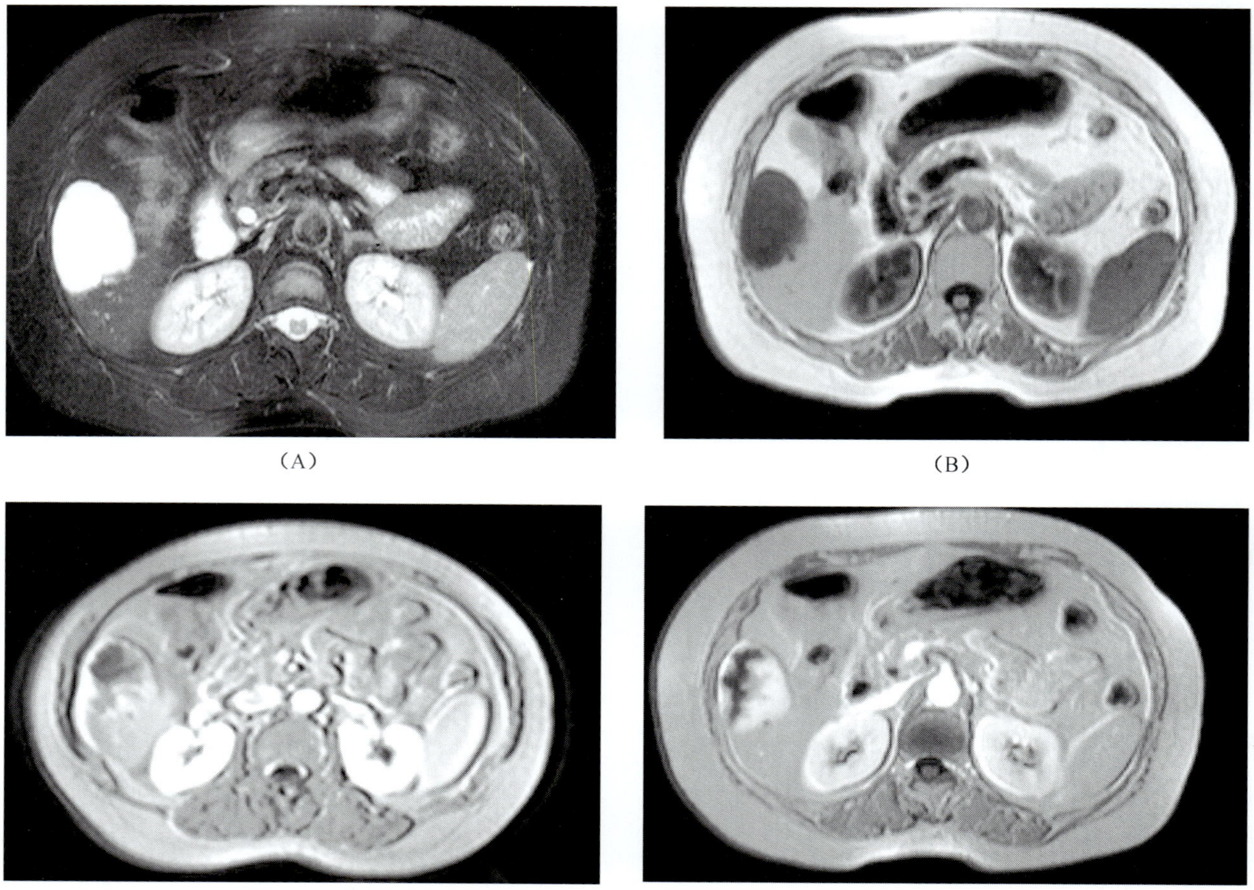

(A) (B) (C) (D)

图 12-1-23 MR 示肝右后叶血管瘤

(A) T_2WI 血管瘤呈较高信号表现，其内可见低密度纤维分隔影；(B) T_1WI 病灶呈较均匀低信号表现；(C)+(D)：同一病例增强扫描后，强化区由周边逐渐向中央部弥散。

肿瘤周边区结节状、斑点状、条形强化，强化程度明显高于肝实质，随后瘤体内强化区逐渐融合并向中央扩展，延迟后病灶中央区可被完全填充而呈现周围肝实质等密度表现。直径小于 3cm 血管瘤可一开始就显示均匀强化，也有少部分病灶的强化从中央向周围弥散或从一侧延伸至另一侧。肿瘤内的血栓形成及纤维化区不强化。

(2)MR 表现：T_1WI 病灶多呈均匀低信号表现，T_2WI 呈高信号，且 T_2 权重越重，病灶信号越高，称之为"灯泡征"。当病灶内有纤维化或出血时信号可不均匀，呈现相应的组织信号特征。增强扫描后瘤体强化明显，方式和 CT 所见相同。

【影像诊断技巧】

超声检查对肝血管瘤具有较高的敏感性，可发现直径小于 1.0cm 的病灶，但其特异性不高。

肝血管瘤在动态增强扫描中具有"慢进慢出"的典型征象，因此 CT 和 MR 检查均具有较高的敏感性和特异性，但是相比而言，MR 检查更具优势。平扫时在 T_2WI 像上，随着 TE 时间的延长，肿瘤的信号强度递增，直至超过胆囊的信号，称之为"灯泡征"，这是肝海绵状血管瘤的特征性 MR 表现。对于合并脂肪肝的病例，MR 检查的敏感性优于 CT。

肝血管造影是诊断肝血管瘤最可靠的方法，瘤区呈"爆米花"样染色。但由于血管造影属有创性检查，故仅在其他影像学方法发生鉴别诊断困难时才考虑使用。

九、肝囊肿

【概述】

肝囊肿(Cyst)分为单纯性肝囊肿及多囊肝。单纯性肝囊肿可单发或多发，多囊肝常合并肾、胰等其他脏器囊肿，为常染色体显性遗传性疾病。

【临床表现】

小的肝囊肿一般无症状或症状轻微，往往在体检时偶然发现。囊肿较大者则可因压迫邻近脏器而出现食后饱胀、恶心、呕吐、右上腹隐痛不适等症状。囊肿破裂时可有剧烈腹痛，继发感染时则产生类似肝脓肿的症状。

【病理基础】 (图 12-1-24)

囊肿多数内衬立方上皮细胞，少数衬以纤毛柱状上皮或为无内衬上皮的纤维壁。外被以纤维组织被膜。囊肿大小差异可悬殊，生长缓慢。多囊肝之囊壁薄，切面呈蜂窝状。囊肿腔内多为澄清液体，合并出血时则呈咖啡色。

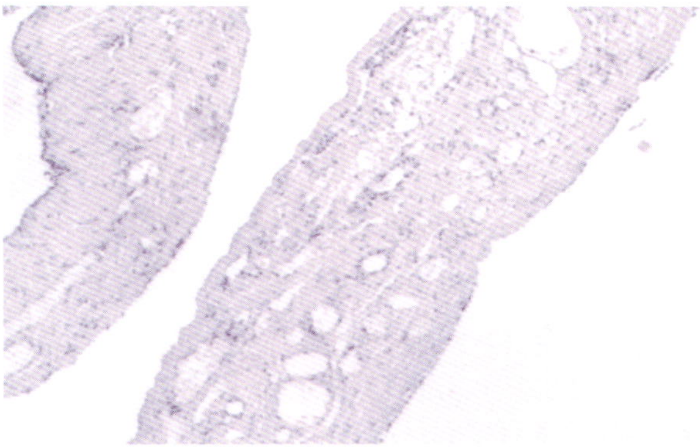

图 12-1-24 肝囊肿病理切片

【影像学表现】 (图 12-1-25)

(1)CT 表现：平扫呈单发或多发圆形或椭圆形低密度灶，边界清晰，囊壁薄，囊内密度均匀一致。增强扫描无强化。当囊肿内伴出血或感染时密度可增高。多囊肝表现为遍布肝内的囊性病变，常见薄壁分隔状表现，并可伴有多囊肾等。

(2)MR 表现：肝囊肿在 T_1WI 一般呈低信号表现，信号强度均匀，边界锐利，少数囊腔内蛋白质或脂肪含量较高时，则 T_1WI 呈等信号或高信号。肝囊肿在 T_2WI 上呈均匀高信号表现。增强扫描

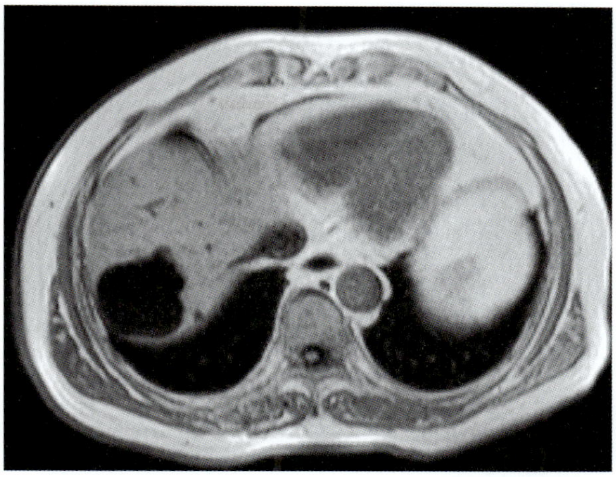

(A)

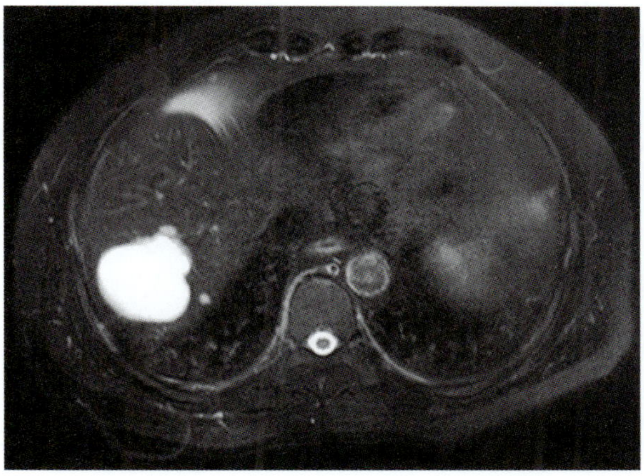

(B)

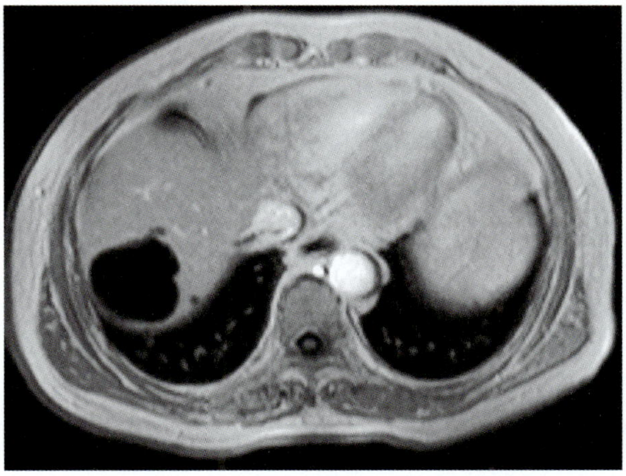

(C)

图 12-1-25 肝囊肿

(A)T_1WI 肝右叶类圆形低信号灶，边界清晰；(B)T_2WI 显示囊肿呈均匀高信号表现；(C)Gd-DTPA 增强后，T_1 加权成像囊肿无强化。

各期，病灶均不强化。

【影像诊断技巧】

肝囊肿在超声检查中具有典型的声像图特征，特异度高，价格低廉，可作为随访观察的首选。

CT 和 MR 诊断肝囊肿的敏感度和特异度均高，表现为无强化的囊性占位。相比 MR 检查准确率更高，尤其适用于直径小于 1.0cm 小囊肿的诊断及与扩张胆管断面的鉴别方面。

十、肝脓肿

【概述】

肝脓肿(hepatic abscess)分为细菌性肝脓肿和阿米巴性肝脓肿两大类，尤以前者多见。

细菌性肝脓肿的感染途径为：①经胆道系统，结石等原因继发化脓性炎症时；②经门脉系统，多见于腹腔内或肠道感染时；③经肝动脉系统，全身任何部位化脓性炎症或败血症时，细菌经动脉系统进入肝脏；④经淋巴系统，⑤直接进入，如肝外伤等。阿米巴肝脓肿则多继发于肠阿米巴病。

【临床表现】

细菌性肝脓肿临床表现多较典型，如寒战、高热、右上腹持续性疼痛，肝脏肿大等，患者白细胞计数明显增高，尤以中性粒细胞为主，黄疸少见。

阿米巴性肝脓肿常继发于肠阿米巴病，因此患者多有痢疾或腹泻病史，起病相对较缓慢，呈稽留热、弛张热或长期低热表现，可继发细菌感染。

【病理基础】 (图 12-1-26)

细菌性肝脓肿的病理表现随着病程进展而变化，早期病变局部大量中性粒细胞浸润，以后该处的肝细胞坏死、溶解、液化，形成充满脓液的空腔，脓肿壁由厚薄不一的纤维肉芽组织包绕形成。脓肿周围的肝细胞充血、水肿，并伴有大量炎性细胞浸润。胆源性肝脓肿常于胆管分布一致，中心部好发；来自门脉的感染常伴有门脉分支管壁的增厚；血源性肝脓肿则数目较多，好发于右叶和肝周边。

阿米巴性肝脓肿是阿米巴滋养体的溶组织酶直接破坏、溶解肝细胞和血管等组织的结果。脓腔内为果酱样液化坏死物，近脓肿壁区有未彻底坏死的血管、胆管及汇管区的纤维结缔组织，呈败絮状，脓肿壁由大量肉芽组织形成。

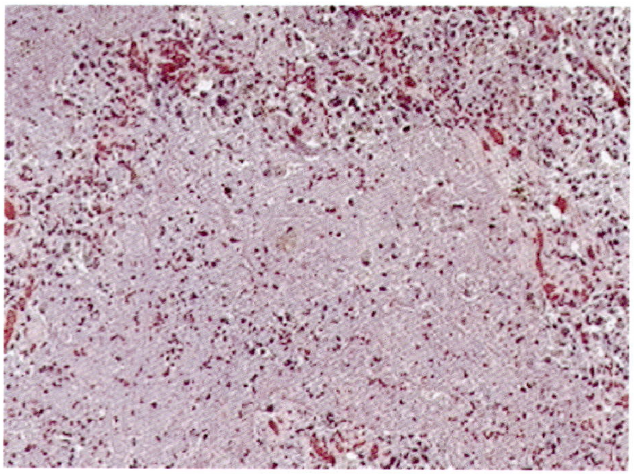

图 12-1-26　脓肿灶镜下所见

脓肿灶内见大量炎性细胞，脓肿壁由成纤维细胞及毛细血管组成。

【影像学表现】 (图 12-1-27)

(1)CT 表现：多数病灶为单房，呈圆形或类圆形，部分病灶也可为多房，呈蜂窝状。脓腔中心液化坏死区呈低密度表现，脓肿壁密度则介于液化坏死区与正常肝组织之间，脓肿周围移行区的肝细胞多伴有炎性浸润，故多数病灶边缘比较模糊。少数肝脓肿灶内有气体存在，表现为多个小气泡或形成液气平面。增强扫描脓肿壁呈明显环状强化，液化坏死区无强化，病灶边界较平扫显示更加清晰。多房性肝脓肿的房隔间壁强化也很明显。

(2)MR 表现：细菌性肝脓肿和阿米巴性肝脓肿内的脓液在 T_1WI 呈低信号表现，可不均匀。脓肿壁的信号略高于脓腔而低于肝实质，壁的外侧可见稍低信号水肿带。T_2WI 上脓液及水肿肝组织呈高信号，脓肿壁呈中等信号表现，类似“靶征”；多房性肝脓肿的分隔叶呈类似信号表现。增强扫描后动脉期脓肿壁即可有强化，而脓肿周边的肝实质因充血可有明显强化。门脉期和延迟期脓肿壁及多房性脓肿的分隔仍可有较明显的强化，而脓肿周围的水肿带与肝实质的强化则趋向一致。

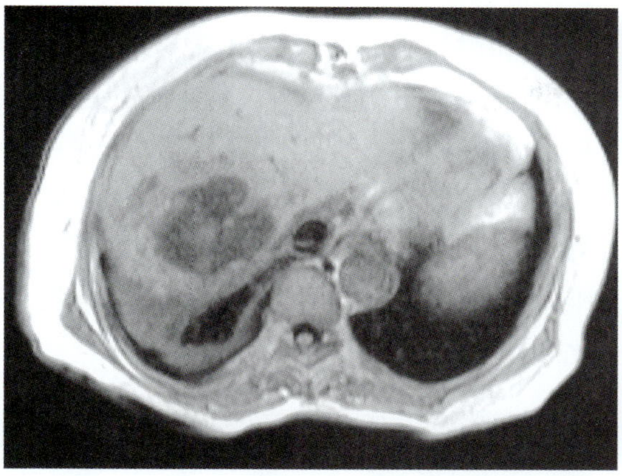

（A）

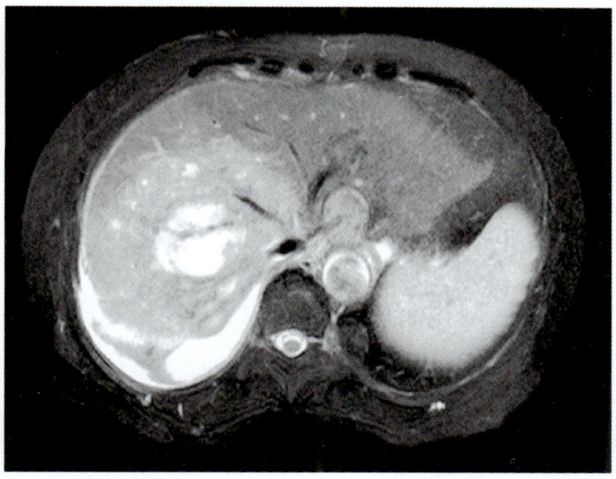

（B）

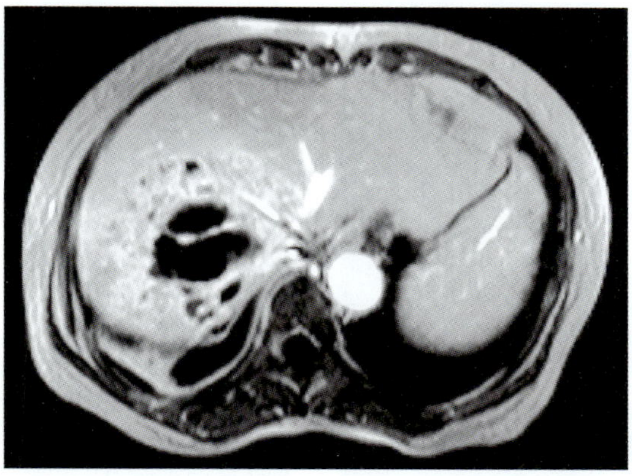

（C）

图 12-1-27 肝脓肿

（A）多房性肝脓肿 T_1WI 病灶呈不均匀低信号表现，液化坏死区信号更低；（B）T_2WI 呈较高信号表现，液化坏死区则信号更高；（C）增强扫描后脓肿壁及纤维分隔强化，液化坏死区无强化。

十一、血吸虫肝病

【概述】

肝血吸虫病（schistosomiasis）是由血吸虫寄生于肝内汇管区引起的，在我国流行的血吸虫病是由日本血吸虫引起的。

【临床表现】

初次感染者在感染后 1～2 天内，接触疫水部位的皮肤会出现尾蚴性皮炎，表现为点状的红色丘疹、奇痒。在感染后 40 天左右，可出现发热、腹痛、腹泻、嗜酸性粒细胞增多等急性感染期症状。晚期血吸虫病患者表现为肝硬化、腹水、脾肿大等，但肝功能一般尚能保存。

【病理基础】（图 12-1-28）

血吸虫卵随门脉血流抵达汇管区。早期肝脏轻度肿大，表面及切面见灰黄色粟粒或绿豆大小结节，镜下见肝细胞水样变性，小灶坏死，Kupffer 细

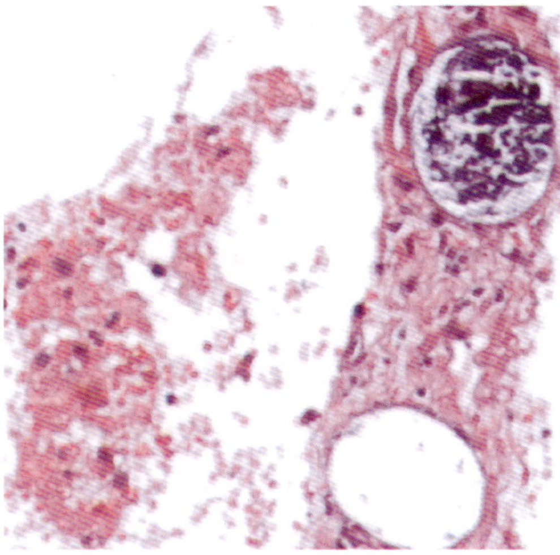

图 12-1-28 病理切片示肝内钙化血吸虫卵

胞内常见吞噬的血吸虫色素。晚期肝脏汇管区纤维化特别明显，肝切面见门脉分支周围纤维组织增生呈树枝状分布，严重者可形成粗大隆起结节，继发窦前性门脉高压，但不形成明显的假小叶。

【影像学表现】(图 12-1-29)

(1)CT 表现：肝叶比例失调，以右叶缩小，左叶增大为特征。肝内汇管区可见由虫卵沉积、纤维组织增生所形成的低密度灶。肝血吸虫在肝内还可形成多发钙化灶，位于肝小叶间的钙化灶呈线条状，肝包膜钙化呈曲线状，汇管区门脉周围钙化可呈团块状，为晚期血吸虫病的特征性表现。增强扫描后可见肝内条索状强化及包膜曲线状强化。

(2)MR 表现：肝内纤维间隔在 T_1WI 呈低信号，梯度回波 T_2WI 呈高信号表现，增强扫描后纤维隔多有较明显强化。MR 对于肝血吸虫病的钙化灶显示不明显。

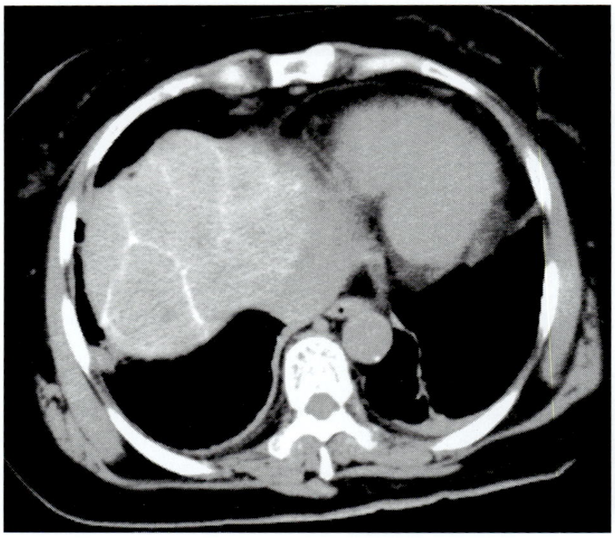

(A)

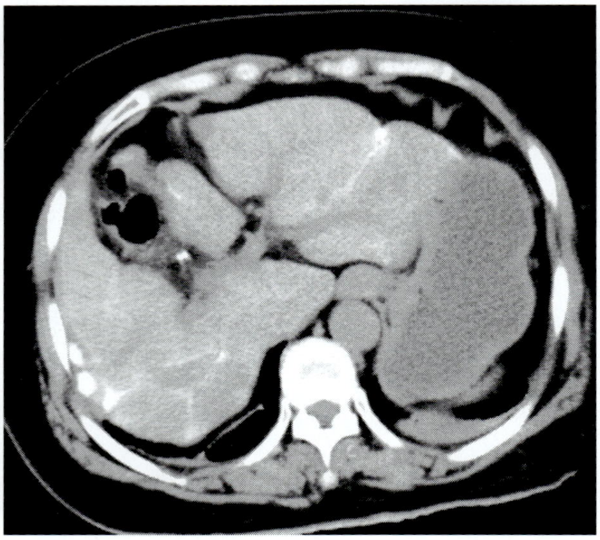

(B)

图 12-1-29 CT 示血吸虫性肝硬化：肝内地图样钙化

十二、肝包虫病

【概述】

肝包虫病(hepatic hydatidosis)又名肝棘球蚴病，是畜牧业地区最常见的人畜共患病。寄生于人体的棘球蚴主要有细粒棘球蚴和泡状棘球蚴两种，以前者更为多见。

【临床表现】

发病年龄以 20～40 岁多见。病程呈渐进性发展。初期症状不明显，可于偶然中发现上腹包块开始引起注意。发展至一定阶段时，可出现上腹部胀满感，轻微疼痛或压迫邻近器官所引起的相应症状。如肿块压迫胃肠道时，可有恶心、呕吐和腹胀等。位于肝顶部的囊肿可使膈肌向上抬高，压迫肺而影响呼吸；囊肿压迫胆道，可引起阻塞性黄疸，压迫门静脉可产生腹水、脾脏肿大。

【病理基础】

细粒棘球蚴侵入肝脏后以包囊的形式膨胀性生长。囊壁分为两层，内壁由生长层和角皮层构成，外壁由宿主的反应性结缔组织构成，富含血管。内囊的生发层可长出多个内含头节的生发囊，生发囊脱落形成子囊，子囊可脱离母囊而移植于其他组织。如囊肿破裂，其内的子囊和头节可广泛移植到其他部位。囊壁和囊内容物可逐渐钙化。

泡状棘球蚴侵入肝脏后以芽生的方式浸润性生长，其生发层呈芽状向外增生，产生无数小囊泡，酷似蜂窝状结构，无明显包囊形成，与正常组织分界不清。病变不断向周围肝实质浸润蔓延，中心部缺血坏死，内含胶冻状物质，坏死灶可钙化。

【影像学表现】(图 12-1-30)

(1)CT 表现：细粒棘球蚴呈单发或多发囊性灶，囊壁光滑，密度略高于周围肝组织，一般很薄不

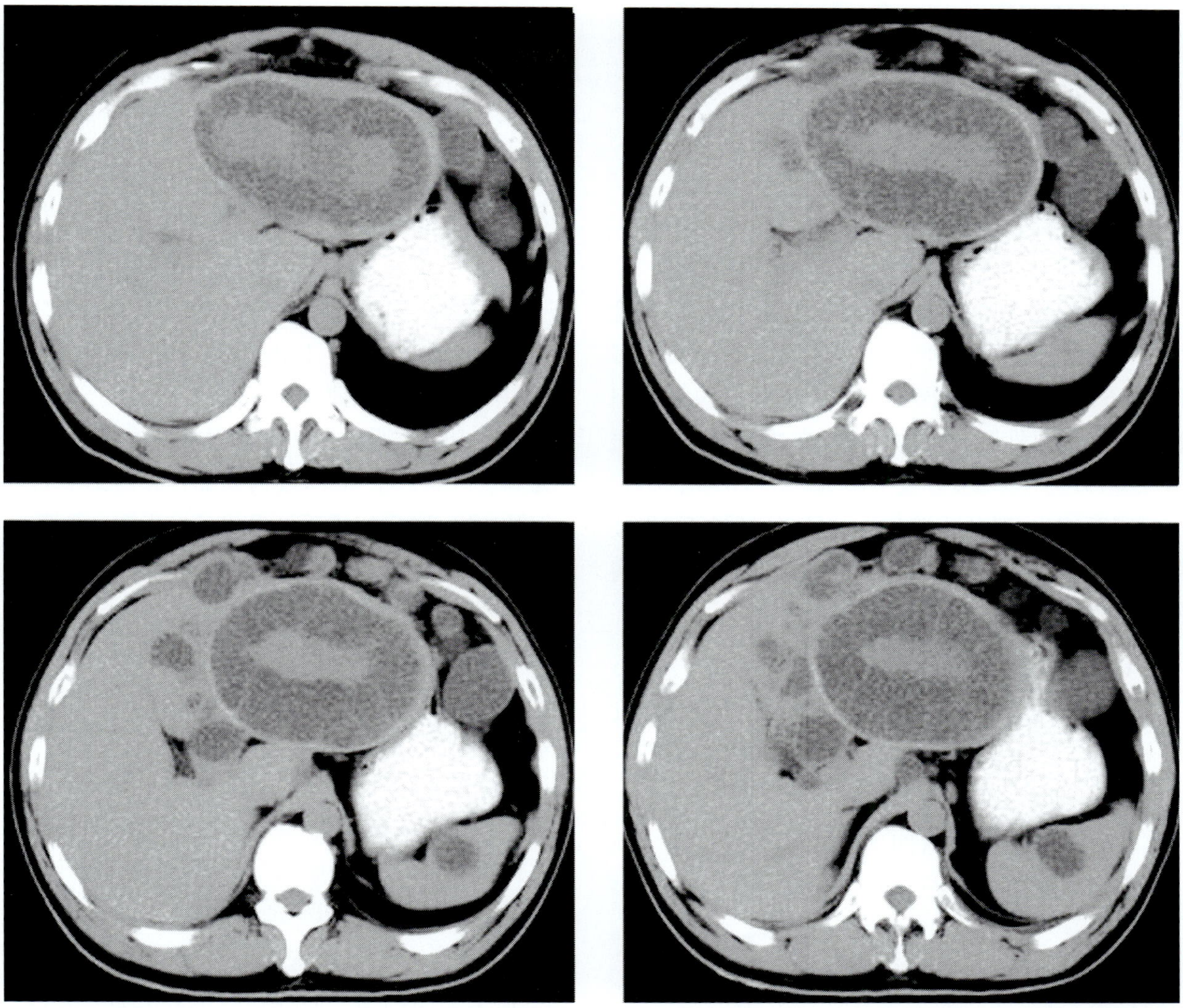

图 12-1-30　肝包虫病

肝左叶多发大小不等的囊性占位灶，边界清晰，其较大病灶内可见分隔及浮莲征。

易显示，囊液密度均匀。部分母囊内可见更低密度子囊，数目不等，呈车轮状或蜂窝状排列，为肝包虫特征性表现。部分母囊内壁与外壁部分或完全分离，内囊悬浮于囊液中，表现为“浮莲征”或“飘带征”。随着病程延长，囊壁和囊内容物均可发生钙化，囊壁钙化呈环形或半环形致密影，囊内容物钙化则表现为囊内不规则点状、条片状致密影。合并感染时囊内可见气-液平面。

泡状棘球蚴表现为肝内低密度灶，形态不规则，密度不均匀，边界模糊。病灶内可见结节状、颗粒状钙化。病灶中心部可发生缺血坏死，呈水样低密度表现。增强扫描后病灶无明显强化。

(2)MR 表现：细粒棘球蚴呈单发或多发类圆形囊肿样病灶，边缘光滑锐利，T_1WI 呈低信号，T_2WI 呈高信号。因母囊内有蛋白成分及细胞碎屑存在，因此子囊在 T_1WI 信号低于母囊，呈囊中囊的特点。MR 对于包虫囊壁及囊内分隔的显示较佳，但对钙化显示不敏感。对于 CT 所见的“浮莲征”和“飘带征”T_2WI 也可显示，但不如 CT 敏感。

泡状棘球蚴形态不规则，边界不清，T_1WI 呈低信号，T_2WI 呈高信号表现，信号强度多不均匀。当病灶中心有坏死时，在 T_1WI 上为更低信号，T_2WI 上为更高信号。

第二节　胆道疾病

一、胆管癌

【概述】

胆管癌是指原发于左右肝管汇合部至胆总管下端的肝外胆管恶性肿瘤，以肝门部胆管癌最为多见，占50%～70%，其次为胆总管癌和壶腹癌。胆管癌在胆道恶性肿瘤中的发生率仅次于胆囊癌，居第二位，以男性多见，好发年龄为50～70岁。胆管癌病因不明，一般认为溃疡性结肠炎、胆结石、华枝睾吸虫感染、胆总管囊肿等因素会增加胆管癌发病的危险性。

【临床表现】

主要表现为伴有上腹部不适的进行性黄疸、食欲不振、消瘦、瘙痒等。如合并胆结石及胆道感染，可有畏寒、发热，阵发性腹痛及隐痛。

【病理基础】（图12-2-1）

胆管癌在大体形态上可分为三型。

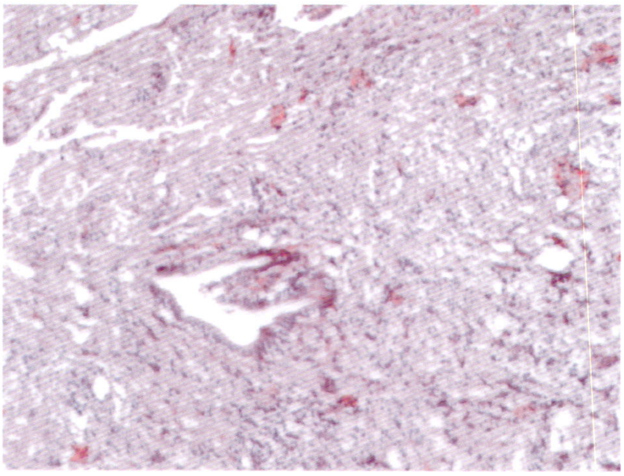

图12-2-1　胆管低分化腺癌病理切片

(1)浸润型：最多见，可见于胆管的任何部位，受累管壁增厚，僵硬，管腔狭窄，并伴有多量纤维组织增生。

(2)结节型：向腔内生长，癌结节的直径可达1.5～5.0cm。

(3)乳头型：最少见，呈灰白色质脆的乳头状肿块，早期即可将胆管腔完全阻塞。组织学上胆管癌大多数为分化较好的腺癌，未分化癌和乳头癌少见，鳞癌和肉瘤等更为罕见。

【影像学表现】（图12-2-2，图12-2-3）

(1)CT表现：由于肝门区胆管内径较小，因此肝门区的胆管癌早期即可造成胆管的完全梗阻，表现为肝内胆管明显扩张。肿瘤本身体积较小，表现为病变区胆管壁增厚，或为局部管腔内结节状软组织肿块影，增强扫描后可强化。发生在一侧肝管的肝门部胆管癌可表现为该侧肝内胆管的明显扩张和肝叶萎缩，较具特征性。

胆总管癌主要沿胆管内壁浸润性生长，造成管壁增厚，可呈偏心性，胆管腔狭窄，甚至闭塞。胆囊可明显增大。增强扫描增厚的胆管壁可强化。

壶腹部胆管癌多呈乳头型，大部分分化良好，易于侵犯邻近胰头及十二指肠等结构，可造成胆总管和胰管的扩张，即所谓“双管征”。增强扫描可见扩张的胆管腔内乳头状强化的肿块。

(2)MR表现：主要为不同程度和范围的胆管扩张，胆管壁的增厚和(或)肿块。胆管癌在T_1WI上多表现为低信号或等信号，T_2WI表现为稍高信号。增强扫描，动脉早期少部分病例呈不规则中等程度强化，多数病灶在门脉期和静脉期强化，且强化持续时间较长。MRCP检查可较好的显示胆管扩张的程度和范围及梗阻的形态特点，胆管癌所致的胆管扩张多为中、重度，扩张的胆管呈软藤状，病变区则呈鼠尾状或残根状。

二、胆管炎

(一)急性化脓性胆管炎

【临床表现】

急性化脓性胆管炎起病急骤，病情凶险，表现为持续性腹痛，阵发性加重，寒战高热，可伴黄疸，严重者甚至伴休克和神经精神症状，称为Charcot三联症或五联症。

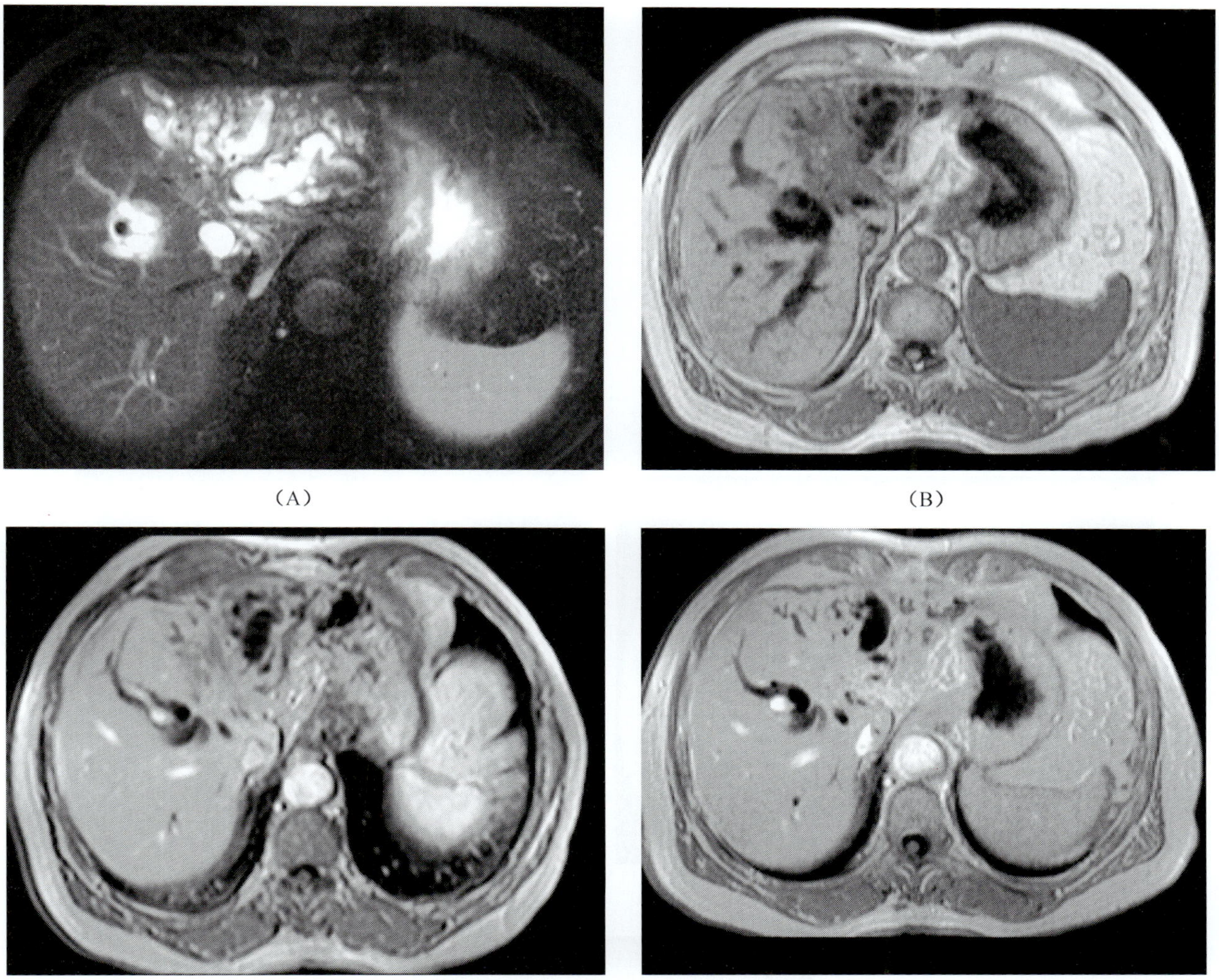

（A）　（B）　（C）　（D）

图 12-2-2　肝左叶胆管癌

（A）+（B）：分别为 T_2WI 和 T_1WI，示肝左叶肝门区不规则肿块影，与周围肝实质分界不清，在 T_1WI 呈低信号，T_2WI 呈稍高信号，左叶肝内胆管明显扩张；（C）+（D）：动态增强扫描，瘤灶早期呈轻度强化，延迟期强化较明显，且持续。

【病理基础】

急性化脓性胆管炎的病因主要为胆道梗阻及细菌感染，梗阻的主要原因为胆道结石，其次为胆道蛔虫。病理表现为肝内外胆管内胆汁淤积和化脓性改变，胆管壁充血、水肿，继而可发生血液循环障碍，缺血坏死。肝内可见多发小脓肿形成。

【影像学表现】

急性化脓性胆管炎临床症状比较典型。CT 和 MR 检查主要表现为胆管扩张，胆管壁增厚，增强扫描可呈较明显持续性强化。CT 显示胆管内积气较敏感。MR 检查易于发现肝内多发小脓肿形成。MRCP 检查在了解胆道梗阻的原因，程度及明确梗阻部位方面可提供更有价值的信息。

（二）慢性胆管炎

【临床表现】

慢性胆管炎的临床表现多不典型，可有上腹部不适，腹胀等，偶见间歇性的轻度黄疸。

【病理基础】

慢性胆管炎多由急性胆管炎反复发作，迁延而来，胆管壁可见纤维瘢痕组织增生，狭窄，狭窄近端胆管扩张。

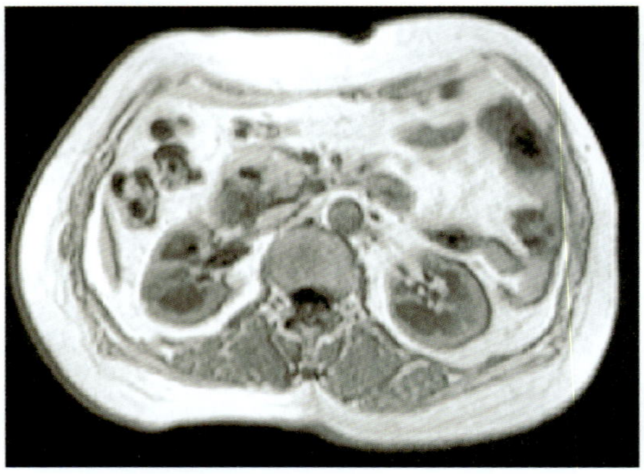

(A)

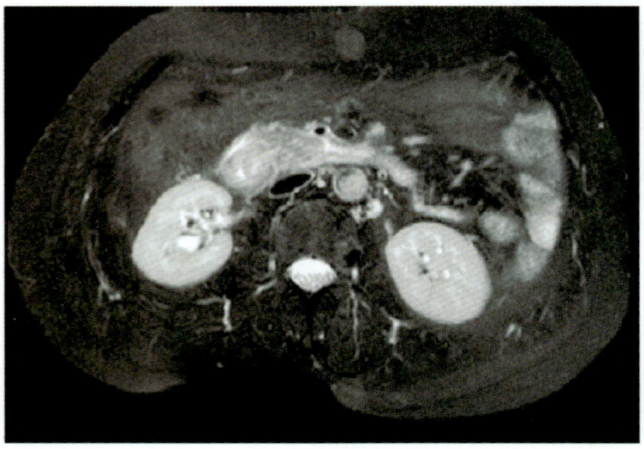

(B)

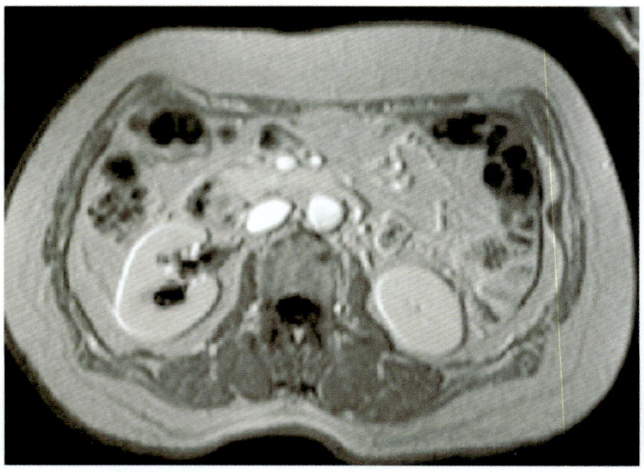

(C)

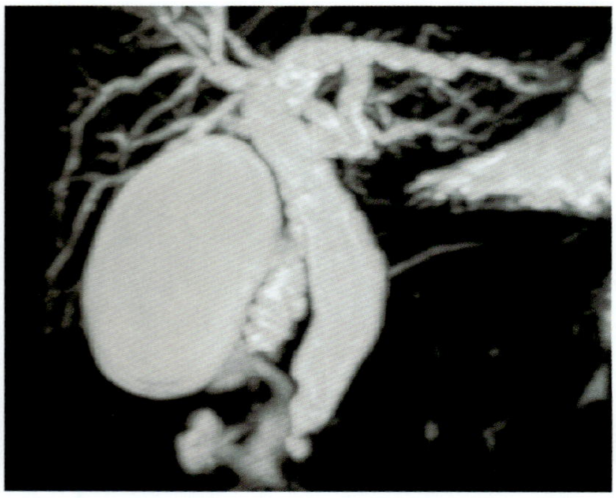

(D)

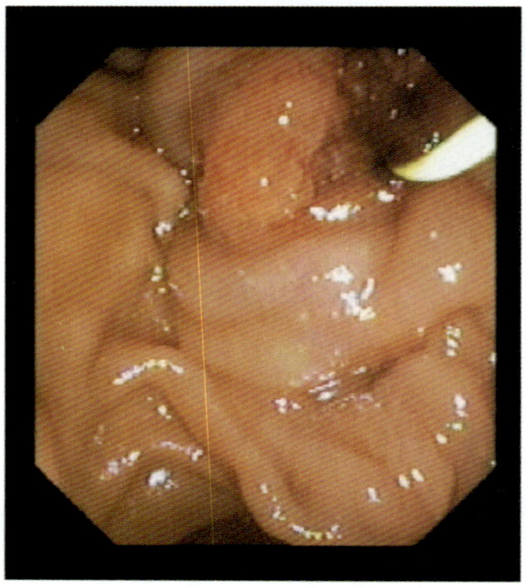

(E)

图 12-2-3　壶腹癌

(A)+(B):分别为 T_1WI 和 T_2WI,示壶腹部软组织肿块,在 T_1WI 呈低信号,T_2WI 呈不均匀稍高信号;(C)增强扫描示肿块呈不均匀强化,周边部分强化更明显;(D)MRCP 示肝内胆管和胆总管明显扩张,胆囊增大,壶腹部狭窄,可见不规则充盈缺损;(E)同一病例,内镜检查示壶腹部肿块。

【影像学表现】

CT 和 MR 多表现为胆管壁不均匀增厚，管腔狭窄，狭窄上方肝内外胆管扩张明显。增强扫描增厚的胆管壁可呈中等程度强化。肝内外胆管内多可见多发结石影，对此 MR 检查更具优势。

（三）硬化性胆管炎

【临床表现】

以慢性进行性黄疸为特征。

【病理基础】（图 12-2-4）

硬化性胆管炎病因不明，可能与感染及自身免疫有关。以肝内、外胆管的慢性纤维化为特征，最终引起胆管壁增厚，胆道狭窄和闭塞，胆管的外径多无变化。胆管周围纤维组织增生，晚期可发展为胆汁性肝硬化。

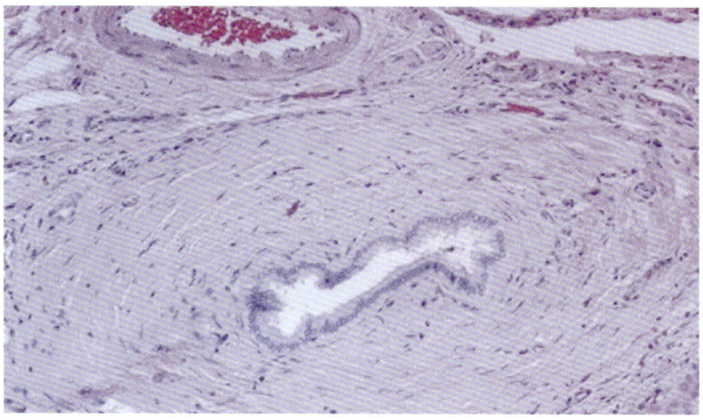

图 12-2-4　硬化性胆管炎

【影像学表现】

CT 和 MR 检查表现为肝内、外胆管不连续的，节段性的狭窄和扩张，狭窄区的胆管壁增厚，增强后强化明显。较少合并胆管结石。相对其他检查方法而言，MRCP 三维成像对于显示胆道的多发性狭窄和扩张更具优势。

三、先天性胆管囊肿

【概述】

先天性胆管囊肿为先天性胆管壁发育不良所致。

病变根据囊肿的位置和形态分为 5 型。

Ⅰ型：最多见，占 80%以上，表现为胆总管的囊状或梭形扩张。

Ⅱ型：少见，为胆总管的单发憩室。

Ⅲ型：少见，为胆总管十二指肠壁内段囊状扩张。

Ⅳ型：较多见，表现为胆管多发囊状扩张，位于肝内和肝外，或肝外多发。

Ⅴ型：少见，为肝内胆管的单发或多发囊肿扩张。

【临床表现】

胆管囊肿多见于女性，婴幼儿。主要有腹痛、黄疸和腹部肿块三大症状。成年人胆总管囊肿易恶变，或合并其他消化道肿瘤。

【影像学表现】（图 12-2-5）

（1）CT 表现：根据分型不同，表现为肝外或（和）肝内胆管的囊肿性病变，呈水样密度，边缘光滑，无强化，邻近组织、器官可推压移位。

（2）MR 表现：MR 可显示扩张的胆管呈囊状、柱状或憩室状，边界清楚，在 T_1WI 呈低信号，T_2WI 呈高信号表现。

MRCP 检查能反映胆管树的全貌，准确地对胆管囊肿进行分型，比 CT、ERCP 检查可提供更多信息，是先天性胆管扩张的首选检查方法。

四、胆结石

【概述】

胆结石是胆道最常见的疾病，胆囊及肝内外胆管均可发生。按结石的化学成分可分为：胆固醇类结石、胆色素类结石、混合性结石。

（一）胆囊结石

【临床表现】

胆囊结石的临床症状与结石的大小、位置及有无合并感染有关。间歇期可仅有右上腹不适，消化不良等胃肠道症状，无特异性。急性发作时可表现为胆绞痛，向右肩背部放射，呕吐，黄疸等。合并急性炎症时，可出现寒战，高热等症状。

【影像学表现】（图 12-2-6，图 12-2-7）

（1）CT 表现：因结石成分不同，在 CT 上可表现为均匀高密度结石、等密度结石、环状结石（中央

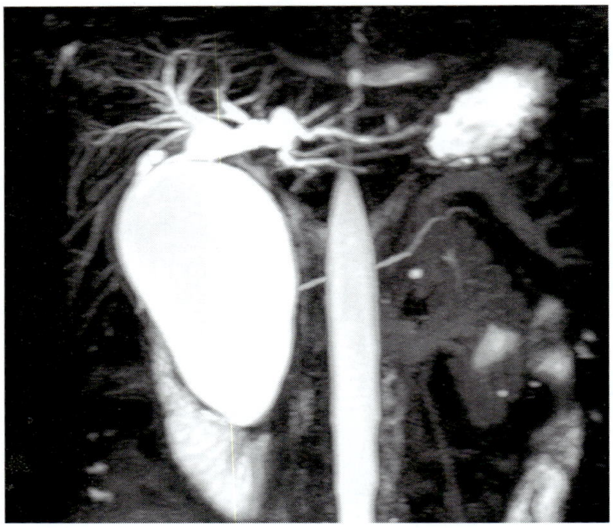

（A）

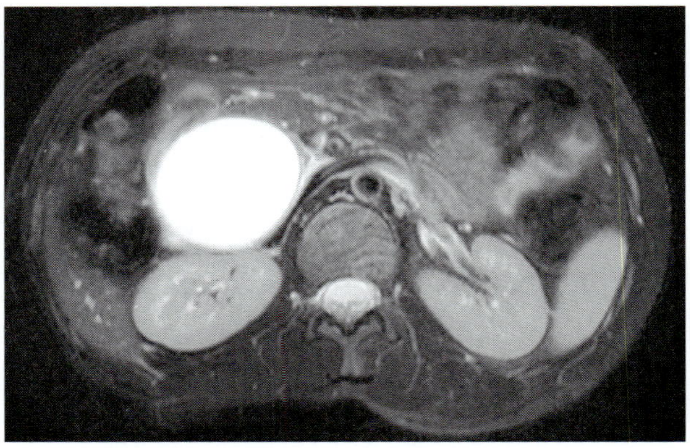

（B）

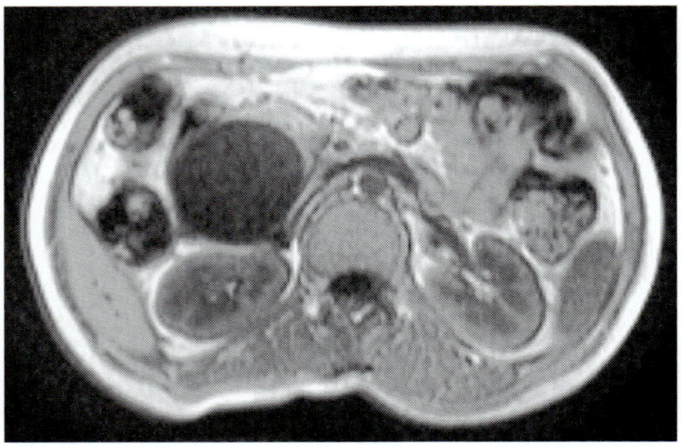

（C）

图 12-2-5　胆总管囊肿

（A）、（B）、（C）分别为 MRCP 及常规 T_2WI、T_1WI，示胆总管明显扩张，肝内胆管轻度扩张。

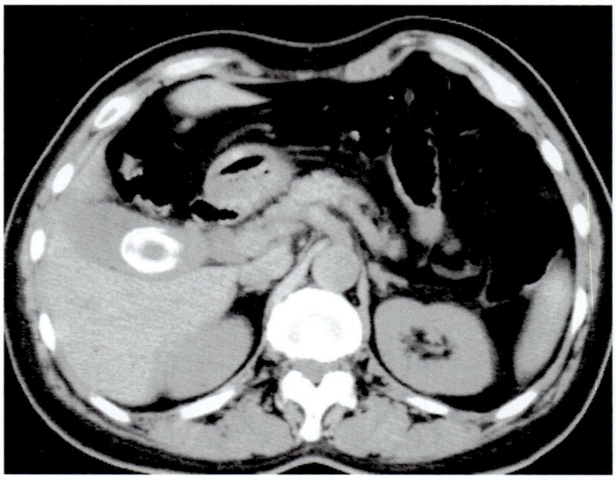

图 12-2-6　CT 示胆囊结石

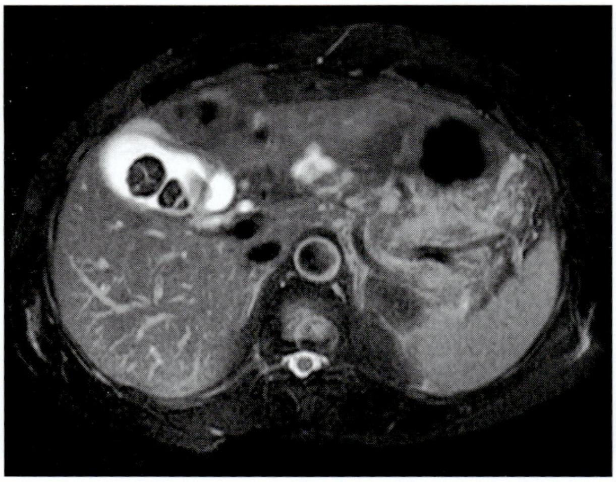

图 12-2-7　T_2WI 示胆囊腔内充满低信号结石，胆汁呈高信号表现

低密度，周围呈高密度环状）或低密度结石。对于等密度结石 CT 易于漏诊。

（2）MR 表现：胆囊结石通常在 T_1WI、T_2WI 均表现为低信号，少数情况下结石内可存在 T_1WI、T_2WI 高信号区域，可能与结石成分有关。

（二）胆管结石

【临床表现】

间歇期主要表现为非特异性的消化道症状。急性发作，尤其是胆总管结石引起梗阻性化脓性胆管炎时，可有剧烈疼痛、寒战、发热及黄疸症状，危重者还可出现休克及神经精神症状。

【影像学表现】（图 12-2-8，图 12-2-9）

（1）CT 表现：肝内胆管结石单发或多发，大小不等，以高密度结石为多见，伴或不伴有远侧胆管扩张。胆总管结石可表现为胆总管腔内高密度影，伴梗阻上方胆管扩张；结石周边也可被低密度胆汁环绕，形成靶征，或结石紧靠一侧胆管壁，形成新月征。有时可伴有胆管壁增厚，增强扫描后有强化。等密度结石 CT 显示困难。

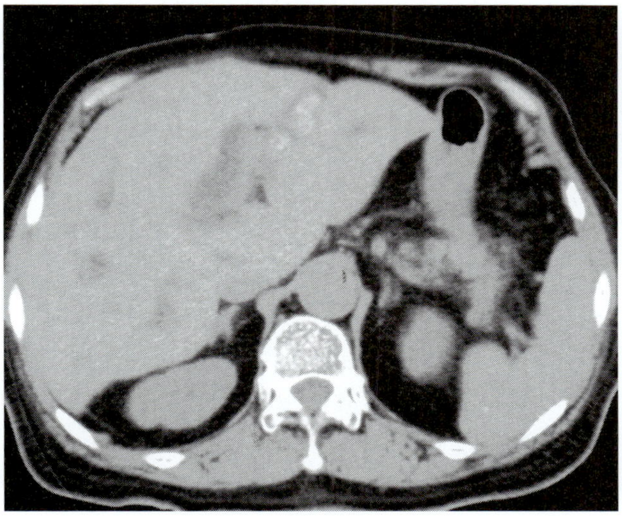

（A）

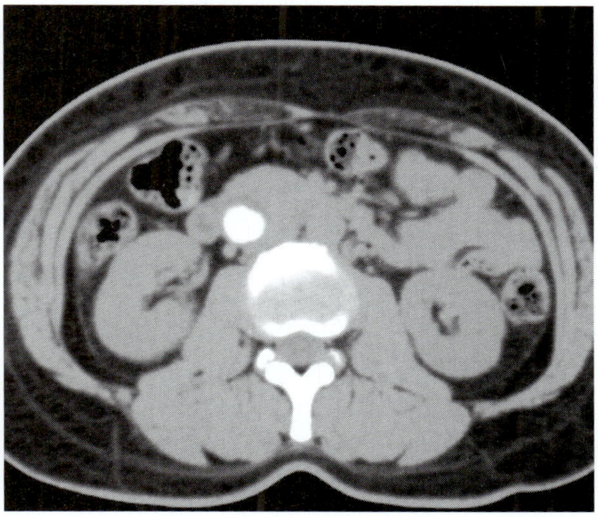

（B）

图 12-2-8　CT 扫描示胆管结石

（A）左肝管扩张，伴肝内胆管结石；（B）同一患者胆总管内亦可见高密度结石嵌顿。

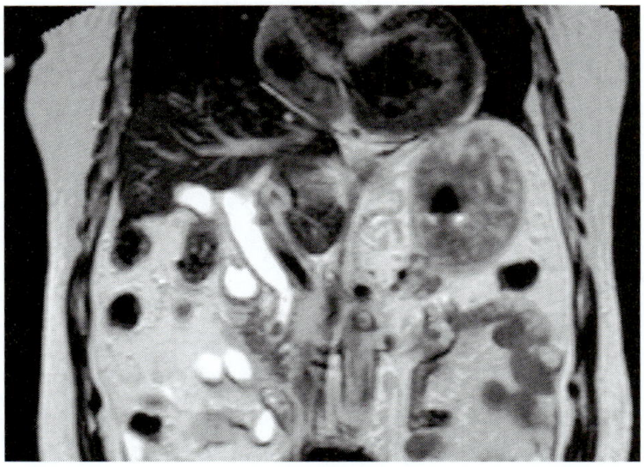

图 12-2-9　T_2WI 示胆总管末端结石伴胆总管轻度扩张

（2）MR 表现：对于不伴有胆管扩张的肝内胆管结石 MR 显示不佳。若肝内胆管结石伴有胆道扩张或胆总管结石，MR 胰胆管成像（MRCP）的敏感性、特异性与 ERCP 相仿，表现为扩张胆管内的低信号影。结石伴发的胆管壁增厚 MR 显示较清晰，增强扫描后可呈较明显均匀强化。

【影像诊断技巧】

超声检查对于胆囊结石及肝内胆管结石诊断准确率可达 95％以上，较其他检查方法具有明显优势，为首选。但超声对胆总管下端结石的诊断敏感性较低，需要其他检查方法进一步确诊。

MR，尤其是水成像技术的应用，使得它对胆总管结石诊断的准确率达到 97％以上，作为一种安全、无创的检查方法，已基本可以取代 ERCP。

MR 对于胆囊结石诊断的敏感性亦很高，但因 MR 空间分辨率有限，且对钙化不敏感，故对肝内胆管结石的显示有困难。

CT 只能显示与胆汁有密度差异的高密度或低密度结石，对等密度结石的检出率十分有限。CT 对于肝内胆管结石的显示或优于 MR，但对于胆囊结石和胆总管结石的显示不如后者。

五、胆囊癌

【概述】

胆囊癌是胆道系统最常见的恶性肿瘤，女性多见。胆囊癌的病因不明，一般认为于胆囊结石以及胆囊壁的慢性炎症长期刺激有关。预后差。

【临床表现】

胆囊癌早期临床症状无特异性，不易发现，多表现为慢性胆囊炎的症状，如右上腹不适等。而后腹痛等症状可进行性加重，腹部可触及肿块。晚期可出现发热，黄疸，恶病质表现等。

【病理基础】（图 12-2-10）

胆囊癌多见于胆囊颈和胆囊底部。组织学类型以腺癌多见，占 80%左右，其次为鳞癌、腺鳞癌、未分化癌等。腺癌根据肿瘤的生长方式可分为以下几种：

（1）浸润型：最多见，表现为胆囊壁局限性不规则增厚或弥漫浸润，胆囊腔变窄，甚至闭塞。

（2）乳头状型：肿瘤呈乳头状向腔内突起，易发生坏死。

（3）黏液型：少见，瘤细胞内含有多量假黏液蛋白，瘤体易破溃导致胆囊穿孔。胆囊癌可直接侵犯临近组织结构，也可发生淋巴结转移或血行播散，以向邻近肝组织浸润最为常见。

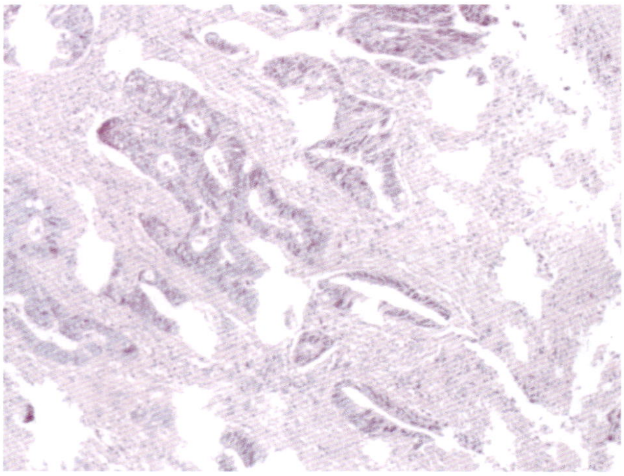

图 12-2-10　胆囊高分化腺癌病理切片

【影像学表现】（图 12-2-11）

（1）CT 表现：胆囊癌根据其病理类型，可有以下几种表现。

①肿块型：胆囊腔大部分或完全消失，被实质性密度肿块代替，病灶与周围肝组织分界不清。

②浸润型：表现为胆囊壁局限性或弥漫性不规则增厚。

③结节型：表现为从胆囊壁向腔内突出的乳头

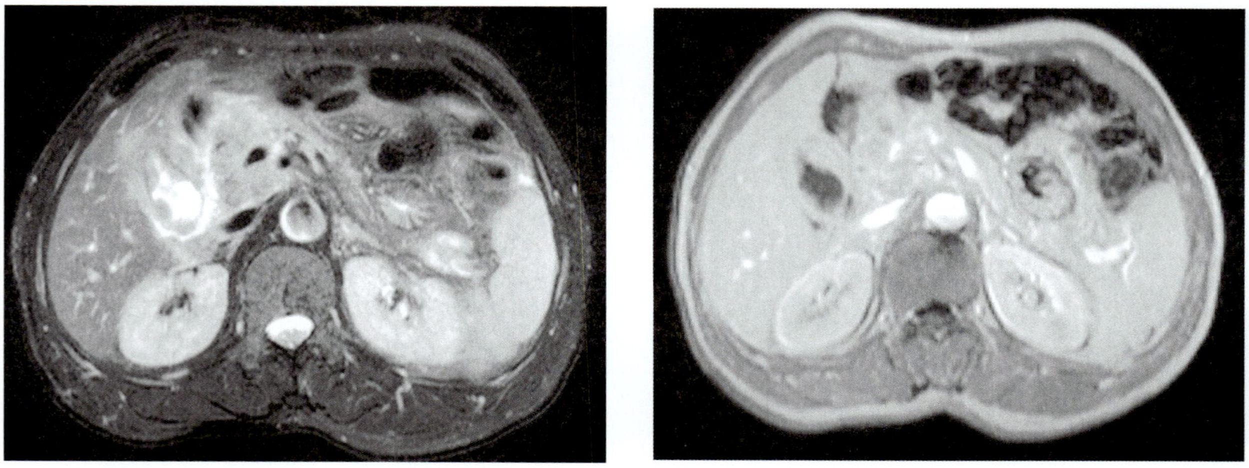

（A）（B）

图 12-2-11　胆囊癌

（A）T_2WI 示胆囊壁不规则增厚，呈结节状隆起；（B）增强扫描延迟期癌肿组织呈持续性较均匀强化。

状或菜花状肿块，单发或多发。

上述肿瘤部分增强扫描后均可呈较明显强化。另外因大多数胆囊癌确诊时已为晚期，故可见胆囊床周围肝组织密度不规则减低，肝内多发转移灶，肝门区淋巴结肿大等扩散征象，也可见肝内外胆管的扩张。

(2)MR 表现：胆囊癌 MR 检查的形态学改变同 CT，肿瘤在 T_1WI 呈稍低或等信号，T_2WI 呈不均匀较高信号表现。增强扫描后瘤体强化明显，且持续时间较长，病灶显示较平扫更加清晰。由于 MR 软组织分辨率高，因此对于肝脏及其他相邻脏器受累、转移，淋巴结侵犯等的显示更加敏感。

【影像诊断技巧】

癌肿造成的胆囊壁增厚多不规则，可呈偏心性或结节状。由于胆道肿瘤多为乏血供性，故螺旋 CT 三期增强扫描及 MR 动态增强扫描可见病变于动脉早期强化不明显，多于门脉期强化，且强化持续时间较长，增强扫描后病变的范围显示将更加清晰。

胆囊癌临床表现多不典型，早期正确诊断率较低，主要应与胆囊炎性病变相鉴别，出现以下情况时应高度怀疑胆囊癌：

(1)胆囊壁不均匀增厚，内壁不平整。

(2)胆囊明显缩小。

(3)部分胆囊壁边缘模糊不清及肝脏内出现侵润性阴影。

(4)胆囊显影不明显而肝内胆管有梗阻者，在诊断时应密切结合临床及其他检查。

六、胆囊炎

(一)急性胆囊炎

【概述】

急性胆囊炎的主要病因为梗阻和感染。

【临床表现】

主要表现为右上腹疼痛，向右肩背部放射。可伴有发热、寒战、恶心、呕吐、黄疸。查体可有右上腹压痛，肌紧张，Murphy 征阳性。

【病理基础】(图 12-2-12)

早期急性单纯性胆囊炎主要为黏膜充血、水肿，嗜中性粒细胞浸润，常伴有黏膜腺分泌亢进。若病情加重则发展为急性化脓性胆囊炎，胆囊壁全层均为白细胞弥漫浸润，浆膜面可有纤维素性渗出，如胆囊管阻塞，可引起胆囊积脓。病情进一步发展，因痉挛、梗阻等原因导致胆囊壁血液循环障碍时，可引起胆囊坏死、穿孔，形成胆汁性腹膜炎。

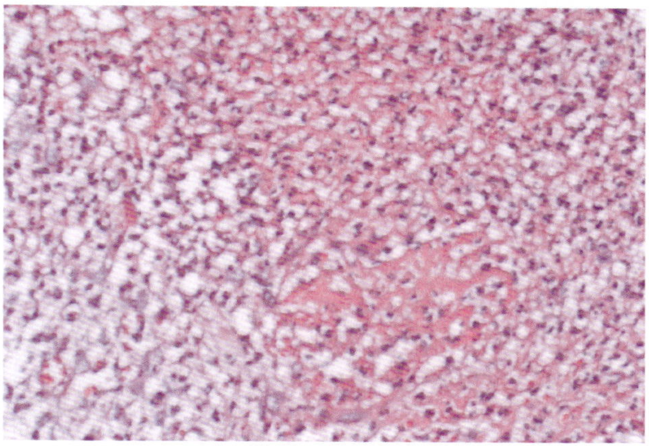

图 12-2-12 急性胆囊炎病理切片

【影像学表现及诊断技巧】(图 12-2-13)

急性胆囊炎主要依靠 B 超诊断，CT 和 MR 可作为补充检查手段。CT 和 MR 主要表现为胆囊体积增大，胆囊壁弥漫性增厚，增强扫描可呈较明显强化，且持续时间较长。胆囊周围可见水肿带，CT 表现为低密度，MR 的 T_2WI 则呈高信号表现。对于急性胆囊炎的诊断，CT 和 MR 与超声相比优势在于发现胆囊周围积脓及其波及范围，明确临近肝实质有无受累等。

(二)慢性胆囊炎

【概述】

慢性胆囊炎可由急性胆囊炎反复发作演变而来，也可一开始即为慢性过程，其基本病因多为感染以及胆汁排泄不畅。

【临床表现】

女性多见，患者偶有剑突下隐痛及腹胀、嗳气等轻度消化道症状。饱餐或高脂饮食诱其急性发作时表现于急性胆囊炎一致。

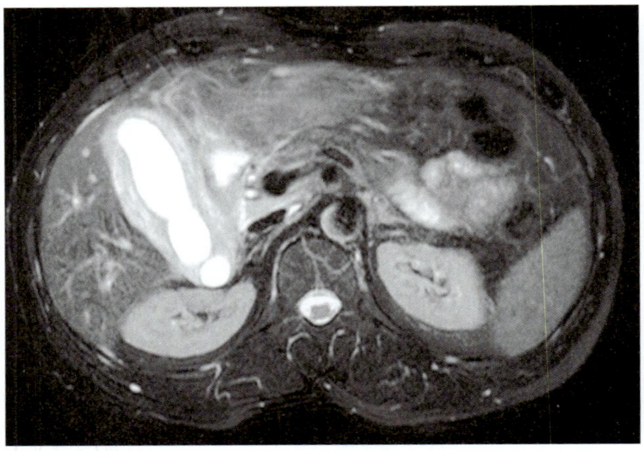

(A)

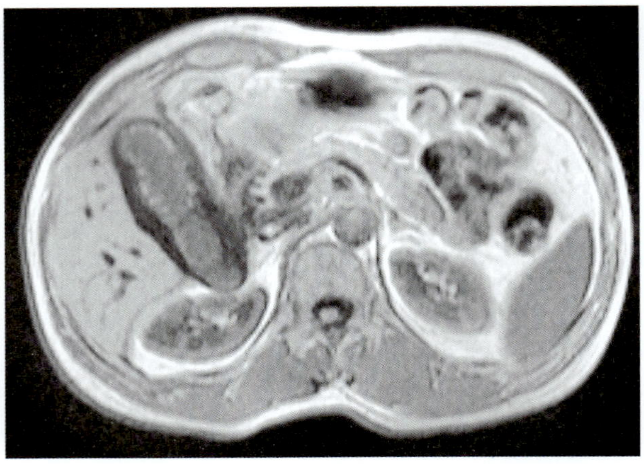

(B)

图 12-2-13

与图 12-2-12 同一病例(A)、(B)分别为 T_2WI 和 T_1WI，示胆囊体积增大，胆囊壁弥漫性均匀增厚。

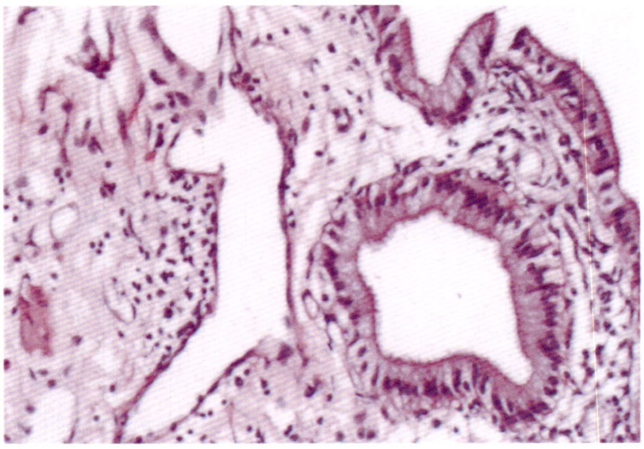

图 12-2-14　慢性胆囊炎病理切片

【病理基础】(图 12-2-14)

胆囊黏膜萎缩，胆囊壁增厚，纤维化，全层均可见慢性炎性细胞浸润，部分胆囊壁可见钙化。胆囊多萎缩变小，或可因积水而肿大。

【影像学表现及诊断技巧】(图 12-2-15)

慢性胆囊炎的诊断主要依靠临床表现，影像学检查的准确性有限。CT 和 MR 检查主要表现为胆囊体积缩小，偶可因积液而增大。胆囊壁增厚，在胆囊充盈良好的情况下，胆囊壁厚度超过 3mm 有诊断意义。胆囊壁的钙化是慢性胆囊炎的典型表现，但少见，对此 CT 检查较 MR 敏感。慢性胆囊炎多合并有胆囊结石。

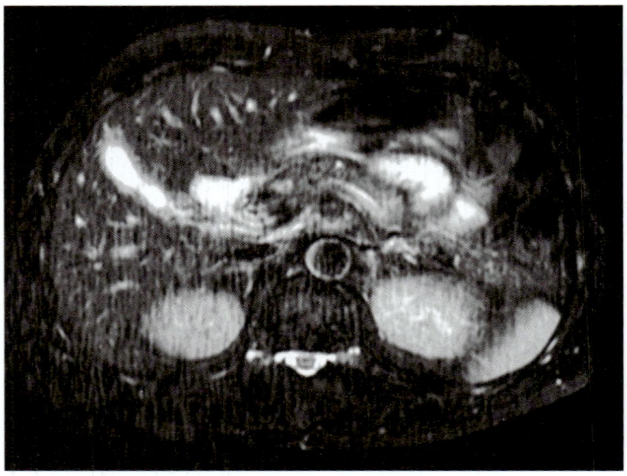

(A)

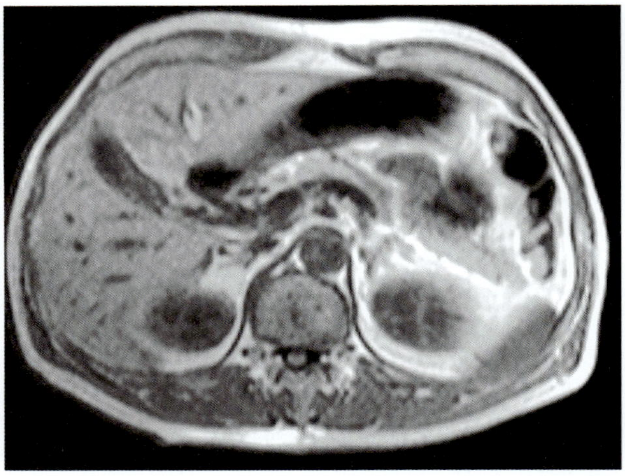

(B)

图 12-2-15

与图 12-2-14 同一病例，(A)、(B)分别为 T_2WI 和 T_1WI，示胆囊体积缩小，胆囊壁增厚。

七、胆囊腺肌症

【概述】

胆囊黏膜层和肌层过度增生，囊壁增厚，增生的黏膜上皮向肌层内突出或穿过肌层，形成多数小囊袋状突起，又称为罗-阿氏窦，类似壁间憩室，与胆囊腔相通。

【临床表现】

女性多见，临床表现无特异性，可有腹痛或类似胆囊炎、胆石症的症状，且常与该两种疾病同时存在。

【病理基础】

胆囊腺肌症按其病变范围可分为弥漫型、节段型和局限型。弥漫性较少见，累及胆囊全部。节段型较常见，病变侵及胆囊体或底部一部分，或位于胆囊颈部形成环形狭窄。局限型较多见，好发于胆囊底部，中心常可见一脐样凹陷。

【影像学表现】

罗-阿氏窦的检出是胆囊腺肌症与胆囊炎及胆囊癌相鉴别的关键。

(1)CT 表现：CT 主要表现为胆囊壁局限性或弥漫性增厚，呈软组织密度，轮廓清楚。壁内多发小憩室，直径多为数毫米。增强扫描后增厚的胆囊壁强化明显，壁内憩室无强化。口服胆囊造影剂后 CT 检查对本病的诊断更为可靠，可见增厚的胆囊壁内多发小点状造影剂充盈。脂肪餐后胆囊收缩，罗-阿窦内造影剂充盈更加显著，类似“花环”样。

(2)MR 表现：MR 检查亦表现为胆囊壁增厚，呈软组织信号表现。罗-阿氏窦内含胆汁，在 T_2WI 上表现为增厚的胆囊壁内多发直径数毫米的类圆形高信号灶。动态增强扫描可见增厚的胆囊壁黏膜层早期强化，浆膜层延迟强化，而壁内小憩室无强化。

第三节　胰腺疾病

一、胰腺癌

【概述】

胰腺癌是指发生在胰腺外分泌部分腺体的癌，是胰腺恶性肿瘤中最常见的一种。好发年龄为 40～70 岁，男性多见。胰腺癌恶性程度极高，5 年生存率低于 5%。

【临床表现】

胰腺癌部位隐匿，不易早期发现。胰腺癌的临床表现与癌肿的部位及侵犯范围有关，胰头癌早期即可累及胆总管，主要表现为进行性加重的无痛性黄疸；胰体、尾部癌则易累及腹腔神经丛，主要表现为放射至腰背部的腹痛。其他临床症状还可有消瘦、纳差、恶心、呕吐、乏力等，部分患者可呈恶病质。

【病理基础】（图 12-3-1）

胰腺癌好发于胰头部，约占 60%～70%；其次为胰体部，占 10%～15%；胰尾部约占 5%；还有约 15%～20%弥漫性累及全部胰腺。胰腺癌 80%～90%为导管腺癌，伴有丰富的纤维间质。高分化导管腺癌主要由分化较好的导管样结构构成，内衬高柱状上皮细胞，有的为黏液样上皮，胞浆内含有丰富的嗜酸性颗粒。低分化者则仅见少许不规则腺腔样结构，大部分为实性癌巢，细胞异形性很大。其他类型还有腺泡细胞癌、多形性腺癌、鳞状细胞癌等均少见。胰腺癌的转移主要包括血源性、淋巴

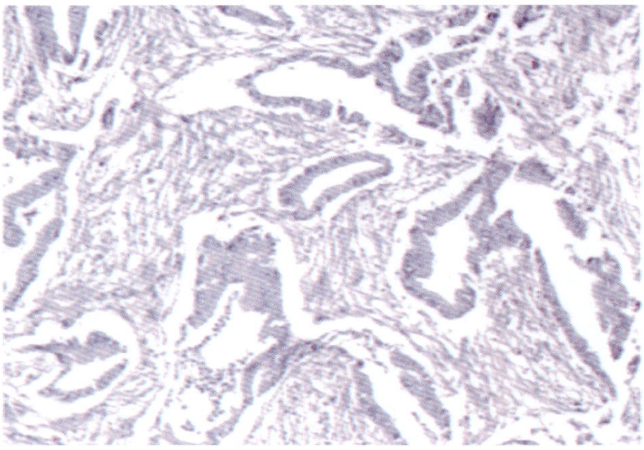

图 12-3-1　胰腺高分行管状腺癌病理切片

性和腹膜种植三种形式。

【影像学表现】（图 12-3-2～图 12-3-4）

（1）CT 表现：胰腺癌表现为胰腺内稍低密度或等密度肿块，伴或不伴有胰腺轮廓的改变。由于胰腺癌是乏血管性肿瘤，故增强扫描后强化不明显，相对于动脉期即可明显强化的正常胰实质，瘤灶呈低密度表现，与平扫相比，瘤体与正常胰实质之间的对比度增加，轮廓显示亦更加清晰。

胰腺癌累及周围组织时，可表现为胰周脂肪层消失，胰周血管推移、包绕，甚至伴有癌栓形成，其中以肠系膜上动脉受累最常见。肝脏、肺内转移灶亦多见。

胰头部的肿瘤常累及胆总管，导致胆总管的异常扩张，梗阻部胆管腔呈截断征或不规则狭窄。主胰管亦可受压、梗阻、扩张，表现为胰体尾部的管状低密度影，边缘光滑或呈串珠状改变，体尾部胰实质常萎缩。部分病例可在胰腺体尾部导致潴留囊肿形成，多呈圆形液性低密度灶。若胆、胰管扩张同时出现，则表现为典型的“双管征”。

（2）MR 表现：胰腺癌在 T_1WI 上呈低信号或等信号表现。较大的病灶可造成胰腺轮廓的改变，其中央可见更低信号液化坏死区。对于较小的病灶普通 T_1WI 显示有限，而 T_1WI 压脂序列则可明显提高检查的阳性率，在脂肪抑制序列上，正常胰腺组织呈明显高信号，而肿瘤则呈相对较低信号表现，对比更加强烈，所以更容易发现病变。T_2WI 上胰腺癌信号变化较大，可呈不均匀稍高、高信号或等信号表现，由于 T_2WI 分辨率相对较差，肿瘤的显示有时较困难。胰腺癌属乏血管性肿瘤，增强扫描病灶强化程度弱于正常胰腺实质，呈低信号表现。

胰腺癌的周围侵犯在 T_1WI 上能够较好的显示，因局部受累组织及转移淋巴结均呈中等、稍低信号表现，故在高信号脂肪组织背景下显示较明显。T_2WI 对于胆总管、肝内胆管及主胰管的扩张，胆囊增大等征象显示更清晰，尤其是 MRCP 可立体的显示胰胆管系统，对梗阻平面的确定具有很大帮助。由于 MR 的血管流空效应，不需要造影剂即可较好的显示血管的推移、包绕等情况。MR 对于发现肝脏及腹腔内其他脏器的转移灶亦十分敏感。

【影像诊断技巧】

螺旋 CT 的三期动态增强扫描使得直径在 2cm 以下的小胰腺癌的诊断敏感性和准确性得到大幅度提高，这类肿瘤体积小，平扫时多呈等密度表现，不易发现，由于胰腺癌是乏血供性肿瘤，在增强扫描的动脉期，病灶与正常胰腺实质之间有较明显的密度差异，至门脉期，这种差异将有所减小，检出率也将随之下降。螺旋 CT 三期增强扫描在胰腺癌术前分期及手术可切除性评估中也具有很大

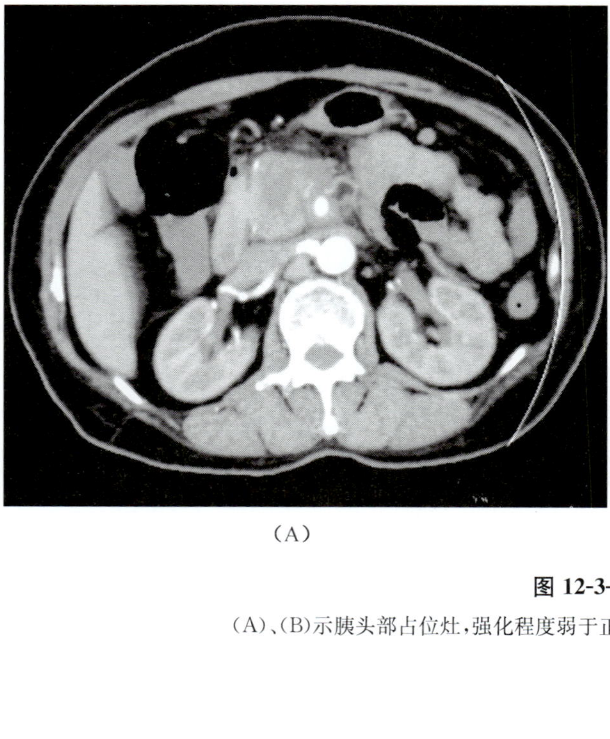

（A）

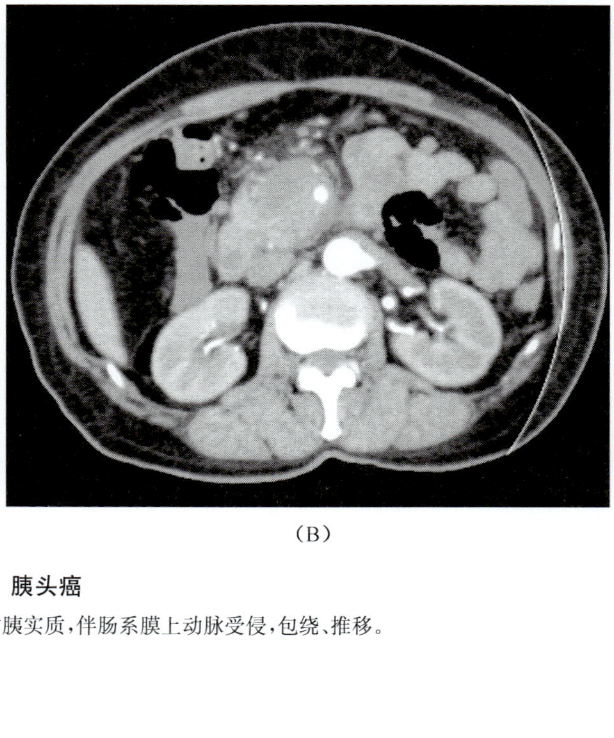

（B）

图 12-3-2　胰头癌

（A）、（B）示胰头部占位灶，强化程度弱于正常胰实质，伴肠系膜上动脉受侵，包绕、推移。

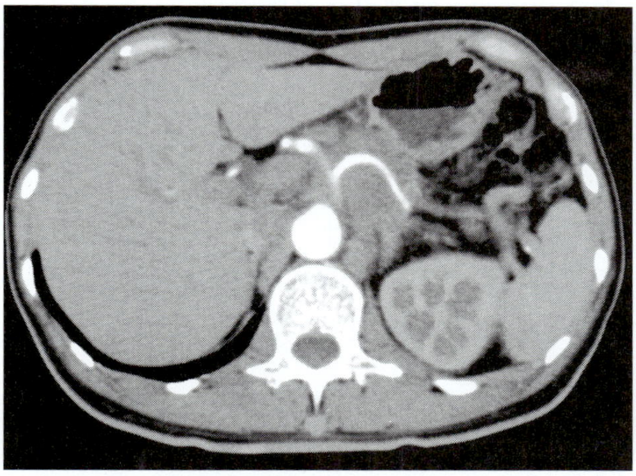

(A)

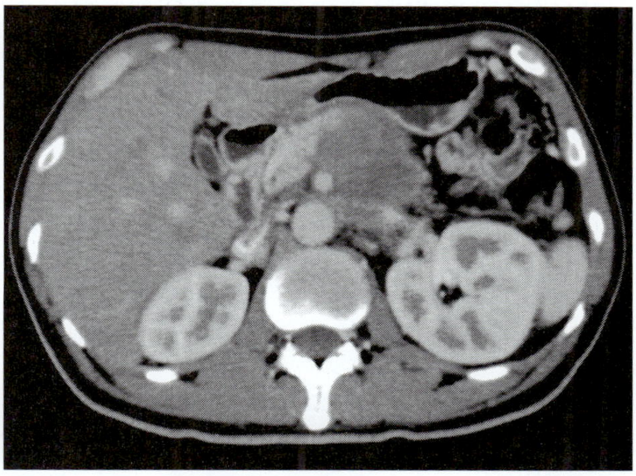

(B)

图 12-3-3 胰体部胰腺癌

(A)动脉期示胰体部癌肿灶包绕脾动脉近段;(B)门脉期示瘤灶强化程度弱于正常胰腺实质部分。

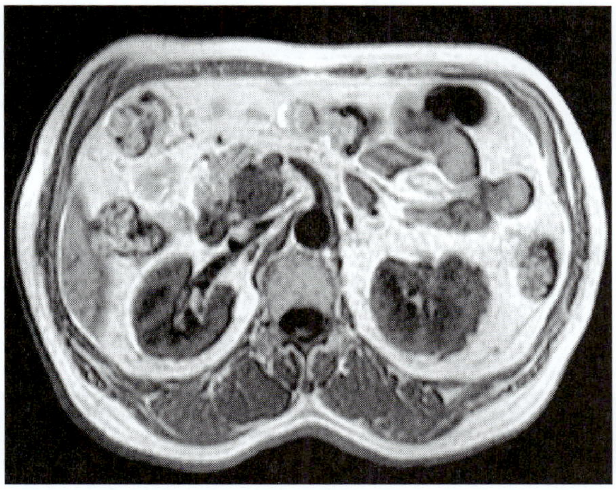

(A)

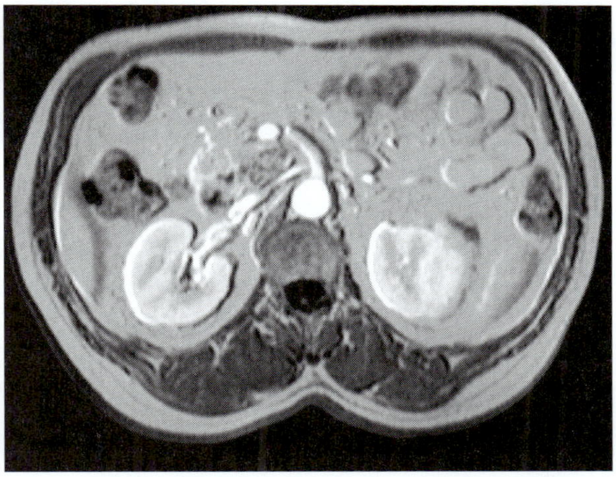

(B)

图 12-3-4 胰头癌

(A)示 MR 扫描 T_1WI 胰头区低信号占位灶;(B)增强扫描病灶强化程度较低,弱于正常胰腺实质。

价值,它可以清晰显示胰周动脉及静脉是否受侵,发现胰周及腹膜后是否存在淋巴结转移,以及是否存在腹膜及其他脏器转移灶。

MRI 软组织分辨率高,尤其是对于因碘过敏而不能接受 CT 增强检查的病例,MRI 是很好的替代检查方法。但是 MRI 检查成像时间长,易受呼吸运动伪影干扰,空间分辨率相对较低,使其应用略有限制。

二、急性胰腺炎

【概述】

急性胰腺炎是胰酶消化胰腺及其周围组织所引起的急性炎症,是消化系统的常见病之一。急性胰腺炎的病因主要有胆道疾病、过量饮酒、大量油腻饮食等。

【临床表现】

几乎所有患者均有剧烈腹痛,可向腰背部放

射，卧位时疼痛加剧，坐位抱膝可使疼痛减轻。常伴有恶心、呕吐、发热等，严重时可出现休克。生化检查多数患者血清及尿淀粉酶、脂肪酶增高。

【病理基础】

急性胰腺炎病理上可分为急性水肿型和出血坏死型两类。

(1)急性水肿型胰腺炎：较多见，病变的胰腺肿大、变硬，间质充血水肿，可伴有嗜中性粒细胞及单核细胞浸润。胰周可发生脂肪坏死。本型预后较好，积极治疗后短期内可痊愈。

(2)急性出血型胰腺炎：较少见，起病急剧，病情凶险。病变以广泛的胰腺组织出血、坏死为特征。胰腺肿大，质软，呈暗红色，分叶结构模糊。胰周可见广泛脂肪坏死灶。可见嗜中性粒细胞及单核细胞浸润。

【影像学表现】（图 12-3-5～图 12-3-7）

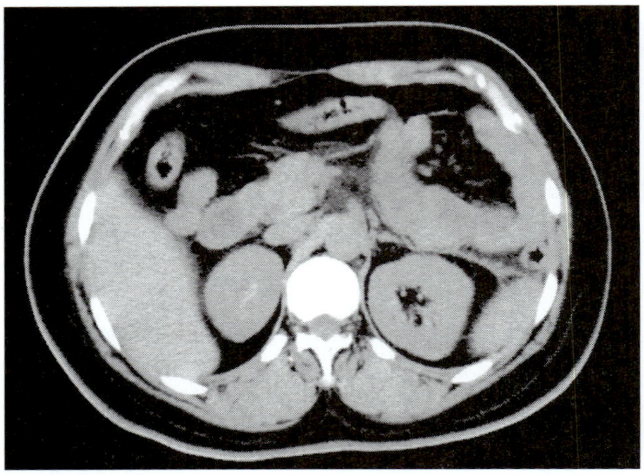
(A)

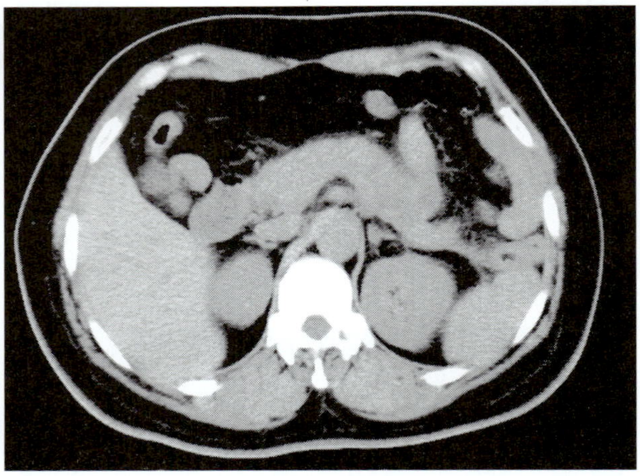
(B)

图 12-3-5 急性水肿型胰腺炎

(A)、(B)示胰腺较饱满，胰尾部密度减低，胰周少许渗出性改变，伴左侧肾前筋膜增厚。

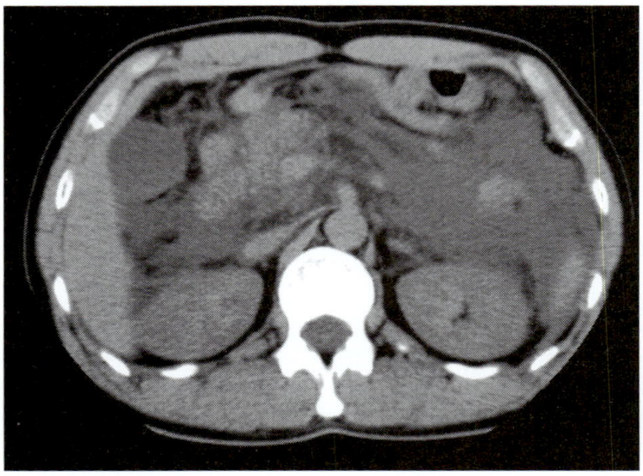
(A)

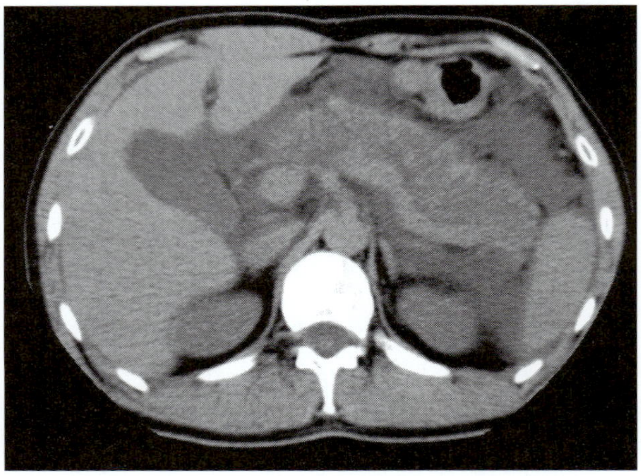
(B)

图 12-3-6 急性出血坏死型胰腺炎

(A)、(B)示胰腺明显肿大，密度不均匀减低，胰周可见大量液体密度影积聚。

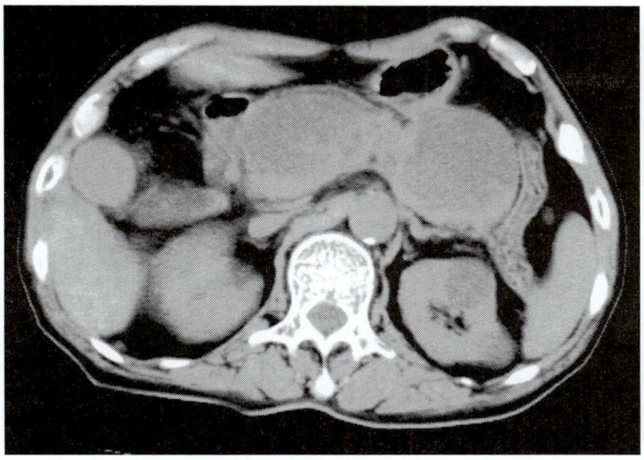

（A）

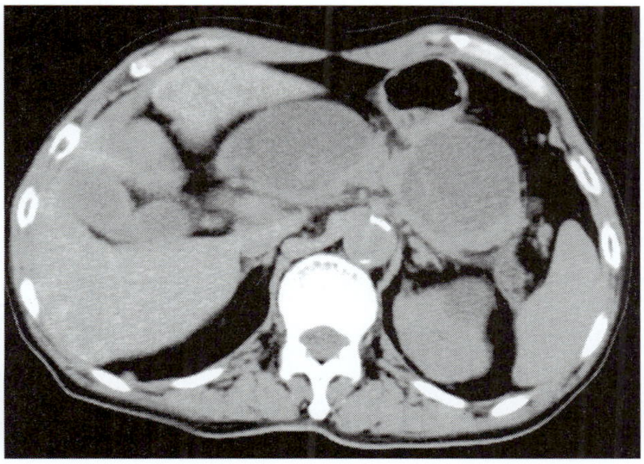

（B）

图 12-3-7　胰腺假性囊肿

（A）、（B）示胰颈及胰尾部分别见一包裹性囊性占位灶，其内密度稍欠均匀，边界清晰。

（1）CT 表现：急性水肿型胰腺炎表现为胰腺体积正常或轻度肿大，肿大可为整个胰腺弥漫性肿大，也可表现为胰头或胰尾部的局限性肿大，胰腺实质周边正常羽毛状结构消失。胰腺密度正常或均匀性减低。胰周脂肪间隙模糊，肾前筋膜增厚，以左侧多见且明显。

急性出血型胰腺炎的胰腺肿大非常显著。实质内坏死区呈低密度表现，增强扫描后无强化，且境界更加清晰。实质出血表现为胰腺内灶状密度增高影。胰周脂肪组织内可见条索状密度增高的渗出性改变。肾前筋膜增厚明显。腹腔及胸腔内均可见液体密度影积聚，为炎性渗出液。

严重的急性胰腺炎可伴有多种并发症，包括以下几种：

①蜂窝织炎：由于水肿、炎性细胞浸润及组织坏死而形成的实质性肿块，可完全吸收，亦可液化、包裹，演化为假性囊肿。结合病史和生化检查多可鉴别蜂窝织炎与肿瘤性病变。

②假性囊肿：是指包裹局限化的坏死组织、陈旧性出血以及胰腺分泌物等，囊肿壁由肉芽组织和纤维结缔组织构成。假性囊肿可局限于胰腺组织内，也可扩展到腹腔的任何部位。

③胰腺脓肿：急性胰腺炎合并细菌感染后形成，可发生在胰腺区或盆、腹腔的任何部位，也可发生在原有胰性积液或假性囊肿的基础上。如合并产气均感染，则病变区可见积气征。增强扫描后脓肿壁强化，而其内坏死区无强化。

④血管并发症：胰酶侵蚀血管壁可导致假性动脉瘤或引起门脉属支的静脉血栓形成，螺旋 CT 增强扫描可以很好的显示血管性病变，表现为动脉管腔的异常扩张或静脉腔内的充盈缺损。病变血管也可破裂出血，CT 对此敏感性不高。

⑤重症胰腺炎尚可合并消化系统、骨骼系统、呼吸系统等多器官病变。

（2）MR 表现：MR 可显示急性胰腺炎患者胰腺组织的弥漫性或局限性肿大，胰实质在 T_1WI 信号可减低，或不均匀。T_2WI 压脂对于胰周炎性渗出性改变的显示更为敏感，表现为异常条片状高信号影。MR 动态增强扫描对于判断胰腺实质坏死的程度和范围非常有帮助，表现为无强化低信号区。出血灶在 T_1WI 可呈高信号表现。假性囊肿呈 T_1WI 低信号，T_2WI 高信号表现，囊肿壁多较薄，边界清晰。脓肿灶也呈 T_1WI 低信号，T_2WI 高信号表现，但脓肿壁相对较厚，或可见气体影，但不如 CT 敏感。值得注意的是部分水肿性胰腺炎 MR 可无阳性发现。

【影像诊断技巧】

CT 是急性胰腺炎的首选检查方法，不但可以反应病变的严重程度、累及范围，对于各种并发症的诊断及预后评估亦十分有益。

三、慢性胰腺炎

【概述】

慢性胰腺炎是一种胰腺慢性进展性炎症，可由急性胰腺炎反复发作迁延而成，也可一开始即为慢性过程。慢性胰腺炎可导致胰腺实质和导管组织的不可逆性损坏，伴有不同程度的胰腺内分泌和(或)外分泌功能障碍。

【临床表现】

患者通常均有不同程度的上腹部疼痛。视其功能损坏的不同，还可伴有胰岛素依赖性糖尿病、脂肪泻、吸收性营养障碍等。

【病理基础】

胰腺小叶周围和腺泡间纤维组织增生或广泛纤维化，腺体组织萎缩、消失，胰腺质地变硬，或可伴弥漫性钙化。胰腺导管可呈不同程度扩张，胰管内可有结石形成。胰腺间质内可有以淋巴细胞、浆细胞为主的慢性炎症细胞浸润。胰腺内常可见局灶性坏死，假囊肿形成。

【影像学表现】 (图 12-3-8)

(1)CT 表现：胰腺的钙化和胰管内结石形成是慢性胰腺炎较具特征性的表现，对此 CT 敏感性高，优于其他检查方法。慢性胰腺炎所致的胰管扩张通常不超过 0.5cm，扩张与狭窄多相交替，呈串珠状。在胰腺广泛纤维化者，胰腺萎缩、变小，边界清晰。少数病例胰腺体积可增大，呈弥漫性或结节状，后者以胰头部多见，部分与胰头癌鉴别困难。

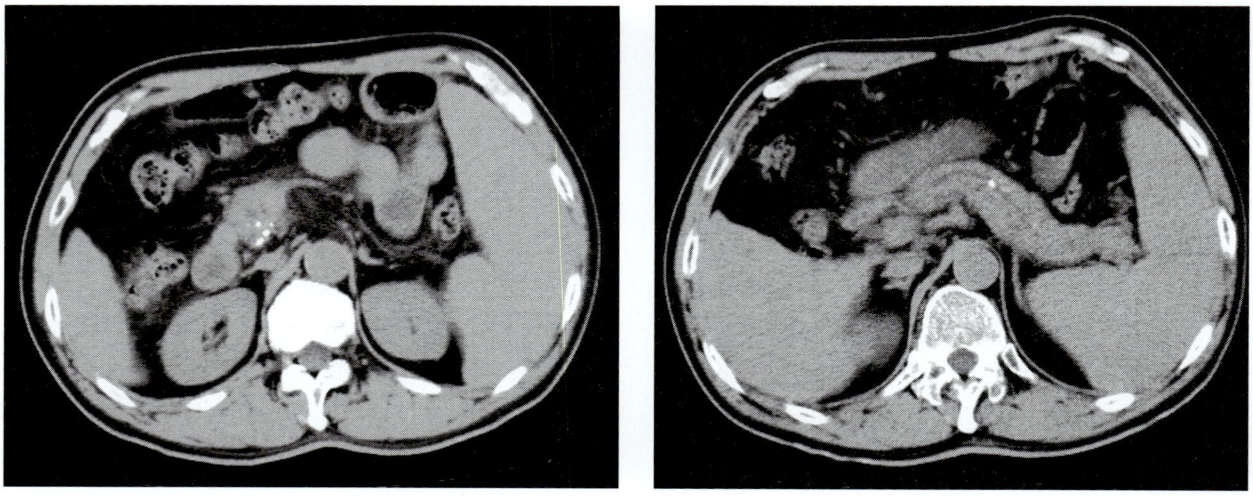

(A)　　(B)

图 12-3-8　慢性胰腺炎

胰管扩张伴结石形成，胰腺实质内可见多发灶状钙化。

(2)MR 表现：MR 可以显示慢性胰腺炎胰腺的纤维化改变，在 T_1WI 压脂序列和 T_2WI 均呈低信号表现，动态增强扫描纤维化区不强化或强化不明显，因此对于早期的慢性胰腺炎，MR 检查或可比 CT 更敏感。MR 也可显示慢性胰腺炎的形态学改变，如胰腺萎缩、胰腺的弥漫性或局限性增大等。MR 不易发现胰腺内的钙化灶，但对于慢性胰腺炎所产生的假性囊肿较敏感，呈 T_1WI 低信号，T_2WI 高信号表现，囊肿灶因其内成分不同，可有一定的信号差异，但增强扫描后均无强化。MRCP 检查可很好的显示胰管的局限性或弥漫性扩张，以及串珠状改变。

(3)内镜逆行胰胆管造影(ERCP)：对慢性胰腺炎诊断的敏感性和准确性都优于其他方法。表现为主胰管走行迂曲，边缘不整齐，呈局限性或弥漫性扩张，或狭窄与扩张相交替，呈串珠状，扩张的胰管内可见蛋白栓子或结石等。副胰管可呈杵状扩张。少数情况下主胰管可完全闭塞。

【影像诊断技巧】

慢性胰腺炎所致的胰头局限性增大与胰头癌

的鉴别诊断需要引起高度重视。在病理学上慢性胰腺炎可诱发胰腺癌变，而胰腺癌也可在肿瘤表面产生广泛的纤维化组织；在影像学表现上，两者均有胰头的增大、饱满，胰管的扩张，胰体尾部的萎缩，以及胰腺周围脂肪层的消失，有时两者鉴别困难。一般认为，胰实质区的斑片状钙化提示慢性炎症的可能性大；另外，慢性胰腺炎病例在进行动态增强扫描时，无论是在动脉期、门脉期或静脉期，其强化程度的变化趋势基本与正常部位的胰腺实质一致；MRCP 检查可见胆总管及胰管呈逐渐变细的表现，少见截断征。

四、胰腺囊性瘤

【概述】

胰腺囊性肿瘤是胰腺导管源性肿瘤的特殊类型，少见，包括浆液性囊腺瘤和黏液性囊腺瘤两大类。

【临床表现】

胰腺囊性肿瘤好发于中、老年女性，生长缓慢，早期多无明显症状。囊肿增大后病人可以感到上腹部疼痛，可能触及腹部包块。后期则可出现压迫症状，包括胆总管下段受压而引起的胆汁淤积或阻塞性黄疸；胰管受压所致胰腺分泌功能障碍或继发急性胰腺炎等。

【病理基础】

(1)浆液性囊腺瘤：可发生于胰腺各部，由多量微小囊肿构成，囊肿直径数毫米至 2cm 不等，典型者切面可呈蜂窝状，囊内为无色清亮的液体。少数病例瘤灶中心可形成纤维瘢痕，可钙化。

(2)黏液性囊腺瘤：多位于胰体尾部，具有高度潜在恶性。黏液性囊腺瘤体积一般较大，直径常超过 10cm，瘤体越大，恶性的可能性也越大。肿瘤具有完整包膜，切面可为单囊或多囊，囊壁厚薄不均，可见富血管的乳头状结节凸向腔内，囊内含大量混浊黏稠液体，囊之间可见纤细的间隔皱襞。黏液性囊腺瘤的囊壁可出现钙化，位于周边部，不同于浆液性囊腺瘤的中心性钙化。

【影像学表现】

(1)浆液性囊腺瘤：CT 显示病灶由多数小于 2cm 的小囊组成，呈蜂窝状，轮廓光整，增强扫描后囊壁可强化。部分瘤灶中央可见低密度无强化的纤维瘢痕，瘢痕内钙化发生率约 30%。

MR 扫描肿瘤在 T_1WI 呈低信号，T_2WI 呈蜂窝状高信号表现，小囊肿壁及纤维间隔在 T_2WI 显示更清晰，呈低信号表现，增强扫描后轻度强化。浆液性囊腺瘤不侵犯周围脏器。

(2)黏液性囊腺瘤：瘤灶多较大，呈单房或多房性。CT 可显示瘤壁厚薄不均，囊内分隔呈菲薄线状或小梁状，黏液性囊腺瘤的壁结节多呈乳头状突起，增强扫描后间隔和壁结节强化均较明显。瘤内钙化多呈周边性，表现为囊壁或囊内的壳状或不规则高密度影。

因黏液性囊腺瘤的囊内为黏液成分，故 MR 扫描 T_1WI 呈混杂高、低信号表现，T_2WI 上为较均匀的高信号，瘤内间隔及壁结节在 T_2WI 显示更加清晰，呈较低信号表现，增强扫描后强化明显。

黏液性囊腺瘤的囊壁不规则增厚、壁结节强化明显者提示恶性可能。如果伴有胰周淋巴结肿大，肝脏转移则可确定为恶性。

五、胰岛细胞瘤

【概述】

胰岛细胞瘤(islet cell tumor)属于神经内分泌肿瘤，起源于胰腺内分泌细胞，分为功能性和无功能性两大类，功能性胰岛细胞瘤根据其所分泌活性物质的不同而命名，主要包括胰岛素瘤和胃泌素瘤，其他少见的还有胰高血糖素瘤、生长抑素瘤、血管活性肠肽瘤等。

【临床表现】

功能性胰岛细胞瘤根据分泌激素的不同而呈现不同的临床症状。胰岛素瘤多见于青壮年，85%以上为良性，主要表现为低血糖综合征。胃泌素瘤则以中老年常见，50%以上为恶性，表现为难治性消化性溃疡等综合征。其他少见的胰岛细胞瘤多为恶性，其中胰高血糖素瘤主要表现为糖尿病、感染、游走性皮疹等；生长抑素瘤可表现为腹泻和体重下降等；血管活性肠肽瘤常导致胰性霍乱，表现为低钾、低氯、水样泻。无功能性胰岛细胞瘤多因腹部肿块、腹痛等症状就诊。

【病理基础】（图 12-3-9）

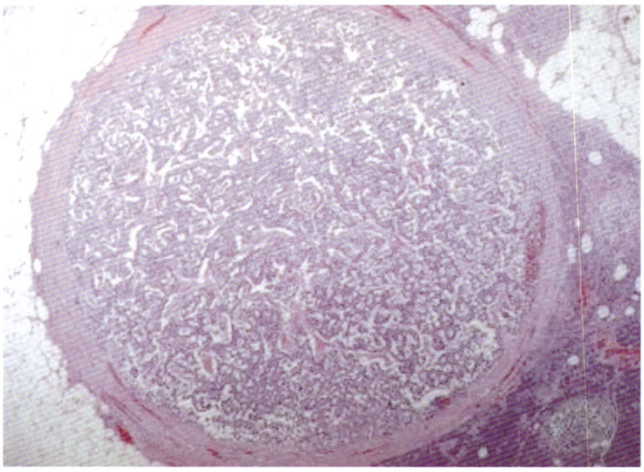

图 12-3-9　胰岛细胞瘤切片，周边可见完整纤维包膜

胰岛细胞瘤好发部位依次为胰尾、体、头部，异位胰腺也可发生。

肉眼观：肿瘤多为单个，体积较小，约 1～5cm 或更大，圆形或椭圆形，境界清楚，包膜完整或不完整，色浅灰红或暗红，质软、均质，可继发纤维组织增生、钙化、淀粉或黏液样变性和囊性变。

光镜下：瘤细胞排列形式多样，有的呈岛片状排列（似巨大的胰岛）或团块状，有的呈脑回状、梁状、索带状、腺泡和腺管状或呈菊形团样结构。其间为毛细血管，可见多少不等的胶原纤维分隔瘤组织，并可见黏液、淀粉样变性、钙化等继发改变。瘤细胞形似胰岛细胞，呈小圆形、短梭形或多角形，形态较一致，细胞核呈圆或椭圆形、短梭形，染色质细颗粒状，可见小核仁，核分裂少见，偶见巨核细胞。

【影像学表现】（图 12-3-10）

（1）CT 表现：由于功能性胰岛细胞瘤均为富血管性肿瘤，故其典型表现为增强扫描动脉期胰腺内明显强化的结节影，强化程度高于正常胰腺实质，瘤灶体积通常较小。多见的胰岛素瘤常单发，而胃泌素瘤常多发且可见于胰外组织。无功能性胰岛细胞瘤体积可较大，强化亦较明显，稍高于胰腺实质，瘤体内钙化灶相对多见，中央区可见低密度无强化囊变区。恶性胰岛细胞瘤可伴胰周脏器、淋巴结侵犯征象，但极少累及胰周血管或造成胰管的梗阻，胰岛细胞瘤肝内转移灶也为富血供性。

（2）MR 表现：胰岛细胞瘤在 T_1WI 压脂序列呈低信号，T_2WI 压脂序列呈高信号表现。典型表现为增强扫描动脉期明显均匀强化或厚薄不等的环状强化，其后造影剂逐渐衰退，MR 动态增强扫描此征象的显示或优于 CT。体积较大的胰岛细胞瘤内可见 T_2WI 高信号的无强化囊变坏死区。胰岛细胞瘤的肝内转移灶亦呈类似强化特点。

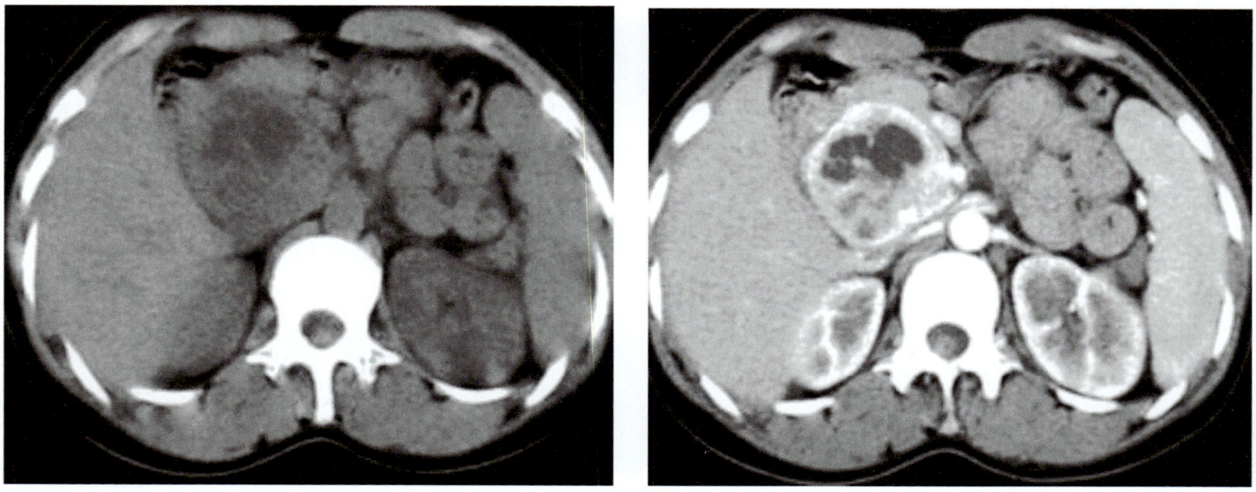

（A）　（B）

图 12-3-10　胰岛细胞瘤

（A）平扫示胰叉不占位灶，稍低密度表现，病灶内尚可见更低密度坏死区；（B）增强扫描后动脉期病灶实质部分强化明显，液化坏死区无强化，边界显示更加清晰。

六、异位胰腺

【概述】

异位胰腺指发生在正常解剖部位以外的胰腺组织。

【临床表现】

异位胰腺多无临床症状，大部分患者是在体检或术中发现的。少数异位胰腺组织可因发生胰腺炎或胰岛细胞瘤等而产生相应症状。

【病理基础】

好发于胃和十二指肠，其他少见的部位还有梅克尔憩室、胆道、肠系膜、肝脾等部位。异位胰腺多呈小结节状，多位于黏膜下层，也可延伸至肌层，表面黏膜可形成脐样凹陷或溃疡。镜下，异位胰腺组织具备正常的腺体、导管、间质及胰岛等结构。

【影像学表现】

异位胰腺的影像学检查无特殊性，诊断困难。胃肠钡餐检查有时或可见黏膜下圆形或椭圆形充盈缺损，表面光滑，部分伴有病灶中心区的小龛影，为异位胰腺的导管开口，称为“脐样征”。但X线钡餐下有时很难与胃息肉、平滑肌瘤等病鉴别，容易误诊。异位胰腺确诊依赖病理检查。

第四节 脾脏疾病

一、脾血管瘤

【概述】

脾血管瘤(splenic hemangioma)是脾脏最常见的良性肿瘤，中年人多见。

【临床表现】

大部分患者无症状，多在体检时偶然发现；少数病灶较大者可产生上腹部胀痛及压迫症状，也有个别病例因血管瘤破裂出血而导致失血性休克。

【病理基础】

以海绵状血管瘤多见，单发或多发，大小不等，瘤灶内可有出血、钙化，大的病灶中央区尚可见纤维瘢痕形成。

【影像学表现】(图12-4-1)

(1)CT表现：体积较小的血管瘤一般不引起脾脏体积的变化，体积较大者可引起脾脏形态改变，多表现为局限性向外隆起灶。脾血管瘤平扫呈低密度表现，边界较清，病灶内或可见更低密度纤维组织及高密度钙化灶。增强扫描后瘤灶于动脉早期呈不规则边缘性强化，其后造影剂逐渐向中央区填充，晚期可与正常脾实质呈等密度，病灶内纤维瘢痕区无强化。

(2)MR表现：在T_1WI上血管瘤表现为境界清晰的低信号灶，呈圆形或椭圆形，在T_2WI呈高信号表现，病灶内纤维瘢痕则表现为等信号或低信号，呈星芒状或不规则形。动态增强扫描，病灶强化特点同CT。

二、脾淋巴管瘤

【概述】

脾淋巴管瘤(splenic lymphangioma)是一种少见的良性淋巴管畸形。可单发或多发，主要是因为局部淋巴液引流受阻，积聚而形成囊样扩张。

【临床表现】

患者一般无症状，也可因病灶较大而引起上腹部胀痛。

【病理基础】

脾脏淋巴管瘤病理上可分为毛细淋巴管型、海绵状淋巴管瘤和囊性淋巴管瘤三型。主要由不同程度扩张的囊样淋巴管结构组成，囊壁内衬扁平内皮细胞，囊内含有淋巴液。病灶可为密集的薄壁小管或小囊，也可形成相互沟通的大囊，囊内有纤维间隔，厚薄不等，呈多房性。

【影像学表现】(图12-4-2)

(1)CT表现：脾脏体积增大，脾内可见单发或多发，大小不等的低密度囊性占位灶，增强扫描后囊腔无强化，囊壁及其内的纤维间隔可呈轻度强化，病灶与明显强化的正常脾实质对比明显。

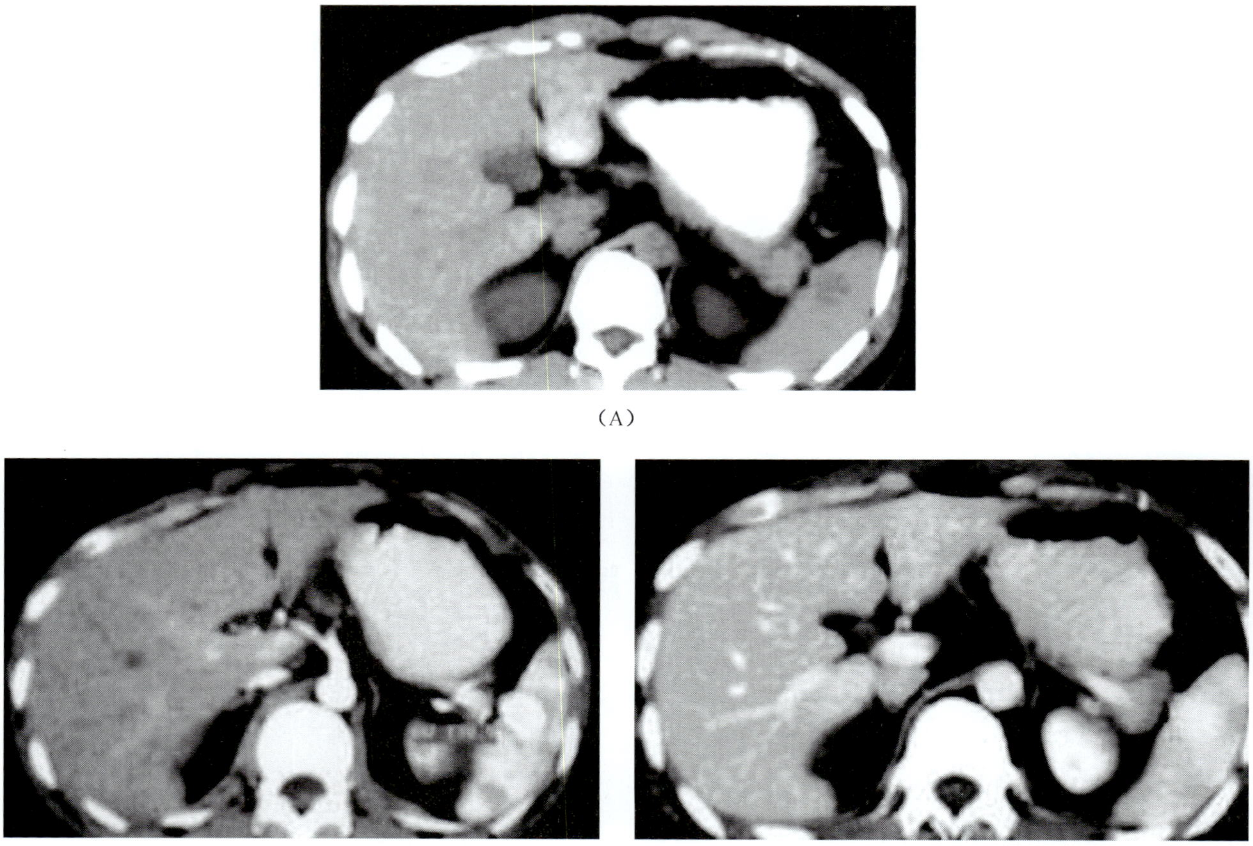

（A）

（B）　　　　（C）

图 12-4-1　脾血管瘤

（A）平扫病灶呈低密度灶，边界清晰；（B）增强扫描后动脉晚期病灶呈明显均匀性强化；（C）延迟期病灶强化程度有所减低，但仍高于周围正常脾实质。

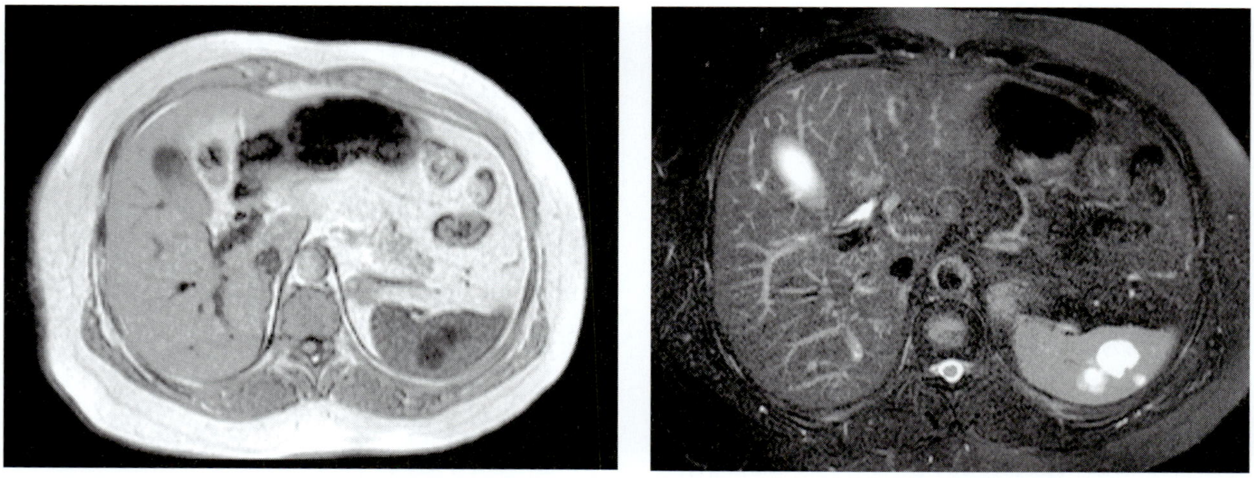

（A）　　　　（B）

图 12-4-2　脾淋巴管瘤

（A）、（B）示脾实质内 T_1WI 低信号，T_2WI 高信号囊性占位灶，边界清晰，其内可见分隔。

(2)MR 表现：脾大，瘤灶在 T_1WI 上表现为中等或低信号，T_2WI 上表现为高信号，因囊内可合并出血、感染，故信号多不均匀。MR 的 T_2WI 对于病灶内的纤维分隔显示较 CT 更加清晰，增强扫描延迟期纤维间隔可有轻度强化。

三、脾囊肿

【临床表现】

脾囊肿(splenic cysts)多无临床症状，病灶较大者可表现为相应的压迫症状。

【病理基础】

脾囊肿分为寄生虫性囊肿和非寄生虫性囊肿，而后者又分为真性囊肿和假性囊肿，真性囊肿的囊壁内衬有内皮细胞，而假性囊肿囊壁不含上皮细胞，假性囊肿多有外伤、脾梗死灶等的晚期表现。

【影像学表现】

(1)CT 表现：脾囊肿多为圆形或椭圆形，边界清晰，囊内呈水样密度表现。真性囊肿壁薄，假性囊肿壁稍厚，可伴钙化，非寄生虫性囊肿增强后一般均无强化，部分假性囊肿壁可有晚期轻度强化。寄生虫性囊肿，如脾包虫病等少见，囊壁或伴钙化，腔内可见分隔，同时也可能见到子囊存在，增强扫描后囊壁和分隔可有强化。

(2)MR 表现：脾囊肿在 T_1WI 上为低信号，T_2WI 为高信号表现，真性囊肿信号均匀，假性囊肿若伴出血，则呈 T_1WI、T_2WI 混杂高、低信号表现。寄生虫性囊肿表现类似，若其内有子囊存在，则在 T_1WI 表现为不均匀低信号，T_2WI 表现为不均匀高信号。MR 对于囊肿壁钙化的显示不如 CT，增强扫描后囊壁和分隔可有轻度强化。

四、脾脓肿

【概述】

脾脓肿(splenic abscess)比较少见，病因多为全身感染性疾病、腹部脾周脏器感染、外伤等。

【临床表现】

脾脓肿的临床症状多为非特异性的，可表现为寒战、高热、恶心、呕吐和白细胞升高，部分患者可有腹痛及脾脏肿大。

【病理基础】

脾脓肿可单发或多发，单房或多房性。病灶早期表现为渗出、变性等急性炎症反应，当炎症局限后，在滤泡中心区发生组织坏死，周围为纤维肉芽组织形成的脓肿壁，伴有慢性炎性细胞浸润。

【影像学表现】(图 12-4-3)

(1)CT 表现：脾脏内单发或多发，圆形或椭圆形低密度占位灶，边界可欠清，其内密度不均匀，病灶内或可见积气征。增强扫描后脓肿壁强化，中央坏死液化区无强化。

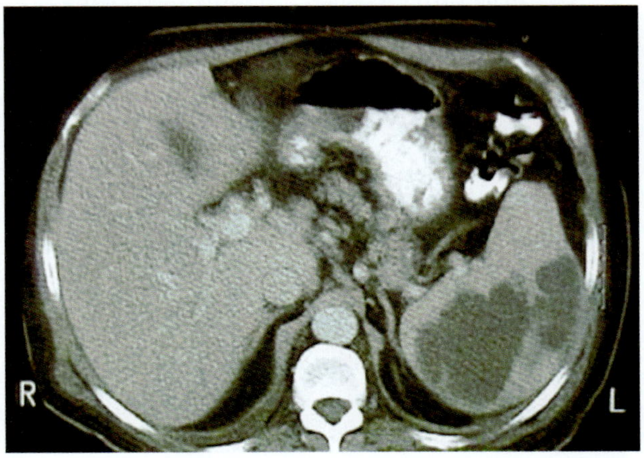

图 12-4-3　脾脓肿

门脉期扫描示脾实质内不规则无强化低密度灶。

(2)MR 表现：脓肿灶在 T_1WI 上表现为低信号，周围脓肿壁则表现为稍低信号，厚薄不等，脓腔可为单房或多房；T_2WI 上脓腔呈高信号表现，脓肿壁信号相对较低，灶周可见宽窄不等的水肿带，呈 T_2WI 稍高信号表现。增强扫描延迟期脓肿壁及其内间隔呈轻-中等程度强化，脓腔无强化。

五、脾梗死

【概述】

脾梗死(splenic infarction)是指脾内动脉的分支梗阻，造成局部组织的缺血坏死。脾梗死的原因主要为血液系统疾病、心血管疾病或外伤等导致脾动脉内血栓形成或动脉粥样硬化斑块脱落栓塞。

【临床表现】

脾梗死患者多无症状，部分可表现为左上腹痛、发热等，多不需要治疗。

【病理基础】

脾梗死灶大小不等，可数个病灶同时存在或有融合。病灶多呈楔形，底部位于浆膜面，尖端指向脾门，有时可呈不规则形。因脾脏组织结构较密实且侧支血管细少，故脾梗死多为贫血性梗死，但当存在脾淤血时，梗死灶周围可有出血带。梗死区实质细胞崩解，边缘有肉芽组织和瘢痕组织形成，可使脾脏局部轮廓凹陷，呈分叶状。

【影像学表现】（图 12-4-4）

（1）CT 表现：梗死灶呈楔形，底部近脾的外缘，尖端指向脾门，平扫时呈低密度表现，增强扫描后，正常脾脏组织明显强化，而梗死区无强化，病灶显示更加清晰。晚期由于瘢痕收缩，可致脾脏变形。若为整个脾脏梗死，则增强扫描全脾不强化，或仅呈轻微不均匀强化，而脾包膜可增厚、强化。

（2）MR 表现：早期病灶呈 T_1WI 中等或较低信号，T_2WI 淡薄高信号表现，边界欠清。晚期病灶液化坏死时呈较明显的 T_1WI 低信号，T_2WI 高信号表现，境界更加清晰。梗死灶周围有出血带时表现为斑片状或点状 T_1WI 高信号影。增强扫描后梗死灶不强化，与正常组织对比更加明显。MR 对于显示部分脾梗死病例的包膜下积液较 CT 更敏感，表现为脾包膜下新月形 T_1WI 低信号，T_2WI 高信号影。

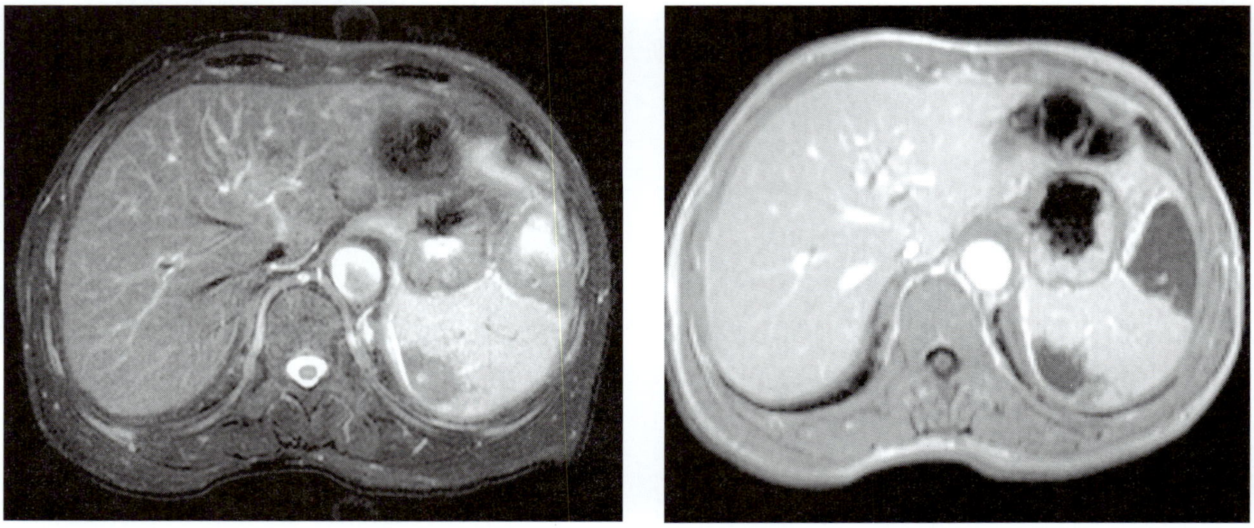

（A）　　（B）

图 12-4-4　脾梗死

（A）示 T_2WI 脾脏前后缘分别见楔形异常信号灶，呈不均匀高、低信号表现；（B）增强扫描后病灶无强化。

第十三章

胃肠道疾病

第一节　食道疾病

一、食道平滑肌瘤

【概述】

食道平滑肌瘤为最常见的食道良性肿瘤，约占食道良性肿瘤的 2/3。此病一般病程较长，自数月至数年不等。

【临床表现】

开始表现为胸骨后不适或喉部异样的感觉。当肿瘤逐渐增大，引起食管腔部分阻塞，从而产生吞咽梗阻的症状。吞咽困难常不严重，有时为间歇性，一般并不影响正常进食。

【病理基础】

食管平滑肌瘤起源于食管肌层。多数位于食管下 1/3 段。肿瘤体硬，呈膨胀性生长，有包膜。向腔内及腔外生长凸出。多为单发，少数可多发，肿瘤大小不一，呈圆形、卵圆形、马蹄形或哑铃形。肿瘤表面光滑，黏膜光整，少数也可发生溃疡。

【影像学表现】（图 13-1-1，图 13-1-2）

(1)壁间型：肿瘤在腔内或同时向腔外生长，并可同时向两侧生长。切线位，表现为向腔内凸出的半圆形或分叶状，边缘锐利的充盈缺损，病变区与正常食管分界清楚，呈弧状压迹并呈锐角；正位，肿瘤表现为圆形充盈缺损。当钡剂通过后，肿瘤周围为钡剂环绕，在肿瘤上下缘呈弓状或环状影，称为"环形征"，为本病之典型表现。

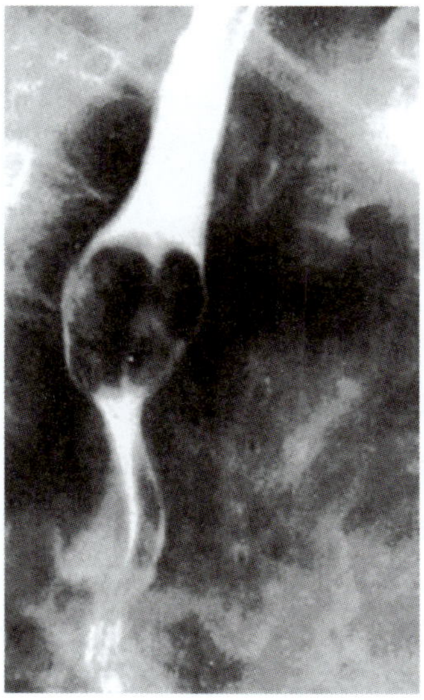

图 13-1-1　食道钡餐

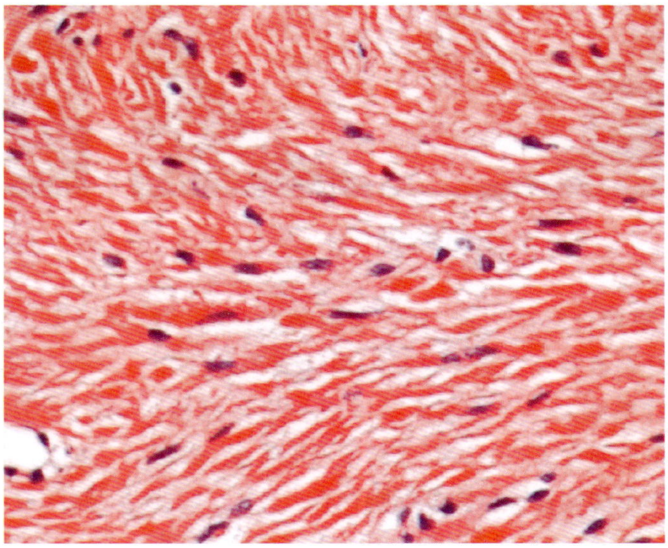

图 13-1-2　镜下观

(2)向壁外生长：体积较大，可造成纵隔内软组织肿块，后者与食管内的充盈缺损范围相符，肿块可误认为纵隔肿瘤。

(3)肿瘤区黏膜皱襞撑平消失：肿瘤周围黏膜皱襞正常，部分肿瘤表面可见不规则龛影。

【影像诊断技巧】

食道吞钡检查为诊断此病的较普遍方法，而CT对于判断肿块的大小、形态、与周围组织的关系也有较大帮助。

二、食道癌

【概述】

食道癌是一种常见的恶性肿瘤，发病率北方高于南方，男性多于女性，男女比例约为(2～3)∶1，多发生于40岁以上。

【临床表现】

主要症状为持续性和进行性吞咽困难，开始只是食物通过有些不适感，数月后渐发展为食物受阻。先不能进食固体食物，以后只能进食流质，最后甚至完全不能进食。

癌肿侵犯喉返神经时可出现声音嘶哑、呼吸困难等现象。如癌组织侵及气管形成食管气管瘘，则造成进食时呛咳，可继发纵隔炎、肺脓肿、吸入性肺炎及脓胸等。至晚期则出现腹水、消瘦、贫血等，呈恶病体质及癌肿转移的其他症状。

【病理基础】

食管癌是食管鳞状上皮的恶性肿瘤，为常见的恶性肿瘤之一。以食管中下段较多，上段最少。根据病理解剖和X线表现将食管癌分为四型：蕈伞型、浸润型、溃疡型及髓质型。

【影像学表现】(图13-1-3～图13-1-6)

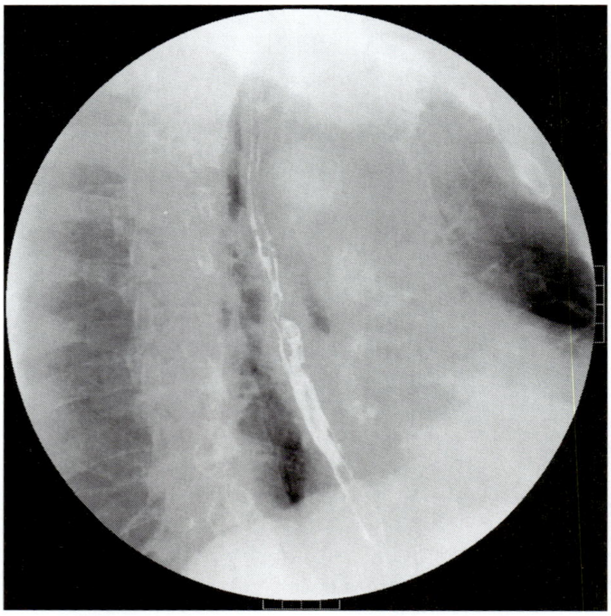

图13-1-3　食道钡餐

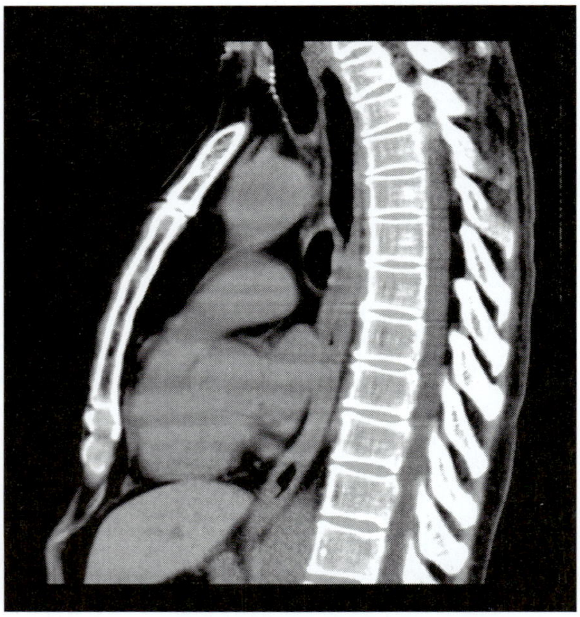

图13-1-4　CT MPR图

(1)早期食管癌表现：食管黏膜皱襞迂曲、中断。单发或多发小龛影。可见局限性充盈缺损和局限性管壁僵硬。钡流速度减缓或一过性滞留。以上均系早期食道癌的诊断或高度可疑征象，必要时须进一步作食管镜与脱落细胞检查。

(2)进展期(中、晚期)食管癌表现：黏膜皱襞破坏，可见充盈缺损。管壁僵硬，管腔狭窄，钡剂通过受阻。部分病例可见软组织肿块形成。

中、晚期食管癌各型的表现如下：

①蕈伞型：以肿瘤向腔内生长为主，呈不规则或菜花状充盈缺损，合并偏心性管腔狭窄僵硬，肿瘤区与正常食管分界清楚，狭窄上方食管扩张。

②浸润型：以环形狭窄为主要特点。有时呈漏斗状狭窄，病变范围短，管壁僵硬，肿瘤区与正常食

管分界清楚，上段食管明显扩张。

③溃疡型：以长条扁平龛影为主，周围隆起，黏膜皱襞破坏，管壁僵硬，扩张度差，无明显梗阻。

④髓质型：病变范围一般较大，管腔内可见显著的充盈缺损，使管腔闭塞，病变上方食管扩张。X线上见梭形软组织肿块影。

【影像诊断技巧】

食道吞钡检查即可诊断此病，CT和MR检查对于判断肿块的位置与病变周围邻近组织器官的关系也有较大帮助。

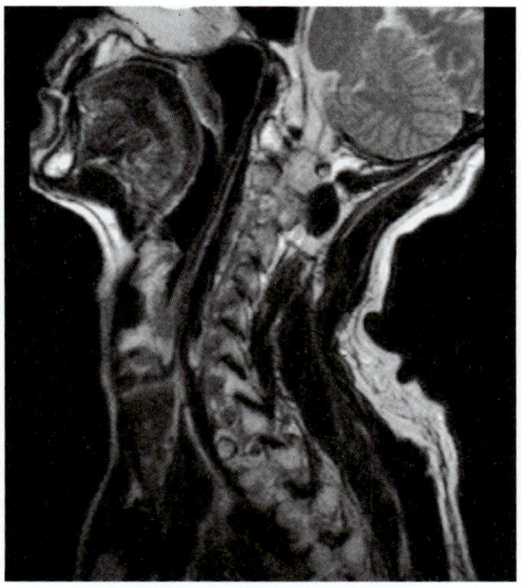

图 13-1-5　T_2WI

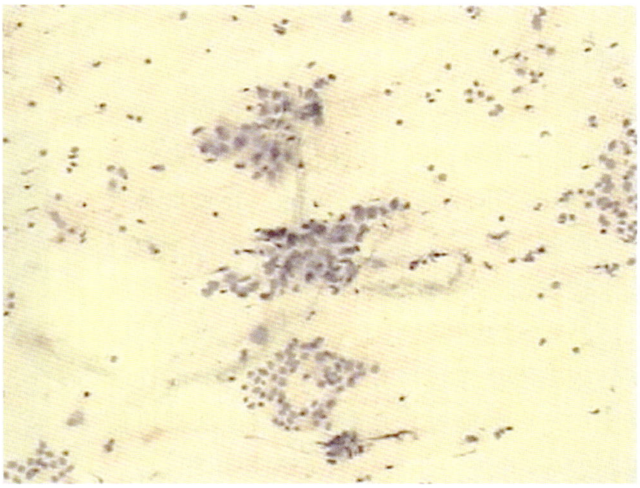

图 13-1-6　镜下观

三、食道炎性疾病

(一)反流性食管炎

【概述】

反流性食管炎是指食管下端括约肌功能失调，胃和(或)十二指肠内容物反流入食管，引起食管黏膜炎症。

【临床表现】

临床表现通常为胸骨后或心窝部疼痛，轻者仅为灼热感，重者为剧烈刺痛。疼痛常在食物通过时诱发或加重，有时头低位如躺下或向前弯腰也能使疼痛加重。疼痛可放射至背部。早期由于炎症所致的局部痉挛，可出现间歇性咽下困难和呕吐。后期由于纤维瘢痕所致的狭窄，可出现持续性吞咽困难和呕吐。

【病理基础】

病理改变急性期为黏膜充血、水肿，易出血，形成糜烂和表浅溃疡；慢性期病变可深达肌层，引起黏膜下层内纤维组织增生，黏膜面可呈轻度息肉样变。纤维收缩可形成食道管腔狭窄和食道缩短。

【影像学表现】（图 13-1-7）

食管下段局限性痉挛收缩，钡剂通过减缓受阻。黏膜皱襞增粗紊乱，可以出现溃疡及假性憩室。管壁有局限性或弥漫性增厚或纤维化形成的

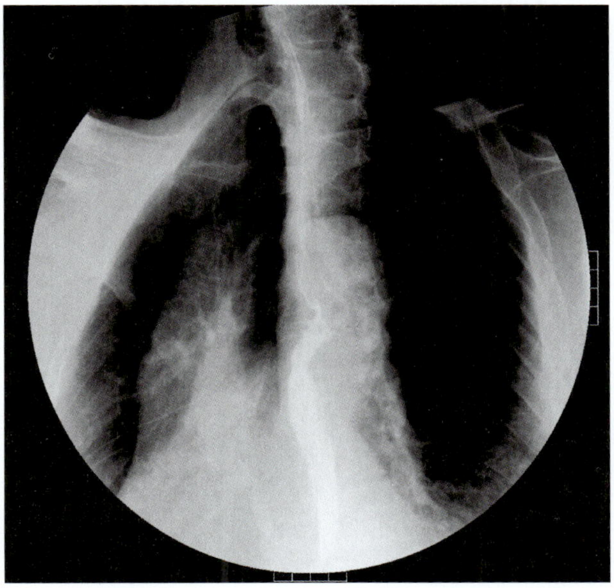

图 13-1-7　反流性食道炎食道钡餐显示

食道中下段局限性痉挛收缩，黏膜皱襞增粗紊乱。

食管狭窄。进而导致食管壁扩张受限，蠕动减弱。如食管缩短，可合并裂孔疝。

【影像诊断技巧】

食道吞钡检查为此病最有效和简便的影像学诊断方法。CT 与 MR 诊断意义不大。

(二)腐蚀性食道炎

【概述】

吞服化学腐蚀剂可造成严重的食管损伤和炎症，称腐蚀性食管炎。损伤重的可以产生食管破裂，轻的则引起不同程度的食管瘢痕，导致食管狭窄。一般腐蚀剂分为酸、碱两类。碱性腐蚀剂有强烈的吸水性质、脂肪皂化和蛋白溶解作用，使黏膜产生高度肿胀、溃疡和组织坏死，可引起食管穿孔。若系酸性则黏膜呈黑色坏死，水肿较轻，但酸性者对胃和十二指肠的腐蚀作用较大。腐蚀剂都可使食管黏膜毁坏，并进一步腐蚀食管深层组织，最后形成瘢痕。

【临床表现】

早期可出现中毒症状，以及口腔和食管被烧伤，产生咽下疼痛和咽下困难，胸骨下或胸窝疼痛，重者可出现较严重的吞咽困难，并且逐步加重，短期内可发展到部分性或完全性梗阻。同时可能伴有咳嗽、发热等呼吸道吸入性感染的症状。

【病理基础】

食道黏膜接触腐蚀剂后，数小时至 24 小时内食管产生急性炎症反应，食管黏膜高度水肿，表面糜烂，多伴渗出物、出血及坏死组织，由于组织高度水肿和痉挛等造成食管早期梗阻。水肿一般在 3 天后开始消退，数日至 2～3 周为炎症反应消退时期，3 周后开始瘢痕形成，食管逐步收缩变窄，可造成食管狭窄，严重者食管壁全部被纤维组织代替，并与周围组织粘连。

【影像学表现】（图 13-1-8）

(1)急性期(1～3 天)：因黏膜水肿、出血，管壁蠕动减弱或消失，可产生阵发性痉挛。因黏膜脱落，造影剂在黏膜面附着不好，并可见不规则浅钡斑。

(2)中期(3～10 天)：食管呈收缩、狭窄状态，不能扩张。可见多发浅或深之溃疡，黏膜皱襞紊乱。

(3)晚期：主要表现为管腔狭窄，其范围一般较长，也可以生理性狭窄部位为主。其造影剂难以通过。食管缩短，狭窄以上可见扩张。狭窄部分可见溃疡全影或有假性憩室形成。

【影像诊断技巧】

食道吞钡为诊断此病的首先影像学诊断方法，并且本病临床有吞服化学腐蚀制剂(强酸、强碱等)病史，易于诊断及与其他疾患鉴别诊断。

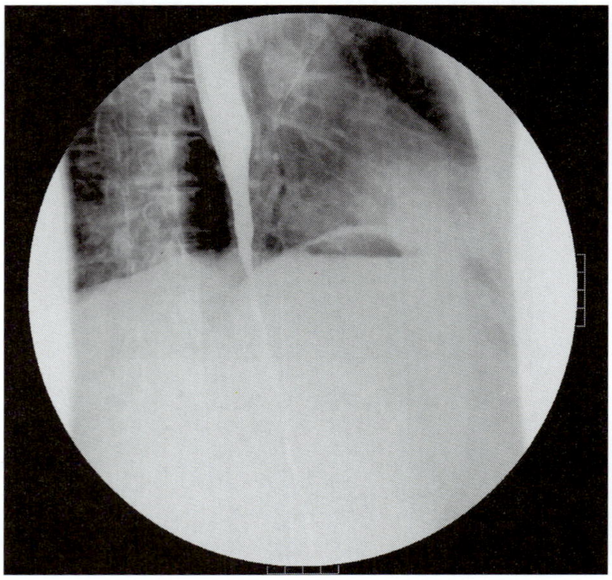

图 13-1-8　腐蚀性食道炎

胃肠钡餐示食道下段普遍狭窄，范围广，钡剂通过缓慢。

(三)食道痉挛

【概述】

食道痉挛分为弥漫性和局限性。弥漫性食道痉挛为食道运动功能紊乱所致的食道暂时性狭窄。该病不论男女，在任何年龄段均可发生，可出现间断性吞咽困难。

【临床表现】

临床上如果排出了心绞痛，应进行食道 pH 监测及测压检查以发现胃-食道反流或异常运动。如果食道收缩导致疼痛，原则上应该用测压检查来证实，疼痛发作时，可以观察到长时间持续的高幅度的同步收缩。内镜观察下典型的弥漫性食道痉挛表现为螺旋状痉挛。服用胆碱抑制剂(如腾西隆)

或用充气的气囊牵引食道可以诱发该病。

【病理基础】

病理上表现为弥漫性食道肌肉增厚，神经节细胞数量并不减少，也有的学者称之为食道功能性憩室。

【影像学表现】（图 13-1-9）

食道痉挛导致钡剂通过延缓或受阻，这种受阻是间歇性的，典型表现是食道两侧边缘呈对称性的波浪状改变，食道下段有多个环形收缩，食道管壁光滑、柔软、黏膜皱襞正常。钡剂通过食道中下段缓慢，有时可见中下段弥漫分布的形态大小不一的充盈缺损样改变。为食道内潴留食物残渣与钡剂相混所致。

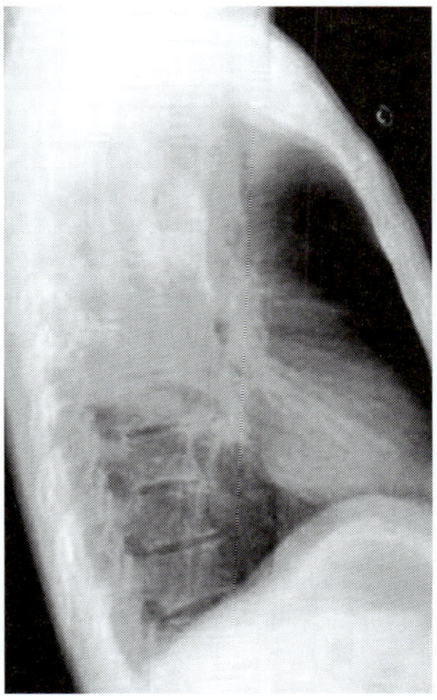

图 13-1-9　食道痉挛

食道吞钡示食道中下段局限性缩窄，上段稍扩张。

【影像诊断技巧】

食道吞钡检查为诊断此病的最佳影像学诊断方法。

（四）食管憩室

【概述】

食管憩室为与食管腔相通的囊袋状突出，是一种常见病。食管憩室按发生原理不同，可以分为牵引性憩室、内压性憩室和牵引内压性憩室。按发病部位可分为咽食管憩室、隔上食管憩室、管中段憩室。

【临床表现】

此病大多没有症状，仅在 X 线检查时偶然发现，少数病人有吞咽梗阻或吞咽不净感。大的憩室可出现食物潴留和食物反流等症状。并发憩室炎时，往往梗阻感加重，并常有胸背部不适或疼痛。偶尔并发穿孔，引起纵隔炎或食管气管瘘。

【病理基础】

咽食管憩室和隔上食管憩室为内压性憩室，除具有黏膜层和黏膜下层外，缺乏肌层；管中段憩室为牵引性憩室，具有食管各层组织结构。

【影像学表现】（图 13-1-10）

食管钡餐造影表现如下：

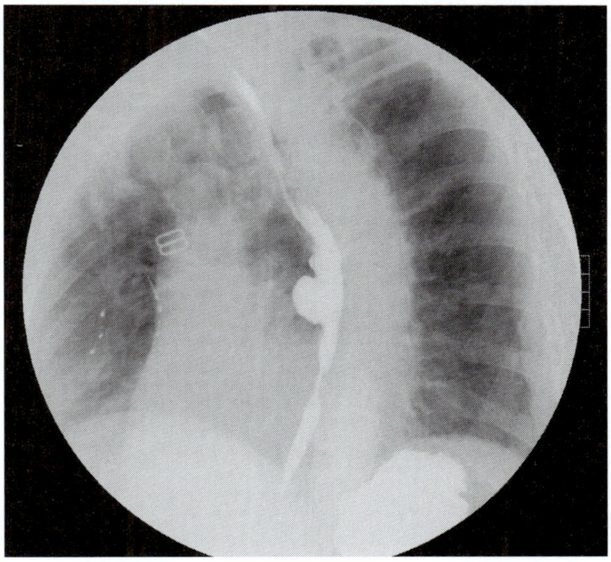

图 13-1-10　食道憩室

胃肠钡餐显示食道中段可见一大小约为 2cm 的憩室。

（1）食管憩室和膈上食管憩室：前者位于咽部，后者位于膈上 5～6cm 段食管。憩室表现为下垂的囊袋状，向食管左侧突出者较常见，边缘光滑，直径较大。

（2）食管中段憩室：多发生在支气管或肺动脉压迹处，多为邻近淋巴结炎（多为结核性）与之产生粘连而引起，憩室直径一般较小，形状光滑或不规则。

（3）混合型憩室：为牵引加内压性憩室，一般发生在食管中段，极少发生于膈上食管段，形状如帐篷状、烧瓶状、漏斗状或圆筒状，多向前方突出，顶端下垂。

【影像诊断技巧】

食道吞钡检查为诊断此病的最佳影像学方法，CT 和 MR 检查对于判断憩室的位置、憩室周围邻近组织器官的关系也有帮助。

四、贲门失弛缓症

【概述】

食管贲门失弛缓症为食道下端和贲门丧失正常迟缓功能的疾病。特点是贲门管的功能性狭窄和食管病理性扩张同时存在。此病过去曾称为贲门痉挛。女性发病较多。

【临床表现】

此病一般发病缓慢，病程较长。主要症状为下咽不畅，胸骨后有沉重或阻塞感。食管扩张严重时可引起心悸、呼吸困难等压迫症状。

【病理基础】

食管贲门失弛缓症为食管下段肌壁的神经节细胞变性、减少，妨碍了正常神经冲动的传递，而致食管下端贲门部不能松弛构成本病。

【影像学表现】（图 13-1-11）

(1)胸部平片表现：上纵隔增宽，其内可见液平面，钡剂呈雪花状缓慢下沉。

(2)食管钡餐造影：食管呈一致性高度扩张，为正常食管的 4～5 倍。食管下端变细呈鸟嘴状或大萝卜根状。少数食管呈囊袋状横卧于横膈面上，蠕动减弱或消失，尚可见无规律性收缩。钡剂到达狭窄端后，由于重力影响而使贲门轻度开放，少量钡剂呈喷射状进入胃内。食管狭窄段的管腔形态随呼吸而改变。

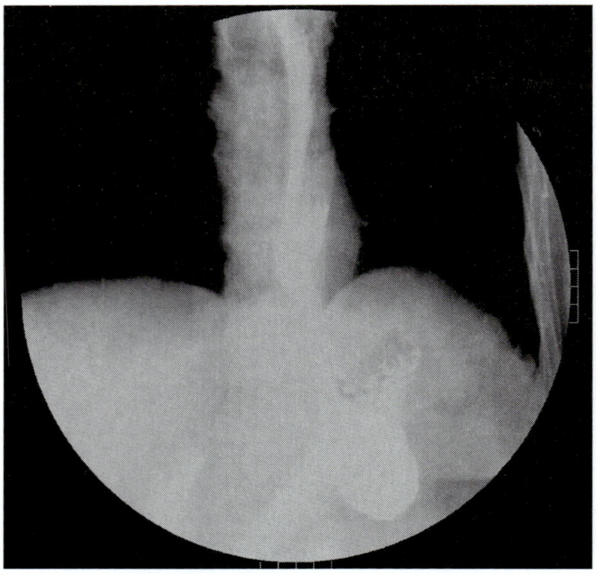

图 13-1-11 贲门失弛缓症

胃肠钡餐显示食管下端变细呈鸟嘴状，食管呈一致性高度扩张，钡剂通过困难。

【影像诊断技巧】

食道吞钡检查为诊断此病的最佳诊断方法，平片检查也有一定帮助。

第二节 胃、十二指肠疾病

一、胃癌

【概述】

胃癌是常见的恶性肿瘤之一。部分胃息肉、慢性胃溃疡和萎缩性胃炎最后都可能演变成胃癌。胃癌好发于胃窦，其次为贲门和胃体小弯，发病年龄多见于 40～60 岁，男性多于女性。

【临床表现】

早期胃癌的病人可以没有明显的症状，或仅表现出消化不良，食欲不振，中上腹饱胀不适，上腹痛和一些类似溃疡病的症状。随着肿瘤的发展增大，症状会越来越明显，后期胃癌的症状与肿瘤的所在部位、大小、范围和胃癌的类型有关，较常见的症状为中上腹疼痛，明显食欲减退和上消化道出血。肿瘤长到一定程度可以在体外扪及。

【病理基础】

胃癌均起自黏膜的上皮细胞，都为腺癌。肿瘤有着不同的生长特征，形态多种多样，并能互相转化。胃癌病灶绝大多数是单发的，少有多发。

(1)早期胃癌的病理：早期胃癌的癌组织仅限于黏膜层或黏膜下层，无局部淋巴结与远处转移。

(2)中后期胃癌的病理：随着癌肿生长，逐渐侵犯肌层和黏膜层，甚至长入邻近结构，并可发生远处转移。

（3）早期胃癌的分型

①隆起型：肿瘤呈类圆形突向腔内，高度大于5mm。

②表面型：肿瘤表浅，平坦，沿黏膜及黏膜下层生长。

③凹陷型：肿瘤形成明显凹陷，深度大于5mm。

【影像学表现】

表面粗糙，形态不规则，小区及小沟破坏，呈不规则颗粒状杂乱影，其周边的黏膜皱襞可出现截断、杵状和融合

（1）进行性胃癌的分型

①浸润型：胃壁增厚、僵硬，弹性消失。黏膜面平坦而粗糙，与周围分界不清。

②增生型：肿瘤向腔内生长，表面高低不平，常伴糜烂，与周围分界清。

③溃疡型：肿块形成一个局限性大而浅的溃疡，其边缘有一圈隆起。

（2）影像学表现（图13-2-1）

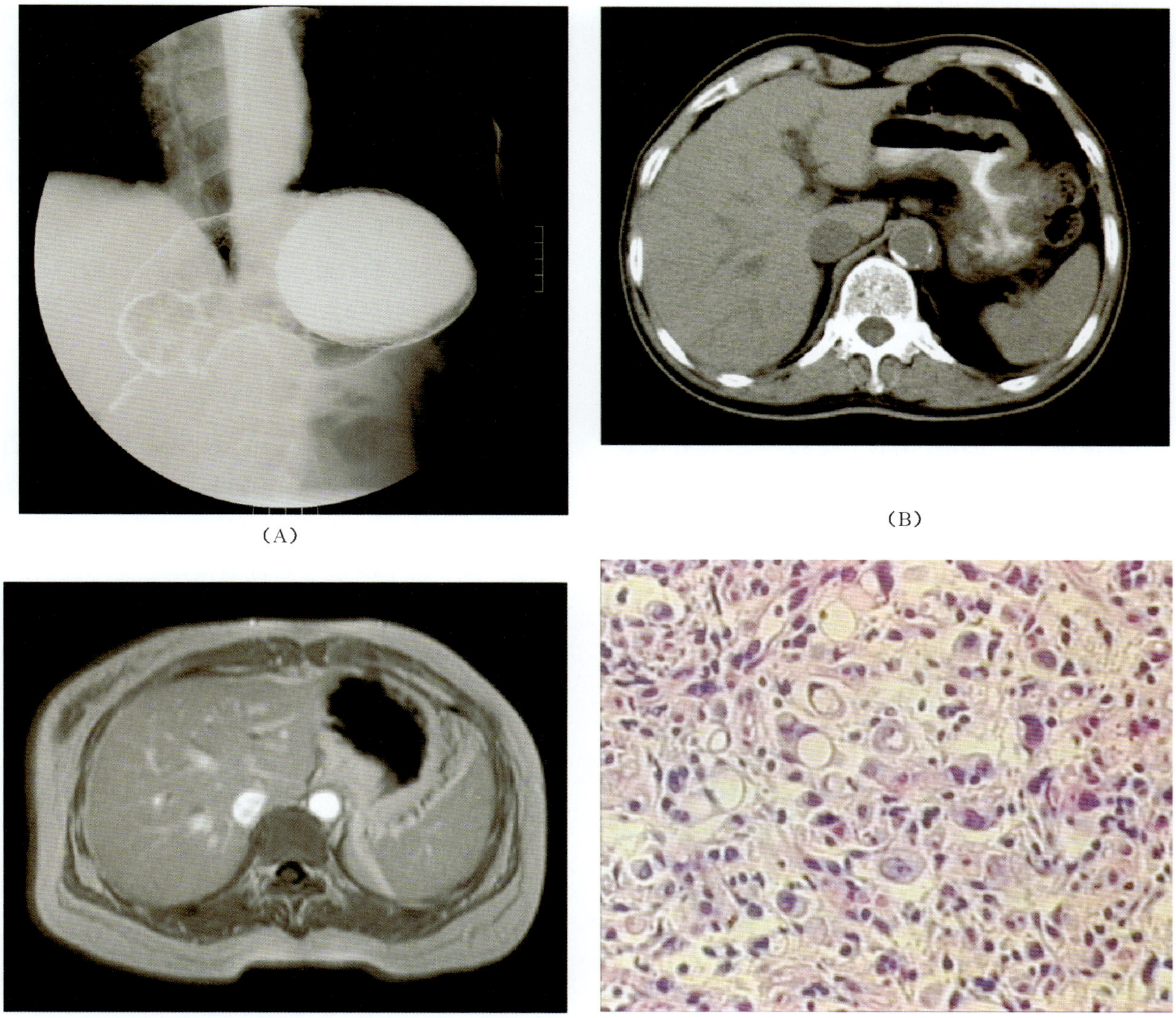

（A） （B） （C） （D）

图13-2-1 胃癌

（A）胃肠钡餐可见胃大弯处可见一巨大充盈缺损；（B）CT示胃壁明显增厚，胃大弯处可见多个小隆起；（C）MR示胃壁局限性增厚，胃小弯处可见一肿块；（D）胃癌病理切片。

胃肠钡餐检查示黏膜皱襞消失、中断、破坏，代之以异常粗大、僵硬的皱襞。皱襞近病灶处增大如杵状或结节状，胃腔狭窄，壁僵硬，与正常区分界截然，癌瘤区蠕动消失，腔内不规则充盈缺损和龛影（半月综合征）胃癌。CT 和 MRI 检查可见大小不等的软组织影固定于胃壁，胃壁厚且柔韧度消失呈僵直硬化，凹凸不平或结节状。

【影像诊断技巧】

影像学诊断方法不是诊断胃癌的首选诊断方法，但胃肠钡餐检查可动态观察胃部蠕动情况以及肿块及其周胃部的关系，CT 和 MR 检查的优势在于可观察肿块与周边组织器官的关系。

二、消化性溃疡

（一）胃溃疡

【概述】

胃溃疡（gastric ulcer）是一种常见的胃肠道疾病。它多发于小弯角切迹附近幽门前区、胃前壁、胃后壁，大弯少见。

【临床表现】

胃溃疡可有比较长期的上腹部疼痛，具有反复性、周期性和节律性。失调、过度疲劳、季节变化后发作。疼痛的性质可为钝痛、胀痛、刺痛或灼痛，多数在进食后疼痛缓解。还常有恶心、呕吐、嗳气、腹鸣、腹泻和便秘等症状。体格检查常有上腹压痛。

【病理基础】

胃溃疡是常见的胃肠道疾患，以慢性单发者常见，少数病例有恶性倾向。溃疡常发生于胃体小弯和胃窦，是胃壁溃烂形成的缺损。溃疡先从黏膜层开始，逐渐殃及黏膜下层、肌层，以至浆膜层。直径约 5～20mm，深约 5～10mm，口部周围可有炎性水肿。

【影像学表现】（图 13-2-2，图 13-2-3）

龛影为胃溃疡 X 线的直接表现，胃小弯多见，切线位呈乳头状、锥状，边缘光滑整齐，底部平整，轴位表现钡斑。龛影口部周围黏膜水肿带，黏膜线为龛影口部宽 1～2mm 的光滑整齐的透明线。项圈征为龛影口部的透明带宽 0.5～1cm，如一个项圈。狭颈征为龛影口部明显狭小，使龛影犹如具有一个狭长的颈。黏膜皱襞纠集：均匀性、到达溃疡边缘。胃溃疡的间接征象可有胃大弯侧指状痉挛切迹（胃环形肌收缩，在溃疡对侧形成凹陷）。胃小弯侧缩短（慢性溃疡瘢痕收缩使小弯缩短，幽门与贲门靠近，形成蜗牛胃），胃角切迹增宽，幽门管狭窄性梗阻，胃内滞留液，可伴有胃蠕动增强或减弱，并可合并胃窦炎。

【影像诊断技巧】

影像学诊断方法目前已不是诊断胃溃疡的首选诊断方法，但胃肠钡餐检查可动态观察胃部蠕动情况和溃疡的位置，目前仍是诊断胃溃疡的诊断方法之一，CT 和 MR 检查诊断胃溃疡意义不大。

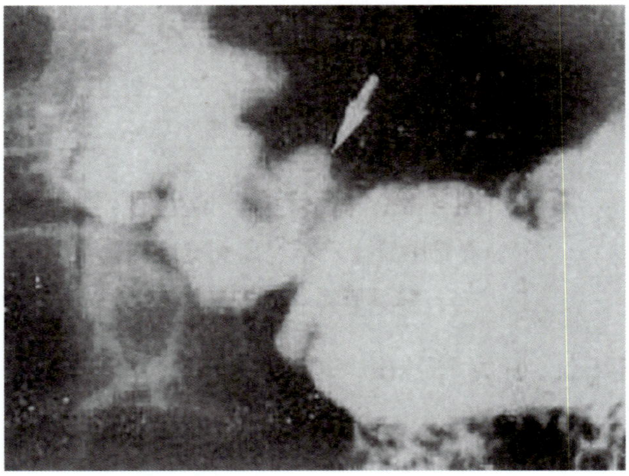

图 13-2-2　胃溃疡

胃肠钡餐示胃窦处一龛影。

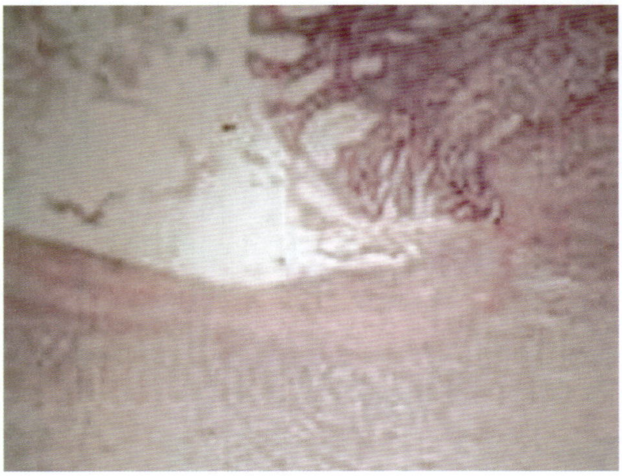

图 13-2-3　病理诊断为炎性病变

(二)十二指肠溃疡

【概述】

十二指肠溃疡(duodenal ulcer)是一种常见的胃肠道疾病,它最多见于十二指肠球部,其次为球后部,发病多在青壮年。

【临床表现】

临床症状多为周期性节律性右上腹痛,多在两餐之间,进食后可缓解,伴有返酸、嗳气,当有并发症时可呕吐咖啡样物、黑便、梗阻、穿孔。

【病理基础】

十二指肠溃疡多发生在球部后壁或前壁,圆形或椭圆形,溃疡周围有炎性浸润、水肿及纤维组织增生,多发呈2～3个小溃疡分布于前壁或后壁,也可相互靠在一起。对胃溃疡、复合溃疡,溃疡深大可遗留瘢痕,肠壁增厚或球部变形。

【影像学表现】(图13-2-4)

直接征象为龛影,类圆形或米粒状钡斑,边缘大多光滑整齐,周围有一圈透明带,或有放射状黏膜皱襞纠集。球部变形是球部溃疡常见而重要的征象。还可见激惹征,幽门痉挛,开放延迟及胃分泌液增多,球部固定的压痛。

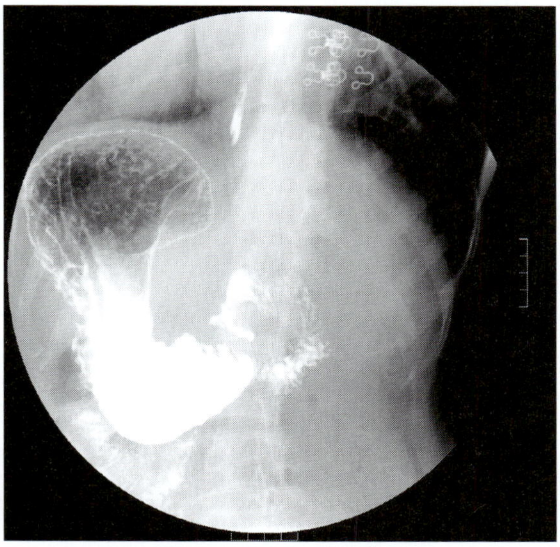

图13-2-4　十二指肠溃疡

胃肠钡餐示十二指肠球部变形,易激惹。

【影像诊断技巧】

影像学诊断方法目前已不是诊断十二指肠溃疡的首选诊断方法,但胃肠钡餐检查可动态观察胃部蠕动情况和溃疡的位置,目前仍是诊断十二指肠溃疡的诊断方法之一,CT和MR检查诊断胃溃疡意义不大。

三、胃淋巴瘤

【概述】

胃淋巴瘤是最常见的胃肉瘤,它约占胃肉瘤的70%～80%,易发于中年人,无明显性别差异,男性稍多于女性。以非霍奇金淋巴瘤多见,含网织细胞肉瘤与淋巴肉瘤。

【临床表现】

临床症状以上腹痛为主,食欲不振、消瘦、恶心呕吐、黑便及弛张热等,可伴有肿块,表浅淋巴结肿大及肝脾肿大。

【病理基础】

胃淋巴瘤以非霍奇金淋巴瘤为多见,期内含有大量网织细胞肉瘤与淋巴肉瘤。

【影像学表现】(图13-2-5,图13-2-6)

胃肠钡餐示局限或广泛的浸润性表现,漏斗状狭窄,巨大黏膜皱襞的改变,排列紊乱,胃腔缩窄或变形,不规则的龛影及菜花样充盈缺损。CT和MRI示胃壁增厚为特征,或表现为局部肿块。

【影像诊断技巧】

胃肠钡餐检查可动态观察胃部蠕动情况和肿瘤的位置,CT和MR检查的优势在于可观察肿块与周边组织器官的关系,以及腹膜后有无淋巴结肿大。

四、胃良性肿瘤

(一)胃息肉

【概述】

胃息肉为一组起源于黏膜的隆起性病变,常见的有增生性息肉和腺瘤性息肉。

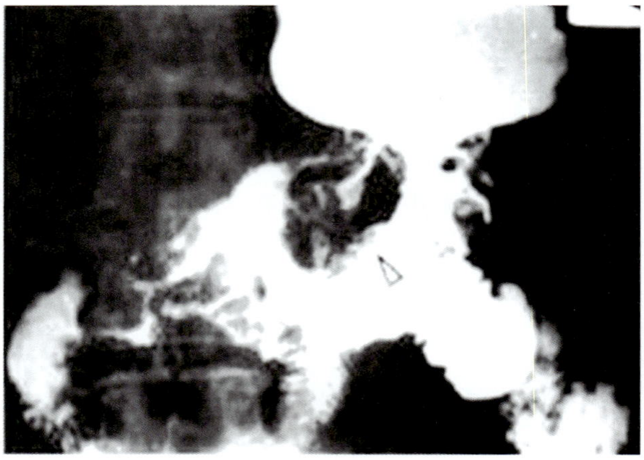

图 13-2-5 胃肠钡餐

胃黏膜皱襞增粗迂曲，胃体部可见一 3.2cm×3.9cm 充盈缺损，其中心部位还可有不规则龛影

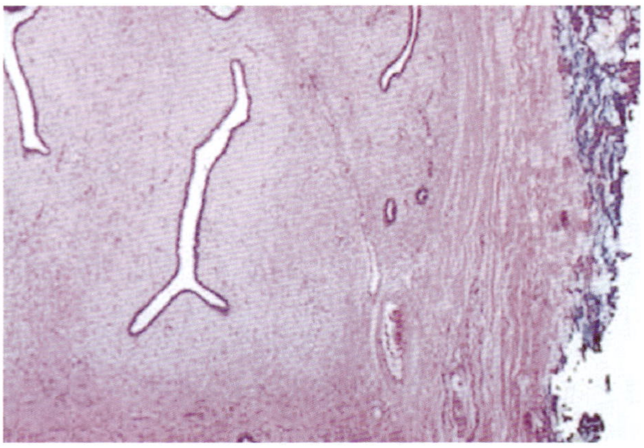

图 13-2-6 病理诊断为胃淋巴瘤

【临床表现】

大多数没有症状，或仅有中上腹部不适，只有病变长到一定程度时才会有相应的胃部症状，多在体检时发现。

【病理基础】

增生性息肉为直径在 1.0cm 以内，高度低于 0.5cm，恶变率低。腺瘤性息肉为腺瘤型异型增生，直径大于 1.0cm，基底较宽或带蒂，好发于幽门区与胃体，大于 2.0cm 可有癌变。

【影像学表现】（图 13-2-7，图 13-2-8）

息肉的 X 线表现是腔内圆形或椭圆形充盈缺损，轮廓光滑，肿瘤区黏膜皱襞消失，周围黏膜正常，胃壁柔软。若息肉大于 2.0cm，则有癌变可能。

【影像诊断技巧】

影像学诊断方法目前已不是诊断胃息肉的首选诊断方法，但胃肠钡餐检查可动态观察胃部蠕动情况，目前仍是诊断胃息肉的诊断方法之一，CT 和 MR 检查诊断胃溃疡意义不大。

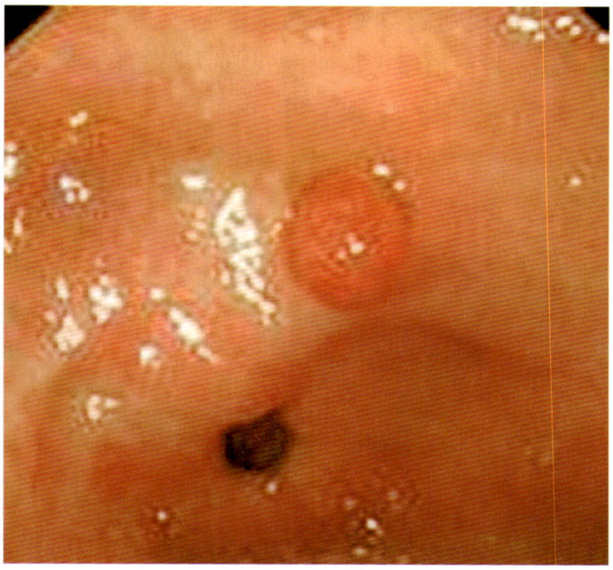

图 13-2-7 胃镜显示胃体近大弯处可见一息肉样病变

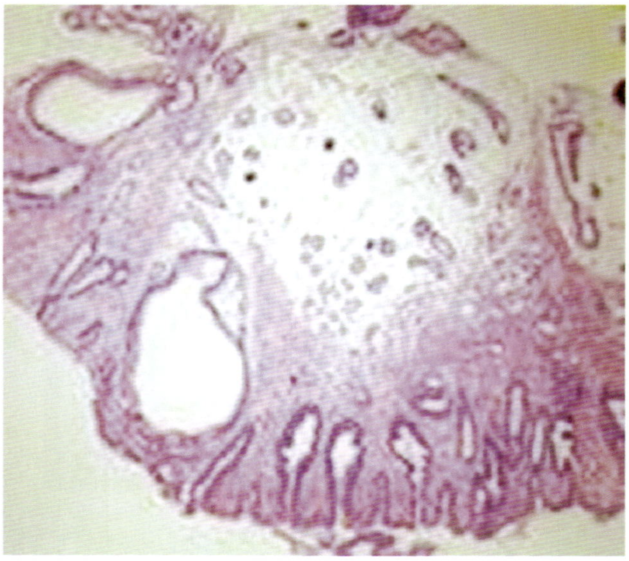

图 13-2-8 病理图片，诊断为息肉样病变

(二)非上皮性肿瘤

【概述】

非上皮性肿瘤包括平滑肌瘤、纤维瘤、神经纤维瘤及脂肪瘤、血管瘤等。

【临床表现】

腹痛和出血为主要临床症状,单发多在体部小弯。脂肪瘤多单发,偶有多发,胃窦部好发,少数病例可带蒂。

【病理基础】

平滑肌瘤大小多在 5cm 以下,可分为胃内型、胃壁型和胃外型,占良性肿瘤的大多数。纤维瘤可在胃各部位发生,呈球形或卵圆形,神经源性肿瘤包括神经鞘瘤和神经纤维瘤。

【影像学表现】(图 13-2-9,图 13-2-10)

(1)X 线表现:共同表现为半圆形或边界光整的充盈缺损,小的龛影,较大的肿瘤可有压迫症,但胃黏膜及蠕动均正常。

(2)CT 表现:可显示肿瘤的位置,生长方向即腔内、腔外抑或以壁内为主向内、外生长,也可明确肿块的密度。而 MRI 显示病变与胃壁的关系较 CT 清晰。

【影像诊断技巧】

胃肠钡餐检查为诊断此病的首选影像学诊断方法,CT 和 MR 检查可较清楚的肿瘤的位置、生长方向,病变与胃壁的关系。

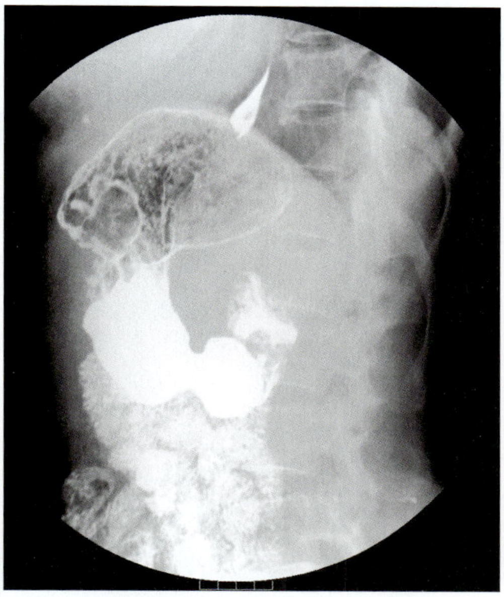

图 13-2-9　胃平滑肌瘤

胃肠钡餐示胃大弯处可见一巨大充盈缺损。

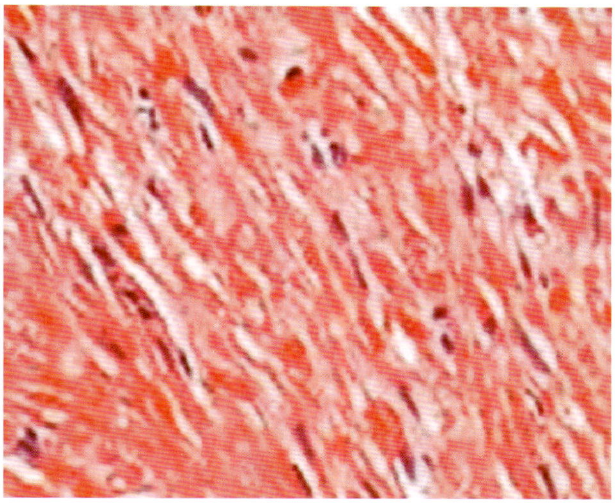

图 13-2-10　病理诊断为平滑肌瘤

五、胃食道静脉曲张

【概述】

任何部位的静脉回流障碍均可引起胃食管静脉曲张,根据其病变发展的部位可分为位于食管下段的上行性食管静脉曲张和位于食管上段的下行性食管静脉曲张。上行性食管静脉曲张占绝大多数。

【临床表现】

食管静脉曲张破裂出血突出的症状是呕血,往往是突然发作,血色新鲜涌吐而出,甚至呈喷射状。因而在急性上消化道出血中,如患者突然出现休克者,临床上往往多见于门静脉高压所致的食管静脉曲张出血。如患者曾有肝炎、血吸虫病或慢性酒精中毒病史,体格检查见蜘蛛痣、腹壁静脉怒张、脾肿大甚或腹水,而肝功能检验有异常,则往往提示是肝硬化并门静脉高压。

【病理基础】

胃食管静脉曲张是门脉高压的重要并发症,因为在门脉高压时,门静脉和上腔静脉之间有侧支循环形成。任何部位的静脉回流障碍均可引起具体的侧支循环径路如下：门静脉-胃冠状静脉-食管静脉丛-奇静脉-上腔静脉。

【影像学表现】（图 13-2-11）

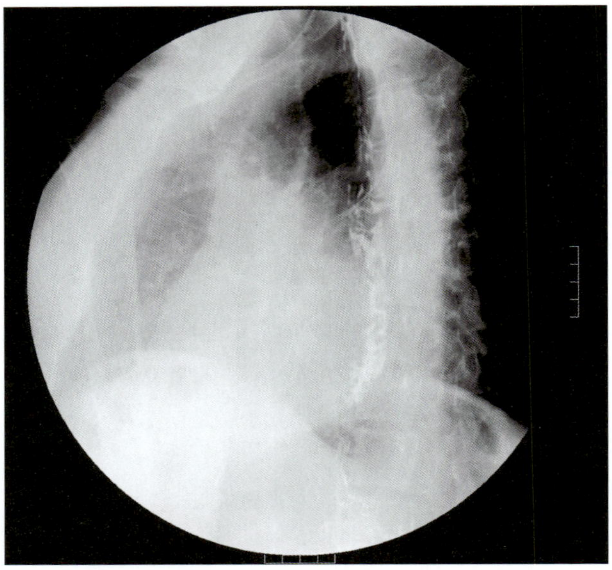

图 13-2-11　食道静脉曲张（重度）

胃肠钡餐可见食道中下段呈串珠样改变。

(1)轻度：食管下段黏膜皱襞增宽或迂曲。

(2)中度：随着静脉曲张进展，病变可延伸到食管中段，表现为纵形走向粗大结节或蚯蚓状充盈缺损，最后表现为串珠状充盈缺损。

(3)重度：静脉曲张延伸至中上段甚至食管全长。由于肌层退化，食管扩张，不易收缩，管壁蠕动明显减弱，钡剂排空迟缓，但无梗阻现象。

(4)食管静脉曲张：常与胃底静脉曲张合并出现，亦可单独存在。后者表现为胃底和贲门部呈葡萄状、息肉状、圆形、分叶状充盈缺损。

【影像诊断技巧】

食道钡餐检查为诊断此病的首选影像学诊断方法，近年来，多排螺旋 CT 的发展，对于明显迂曲增粗的曲张血管也有较大的诊断意义。

六、胃炎性疾病

（一）急性胃炎

【概述】

急性胃炎指各种外在与内在因素引起的急性广泛性或局限性的胃黏膜性病变。临床上分为单纯性、糜烂性、化脓性与腐蚀性。

【临床表现】

患者多在进食后数小时突然发病，有上腹痛，拒食、恶心、呕吐等症状。

【病理基础】

其病理改变轻重不一，可有充血、水肿糜烂、黏膜剥离甚至溃疡与出血等变化，胃壁可增厚变硬，腐蚀性胃炎多深达肌层，甚至穿孔，而晚期可引起纤维增生，胃腔狭窄。

【影像学表现】（图 13-2-12）

胃肠钡餐检查可见胃内滞留液增多，胃黏膜增粗、模糊等非特异性征象，若有穿孔者腹部平片可见膈下游离气体征象。腐蚀性胃炎累及肌层后可见因瘢痕收缩所致的胃腔狭窄与梗阻征象。

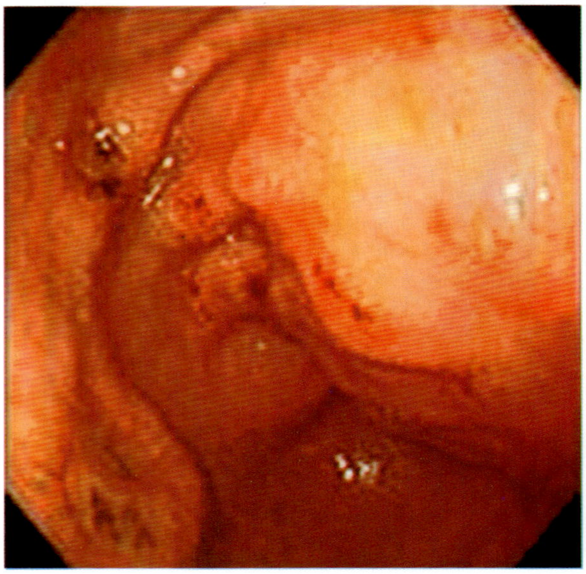

图 13-2-12　急性胃炎

胃镜示胃黏膜广泛出血水肿。

【影像诊断技巧】

影像学诊断方法目前已不是诊断急性胃炎的首选诊断方法，但胃肠钡餐检查可动态观察胃部蠕动情况，目前仍是诊断急性胃炎的诊断方法之一。

（二）慢性胃炎

【概述】

慢性胃炎为一种常见于成人的消化道疾病。

病因可能与高级神经活动机能障碍、营养不良、全身健康状况和局部刺激等因素有关。

【临床表现】

临床症状常无特异性。一般常见的症状有食欲不振，餐后饱胀，上腹钝痛或不适。可有反复出血。

【病理基础】

在显微镜下可见黏膜层水肿、充血、炎症细胞浸润和纤维组织增生。这些变化轻微时，肉眼观察可以看不出来，达一定程度时，大体检查表现为黏膜层皱襞增粗、变高、迂曲。

慢性胃炎病理分类：

(1)萎缩性胃炎：涉及黏膜全层，腺体数目减少，肠上皮化生，黏膜肌肥厚。化生为主者可成为化生性胃炎。

(2)肥厚性胃炎：黏膜层及黏膜下层肥厚，腺管发生破坏，修复导致纤维增生及囊性变。

(3)浅表性(糜烂性)胃炎：病变仅限于黏膜表面，主要为淋巴细胞及中性粒细胞浸润，上皮层脱落形成糜烂。

【影像学表现】(图 13-2-13，图 13-2-14)

黏膜皱襞的宽度加宽，广泛增粗及迂曲。小弯侧黏膜皱襞排列走向失去与小弯侧平行之走向，呈迂曲交叉状，胃窦部小弯侧的轮廓呈锯齿状切迹，胃蠕动增强。钡气双重造影检查可见胃小区扩大，直径超过 3mm，形态呈多边形、圆形或不规则形。

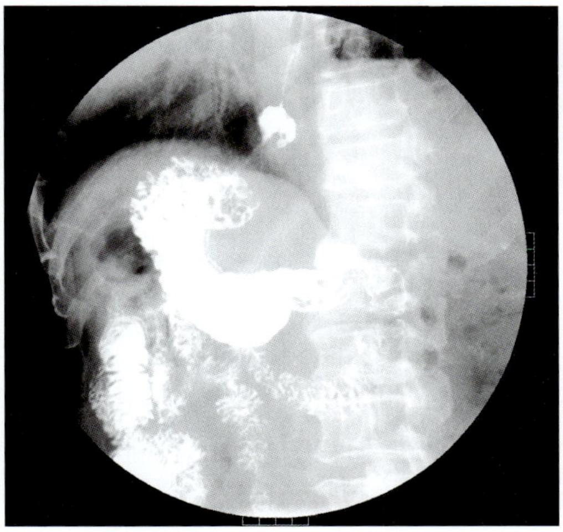

图 13-2-13 慢性胃炎，可见胃黏膜紊乱，粗细不均

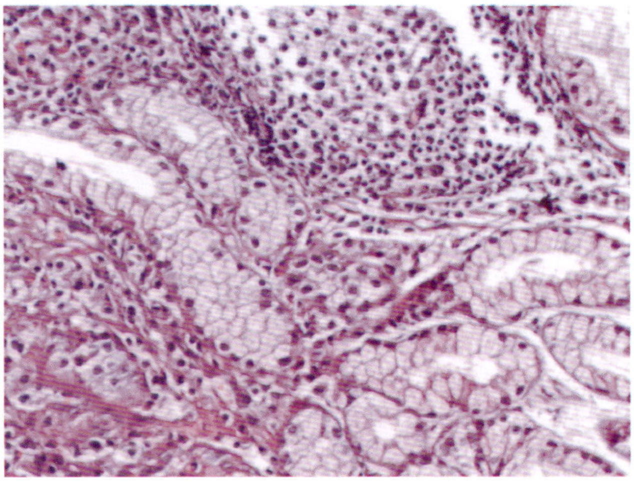

图 13-2-14 病理图片，病理诊断为炎性病变

【影像诊断技巧】

影像学诊断方法目前已不是诊断慢性胃炎的首选诊断方法，但胃肠钡餐检查可动态观察胃部蠕动情况，目前仍是诊断慢性胃炎的诊断方法之一。

(三)胃窦炎

【概述】

胃窦炎是一种原因不太清楚而局限于胃窦的慢性非特异性炎症，为常见的消化系统疾病之一，常见于 30 岁以上的成年人。

【临床表现】

常见的症状为疼痛，疼痛部位在中上腹或右上腹，疼痛的性质为隐痛、胀痛或难以忍受的疼痛，常呈周期性发作。可伴有恶心、呕吐、食欲不振等症状。少数可有出血。

【病理基础】

病理变化多数只局限于黏膜层，但也可先从黏膜层起病，然后蔓延至肌层和浆膜层，胃窦黏膜层因水肿、充血、炎性细胞浸润和纤维组织增生而变厚。

【影像学表现】(图 13-2-15，图 13-2-16)

钡餐检查为首选影像学检查方法，可见黏膜纹增粗、紊乱，可宽达 1cm 左右。增粗的黏膜皱襞交错、迂曲、盘绕，胃窦黏膜纹多呈横行，胃壁轮廓呈规则的锯齿状，锯齿的边缘较光滑。炎性息肉可见大小不等的圆形影。黏膜皱襞活动度增加，可诱发胃黏膜脱垂。胃窦激惹、痉挛、收缩：表现为幽门前区经常处于半收缩状态，不能像正常那样在蠕动波将到达时如囊状，但能缩小至胃腔呈线状。肌层肥厚时，胃窦可出现环形或向心性狭窄：形态比较固定，一般可收缩至极细，但不能舒张，与正常段呈逐渐过渡或分界比较清楚。狭窄段可显示黏膜纹，多数呈纵行。

【影像诊断技巧】

影像学诊断方法目前已不是诊断胃窦炎的首选诊断方法，但胃肠钡餐检查可动态观察胃部蠕动情况，目前仍是诊断胃窦炎的诊断方法之一。

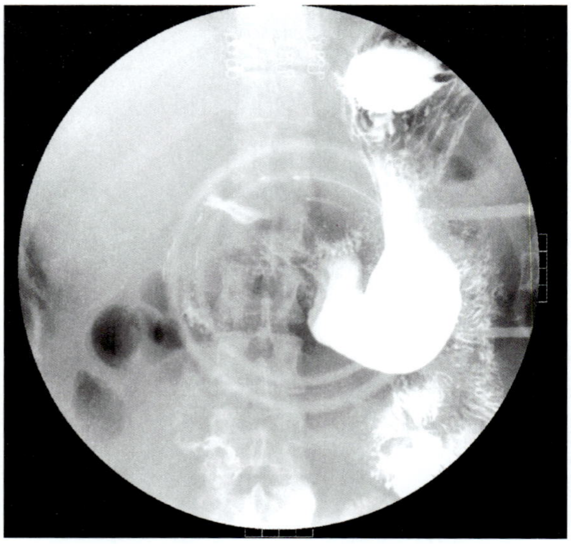

图 13-2-15　胃窦炎

胃肠钡餐示胃窦部形态变形，黏膜紊乱，粗细不均。

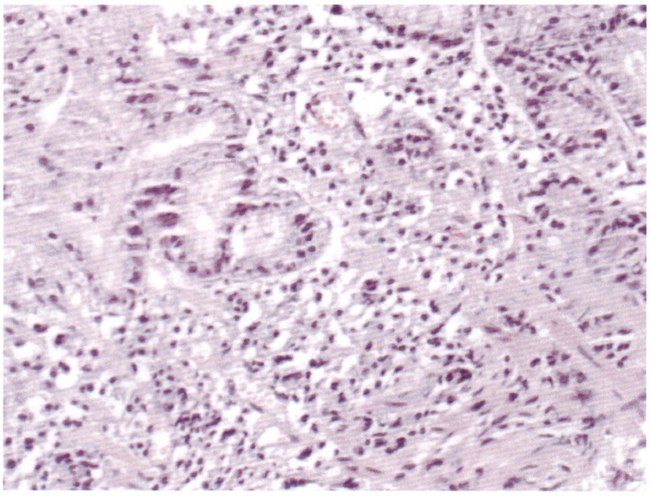

图 13-2-16　病理诊断为炎性病变

(四)胃黏膜巨大肥厚症

【概述】

胃黏膜巨大肥厚症亦称巨大肥厚性胃炎，是一种罕见的疾患，病因尚不清楚。

【临床表现】

常见症状为腹痛、腹胀、恶心、呕吐、厌食、呕血和黑便。胃酸变化无一定规律性。低蛋白血症。

【病理基础】

胃黏膜巨大肥厚症特点是胃黏膜呈局限性或广泛性肥厚、粗大、迂曲。

【影像学表现】

典型表现为黏膜皱襞巨大、肥厚、扭曲、走行紊乱、交叉，严重者酷似多发性息肉。广泛病变可累及全胃，以大弯侧显著。

【影像诊断技巧】

影像学诊断方法目前已不是诊断胃黏膜巨大肥厚症的首选诊断方法，但胃肠钡餐检查可动态观察胃部蠕动情况，目前仍是诊断胃黏膜巨大肥厚症的诊断方法之一。

七、十二指肠肿瘤

(一)十二指肠癌

【概述】

原发性十二指肠癌可分为溃疡型、多发息肉型、环状型与浸润型。以前两者居多。

【临床表现】

临床表现为腹痛、上腹不适，随着肿瘤发展，腹痛加重，呕吐、出血、体重减轻，也可有黄疸、便血。

【病理基础】

原发性十二指肠癌在十二指肠恶性肿瘤中最为多见，其病理类型以腺癌多见。

【影像学表现】(图 13-2-17，图 13-2-18)

胃肠钡餐可见有不规则龛影或钡斑，充盈缺

损。多发不规则息肉样充盈缺损伴有肠腔变窄。环状及浸润型：局限性环状狭窄，肠壁僵硬。黏膜消失、破坏、中断等恶性表现。CT 在判断肿瘤向腔外扩散的有无及程度、有无淋巴结及远隔脏器转移方面具有优势。

【影像诊断技巧】

胃肠钡餐检查为诊断此病的首选影像学诊断方法，而 CT 与 MR 检查在判断肿瘤有无向外侵犯转移方面具有明显优势。

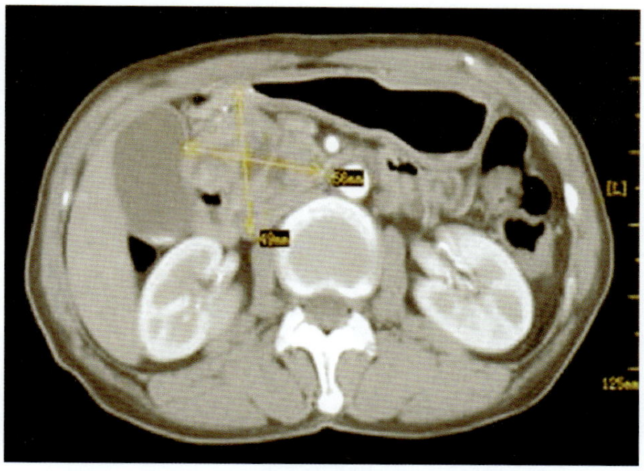

图 13-2-17 十二指肠癌

CT 示十二指肠结构紊乱，增强扫描呈明显不均匀强化

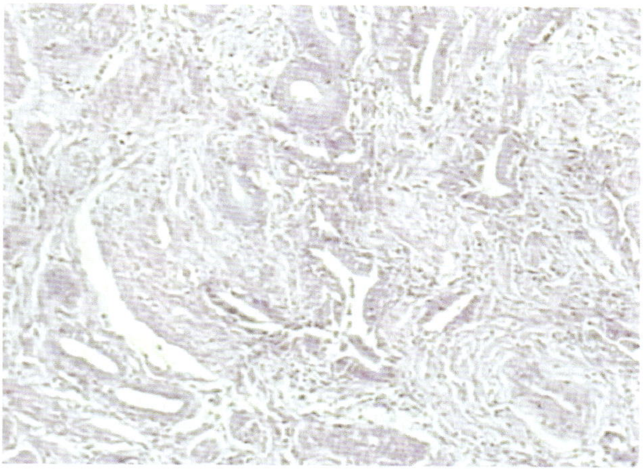

图 13-2-18 病理图片，病理诊断为十二指肠癌

(二)十二指肠肉瘤

【概述】

十二指肠肉瘤为十二指肠恶性肿瘤之一，但其恶性程度较高，为少见病。

【临床表现】

临床表现早期无明显特异性症状，晚期则腹部肿块触及率高，梗阻与黄疸少见或较轻。

【病理基础】

十二指肠肉瘤起源于肠壁肌层，向肠外突出生长，呈圆形或椭圆形。

【影像学表现】

X 线表现为十二指肠腔内较光滑的充盈缺损，黏膜破坏及管壁僵硬表现较轻，邻近胃窦与小肠受压则多为平滑肌肉瘤，而淋巴肉瘤表现则为多样性，充盈缺损或溃疡均可形成，黏膜肥厚，形成结节或黏膜消失，管壁也可僵硬，管腔狭窄。

【影像诊断技巧】

胃肠钡餐检查为诊断此病的首选影像学诊断方法，而 CT 与 MR 检查在判断肿瘤有无向外侵犯转移方面具有明显优势。

第三节 小肠疾病

一、小肠肿瘤

(一)小肠腺癌

【概述】

小肠腺癌为常见的小肠恶性肿瘤之一，好发于十二指肠及近端小肠，空回肠腺癌则好发于回肠下段。肿瘤多呈环形生长，有时可产生溃疡及息肉样改变。

【临床表现】

早期无明显特异性症状，晚期则常伴有出血、梗阻、黄疸，腹部常常可扪及腹块。

【病理基础】

小肠腺癌起源于肠黏膜上皮细胞，好发于十二指肠及近端小肠，肿瘤呈息肉状突向腔内或浸润肠壁形成环行狭窄。

【影像学表现】（图 13-3-1，图 13-3-2）

胃肠钡餐表现为肠管黏膜破坏，局限性狭窄，管壁僵硬，可见不规则充盈缺损及龛影，常伴有肠梗阻。

【影像诊断技巧】

影像学诊断方法目前已不是诊断小肠腺癌的首选诊断方法，但胃肠钡餐检查可动态观察小肠蠕动情况，病变与周围肠管的关系，目前仍是诊断小肠腺癌的诊断方法之一。

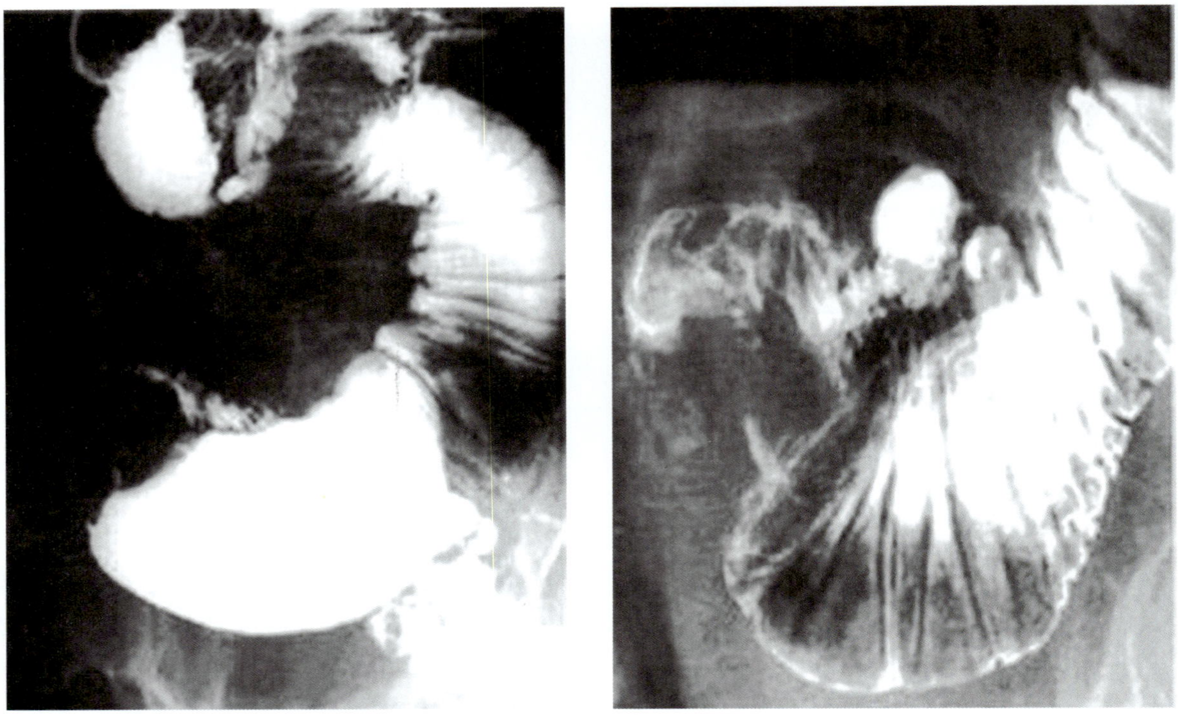

图 13-3-1 小肠腺癌

胃肠钡餐检查示空肠近段管腔不规则狭窄，狭窄以上肠管明显扩张。

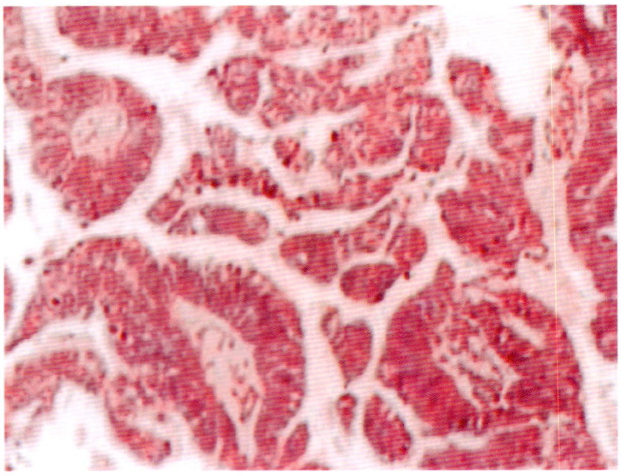

图 13-3-2 手术后病理图片，病理诊断为腺癌

（二）小肠淋巴肉瘤

【概述】

小肠淋巴肉瘤为小肠恶性肿瘤之一，其恶性程度较高，为少见病。

【临床表现】

早期无明显特异性临床症状，晚期由于肠壁神经丛受到淋巴肉瘤浸润的压迫，常有腹部钝痛，可有不规则发烧和腹泻，很少有便血发生。

【病理基础】

淋巴肉瘤多起源于肠壁黏膜下层中的淋巴组织，当病变沿着肠壁并向纵深发展时，向外可侵入浆膜层、肠系膜及其淋巴结，向内则浸润黏膜，使黏膜皱襞变平、僵硬。肠管可以狭窄亦可较正常稍宽，与正常肠管的分界不及癌肿明显，一般无局限结节状肿块或明显的溃疡形成。

【影像学表现】

X线表现根据不同病理改变分狭窄型、扩张型及弥漫型。

(1)狭窄型病变

①中心性狭窄：此为浸润型病变的狭窄。病变区边缘较僵硬，黏膜破坏消失，肠腔狭窄如细管状，一般病变范围较长。

②偏心性狭窄：此为息肉型病变的狭窄。狭窄区常局限于肠壁一侧，呈大块状充盈缺损，使肠管形成偏心性狭窄。

③外压性狭窄：此为肠外病变累及肠管所致。肠腔狭窄和移位，病变范围长，狭窄区黏膜皱襞正常。

(2)扩张型病变：肿瘤区肠腔呈不规则扩张，病变范围长短不一，一般远端超过肿瘤的范围。肠曲边缘僵硬，有时呈锯齿状，沿肠壁显示大小不等的充盈缺损，黏膜皱襞破坏，蠕动消失，可扪及肿块。

(3)弥漫性病变：病变范围极为广泛，可累及全部小肠，甚至胃和结肠也都受累及。肠腔表现为扩张和狭窄相间，沿肠壁可见锯齿状切迹或多发小息肉样充盈缺损。小肠黏膜皱襞粗糙不规则，部分或全部破坏消失。

【影像诊断技巧】

影像学诊断方法目前已不是诊断小肠淋巴肉瘤的首选诊断方法，但胃肠钡餐检查可动态观察小肠蠕动情况，病变与周围肠管的关系，目前仍是诊断小肠淋巴肉瘤的诊断方法之一。

(三)小肠腺瘤

【概述】

小肠腺瘤是最常见的小肠黏膜肿瘤，为小肠良性肿瘤之一，可单发或多发。

【临床表现】

早期无明显特异性临床症状，肿瘤较大时，可有中上腹隐痛，胃肠功能紊乱等症状。

【病理基础】

小肠腺瘤是最常见的小肠黏膜肿瘤，可单发或多发，多在1.0cm左右，呈圆形或椭圆形，有蒂或无蒂，少数可有分叶，表面多光整，可恶变。

【影像学表现】（图13-3-3，图13-3-4）

胃肠钡餐表现为圆形或椭圆形充盈缺损。病变较大(大于1.0cm)或有不规则龛影应考虑恶变可能。

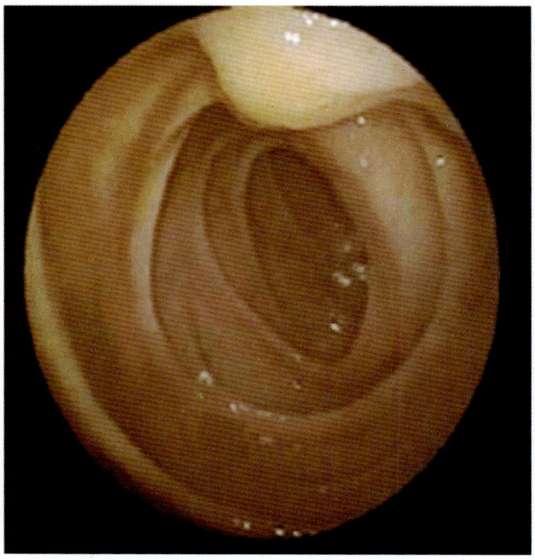

图13-3-3　小肠腺瘤

胃镜示空肠末端可见一瘤样突起

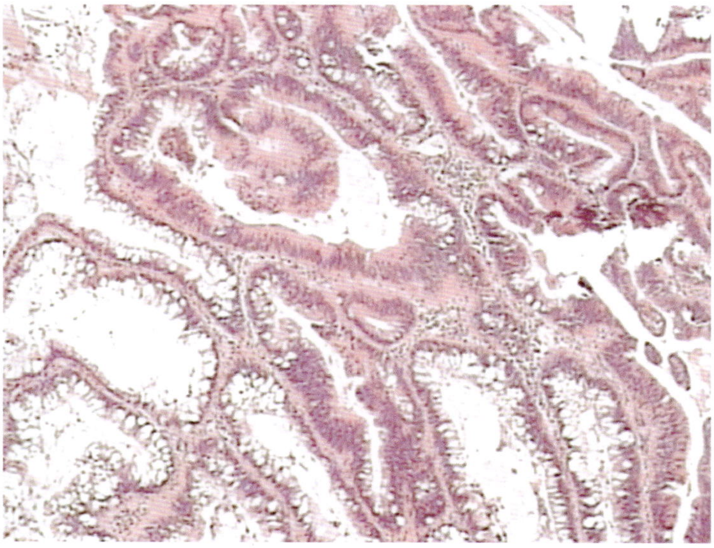

图13-3-4　病理诊断为腺瘤

【影像诊断技巧】

影像学诊断方法目前已不是诊断小肠腺瘤的首选诊断方法，但胃肠钡餐检查可动态观察小肠蠕动情况，病变与周围肠管的关系，目前仍是诊断小肠腺瘤的诊断方法之一。

（四）小肠平滑肌瘤

【概述】

小肠平滑肌瘤为小肠良性肿瘤之一，它分为腔外型和腔内型两种。

【临床表现】

早期无明显特异性临床症状，肿瘤较大时，可有中上腹隐痛，可有黑便或大便隐血，但很少发生肠梗阻。

【病理基础】

小肠平滑肌瘤起源于肠壁肌层，是黏膜下或浆膜下肿瘤。它分为腔外型，即发生在浆膜下肌层，向肠壁外生长，腔内型是发生在黏膜下肌层，向肠腔内生长，哑铃型是部分向腔内，部分向腔外。

【影像学表现】（图 13-3-5，图 13-3-6）

胃肠钡餐检查，腔内型表现为偏心圆、椭圆形充盈缺损，有钡斑或龛影，局部管腔变窄。腔外型表现为局部肠腔稍窄，弧形压迹，黏膜平坦，相临肠袢受压、推移形成无肠管区，可及肿块。哑铃型则具有以上二者的特点。

【影像诊断技巧】

影像学诊断方法目前已不是诊断小肠平滑肌瘤的首选诊断方法，但胃肠钡餐检查可动态观察小肠蠕动情况，病变与周围肠管的关系，目前仍是诊断小肠平滑肌瘤的诊断方法之一。

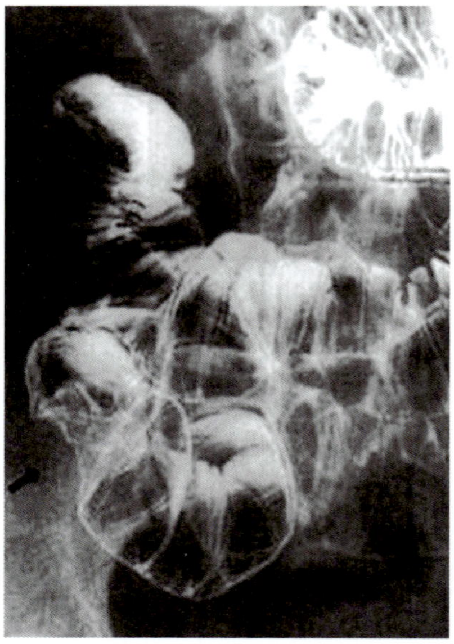

图 13-3-5　小肠平滑肌瘤

胃肠钡餐示空肠可见一充盈缺损

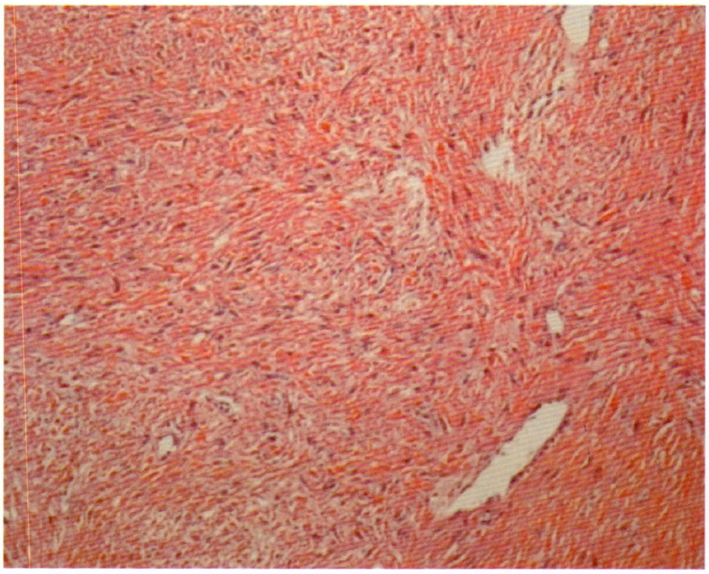

图 13-3-6　病理图片，病理诊断为平滑肌瘤

二、小肠结核

【概述】

小肠结核多继发于肺结核，常与腹膜结核和肠系膜淋巴结结核并存，好发于青壮年，40 岁以下占 90%，女多于男。好发于回盲部，占 60%～80%，其次为空、回肠及十二指肠二、三段。

【临床表现】

临床表现常为右下腹隐痛或钝痛，腹泻与便秘交替，常常可见右下腹境界不清的肿块，较固定，多为增殖型肠结核，或溃疡型伴局限性腹膜炎或肠系膜淋巴结结核。肠外结核则常伴发肠梗阻或肠瘘。

【病理基础】

病理常将肠结核分为溃疡型和增殖型，溃疡型结核早期是肠壁集合淋巴结和孤立滤泡受侵，以后融合成干酪样病灶，黏膜糜烂，溃疡形成，边缘常不规则，大小不一，且可多发，溃疡可向下侵入黏膜下层、肌层，甚至浆膜，穿孔较少，病变严重者愈合后可产生大量瘢痕组织，引起肠腔狭窄。增殖性结核为局部充血、水肿，后黏膜下层可产生大量结核性肉芽组织和纤维增生，使黏膜隆起呈大小不等结节，甚至形成肿瘤样肿块突入腔内，肠壁增厚变硬，以致肠腔狭窄。

【影像学表现】（图 13-3-7，图 13-3-8）

（1）X 线表现

①溃疡型：激惹现象，“跳跃”征（skip sign），黏膜皱襞紊乱，溃疡使肠壁呈锯齿状。后期管腔不规则狭窄变形，形态较固定，近段肠管淤积、扩张。

②增殖型：大量肉芽组织增生，不规则狭窄变形、缩短和僵直，黏膜皱襞紊乱，多数息肉样充盈缺损。回盲瓣受侵增生肥厚，使盲肠内侧壁凹陷变形，近段小肠扩张排空延迟。

（2）CT 表现：可见限局性狭窄，肠壁轻度增厚，轮廓锯齿状，肠袋、皱襞消失、肠腔狭窄、肠袢僵直及肠管缩短，较对称，常引起小肠不全梗阻。病变以回盲部为中心，肠壁轻度增厚，累及范围较长。回盲部及盲升结肠变形较明显，肠管缩短、回盲部明显上移。回盲瓣明显缩窄或增宽。口服造影剂 CT 扫描，回盲部常不能获得很好充盈，盲升结肠可呈细线状，而横结肠和小肠却能很好充盈，此征象类似钡剂造影检查时的“跳跃”征。

【影像诊断技巧】

胃肠钡餐检查为诊断此病的首选影像学方法，CT 的优势则可观察病变与其周围肠道的关系。

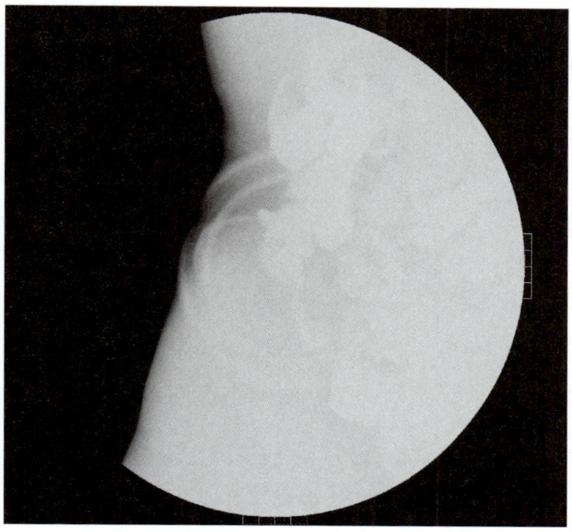

图 13-3-7　回盲部结核

胃肠钡餐示回盲部及盲升结肠明显变形，肠管缩短。

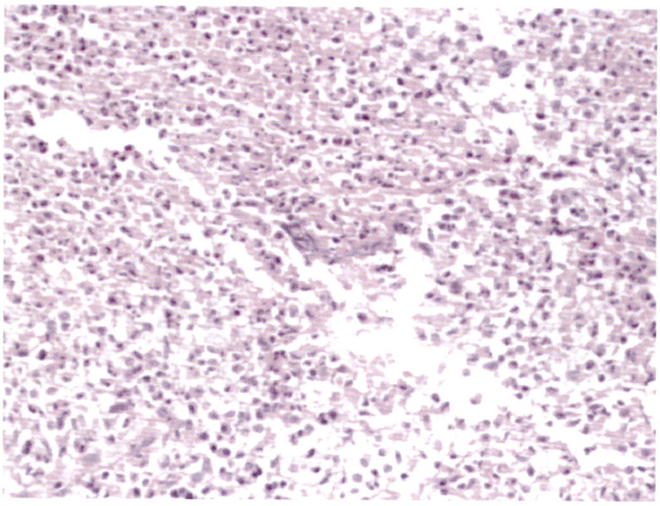

图 13-3-8　病理图片

三、克隆病

【概述】

克隆病为原因不明的慢性胃肠道的炎症性肉芽肿性疾病，又称“节段性肠炎”、“肉芽肿性小肠结肠炎”。自身免疫、细胞免疫缺陷、传染性感染和遗传有关，或为多源性综合性疾病。

【临床表现】

此病好发于青壮年，起病缓慢。

（1）右下腹不适或胀痛：腹腔脓肿或肠瘘形成时，疼痛加重并持续。

（2）腹泻：可为糊状便，结肠受累时黏液或脓血便，小肠病变广泛致脂肪吸收不良出现脂肪痢。

（3）腹块：多在右下腹，中等硬度，较固定，有压痛。亦可有发热、营养障碍等全身症状。有贫血、活动期可有白细胞及中性粒细胞增高、血沉加快，粪便检查无致病菌，大便潜血阳性。

【病理基础】

主要病理改变为胃肠道、肠系膜及局部淋巴结的非特异炎性肉芽肿性病变。可累及从口腔到直肠的全部胃肠道，病变常呈节段性分布。肉芽肿性炎症自黏膜下层起累及肠壁全层，小淋巴管堵塞致肠壁水肿、增厚。早期黏膜面可有口疮样溃疡，继之有纵行狭长的裂隙样溃疡，多与肠纵轴平行，也可与之垂直，溃疡好发于肠系膜缘。肉芽肿扩散到浆膜导致肠粘连，溃破穿破肠壁形成腹腔内、外瘘。晚期纤维化致肠壁增厚，管腔狭窄。肠系膜因肉芽肿性炎症而增厚，收缩变短，淋巴结肿大。

【影像学表现】（图 13-3-9，图 13-3-10）

钡餐检查早期肠壁增厚致肠间距加大，黏膜皱襞增粗、不规则或变平，钡剂涂布不良。可见线样征即早期水肿及痉挛使肠腔狭窄；晚期因肠壁大量纤维组织增生，此时线样征的形态固定。还可出现口疮样溃疡，表现为肠壁边缘的尖刺状影，双对比造影时呈周围环以晕带的钡点，直径 1～2mm，称为“靶征”，是 Crohn 病的较早期改变。中晚期则出现纵行及横行溃疡：多在肠管的系膜侧与肠纵轴平行，横行溃疡与小肠纵轴垂直。可见鹅卵石征，纵横溃疡交错，黏膜及其下层水肿。出现腹腔脓肿时表现为环绕肠袢的肿块影，并可有钡剂进入；瘘管形成时见造影剂的异常通道。病变呈节段性和跳跃性。非对称性，肠系膜侧较重，对侧壁扩张呈憩室样。还可导致肠壁水肿、纤维组织增生及肠系膜的病变导致肠间距加大，位置较固定。

【影像诊断技巧】

胃肠钡餐检查为诊断此病的首选影像学方法，CT 的优势则可观察病变与其周围肠道的关系。

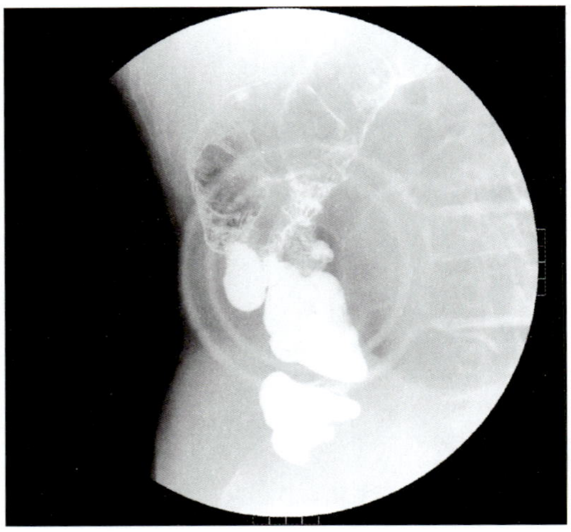

图 13-3-9　克隆病

胃肠钡餐示回盲部充盈尚可，管壁不光滑，肠壁水肿、纤维组织增生。

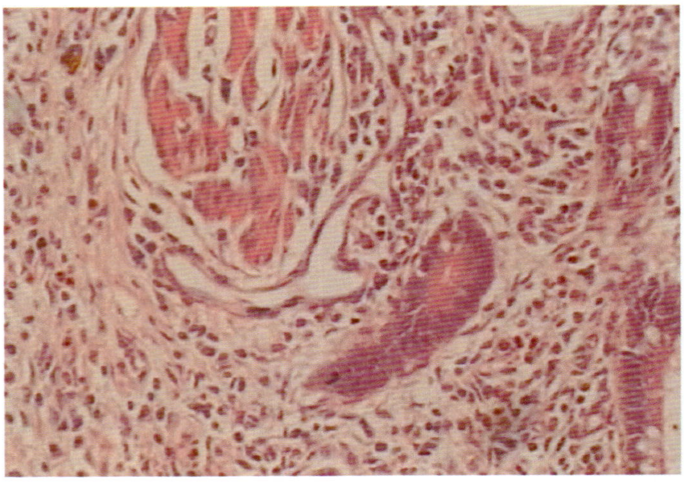

图 13-3-10　病理诊断为肉芽肿性炎性疾病

第四节　结直肠疾病

一、结直肠癌

【概述】

结直肠癌是常见的消化道恶性肿瘤，它生长较缓慢，较晚出现远处转移，病变好发于直、乙状结肠。发病年龄约 30～60 岁，男性多于女性，约为(2～3)∶1。

【临床表现】

常见为胃肠道功能不良，如消化不良、胃纳不佳、腹胀和恶心、呕吐等。也可伴有贫血、乏力、消瘦，以及便血或腹泻、便秘交替史，肿瘤增生较大时，可扪及腹块。肠管狭窄的浸润型结肠癌易发生肠梗阻。

【病理基础】

结直肠黏膜皱襞破坏、消失、肠管狭窄，病变界限清晰，病变范围较局限，肠壁僵硬、肠袋消失，可出现较大的不规则龛影、肠腔内不规则肿块。结肠直肠癌为较常见的消化道癌肿，其发病率仅次于胃癌和食管癌。

大体病理上可分为增生型、浸润型、溃疡型，组织学上大多数为腺癌。结直肠癌分为三型。

①溃疡型：深而不规则的溃疡。

②增殖型：肿瘤向腔内呈菜花样生长。

③浸润型：肿瘤沿肠壁呈环形生长。

【影像学表现】（图 13-4-1～图 13-4-4）

（1）钡灌肠检查

①增生型：向腔内生长的菜花状或息肉状充盈缺损，外缘不规整，境界清楚，局部黏膜皱襞破坏消失。肿块较大引起钡剂通过受阻，可扪及肿块。

②浸润型：多呈向心性环形狭窄，僵硬，边缘光滑，病变区与正常肠管分界清楚，黏膜皱襞破坏消失，结肠袋消失，常伴有梗阻。

③溃疡型：肿瘤生长如扁平碟状，主要表现为腔内不规则龛影，在肠壁一侧可出现半月征，龛影周围有宽狭不一的环堤，有指压迹。

（2）CT 表现：浆膜与周围脏器受侵可表现为浆膜面模糊、毛糙，肠周脂肪密度增高，其内见索条、小斑片影。肿块累及周围器官时可见肿块与周围脏器间脂肪间隙模糊或消失、邻近器官浆膜面毛糙、结节状，肿块与之完全融合，致邻近器官或组织内部出现异常肿块，或体积显著增大和密度改变。输尿管受侵时常出现一侧肾盂、输尿管积水。淋巴结转移则常为肠上和肠旁淋巴结，肠系膜血管周围和肠系膜血管根部淋巴结。

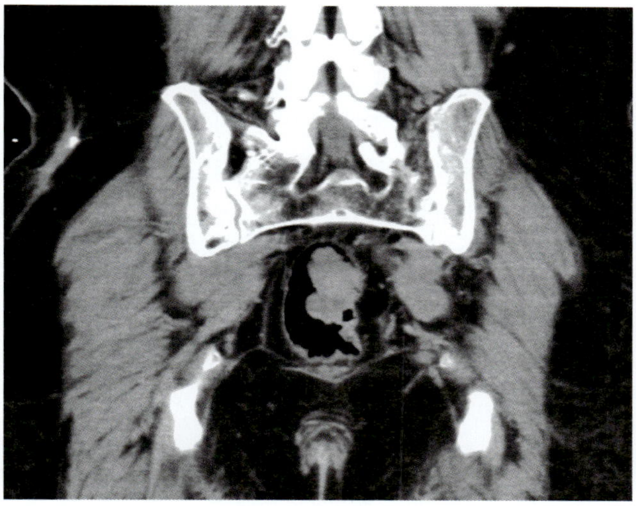

图 13-4-1　直肠癌

CT 平扫示直肠内左侧壁可见一肿块影像。

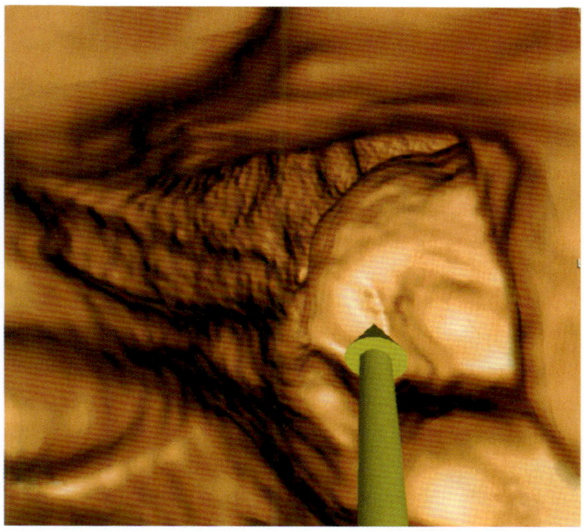

图 13-4-2　CT 仿真内镜图像

可清晰反应肿块与肠壁段关系。

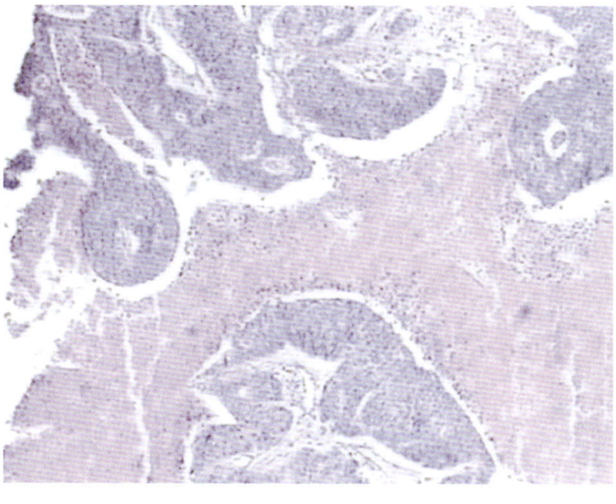

图 13-4-3　病理诊断为直肠癌

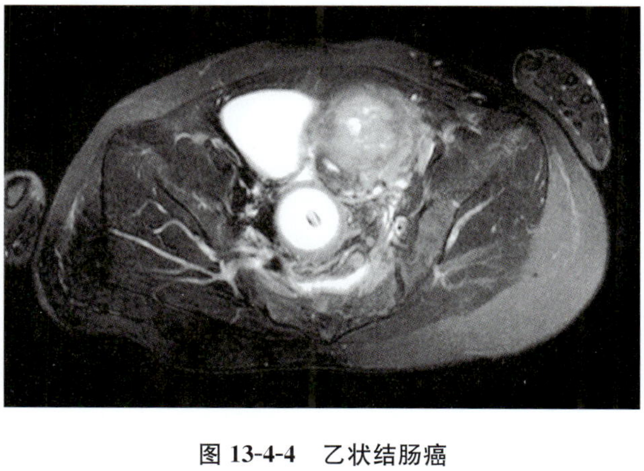

图 13-4-4　乙状结肠癌

MR 示乙状结肠处可见一巨大肿块影。

肠上淋巴结转移常与原发灶融合。结肠旁淋巴结转移表现为孤立或多发的小结节影，孤立者直径多大于10mm。淋巴结强化，较大的中心低密度区。肠系膜及系膜根的增大的淋巴结可出现融合。腹膜转移表现为网膜、系膜脂肪密度增高、模糊，其内可见小结节斑片影，沿两侧结肠旁沟种植最常见。壁层腹膜常可见结节状增厚。

晚期病变发展形成网膜饼，出现腹水。并常伴有肠梗阻，表现为肠管扩张，管径显著增大，其内可见气液平面，也可完全为液体所充盈，梗阻远端肠管明显塌陷。梗阻段可见以肠管为中心的软组织肿块，增强后肿块有不均匀强化。伴有肠套叠时套叠肠段可表现为分层结构，与其他疾病引起的肠套叠相比，癌肿引起套叠段相对较短，局部轮廓欠规则。

【影像诊断技巧】

CT与MR检查均可较准确诊断结直肠癌，对判断肿瘤的大小、形态、位置、与邻近肠壁的关系均有较明显优势。近年来，随着多排螺旋CT的发展，又出现了很多新的诊断技术，如仿真结肠镜技术（图13-4-2所示），它可模拟结肠镜显示效果，能更直观显示肿瘤与邻近肠道的关系。

二、结直肠其他肿瘤

（一）结直肠息肉

【概述】

结直肠息肉是最常见的结直肠良性肿瘤，好发于直肠和乙状结肠，结肠息肉可在任何年龄发病，但多见于儿童，可单发，也可多发，甚至许多息肉广泛累及结肠和小肠，称为息肉病。

【临床表现】

无痛性慢性便血为结肠息肉的特征。便血发生在排便将终了时，量少、色鲜红，覆盖在粪便上，不与其混合。如并发肠套叠出现急腹症表现如酱样大便。

【病理基础】

结直肠息肉在病理上可以是炎性增生，也可以是良性肿瘤，又称为腺瘤性息肉。结直肠息肉呈圆形或卵圆形的肿块，轮廓光滑或呈分叶状，起初时基底部较宽，以后成蒂，息肉大小不一，较大者可达5cm左右，一般在2cm以下。

【影像学表现】（图13-4-5，图13-4-6）

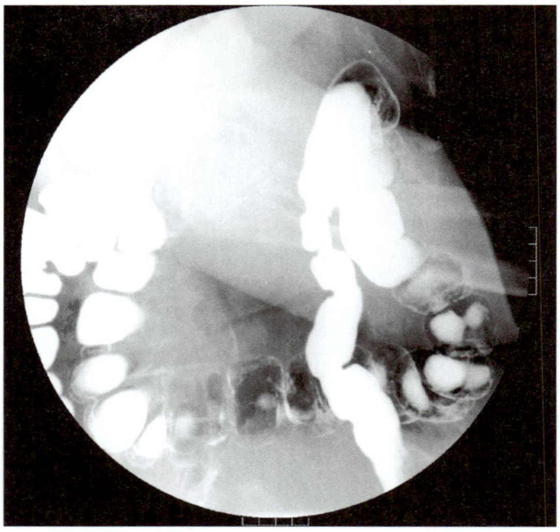

图13-4-5　结肠息肉

钡剂灌肠示横结肠、降结肠见多个小息肉。

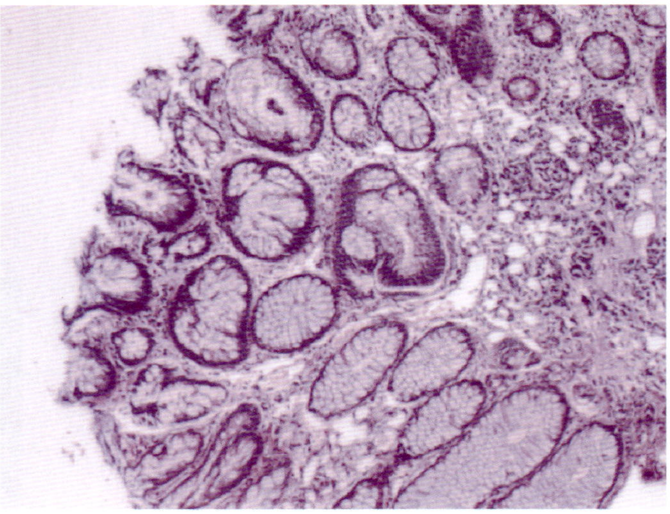

图13-4-6　病理诊断为息肉样病变

息肉病表现为直肠、乙状结肠及结肠其他部位有大大小小的充盈缺损，在黏膜相上出现无数轮廓光整葡萄状的块影，充满肠腔。可恶变，表现为息肉表面粗糙不规则，息肉较大且基底较宽（>3cm），息肉处肠壁内陷、僵硬，息肉迅速增大（>1倍/年）。

【影像诊断技巧】

影像学诊断方法目前已不是诊断结直肠息肉的首选诊断方法，但钡剂灌肠检查可动态观察结直肠蠕动情况，病变与周围肠管的关系，目前仍是诊断结直肠息肉的诊断方法之一。

（二）结直肠淋巴瘤

【概述】

淋巴瘤依肿瘤内细胞成分不同分为淋巴肉瘤、网状细胞肉瘤、霍奇金病及巨滤泡性淋巴瘤。多见于右侧结肠，男女比例为 3∶1。可在不同年龄发病，淋巴肉瘤和霍奇金病一般在青中年多见，网状细胞肉瘤则多见于老年人。

【临床表现】

早期一般无症状，随着肿瘤性淋巴组织的迅速增生而形成腹块，引起腹部不适，当肿瘤侵及肠道时，可引起肠道出血、腹泻，甚至可发生肠梗阻、肠套叠。

【病理基础】

病变侵犯全身淋巴系统，在腹腔内可侵犯肠系膜或腹膜后淋巴结，以及肠壁上的淋巴组织。发生在肠壁上的肿瘤，多开始在黏膜下层的淋巴组织内，大量的肿瘤组织增生，破坏了正常淋巴结的结构，并向周围肠壁侵及蔓延，以后由于肿瘤的发展，使黏膜破溃、出血。由于肿瘤早期破坏肠壁内神经组织，还引起肠张力减退。

【影像学表现】（图 13-4-7，图 13-4-8）

肿瘤局限于黏膜下层者，X 线表现为肠腔内充盈缺损与紊乱粗大的黏膜纹，钡剂灌肠时可见较大圆形或不规则形的多发息肉样充盈缺损。肿瘤沿肠壁侵犯，主要表现为肠腔稍狭窄，常涉及较长一段肠管，呈向心性狭窄，肠管边缘僵硬，黏膜纹大多如细线状。肿瘤自肠壁向外生长或弥漫广泛侵犯时，可表现肠腔宽窄不一，常为狭窄区与扩张区交替出现，如侵犯腹膜后淋巴结时，CT 可见淋巴结肿大和融合，多为多个淋巴结的肿大。

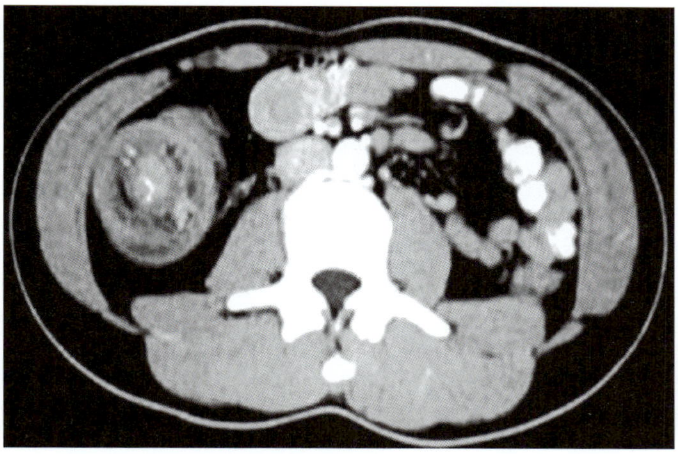

图 13-4-7　升结肠恶性淋巴瘤

CT 片示升结肠处可以一类圆形占位病变，增强扫描呈明显不均匀强化征象。

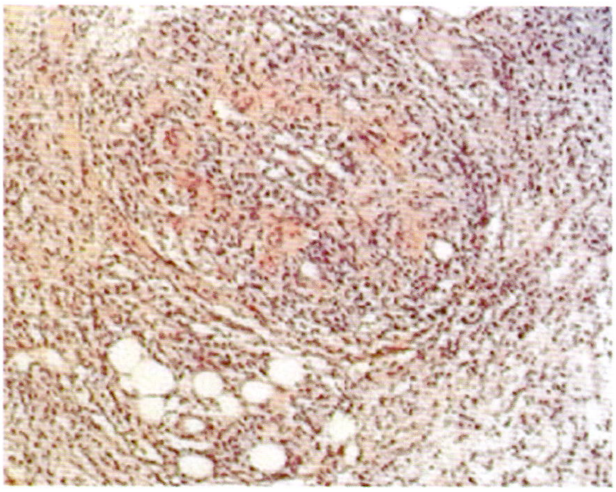

图 13-4-8　病理图片，诊断为恶性淋巴瘤

【影像诊断技巧】

病变较小时，影像学检查难以发现。病变较大时，CT 为诊断此病的首选影像学方法，它可观察肿瘤的大小、位置、与受累肠道的关系，还可观察肠外情况，如肿瘤有无邻近组织侵犯、有无远处转移和腹膜后淋巴结转移。

（三）结直肠转移瘤

【概述】

少数结直肠恶性肿瘤是由其他器官肿瘤直接侵犯或转移而来，最常见的结肠受侵犯区域为直肠与乙状结肠，原发肿瘤多在胃或子宫附件。

【临床表现】

临床表现多不典型，症状与原发肿瘤的部位与性质有关。严重者可引起所侵犯的肠道狭窄，甚至发生肠梗阻，多数病人有不同程度的腹痛、大便性状的改变。

【病理基础】

依据原发肿瘤的病理分型，结直肠转移瘤的病理类型也不尽相同。胃转移瘤多为腺癌，卵巢癌转移瘤多为黏液癌，子宫颈癌转移瘤为内膜癌，病理类型可为鳞癌或腺癌。

【影像学表现】

病变较小时，影像学方法难以诊断，病变较大时，CT 和 MR 检查均可较准确诊断，能准确判断肿瘤的部位、大小、形态，与肠道和周围组织的关系。

【影像诊断技巧】

CT 和 MR 检查为诊断结直肠癌转移瘤的首先方法，并且 CT 和 MR 增强扫描通过强化程度可初步判断转移瘤的肿瘤来源。

三、溃疡性结肠炎

【概述】

溃疡性结肠炎为一种原因不明的结肠慢性溃疡性炎症。常发于青壮年，其特征为发作期与缓解期交替出现。溃疡性结肠炎首先侵犯直肠，以后沿结肠长轴往上发展。

【临床表现】

临床表现大多起病缓慢，病程有的可长达 10 余年以上，大多有间歇的缓解期。发作期往往是大便带血或腹泻，大便不成形，内有黏液脓血，并有腹痛伴有里急后重感，严重时有发热、贫血、消瘦、食欲减退等全身症状。

【病理基础】

病变早期为局部结肠黏膜广泛的充血水肿，并可形成无数微小脓肿，破溃后形成大小不等的溃疡。病变愈合时，黏膜下层大多有大量纤维组织增生，沿结肠长轴发展，纤维瘢痕的收缩使肠腔变窄，肠管缩短，形似直筒状。

【影像学表现】（图 13-4-9，图 13-4-10）

（1）急性期：肠腔向心性狭窄，钡剂排空迅速，可出现“线样征”。乙状结肠和降结肠边缘呈连续性齿状突出，结肠袋边缘出现纽扣状龛影，在龛影底部显示双重轮廓，较大的龛影突出于结肠之外。

（2）亚急性期：黏膜皱襞紊乱、息肉状充盈缺损，称为“卵石征”，有时黏膜皱襞变平或消失。

（3）慢性期：肠腔轻度狭窄，结肠袋变浅或消失。

（4）晚期：肠管可自下而上连续性狭窄缩短，整个肠管呈腊肠样改变，肠管狭窄是对称性的，远端与近端逐渐移行，肠管轮廓多光滑而僵硬，肠腔舒张或收缩均不佳，临床上不出现肠梗阻。

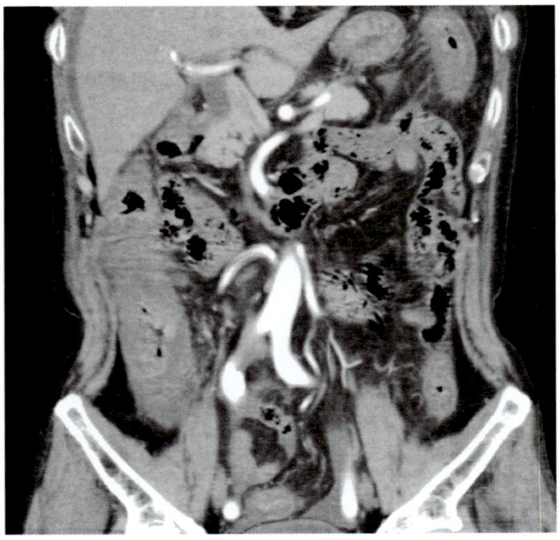

图 13-4-9　溃疡性结肠炎

CT 示升结肠连续性狭窄缩短，整个肠管呈腊肠样改变

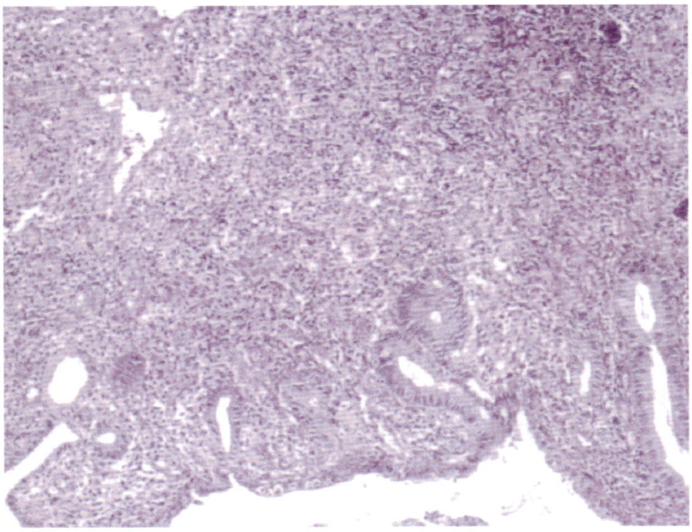

图 13-4-10　病理图片

【影像诊断技巧】

胃肠钡餐与CT检查均可诊断此病，各具优势，胃肠钡餐可动态灌肠病变区域肠管的蠕动情况及其病变与肠壁的关系，而CT检查，尤其是多排螺旋CT三维重建技术可清晰显示病变肠管与周围组织的关系。

四、结肠其他炎性病变

（一）结肠憩室

【概述】

结肠憩室常可见肠壁局部肌层薄弱，局部肠腔内压增加、肥胖者以及便秘用力排便等使肠腔内压增高等情况可引起憩室。憩室多见于老年人，40岁以后发病率逐渐增高，男女比例约4∶1。

【临床表现】

一般无明显症状，少数可有便秘、腹泻、腹胀等不典型症状。发生憩室炎时，常有腹痛，多在左下腹乙状结肠，伴有部分性肠梗阻症状。

【病理基础】

结肠憩室壁由黏膜层、黏膜下层和浆膜下层组成。浅而小的憩室或憩室颈部较宽大者，其中可无粪便贮留，较大的憩室特别是颈部较狭窄者，由于憩室壁缺乏肌纤维，不能收缩而常有粪便贮留，易引起憩室炎，一般炎症只局限于憩室或附近肠道的夹层，炎症消散后，不留痕迹。但是，炎症可反复发作，并深入憩室深部，严重者可形成脓肿，有的还可扩散到所在的一段肠道，使肠壁增厚，肠腔狭窄。脓肿向外破溃后，可产生窦道和脓腔，有时破溃到腹壁或邻近器官沟通，形成瘘管。

【影像学表现】（图13-4-11，图13-4-12）

典型的憩室为突出于肠腔外的圆形或烧瓶状影，与肠腔间有细颈相通，一般在1～2mm到1～2cm左右，大多数为多发，成排地列在结肠的两侧，在结肠肠袋顶部出现，并突出于肠腔轮廓之外。合并憩室炎时，憩室由于黏膜炎症肿胀，阻塞憩室颈部，钡剂不易进入，炎症段肠管激惹征，钡剂通过迅速，肠腔变窄，边缘呈锯齿状，两侧的锯齿多不对称，常交替突出，锯齿的顶端常为憩室所在。

【影像诊断技巧】

胃肠钡餐检查或钡剂灌肠检查为诊断此病的首选影像学方法，CT或MR检查诊断意义不大。

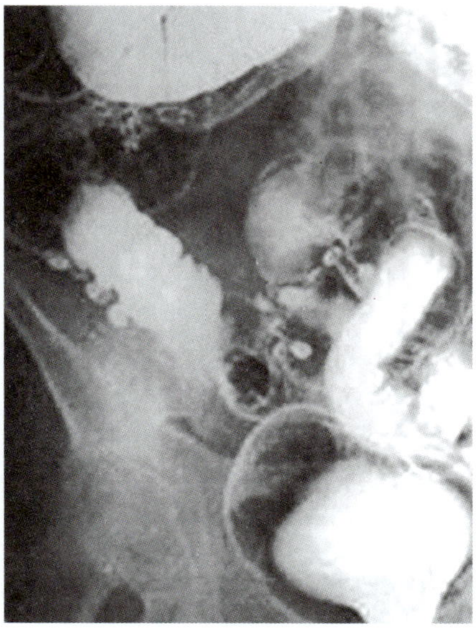

图 13-4-11　结肠多发憩室

钡剂灌肠示乙状结肠、降结肠、升结肠可见多个圆形、类圆形囊袋状影突出腔外。

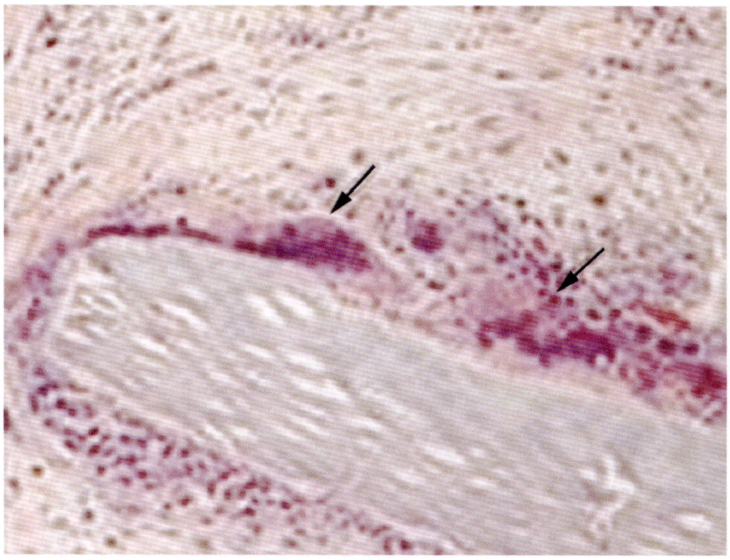

图 13-4-12　病理诊断为炎性病变

(二)缺血坏死性结肠炎

【概述】

由于结肠缺血而出现的病变,可由于腹部手术、感染、肿瘤、心血管疾患等引起的结肠血管栓塞、损伤或梗死等病变引起结肠缺血改变。缺血性结肠炎病理改变分三个阶段:一过性的、坏死性、狭窄性阶段。

【临床表现】

早期为肠管痉挛、出血引起的持续性腹痛,常有阵发性加剧、呕吐、腹泻、便血等症状。晚期则为肠管麻痹、梗阻及腹腔出血、感染症状。

【病理基础】

病变早期病理改变仅表现为黏膜炎性水肿,肠壁充血,晚期则可迅速缺血坏死。

【影像学表现】(图 13-4-13,图 13-4-14)

(1)腹部平片:结肠轻度扩张,积气积液。肠系膜上动脉梗塞,右侧结肠明显;若发生在肠系膜下动脉则左侧结肠明显。

(2)钡剂灌肠检查:肠壁水肿——黏膜皱襞粗大,结肠袋变形或消失,肠管痉挛;严重者黏膜下层或肌层内出血——花边状或指压状外缘,指压状缺损常出现在肠壁两侧,常不对称,在肠管中间可出现横行增粗的黏膜皱襞,即"横脊征";血肿排出,黏膜出现溃疡——表现为多数突出肠腔轮廓外的龛影,如刺状或埋藏的纽扣状;修复愈合期肠壁纤维化使肠壁的系膜侧变平直、僵硬,在肠系膜对侧出现囊袋状突起如假憩室状,继续进展肠管长管状向心性狭窄。缺血坏死性结肠炎病情发展迅速,有逆转可能或停留在某个阶段。

(3)CT 表现:肠壁节段性增厚,常见于左半结肠,肠腔不规则狭窄;肠壁内、肠系膜静脉内及门脉内积气;常可见肠系膜上动、静脉内血栓;也可见肝内门脉分支出现气体。

【影像诊断技巧】

钡剂灌肠为诊断此病首选影像学诊断方法,CT 则在观察缺血性肠管与邻近肠道和组织方面具有优势。

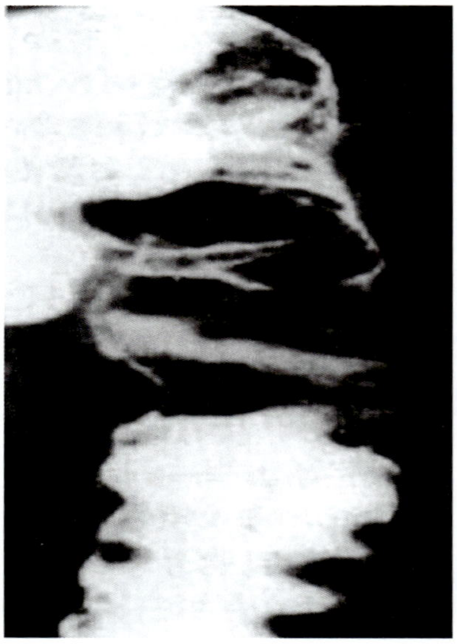

图 13-4-13　缺血性结肠炎

降结肠脾曲黏膜增厚,两侧肠壁可见多个指压性改变。

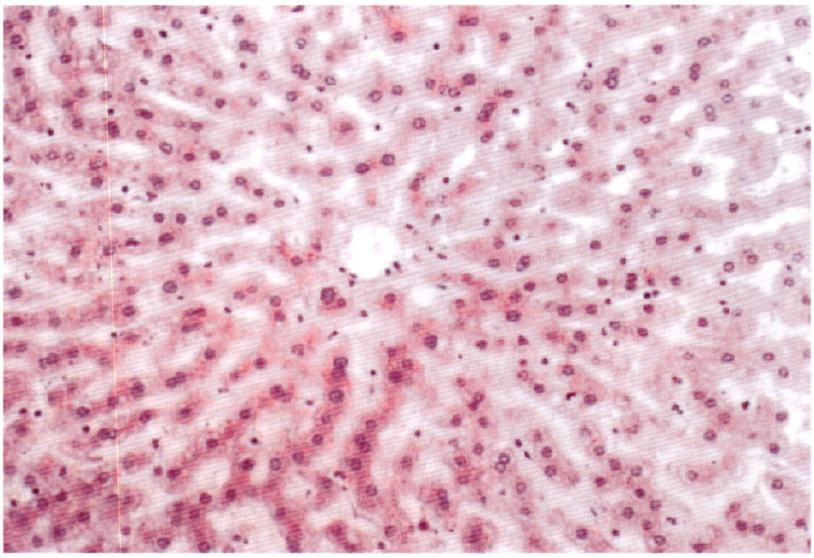

图 13-4-14　病理图片,病理诊断为炎性病变

五、肠套叠

【概述】

肠套叠指肠管向远端或近端段的肠腔内套入。大多数的肠套叠在婴儿属急性原发性,腹腔内无任何器质性因素,由肠壁上器质性病变而引起的肠套叠多见于成人,为慢性反复发作,可由憩室、息肉或肿瘤等因素所致。

【临床表现】

临床表现有典型段渐发性腹痛、呕吐、黏液血便与腹部包块，严重者可有脱水、高热与休克。

【病理基础】

肠套叠的机制一般认为是肠蠕动节律紊乱，肠环肌持续性局部痉挛，剧烈的肠蠕动将痉挛段推入肠腔内形成。套入邻近肠管腔内，局部肠壁反折共分为三层，由内到外分别称为内筒、中筒与外筒。内筒与中筒合称套入部，外筒又称套鞘。中筒和外筒段反折部称套叠头部。

肠套叠分为三型：①回结肠型：回肠套入结肠内；②小肠型：小肠套入小肠；③结肠型：结肠套入结肠。套入的肠道系膜由于受压缺血，并可发展为坏死与穿孔。

【影像学表现】（图 13-4-15，图 13-4-16）

本病的诊断主要依靠 X 线平片和钡灌肠检查。平片可见腹部有软组织肿块，多在右中、右下或肝曲部，也可有不全肠梗阻或梗阻的表现，肠管扩张或气液平面。钡灌肠检查时，不同切面可呈头部杯口状，或钡剂进入套鞘内而呈钳状，也可为头部呈球形或哑铃形，钡剂排出后附着于黏膜皱襞段钡剂显示为螺旋弹簧状。

【影像诊断技巧】

钡剂灌肠与 CT 检查均可诊断此病，各具优势，钡剂灌肠可动态灌肠病变区域肠管套叠的情况及其病变与肠管的关系，而 CT 检查，尤其是多排螺旋 CT 三维重建技术可清晰显示套叠肠管的部位和与周围组织的关系。

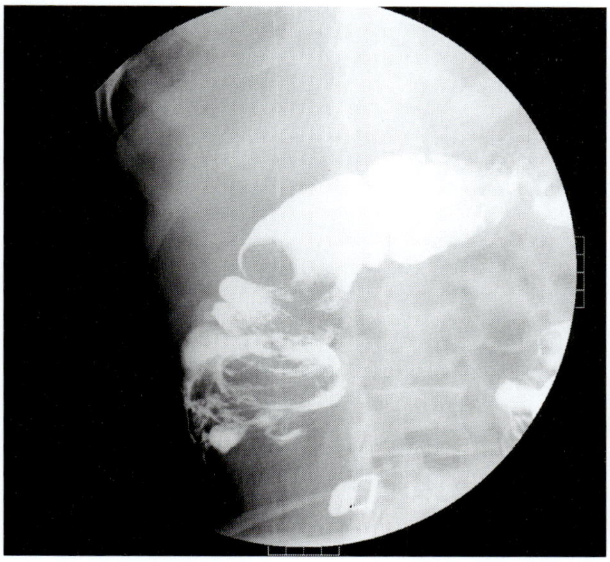

图 13-4-15 示升结肠套叠

钡剂灌肠示正常结肠袋消失，钡剂充盈不良，局部呈多发套圈样征象。

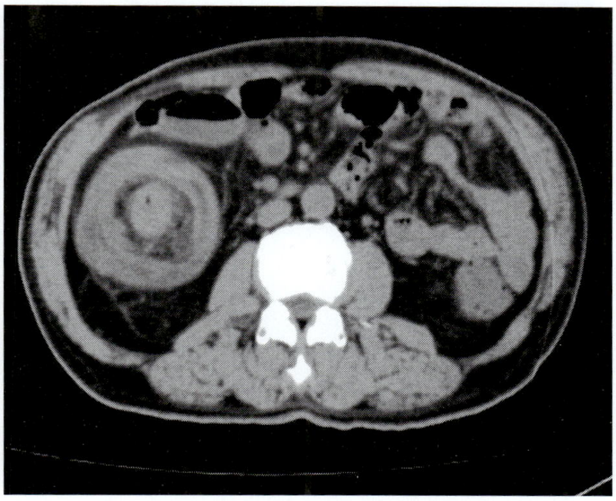

图 13-4-16 升结肠套叠

CT 示升结肠呈螺旋弹簧状改变。

第五节 急腹症

一、胃肠道穿孔

【概述】

多由胃、十二指肠溃疡、炎症、肿瘤、外伤引起，胃、十二指肠溃疡为最常见原因，且多发生于前壁，穿孔直径一般大小为 0.5cm，穿孔的同时胃十二指肠内的气体和内容物进入腹腔，造成气腹和急性腹膜炎。慢性穿孔则多发生于后壁。易引起组织器官粘连。临床表现患者起病急，持续性上腹部剧痛，扪及腹肌紧张，全腹压痛等腹膜刺激症状。

【临床表现】

由于胃肠道穿孔都是继发于其他疾病，所以大多数病人都有有关疾病的病史。穿孔发生时，多数病人腹痛突然加剧，并呈持续性，常伴有恶心、呕吐、便秘等症状。

【影像学表现】（图 13-5-1，图 13-5-2）

（1）腹部透视及腹部平片：腹部透视及腹部平片为诊断胃肠道穿孔的最简直、直接的方法，其主要 X 线征象是观察有无膈下游离气体。表现为膈下呈线条状，或新月状透明带，边界清楚，其上缘为光滑的膈肌。宜直立位投照，大量气腹时可见双膈位置升高，内脏下移，未见膈下气体不能完全排除穿孔，约 20% 胃肠道穿孔没有表现出上叙典型 X 线表现。

（2）CT 检查：由于患者处于卧位，则可在腹部上部，肝、胃、脾上方观察到弧形游离气体征象。

【影像诊断技巧】

腹部透视及腹部平片为诊断胃肠道穿孔最有效和简便的方法，而 CT 检查对于腹腔少量积气，提示早期病变有较高的诊断价值。

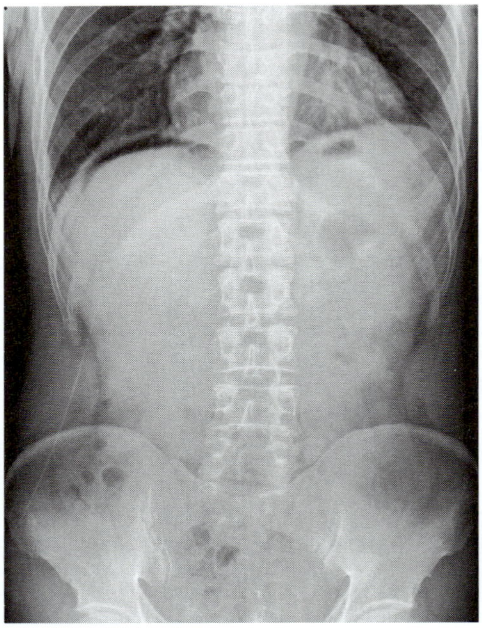

图 13-5-1　胃肠道穿孔

立位平片示右膈肌处可见游离气体。

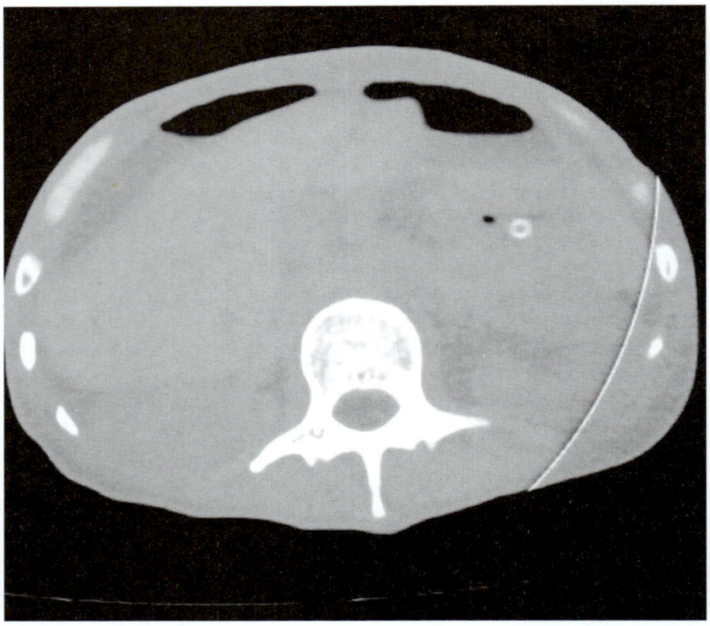

图 13-5-2　胃肠道穿孔

CT 示肝及胃前方可见游离气体。

二、肠梗阻

肠梗阻一般分为机械性、动力性和血运性三类，以机械性肠梗阻最为常见。机械性肠梗阻分为单纯性和绞窄性两种，动力性肠梗阻分为麻痹性肠梗阻与痉挛性肠梗阻。血运性肠梗阻见于肠系膜动脉血栓形成或栓死。

（一）急性机械性小肠梗阻

【临床表现】

临床表现主要是腹痛、呕吐、肛门停止排气及腹胀等症状，并可见腹部膨隆，有压痛，有时可见肠形。

【病理基础】

小肠肠腔阻塞后，小肠梗阻上方肠腔扩张，充满气体和液体，随着梗阻时间增长，梗阻以上肠腔内压力增高明显，肠腔扩大加重，肠壁血运发生障碍，从而导致肠壁坏死和穿孔，引起腹膜积液及腹膜炎。

【影像学表现】

立位 X 线可见小肠扩张积气、积液，并形成多个液平面，且液平面较短，肠腔内气柱高。液平面相互间呈阶梯状排列。

（二）绞窄性肠梗阻

【临床表现】

临床表现为剧烈腹痛，呈持续性，还可伴有呕吐、肛门停止排气。腹部压痛明显。

【病理基础】

由于小肠发生绞窄后静脉回流障碍，黏膜充血和淤血，小血管破裂，产生出血性梗死。绞窄性肠梗阻时肠腔内可产生大量细菌，易造成毒血症。并可伴有电解质的丢失、体液丢失造成病情危重、休克、甚至死亡。

【影像学表现】

X线表现有小肠扩张积气、积液，并形成多个液平面等，还可见假肿瘤征、咖啡豆征、多个小跨度卷曲肠袢、长液面征、空回肠换位征等特殊征象。

（三）麻痹性肠梗阻

【临床表现】

临床表现为腹痛、呕吐、肛门停止排气，但腹部柔软，肠鸣音减弱或消失。

【病理基础】

常见于腹部手术后、腹部炎症、腹膜炎、胸腹部外伤及感染等。肠壁血运发生一定障碍，从而导致肠壁坏死和穿孔，可引起腹膜积液及腹膜炎。

【影像学表现】

X线表现为胃、小肠和大肠等均积气、扩张，其中结肠积气显著，可见液平面，但液平面少于机械性小肠梗阻。

（四）血运性肠梗阻

【临床表现】

如果为血栓性静脉炎及静脉回流受阻等疾病引起的血运性肠梗阻，临床表现为腹痛较缓，呈进行性加重，多为不全梗阻。如果为心脏病、动脉粥样硬化斑块脱落引起的血运性肠梗阻发病往往较急，腹痛剧烈，病情进展快。还可引起休克症状和体征。

【病理基础】

本病由肠系膜血管阻塞所致，肠系膜血管阻塞可因血栓形成、栓塞和损伤引起。肠系膜静脉血栓形成多继发腹膜感染所造成的血栓性静脉炎及静脉回流受阻等疾病。肠系膜动脉栓塞多发生于心脏病、动脉粥样硬化斑块脱落等。

【影像学表现】

（1）X线表现：为小肠扩张积气、积液，并形成多个液平面等肠梗阻特征，还可见“假肿瘤征”和肠壁坏死征象，即肠壁内可见少量气体阴影，并呈间断性发生，有时可呈半月状。此病需结合临床综合进行诊断。

（2）螺旋CT血管造影：近年来多排螺旋CT血管造影通过判断肠系膜动脉狭窄程度来诊断此病。

（五）乙状结肠扭转

【临床表现】

临床有不同程度下腹痛，呈持续性，阵发性加剧，无粪便排出，有明显腹胀。

【病理基础】

此病可分为非闭袢性和闭袢性乙状结肠扭转两种。非闭袢性乙状结肠扭转为乙状结肠肠管长轴单纯旋转360°，并集中于一点，不形成闭袢，肠系膜血管不受压，不引起肠壁血运障碍，只发生单纯性肠腔狭窄。闭袢性乙状结肠扭转为肠管扭转处有两个梗阻点形成闭袢，肠系膜血管受压，引起肠壁血运障碍，闭袢内有扩张的肠袢，内容物可进入扩张段近端，而不易排出，使闭袢内乙状结肠扩张。

【影像学表现】（图13-5-3）

X线平片表现：非闭袢性乙状结肠扭转处以上的结肠扩张，一般扩张程度较轻，横径在7～8cm左右，扩张的结肠位于中腹部或左腹部，并可伴有少量液体。闭袢性乙状结肠扭转表现为乙状结肠明显扩张，横径超过10cm以上，可达20cm。液平面较宽，扩张的乙状结肠呈马蹄形。钡剂灌肠时，为完全性梗阻时，钡剂充盈乙状结肠下部，向上逐渐变细，并指向一侧，呈鸟嘴状。如果梗阻不完全，可有少量钡剂进入扭转的肠袢，此时呈螺旋状、变细的肠管。

【影像诊断技巧】

立位平片和CT检查均可较准确诊断此病。

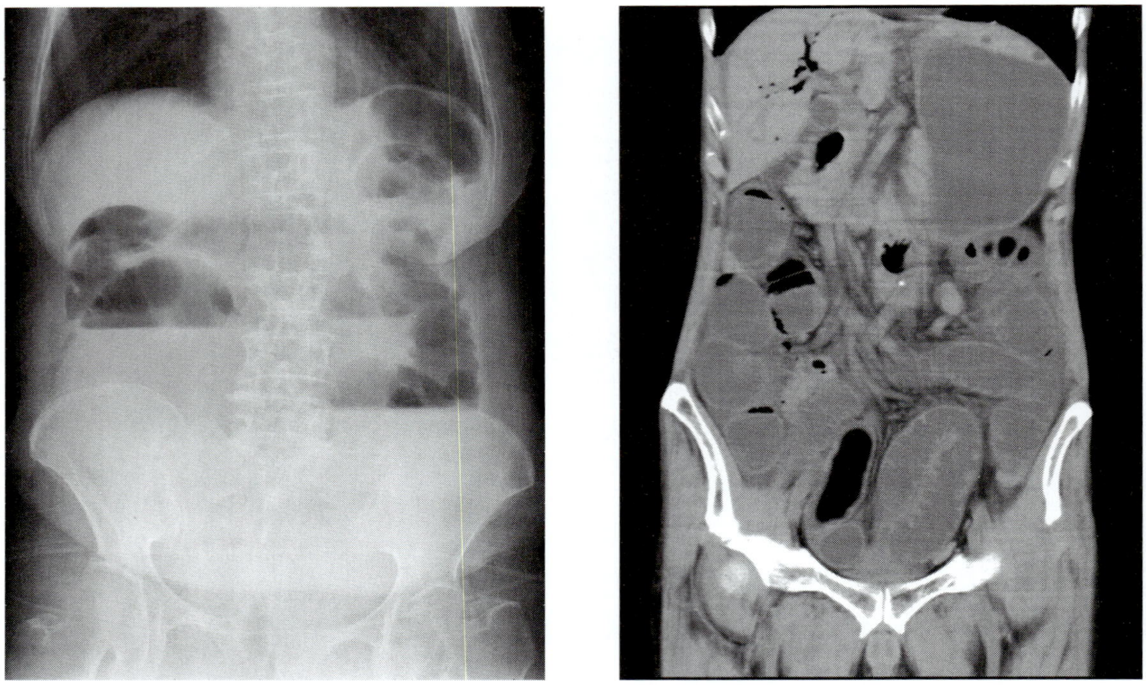

(A) (B)

图 13-5-3 肠梗阻

(A)立位平片示腹部肠道可见多个阶梯状液平面;(B)CT 示腹部肠道内可见大量积液和少量积气。

立位平片是最方便、快速的诊断方法。而 CT 检查,尤其是多排螺旋 CT,通过其三维重建技术可从多方位观察梗阻的肠管,在判断梗阻的具体位置和梗阻的原因方面具有优势,尤其是肿瘤引起的肠梗阻,能准确判断肿瘤的位置、大小、压迫肠管的程度。

三、急性阑尾炎

【概述】

急性阑尾炎是外科常见病,居各种急腹症的首位。按其病理类型可分为急性单纯性阑尾炎,急性化脓性阑尾炎,坏疽性及穿孔性阑尾炎以及阑尾周围脓肿四个类型。

【临床表现】

临床表现主要为腹痛,多起自脐周和上腹部,表现为转移性腹部疼痛或固定的右下腹压痛,并呈持续性加重。单纯性阑尾炎表现为轻度隐痛,化脓性阑尾炎呈阵发性胀痛和剧痛,坏疽性阑尾炎呈持续性剧烈疼痛,穿孔性阑尾炎因阑尾管腔压力骤减,腹痛可暂时减轻,但出现腹膜炎后,腹痛又会持续加剧。恶心、呕吐常很早发生,并可伴有乏力、头痛等症状。炎症加重时可有出汗、口渴、脉速、发热等全身感染中毒症状。

【病理基础】

在病理上依据炎症程度的轻重不同,可有下列改变,轻者只有黏膜层的卡他改变,其他各层很少侵及,而重者则可使肠壁各层水肿,炎症细胞浸润,随之黏膜面上有小溃疡发生,进而发展成肠壁蜂窝织炎、肠壁溃疡及坏死。累及局限阑尾壁或整个阑尾。

【影像学表现】(图 13-5-4)

急性单纯性阑尾炎仅可见阑尾增粗、迂曲、变形,化脓性阑尾炎其周可见渗出液,如阑尾穿孔形成脓肿,则可见渗出液形成包裹,形成坏疽还可见气液同时存在。坏疽性阑尾炎应着重观察肠壁完整性和积气是否位于肠壁外,故应结合多平面重组图像多方位观察。

【影像诊断技巧】

近年来,多排螺旋 CT 的发展,使 CT 成为早期诊断阑尾炎的首要影像学诊断方法。它能在阑尾炎发生的较早阶段反应出阑尾的形态学上的变化,可为后续治疗提供第一手影像学资料。

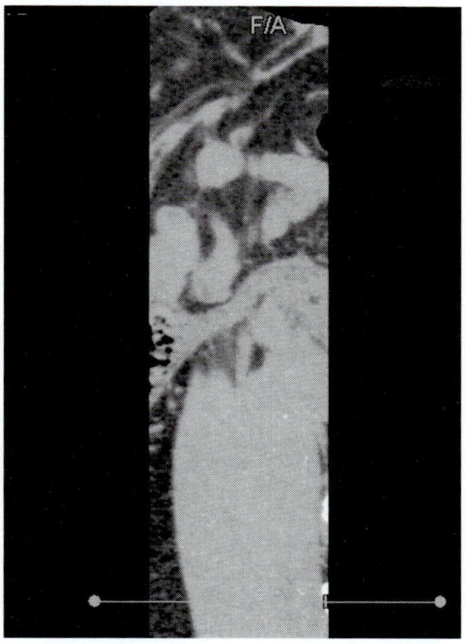

图 13-5-4 急性阑尾炎

CT 示阑尾明显增粗，其内密度不均，其周可见少量渗出

第六节 腹外疝与腹内疝

一、腹外疝

【概述】

腹外疝发病原因有腹壁强度降低和腹腔内压力增高两大因素。正常腹壁具有一定强度，即使在腹腔内压力增高的情况下亦不致发病。如一旦腹壁强度降低，疝即形成。因此腹壁强度降低是主要病因，腹腔内压力增高只是一种诱因。典型的腹外疝应具有以下几个组成部分。疝环即疝囊在腹壁薄弱或缺损部位的入口处。

各种腹外疝均经疝环突出，并以疝环所在的解剖部位命名。疝囊是腹膜壁层经疝环突出和延伸的囊袋。疝囊分狭窄的囊颈和膨大的体、底三个部分。疝内容物最常见的为小肠，因其活动度大易突出疝环，其次是大网膜，有时腹膜间位器官如盲肠或膀胱亦可滑入疝囊。疝囊外覆盖层指疝囊外的腹壁各层组织，通常为筋膜、腱膜、肌肉、皮下组织和皮肤。由于长期受突出的疝内容物推压，疝囊外覆盖层就变得松弛和菲薄。腹壁强度降低有先天性和后天性两种原因。属于先天性的有发育不良，如腹膜鞘状突未闭，腹白线发育不全而变得菲薄致强度降低。或因先天存在的解剖结构因素引起，如精索或子宫圆韧带穿过腹股沟管，股动、静脉由腹股沟韧带中点深面与耻骨支之间进入股部，脐血管穿过脐环，以及腹股沟部的黑塞尔巴赫（Hesselbach）三角区等处，均系腹壁薄弱部位。后天性的有腹部手术切口愈合不良，腹壁损伤后组织缺损，过度肥胖或高龄者腹壁肌肉、腱膜萎缩等均可导致腹壁强度降低。腹腔内压力增高有职业因素，如从事重体力劳动、举重运动等；亦可是病理因素，如慢性咳嗽、长期便秘、前列腺肥大致排尿困难等。

此外，肝硬变伴有大量腹水或腹腔内有较大肿瘤亦可增高腹腔内压力而诱发腹外疝。

【临床表现】

各种类型的疝均有其相应的临床表现。易复性疝的囊颈比较宽大，疝内容物很易回纳到腹腔。在站立、行走、咳嗽或用力排便排尿时，腹腔内压力增高，疝内容物即突出，平卧休息或轻轻按压即可回纳。当疝内容物突出时有下坠感，一般无其他不适。难复性疝如病程长或曾使用疝托，囊颈受到磨擦增厚，伸展性差，疝内容物还可能与囊颈发生粘连，致使不易或只能部分回纳。

其他临床表现与可复发疝相同。如疝内容物为腹膜同位脏器，如盲肠或膀胱及其浆膜也成为疝囊的一个组成部分，又称滑动性疝，内容物一般不可完全回纳。嵌顿性疝如腹腔内压力骤然升高，疝内容物被强行疝出并卡在狭小坚韧的疝环，不能回纳，疝内容物尚无血运障碍。临床表现为疝块肿大，有剧痛和不能回纳。如疝内容物为肠管，可有急性肠梗阻症状。如只是肠管壁的一部分被嵌顿，肠腔并未被完全阻断，肠梗阻的临床表现可不明显，这种肠壁疝也名 Richter 疝。如 Meckel 憩室被嵌顿则称为 Littre 疝。如有两段肠管被嵌顿，则形成"W"形的逆行性嵌顿性疝，也名 Maydl 疝。这种疝的严重性在于疝囊和腹腔内均有肠管被嵌顿。术中可能漏诊腹腔内的嵌顿肠管。绞窄性疝如疝内容物嵌顿后发生血运障碍，即转化成绞窄性疝。

【病理基础】

疝的病理过程是静脉血运先受阻，组织淤血水肿，最终导致动脉血运障碍，组织缺血坏死。疝囊内的感染性渗液还可流入腹腔导致腹膜炎，其临床表现远较嵌顿性疝严重。疝块增大，疼痛加剧，可伴有肠梗阻和毒血症症状，肠管坏死后局部有红、热、压痛等急性炎症表现。严重病例可并发感染性休克危及生命。

【影像学表现】（图 13-6-1～图 13-6-5）

CT 检查，特别是多排螺旋 CT 可较准确诊断腹外疝，通过三维重建技术可较清晰显示疝环位置，疝囊形态、位置、大小及其肠内容物。

【影像诊断技巧】

CT 检查为诊断腹外疝的首选影像学方法，平片检查则诊断意义不大。

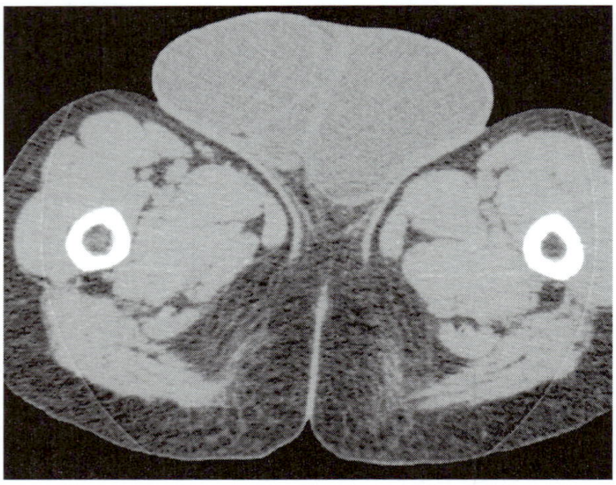

图 13-6-1　腹股沟疝

CT 示大量肠道从左侧腹股沟疝出。

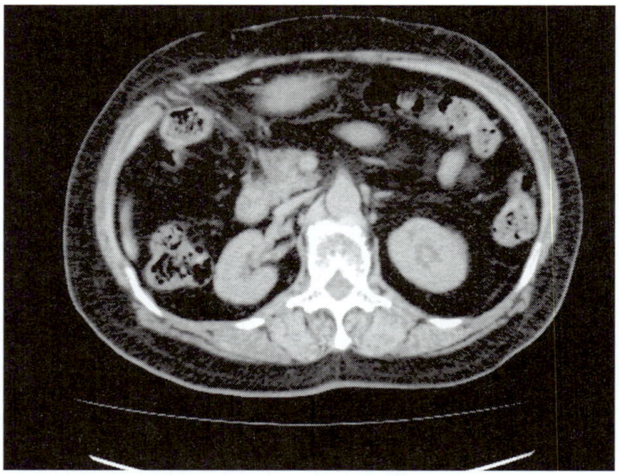

图 13-6-2　附壁疝

CT 示肠道通过右前腹壁薄弱处疝出。

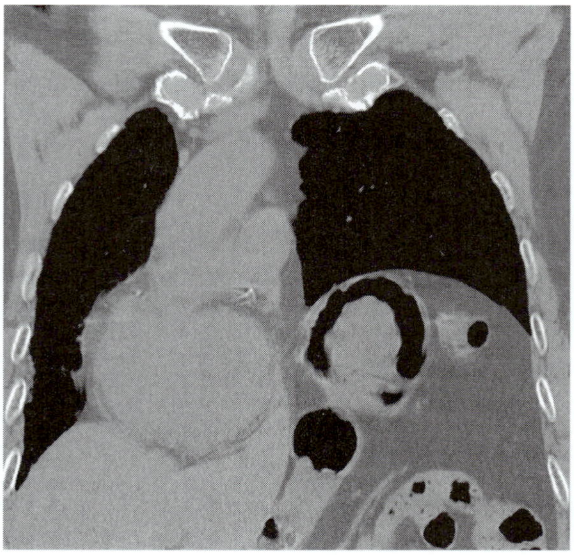

图 13-6-3　膈疝

CT 示肠道通过食道裂孔进入胸腔。

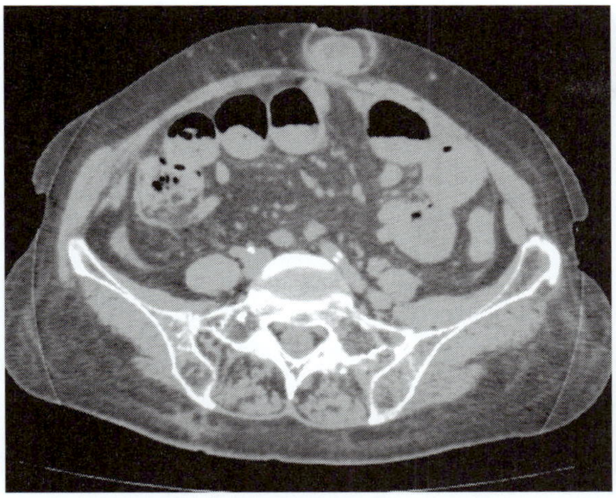

图 13-6-4　脐疝

CT 示肠道通过脐周腹壁薄弱处疝出。

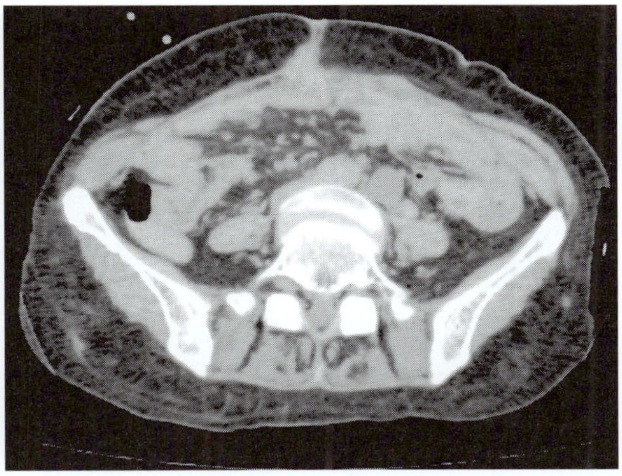

图 13-6-5　切口疝

CT 示肠道通过切口处腹壁薄弱处疝出。

二、腹内疝

【概述】

腹内疝狭义地说指腹内容物、肠管通过腹腔内先天性形成的脏层腹膜的孔道、囊袋，不包括手术后所造成的肠系膜孔、间隙和粘连造成的间隙。而广义的腹内疝包括先天性与后天性（外伤、手术后）所形成的孔道或间隙造成的疝。

【临床表现】

腹内疝的临床表现不典型，可以表现为经常腹部不适，腹部胀或腹痛，有时与饱餐或体位改变、运动有关，也可表现为慢性肠梗阻症状。

【病理基础】

先天性腹内疝是在胚胎发育期，中肠的旋转与固定不正常将导致内疝。腹腔内会有一些腹膜隐窝或裂孔形成如十二指肠旁隐窝，回盲肠隐窝，回结肠隐窝，小网膜孔（Winslow 孔），肠系膜裂孔等。一个正常的腹腔内并无压力差，肠管的各种运动（主要是蠕动）和肠内容之重力作用以及人体位突然改变，而致使肠管脱入隐窝或裂孔成为内疝。后天性腹内疝是胃空肠吻合术后，上提的空肠袢与后腹膜间可形成间隙；末端回肠与横结肠吻合后形成系膜间隙；肠切除吻合后肠系膜上留有间隙；粘连形成的孔隙，外伤、炎症形成的孔洞等都可使脱入的肠袢发生膨胀而形成内疝；由于肠管的蠕动，进入孔洞的肠曲增多，无法自行退回则会发生嵌闭、扭转、绞窄、坏死。

【影像学表现】（图 13-6-6，图 13-6-7）

（1）十二指肠旁疝：十二指肠旁疝（paraduodenalhernia）分成左侧十二指肠旁疝和右侧十二指肠旁疝两类，前者的发病率为后者的 3 倍，两者的解剖构成和胚胎起源各不相同。在胚胎发育过程中，中肠前支回到腹腔后未能完成 180°的旋转，而后支则继续旋转，导致前支发育的肠管停滞于后支后方的 Waldeyer 氏窝内，则形成右侧十二指肠旁疝；如果中肠前支完全旋转，但左半结肠系膜和十二指肠系膜与原始腹后壁腹膜未能完全融合，则形成 Landzert 窝的潜在间隙，小肠袢疝入形成左侧十二指肠旁疝。十二指肠旁疝的临床表现可为慢性或间歇性上腹部不适，或以急性肠梗阻发病，可合并肠坏疽或腹膜炎，或终身无症状，经临床检查偶然发现。

十二指肠旁疝 CT 可显示如下主要征象：

①囊袋样肿块征：左侧十二指肠旁疝表现为胃与胰体尾间或胰腺后方囊袋样肿块，其位置可平或高于 Treitz 韧带水平，疝囊为降结肠系膜，它和右结肠动脉构成疝囊的前壁，肠系膜下静脉位于疝环口的前缘，而右侧十二指肠旁疝则表现为十二指肠降段外下方的囊袋样肿块或胰头附近的肿块疝囊由升结肠系膜构成，它和右结肠静脉构成疝囊的前壁，肠系膜上动脉和回结肠动脉位于疝环口的前缘，疝囊可因太薄而不易显示。

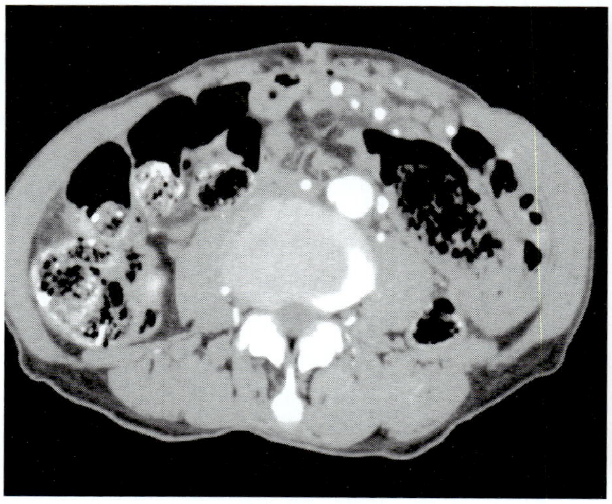

图 13-6-6　腹内疝

CT 示部分回肠与结肠分界不清，结构紊乱，绞窄成团状。

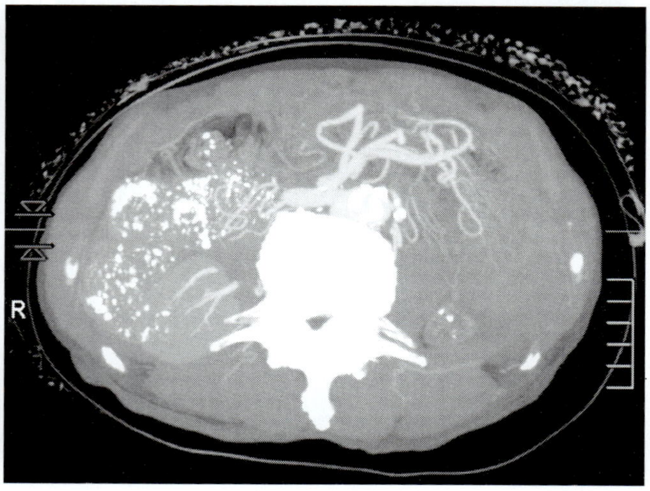

图 13-6-7　腹内疝相关动脉成像

可见肠系膜上动脉分支血管（回肠血管）及系膜向左前下方突出达腹壁下

②占位征：左侧十二指肠旁疝占位表现为胃后壁向前内移动，横结肠下移以及十二指肠空肠曲内移或下移。右侧十二指肠旁疝占位表现为内疝肠袢将十二指肠降段向右推移，也可导致输尿管右移。十二指肠旁疝因位于腹膜后且有清晰的包膜，故较其他类型的内疝更具特征而易于诊断。

③肠系膜血管异常征：肠系膜血管聚集、牵拉、扭转与充盈，肠系膜血管干左移或右移，超过一个主动脉宽度。

④小肠梗阻征：口服造影剂不能进入形成内疝的小肠袢。

⑤继发改变征：内疝伴肠绞窄可见“靶征”、“鸟喙征”、腹水等；肠扭转时出现“漩涡征”。

（2）经肠系膜疝

肠道经小肠系膜或横结肠系膜的缺损形成经肠系膜疝（transmesentericheernia），多数情况下缺损是由医源性因素损伤系膜引起。由于 Roux2en2Y 术式的广泛应用，经肠系膜疝的发生率显著升高，最常见的临床表现包括腹痛、恶心和腹胀，可有持续数年的间歇性腹痛发作，由此导致的肠绞窄和肠坏疽的比例亦非常高。经肠系膜疝 CT 主要征象如下：

①占位征：可见近邻的结肠向中心移位，表现为横结肠向下方或背侧移位和升、降结肠内移；十二指肠空肠曲向内下移位。

②肠系膜血管异常征：肠系膜血管干右移，余与十二指肠旁疝类似。

③小肠梗阻征：与十二指肠旁疝类似，但更常见。

④继发改变征：更易出现肠扭转和肠绞窄的征象。与十二指肠旁疝不同的是，经肠系膜疝没有疝囊，仅表现为紧邻腹前壁小肠袢聚集，无囊袋样肿块且部位也多变。大多数 CT 断面上，小肠袢前方无大网膜。

（3）网膜孔疝

网膜孔疝（herniathroughtheforamen of winslow）的疝内容物可包括全部小肠、末段回肠和盲肠、横结肠或胆囊。网膜孔疝 CT 的主要征象如下：

①囊袋样肿块征及占位征：胃后见肠道、系膜及脂肪组织疝入，并将胃向前方、外侧方移位。

②温氏孔改变：温氏孔扩大，温氏孔处疝入肠道的输入及输出袢呈鸟嘴样狭窄，门静脉、胆总管及肝固有动脉向前方移位。

③继发性改变：疝入的肠道离开原来的正常解剖部位，如疝内容物为盲肠时，则表现为盲肠和升结肠移位，两个或多个肠曲移至肝门水平的肝上间隙，机械性肠梗阻征，温氏孔处出现受牵拉移位的

肠系膜血管，肝十二指肠韧带受压致肝内胆道扩张、胆囊壁水肿、门静脉周围水肿等。

【影像诊断技巧】

以往影像学方法诊断腹内疝较困难。近年来，由于多排螺旋 CT 的发展，检查技术越来越多，三维重建技术可见从多方位观察病变范围，及其腹内疝周围肠道组织的关系，而多排螺旋 CT 血管造影技术则可更直观的观察腹内疝区域内动脉血管的推挤、扭曲的状态及范围。

第十四章

泌尿生殖系统和腹膜后疾病

第一节　泌尿系统疾病

一、泌尿系先天异常

【概述】

泌尿系先天畸形约占人体各种先天畸形的30%～40%，泌尿系统在胚胎发育过程中出现的缺陷或变化都可造成器官数目、大小、形态、位置和结构上的各种先天性异常。有些先天异常临床无症状，而有些先天异常易发生并发症，可导致梗阻、感染、结石及肾功能减退。

（一）单纯异位肾

【临床表现】

临床上常无症状，如合并结石、感染可出现相应的临床症状。

【病理基础】

肾脏在发育过程中未上升、上升不足或过度上升，肾位同侧腹膜后并伴有旋转异常。

【影像学表现】（图14-1-1，图14-1-2）

（1）尿路造影：可见异位肾脏，同时伴有旋转异常，低位肾输尿管较短。

（2）CT、MRI表现：肾区无肾影，于盆腔、下腹部、膈下或胸内见扁平状或球形肿块影，异位肾的密度、信号、强化表现同正常肾脏，常伴肾轴旋转不良。

（3）USG表现：肾区无肾声像图，于盆腔、下腹部见肾脏回声。

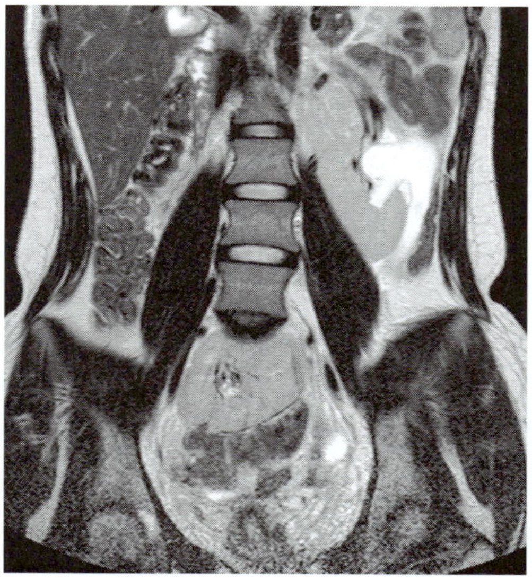

图14-1-1　MRI T_2WI冠状位片示右侧异位肾

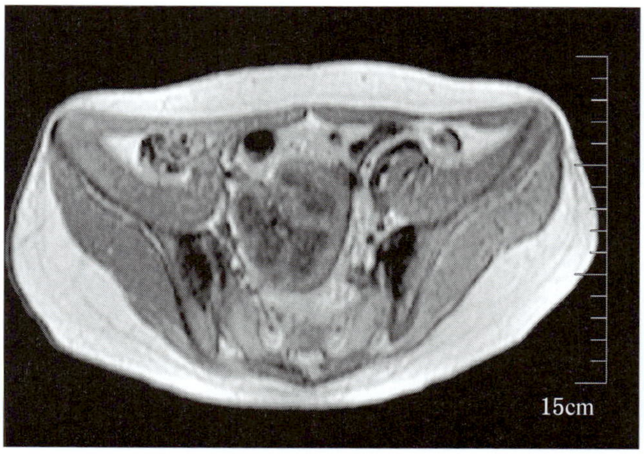

图14-1-2　同一患者T_1WI轴位片

【影像诊断技巧】

(1)诊断要点:肾脏位置发生异常改变。

(2)影像方法比较:CT,MRI,USG。

(二)融合肾

【临床表现】

常见的是马蹄肾,少见的有"S"形融合肾、盘形肾及块肾。患者以腹部肿块就诊,部分有尿路结石、梗阻、感染表现。

【病理基础】

(1)马蹄肾:两肾上极或下极相互融合,以下极多见(占95%)。

(2)"S"融合肾:双肾在不同平面不对称性融合。

(3)块肾:双肾在盆腔融合成不规则的块形。

【影像学表现】 (图14-1-3,图14-1-4)

马蹄肾

(1)X线表现:肾影位置低,多位于第五腰椎或盆腔水平,肾脊角下极靠近,上极距离增大。

(2)CT、MRI表现:脊柱前方可见肾实质连接,其密度、信号及强化均同正常肾实质,肾旋转不良,可并发肾积水。

(3)USG表现:与上述表现相同。

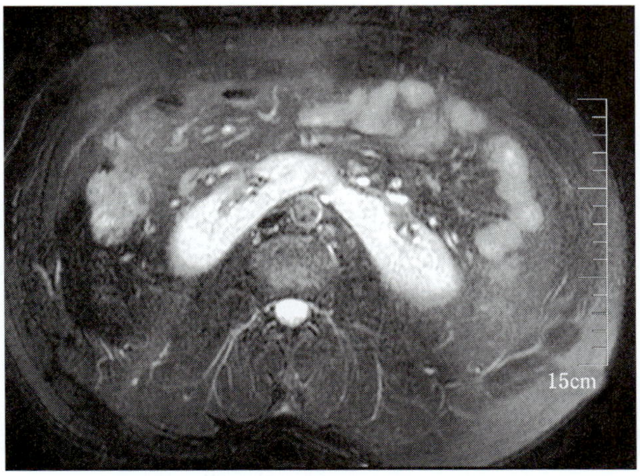

图14-1-3 MRI T_2WI轴位片示马蹄肾

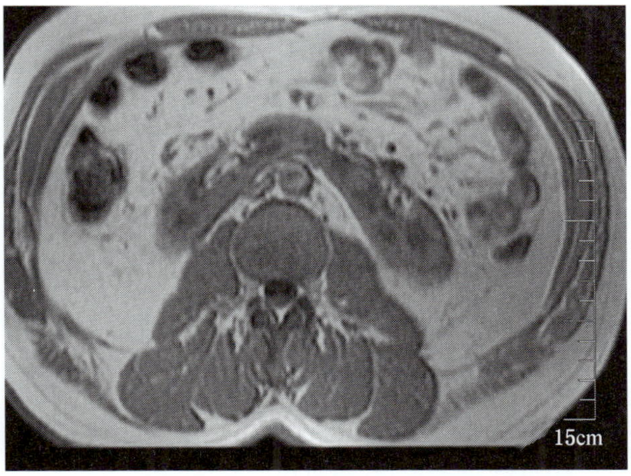

图14-1-4 马蹄肾MRI T_1WI轴位片

【影像诊断技巧】

(1)诊断要点:两肾实质于脊柱前连接或在盆腔融合成不规则的块形,并肾旋转不良。

(2)影像方法比较:CT,MRI,USG。

(三)肾盂、输尿管重复畸形

【临床表现】

可出现尿失禁、尿液反流、感染,上肾段多发生输尿管梗阻积水。

【病理基础】

肾脏分上、下两部,各有一套肾盂、输尿管,重复或部分重复的输尿管分别汇入膀胱。

【影像学表现】 (图14-1-5)

(1)X线排泄性尿路造影:可显示同一肾区有两套肾盂、肾盏及输尿管,两套输尿管分别汇入膀

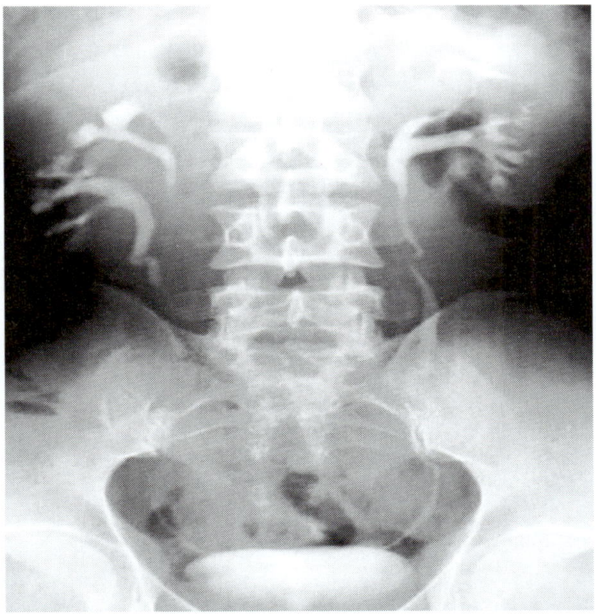

图14-1-5 X光片显示肾盂、输尿管重复畸形

胱,可有积水表现。

(2)USG、CT 增强、MRI 加 MRU:表现同上。

【影像诊断技巧】

(1)诊断要点:肾盂、输尿管结构重复。

(2)影像方法比较:排泄性尿路造影首选检查方法,USG,MRI 加 MRU,CT 增强。

二、泌尿系恶性肿瘤

(一)肾细胞癌

【概述】

最常见的原发性肾脏恶性肿瘤,占全部肾恶性肿瘤的 75%～85%,年龄多在 40 岁以上,男多于女(2∶1),多发生于一侧肾脏,以肾上极多见。近年来肾癌的发病率较以前增加,临床上无任何表现而体检偶发的肾癌日渐增多,典型的肾癌“三联征(血尿、疼痛和肿块)”在临床上已相对少见。

【临床表现】

约 50%病例影像检查偶然发现,临床上最常见的初发症状为无痛性间歇性血尿,此外可表现为腰痛、腹部肿块。

小肾癌定义:直径≤3cm。

【病理基础】

肿瘤来源于肾小管上皮细胞,85%为透明细胞癌,为位于肾皮质的实性不规则肿块,内常有出血和坏死,肿瘤与肾实质分界清楚,有假性包膜,5%～10%有钙化,大多数小肾癌为多血供,晚期出现局部侵犯、淋巴和血行转移。

【影像学表现】 (图 14-1-6～图 14-1-11)

(1)X 线检查:X 线腹部平片对早期和较小的肾脏肿瘤难以显示,体积较大的肿瘤患侧肾脏体积增大,失去正常轮廓,肿瘤局部向外膨出,其内偶可见钙化。

(2)USG 表现:肾内肿块,回声强弱不等或呈混合性回声。

(3)CT 表现

①肾脏轮廓、形状改变,肾实质内类圆形肿块,密度略低于或接近正常肾实质,少数密度可略高于肾实质。较大肿瘤内可见坏死液化区,少数肿瘤可见细小钙化。

②多期增强富血供肾癌皮质期多呈明显结节状强化,实质期强化迅速减退,呈“快进快退”表现;肿瘤强化程度低于正常肾实质。

③CTA 可显示粗大的肿瘤血管及瘤巢异常染色。

④转移征象:肾筋膜内肿块,肾静脉或腔静脉内瘤栓,肾门及腹主动脉周围淋巴结肿大,邻近器官直接受侵或远处转移。

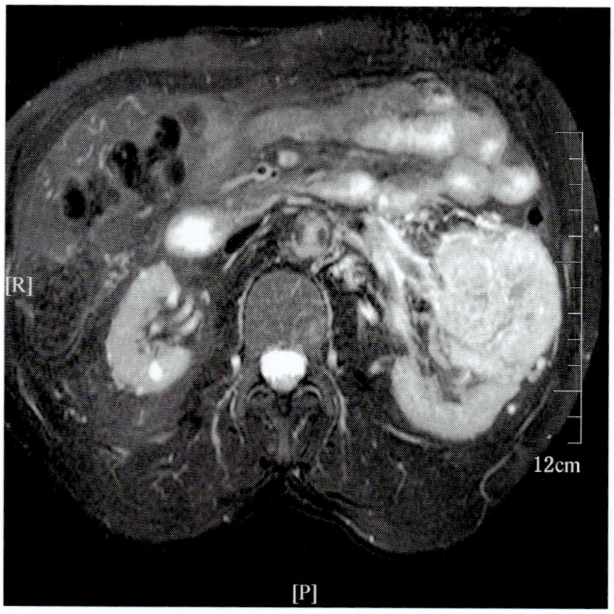

图 14-1-6 MRI T_2WI 轴位片示左肾癌

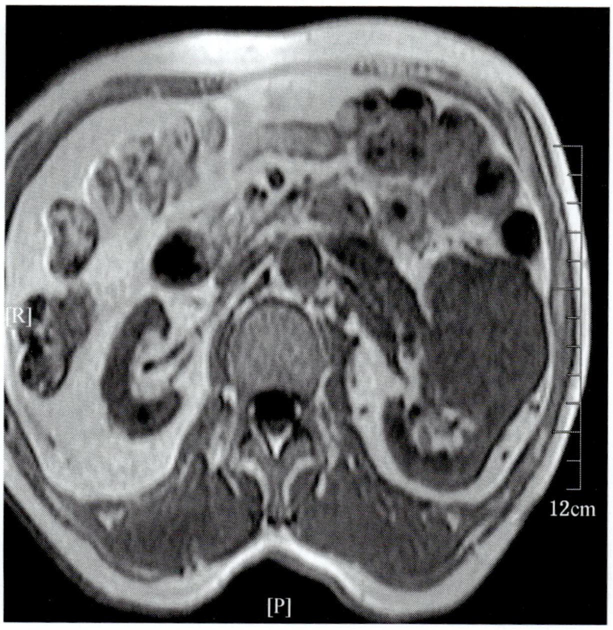

图 14-1-7 左肾癌 MRI T_1WI 轴位片

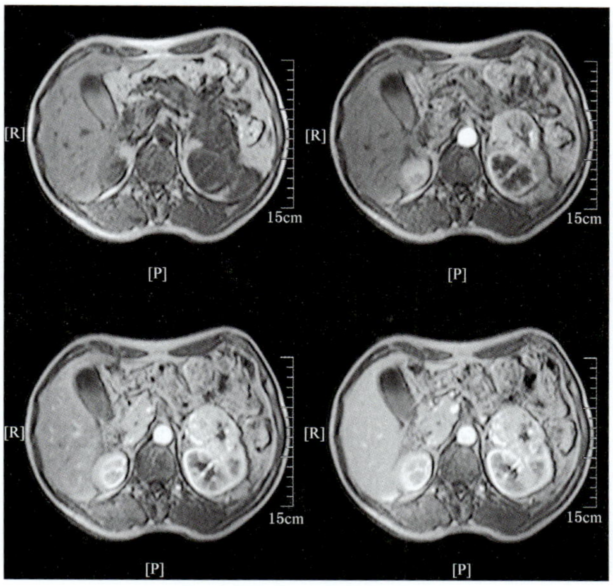

图 14-1-8　MR 动态增强

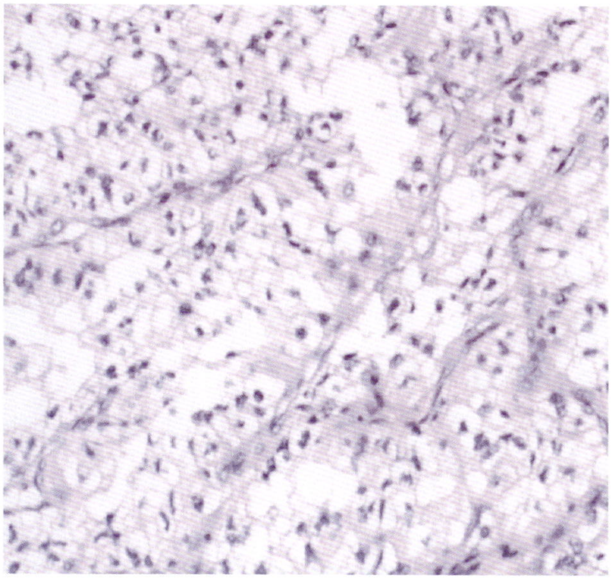

图 14-1-9　肾癌病理切片

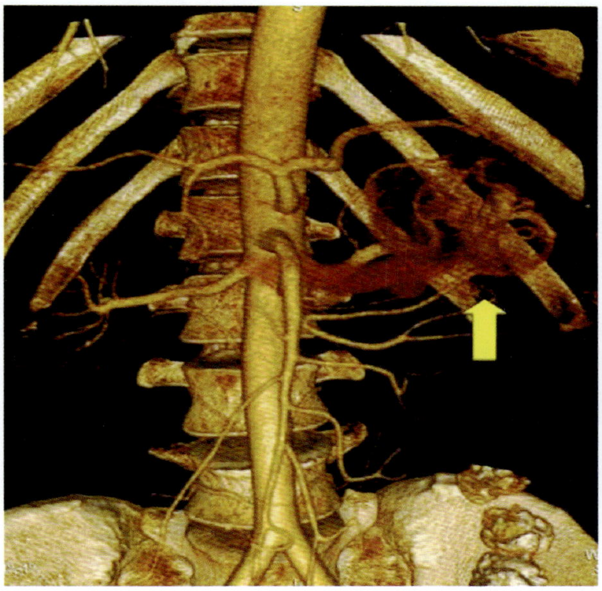

图 14-1-10　左肾癌 CTA

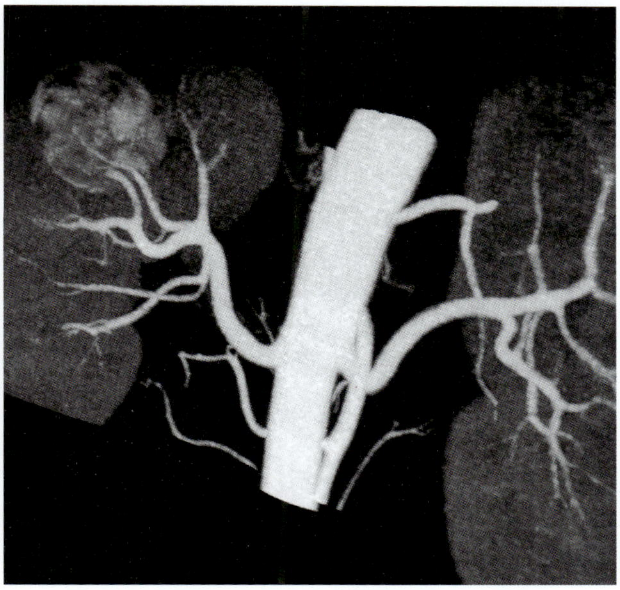

图 14-1-11　右肾癌 CTA

(4)MRI 表现：T_1WI 肿瘤信号低于正常肾实质，T_2WI 混杂信号，多期增强表现同 CT。对发现肾静脉或腔静脉内瘤栓及淋巴结转移具有优势。

(5)肾癌的 Robson 分期

Ⅰ期：肿瘤局限于肾实质内。

Ⅱ期：肿瘤延伸至肾旁间隙，但局限在肾筋膜内。

Ⅲ期：肿瘤侵犯肾静脉或有局部淋巴结转移。

Ⅳ期：肿瘤侵犯邻近器官(肾上腺除外)或远处转移。

【影像诊断技巧】

(1)诊断要点：富血管的肾皮质类圆形肿瘤，小肾癌见假包膜，增强程度不如肾实质，肾癌皮质期多呈明显结节状强化，动态增强多期扫描造影剂呈“快进快退”改变。

(2)鉴别诊断：小肾癌与血供丰富少脂肪肾错构瘤鉴别要点：前者平扫密度相对均匀，实质期无小血管强化。

（3）影像方法比较：多时相 CT、MRT 优于 USG。

（二）肾母细胞瘤（肾胚胎瘤）

【概述】

肾母细胞瘤也称作 Wilms 瘤，是婴幼儿最常见的腹部恶性肿瘤，占儿童腹膜后肿瘤的 50%，好发年龄 6 月～3 岁，5%双侧发病。

【临床表现】

临床表现主要为腹部包块、腹痛、低热、高血压、厌食，15%患者伴有先天性畸形（先天性无虹膜、半身肥大、马蹄肾和内脏巨大症）。

【病理基础】

起源于未分化的中胚叶组织，成分复杂，可见未分化的上皮性和间叶性混合组织，肿瘤在肾实质内呈膨胀性生长，压迫周围正常组织，形成一假包膜，细胞代谢旺盛，瘤体生长快，其内常伴有出血及组织坏死，约 15%瘤内有钙化。病变可进入肾窦、肾内淋巴管和血管，肿瘤最常见的转移部位是区域淋巴结、肺和肝。

【影像学表现】（图 14-1-12，图 14-1-13）

（1）X 线检查：X 线平片显示肾区软组织肿块，可有斑点状钙化。肾盂造影表现为肾脏体积增大，肾盂、肾盏受压移位。

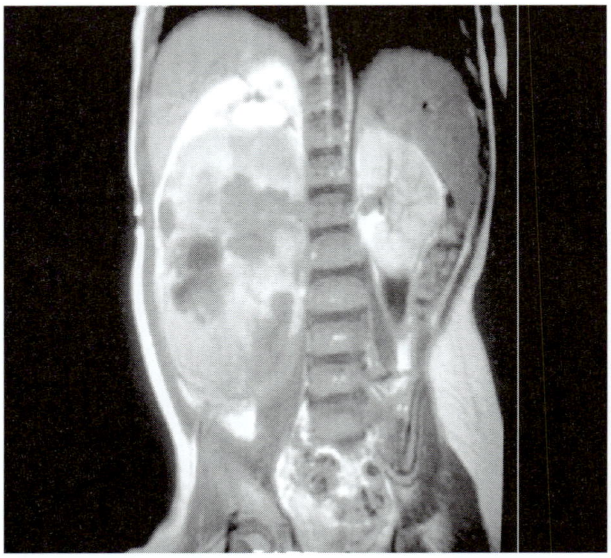

图 14-1-12 MRI T_2WI 片示右侧肾母细胞瘤

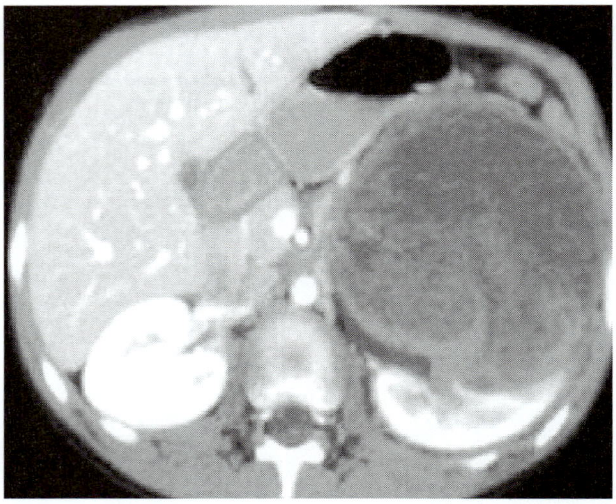

图 14-1-13 MRI 增强片示左侧肾母细胞瘤

（2）USG 表现：肾区内实性中低混杂回声团块，呈圆形或类圆形，包膜完整，内部回声不均，坏死囊变区呈无回声，部分瘤体内及周缘区可显示伴有声影像钙化区，脉冲多普勒可测及高速高阻动脉血流。

（3）CT 表现：肾脏外形明显增大，肾实质内巨大、球形或分叶状低密度肿块，轮廓多较光滑，界面清晰，有假包膜，瘤内密度不均，常并发出血、坏死、囊变，部分可见斑片状钙化及低密度脂肪组织，增强扫描由于肾母细胞瘤血供不丰富，肿瘤实质部分轻到中度强化，肾盂期可见肾盂肾盏受压延长、移位、扩张等改变。晚期腹膜后可见转移的淋巴结，肾静脉和下腔静脉内可显示瘤栓。

（4）MRI 表现：肿瘤体积多巨大，边缘清楚，与周围肾实质分界明显，信号强度不均，T_1WI 像呈略低信号，T_2WI 像呈稍高信号，病变中心坏死囊变区呈长 T_1、长 T_2 信号，伴有出血则呈短 T_1、长 T_2 信号。增强扫描轻度不均匀强化，与肾细胞癌相比强化程度相对较弱，可见肾静脉和下腔静脉内瘤栓。

【影像诊断技巧】

（1）诊断要点：肾内巨大球形或分叶状界面清晰的低密度肿块，见假包膜，密度不均，常有坏死、囊变，增强扫描肿瘤实质部分轻～中度强化。

(2)鉴别诊断

①神经母细胞瘤:神经母细胞瘤为肾外不规则形实质性肿块,好发于肾上腺髓质和腹膜后,较大的肿瘤常压迫和浸润肾脏,两者容易混淆,神经母细胞瘤钙化相对多见,约为50%,此外肾脏呈受压改变,肾盂肾盏变形较轻亦有助于鉴别。

②多房性囊性肾瘤:为位于肾上极或下极多囊性肿物,具有明显的纤维包膜,与肾实质分界清晰。

(3)影像方法比较:USG,CT扫描平扫+增强,MRI扫描平扫+增强。

(三)囊性肾癌

【概述】

囊性肾癌(cystic renal cell carcinoma,CRCC)是肾癌的一种少见类型,约占肾癌总数的3%～15%,多见于成年男性,男女比例约3∶1,影像表现常难与良性囊性肾脏疾病相鉴别,易被误诊,其临床治疗主要为根治性肾切除术,对于早期发现的患者,手术治疗效果和预后较好。

【临床表现】

临床表现可有腰痛、肉眼血尿或腹部包块,部分患者可无明显症状及体征。

【病理基础】

肿瘤分为4种类型:单房性、多房性、囊性坏死和囊肿上皮来源,其中多房性CRCC较多见,约占肾脏囊性肿瘤的33%。组织病理学上主要表现为透明细胞癌,病变由带有纤维壁的囊肿和分隔构成,囊内含浆液或成分复杂的液体,分隔构成复杂,表面覆盖透明细胞,并可形成小的肿瘤结节。

【影像学表现】

(1)CT、MR表现:肾脏囊实性病变(实质成分约占整个肿瘤的10%以下),囊液CT表现为均匀或不均匀的液性低密度灶,在MRI上T_1WI为低或混杂信号,T_2WI为高或混杂信号,间隔边缘毛糙、厚薄不均,其上有附壁小结节,增强扫描间隔及结节呈较明显强化。

(2)USG表现:壁结节及囊壁呈结节状及带状不规则高回声,囊内呈不规则的无回声区或低回声区,20%以上的CRCC的囊壁及分隔可见钙化。

【影像诊断技巧】

(1)诊断要点:肾内有附壁结节和不规则间隔的囊性病变,增强扫描实质成分强化。

(2)鉴别诊断:单纯肾囊肿一般呈类圆形,边界清楚,壁薄而均匀,囊内多为均匀一致的低密度影,少数为高密度影(出血),无壁结节,增强扫描无强化,其钙化多为“周边弧形”钙化,钙化外软组织影少见。

(3)影像方法比较:MR平扫+增强首选,其次CT平扫+增强,USG有一定价值。

(四)肾盂癌

【概述】

肾盂癌是起源于尿路上皮的肾恶性肿瘤,占尿路上皮肿瘤的5%,其中90%以上为移行上皮癌,具有多中心和易种植的特性,结石、慢性炎症的长期刺激是重要的致病因素,发病年龄一般大于60岁,男女比例3∶1。肾盂癌可与输尿管肿瘤、膀胱肿瘤同时或先后发生,常伴有肾功能减退。

【临床表现】

临床上常无特异性表现,血尿是肾盂移行细胞癌最重要的临床表现,90%以上为无痛性、间歇性肉眼血尿,部分病例有腰部隐痛,较大时可触及腹部包块,肾外表现可有低热、消瘦、高血压、血沉快或贫血等症状。

【病理基础】

移行细胞癌占85%～95%,10%为鳞状上皮癌,腺癌罕见,肿瘤为外突性、浸润性、原位癌,可呈乳头状、菜花状或广基浸润生长,肿瘤增大时中心可发生出血坏死,肿瘤沿黏膜表面浸润种植可达输尿管和膀胱。

【影像学表现】(图14-1-14～图14-1-16)

(1)尿路造影:肾盂形态不规则,其内有菜花样充盈缺损,肾盂变形狭窄,部分肾盏不显影或显影延迟,可并有肾盂积水,缺点是容易遗漏小病灶。

(2)USG表现:肾盂肾盏内见实性回声团块,血供多不丰富,伴肾盂积水。

(3)CT、MRI表现:局限性肾盂壁增厚,肾盂肾盏内实质性肿块,多呈偏心性生长,较大的肿瘤可占据整个肾盂，肾窦脂肪受压，较少引起肾轮廓改变，CT 扫描肿块呈等（或稍低）密度，MRI 扫描 T_1WI 像呈等信号或稍低信号，T_2WI 像为等信号或稍高信号，增强扫描因肾盂癌血供少，肿块轻度强化，延迟扫描显示肾盂内分叶状充盈缺损，肾窦脂肪消失，肾实质受压，此为乳头状肾盂癌的特征性表现。肿瘤侵及肾输尿管交界处可引起肾积水，

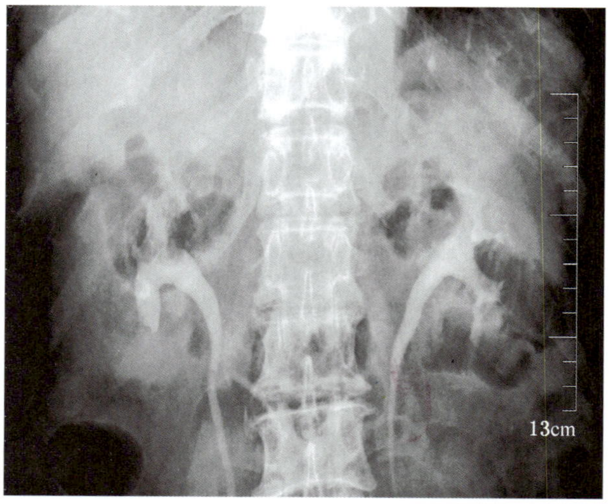

图 14-1-14　X 光平片(肾盂癌)

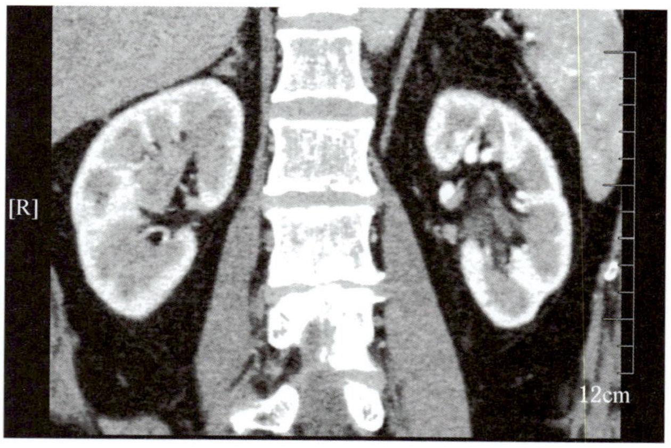

图 14-1-15　CT 增强片(右侧肾盂癌)

磁共振水成像可显示梗阻的形态和范围。晚期肿瘤侵犯周围肾实质，并向输尿管延伸。

【影像诊断技巧】

(1)诊断要点：肾盂、肾盏内肿块，延迟扫描显示肾盂内分叶状充盈缺损，肾窦脂肪消失，肾实质受压，肾盂积水。

(2)鉴别诊断

①肾细胞癌：肾细胞癌的病灶以肾实质为中心生长，多引起肾脏外形的改变，向肾盂生长亦为偏心性，很少占据全部肾盂，增强扫描强化程度较肾盂癌明显。

②肾盂阴性结石：阴性结石也表现为小的充盈缺损，与小的肾盂癌需要鉴别，其 CT 值 50～120HU，高于肿瘤的软组织密度，增强扫描不强化，复查时位置可变动或消失。

③肾盂内血块：血块大小、密度、位置随时间改变，增强扫描无强化。

(3)影像方法比较：MR、CT 平扫加增强，IVU。

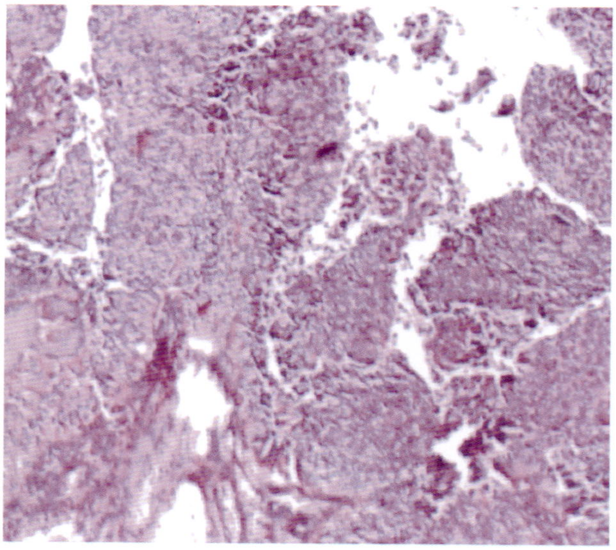

图 14-1-16　肾盂癌病理切片

（五）膀胱癌

【概述】

膀胱癌占尿路恶性肿瘤的 90%，约 2%～4%可发生上泌尿道肿瘤，多发生 40 岁以上。膀胱癌可发生在膀胱任何部位，以膀胱三角区和两侧壁多见，发生于膀胱三角区的肿块容易累及输尿管、前列腺和精囊。

【临床表现】

表现为间歇性无痛性血尿，少数首发膀胱刺激

症状，排尿困难。

【病理基础】（图 14-1-17）

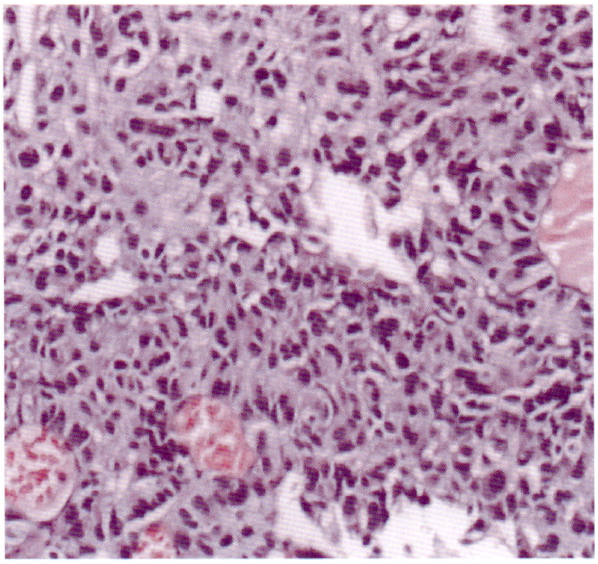

图 14-1-17　膀胱癌病理切片

多为移行细胞癌（85%～95%），少数为鳞癌和腺癌，多位膀胱三角区和两侧，呈乳头状生长，自膀胱壁向腔内突起，部分呈浸润生长，常侵犯肌层，少数肿瘤有钙化。

【影像学表现】（图 14-1-18～图 14-1-21）

（1）膀胱造影：膀胱内菜花样及结节样充盈缺损影，基底较宽，壁厚僵硬。

（2）CT、MRI 表现：膀胱壁增厚（超过 5mm）、僵硬，膀胱腔内、外软组织肿物，CT 呈等或稍低密度，MRI T_1WI 像呈等信号，T_2WI 多为稍高信号，肿块表面不光整，呈结节状或菜花状，增强扫描肿块强化。膀胱癌累及精囊腺时膀胱精囊三角消失，累及前列腺时，前列腺增大、轮廓异常，并与膀胱肿块相连，累及输尿管口可见输尿管及肾盂扩张积水。

（3）USG 表现：膀胱壁不规则结节状、菜花状中等强回声，广基或带蒂。

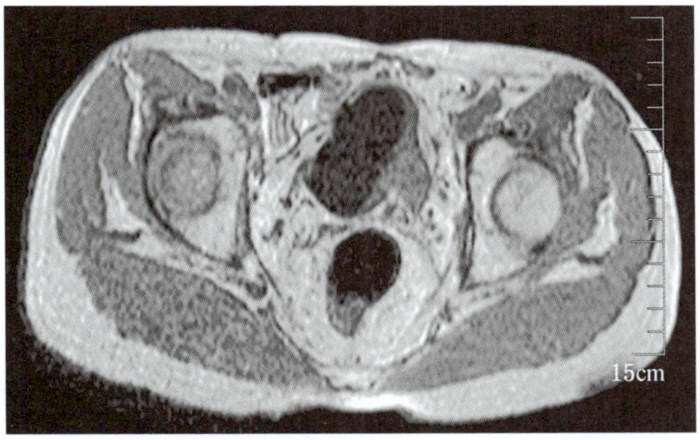

图 14-1-18　膀胱癌 MRI T_1WI 片

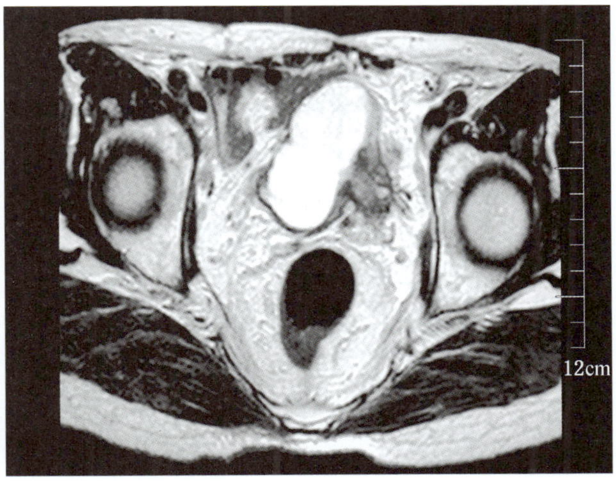

图 14-1-19　膀胱癌 MRI T_2WI 片

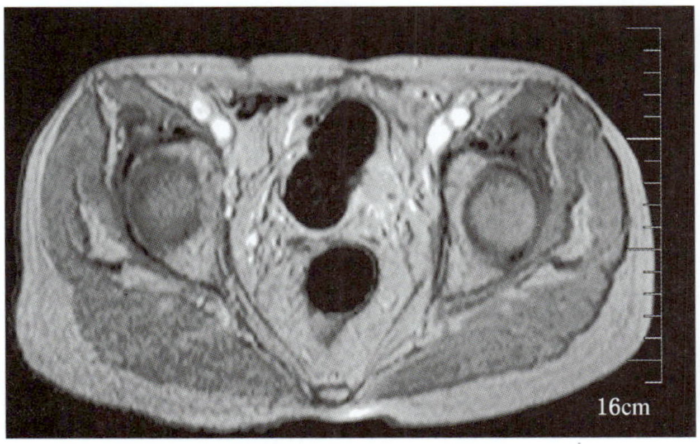

图 14-1-20　膀胱癌 MRI T_1WI 增强片

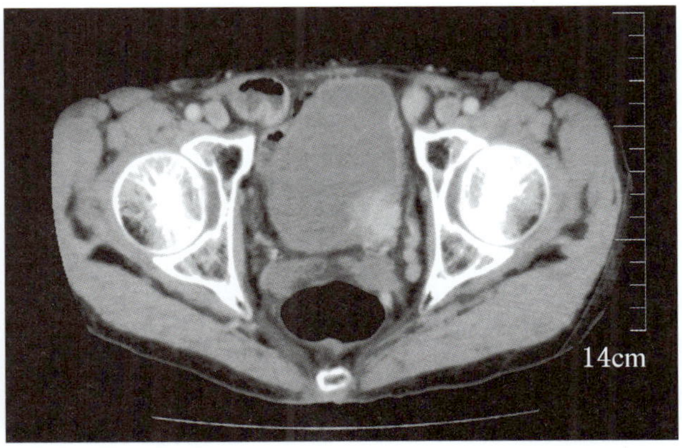

图 14-1-21　CT 增强片示膀胱癌

(4)膀胱癌分期

Jewett 及 TNM 分期标准：

T1/A 期：侵犯固有层，膀胱壁光整，无增厚，T_2WI 像肿瘤基底部膀胱壁低信号带光滑、清楚。

T2/B1 期：侵犯浅肌层，膀胱壁增厚，局部无僵硬，膀胱低信号带表浅处被肿瘤中等信号浸润。

T3a/B2 期：侵犯深肌层，膀胱壁增厚、僵硬，外缘光整，膀胱低信号带大部分或全部被肿瘤信号占据。

T3b/C 期：侵犯膀胱周围脂肪，膀胱壁增厚不光整，周围脂肪层中出现软组织密度影。

T4/D 期：侵犯邻近脏器、盆壁，局部淋巴结转移，远处转移。侵及精囊腺则表现为膀胱精囊角消失，侵及前列腺则表现为前列腺边界不清，密度不均匀。

【影像诊断技巧】

(1)诊断要点：膀胱壁局限性增厚和突入腔内实质性肿块，增强扫描有强化。

(2)鉴别诊断

①前列腺增生和前列腺癌：前列腺增生结节或癌肿向上突向膀胱底部，其上下径小于横径，膀胱底部和侧壁正常，与块影有分界。

②膀胱炎性肉芽肿：膀胱壁普遍增厚，局限性隆起中可见钙化、囊变，多有膀胱容积减小。

③内翻性乳头状瘤：属少见肿瘤，突向腔内的肿块边缘呈光滑的长分叶状，增强后多明显强化，膀胱壁连线完整。

④腺性膀胱炎：无膀胱壁外的浸润和精囊侵犯，抗炎治疗随访可见炎症吸收好转，可与膀胱癌鉴别。

(3)影像方法比较：MR 平扫加增强，CT 平扫加增强，USG。

三、泌尿系良性肿瘤和囊肿

(一)肾血管平滑肌脂肪瘤(肾错构瘤)

【概述】

肾脏常见的良性肿瘤，多见于中年女性，80%为孤立、偶然发现，20%并有结节性硬化(双肾多发病变)，常见并发症为自发性出血(肿瘤大于 4cm 时多见)。

临床上将肾血管平滑肌脂肪瘤分为两种类型：

(1)病灶较大，以单发和单侧为主，不伴有结节性硬化。

(2)以多发双侧为主，常伴有结节性硬化。

【临床表现】

多无临床症状，常于体检时或其他病因检查时发现。如发生自发性破裂或出血，可出现腹痛或急腹症表现。

【病理基础】

肿瘤呈圆形、分叶状，由不同比例平滑肌、血管和脂肪组织构成。

【影像学表现】(图 14-1-22～图 14-1-24)

(1)USG 表现：肿瘤呈显著强回声，肌肉、血管成分或出血明显时则呈低回声。

(2)CT 表现：肾实质内边界清晰肿块，瘤内含脂肪成分(薄层 CT 扫描有助于发现少量脂肪)，增强肿瘤明显不均匀持续强化。

(3)MRI 表现：发现脂肪成分(T_1WI、T_2WI 高信号，STIR 低信号)有诊断价值。

【影像诊断技巧】

(1)诊断要点：肾内界面清晰含脂肪成分肿瘤，增强扫描呈显著强化和延迟强化(区别于肾癌)。

(2)影像方法比较：薄层 CT 平扫加增强，MRI 平扫加增强，USG。

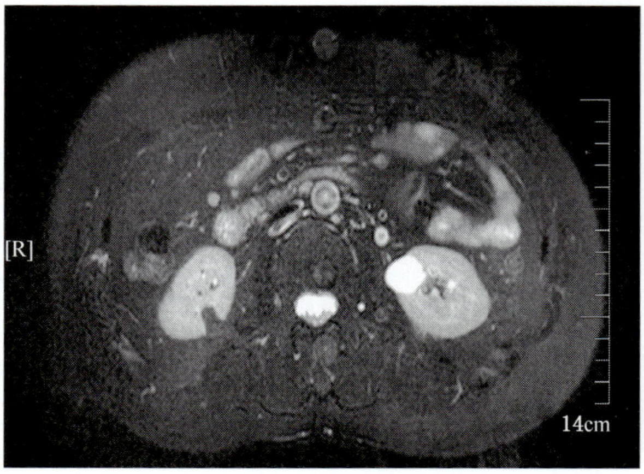

图 14-1-22　右肾血管平滑肌脂肪瘤 MRI T_2WI(SPIR)片

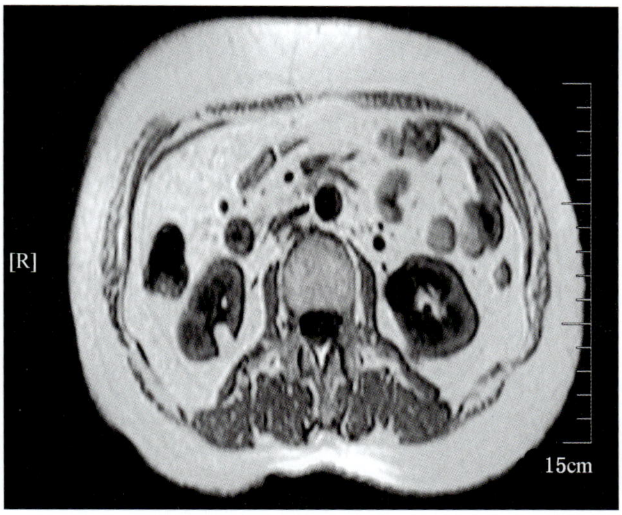

图 14-1-23 同一患者 MRI T_1WI 片

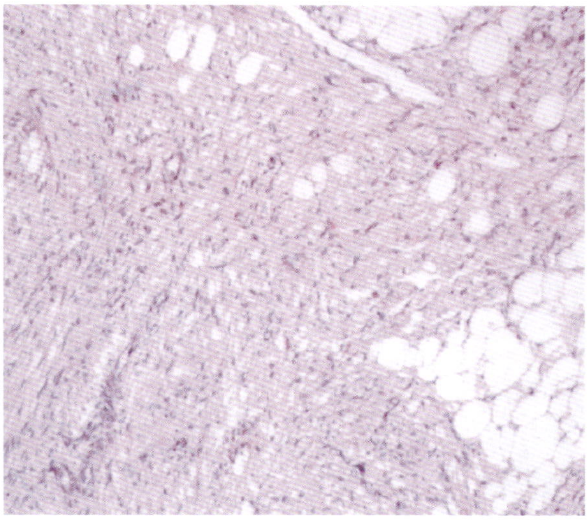

图 14-1-24 右肾血管平滑肌脂肪瘤病理切片

(二)肾囊肿

【概述】

成人最常见肾良性肿物，可单发或多发，多无症状，50%患者超过 50 岁，并发症有出血、感染、破裂、罕见肿瘤变等。

【临床表现】

一般多无症状，大囊肿腹部可触及肿物，出现腹部不适、腹痛。

【病理基础】

囊肿呈圆形或椭圆形，单发或多发，多起源于皮质，常向肾外生长，亦可位肾髓质或肾盂旁(肾盂旁囊肿)，囊内为浆液，壁薄透明(约 1～2mm 厚)，由一薄层纤维组织内衬立方形和扁平上皮组成，偶见囊壁钙化。

【影像学表现】 (图 14-1-25～图 14-1-28)

(1)CT、MRI 表现：肾内边界光整清晰的圆形囊性病变，CT 呈水样低密度灶，MRI 呈长 T_1WI、长 T_2WI 信号，单发或多发，增强扫描无强化。出血性囊肿 CT 为高密度，MRI T_1WI 像信号增高；感染性囊肿囊壁弥漫增厚，CT 密度最高，MRI T_1WI 像信号增高。

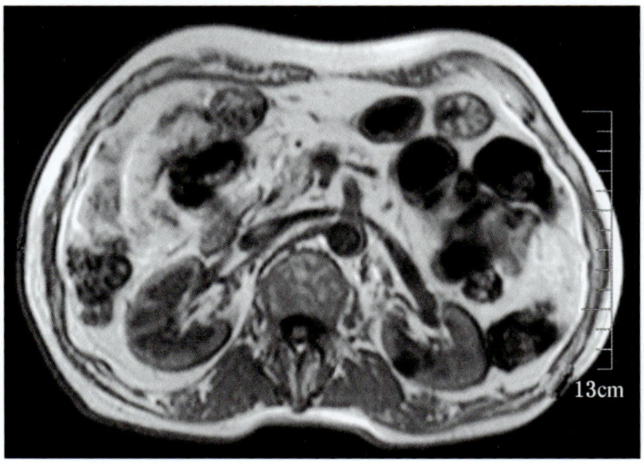

图 14-1-25 肾囊肿 MRI T_1WI 片

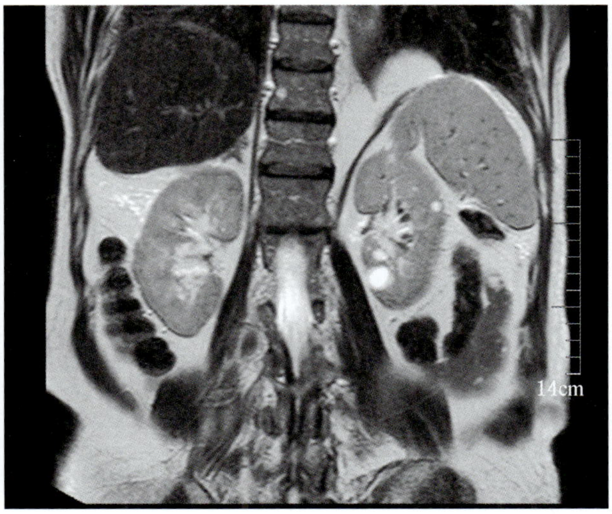

图 14-1-26 肾囊肿 MRI T_2WI 冠状位片

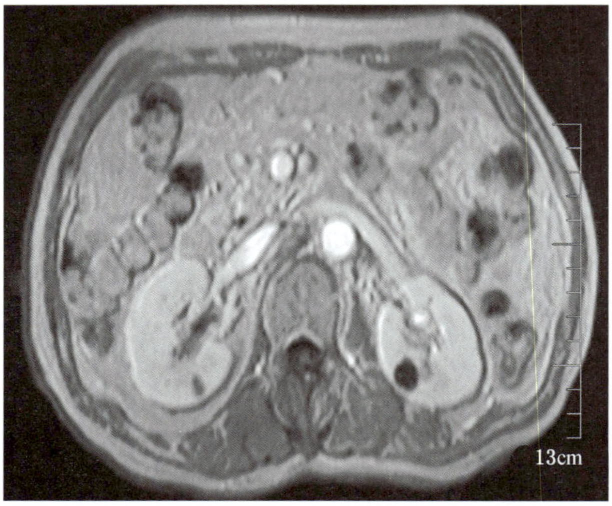

图 14-1-27　肾囊肿 MRI 增强片

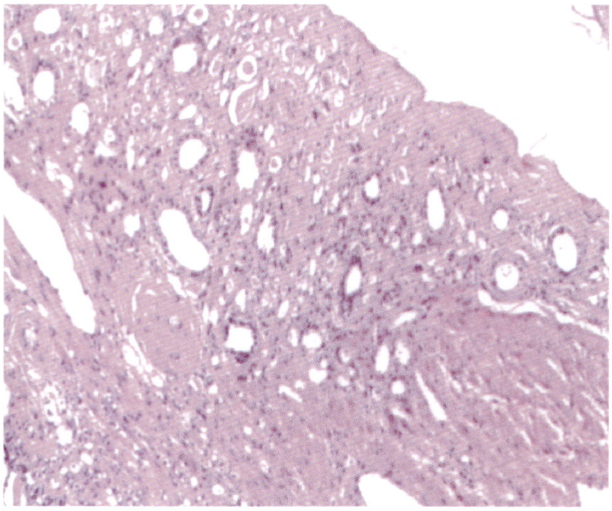

图 14-1-28　肾囊肿病理切片

(2)USG 表现:圆形单发或多发无回声区,壁光滑。

【影像诊断技巧】

(1)诊断要点:单腔液性成分的球形无强化病变,界面清晰。

(2)影像方法比较:USG,CT 平扫＋增强,MRI 平扫＋增强。

(三)成人型多囊肾

【概述】

常染色体遗传性多囊性肾疾病,1/3～1/2 病例有家族遗传倾向,囊肿可随年龄增长不断增大,常合并多囊肝(30％～50％)。

【临床表现】

患者轻者无症状,可出现腰痛、血尿、高血压,并发症有出血、感染、破裂、肿瘤变、肾功能衰竭。

【病理基础】

肾脏多囊性遗传性病变,早期双肾增大,多发大小不一囊肿,囊内为浆液,壁薄,内衬立方形和扁平上皮,偶见囊壁钙化,其间见正常肾实质,晚期全部肾实质被多发囊肿替代。

【影像学表现】(图 14-1-29～图 14-1-31)

(1)尿路造影:双侧肾盂肾盏移位、拉长、变形和分离。

(2)USG 表现:双肾体积增大,多发圆形无回声区。

(3)CT、MRI 表现:表现类似超声,CT 呈多发水样低密度病变,增强无强化;MRI 囊肿呈长 T_1、长 T_2 无强化信号。

【影像诊断技巧】

(1)诊断要点:双肾实质增大、多发囊性病变,常合并多囊肝。

(2)影像方法比较:超声,CT 平扫＋增强,MRI 平扫＋增强。

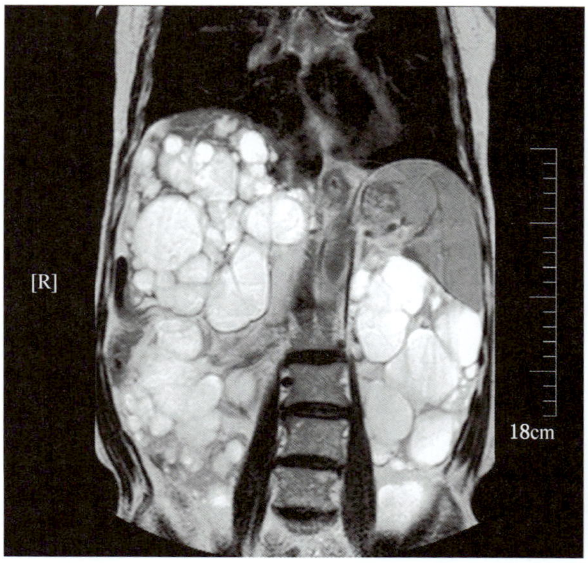

图 14-1-29　多囊肾 MRI T_2WI 冠状位片

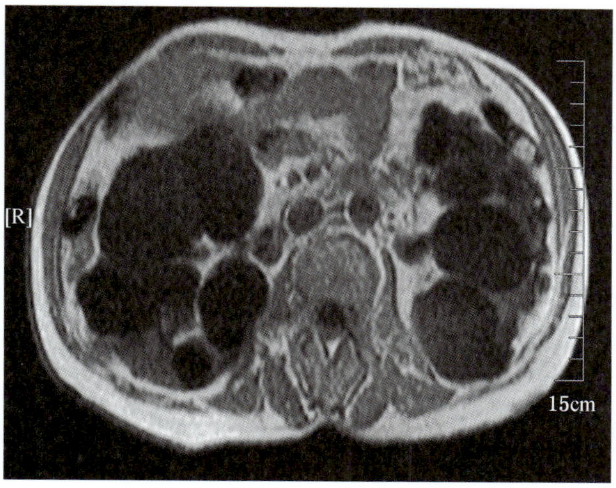

图 14-1-30 同一患者 MRI T_1WI 片

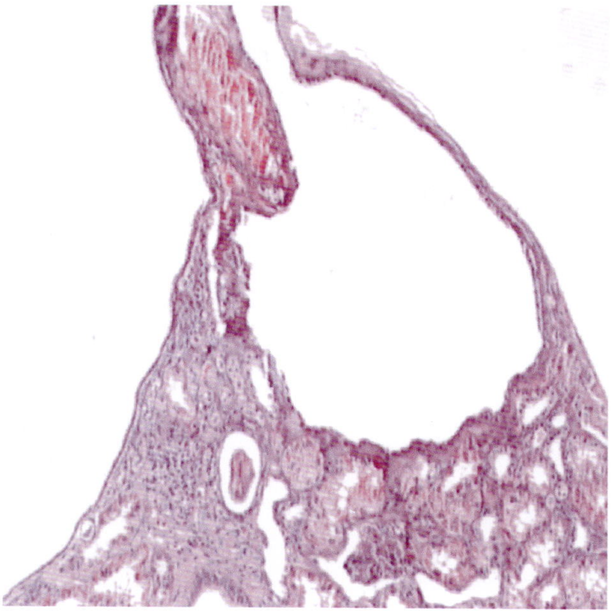

图 14-1-31 多囊肾病理切片

四、泌尿系感染性疾病

（一）肾结核

【概述】

肾结核是泌尿系统常见的特异性感染病变，好发于青壮年男性，属全身结核病变的一部分，最常继发于肺结核（同时发现肺结核者约为 50%～60%），其次是继发于骨关节结核、淋巴结核及肠结核，病变常蔓延至输尿管、膀胱、尿道及男性生殖系统，引起不同程度的器官破坏及功能丧失。

【临床表现】

临床表现不典型，急性期表现为腰痛、血尿和尿路刺激征。

【病理基础】

结核杆菌经血或淋巴播散到泌尿生殖系，常先累及肾皮质，形成干酪样坏死灶，继而发展到肾髓质。

典型的病理变化如下：

①肾乳头干酪样坏死，钙盐沉着，空洞形成。

②肾盏颈部结核性肉芽肿、纤维化、瘢痕形成，致肾盏积水或积脓。

③输尿管结核，管壁增厚、溃疡、水肿、严重纤维化和钙化，致使肾盂、肾盏变形。

【影像学表现】（图 14-1-32～图 14-1-34）

（1）USG 表现：肾脏轮廓增大，边缘模糊，形态不规则，肾实质变薄且回声不均匀，伴积水时肾集合系统光团分离，中央无回声暗区明显扩大，呈“菊花样”征象。

（2）IVU 表现：早期为肾盏杯口呈虫蚀状破坏，肾盏扩张、受压变形，颈部变细，盏外造影剂充

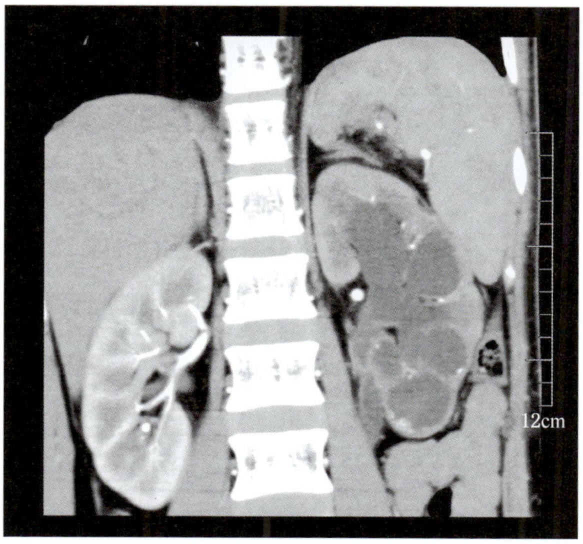

图 14-1-32 左肾结核 CT 增强片

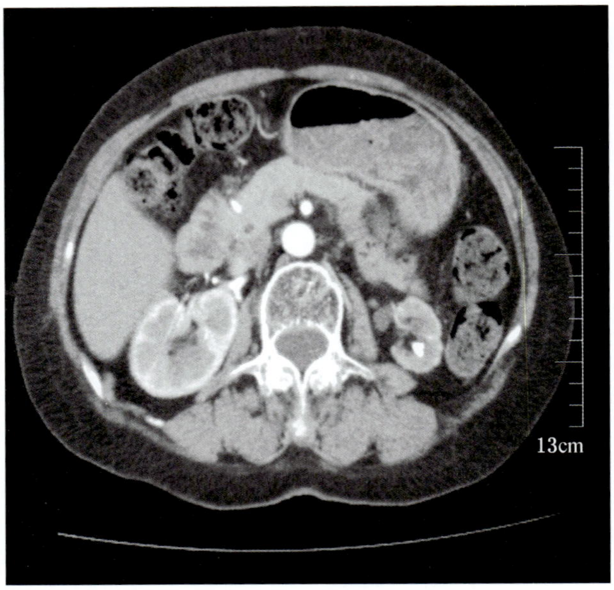

图 14-1-33 左肾结核 CT 增强片

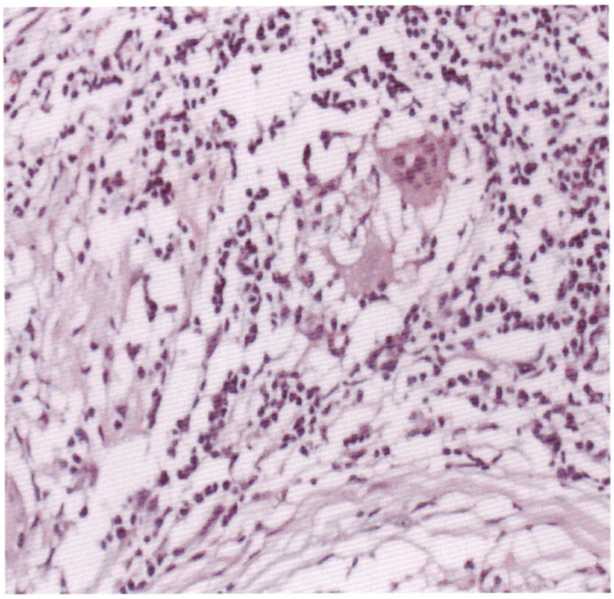

图 14-1-34 肾结核病理切片

填区病灶与肾盏相连(为肾结核性脓肿的典型表现)。输尿管结核表现为输尿管僵直,呈串珠样,全肾广泛性破坏则 IVU 不显影。

(3)CT 表现:早期可无阳性表现,进展期肾实质内局灶,或多发类圆形,或扇形稍低密度影,围绕肾盂似"花瓣状"排列,增强扫描不强化。中晚期肾盂及部分肾大盏壁呈不规则性增厚、变形、充盈缺损及积水征。晚期肾脏萎缩变小(皮质部分尤为明显),肾盂肾盏变形,整个肾脏弥漫性钙化,即"自截肾"。

(4)MRI、MRU 表现:肾皮质变薄,肾实质内围绕肾盏排列的边缘不光滑高信号影,肾盂与肾盏壁增厚并不成比例扩张,肾盂输尿管连接部狭窄,增强扫描空洞壁和肾盂、肾盏的点、线状强化,输尿管僵直、粗细不均匀、呈串珠样。

【影像诊断技巧】

(1)诊断要点:肾实质内围绕肾盂排列多发低密度病灶,肾盂与肾盏壁增厚并不成比例扩张,肾内多发点状或弧形钙化。

(2)鉴别诊断

①多囊肾:囊肿数目多、弥漫分布,密度均匀,囊壁光整,囊壁钙化几率低,无肾及输尿管积水及管壁增厚。

②非结核性肾积水:多表现为肾实质普遍变薄,髓质无破坏,肾盂肾盏均匀扩张,肾盂及输尿管壁无增厚。

③黄色肉芽肿性肾盂肾炎:多合并肾脏集合系统结石,肾周炎改变。

(3)影像方法比较:IVU;MRI + MRU;CT,USG 价值有限作辅助参考。

(二)黄色肉芽肿性肾盂肾炎

【概述】

黄色肉芽肿性肾盂肾炎(xanthogranulomatous pyelonephritis,XGP)是一种特殊类型的肾慢性肉芽肿性炎症,常发于中年妇女,表现为肾组织进行性破坏和类脂质的释放,病因为肾盂、肾盏或输尿管上段梗阻(多为结石),非特异性细菌感染,局部免疫力低下。

【临床表现】

患者一般情况较差,多有结石病史,单侧发病多见,伴反复低热、腰痛、排尿困难、肾区痛性包块。

【病理基础】

肾皮质区正常结构消失,肉芽肿样组织结构取代(泡沫型巨噬细胞、组织细胞、多核巨细胞以及其他的炎性细胞构成),形成特征性的黄色瘤细胞(泡沫细胞），纤维结缔组织增生，肾小球纤维化，常合并结石、积脓、积液及瘘道形成。

【影像学表现】

（1）USG表现：肾实质内大小不等、境界欠清的低回声实质性团块，结石和肾周感染。

（2）CT、MRI表现：肾影弥漫增大，轮廓不规整，实质内单、多发以肾盂、肾盏为中心分布囊实性占位，MRI像 T_1WI呈混杂的低信号，T_2WI呈不规则高信号，增强扫描脓肿壁及实性部分强化，坏死区不强化，肾脏集合系统结石，肾周炎改变（Gerota's筋膜增厚、肾周间隙渗液、桥隔增厚）。

【影像诊断技巧】

（1）诊断要点：肾盂、肾盏旁肾实质内囊实性占位，多发性低密度囊性扩张病变的边缘在注射造影剂后明显强化，形成XGP特征性的"熊掌征"，肾脏集合系统结石，肾周炎。

（2）鉴别诊断

①肾癌：大多数肾癌呈不均质的低密度（密度较XGP高），部分呈等密度，极少数为高密度，增强扫描多数强化较XGP明显，静脉期或排泄期肿瘤密度迅速下降，肿块可有钙化，可侵犯肾门、腹膜后淋巴结及肾静脉。而XGP的炎症反应较广泛，常伴有肾筋膜及腰大肌增厚粘连。

②肾结核：肾髓质、肾乳头旁或肾实质内单个或多发大小、形态各异、密度不等的囊腔，常与肾盂肾盏相通，可见点状或弧形钙化，肾皮质萎缩、纤维化，多伴有肾盂及输尿管增厚狭窄。

③肾脓肿：呈类圆形低密度灶，边界不清，增强扫描脓肿壁呈厚度均匀的环状强化带，病灶中央脓腔无强化，周围见较低密度的炎性水肿带。

（3）影像方法比较：MRI平扫＋增强，CT平扫＋增强，USG。

五、泌尿系其他疾病

（一）髓质海绵肾

【概述】

髓质海绵肾（medullary sponge kidney，MSK）是一种先天性肾髓质发育异常疾病，部分与偏身肥大等先天性疾病伴发，该病多见于女性，年龄21～40岁之间，可单侧或双侧肾脏患病，约60％MSK患者存在尿浓缩功能障碍，50％合并部分或完全性远端肾小管性酸中毒。

【临床表现】

无并发症者，可无任何症状，如尿液滞留继发感染或海绵肾结石则出现反复发作的肉眼或镜下血尿、尿路感染症状、腰痛，少数可出现肾绞痛。

实验室检查：肾功能损害，远端肾小管性酸中毒。

【病理基础】

位于肾髓质锥体顶部肾小盏周围的集合管呈梭形或囊状扩张，囊大小不一，小囊被覆上皮，可与集合管或肾盂相通，病变可累及肾乳头，集合管内可见结石形成，肾脏可单侧或双侧受累。

【影像学表现】（图14-1-35，图14-1-36）

（1）X线平片：近肾小盏的锥体乳头区多可见呈簇状、放射状排列小结石。

（2）IVP表现：可见肾锥体明显增大，造影剂充盈小囊肿和扩张的小管呈笔刷状、花束样或葡萄串样，肾小盏增宽，小盏杯口扩大。

（3）B超表现：围绕肾髓质呈放射状分布的小无回声区和强回声光点，后方伴有声影。

（4）CT表现：肾锥体内多发斑点状小结石，呈散在的小点状或簇集成团，增强扫描见集合管扩张，造影剂聚集呈笔刷状或小束状高密度影从肾乳头伸向髓质。

【影像诊断技巧】

（1）诊断要点：近肾小盏的锥体乳头区集合管囊状扩张，其内多发点状或簇集成团小结石。

（2）鉴别诊断

①肾钙盐沉着：为肾集合管内及其周围弥漫性钙盐沉着，不伴有小管扩张和囊腔形成等改变，晚期病例钙盐可沉积到肾曲小管，甚至整个肾区。

②肾结核：一般为单侧性，病变范围广且不规则，早期IVP显示肾盏呈虫噬样改变，病变进展，可形成与肾盏相通的空洞。

（3）影像方法比较：X线平片、IVP是首选检查方法，其次是CT平扫＋增强，USG。

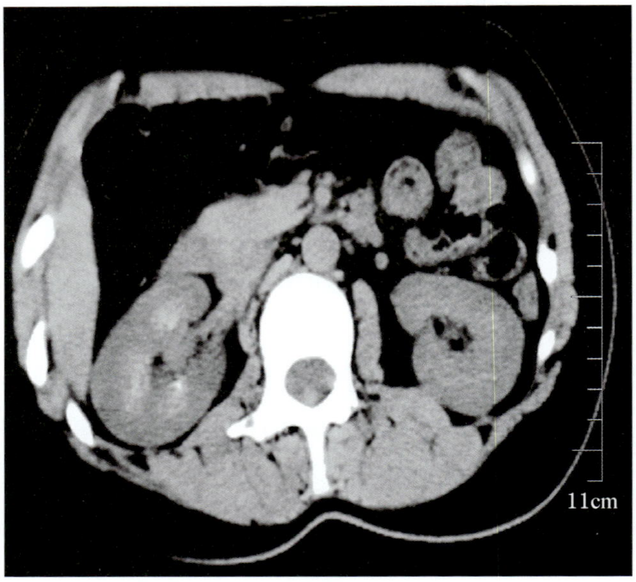

图 14-1-35　髓质海绵肾 CT 片

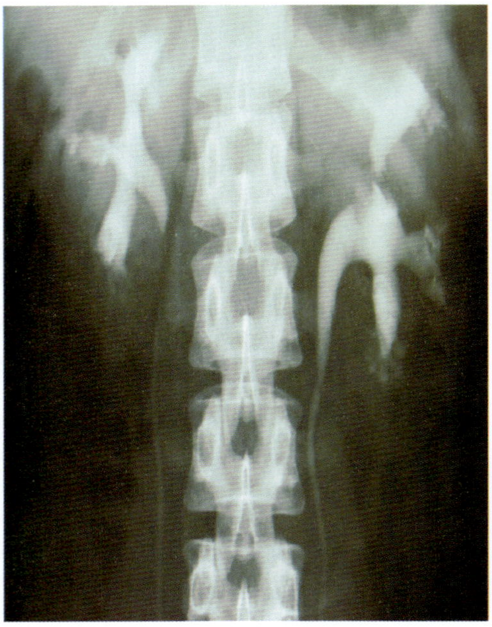

图 14-1-36　髓质海绵肾 IVP 片

（二）肾结石

【概述】

在泌尿结石中占首位，近年发病率有逐年增高趋势，结石成分多样，可单侧或双侧，单发或多发，常可引起尿路梗阻，并发脓肿、感染、肾功能不全。

【临床表现】

肾绞痛、血尿。

【病理基础】

结石成分多样，以草酸盐、磷酸盐结石最常见，此外有尿酸盐结石，胱氨酸结石少见，结石导致肾盂梗阻、积水、感染和黏膜损伤。

【影像学表现】（图 14-1-37，图 14-1-38）

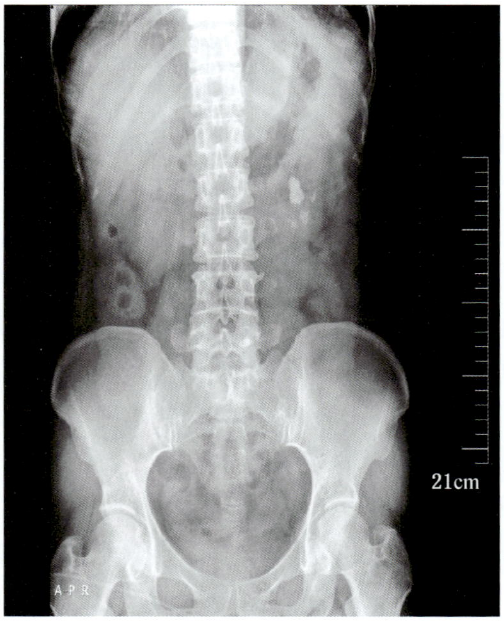

图 14-1-37　肾结石 X 光片

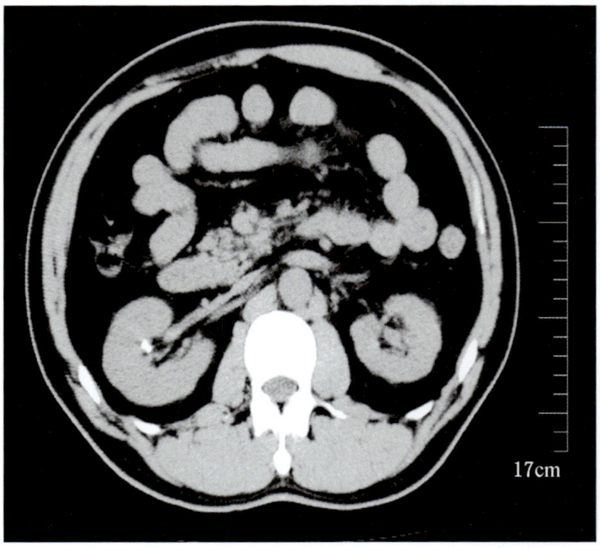

图 14-1-38　肾结石 CT 片

(1)X线KUB平片:肾区高密度影,单发或多发,单侧或双侧,密度均匀,侧位与脊柱重叠。

(2)尿路造影:检查阴性结石,表现肾盂、肾盏内充盈缺损。

(3)CT表现:肾盂、肾盏内圆形、卵圆形、桑葚状、珊瑚状高密度影。

(4)MRI、MRU表现:T_1WI及T_2WI见肾盂、肾盏内低信号影,肾、输尿管积水、扩张。

(5)USG表现:肾窦内单发或多发强回声。

【影像诊断技巧】

(1)诊断要点:肾盂、肾盏内高密度影。

(2)影像方法比较:X线KUB平片、CT、USG。

(三)肾损伤

【概述】

肾脏是泌尿系统中最易发生损伤脏器,因其血供丰富,损伤后易发生出血,常合并有其他脏器损伤。

【临床表现】

腰痛、血尿及相关并发症(感染、囊肿、动静脉瘘、肾盂积水、高血压)。

【病理基础】

肾脏损伤后肾实质挫伤、撕裂、出血、水肿、节段性肾梗死,其间有血液或尿液外溢,腹膜后形成血肿。

【影像学表现】(图14-1-39,图14-1-40)

(1)肾包膜下血肿,肾周血肿

①USG:肾包膜下新月形或半月形无回声区;肾周无回声区。

②CT:血肿早期肾实质边缘新月形高密度影,增强扫描无强化。晚期新月形密度减低影;肾周血肿表现为肾周新月状高密度影,范围局限于肾筋膜内。

(2)肾实质挫伤、肾内血肿,肾撕裂伤

①超声:肾内不规则低回声(断裂的肾组织)。

②CT:挫伤、肾内血肿表现为肾实质内密度不均呈高或低或混杂密度,边界不清,增强病灶较正常肾组织强化程度减低,造影剂外溢;肾撕裂伤表现为肾皮质不连续,密度混杂不均,增强扫描病灶有强化改变,肾周见新月形高密度影。

(3)肾损伤分级

Ⅰ级:肾轻度挫伤,小于1cm肾实质撕裂伤,肾节段梗死,局限性包膜下血肿;

Ⅱ级:肾实质撕裂伤延伸至集合管系统,尿外渗,大包膜下血肿,节段性肾梗死;

Ⅲ级:肾撕裂成碎块,损伤延及肾门致血管断裂;

Ⅳ级:输尿管肾盂结合处损伤,截断或撕裂。

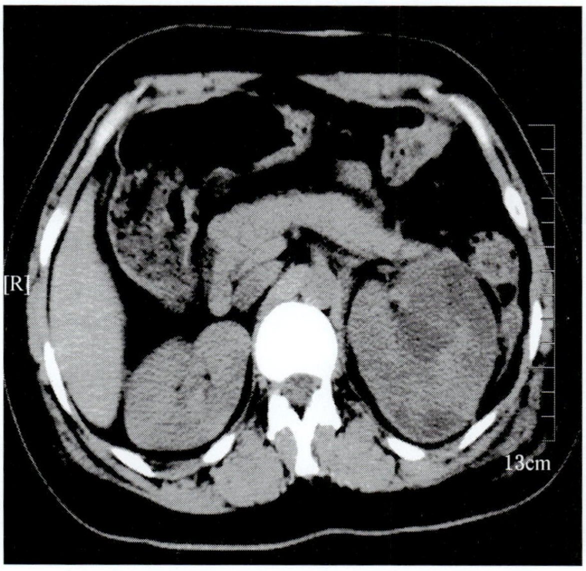

图14-1-39 左肾挫伤出血CT片

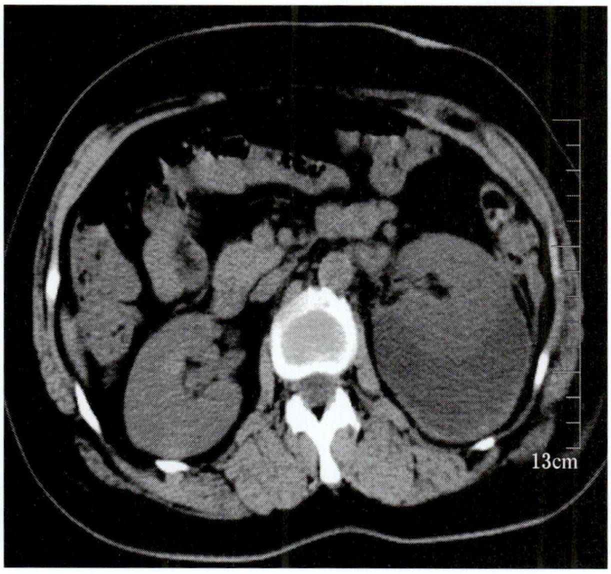

图14-1-40 同一患者CT示左肾包膜下血肿

【影像诊断技巧】

(1)诊断要点:肾影增大,轮廓不规则,肾皮质不连续,实质呈不均匀混杂密度,增强病灶强化程度减低,造影剂外溢,肾内、边缘或肾周血肿。注意是否并有肝、脾挫裂伤。

(2)影像方法比较:首选 CT 平扫加增强,超声,一般不考虑 MRI。

(四)肾移植

【概述】

肾移植术已成为晚期肾脏疾病的重要治疗手段,肾移植术后多种并发症(移植肾急性排异、急性肾小管坏死、移植肾动脉栓塞、移植肾输尿管吻合口处狭窄、移植肾肾周血肿、移植肾动脉吻合口狭窄、移植肾结石、移植肾慢性排异、移植肾肾门恶性淋巴瘤等)是导致肾功能衰竭的主要原因。

【临床表现】

血尿、蛋白尿、高血压、肾功能减退。

【病理基础】

移植肾位于右或左侧髂窝内,通常仅上 2/3 部分覆盖腹膜。肾移植后急性血管性排斥反应:血管内膜炎症导致血管阻力增高;间质性排斥反应:尿液逆流导致间质水肿。术后可出现急性肾小管坏死、缺血。

【影像学表现】(图 14-1-41)

(1)移植前对供体肾评价:移植前供肾血管的 CTA 常规检查。

①肾脏血管的数目、长度和部位,了解有无血管变异;

②显示血管壁钙斑、狭窄、血栓形成、动静脉瘘、动脉瘤和假性动脉瘤;

③确定肾脏实质内的有无恶性肿瘤。

(2)移植肾检查

①静脉肾盂造影:显示移植肾的位置和肾影大小,肾盂肾盏形态(原位肾因肾功能不全常无显影)。

②超声:移植肾轮廓光滑,皮髓质界面清楚,集合系统无扩张。

③核素扫描:评价肾功能。

④血管造影:评价移植肾动脉通畅情况,循环时间及肾实质显影。

⑤MRI:信号强度同正常原位肾。

(3)肾移植术后并发症

①肾排异反应及急性肾小管缺血、坏死

B 超:移植肾增大,皮质增厚,皮质回声增强或减弱,皮髓交界消失,肾锥体变圆,集合系统增厚,肾窦脂肪组织减少、消失。

MRI:肾脏大小、轮廓、肾锥体、肾内血管及肾窦脂肪形态异常,髓质与皮质的信号强度比减低。

②泌尿系并发症:尿路梗阻致肾盂积水、脓肿;输尿管漏、淋巴管损伤致肾周积液;血管损伤致血肿形成。

【影像诊断技巧】

影像方法比较:CTA 和 DCEMRA、血管造影、超声。

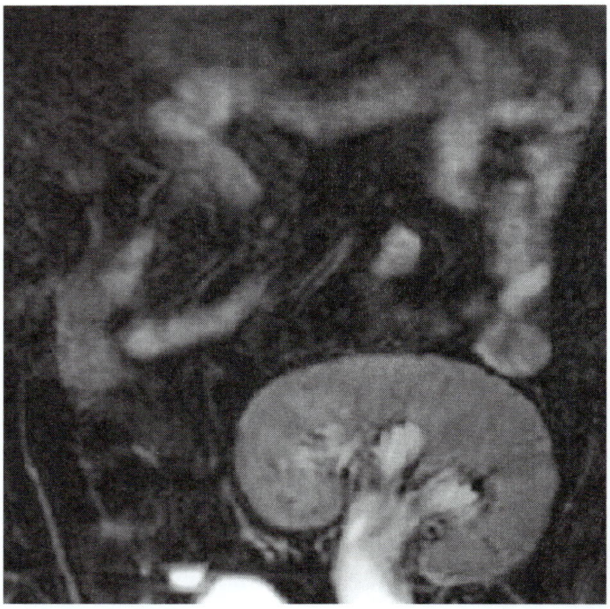

图 14-1-41 移植肾 MRI T_2WI 片

(五)肾动脉狭窄

【概述】

肾动脉狭窄是继发性高血压最常见的病因,占全部高血压病人的 1%~5%,肾动脉狭窄可引起肾血管性高血压和缺血性肾病,是造成终末期肾病的重要病因。中青年患者血管肌纤维结构发育不良是引起肾动脉狭窄常见病因，而中老年患者肾动脉粥样硬化是最常见病因。

【临床表现】

临床表现为明显高血压，部分出现肾功能损害。

【病理基础】

肾动脉狭窄多由动脉粥样硬化、肌纤维结构发育不良及多发性大动脉炎等引起。肾动脉粥样硬化者病变多位于肾动脉开口部或近段（2cm 内），粥样硬化斑块位于血管内膜下致管腔呈偏心性局限缩窄；肌纤维结构发育不良者病变位于肾动脉中远段，多累及动脉中膜，血管呈串珠状狭窄和扩张并存，侧支循环较广泛。

【影像学表现】（图 14-1-42）

（1）CT＋CTA、MRI＋CEMRA、彩色多普勒超声：显示肾脏的动脉管腔直径狭窄、管壁增厚、附壁斑块及钙化，肾实质萎缩，显影时间延长。CEMRA 结合动态核磁肾图及 CT 灌注扫描可提供肾动脉血流动力学、肾脏灌注曲线及肾脏功能方面的信息，除可定性诊断肾动脉狭窄，还能定量分析肾脏损害程度。

（2）DSA：显示肾脏动脉管腔直径狭窄。

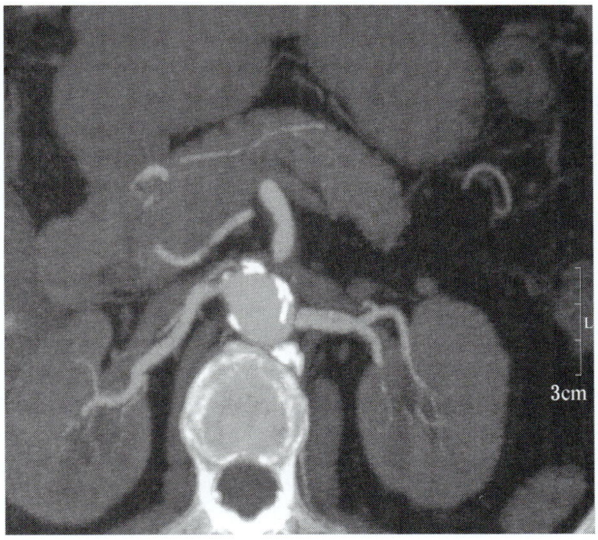

图 14-1-42　右肾动脉狭窄 CT 增强 MPR 片

【影像诊断技巧】

（1）诊断要点：肾脏动脉管腔狭窄，管壁增厚、附壁斑块及钙化。

（2）影像方法比较：3D CE MRA，MSCTA，DSA，彩色多普勒超声。

第二节　男性生殖系统疾病

一、前列腺癌

【概述】

前列腺癌（prostatic carcinoma）是男性最常见的恶性肿瘤之一，仅次于肺癌，居第二位，年龄多为大于 40 岁男性，是欧美国家男性最常见的恶性肿瘤，近年来，我国总体发病率呈现上升趋势，血清 PSA 的测定是特异的前列腺癌肿瘤标记物。

【临床表现】

临床可无症状或尿急、排尿不畅、血尿，血清前列腺特异性抗原（PSA）升高，前列腺癌的转移多为血源性、淋巴性，见于骨盆，脊柱骨和长骨，肝、肺和腹膜后淋巴结。

【病理基础】

约 70%的前列腺癌发生于前列腺外周带，发生于中央区、移形区各约 10%、20%，前列腺癌 95%为腺癌，瘤内有大量癌变腺体成分紧密排列，其间很少有空隙存储黏蛋白和液体（MRI 像 T_2WI 呈低信号的原因）。

【影像学表现】（图 14-2-1～图 14-2-3）

（1）经直肠超声：典型声像图特征是外周带出现不规则低回声结节。

（2）MRI 表现：T_2WI 像显示前列腺周围带正常高信号的组织中出现低信号区，动态增强特征是病灶处早期强化，延迟期信号减低。

前列腺癌向包膜浸润表现：前列腺局部轮廓的向外突出，周围的脂肪层模糊、消失，神经血管束消失或局限性、不对称性增粗。

精囊腺受侵表现：精囊不对称性增大，腺管正常结构消失，T_2WI 像受侵部位呈局灶性低信号，前列腺精囊角消失，动态增强病变区异常强化（尤以早期强化更有意义）。

（3）磁共振波谱（MRS）：特征性 MRS 改变是枸橼酸峰明显降低和胆碱峰升高，有助于早期前列腺癌病灶的检出。

（4）前列腺癌分期：美国泌尿外科学分会（AUA）的临床分期（JEWETT-WHITMORE）：

A、B 期：肿瘤局限在前列腺包膜内；

C 期：肿瘤穿透包膜或侵犯精囊；

D 期：出现淋巴结、骨骼转移或远处转移。

【影像诊断技巧】

（1）诊断要点：前列腺周围带出现低信号区，磁共振动态增强显示病灶早期明显强化，延迟期信号减低，MRS 提示枸橼酸峰下降和胆碱峰上升。

（2）鉴别诊断：前列腺增生是以腺体和基质细胞的数量增加为特点，并有高浓度的腺体细胞，枸橼酸浓度较高，胆碱含量较低，与前列腺癌明显不同，可用于两者间的鉴别。

（3）影像方法比较：MRI 扫描＋动态增强＋MRS，经直肠超声。

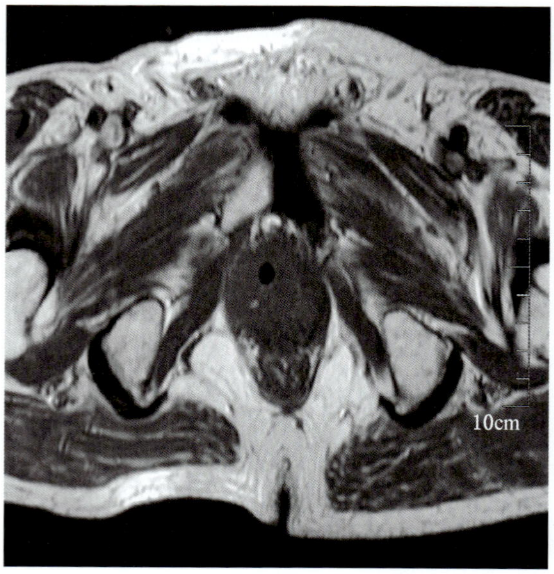

图 14-2-1　前列腺癌 MRI T_1WI 片

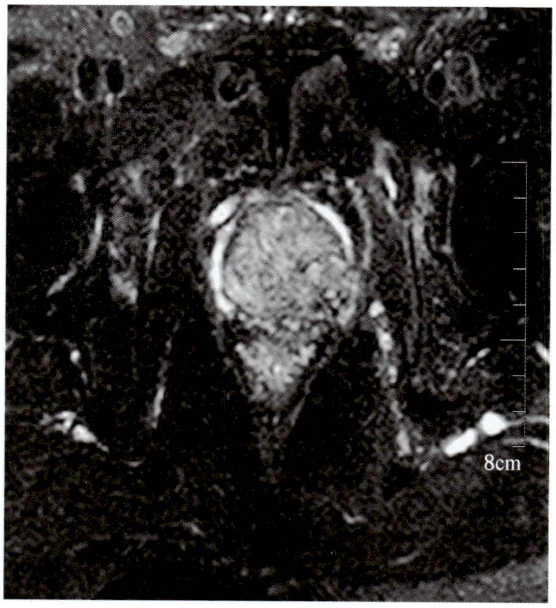

图 14-2-2　同一患者 MRI T_2WI（SPIR）片

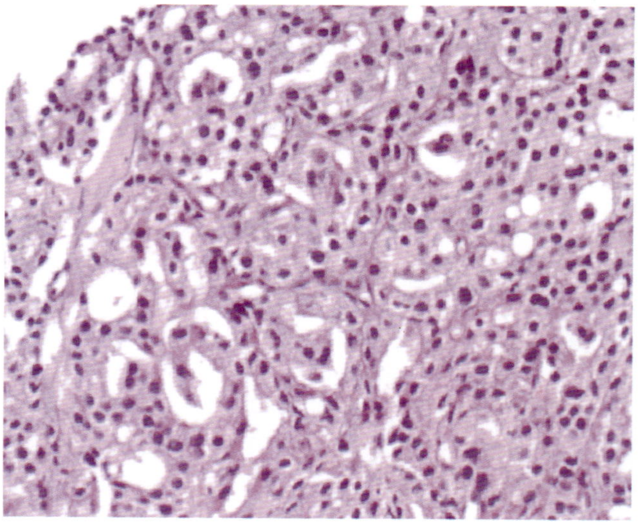

图 14-2-3　前列腺癌病理切片

二、前列腺增生症

【概述】

前列腺增生症是常见的男性老年性疾病，50 岁以上老年男性多见，其病因与性激素平衡失调有关。

【临床表现】

多表现为下尿路梗阻症状：排尿困难，尿流中断。

【病理基础】

前列腺增生的腺体主要位于移行区和尿道周围区，以间质增生为主，呈表面光滑的结节状增生，小结节主要成分为纤维肌性（MRI T_2WI 低信号），部分为腺性结节（MRI T_2WI 高信号）。增生结节挤压周围的正常前列腺组织形成纤维外科包膜。

【影像学表现】（图 14-2-4，图 14-2-5）

（1）经直肠超声：前列腺体积呈球形增大（前后径增大更明显），包膜完整，内、外腺比例失调（比例>1），内腺区增生结节呈低回声区或等回声区，可见前列腺结石。

（2）CT、MRI 表现：前列腺径线增大，以中央区增生为主，呈球形或椭圆形，CT 密度均匀，MRI 显示增生结节于 T_2WI 多为等、高信号，少数为低信号，外周带呈高信号，增强扫描前列腺中心部增生结节有强化改变，部分前列腺内散在有小点状或短条状钙化灶。

【影像诊断技巧】

（1）诊断要点：前列腺体积呈球形增大，以中央区增生为主，增生结节信号不均。

（2）影像方法比较：经直肠超声，MRI。

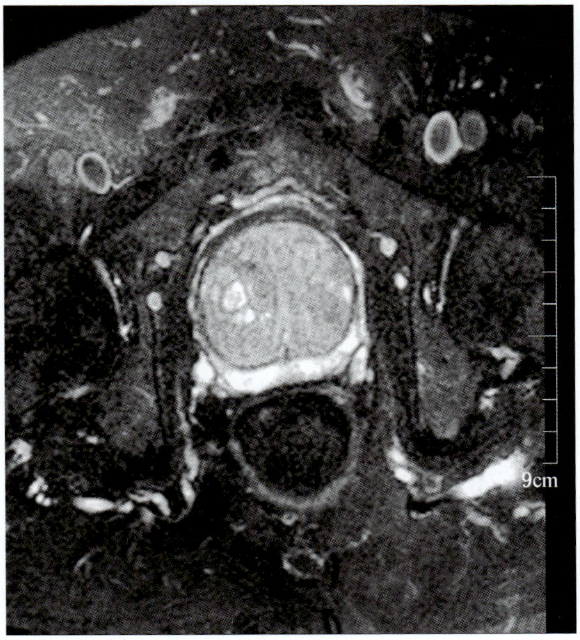

图 14-2-4 前列腺增生 MRI T_2WI 片

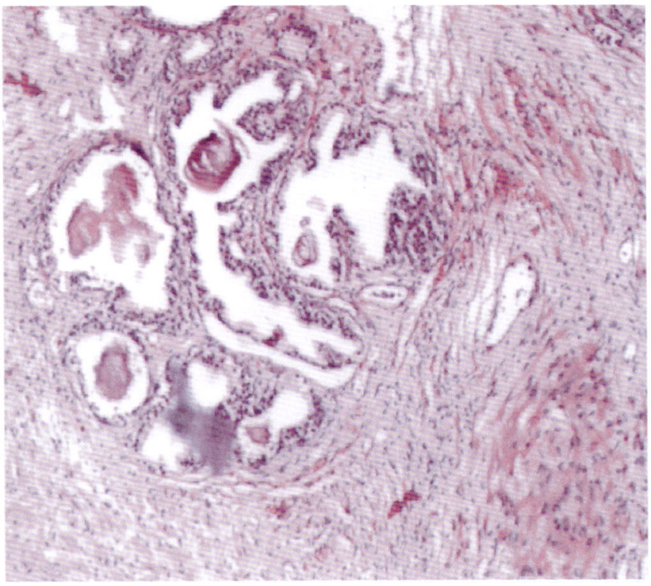

图 14-2-5 前列腺增生病理切片

三、精囊腺炎

【概述】

精囊腺炎多发生于中老年，多继发于尿道生殖系统其他器官感染，病原体经尿道沿射精管逆行进入精囊腺内，或由附睾沿输精管上行至精囊腺，常与前列腺炎同时发生。

【临床表现】

可分为急性和慢性，急性者有明显尿道刺激症状、血精，直肠指检精囊肿大、压痛；慢性者有间断性血精、慢性性功能减退及排尿障碍，直肠指检可触及精囊腺肿大变硬、触痛。

【病理基础】

精囊腺黏膜水肿、充血、脱屑，管腔阻塞及腺管扩张，精囊壁不透明。

【影像学表现】（图 14-2-6，图 14-2-7）

（1）经直肠超声：精囊的短径增大、精囊壁毛糙，内部透声增多、腺管扩张和钙化、精囊囊肿及内部血流增加。

（2）MRI 表现：精囊腺不同程度增大，管状结构存在，间隔模糊。T_1WI 信号增高，脂肪抑制序列更明显，T_2WI 信号表现不一，可呈稍低或稍高信号。

【影像诊断技巧】

（1）诊断要点：精囊腺增大，腺管间隔模糊，T_1WI 信号增高，T_2WI 呈稍低或稍高信号。

（2）鉴别诊断：精囊结核的精囊形态不规则，信号不均，边缘与周围脂肪组织的界限模糊。

T_1WI 呈低信号，T_2WI 呈高信号，纤维化则 T_2WI 呈不规则低信号，增强扫描病灶区呈不规则异常强化。

(3)影像方法比较：经直肠超声，MRI。

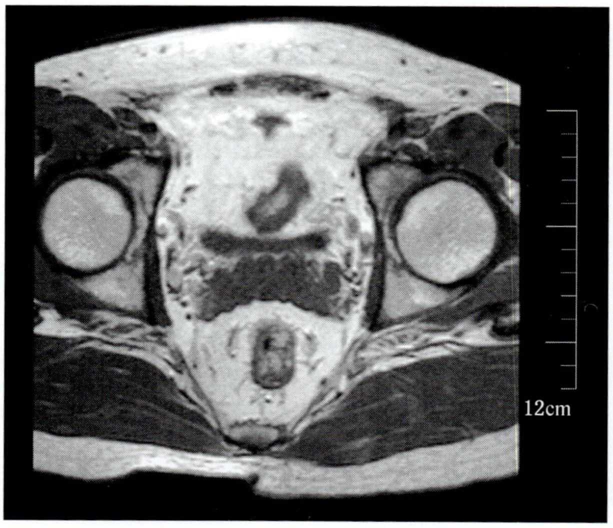

图 14-2-6　精囊炎 MRI T_1WI 片

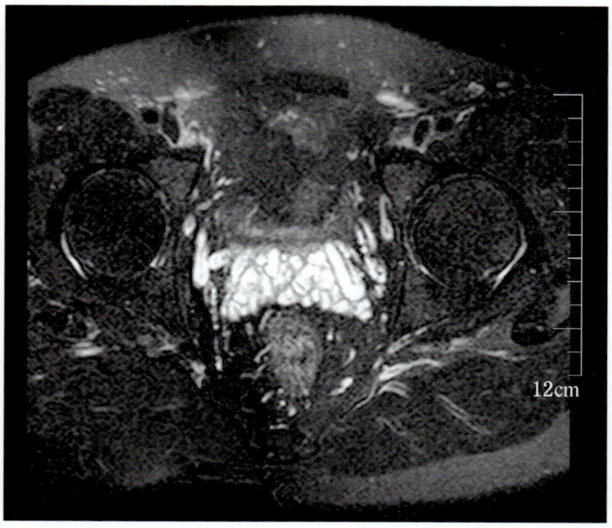

图 14-2-7　同一患者 MRI T_2WI(SPIR)片

四、睾丸恶性肿瘤

【概述】

睾丸恶性肿瘤约占男性恶性肿瘤的 1%，占男性生殖系肿瘤的 3%～6%，睾丸肿瘤多为恶性，良性肿瘤少见，以生殖细胞性肿瘤居多，为青壮年男性最常见恶性肿瘤之一，近年来发病率有上升趋势，病因与隐睾、外伤、炎症及致癌因素有关，大多数患者均有 AFP 及 HCG 升高，约 10%～15% 累及附睾或精索，其转移途径主要是淋巴转移，其次血行转移。

【临床表现】

早期可无症状，随病情进展大多数病人表现为睾丸无痛性肿大，有时伴坠胀感，肿瘤表浅可扪及。

【病理基础】

睾丸肿瘤为源于睾丸原始生殖细胞的恶性肿瘤，主要有精原细胞瘤和非精原细胞瘤，精原细胞瘤多为富血供肿瘤，其内见纤维血管分隔。

【影像学表现】(图 14-2-8～图 14-2-11)

(1)超声

①精原性细胞瘤：睾丸内肿瘤呈局限性低回声或混合回声，肿块内及周边血流信号丰富，血管分支多且粗细不均。

②非精原性细胞瘤(睾丸胚胎癌、畸胎瘤、混合性癌、淋巴瘤等)：回声不均匀，边界不清晰(瘤内出血、坏死、囊性变或钙化等病理变化)。

(2)3D MSCT、MRI：隐睾肿瘤为下腹部肿瘤，包膜完整或不完整，增强扫描后期呈轻～中度分隔样强化(肿瘤内纤维血管分隔)，MSCT 血管成像显示肿瘤由增粗睾丸动脉供血，同侧阴囊内睾丸缺如。

(3)睾丸肿瘤分期

Ⅰ期：肿瘤局限于睾丸。

Ⅱ期：局部有淋巴结的转移(ⅡA 期<5cm；ⅡB 期 5～10cm；ⅡC 期>10cm)，范围未超出腹部。

Ⅲ期：肿瘤转移超出腹膜后淋巴结范围。

Ⅳ期：实质性脏器转移。

【影像诊断技巧】

(1)诊断要点：睾丸内局限性低回声或混合回声肿块；如发现同侧阴囊内睾丸缺如，肾、精囊腺发育异常合并腹部软组织肿块，诊断首先考虑腹部隐睾肿瘤。

(2)影像方法比较：USG，3D MSCT、MRI 有助于发现腹部隐睾肿瘤、腹膜后淋巴结、肺转移。

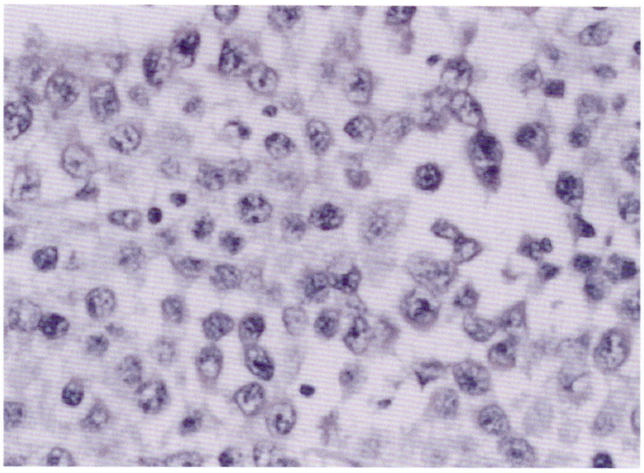

图 14-2-8 睾丸精原细胞癌病理切片

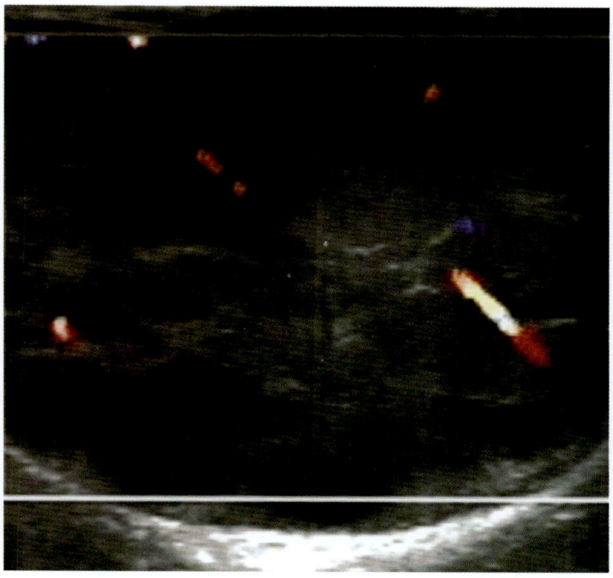

图 14-2-9 睾丸精原细胞癌 USG 片

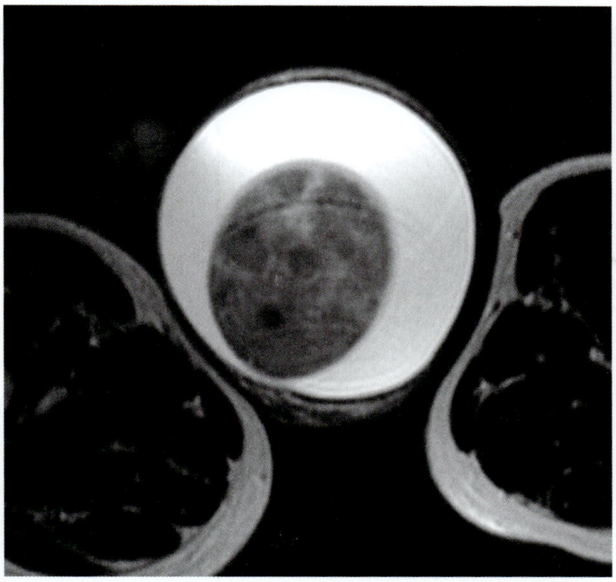

图 14-2-10 睾丸精原细胞癌 MRI T_2WI 片

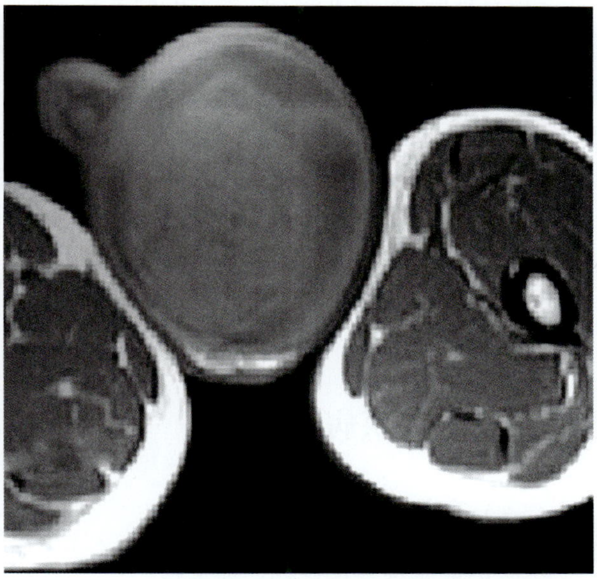

图 14-2-11 同一患者 MRI T_1WI 片

五、附睾与睾丸炎症

【概述】

急性附睾、睾丸炎是阴囊内常见的炎性疾病，好发于中青年，致病菌通过输精管、淋巴系统入侵，也可通过扁桃体炎、牙齿感染或全身感染进入血流导致附睾炎，免疫力低下时发生睾丸炎，治疗不及时常转为慢性。

【临床表现】

急性期表现为阴囊疼痛、发热、排尿困难、尿频；慢性附睾炎常无特异症状，检查时可触摸到阴囊内有一肿块，常伴有慢性前列腺炎。

【病理基础】

附睾炎是从输精管开始蔓延至附睾尾部，早期呈蜂窝织炎，免疫能力下降时导致睾丸炎，睾丸血运丰富，附睾水肿严重时，可导致睾丸血供障碍或血管破裂，引起睾丸梗死。慢性附睾炎时附睾纤维增生硬化，组织学上见淋巴细胞与浆细胞浸润，广泛的瘢痕与附睾管闭塞。

【影像学表现】（图 14-2-12）

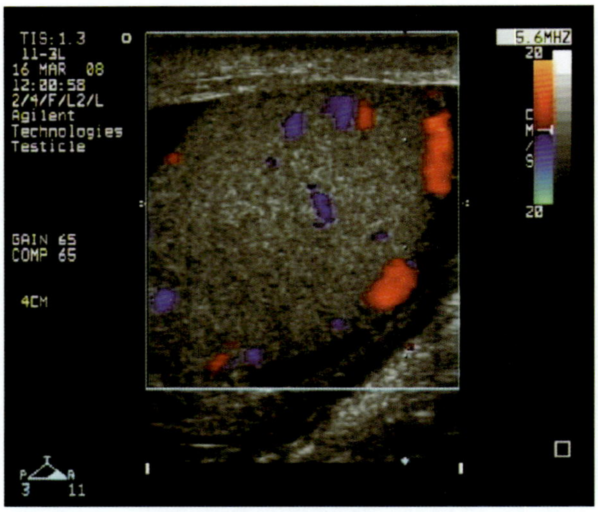

图 14-2-12　睾丸炎 USG 片

超声表现如下：

(1)急性附睾、睾丸炎：附睾头部肿大，不规则低回声甚至无回声的液化区，白膜呈局限性增厚，鞘膜积液。睾丸明显肿大呈球形，回声不均匀，伴有局限性的低回声区，彩色多普勒显示血流明显增加，无血管移位。

(2)慢性附睾炎：附睾头部明显增大，形态不规则，见点状高回声钙化，周围白膜明显增厚，彩色多普勒血流增加。

【影像诊断技巧】

(1)诊断要点：附睾头部及睾丸肿大、充血，白膜增厚，鞘膜积液。

(2)鉴别诊断

①睾丸扭转：睾丸血流信号明显减少或消失，与急性附睾、睾丸炎患者附睾、睾丸血流信号丰富有明显不同。

②结核性附睾、睾丸炎：附睾、睾丸肿大，回声不均质，可见钙化灶，血流信号减少。

③精原细胞瘤：睾丸内可见肿块样回声，肿块区域血流信号增多。睾丸炎则弥漫性血流信号增多。

④嵌顿性腹股沟斜疝：腹股沟至阴囊内见杂乱增强回声或肠管样回声，睾丸附睾形态、血流无改变。

(3)影像方法比较：超声，MRI。

第三节　女性生殖系统疾病

一、感染性疾病

(一)子宫输卵管炎

子宫输卵管炎是指非特异性炎症。

【临床表现】

(1)急性期：主要表现为高热、下腹痛、白带多或子宫出血等。

(2)慢性期：主要表现为腰背痛、下腹坠胀感或月经不调等。

【病理基础】

(1)急性期：主要有充血、水肿，继而形成脓肿。

(2)慢性期：形成宫腔粘连，输卵管粘连、积水和闭塞。积水输卵管向系膜侧弯曲，形似腊肠或呈曲颈的蒸馏瓶状。

【影像学表现】(图 14-3-1)

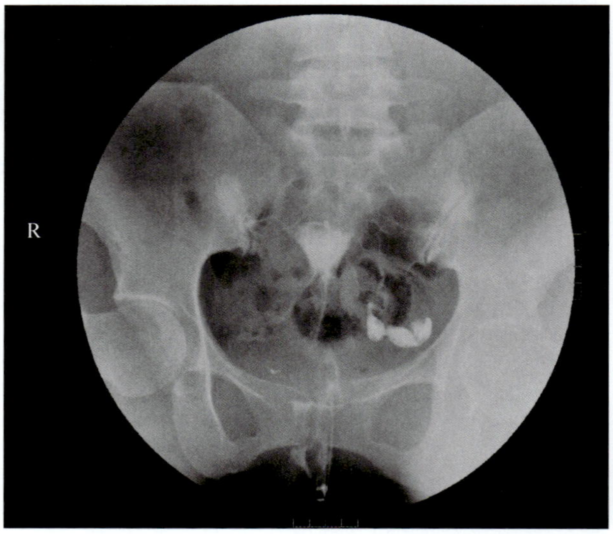

图 14-3-1　子宫输卵管炎

(1)X 线表现：慢性输卵管炎子宫输卵管造影表现如下：

①病变多为双侧性，输卵管粗细不均，但仍较柔软。

②输卵管梗阻，造影剂通过受阻。完全梗阻时，梗阻近端管腔扩大，造影剂不能进入盆腔。

③输卵管积水：梗阻近端输卵管明显扩张，粗如拇指。

④宫腔形态不规则，粘连处呈充盈缺损。

(2)CT、MRI 表现：诊断价值不大。

(3)子宫输卵管造影：左侧输卵管壶腹部及伞端扩张积水，右侧输卵管闭塞。

【影像诊断技巧】

子宫输卵管造影是检查子宫输卵管炎的主要方法，同时可分离粘连，起到一定的治疗作用。慢性输卵管炎多有输卵管不规则、积水、梗阻等表现，但输卵管仍较柔软。

(二)子宫输卵管结核

【临床表现】

有不孕、月经失调、下腹坠痛以及一些结核病的全身症状，其中绝大多数患者不孕。

【病理基础】

首先累及输卵管，双侧性居多，形成干酪样坏死和溃疡，进而致输卵管僵直、变硬、狭窄和粘连。宫腔也发生狭窄、粘连和变形，并可发生钙化。输卵管常与邻近器官广泛粘连。

【影像学表现】

(1)X 线表现：子宫输卵管造影表现如下：

①宫腔边缘不规则，呈锯齿状。宫腔呈不同程度狭窄、变形。

②双侧输卵管呈串珠样表现或狭窄、变细、僵直，边缘不规则，可呈狭窄与憩室状突起相间表现，由于溃疡而形成小而多发的瘘道，充盈对比剂时呈植物根须状表现。

③输卵管闭塞，完全闭塞时闭塞端圆顿，近侧局限性扩大，很少形成囊状积水。

④在输卵管、卵巢、盆腔淋巴结区域可见钙化灶。

(2)CT、MRI：诊断价值不大。

【影像诊断技巧】

子宫输卵管造影是主要检查方法。输卵管充盈对比剂时植物根须状表现，是输卵管结核的重要表现。再结合临床表现，不难与非特异性炎症鉴别。

(三)盆腔炎

【临床表现】

(1)急性期：表现为下腹痛、伴高热、呕吐、腹泻等症状。

(2)慢性期：表现为下腹坠胀、疼痛及腰骶部酸痛、经量增多、月经不调、不孕等。

【病理基础】

病理表现，与子宫输卵管炎类似，并可形成炎性肿块、甚至脓肿。

【影像学表现】

(1)X 线表现：若累及子宫及输卵管，子宫输卵管造影表现类似子宫输卵管炎表现。

(2)CT 和 MRI 表现：炎症早期，多无异常表现。当盆腔脓肿形成时，盆腔内可见单个或多发圆形或椭圆形病变，病变多位于子宫直肠窝内。CT 呈水样低密度，MRI 呈长 T_1、长 T_2 信号。增强扫描病变周围明显环形强化，为脓肿壁。部分脓肿内可见气泡影(CT 极低密度，MRI 极低信号)。

(3)子宫输卵管造影

图 14-3-2(A)造影剂进入盆腔，(B)患者翻身后造影剂仍聚集、不弥散，提示盆腔炎。

【影像诊断技巧】

子宫输卵管造影是主要检查方法。当 CT 或 MRI 上盆腔病灶内出现气泡密度或信号影，为脓肿的特征性表现。

二、宫颈癌

子宫颈癌(cervical carcinoma)是女性生殖系统最常见的恶性肿瘤。

【临床表现】

(1)阴道流血：阴道流血为早期主要症状，年轻女性表现为接触后出血，绝经后女性表现为不规则阴道出血；阴道排液为白色、血性或脓性；晚期肿瘤出现的一些全身症状(根据病灶侵犯范围出现的继

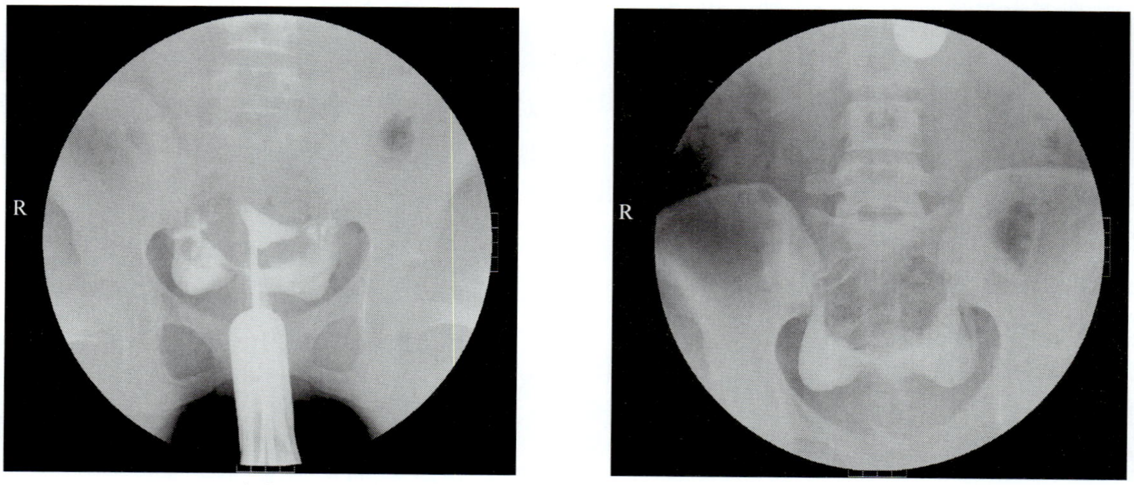

（A） （B）

图 14-3-2 盆腔炎

发性症状）。

（2）子宫颈癌临床分期

Ⅰ期：癌灶局限在宫颈；

Ⅱ期：癌灶已超出宫颈，但未达盆壁。癌累及阴道，但未达阴道下 1/3；

Ⅲ期：癌灶超越宫颈，阴道浸润已达下 1/3，宫旁浸润已达骨盆，有肾盂积水或肾无功能者（癌灶侵犯所致）；

Ⅳ期：癌播散超出真骨盆或癌浸润膀胱黏膜及直肠黏膜。

【病理基础】

巨检分为四型：

（1）糜烂型：病变处黏膜潮红、呈颗粒状。

（2）外生菜花型：癌组织主要向子宫颈表面生长，形成乳头状或菜花状突起，表面常有坏死和浅表性溃疡形成。

（3）内生浸润型：癌组织主要向子宫颈深部浸润生长，使宫颈前后唇增厚变硬，表面常较光滑。

（4）溃疡型：癌组织除向深部浸润外，表面同时形成溃疡。

【影像学表现】

（1）CT 和 MRI 表现

Ⅰ期：原位癌和微小肿瘤，在 CT 和 MRI 上均不能识别。当肿瘤明显侵犯宫颈基质时，CT 上，宫颈增大，直径大于 3.5cm，其内由于坏死有不规则稍低密度灶。增强扫描肿瘤强化程度低于残存的宫颈组织。MRI 上，于 T_2WI 表现为中等信号肿块，其扩大宫颈管、中断低信号纤维性宫颈基质或脱入阴道内。宫颈外缘光整，宫旁未见异常。

Ⅱ期：宫颈增大，边缘不规则或模糊。宫旁出现与宫颈相连的肿块或宫旁脂肪组织内出现密度增高（CT）或异常信号（MRI）的粗线状影。

Ⅲ期：显示肿块向下侵犯阴道的下部，向外延伸至盆壁，或出现肾积水表现。还可发现盆腔内肿大淋巴结。

Ⅳ期：膀胱或直肠周围脂肪界面消失、壁增厚（MRI 可见膀胱或直肠壁正常低信号消失）、甚至形成肿块。并可见腹膜后淋巴结肿大或远处转移。

（2）X 线：检查价值不大。

（3）MRI 表现：子宫顶后壁增厚、不规则，于 T_2WI（图 14-3-3（A）、（C））信号稍增高。

（4）病理（图 14-3-3（D））：宫颈原位癌伴早期浸润。

【影像诊断技巧】

对于肿瘤范围的显示，MRI 检查明显优于 CT，同时还有助于鉴别肿瘤复发（T_2WI 高信号）和治疗后纤维化（T_2WI 较低信号）。

三、子宫内膜癌

【临床表现】

阴道不规则出血，尤其是绝经后女性；阴道排液；晚期可有疼痛及其他全身症状。

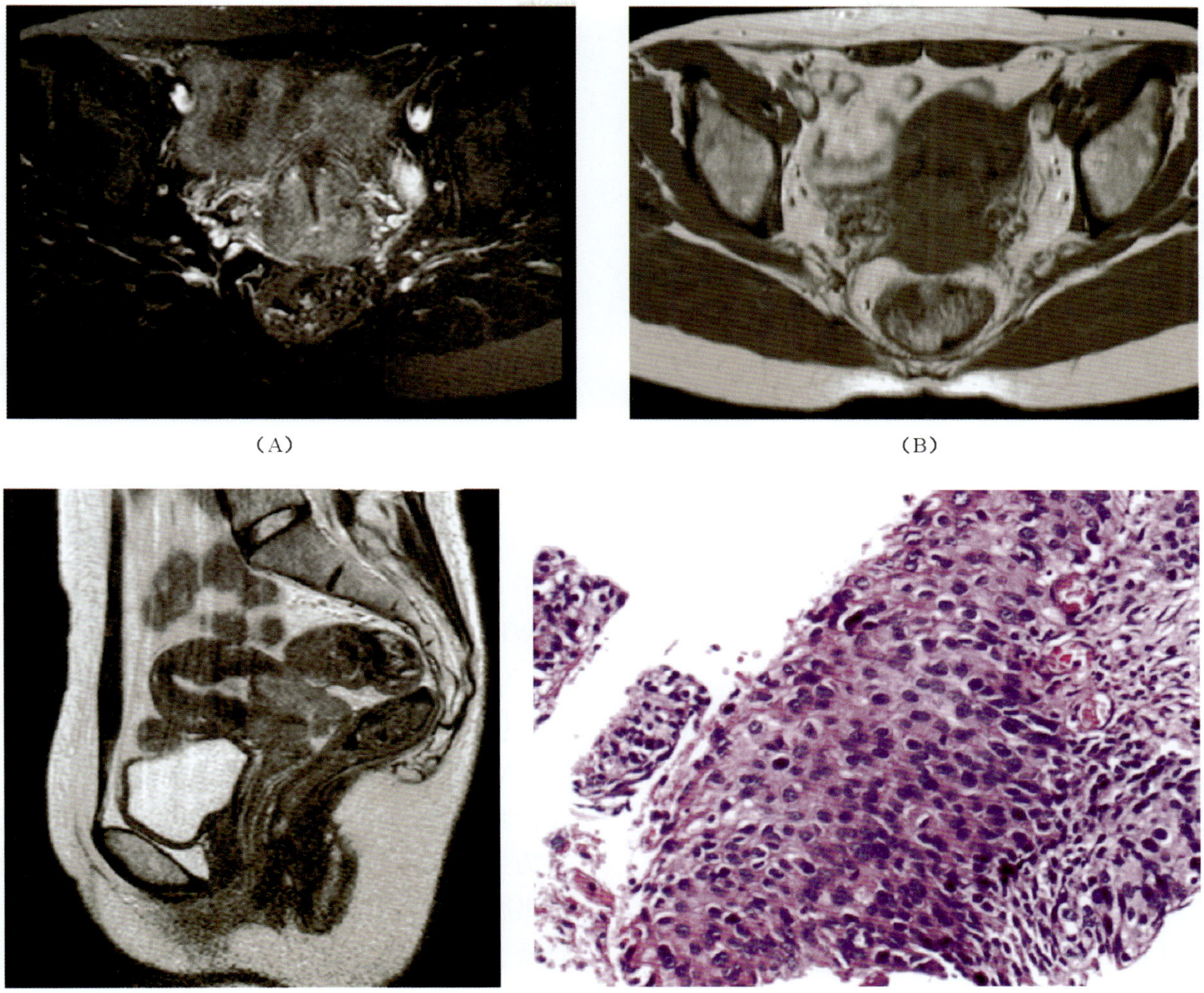

（A）　（B）　（C）　（D）

图 14-3-3　宫颈癌

子宫内膜癌（endometrial carcinoma）的临床分为四期。

Ⅰ期：癌局限于宫体；

Ⅱ期：癌已侵犯宫颈；

Ⅲ期：癌扩散至子宫以外盆腔内，但超出真骨盆；

Ⅳ期：癌超出真骨盆或侵犯膀胱或直肠黏膜或有盆腔以外的破散。

【病理基础】

绝大多数为腺癌。病变多见于宫底部内膜，以子宫两角附近居多。依病变形态和范围分为局限型和弥漫型。

（1）弥漫型：子宫内膜大部分或全部为癌组织侵犯，癌灶常呈菜花样从内膜表层长出并突向宫腔内，甚至拖出宫口外，表面可有出血、坏死或溃疡，较少浸润肌层。晚期一旦癌灶阻塞宫颈管，可导致宫腔积脓。

（2）局限型：多见于宫底部或宫角部，呈息肉状或小菜花状，表面有溃疡、易出血，易侵犯肌层。

【影像学表现】

（1）CT 和 MRI 表现

Ⅰ期：病变局限于子宫内膜时，CT 和 MRI 上子宫可显示正常。CT 表现：肿瘤明显侵犯肌层时，子宫常对称性或呈分叶状增大，增强扫描肿瘤强化程度低于邻近子宫肌而表现为较低密度肿块，边界不清。MRI 表现：肿瘤侵犯肌层时，T_2WI 可见中等信号肿瘤破坏子宫内膜和肌层的界面并侵入低信号的联合带内；肿瘤继续侵犯，可中断低信号的联合带并侵入子宫肌外层。增强扫描，强化程度不同于邻近子宫肌。

Ⅱ期：肿瘤侵犯宫颈。CT 表现：肿瘤侵犯宫颈时，宫颈不规则增大。由于肿瘤阻塞宫颈管，致宫腔增大、其内积水、积血、积脓，呈液体样低密度。MRI 表现：T_2WI 示中等信号肿块延伸至宫颈，并扩张宫颈管；肿瘤进一步向深部侵犯，可破坏、中断低信号的宫颈纤维基质带。肿瘤阻塞宫颈管时，宫腔内由于积水、积血或积脓，呈不均匀混杂信号。

Ⅲ期：宫旁组织受累，显示肿瘤累及宫旁组织并使其密度或信号发生改变，形成软组织肿块。可见盆腔肿大淋巴结。

Ⅳ期：膀胱、直肠受累时，显示与子宫肿块相连的局部膀胱壁或直肠壁增厚，或形成密度或信号相似的肿块，也可发现远处转移灶。

【影像诊断技巧】

MRI 检查具有较高的诊断价值，T_2WI 及 T_1WI 增强扫描都能较为准确的显示肿瘤侵犯的范围和深度，特别对限于子宫内的早期肿瘤。

四、子宫肌瘤

【概述】

是女性生殖系统最常见的良性肿瘤。

【临床表现】

常见症状有月经改变、腹块、白带增多、腹痛、腰酸、下腹坠胀、不孕、继发性贫血及压迫症状等。

【病理基础】

子宫肌瘤由子宫平滑肌组织增生而成，其间有少量纤维结缔组织。为实质性的球形结节，表面光滑，与周围组织分界清晰。常多发，大小不等。肌瘤外围有一层薄的假包膜，由肌瘤周围的结缔组织束和纤维构成。较大肌瘤由于血供障碍可发生多种变性，包括玻璃样变、囊性变、红色变、肉瘤变和钙化。

根据发生的部位，肌瘤分为黏膜下、肌层内和浆膜下肌瘤。

【影像学表现】

1. 子宫输卵管造影

(1)黏膜下肌瘤：较小者表现为类圆形充盈缺损；较大者表现为宫腔增大、变形。

(2)肌层内肌瘤：较大者可见宫腔壁弧形压迹。

(3)浆膜下肌瘤：较大者可致宫腔移位。

2. CT 及 MRI 表现

子宫体积增大，可呈分叶状。CT 表现：肌瘤密度等于或略低于正常子宫肌层，增强可有不同程度强化，多略低于正常子宫肌的强化。少数肌瘤可发生钙化。MRI 表现：肌瘤呈等 T_1 短 T_2 信号，边界清晰。T_2WI 较小肌瘤呈均一低信号，较大肌瘤因变性可见高信号灶；肌瘤周边有时可见环状高信号影，代表扩张的淋巴管、静脉或水肿。

(1)MRI 表现：子宫肌层见类圆形长 T_1(图 14-3-4(B))短 T_2(图 14-3-4(A))信号灶，增强扫描明显不均匀强化(图 14-3-4(C))。图 14-3-4(E) T_1WI 呈高信号，提示肌瘤内合并出血。

(2)病理(图 14-3-4(D))：子宫肌瘤。

【影像诊断技巧】

MRI 为诊断子宫肌瘤的首选检查方法，根据子宫肌瘤特有的 T_2WI 信号特点(低信号或以低信号为主的混杂信号)能准确发现子宫肌瘤，并能分辨出肌瘤的部位。CT 上发现病灶内的钙化灶，是诊断子宫肌瘤的可靠依据。

五、卵巢良性肿瘤及肿瘤样病变

(一)卵巢囊肿

【临床表现】

卵巢囊肿(ovarian cyst)常无症状，功能性者可有月经异常，多囊性卵巢可表现为多毛和不孕。

【病理基础】

多数囊肿为单侧性，部分可为双侧性。囊肿大小不等，多发单房性、壁薄、无分隔。多囊性卵巢为双侧性，且呈多房性表现。

【影像学表现】

(1)CT 和 MRI 表现：附件区或子宫直肠陷窝处的囊性病灶，CT 囊液呈均一水样低密度；MRI 囊液多呈长 T_1 长 T_2 信号(由于囊液成分不同，MRI 上可表现为不同信号特点)。病灶边缘光滑、囊壁薄，无分隔。增强扫描囊壁强化，囊液无强化。

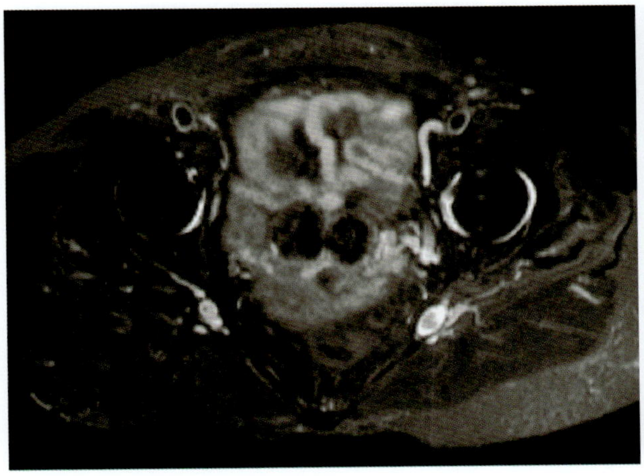

(A)

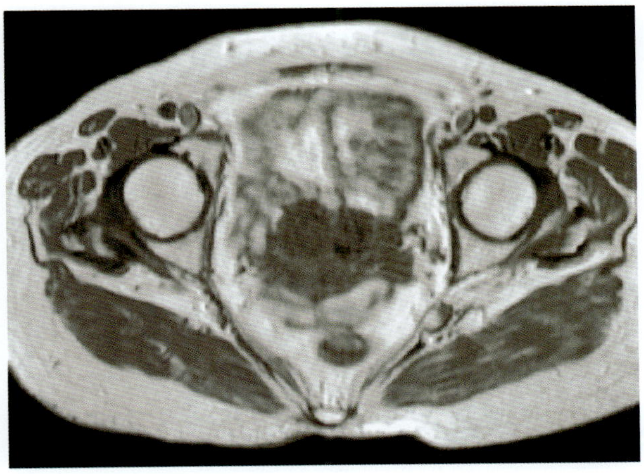

(B)

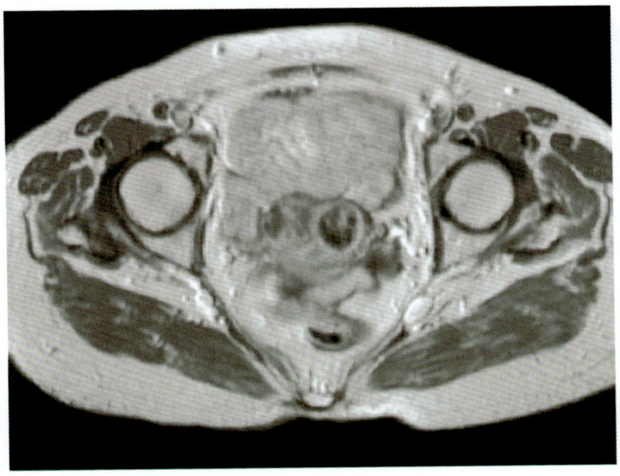

(C)

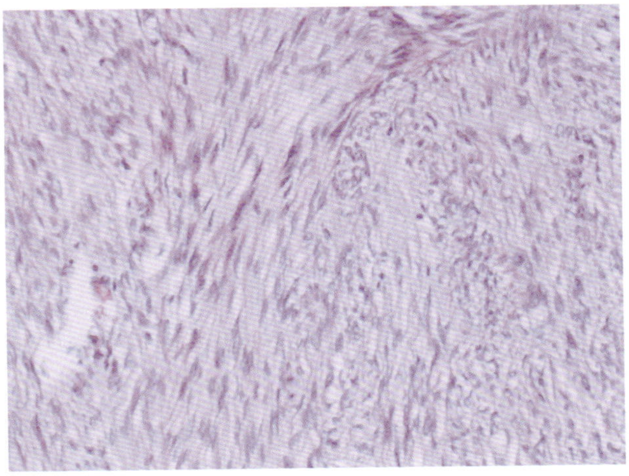

(D)

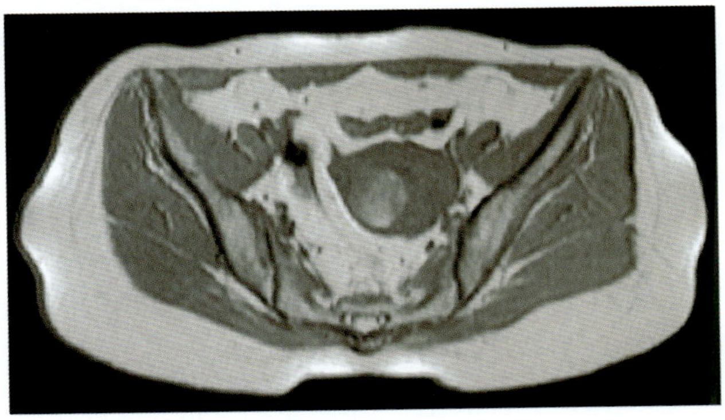

(E)

图 14-3-4　子宫肌瘤

多囊性卵巢由于病灶较小，CT 上难于诊断，MRI T_2WI 上表现为双侧卵巢被膜下多发类圆形高信号小囊，直径多小于 1.0cm。

(2)X 线：诊断价值不大。

(3)MRI 表现：双侧附件区见类圆形长等 T_1(图 14-3-5(B))长 T_2(图 14-3-5(A))信号灶，边界清晰。

【影像诊断技巧】

CT 及 MRI 均可用于卵巢囊肿诊断，MRI 对于小病灶的显示更有优势。附件区或子宫直肠陷

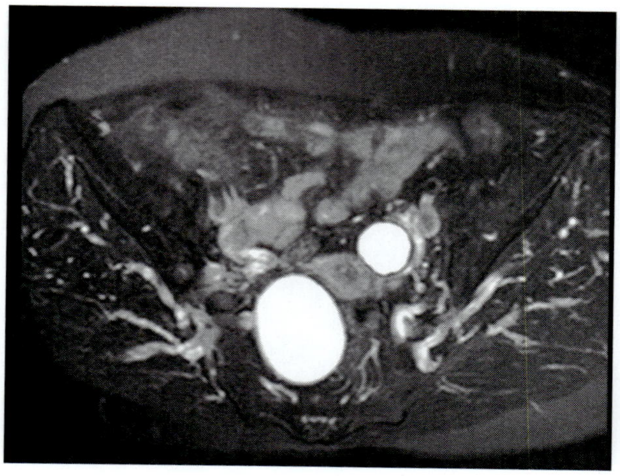

(A)

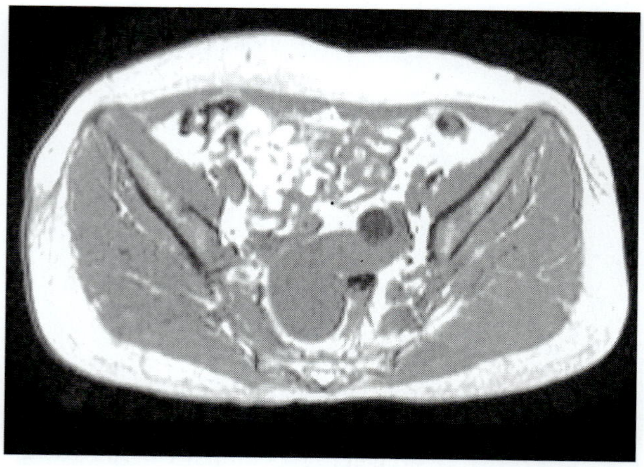

(B)

图 14-3-5　卵巢囊肿

窝处的囊性病变，边缘光滑、囊壁薄、无分隔是诊断卵巢囊肿的主要依据。

（二）卵巢浆液性或黏液性囊腺瘤

【临床表现】

卵巢浆液性(serous cystadenoma)或黏液性囊腺瘤(mucinous cystadenoma)早期肿瘤较小多无症状。肿瘤增至中等大时，可腹胀或腹部扪及包块，边界清晰。肿瘤继续增大，腹部隆起，腹腔可出现压迫症状。

【病理基础】

肿瘤为较大的囊性肿块，可为单方或多方性，囊壁和内隔较光滑，内含稀薄或黏稠液体。浆液性囊腺瘤可含有钙化，恶变率较高。

【影像学表现】

(1)CT 及 MRI 表现：盆腔内较大囊性病灶，多为多房性。CT 上囊液呈水样低密度(黏液性囊腺瘤可因含黏蛋白，而呈稍高密度)；MRI 上囊液呈长 T_1 长 T_2 信号(黏液性囊腺瘤呈短 T_1 长 T_2 信号)。壁和内隔较薄且均匀，少数可见乳头状软组织突起。增强扫描囊壁及内隔强化，囊液无强化。

(2)X 线：诊断价值不大。

【影像诊断技巧】

MRI 为首选检查方法。女性患者盆腔内较大囊性多房肿块，囊壁及内隔薄且均匀，是卵巢浆液性或黏液性囊腺瘤的影像特点。

（三）卵巢囊性畸胎瘤

【临床表现】

卵巢囊性畸胎瘤(cystic teratoma)临床表现基本与卵巢浆液性或黏液性囊腺瘤的表现相同。

【病理基础】

肿瘤是来源于生殖细胞的肿瘤，含有三个胚层的各种成熟组织。肿瘤呈囊性，充满皮脂样物，囊壁上可见头节，表面附有毛发，可见牙齿骨骼。

【影像学表现】 (图 14-3-6)

(1)CT 及 MRI 表现：盆腔内囊性肿块，CT 上呈混杂密度，内含脂肪密度(低密度，CT 值为负值)、软组织密度和钙化(高密度)；MRI 上呈混杂信号，内含脂肪(短 T_1 长 T_2、压脂低信号)、软组织块、钙化(T_1WI 及 T_2WI 低信号)成分。病灶边界清晰。部分病灶内可见脂肪-液面，偶界面处可见漂浮物(毛发团)。有时可见皮样栓(囊壁局限性增厚，呈结节状突向囊腔)。

(2)MRI 表现：盆腔内不规则囊性病灶，其内信号混杂，含脂肪、液体、软组织等信号影。

(3)病理：双侧卵巢成熟性囊性畸胎瘤。

【影像诊断技巧】

CT、MRI 均有较高的诊断价值。盆腔内不均质囊性肿块，内含脂肪、软组织及钙化成分，为囊性畸胎瘤的主要特征。

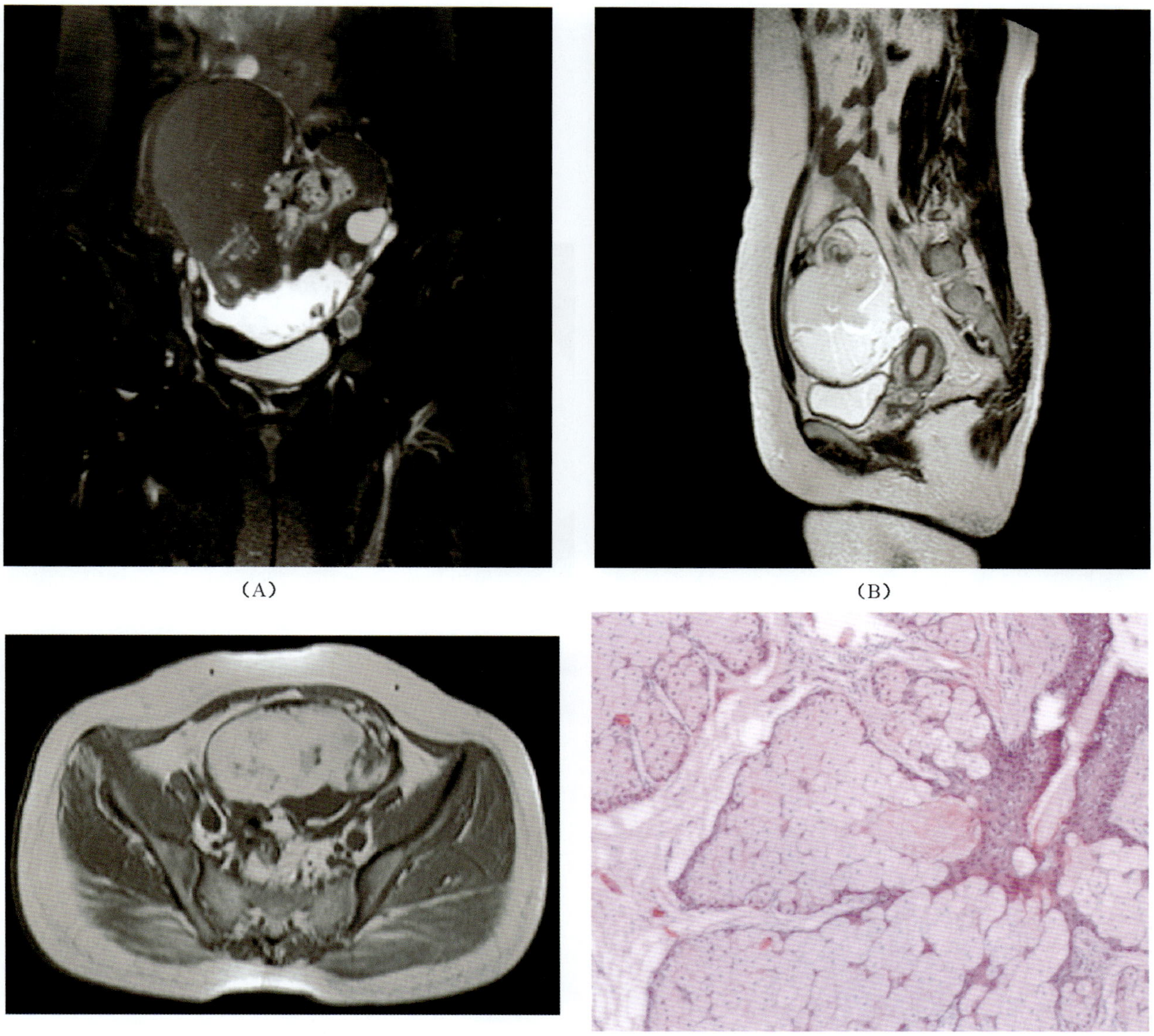

(A)　(B)　(C)　(D)

图 14-3-6　卵巢囊性畸胎瘤

六、卵巢原发恶性肿瘤

【概述】

卵巢癌是卵巢常见的恶性肿瘤，主要为浆液性囊腺癌(serous cystadenocarcinoma)和黏液性囊腺癌(mucinous cystadenocarcinoma)，其中以浆液性囊腺癌最多见。

【临床表现】

早期无明显症状，一旦出现症状常表现为腹胀、腹部肿块及腹腔积液等。当肿瘤侵犯临近组织或发生远处转移时可出现相应症状。晚期表现为恶病质。

【病理基础】

单侧或双侧囊实性肿块，瘤体较大。内含多个大小不等的囊腔，可见实质性部分。囊壁上有明显的乳头状突起。病灶内可陈旧性出血。

【影像学表现】

(1)CT 及 MRI 表现：盆腹腔内较大囊实性肿块。其内有多发大小不等、形态不规则囊腔，及软组织实性部分。CT 上囊液呈低密度(囊液成分不同时，可呈稍低密度)；MRI 上囊液呈长 T_1 长 T_2 信号(囊液成分不同时，可呈高-低不同信号)。囊壁及间隔厚薄不均。增强扫描实性部分及囊壁、间隔明显强化。多伴有腹腔积液。

(2)MRI 表现：右侧附件区见囊状长 T_1(图 14-3-7(B))长 T_2(图 14-3-7(A))信号灶，其内侧可见等信号软组织结节影。

(3)病理(图 14-3-7(C))：右侧卵巢浆液性乳头状囊腺癌。

【影像诊断技巧】

MRI 为首选检查方法。盆腔内较大囊实性肿块，囊壁及间隔厚薄不均，是诊断浆液性囊腺癌和黏液性囊腺癌的主要依据。当同时发现肿大淋巴结及转移灶时，则更支持卵巢癌的诊断。

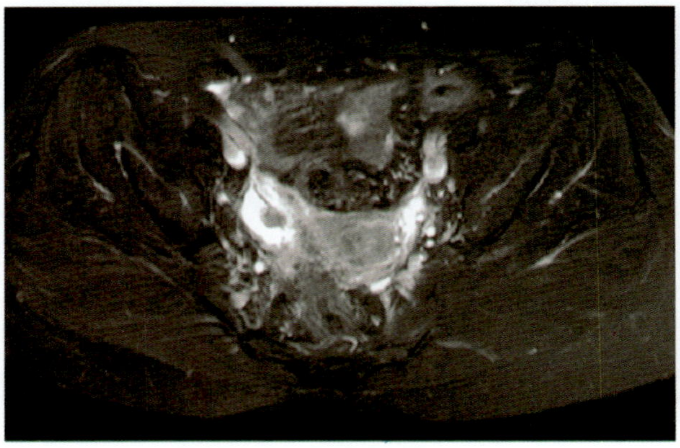

(A)

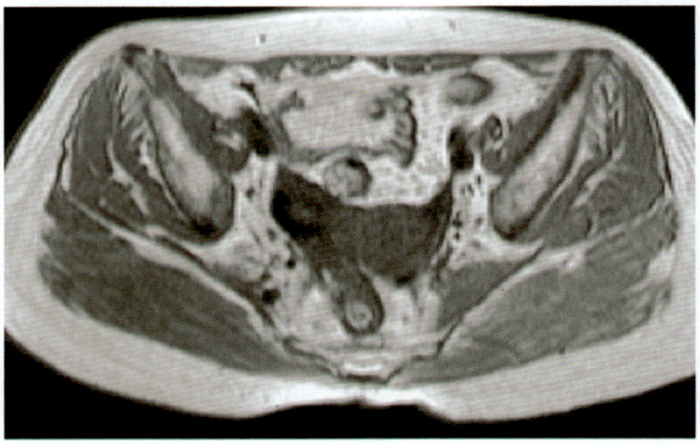

(B)

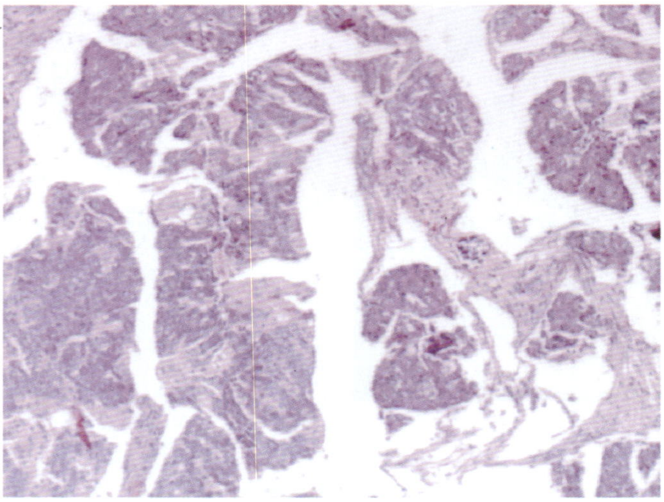

(C)

图 14-3-7　卵巢原发恶性肿瘤

七、卵巢转移性肿瘤

【临床表现】

易发生在 40～50 岁，表现为下腹部肿块、生长迅速，并有腹胀和腹痛，常出现腹腔积液。

【病理基础】

卵巢转移瘤，可来自肿瘤直接延伸、腹腔种植、淋巴或血行转移。

体内任何部位的原发性癌均可转移至卵巢，常见原发瘤多为胃肠道或乳腺恶性肿瘤。

【影像学表现】

CT 及 MRI 示双侧或单侧卵巢肿块。CT 上呈软组织密度，其内常有低密度影；MRI 上呈长 T_1 长 T_2 信号，其内常有更长 T_1 更长 T_2 信号影。常合并有腹腔积液或其他脏器转移瘤。

【影像诊断技巧】

MRI 为首选检查方法。双侧或单侧卵巢肿块，当有原发肿瘤病史，尤其是胃肠道及乳腺肿瘤时，应首先考虑卵巢转移瘤。

第四节　肾上腺与腹膜后疾病

一、肾上腺增生

【概述】

Conn 综合征即原发醛固酮增多症，主要症状为高血压、肌无力及夜尿增多。

【临床表现】

可表现为 Cushing 综合征或 Conn 综合征。

Cushing 综合征最常见于中年女性，典型表现为向心性肥胖(满月脸、水牛背、悬垂腹)、高血压、皮肤菲薄(皮肤紫纹、淤斑)、四肢无力、性腺功能紊乱、精神症状等。

【病理基础】

双侧肾上腺增生并显著肥大，甚至边缘出现结节。

【影像学表现】(图 14-4-1)

(1)CT 表现：双侧肾上腺弥漫性增大，侧支厚度大于 10mm 或面积大于 150mm。密度、形态与正常肾上腺基本相同，有时边缘可有一些小结节影。增强扫描，强化表现与正常肾上腺基本相同。

(2)CT 增强：左侧肾上腺外肢增粗、密度正常。增强表现同正常肾上腺。

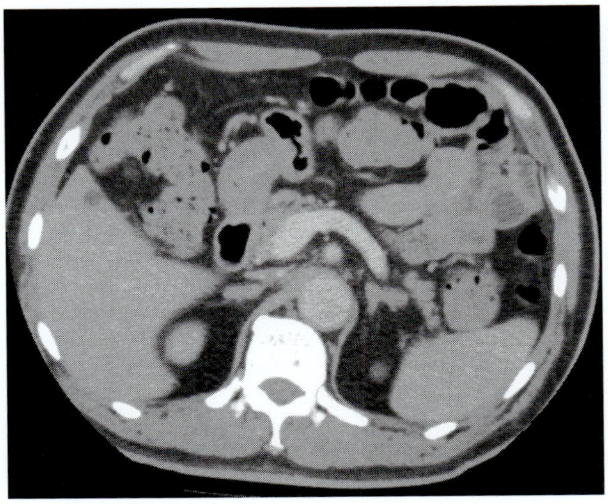

图 14-4-1

【影像诊断技巧】

CT 为首先检查方法，MRI 价值不大。CT 发现双侧肾上腺弥漫性增大，增强扫描未见异常强化灶。再结合临床症状，易于做出肾上腺增生的诊断。

二、肾上腺皮质腺瘤

【概述】

肾上腺皮质腺瘤(adrenocortical adenoma)是肾上腺皮质细胞发生的一种良性肿瘤。临床上女性多于男性，儿童多见。

【临床表现】

分为 Cushing 腺瘤、Conn 腺瘤及非功能性腺瘤，分别表现为 Cushing 综合征、Conn 综合征及无明显症状。

【病理基础】

肿瘤直径一般约 1～5cm，有完整薄膜。其内可有出血或小囊变区，偶有钙化。主要由富含脂质的透明细胞构成。

【影像学表现】

(1)CT 及 MRI 表现：单侧肾上腺类圆形或椭圆形肿块，边界清晰。与肾上腺侧支相连。CT 上病灶密度低于或类似肾实质。MRI 上病灶于 T_1WI 及 T_2WI 信号分别类似或略高于肝实质。压脂序列信号减低。增强扫描轻度强化，强化程度低于正常肾上腺组织。其中 Conn 腺瘤较小，非功能性腺瘤较大，直径可达 5cm、甚至更大。Cushing 腺瘤常合并同侧和对侧肾上腺萎缩。

CT(图 14-4-2(D))：CT 平扫示左侧肾上腺类圆形低密度灶，其内密度不均匀，见少许软组织密度影。

MRI(图 14-4-2(A)、(B)、(C))：左侧肾上腺类圆形等 T_1(图 14-4-2(B))等 T_2(图 14-4-2(A))信号灶，信号不均匀，见少许长 T_1 长 T_2 信号影。增强扫描轻度不均匀强化(图 14-4-2(C))。

(2)病理(图 14-4-2(E))：左侧肾上腺皮质腺瘤。

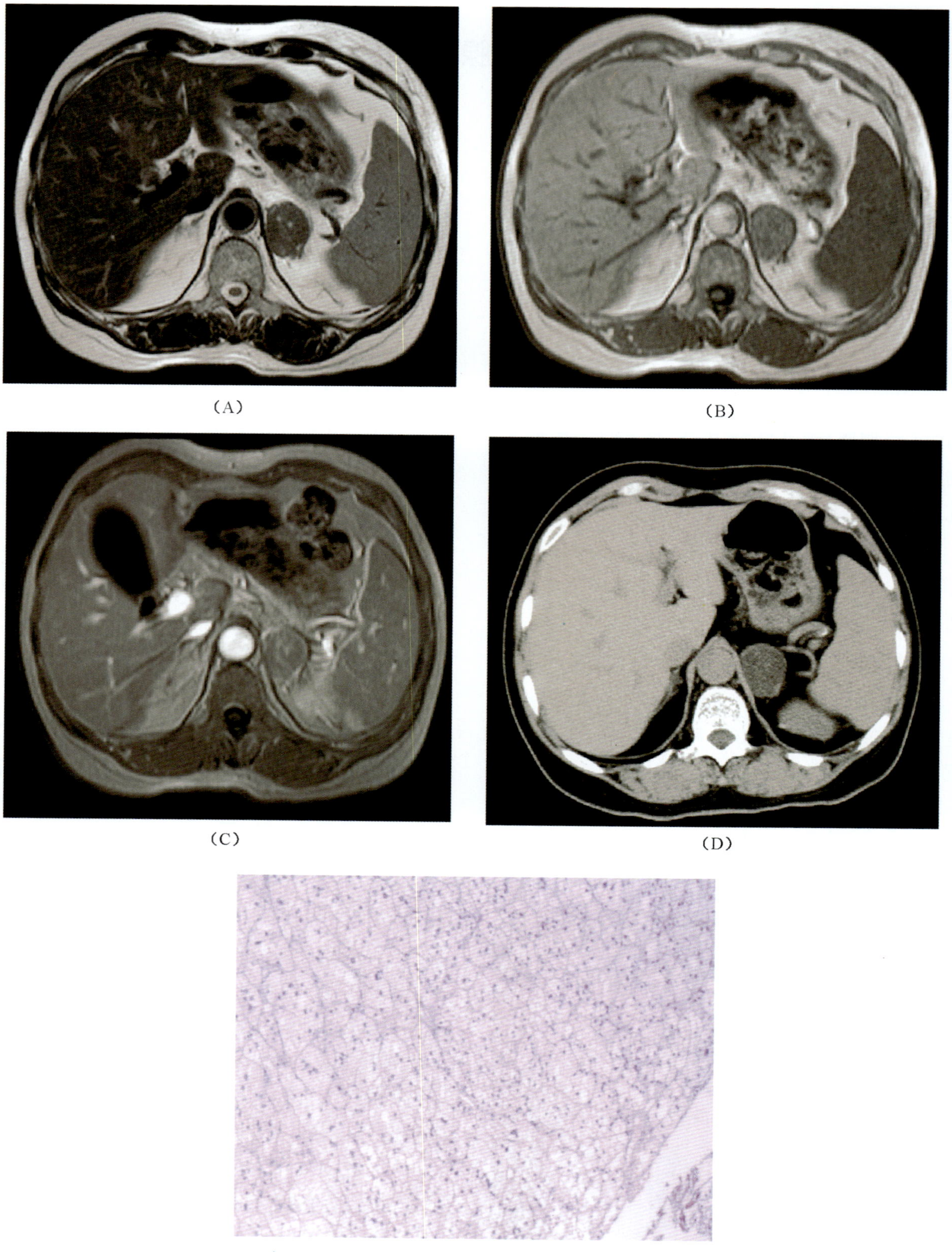

图 14-4-2　肾上腺增生

【影像诊断技巧】

CT 优于 MRI。单侧肾上腺肿块，病灶较小、边界清晰，增强扫描轻度强化等为肾上腺皮质腺瘤的重要表现，再根据临床实验室检查可区分 Cushing 腺瘤、Conn 腺瘤及非功能性腺瘤。

三、肾上腺皮质癌

【概述】

肾上腺皮质癌（adrenocortical carcinoma）少见，12 岁以下儿童相对较多见。

【临床表现】

分为功能性及非功能性肾上腺皮质癌。根据不同的分泌功能或无分泌功能可出现相应的症状或无明显症状。当侵犯临近脏器或发生远处转移时可出现相应症状。

【病理基础】

肿瘤体积一般较大，呈侵袭性生长，边界不清。常有出血、坏死及囊变。

【影像学表现】

（1）CT 表现：较大的圆形、分叶状或不规则形肾上腺肿块（直径大于 7cm）。CT 上密度不均匀，呈软组织密度，内有坏死或陈旧性出血形成的低密度影。

（2）MRI 表现：MRI 上病灶信号不均匀，呈长 T_1 长 T_2 信号，其内常有坏死（长 T_1 长 T_2 信号）或陈旧性出血（短 T_1 长 T_2 信号影）。增强扫描病灶不均匀强化，部分肿瘤可有散在钙化点。其中分泌皮质醇的肿瘤可致对侧肾上腺萎缩。

【影像诊断技巧】

CT 检查优于 MRI。肾上腺较大肿块，病灶内常见广泛坏死、出血，是肾上腺皮质癌的主要特点，当发现肿大淋巴结或其他脏器转移瘤时，更有利于肾上腺皮质癌的诊断。

四、肾上腺转移瘤

【概述】

肾上腺转移瘤（adrenal metastasis）是由于转移瘤极少造成肾上腺功能改变。

【临床表现】

主要表现为原发肿瘤的症状。

【病理基础】

以肺癌转移居多，为双侧或单侧性。较大肿瘤内可有坏死和出血，细胞内不含脂质成分。

【影像学表现】

（1）CT 表现：双侧或单侧肾上腺肿块，可呈类圆形、椭圆形或分叶状，大小不一。CT 上密度类似肾脏。

（2）MRI 表现：MRI 上 T_1WI 信号类似或低于肝实质，T_2WI 明显高于肝实质，由于病灶内不含脂质成分，压脂序列信号无明显改变。较大病灶内可有坏死、出血。

【影像诊断技巧】

CT 优于 MRI。当发现肾上腺双侧或单侧肿块，合并原发肿瘤病史时，可诊断为肾上腺转移瘤。

五、肾上腺髓样脂肪瘤

【概述】

肾上腺髓样脂肪瘤（adrenal myelolipoma）是少见的良性肿瘤。

【临床表现】

多无症状，少数较大肿瘤表现为腹部包块。

【病理基础】

多为单侧性。肿瘤富含成熟的脂肪组织和髓样组织。

【影像学表现】（图 14-4-3）

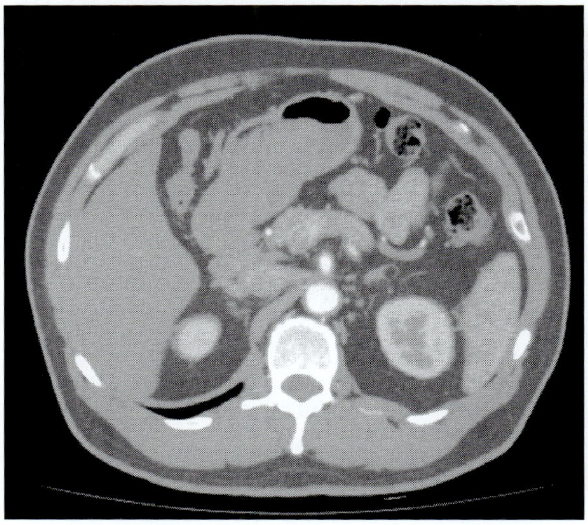

图 14-4-3　肾上腺髓样脂肪瘤

(1)CT 表现:单侧圆形或椭圆形肾上腺肿块,偶为双侧性。直径多小于 10cm。其内有脂肪和软组织成分,CT 上呈混杂密度,内含低密度影(CT 值为负值)。

CT 增强:左侧肾上腺见脂肪样低密度小结节影,增强扫描未见强化。

(2)MRI 表现:MRI 上呈混杂信号,内含短 T_1 长 T_2 信号影(压脂序列信号减低)。增强扫描不均匀强化(软组织部分强化)。

【影像诊断技巧】

CT 及 MRI 均能较好的显示病灶中的脂肪成分。肿块中含有脂肪成分是肾上腺髓样脂肪瘤的重要特征。

六、肾上腺嗜铬细胞瘤

【概述】

肾上腺嗜铬细胞瘤(adrenal pheochromocytoma)是发生在肾上腺髓质的肿瘤,由于分泌大量儿茶酚胺,以心血管症状为主。

【临床表现】

主要表现为阵发性高血压、心率失常、多汗、皮肤苍白、代谢紊乱等症状。

【病理基础】

大多为良性肿瘤。常为单侧单发,少数为多发。大小不一,肿瘤包膜完整。其内常有出血、坏死、钙化及囊变。

【影像学表现】(图 14-4-4)

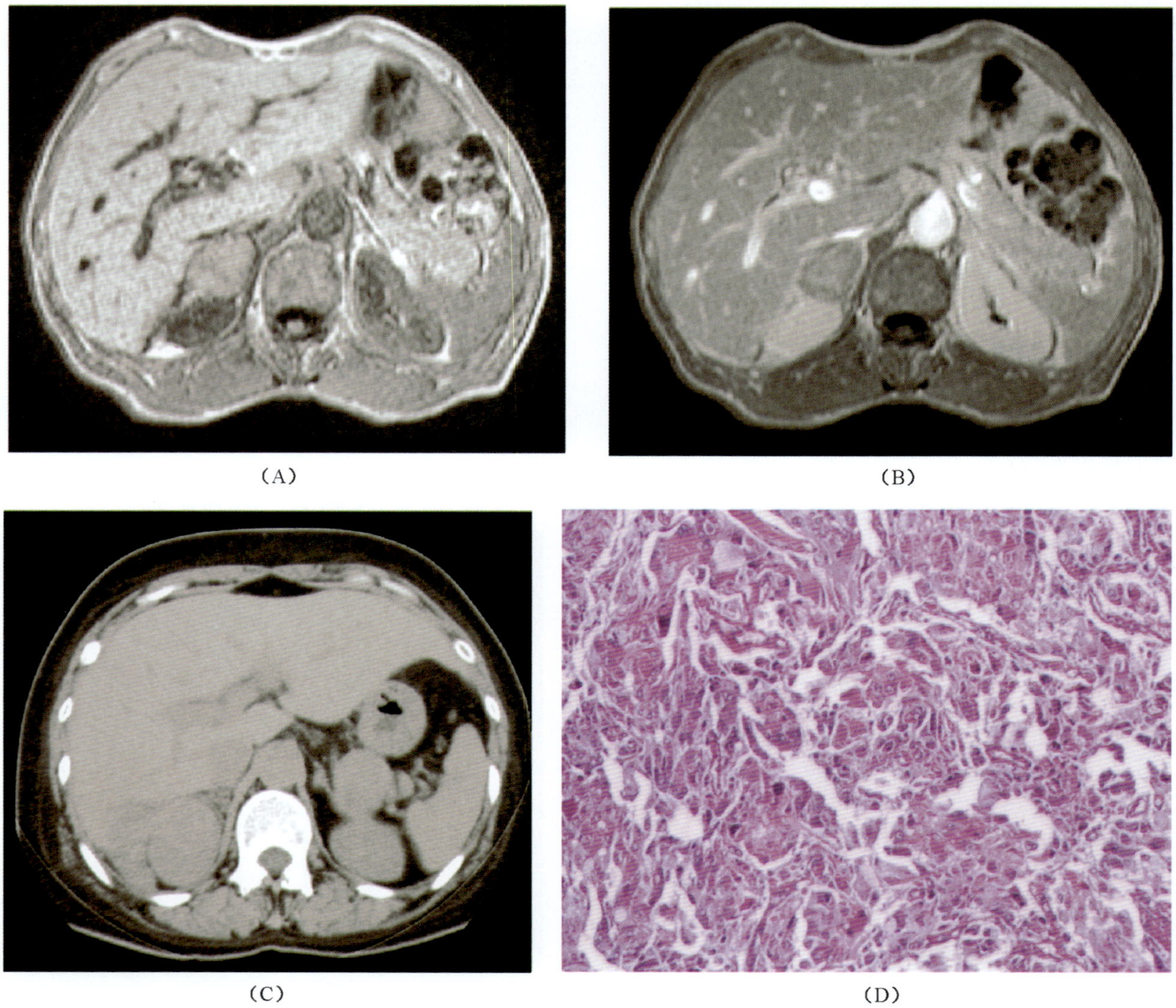

(A)　(B)　(C)　(D)

图 14-4-4　肾上腺嗜铬细胞瘤

(1)CT表现:单侧性肾上腺较大圆形或椭圆形肿块,偶为双侧性。直径3～5cm,偶达10cm以上。CT上较小肿瘤密度均一,类似肾脏密度;较大肿瘤因病灶内发生坏死或陈旧性出血,而出现低密度影。

CT(图14-4-4(C)):平扫示双侧肾上腺区多发类圆形等密度灶。

(2)MRI表现:MRI上较小肿瘤信号均匀,T_1WI信号类似肌肉、T_2WI呈高信号;较大肿瘤因发生坏死或陈旧性出血,而出现长T_1长T_2信号或短T_1长T_2信号影,甚至呈囊性表现。增强扫描明显强化,液化坏死区无强化。少数肿瘤中心或边缘可见点状或弧形钙化灶。

MRI(图14-4-4(A)、图14-4-4(B)):右侧肾上腺类圆形等T_1等T_2信号灶,增强扫描轻度强化。

(3)病理(图14-4-4(D)):嗜铬细胞瘤。该患者既往有肾上腺嗜铬细胞瘤手术史。

【影像诊断技巧】

CT及MRI均适用于肾上腺嗜铬细胞瘤的诊断。单侧或双侧肾上腺较大类圆形肿块,边界清晰,CT增强慎用。再结合临床表现与实验室检查,一般可作出诊断。

七、腹膜后肿瘤

(一)原发腹膜后肿瘤

【概述】

原发腹膜后肿瘤是指来自腹膜后间隙组织如脂肪、肌肉、纤维及神经等组织的肿瘤。

【临床表现】

一般无明显症状,当病变增大到一定程度会压迫影响临近脏器而出现相应症状,并形成腹部肿块。

【病理基础】

原发腹膜后肿瘤种类多。以恶性肿瘤居多,主要有脂肪肉瘤、平滑肌肉瘤、纤维组织细胞肉瘤、恶性畸胎瘤、纤维肉瘤等。良性肿瘤主要有脂肪瘤、畸胎瘤、平滑肌瘤、神经纤维瘤、异位嗜铬细胞瘤、神经鞘瘤等。

【影像学表现】

(1)腹膜后恶性肿瘤:腹部巨大软组织肿块,腹膜后脏器常移位。CT上肿块密度混杂、不均匀,其内可有坏死或囊变所致的低密度影。MRI上肿块信号不均匀,其内可见坏死或囊变所致的长T_1长T_2信号影。增强扫描肿块多不均匀强化。

某些肿瘤可有一些特征性的表现:

①分化良好的脂肪肉瘤,常呈侵袭性生长,其中有脂肪成分,CT上呈低密度(CT值为负值);MRI上呈短T_1长T_2信号,压脂信号减低。

②平滑肌肉瘤,密度或信号不均匀。MRI上T_1WI呈低～中等信号,T_2WI呈中等～高信号。易发生坏死、囊变,甚至呈囊性表现。易侵犯下腔静脉。

③成神经细胞瘤,CT上常见斑点状钙化,易发生于婴幼儿及儿童。

④纤维组织细胞肉瘤,T_2WI上呈较高信号,无坏死及脂肪信号灶。

(2)腹膜后良性肿瘤:常呈圆形或椭圆形,边界清晰。肿块密度、信号均匀或不均匀。

某些肿瘤可有一些特征性表现:

①脂肪瘤,CT上呈均一低密度(CT值为负值);MRI上呈短T_1长T_2信号,压脂序列信号减低。

②畸胎瘤,含有三个胚层组织而呈混杂密度或信号,其中包括囊液、脂肪、钙化及软组织区。

③神经源性肿瘤(神经纤维瘤、神经鞘瘤、副神经节瘤)常位于脊柱旁,密度、信号均匀或不均匀。

(3)腹膜后交界性黏液性囊腺癌

MRI(图14-4-5(A)、图14-4-5(B)、图14-4-5(C)):左侧腹腔巨大囊实性肿块,其内见分隔。囊壁上见壁结节。增强扫描(图14-4-5(C))囊壁、分隔、壁结节及实质性部分明显强化。

病理(图14-4-5(D)):腹膜后交界性黏液性囊腺癌。

(4)腹膜后淋巴管肌瘤

MRI(图14-4-6(A)、图14-4-6(B)、图14-4-6(C)):MRI见腹膜后不规则长T_1长T_2信号灶,其内可见分隔。病灶沿组织间隙生长。增强扫描病灶内分隔轻度强化。

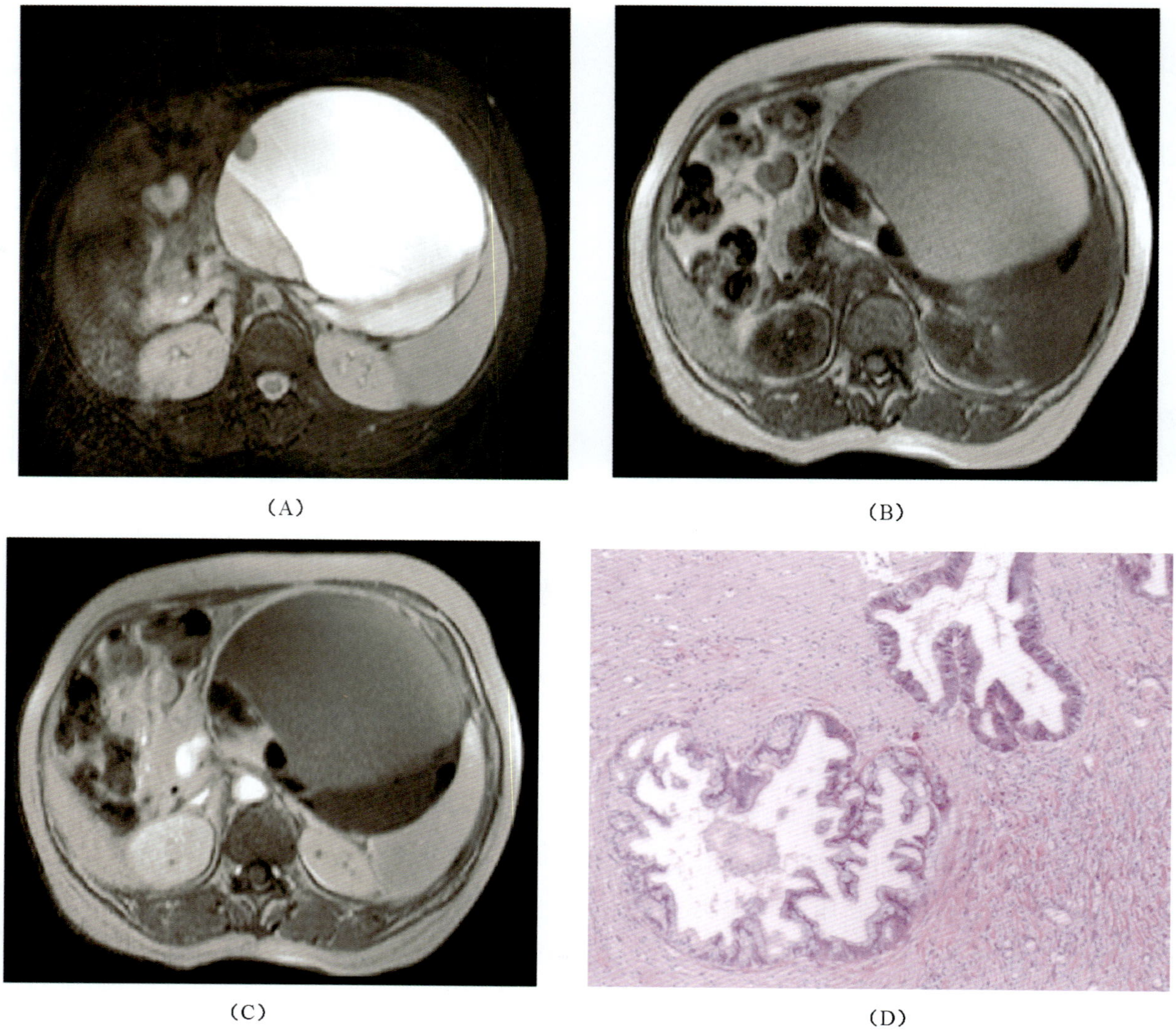

图 14-4-5　腹膜后交界性黏液性囊腺癌

CT（图 14-4-6（D））：见腹膜后不规则低密度影。

病理(图 14-4-6(E))：腹膜后淋巴管肌瘤。

【影像诊断技巧】

CT 及 MRI 均适用于腹膜后原发肿瘤的检查，可以显示某些肿瘤的一些特异性影像学表现，如脂肪、钙化等成分。

腹膜后巨大肿块、密度或信号不均匀、侵犯临近结构时，提示恶性肿瘤；腹膜后肿块形态规则、边界清晰时提示良性肿块。再根据一些特异性表现，可以明确诊断，但一些缺乏特异性表现的肿块，则难以确诊。

（二）腹膜后淋巴瘤

见第十章第二节。

（三）腹膜后转移瘤

【临床表现】

一般无明显症状。

【病理基础】

原发恶性肿瘤通过淋巴转移途径转移至腹膜后淋巴结。原发肿瘤以腹膜后器官恶性肿瘤、盆腔消化系统、泌尿和生殖系统的恶性肿瘤最多见。受累淋巴结增大、融合，可有坏死。

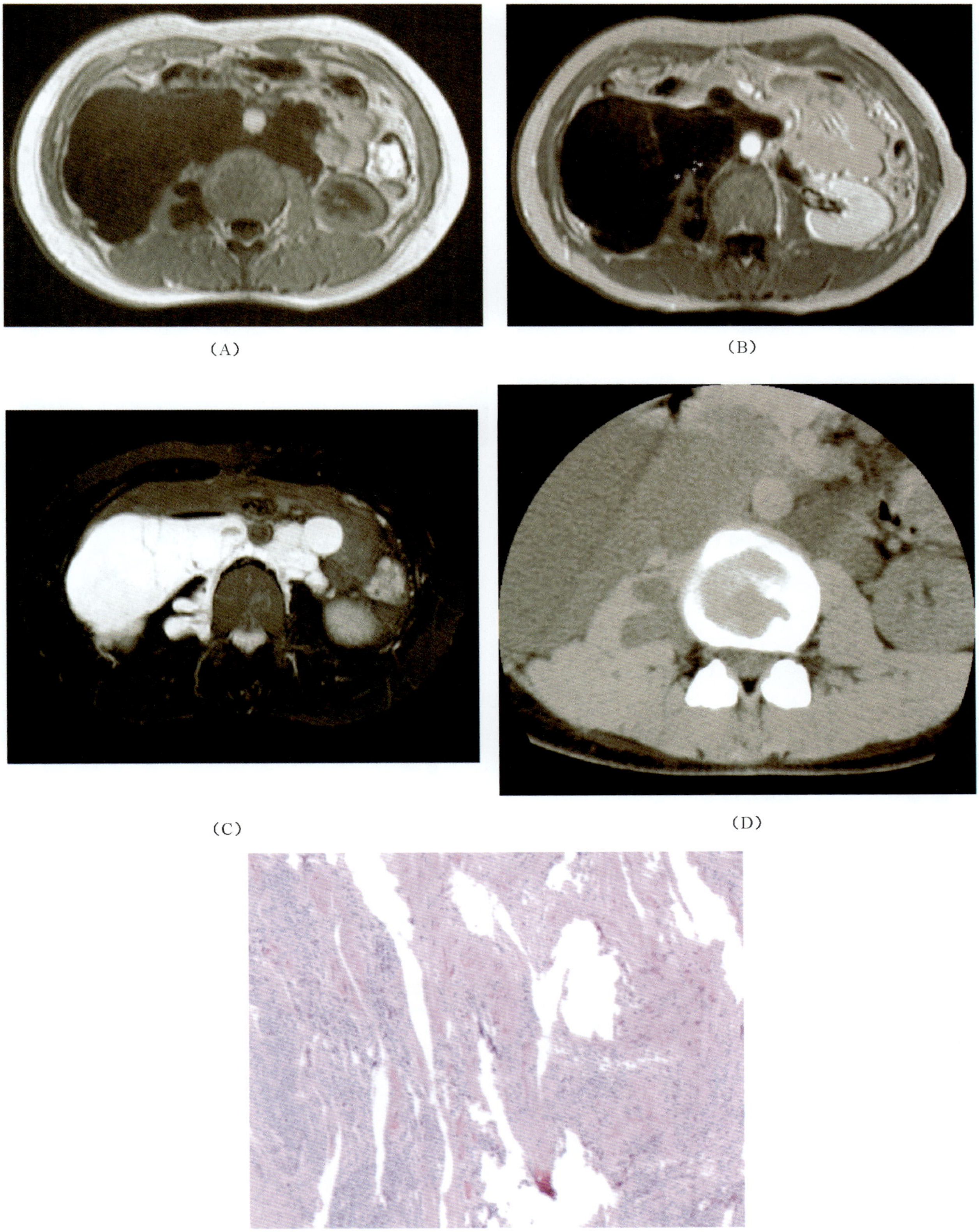

（A） （B）

（C） （D）

（E）

图 14-4-6 腹膜后淋巴管肌瘤

【影像学表现】

CT 及 MRI 表现基本与腹膜后淋巴瘤相同。

MRI(图 14-4-7(A)、图 14-4-7(B)、图 14-4-7(C)、图 14-4-7(D))及 CT(图 14-4-7(E)):腹膜后主动脉周围多个肿大淋巴结影,增强扫描轻度不均匀强化。结合肿瘤病史可诊断为腹膜后多发转移瘤。

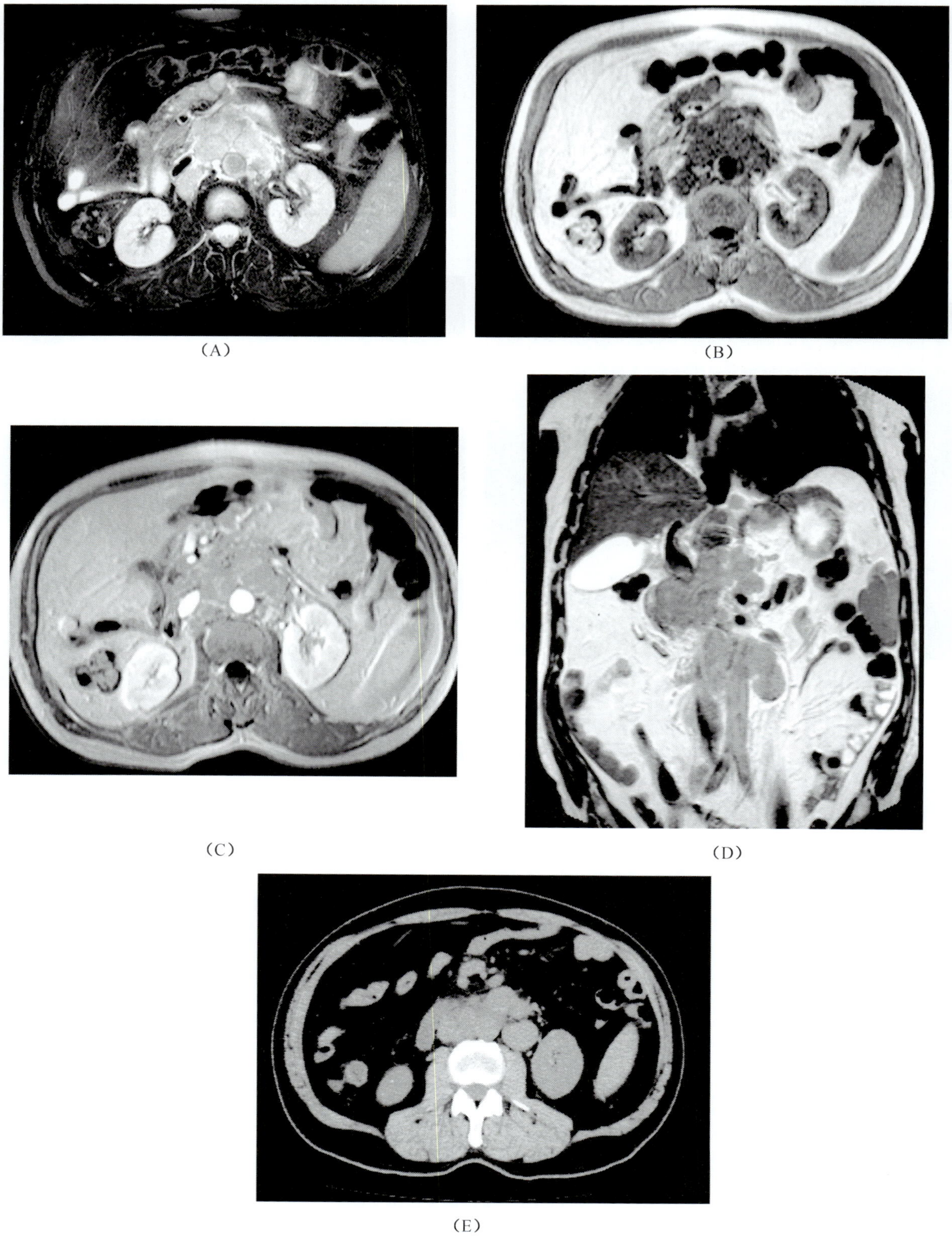

图 14-4-7　腹膜后转移瘤

【影像诊断技巧】

CT 及 MRI 均适于腹膜后转移瘤的检查。当发现腹膜后淋巴结肿大，同时合并原发肿瘤病史时，易于诊断转移瘤。若无原发肿瘤病史，则难以与淋巴瘤鉴别。

八、腹膜后纤维化

【概述】

腹膜后纤维化是一种罕见的结缔组织疾病。

【临床表现】

一般无明显症状。

【病理基础】

为腹膜后的纤维性包块，边界不清。范围较广，上至肾门、下至主动脉分支水平。包绕输尿管、主动脉、下腔静脉、腰大肌。推挤周围组织。

【影像学表现】

CT 及 MRI 显示中下腹及盆腔腹膜后不规则软组织密度或信号影，边界不清。增强扫描不均匀强化。包绕输尿管、主动脉、下腔静脉、腰大肌。输尿管受累狭窄时，其上输尿管肾盂积水。

【影像诊断技巧】

CT 及 MRI 均适用于腹膜后纤维化的检查，MRI 平扫便能显示病灶与血管的关系。病灶常累及输尿管，致输尿管肾盂扩张积水。

第十五章

骨关节和肌肉系统疾病

第一节 骨、关节与软组织损伤

一、骨折

(一)创伤性骨折

【概述】

由于直接或间接暴力引起。

【临床表现】

主要表现为局部疼痛与压痛,局部肿胀与淤斑及功能障碍。畸形、反常活动及骨擦音或骨擦感为专有体征。本病常合并局部软组织撕裂,有时出现相邻脏器或神经损伤。

【病理基础】

骨折后,骨内、外膜及附近软组织被撕裂,骨膜下、断端之间、骨髓腔内及附近软组织间隙内形成血肿。约在骨折后 2～3 天内,新生毛细血管侵入血肿,血肿开始机化,形成肉芽组织,再由成骨细胞在肉芽组织的基础上产生新骨形成骨痂。骨折断端依靠骨痂连接起来并固定。为了适应功能的需要,愈合的骨还需要进行重建,承力部分的骨痂形成骨皮质或小梁,不承力的被吸收;骨变形处由破骨细胞清除或由骨膜新生骨来填补,从而使断骨恢复正常形态。一般儿童骨折后的变形可以完全修复,成人骨折后,尤其是变形严重的则不能完全恢复。

【影像学表现】 (图 15-1-1～图 15-1-6)

1. X 线表现

X 线检查是骨关节外伤的重要检查方法,可确定骨折有否,还能明确骨折局部的病理基础,如错位、成角等。骨折的 X 线诊断应注意骨折的部位、类型、对位及对线情况。平片诊断骨折主要根据骨折线和骨折端移位或断端成角,骨折线表现为锐利的透亮线或裂缝,成人的骨折多为骨的完全性中断,称为完全骨折。

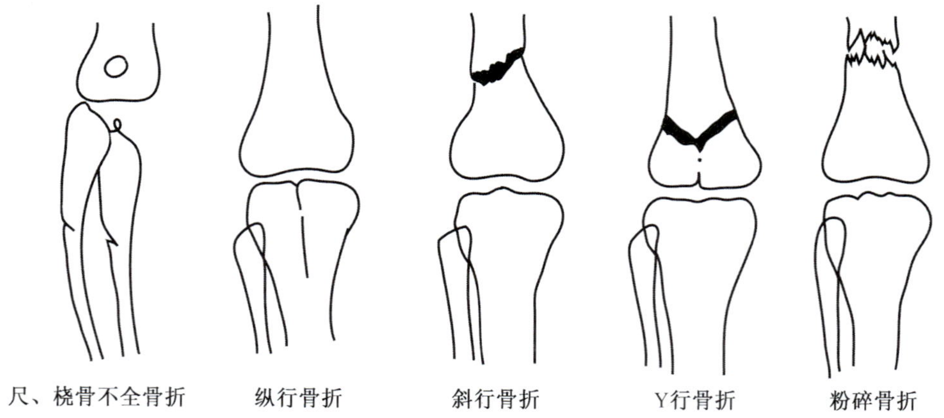

图 15-1-1 各型骨折示意图

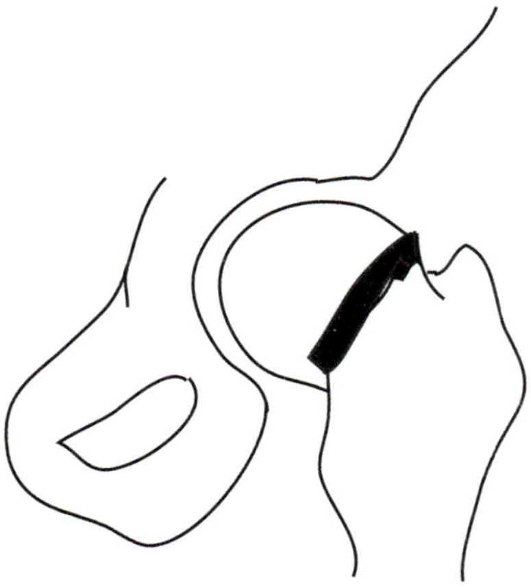

图 15-1-2　股骨颈嵌插骨折

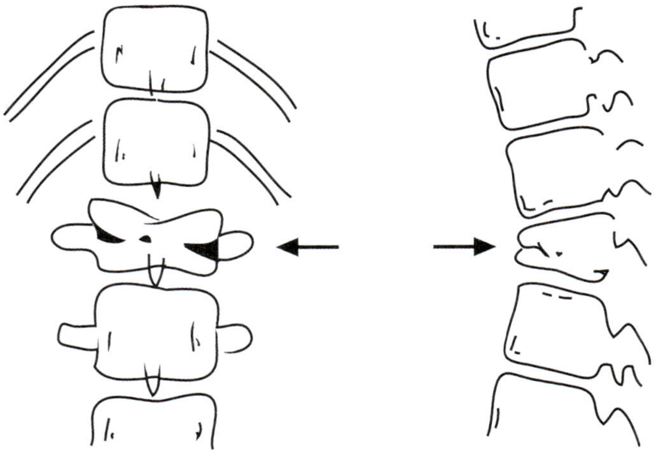

图 15-1-3　腰椎椎体压缩性骨折

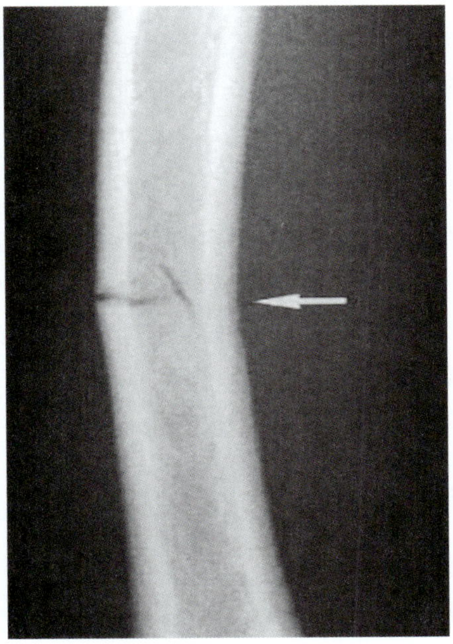

图 15-1-4　青枝骨折

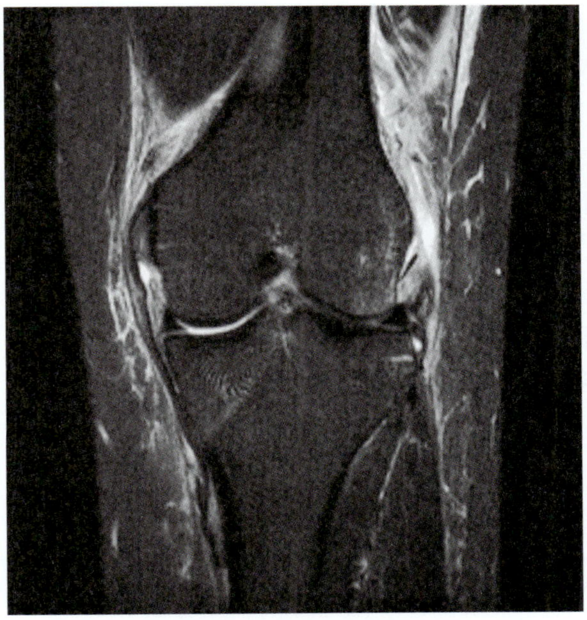

图 15-1-5　股骨外侧髁挫伤伴侧副韧带损伤

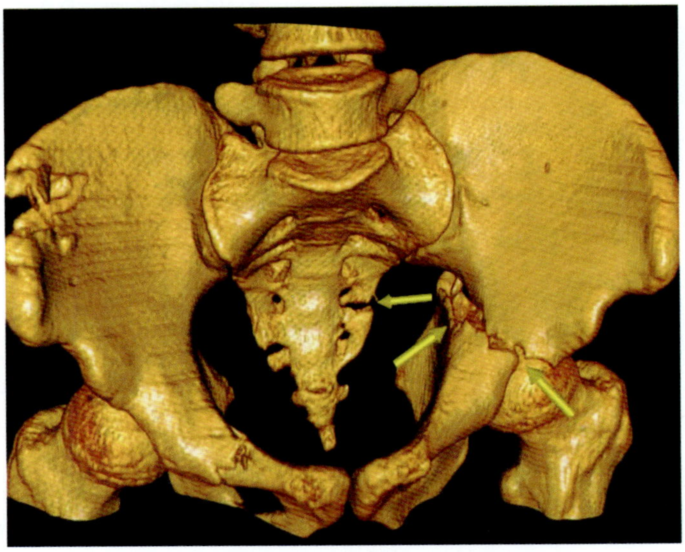

图 15-1-6　左侧髋臼骨折及骶椎骨折

(1)长骨骨干骨折的类型：横形、楔形、螺旋形或粉碎性骨折等；股骨颈常见嵌插骨折。嵌插骨折很少见到骨折线，仅表现为骨小梁的交错使局部密度轻度增高，极易漏诊，应予以充分重视。

(2)脊柱骨折：X线表现为椎体压缩呈楔形，前缘骨皮质嵌压。由于断端嵌入，所以不仅不见骨折线，反而可见横形不规则线状致密带。有时，椎体前上方有分离的骨碎片。其上下椎间隙一般保持正常。严重时常并发脊椎后突成角、侧移，甚至发生椎体错位，由于压迫脊髓而引起截瘫。常并发棘间韧带撕裂，使棘突间隙增宽，也可并发棘突撕脱骨折。横压也可发生骨折。

(3)颅骨骨折：常见凹陷、线型或星芒状骨折。当仅有部分骨小梁、骨皮质断裂时，称为不完全骨折，X线表现为骨皮质的皱折、成角、凹折、裂痕和或骨小梁中断。儿童青枝骨折常见于四肢长骨骨干。

2. CT表现：CT是平片的重要补充，可发现平片上不能发现的隐匿骨折。对于结构复查和有骨性重叠部位的骨折，CT比平片能更精确显示骨折及移位情况。但当骨折线与CT扫描平面平行时。可能漏掉骨折，因此不能单凭CT就排除骨折，一定要结合平片。不易观察骨折的整体情况也是其缺点，但三维重建可以全面直观的了解骨折情况。

3. MR表现：MR在显示骨折线方面不如CT，但可清晰显示骨折端及周围出血、水肿和软组织损伤以及邻近和脏器的损伤情况。骨折在T_1WI上表现为线样低信号，与骨髓的高信号形成鲜明的对比，T_2WI上为高信号，代表水肿或肉芽组织；根据骨折断端间出血的时间及肉芽组织形成与演变也可表现为多种信号。骨挫伤是外力作用引起的骨小梁断裂和骨髓水肿、出血，在平片和CT上常无异常发现。骨挫伤一般局限于干骺端也可延伸到骨干。骨挫伤可以自愈，短期内随访骨内异常信号影消失。

【影像诊断技巧】

X线平片基本能确诊；复杂部位的骨折及骨性结构重叠部位的骨折CT优于平片；骨挫伤只有通过MR才能确诊。

(二)骨骺骨折

【概述】

骨骺骨折为干骺愈合之前骨骺部发生的创伤，也称骨骺分离。可以是单独骺板软骨损伤，也可软骨和干骺端、骨骺骨质同时断裂。约30%的骨骺损伤继发肢体短缩或成角畸形等后遗症。

【影像学表现】(图15-1-7)

(1)X线表现：骨骺软骨的骨折在X线片上不能显示，只见骺线增宽、骨骺与干骺端对位异常，有时骨骺与干骺端一并撕脱。

(2)MR表现：可以直接显示软骨、软组织和骨成分，显示损伤全貌更精确，主要用于临床高度怀疑而X线平片正常的病例。MR还能直接显示骨骺软骨的损伤。

【影像诊断技巧】

X线平片是儿童骨骼创伤首选方法，大部分创伤可诊断。未钙化的软骨不显影，骨骺和先期钙化带可显示。未钙化的软骨损伤可通过X线显影的骨质所出现的征象加以分析诊断。CT有助于观察软骨和出血。MRI对软骨创伤显示最佳。

(三)疲劳骨折

【概述】

长期、反复的外力作用于骨的某一部位，可逐渐发生慢性骨折，称为疲劳骨折，或应力骨折。

【影像学表现】

好发于跖骨和胫腓骨。早期可无异常表现；骨痂形成时表现为局部明显不规则骨质硬化，CT可显示其中的横形骨折线，结合病史(长期、反复的外力作用于骨的某一部位)则容易诊断。

(四)病理性骨折

【概述】

由于先已存在的骨病变使其强度下降，即使轻微的外力也可引起骨折，称为病理性骨折。

【影像学表现】(图15-1-8)

可以显示骨折线及原有的骨病变。

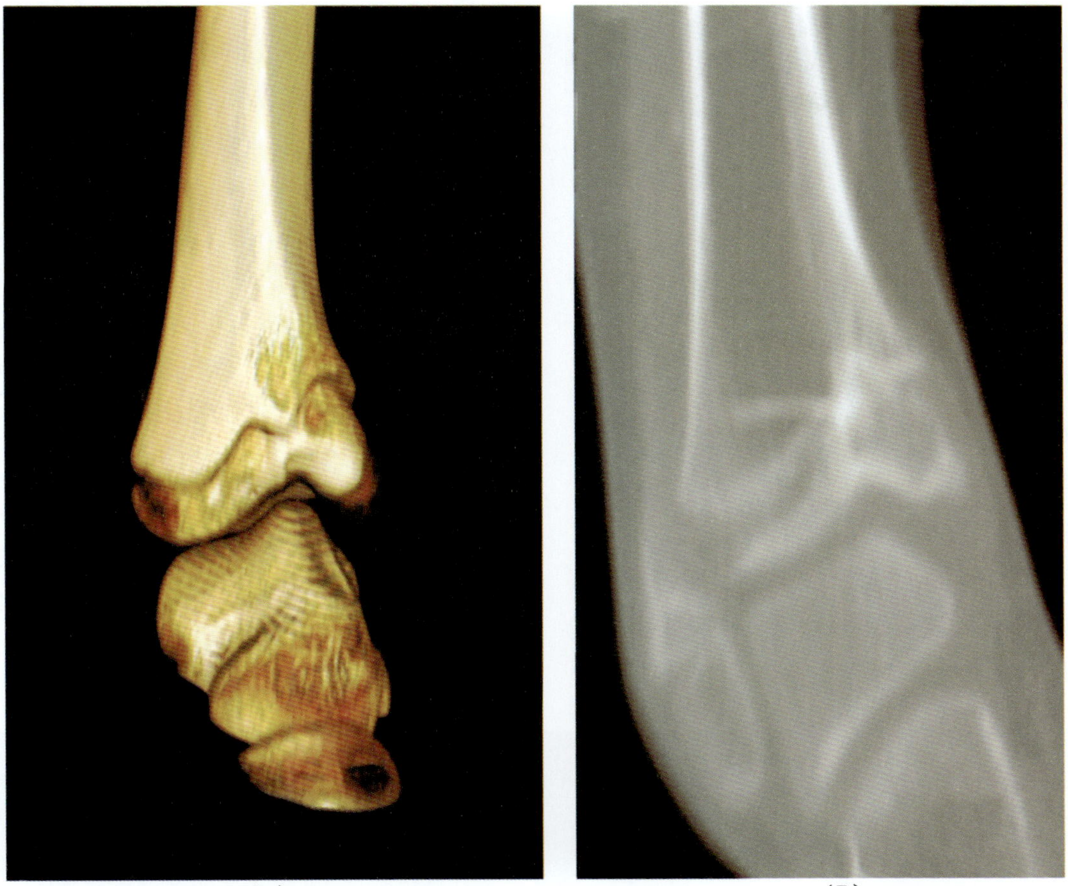

（A）　（B）

图 15-1-7　骨骺骨折

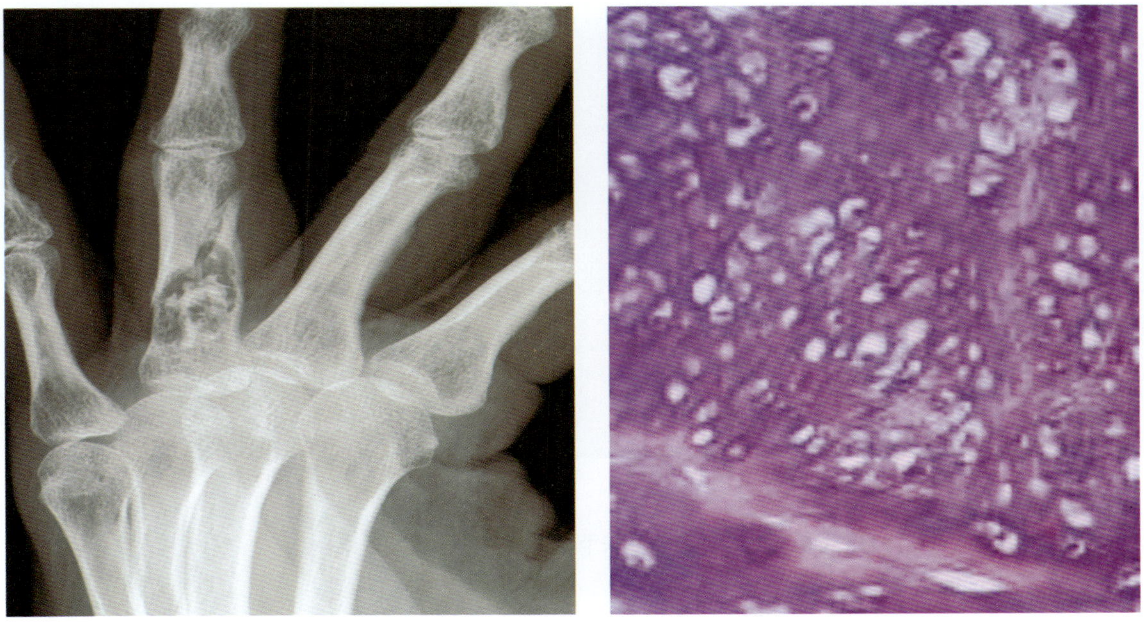

（A）　（B）

图 15-1-8　病理性骨折

（A）X 线片示左第四指近节指骨内生软骨瘤并病理性骨折；（B）内生软骨瘤病理图片。

【影像诊断技巧】

CT 发现骨质破坏比 X 线敏感，MR 显示骨髓的病理改变及骨质破坏最敏感，有助于诊断。

二、关节创伤

（一）关节脱位

【概述】

关节脱位有明确外伤史，常见肩、肘关节脱位。

【临床表现】

关节疼痛，肿胀变形，关节功能丧失。

【影像学表现】（图 15-1-9，图 15-1-10）

（1）肩关节脱位：肩关节脱位分为肱骨头前脱位和后脱位两种，以前脱位常见。肱骨头前脱位时，常同时向下移位，位于肩胛盂的下方，称为盂下脱位。也可向上移位，位于喙突下方或锁骨下分，分别称之为喙突下或锁骨下脱位。肩关节脱位常并发肱骨大结节或肱骨颈骨折。肱骨头后脱位少见，只有侧位才能发现肱骨头在肩胛盂的后方，正位易漏诊。

（2）肘关节脱位：肘关节脱位常为后脱位。尺骨与桡骨端同时向肱骨后方脱位，尺骨鹰嘴半月切迹脱离肱骨滑车。少数可为侧方脱位，尺、桡骨向外侧移位。肘关节脱位常并发骨折。关节囊及韧带损伤严重，还可并发血管及神经损伤。

【影像诊断技巧】

骨关节外伤 X 线检查多能作出诊断。只有深部或解剖关系复杂区域，如髋关节外伤可用 CT 检查。CT 可显示 X 线片未发现的骨折、脱位、关节内游离体及软组织血肿等。

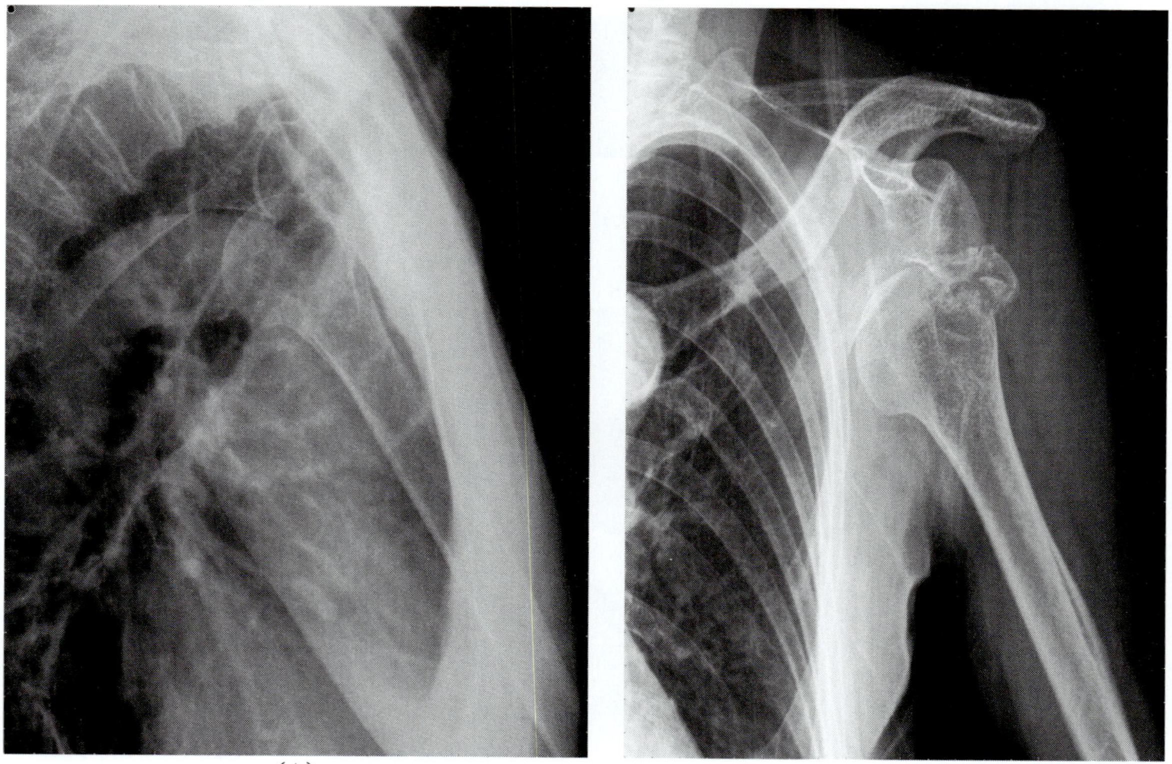

（A）　（B）

图 15-1-9　左侧肩关节脱位伴肱骨大结节撕脱

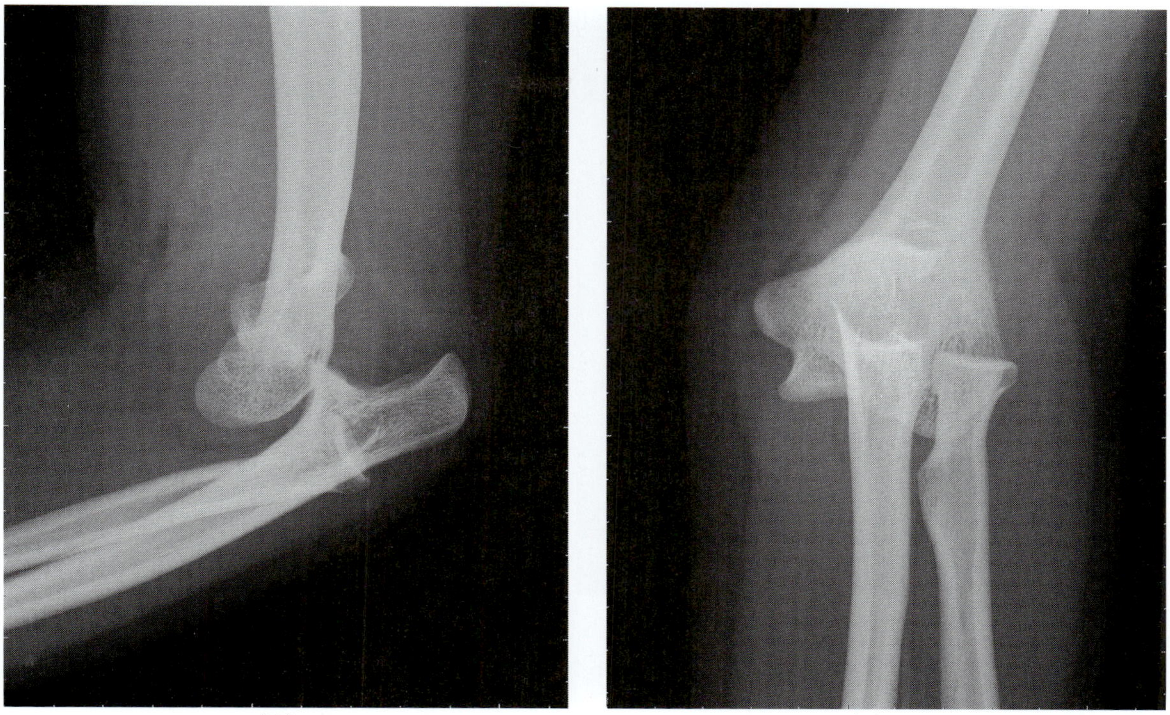

(A)　(B)

图 15-1-10　左肘关节脱位

（二）关节软骨损伤

【概述】

关节骨端的骨折常引起关节软骨的损伤或断裂。

【影像学表现】

(1)X 线平片和 CT 表现：不能直接显示关节软骨的骨折，如果发现骨折线波及骨性关节面、甚至骨性关节面因此而错位时，应考虑合并有关节软骨骨折。

(2)MR 表现：可以直接显示断裂的关节软骨，表现为低信号的关节软骨中断，该处呈较高信号，甚至关节软骨和骨性关节面呈阶梯状，受损的软骨下的骨髓腔内可见局部的水肿和出血。

如有软骨撕脱，须通过 CT 关节软骨造影或 MR 方可发现。

三、韧带和肌腱损伤

【临床表现】

撕裂表现为局部肿胀，疼痛和压痛，关节活动受限，牵拉可加重疼痛。关节韧带完全撕裂则关节不稳定，出现异常活动。肌腱损伤主要表现为其功能异常。

【病理基础】

韧带和肌腱损伤分完全撕裂和不完全撕裂。不完全撕裂为部分纤维断裂，如发生在附着部，可引起撕脱性骨折。韧带和肌腱断裂后以斑痕组织修复，分离端对合越差斑痕组织越广泛，愈合时间也越长，其强度也越小。

【影像学表现】 (图 15-1-11)

(1)X 线表现：不完全撕裂无异常 X 线表现；如果怀疑韧带完全撕裂时，除了常规 X 线摄影外还应行应力 X 线摄影，及在施与关节一定方向的外力下摄影，应与健侧对比。如发现伤侧关节过度活动则说明限制这种活动的韧带完全断裂。

(2)MR 表现：可以直接显示韧带、肌腱。正常韧带、肌腱在所有的 MR 序列上都表现为低信号影。不完全撕裂表现为 T_2WI 上韧带低信号中出现散在的高信号，其外形可以增粗，边缘不规则。完全断裂者则可表现断端分离和退缩。两者的周围都可见水肿和(或)出血。

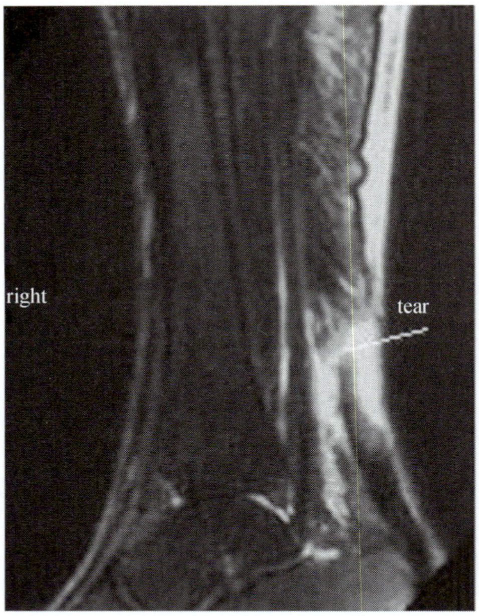

（A）

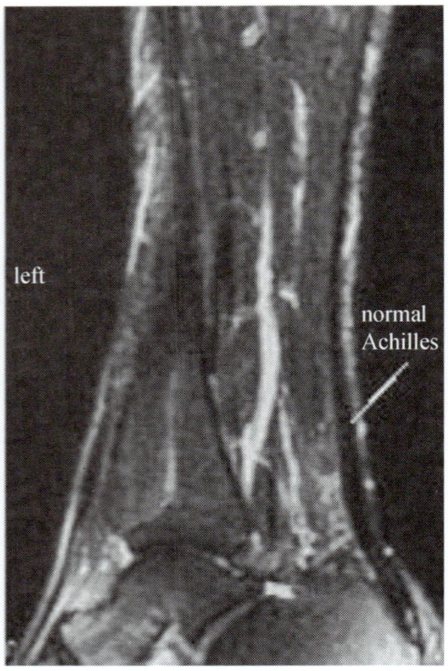

（B）

图 15-1-11　肌腱损伤

（A）右侧跟腱损伤；（B）正常的左侧跟腱。

【影像诊断技巧】

肌腱、韧带肿胀、信号增高。各个断面和序列观察其连续性是否完整则为诊断关键。检查方法首选 MR。

第二节　脊柱退行性改变

一、脊柱退行性改变

【概述】

脊柱退行性变（degenerative spinal disease）多为生理性老化过程，一般不引起明显症状。遗传性、自身免疫性、急性创伤或慢性劳损等原因，也可促使脊椎发生退行性变。

【临床表现】

本病一般无明显临床症状，或只有颈、腰背部僵硬或（和）疼痛。并发椎间盘突出、椎管狭窄和脊椎滑脱等病变时，常压迫脊髓、神经根和血管，引起相应症状和体征。

【病理基础】

脊柱退行性变包括椎间盘、椎间关节和韧带的退行性变。

（1）椎间盘退行性变

①纤维环退变：多发生于 20 岁以后，出现网状、玻璃样变及裂隙样改变，并向周围膨出，退变处可有钙盐沉着。

②软骨终板退行性变：表现为软骨细胞坏死、囊变、钙化和裂隙。

③髓核退变：晚于纤维环退变，主要表现为脱水、碎裂，有时可出现气体（“真空”现象）和钙化。

（2）椎间关节退行性变：多为椎间盘退行性变以后导致的椎间关节异常活动和失稳所致。早期表现为损伤性滑膜炎，随之出现关节软骨损伤，关节间隙变窄，软骨下骨质增生、硬化，边缘部骨赘形成，关节囊松弛、钙化，关节脱位等。

（3）韧带退行性变：脊椎失稳引起周围韧带受力增加，出现纤维增生、硬化、钙化或骨化。

（4）脊椎骨骼改变：椎间盘变性可引起相邻椎体发生骨髓水肿、脂肪沉积和骨质增生。

（5）继发性改变：上述结构的退行性变可引起

椎管、椎间孔及侧隐窝的继发性狭窄。

【影像学表现】（图 15-2-1）

（1）X 线表现：脊柱生理弯曲变直、侧弯。椎间隙变窄，椎间盘内“真空”征，髓核钙化。椎体终板骨质增生、硬化，边缘部唇样骨赘形成，重者可连成骨桥。椎间关节间隙变窄，关节面硬化，关节变尖及脊椎不稳，如前移、异常旋转等。

（2）CT 表现：椎间盘向四周均匀膨出于椎体边缘，其后缘正中仍保持前凹的形态。硬膜囊前缘及椎间孔内脂肪均可受压，脊髓可有或无受压移位。膨出的椎间盘外周可有弧形钙化，有时可显示椎间盘“真空”征和髓核钙化。骨结构改变多表现为椎体边缘部唇样骨质增生、硬化。黄韧带肥厚、钙化表现为椎板内侧高密度影，硬膜囊侧后缘受压、移位。后纵韧带肥厚、钙化或骨化可发生于一个节段，也可连续或不连续的累及多个节段，表现为椎管前壁椎体后缘的圆形或椭圆形高密度影，边缘清楚。

（3）MRI 表现：椎间盘变性表现为椎间盘变

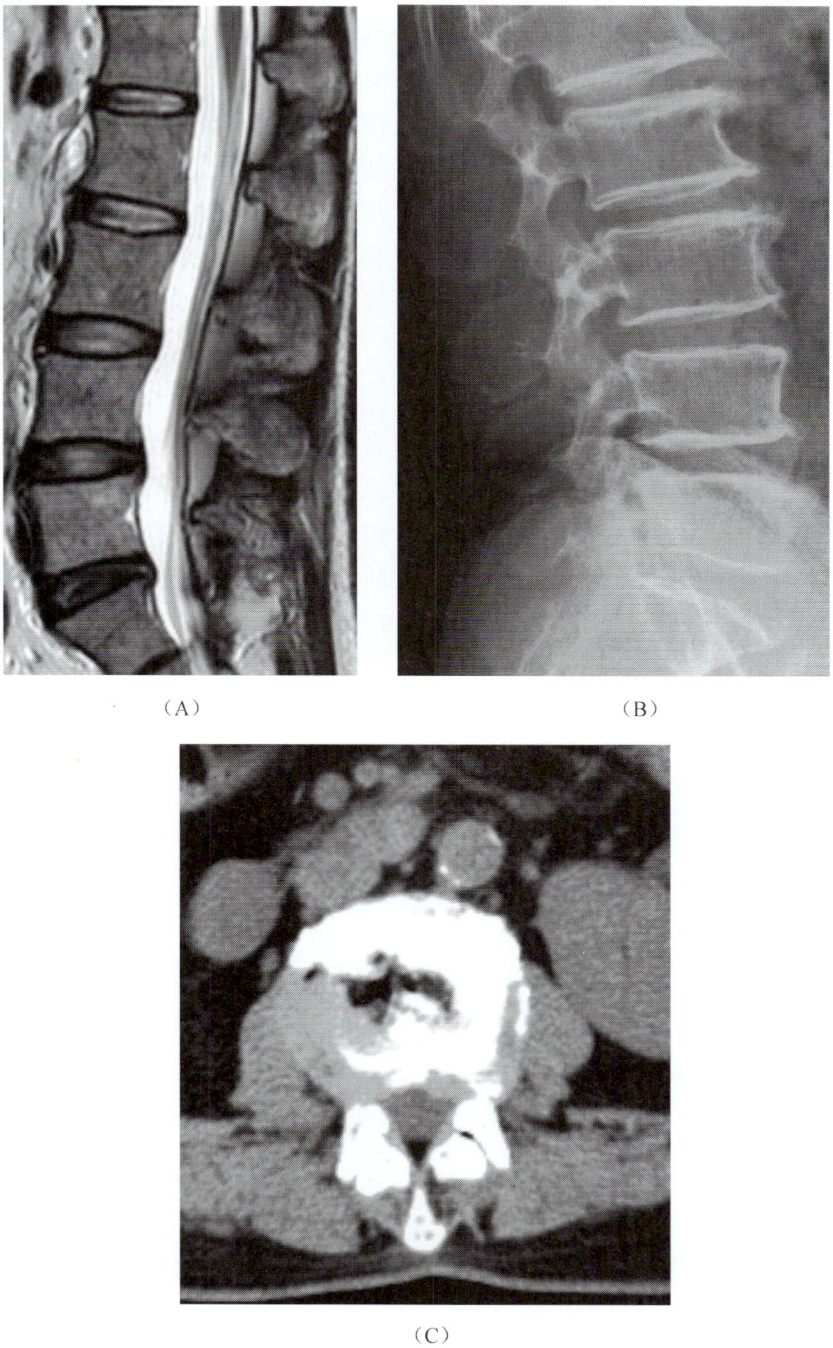

（A）　（B）

（C）

图 15-2-1　腰椎退变

窄，T_2WI 上椎间盘呈中低信号，失去正常夹层样结构。椎间盘内积气和钙化在 T_1WI 和 T_2WI 上均呈低信号或无信号区。椎间盘膨出显示为纤维环低信号影向四周均匀膨隆，硬膜囊前缘和两侧椎间孔脂肪呈光滑、对称弧形压迹，高信号的髓核仍位于纤维环之内。椎体边缘骨质增生或骨赘表现为椎体终板前后缘骨皮质呈三角形外突的长 T_1 短 T_2 信号。相邻椎体终板及骨髓信号常有三种改变：

①长 T_1 长 T_2 信号，病理基础为椎体终板破裂，富血管的肉芽组织侵入相邻的骨髓中，致 T_1、T_2 时间延长，增强扫描有明显强化。

②短 T_1 中等 T_2 信号，病理基础为终板下骨髓内脂肪沉积明显增多(黄骨髓转换)。

③长 T_1 短 T_2 信号，代表椎体终板的骨质增生、硬化表现。X 线平片和 CT 只能显示最后一种改变。黄韧带、后纵韧带的肥厚、钙化或骨化均表现为长 T_1 短 T_2 信号，有时与周围骨结构不易区分。

二、椎管狭窄

【概述】

椎管狭窄(spinal stenosis)是指构成椎管的脊柱、软骨和软组织的异常，引起椎管有效容积减少，压迫脊髓、神经和血管结构而引起一系列的临床症状和体征。

【临床表现】

本病起病隐匿，发病缓慢，多在 30～40 岁以后出现症状。依狭窄部位不同，其临床表现各不相同。颈、胸段的中心型狭窄表现为压迫性脊髓病症状，腰段狭窄主要引起马尾综合征。侧隐窝和椎间孔狭窄压迫神经根，多引起根性痛和根性肌力障碍，在颈段还可出现椎基动脉供血不足的症状。

【病理基础】

椎管狭窄分为先天性和获得性两类。先天性者包括伴有其他骨骼发育异常的椎管狭窄，如软骨发育不全，和不伴有其他骨骼发育异常的特发性狭窄。主要表现为椎弓根增粗、变短，椎板增厚，椎管径线变小。获得性者系由各种原因包括退行性变、创伤、炎症、肿瘤、肿瘤样病变、手术、后纵韧带骨化及特发性弥漫性骨质增生等引起椎骨肥大增生和软组织增厚所致。依狭窄部位可分为中心型椎管狭窄、侧隐窝狭窄、神经孔狭窄三种。

【影像学表现】(图 15-2-2)

(1)X 线表现：脊椎退变最常见表现为椎体边缘部骨质增生、硬化。脊柱失稳表现为椎体移位及旋转。韧带钙化或骨化多见于后纵韧带和黄韧带。侧位平片测量椎管矢状位径对骨性椎管狭窄有诊断意义。一般颈椎管矢状径正常大于 13mm，10～13mm 时为相对狭窄，小于 10mm 为狭窄；腰椎管矢状径正常大于 18mm，15～18mm 为相对狭窄，小于 15mm 为狭窄。

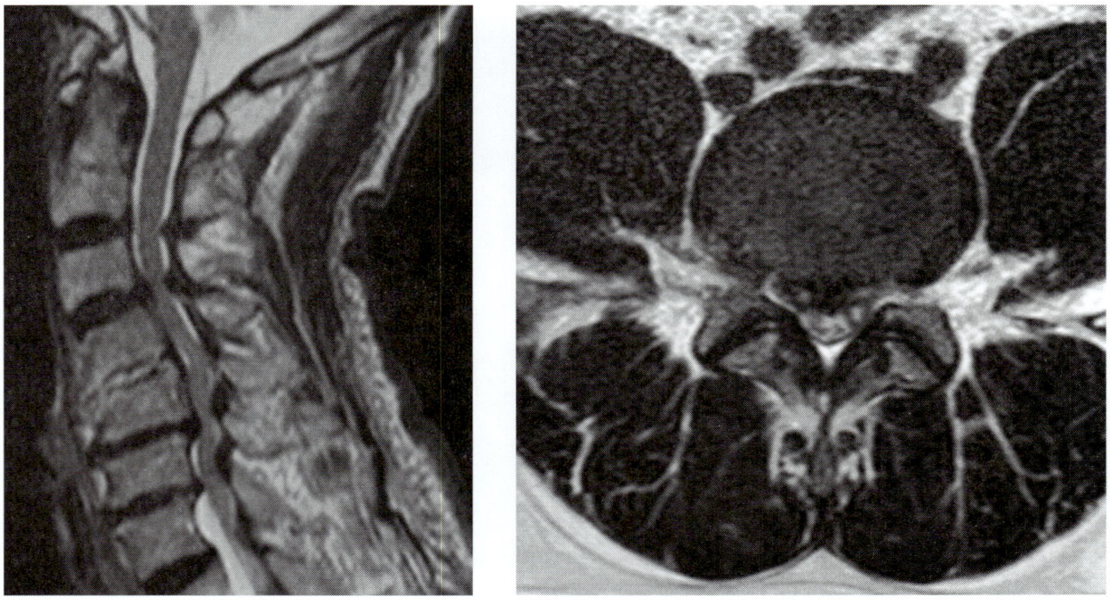

(A)　　(B)

图 15-2-2　椎管狭窄

(2)CT 表现：可见椎体边缘骨质增生、椎间盘膨出或突出、脊柱滑脱、椎间关节增生、后纵韧带及黄韧带肥厚、钙化等改变。横断面上还可显示椎管变形、狭窄，神经根管和侧隐窝狭窄及硬膜囊、脊髓受压，硬膜外脂肪线受压、消失。CT 上径线测量较 X 线更为准确，但 CT 扫描层面需平行于椎间盘。常用测量方法有骨性椎管矢状径线(参考值同平片)，椎弓根间距(<20mm 为狭窄)，侧隐窝矢状径(<2mm 为狭窄)，椎间孔宽度(<2mm 为狭窄)及 Jones-Thompson 方程法。后者为椎管最大矢状径 X 最大横径/同水平椎体最大矢状径 X 最大横径＝1/2～1/4.5，若两者比值小于 1/4.5，说明椎管有狭窄。

(3)MRI 表现

①椎体、椎间关节增生及黄韧带、后纵韧带钙化或骨化，椎间盘膨出或突出。

②椎管、椎间孔及侧隐窝狭窄、变形。

③硬膜外脂肪受压、变形或消失。

④硬膜囊前或侧后缘受压、变形、移位。

⑤脊髓变形、移位，重者可出现缺血、坏死、囊变，表现为脊髓内单或多节段等或长 T_1 长 T_2 信号。

⑥椎管内占位病变或邻近结构的病变侵入椎管内。

【影像诊断技巧】

引起椎管狭窄的原因很多，其病因诊断及鉴别需结合影像学和临床资料综合判断。

三、椎间盘突出

【概述】

椎间盘突出(disc herniation)可发生于脊柱的任何部位，以活动度较大的部位多见，其中腰椎间盘突出多见(约占 90%)，其次为颈椎间盘，胸椎间盘少见。

【临床表现】

本病多发生于 30～50 岁，男性多于女性。主要为局部刺激症状及脊髓、神经根的压迫症状。临床症状和体征依突出部位不同而异，颈椎间盘突出多发生于颈 4～5、5～6、6～7 椎间盘，表现为肢体感觉和运动异常，如上肢及颈部疼痛、四肢麻木无力、跛行等；胸椎间盘突出多发生于胸 8～12 椎间盘，表线为特定部位的感觉障碍、下肢运动障碍、膀胱和直肠功能障碍及椎旁肌肉萎缩等；腰椎间盘突出多发生于腰 4～5 和腰 5 骶 1 椎间盘，表现为腰痛、坐骨神经痛、直腿抬高试验阳性、下肢反射及感觉异常等。

【病理基础】

椎间盘由透明软骨终板、髓核和纤维环构成。随年龄增长，出现髓核脱水、变性、弹性减低，纤维环出现裂隙，周围韧带松弛等退行性改变，为椎间盘突出的内因。急性或慢性损伤造成椎间盘内压增加，为纤维环破裂及髓核突出的外因。一般脱水、变性明显的髓核很少发生突出。椎间盘突出依部位不同可分为后正中型、后外侧型和外侧型。因纤维环前部较厚，后部较薄，而后部中央有后纵韧带加强，故椎间盘突出依后外侧型多见。也有少数向前方或侧方突出者，称椎管外椎间盘突出。髓核可经相邻上下椎体软骨板的薄弱区突入椎体松质骨内，形成椎体上下缘黄豆至蚕豆大小的压迹，称之为 Schmorl 结节。

【影像学表现】 (图 15-2-3)

(1)X 线表现：无特异性，有些征象可提示诊断。

①椎间盘变窄或前窄后宽。

②椎体后缘唇样肥大增生、骨桥形成或出现游离骨块。

③脊柱生理弯曲异常或侧弯。

(2)CT 表现

①直接征象：椎间盘后缘向椎管内局限性突出，密度与相应椎间盘一致，形态不一，边缘规则或不规则；突出的椎间盘可有大小、形态不一的钙化，多于椎间盘相连，上下层面无连续性；髓核游离碎片多位于硬膜外，密度高于硬膜囊；Schmorl 结节表现为椎体上(下)缘、边缘清楚的隐窝状压迹，多位于椎体上下缘中后 1/3 交界部，常上下对称出现。其中心密度低，为突出的髓核及软骨板，外周为反应性骨硬化带。

②间接征象：硬膜外脂肪间隙变窄、移位或消失；硬膜囊前缘或侧方及神经根受压移位。CTM

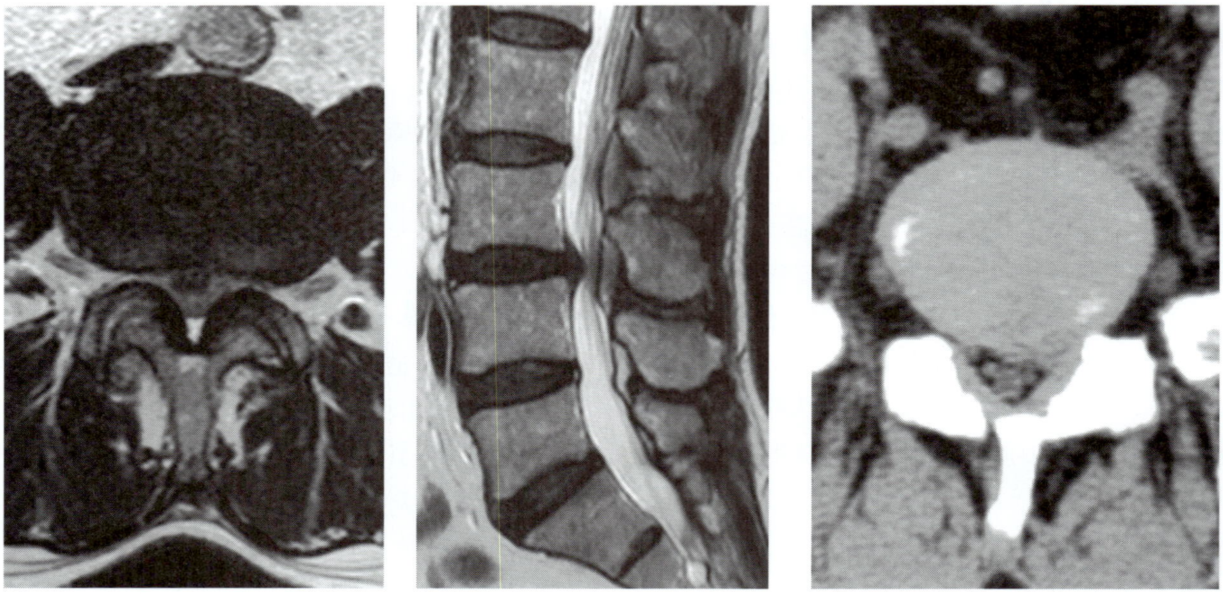

（A）　（B）　（C）

图 15-2-3　椎间盘突出

有助于显示蛛网膜下腔、脊髓及神经根受压征象；周围骨结构改变，突出髓核周围反应性骨质硬化。

（3）MRI 表现

①直接征象

髓核突出：突出于低信号纤维环之外，呈扁平形、圆形、卵圆形或不规则形。信号强度依髓核变性程度而异，一般呈等 T_1 中长 T_2 信号，变性明显者呈短 T_2 信号。髓核突出与未突出部分之间多有一"窄颈"相连。

髓核游离：髓核突出于低信号的纤维环之外，突出部分与髓核本体无联系。游离部分可位于椎间盘水平，也可移位于椎间盘上（下）方的椎体后方。

Schmorl 结节：为一特殊类型的椎间盘突出，表现为椎体上（下）缘半圆形或方形压迹，其内容与同水平髓核等信号，周边多绕一薄层低信号带。

②间接征象

硬膜囊、脊髓或神经根受压，表现为局限性弧形受压，与突出的髓核相对应，局部硬膜外脂肪间隙变窄或消失。

受压节段脊髓内等或长 T_1 长 T_2 异常信号，为脊髓内水肿或缺血改变。

硬膜外静脉丛受压、迂曲，表现为突出层面椎间盘后缘与硬膜囊之间出现短条或弧形高信号。

相邻骨结构及骨髓改变。

【影像诊断技巧】

多有典型的临床表现。CT 或 MR 图像上见到突出于椎体后方的类圆形椎间盘结构，硬膜外脂肪、硬膜囊、脊髓和神经根明显受压移位，诊断多可成立。

第三节　骨、关节与软组织感染

一、化脓性骨髓炎

(一)急性化脓性骨髓炎

【临床表现】

主要表现为:①发病急、高热和明显中毒症状;②患肢活动障碍和深部疼痛;③局部红肿和压痛。

【病理基础】

常由于金黄色葡萄球菌进入骨髓所致。细菌可经:①血行感染;②附近软组织或关节直接延伸;③开放性骨折或火器伤进入。其中以血行感染最多,好发于儿童和少年,男性较多。长骨中以胫骨、股骨、肱骨和桡骨多见。

血行感染时,细菌栓子经滋养动脉进入骨髓,广泛地侵犯骨髓和骨皮质,常较多停留于近骺软骨干骺端的骨松质部分,形成局部脓肿。因为在生长期,此区血运丰富,末梢血管呈弯曲走行,终支吻合呈网状血管窦,血流缓慢,细菌易于在此处停留。

脓肿虽可局限化而成为慢性骨脓肿,但病灶常是蔓延发展,侵犯较广泛区域,甚至涉及整个骨干。蔓延可向:①髓腔方向直接延伸;②也可由病灶向外扩展,突破干骺端的骨皮质,在骨膜下形成脓肿,再经哈氏管进入骨髓腔。骺软骨对化脓性感染有一定的阻力,故在儿童,除少数病例外,感染一般不能穿过骺软骨而侵入关节。但在成年,由于已无骺软骨,所以感染可侵入关节而引起化脓性关节炎。若干骺端位于关节囊内,则感染可以侵入关节。例如股骨上端骨髓炎就常累及髋关节。有时骨膜下脓肿,也可延伸入关节。根据病情发展,骨髓炎可分为急性和慢性。

【影像学表现】(图 15-3-1)

(1)X 线表现

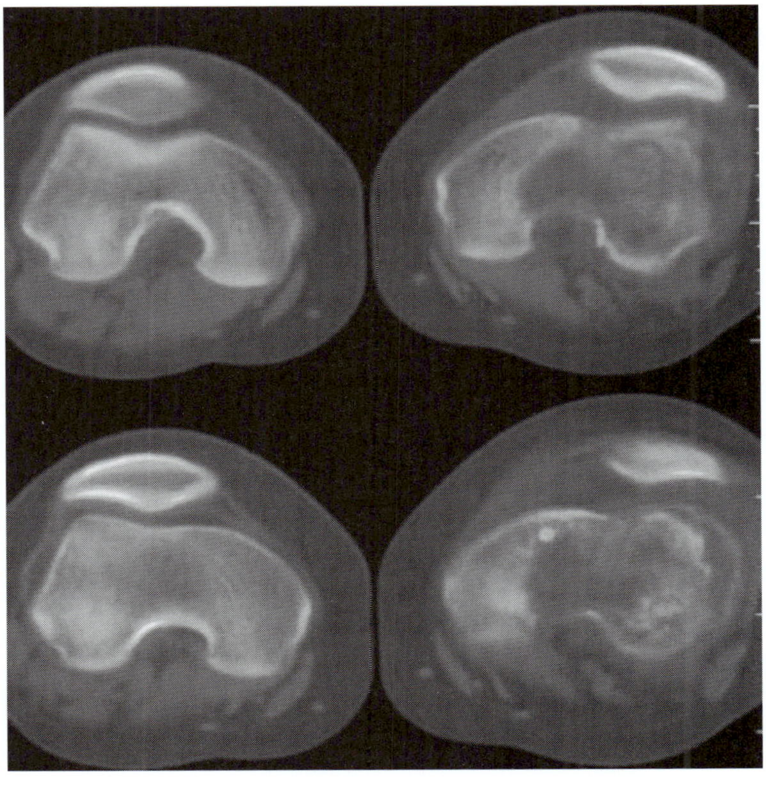

图 15-3-1　左侧股骨外侧髁骨折,急性化脓性骨髓炎

①软组织肿胀：在发病后2周内，虽然临床表现明显，但骨骼可无明显变化。如周围软组织显影良好，则可见一些软组织改变：肌肉间隙模糊或消失；皮下组织与肌肉间的分界变模糊；皮下脂肪层内骨出现致密的条纹影，靠近肌肉部分呈纵行排列，靠外侧者则呈网状。变化较为广泛，系软组织充血、水肿所致，虽无特征，但结合病史对早期诊断有一定意义。

②骨质破坏和骨质增生：发病2周后可见骨骼的改变。开始在干骺端骨松质中出现局限性骨质疏松，继而形成多数分散不规则的骨质破坏区，骨小梁模糊、消失，破坏区边缘模糊。以后骨质破坏向骨干延伸，范围扩大，可达骨干2/3或全骨干。小的破坏区融合而成为大的破坏区。骨皮质也遭受破坏。有时可引起病理基础性骨折。骨破坏的同时，开始出现骨质增生，表现为骨破坏周围密度增高。

③死骨：X线表现为小片或长条状高密度致密影。

④骨膜增生：由于骨膜下脓肿的刺激，骨皮质周围出现骨膜增生，表现为一层密度不高的新生骨与骨干平行，病程越长，则新生骨越明显。新生骨广泛则形成包壳。骨膜增生一般同骨的病变范围一致。

(2)CT表现

CT能很好显示急性化脓性骨髓炎的软组织感染、骨膜下脓肿、骨髓内的炎症、骨质破坏。平片难于显示的小骨破坏区和小死骨以及软组织改变，CT均能清晰显示。

(3)MR表现：在确定急性化脓性骨髓炎的髓腔侵犯和软组织感染的范围方面，MR明显优于X线和CT。骨髓的充血、水肿、渗出和坏死在T_1WI上均表现为低信号，与正常的骨髓信号形成明显的对比。在与骨干长轴平行的矢状或冠状层面上，骨髓腔受累的范围显示良好。在病变早期的T_1WI上病变区与正常骨髓分界模糊，出现骨质破坏后分界趋向清楚。受累骨周围软组织肿胀，肌间隙和皮下脂肪模糊不清，在T_2WI上充血水肿的肌肉和脓肿呈高信号，增强后脓肿壁可出现明显强化。

总之，急性化脓性骨髓炎主要表现是不同范围的骨质破坏，不同程度的骨膜增生和死骨。虽然是以骨质破坏为主，但修复与骨质增生也已开始，在骨质破坏周围有骨质密度增高现象。

【影像诊断技巧】

首选X线检查，做鉴别诊断时宜选择CT、MR检查为补充。

(二)慢性化脓性骨髓炎

【临床表现】

全身症状轻微，但病变可迁延数年或数十年，局部可有窦道流脓，有时可流出死骨，若长期不愈合，患肢可有畸形。

【病理基础】

表现为骨质硬化。

【影像学表现】（图15-3-2）

X线片可见到明显的修复，即在骨破坏周围有骨质增生硬化现象。骨膜的新生骨增厚，并同骨皮质融合，呈分层状，外缘呈花边状。因此，骨干增粗，轮廓不整，骨内膜也增生，致使骨密度明显增高，甚至使骨髓腔闭塞。虽然有骨质修复、增生，但如未痊愈，则仍可见骨质破坏和死骨。因有骨硬化，常需用过度曝光片或体层摄影才能显示。

由于抗生素的广泛应用，细菌毒力较低或耐药菌株的增加，典型、严重、长期不愈的慢性骨髓炎已很少见。相反，却常有多种不典型的X线表现。如感染仅限于骨膜下，则表现为骨膜增生，而无明显破坏，少数病例甚至伴似恶性骨肿瘤或其他骨疾病，应注意分析鉴别。

【影像诊断技巧】

首选X线检查，次选CT、MR检查。

(三)慢性骨脓肿(Brodie脓肿)

【临床表现】

一般比较轻微，无瘘管形成。

【病理基础】

系慢性局限性骨髓炎。

【影像学表现】（图15-3-3）

(1)X线表现：大都限于长骨干骺端骨松质中，

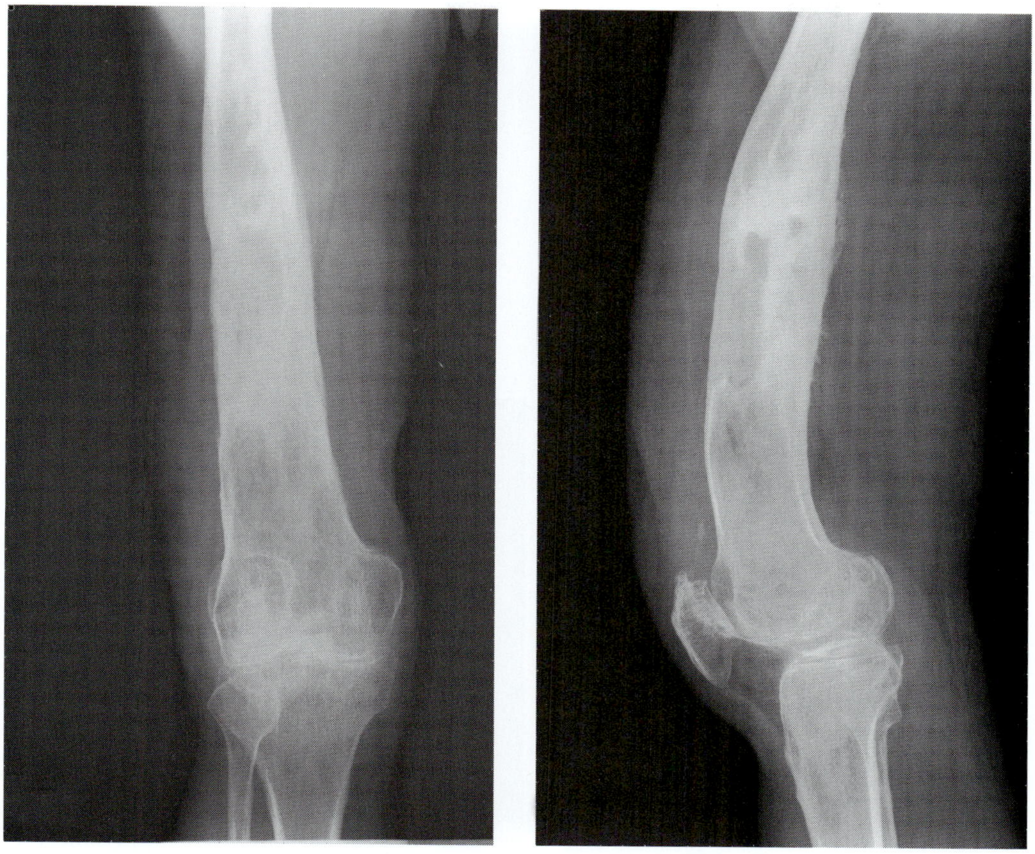

图 15-3-2　右侧股骨中下段慢性化脓性骨髓炎

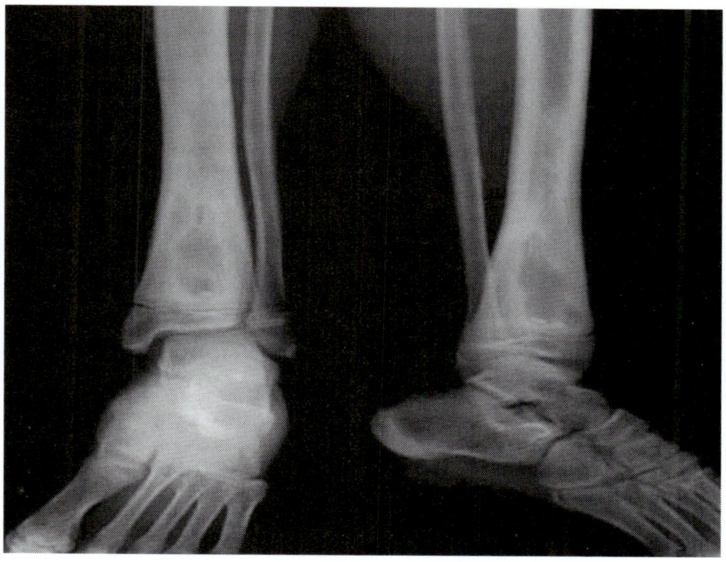

图 15-3-3　胫骨下段慢性骨脓肿

以胫骨上下端和桡骨下端为常见。X 线表现为长骨干骺端中心部位的圆形、椭圆形或不规则形骨质破坏区，边缘较整齐，周围绕以骨硬化带。破坏区中很少有死骨，多无骨膜增生，也无软组织肿胀或瘘管。

（2）CT 表现：除可见到平片之征象外，观察小死骨优于平片。

（3）MR 表现：T_1WI 干骺端脓肿呈低信号或中

等信号，其内有碎小死骨呈高信号，T_2WI 脓肿呈高信号。脓肿周围硬化带 T_1 和 T_2WI 均呈低信号。

【影像诊断技巧】

首选 X 线检查，复杂部位可选 CT 和 MR 检查。

(四)慢性硬化型骨髓炎(Carre 骨髓炎)

【病理基础】

特点为骨质增生硬化，骨膜与骨内膜都明显增生。

【影像学表现】（图 15-3-4）

(1)X 线表现：局部密度很高，致使不规则的小破坏区也不能被发现。骨皮质增厚，骨髓腔变窄，骨干增粗，边缘不整。

(2)CT 表现：同 X 线所见，对观察髓腔及小死骨较佳，且以高分辨率 CT 为好。

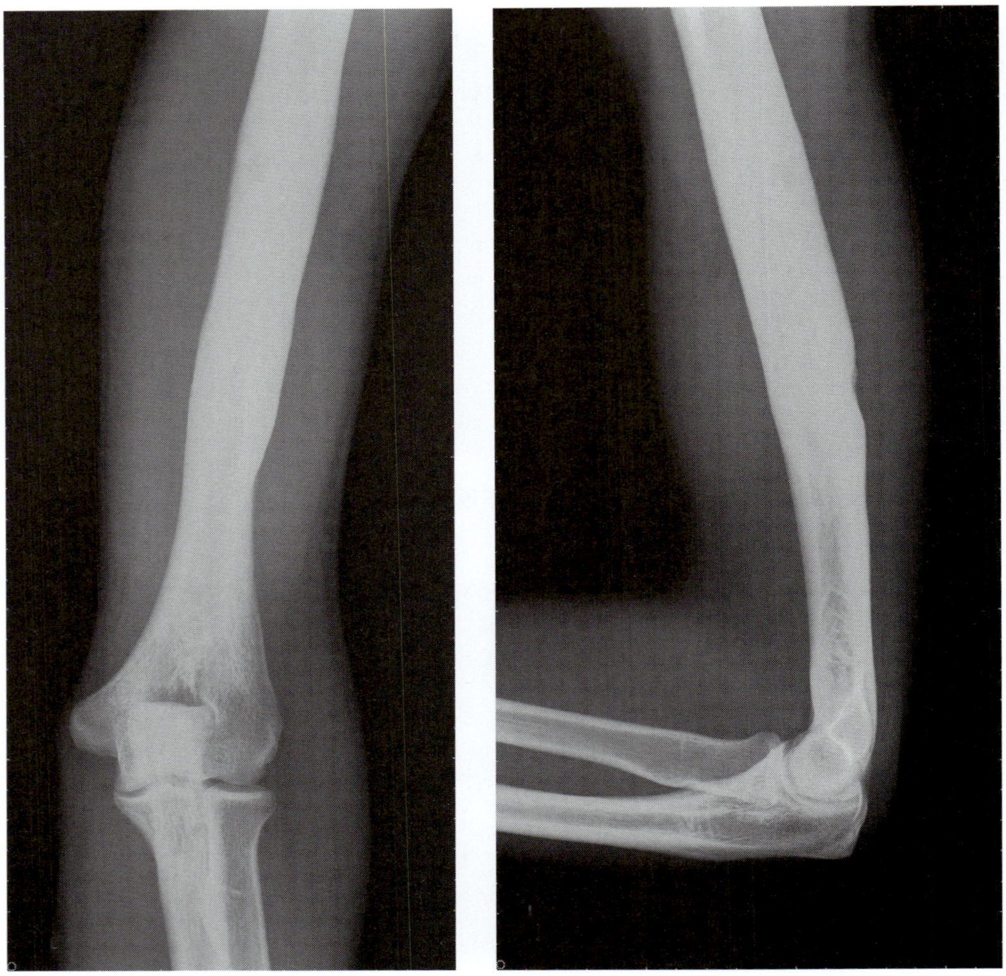

图 15-3-4　肱骨慢性硬化型骨髓炎

【影像诊断技巧】

首选 X 线检查，次选 CT 检查。

二、化脓性关节炎

【概述】

化脓性关节炎(pyogenic arthritis)是较为严重的急性关节病。

【临床】

急性发病，可有全身症状如寒战、高热，血白细胞增高；局部关节有红肿热痛及活动障碍。

【病理基础】

常由金黄色葡萄球菌经血液到滑膜而发病，也可因骨髓炎继发侵犯关节而致。肉芽组织增生进入关节腔，最后可使关节纤维性强直或骨性强直。

【影像学表现】（图 15-3-5）

(1)X线表现：多见于髋和膝关节，常单发。急性期X线表现为关节囊肿胀，关节积液使关节间隙增宽。关节软骨破坏表现为关节间隙变窄；随后出现软骨下骨性关节面破坏，以承重部位出现早而明显。严重的关节破坏可使关节脱位；愈合期出现骨质硬化；晚期可出现关节骨性强直。

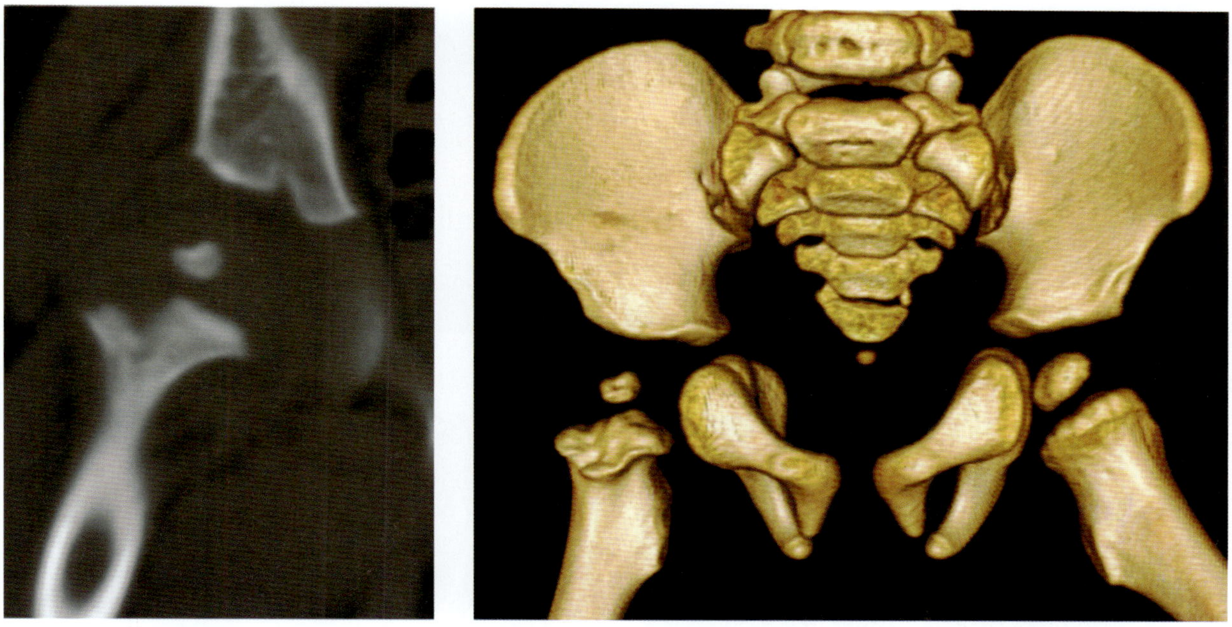

(A) (B)

图 15-3-5 右髋关节化脓性关节炎

(2)CT表现：可显示化脓性关节炎的关节肿胀、积液及骨质破坏，可明确病变的范围。

(3)MR表现：显示化脓性关节炎的滑膜炎症和关节渗出都比平片和CT敏感，能明确炎症侵犯周围软组织的范围，显示关节囊、韧带、肌腱、软骨的破坏情况。MR还能显示骨髓的炎症反应，表现为长T_1长T_2信号。

【影像诊断技巧】

CT可直接显示关节积液，显示关节肿胀和骨质破坏好于平片。

三、骨、关节结核

(一)脊柱结核

【概述】

易发于儿童和青年，发病部位以腰椎多见。

【临床表现】

临床主要表现为疼痛、脊柱运动障碍和弯曲畸形、冷脓肿和窦道形成、脊髓受累现象。

【病理基础】

根据病变部位可分为椎体结核和附件结核，前者多见，椎体结核又可分为中心型、边缘型和韧带下型。

【影像学表现】（图 15-3-6）

(1)X线表现

①椎体结核：中心型主要表现为相邻多个椎体骨质破坏，塌陷，可见小死骨形成，椎间隙狭窄，脊柱后突畸形，椎旁冷脓肿形成，其内常见钙化。边缘型主要表现为椎体前缘或上、下缘骨质破坏，常累及两个椎体，相应椎间隙变窄，椎旁冷脓肿形成。韧带下型主要表现为开始可仅有椎旁冷脓肿，逐渐出现椎体边缘骨质破坏，最后可出现椎体骨质破坏和椎间隙狭窄。

②附件结核：表现为椎弓的骨质破坏和周围的冷脓肿形成，椎体和椎间隙可无明显异常改变。

(2)CT表现：能更清晰的显示骨质破坏，特别

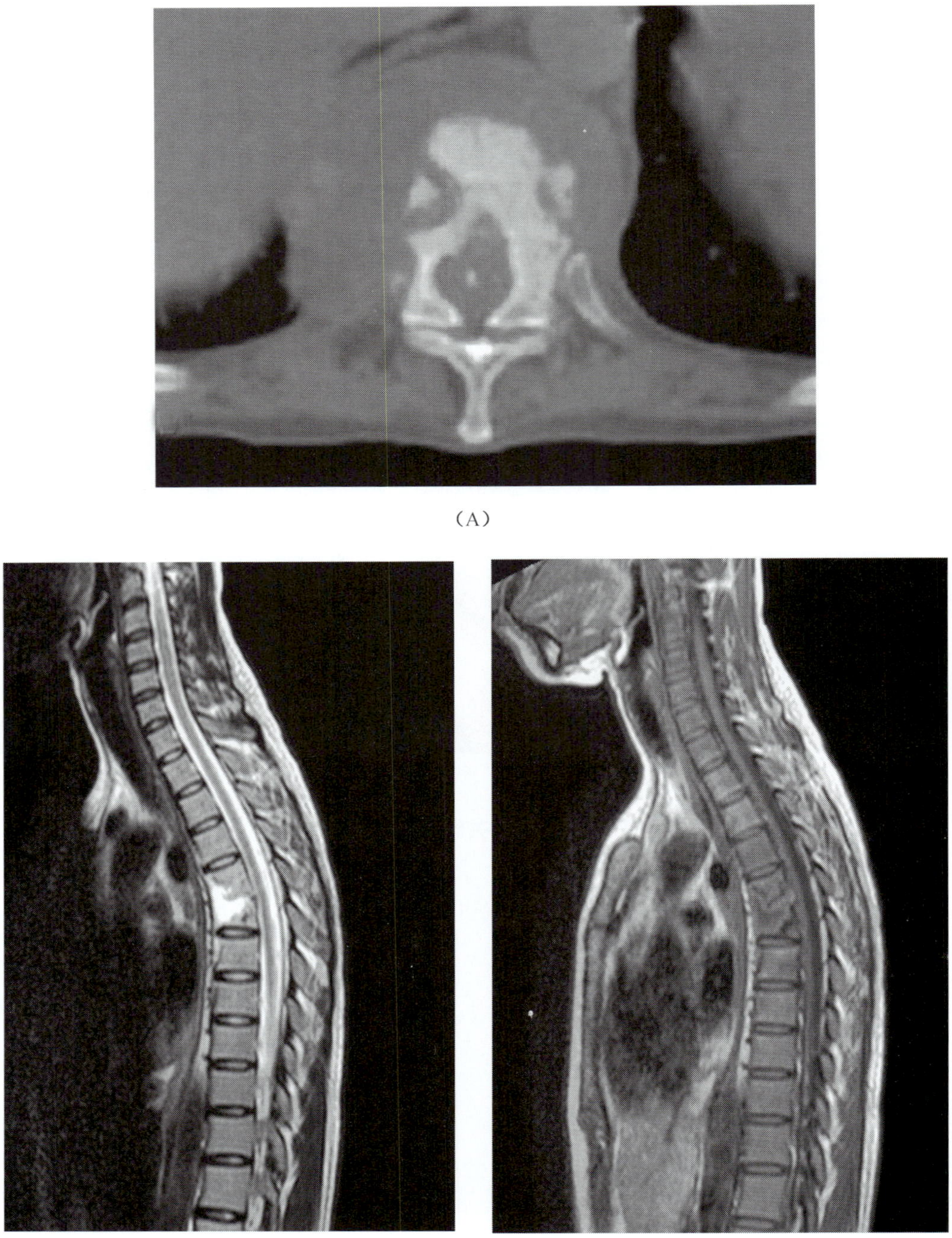

(A)

(B)　　(C)

图 15-3-6　胸椎椎体骨质破坏并椎旁脓肿形成

是较小和较隐蔽的破坏；可帮助了解脓肿位置及大小，与周围大血管、组织器官的关系；可显示椎管内受累情况。

(3)MR 表现：脊柱结核的椎体信号改变，大多数 T_1WI 呈现均匀的较低信号，少数病灶呈现混杂低信号；T_2WI 多呈现混杂高信号；增强扫描以不均匀强化常见。受累椎间盘 T_1WI 多呈现低信号，T_2WI 常为不均匀混杂高信号。可清楚的显示脊柱结核沿前纵韧带下蔓延的特点。椎旁软组织包括脓肿和肉芽肿，T_1WI 呈现低信号或等信号；T_2WI 多呈现混杂高信号。脓肿壁薄且常有明显强化。

【影像诊断技巧】

CT 显示小的骨质破坏和椎旁冷脓肿优于

平片。

(二)短管骨结核

【概述】

短管骨结核多见于5岁以下儿童，好发于近节指(趾)骨。

【临床表现】

表现为局部软组织梭形肿胀，但无明显疼痛或压痛，无活动受限，偶有小窦道形成。

【病理基础】

分为肉芽肿型和干酪型两种。肉芽肿型结核引起骨质吸收破坏，刺激骨膜引起骨膜增生，使骨皮质增厚、骨干梭形膨胀；干酪型结核坏死的骨组织干酪样变，甚至液化，形成骨质缺损，其内可有小死骨；液化的干酪样物质穿破可形成窦道。

【影像学表现】

常为双侧多发，多位于短管骨骨干，表现为囊状骨质破坏，其内可见小死骨，层状骨膜增生，骨干膨胀增粗，但皮质变薄，形如纺锤，称为“骨气鼓”。征象甚为典型。

(三)长骨结核

【概述】

长骨结核多见于儿童，症状轻微。

【临床表现】

可表现为局部不适。

【病理基础】

骺与干骺结核、骨干结核两种类型，前者多见。

【影像学表现】 (图15-3-7)

(1)X线表现

①长骨的骺与干骺结核在长骨的结核中最为多见，表现为骨骺内或干骺端骨松质内类圆形边缘清楚的骨质破坏区。常跨越骨骺板同时累及骨骺及干骺，破坏区内可见泥沙状或碎屑状死骨，骨膜反应无或轻微，周围骨质疏松，无明显骨质增生硬化。

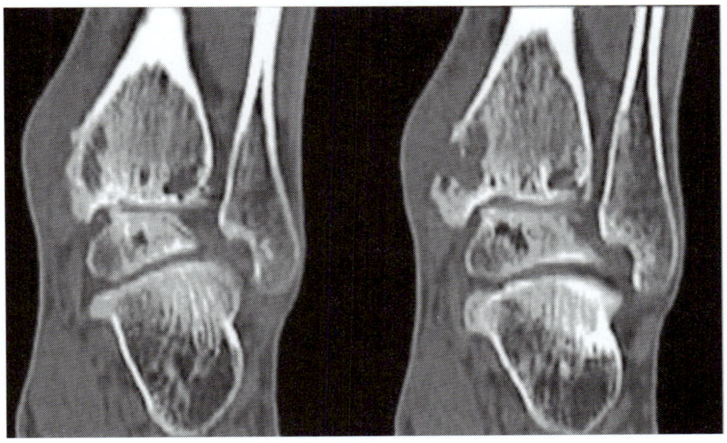

图15-3-7　长骨结核

②长骨骨干结核少见，多发生于胫骨及尺桡骨；发展缓慢者表现以增生硬化为主，骨髓腔增密，夹杂少许骨质破坏区，可有轻微骨膜反应。抵抗力低者病变发展迅速，表现以囊状骨质破坏为主伴以骨皮质膨胀，与短管骨结核的“骨气鼓”相仿。

(2)CT表现：当病变侵犯关节时，CT显示关节软组织变化较平片好。

(3)MR表现：长骨干骺端破坏区 T_1WI 呈中等信号，边缘清楚，T_2WI 信号不同程度增高。

(四)关节结核

【概述】

关节结核是一种常见的关节疾患，多见于少年儿童。

【临床表现】

好发于持重的大关节，最多见于髋、膝关节。起病缓慢，病程较长。局部可有肿痛和功能障碍。

还可有血沉增快的表现。

【病理基础】

可分为滑膜型及骨型两种。滑膜型主要表现为结核性肉芽组织增生。

【影像学表现】（图 15-3-8）

(1)X 线表现：滑膜型关节结核表现为：早期关节周围软组织肿胀，普遍性骨质疏松；病变发展，先引起关节边缘非持重部位的虫蚀样骨质破坏；关节间隙变窄出现较晚；关节周围冷脓肿形成，可穿破关节囊形成瘘管；晚期关节半脱位，纤维性强直。

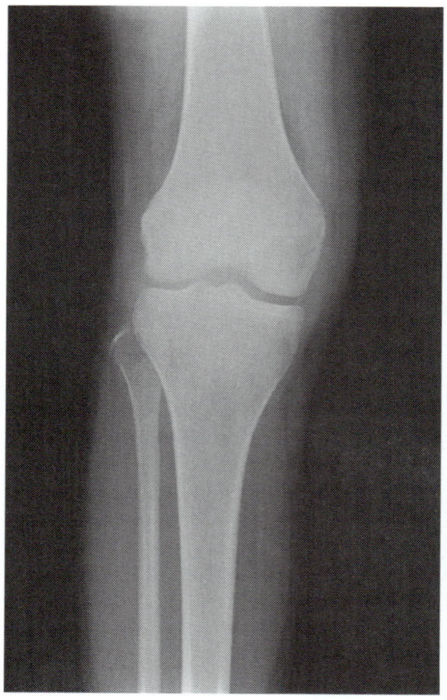

(A)

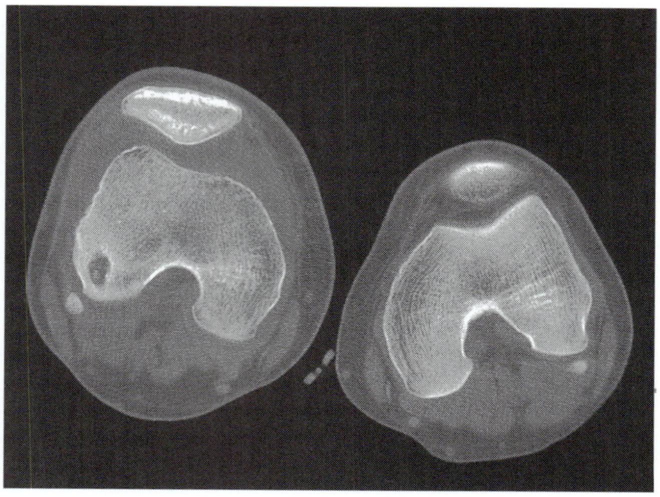

(B)

图 15-3-8　关节结核

骨型关节结核早期表现为骺、干骺结核特点，侵及关节后引起关节肿胀和关节间隙狭窄。

(2)CT 表现：滑膜型在 CT 上可清楚的显示关节囊增厚，关节腔积液及周围软组织肿胀；冷脓肿形成可确定其部位和范围；增强检查，关节囊和脓肿壁呈现均匀强化。

(3)MR 表现：关节囊肿胀和积液，T_1WI 呈低信号，T_2WI 呈高信号。骨质破坏呈半圆形、圆形，边界模糊，T_1WI 呈低信号，T_2WI 和梯度回波呈高信号。

【影像诊断技巧】

CT 和 MR 有助于了解关节周围的软组织肿胀和结核性脓肿情况。CT 能早期发现细微的骨破坏。

四、软组织感染

【临床表现】

局部红、肿、热、痛甚至全身发热和白细胞计数升高。

【病理基础】

可原发于软组织或继发于骨的感染。急性期主要是充血和水肿，继而可形成脓肿，脓肿可局限也可沿肌间隙扩散。病变进入慢性期病灶内可出现钙化，由于慢性炎症长期刺激的结果，病灶边缘可包绕一层纤维组织。

【影像学表现】（图 15-3-9）

(1)X 线表现：显示软组织感染的能力有限。

(2)CT 表现：急性期的充血、水肿在 CT 上表现为皮下脂肪层密度增高，所累及的肌肉影增大、密度减低，肌间隙模糊。脓肿形成后，局部肿胀的软组织中可见圆形或类圆形的分叶状块影，边界比较清楚，中央部分密度较低提示组织坏死液化。增强后坏死灶周围出现环状强化带，代表肉芽组织形成的脓肿壁。

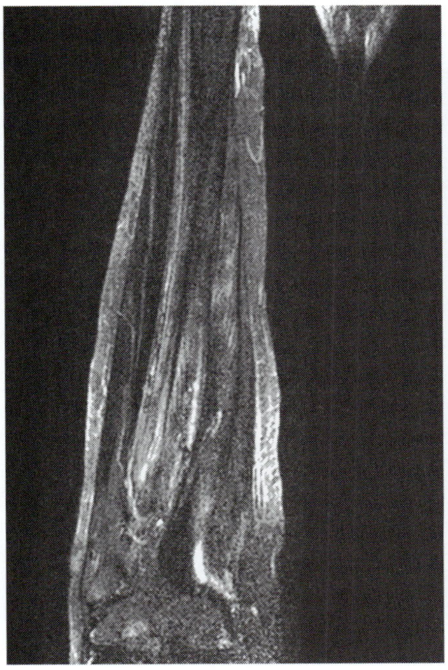

（A）

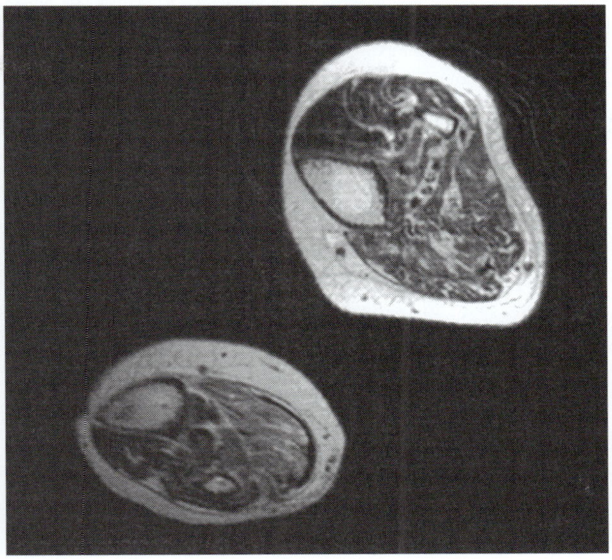

（B）

图 15-3-9　软组织感染

（3）MR 表现：对软组织感染的急性期炎症反应如充血、水肿等，MR 较平片和 CT 敏感，在 T_1WI 为低信号，T_2WI 多为高信号。脓肿边缘可为一层低信号的纤维包裹影，其厚薄比较均匀，边界较光整，可与肿瘤性病变区别。

第四节　慢性骨关节病

一、退行性骨关节病

【临床表现】

主要有疼痛、活动受限、关节变形。

【病理基础】

退行性骨关节病是关节软骨发生变性后，继之以邻近软骨增生、骨化及骨质增生、硬化而形成的关节病变。

【影像学表现】（图 15-4-1）

（1）X 线表现

①关节软骨退行性变致关节间隙变窄。

②关节边缘出现唇样骨质增生，关节面骨质致密硬化。关节骨皮质下可出现小圆形穿凿样稀疏区或出现不规则骨质破损区，周围伴有硬化边。

③关节边缘的骨赘破裂后，可出现边缘光整的小骨块影，并可形成关节游离体。

④关节囊可钙化，关节可发生半脱位。

⑤通常不伴有骨质疏松。

（2）CT 表现：可显示关节间隙变窄，关节面不光整、边缘硬化和骨赘形成，可检查出关节内游离体。

二、类风湿性关节炎

【临床表现】

多发生咽峡炎、流感和扁桃体炎之后。关节症状包括关节梭形肿胀、疼痛、活动受限，并呈过伸过屈性挛缩和半脱位。约 1/4 病人出现典型的皮下结节，常见于腕、尺骨鹰嘴突和踝部。关节侵犯常见于近侧指间关节，常为对称性。化验检查血清类风湿因子在本病中几乎皆为阳性。

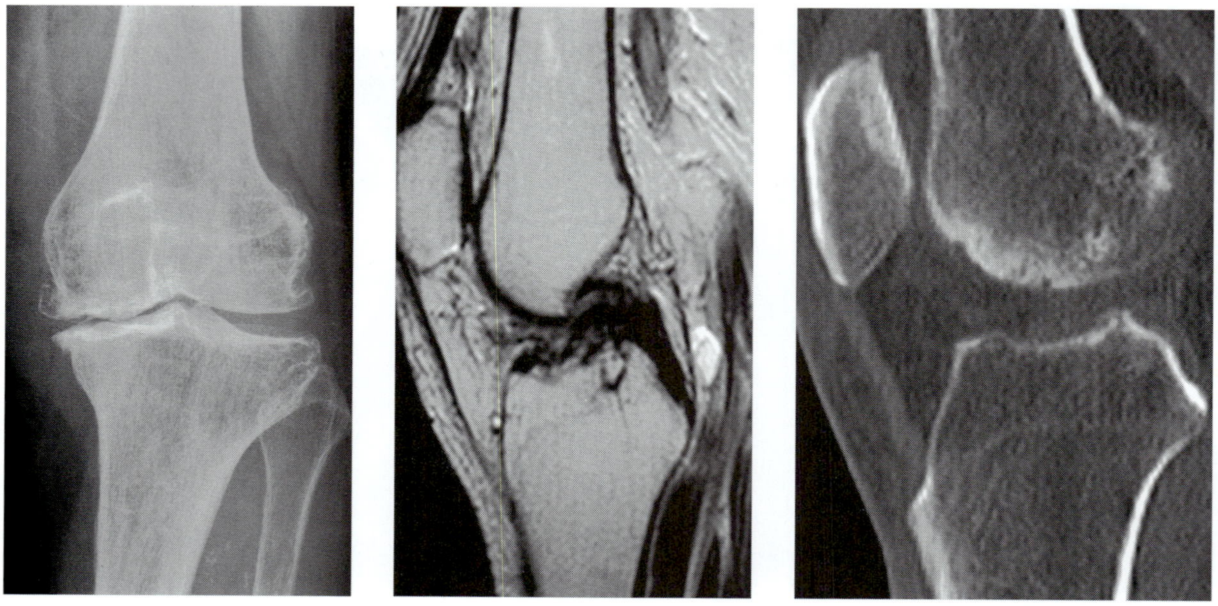

（A）　（B）　（C）

图 15-4-1　膝关节退行性骨关节病

【病理基础】

病变开始于关节滑囊，早期滑膜炎性反应，充血、水肿、渗出液增多。滑膜逐渐增厚，表面形成血管翳。血管翳多由于关节边缘部无软骨覆盖区开始，逐渐破坏关节软骨及软骨下骨质，关节腔逐渐消失，形成纤维性强直和骨性强直。骨端部可由于充血和局部代谢障碍而发生骨质疏松。关节囊可因滑膜和纤维层的增殖而变厚、收缩。韧带松弛可使关节发生半脱位并形成肢体畸形。

【影像学表现】（图 15-4-2）

(1)X 线及 CT 表现

①关节周围软组织肿胀：呈对称性，最常见于近侧指间关节；其次为掌指关节和腕关节的尺侧。

②关节临近骨质疏松。

③骨膜增生：开始呈层状新骨形成，继而呈一致性增厚，并与骨皮质融合，通常限于邻近关节部。

④关节间隙变窄：是关节软骨破坏的结果。常见于指间关节、腕、膝和肘关节。

⑤骨侵蚀和假囊肿形成：骨侵蚀常显示为关节皮质面的边缘性破坏、表浅性侵蚀、中断，近侧指间关节出现最早。手骨的改变对早期的诊断十分重要。假囊肿最常见于关节软骨下方。常呈多发、较

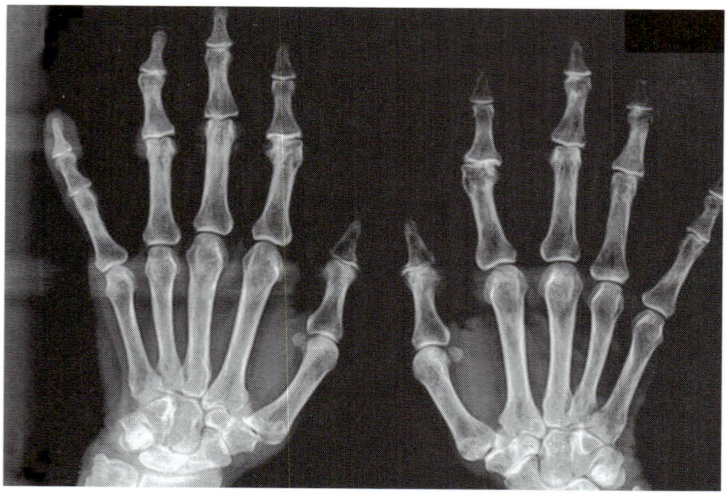

图 15-4-2　类风湿性关节炎

小的透亮影，周边有骨硬化，最后可为骨质充填。

⑥关节脱位与半脱位：环枢椎半脱位常见并可是早期唯一的表现。脱位以指间关节、掌指关节和肘关节为著，常造成手指向尺侧偏斜畸形，是本病的典型晚期表现。

⑦滑膜囊肿：常见于膝、髋和肩，其他关节亦可发生。滑膜囊肿为正常滑膜之延伸，或为关节囊破裂的结果，CT 易于诊断。

(2)MR 表现：在骨侵蚀出现之前即可出现炎性滑膜的强化；能显示充填在侵蚀灶内的血管翳，表现为长 T_1 长 T_2 信号，有明显的强化，与关节内血管翳相延续；根据动态测量滑膜体积及骨侵蚀病灶的改变可以判断病变活动性。

【影像诊断技巧】

CT 有利于显示复杂解剖位关节的骨结构变化，对骨性关节面表浅侵蚀及软骨下囊肿的显示能力优于 X 线平片。

三、强直性脊柱炎

【概述】

本病多发生于 30 岁以下，男性多于女性。

【临床表现】

发病隐匿，下腰部疼痛不适为主要症状，脊柱活动受限、晨僵。晚期出现脊柱和关节强直，形成驼背及关节屈曲畸形。胸廓关节强直可使呼吸运动受限。

【病理基础】

与类风湿性关节炎类似。而增殖性变化明显并出现软骨化生及软骨内化骨，引起关节骨性强直及关节囊钙化。

【影像学表现】（图 15-4-3）

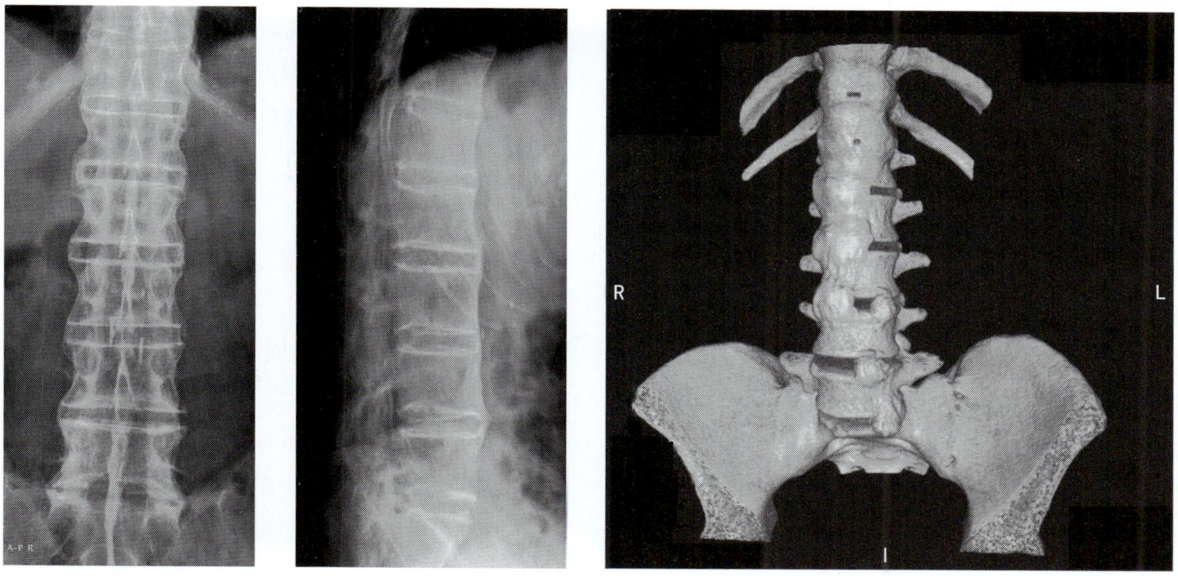

（A）　（B）　（C）

图 15-4-3　强直性脊柱炎

(1)X 线及 CT 表现：本病往往自骶髂关节开始，为双层对称性受累，向上逐渐扩展至脊柱。少数病变自颈椎或下胸椎开始，向下扩延。

①骶髂关节改变：骶髂关节改变从骶髂关节的下 2/3 处开始，早期关节边缘模糊，主要发生在关节的髂骨侧，骶骨侧改变较轻，因关节面的侵蚀破核致关节间隙增宽，继而关节面呈锯齿状或串珠状破坏，周围骨质硬化。病变进一步发展，整个关节间隙逐渐变窄、消失，骶髂关节发生骨性强直，有粗糙的条束骨小梁交错通过关节，而软骨下骨硬化带缓慢消失，病变趋于停止。骶髂关节病变多呈双层对称性。

②脊柱改变：往往于椎体前部角隅处发生骨炎、骨质破坏和硬化，致椎体“交方”。关节突间小关节有糜烂和软骨下骨化。椎间盘纤维环外层钙化，可波及前纵韧带深层，并延伸至椎体边缘，形成

韧带赘，呈与椎体终板垂直的细条状影。至病变晚期可出现广泛的椎旁软组织钙化和椎体间骨桥，脊柱呈竹节状强直。在前后位片上，两侧椎间小关节之关节囊和关节周围韧带钙化，呈两条平行的纵行致密"轨道状"影，而棘上韧带钙化则为循棘突间的单条正中致密带。脊柱强直后椎体显示骨质疏松。脊柱常呈后凸畸形，后凸最显著处多在胸腰段交界处。强直性脊柱炎可发生环枢椎半脱位，但其发生率较类风湿性关节炎少。

③髋关节改变：髋关节是强直性脊柱炎最常侵犯的外周关节，发生率高达 50%，多为双侧受累。X 线表现为髋关节间隙变窄，关节面有骨质破坏，股骨头轴性移位，关节面外缘特别在股骨头与股骨颈交界处有骨赘形成，最终可发生骨性强直。关节局部骨质无普遍脱钙征象。幼年性强直性脊柱炎髋部症状出现最早，其 X 线改变也早于骶髂关节病变。

④胸骨改变：胸骨柄、体间关节病理基础与骶髂关节改变类似，有边缘糜烂，并可发生关节强直。

⑤耻骨联合和坐骨结节改变：与骶髂关节处改变类似，在女性病人中，耻骨骨炎较严重，但发生骨性强直罕见。坐骨结节处有骨侵蚀和附丽病改变（附丽病是指肌腱、关节囊、韧带于骨附着处的骨化和骨质侵蚀改变，常见于坐骨结节、髂骨嵴、坐骨耻骨支、股骨大小粗隆、跟骨结节等处）。X 线表现为具有骨密度的细条索状影至骨面伸向附近的韧带、肌腱，宛如浓厚的胡须，以病变晚期更为明显，并有局部骨质侵蚀。

(2)MR 表现：骶髂关节有典型滑膜关节炎的 MR 表现。关节血管翳为长 T_1 长 T_2 信号，明显强化，与侵蚀灶相延续。MR 发现强直后脊柱骨折比平片敏感，并能显示出脊髓受累情况等。

【影像诊断技巧】

CT 观察骶髂关节不仅能提供准确的解剖学情况，并且能显示平片难以发现的早期软骨下囊性变等病变细节，便于测量关节间隙，判定关节宽窄和关节强直程度。

四、色素沉着绒毛结节性滑膜炎

【概述】

多发生于青壮年，通常为单一关节受累，好发于下肢关节，尤以膝关节为多见，发病缓慢，病程较长，间歇发作。

【临床表现】

关节周围可触及局限性肿块，关节抽出液为巧克力色，系因出血或血性浆液性积液所致，对诊断有重要作用。

【病理基础】

本病主要累及滑膜、黏液囊及腱鞘。滑膜明显增厚，凹凸不平呈暗红和棕黄色，无光泽，滑膜表面有局限性或弥漫性绒毛增生，聚集呈海绵垫状，有的绒毛融合在一起形成结节。结节大小不一，带铁锈斑，质硬，滑膜病变局限于滑膜腔内，亦可穿出关节囊外。滑膜病变可引起邻近关节软骨及软骨下骨质破坏。破坏常由软骨与骨交界处开始。

【影像学表现】（图 15-4-4）

X 线及 CT 表现：

①膝关节最易受累，其次为踝、髋、肘、足跗间及腕关节。

②早期显示关节周围软组织肿胀及关节积液征。

③关节软骨受破坏时，出现关节间隙变窄。

④软骨下骨的改变系因滑膜病变直接侵蚀及压迫性骨吸收共同造成的，表现为骨端关节边缘骨侵蚀破坏伴边界不清的小囊状透亮区。

⑤通常不伴骨质疏松。

【影像诊断技巧】

首选 MR 检查，次选 CT 及 X 线。CT 有利于显示骨端侵蚀、破坏及突入关节腔内的滑膜结节或肿块。

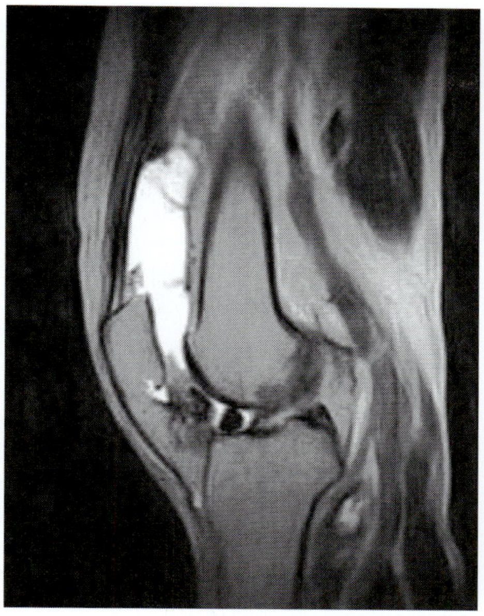

（A）

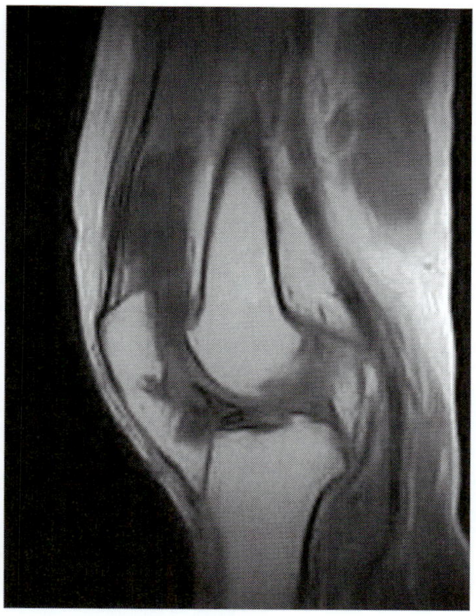

（B）

图 15-4-4　膝关节色素沉着绒毛结节性滑膜炎

第五节　骨缺血性疾病

一、成人股骨头缺血坏死

【概述】

由于外伤、血液系统疾病等导致股骨头血供减少，引起骨细胞及骨髓细胞坏死。

【临床表现】

髋关节疼痛、压痛及放射疼，髋关节活动受限，部分患者可出现跛行。

【病理基础】

随着骨细胞的坏死，修复反应也开始，未分化的间质细胞和增生的毛细血管逐渐向坏死区生长。间质细胞分化为成骨细胞，以新骨的形式覆盖于坏死骨小梁表面，使骨小梁增粗。

【影像学表现】（图 15-5-1）

(1)X 线表现

①初期：股骨头皮质下方可出现新月形透亮影(新月征)以及条带状和(或)斑片状硬化。中期：股骨头塌陷、扁平，轮廓不规则。股骨头皮质呈台阶样断开(台阶征)、成角和股骨头基底外侧出现平行的双皮质影(双边征)亦为股骨头塌陷的征象。股骨头内密度可有以下改变：

单纯硬化：条带状和斑片状密度增高，包括邻颈部的横形硬化带(颈横线)；

混合硬化：硬化区和透亮区并存，包括伴有硬化边的囊状透亮区和裂隙样透亮线(裂隙征)；

死骨：股骨头上部呈单纯硬化和混合硬化密度，周围伴有透亮带或并行的透亮带和硬化带。

股骨头基底部可出现病理基础性骨折，股骨颈下方皮质增厚或骨膜增生。

②晚期：股骨头呈明显变扁或呈蕈状变形，内为弥漫或局限性不规则硬化或透光区，股骨颈增粗，可伴有髋关节半脱位和退变。

(2)CT 表现

早期：股骨头外形完整无碎裂，但股骨头星芒状结构变形或消失，股骨头内可有点片状或小道样密度增高影，周边部分呈丛状改变或相互融合。

晚期：股骨头塌陷、碎裂。股骨头内星芒状结构变形、消失，代之以斑片状、条带状钙质样高密度

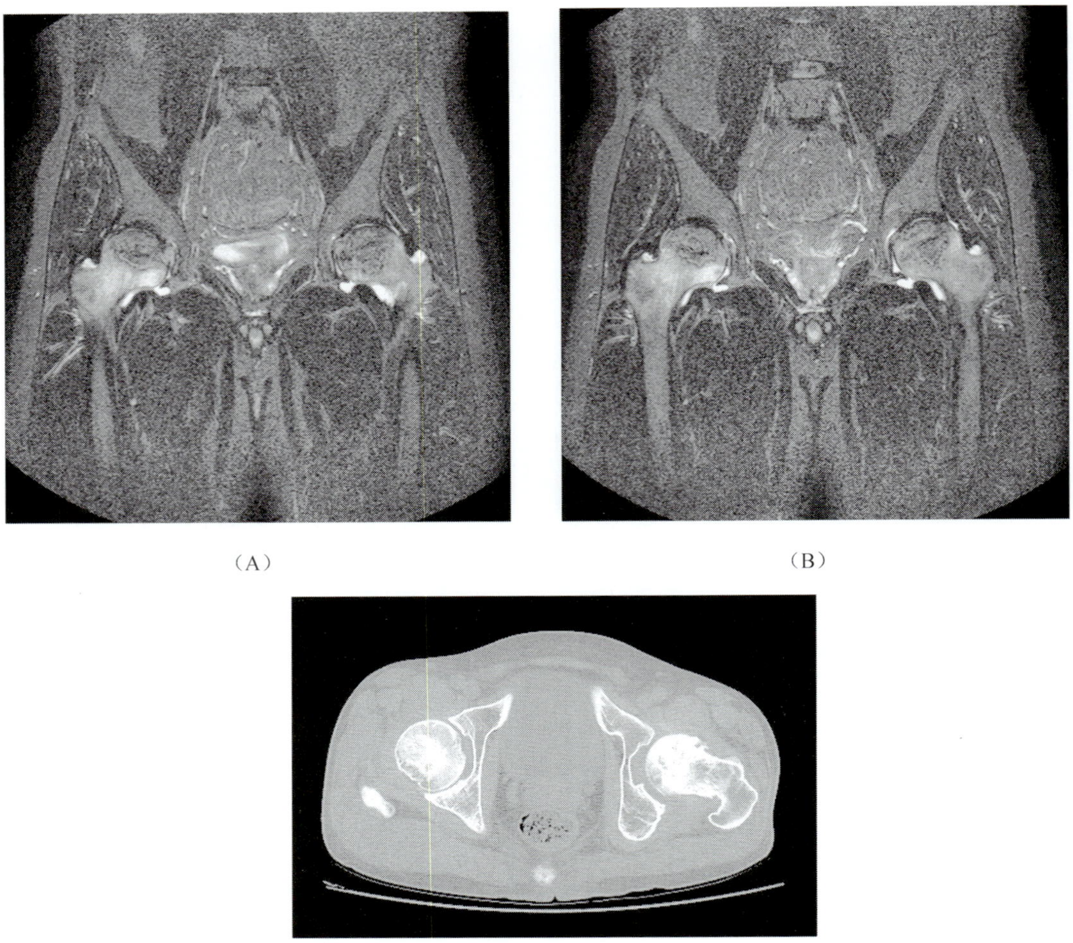
（A）　　（B）

（C）

图 15-5-1　股骨头缺血坏死

硬化和软组织密度透光区。

(3)MR 表现：可显示骺软骨相对增厚，骨化中心 T_1WI 呈低信号，T_2WI 呈高信号。

【影像诊断技巧】

MR 对早期病变较平片敏感。

二、腕月骨缺血坏死

【概述】

腕月骨缺血坏死好发于 20～30 岁的手工业工人。

【临床表现】

右侧发病为左侧的 5 倍。症状常出现于受外伤后，表现为腕部疼痛、无力，活动障碍。

【影像学表现】（图 15-5-2）

(1)X 线表现：早期月骨靠近桡侧边缘软骨下出现一裂隙，之后常可见到数条细小的横形骨质疏松线，并呈碎裂现象。典型表现为月骨正常的新月形轮廓变形或消失，外形扁平，体积缩小，骨密度增高，正常骨小梁消失，有时出现囊变。邻近腕骨骨密度正常或骨质疏松。周围相邻关节间隙常增宽。晚期出现退行性骨关节病改变。

(2)MR 表现：缺血坏死的月骨在 T_1WI 呈均匀低信号，在 T_2WI 呈相对高信号。随着本病的自愈，月骨信号恢复正常。

三、足舟骨缺血坏死

【概述】

本病好发于 3～10 岁儿童，常单侧受累。

【临床表现】

主要症状为局部疼痛或触痛，足背肿胀，跛行，部分病人可无症状。

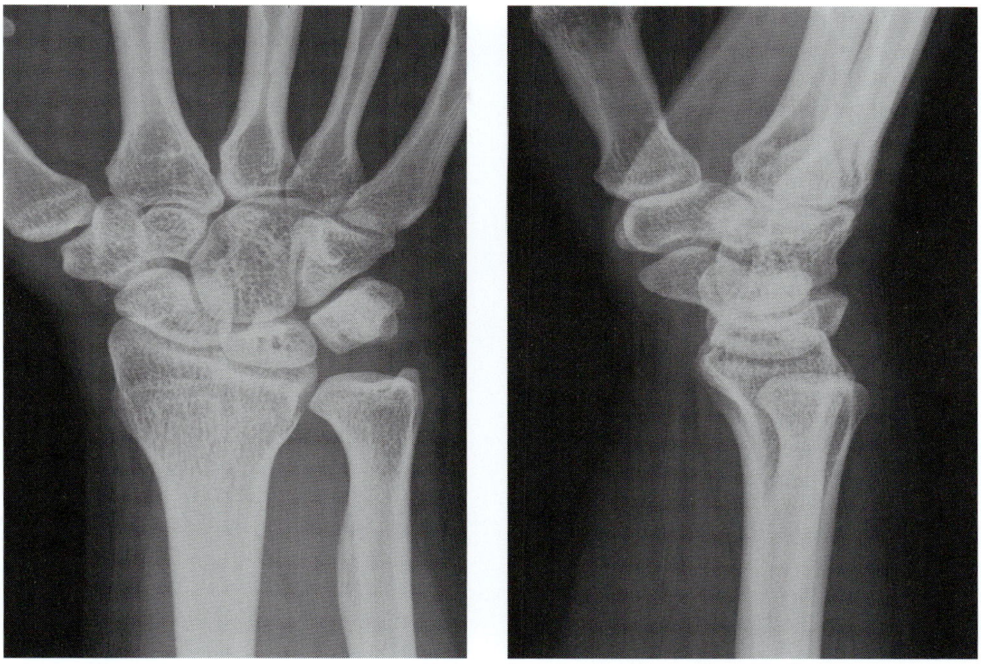

图 15-5-2　月骨缺血坏死

【影像学表现】

幼儿期发病者，早期 X 线征象为骨骺碎裂，周围骨质疏松。较大儿童发病者，舟骨已发育完好，最先表现为骨密度不均匀性增高，外形无改变。随后舟骨变扁，变小，呈盘状，厚度仅为正常的 1/4 到 1/2，边缘不整，并可见到裂隙或节裂现象。相邻诸关节间隙正常或增宽。在发病数月内，足舟骨呈进行性破坏，并逐渐出现局部修复，2～3 年后可逐渐恢复正常，有时在足舟骨背侧可存留不规则隆起。

四、椎体骺板缺血坏死

【概述】

本病好发于 10～18 岁青少年。

【临床表现】

常侵犯多个椎体，好发于胸椎下段和腰椎上段，以生理后突明显且负重较大的第 8～11 胸椎受累最多见。

【影像学表现】

X 线显示：椎体骨骺出现迟缓，呈分节状，密度增高，轮廓不清，形态不规则。正常骺板骨骺与椎体间匀称的透明线不规则增宽。椎体前部楔形变致典型圆驼状脊柱后突。椎体前部上下缘亦可局限性凹陷，呈阶梯状变形，椎体前缘亦可不整齐。椎间隙正常或前部增宽。椎体相邻面常可见 Schmorl 结节。恢复期，骺板与椎体融合，但椎体仍呈楔形或阶梯状，脊柱后突畸形亦永久存在。

第六节　代谢性骨病

一、维生素 D 缺乏症-佝偻病

【概述】

本病多见于 3 岁以下幼儿，以 6 个月至 1 岁多见。

【临床表现】

早期症状为睡眠不安，夜惊及多汗。之后出现肌肉松弛，肝脾肿大，出牙晚等。查体可见前囟门晚闭，方颅，串珠肋，鸡胸，“O”型腿或“X”型腿畸形等。

【病理基础】

病变可累及全身骨骼，以生长迅速的干骺端最为严重。主要为生长中的软骨和新生的类骨矿化不足。骨骺板内软骨化骨也发生障碍，不能形成骨小梁。骨骺板和干骺端部分由钙化不足的软骨和未矿化的类骨形成，称为佝偻病中间带。

【影像学表现】

(1)X线表现：以腕、踝、膝和肋骨前端的骨质改变最显著。

①活动期：早期骨骺板的临时钙化带不规则，模糊和变薄，以致消失。干骺端宽大，其中心部凹陷，明显者呈杯口状变形，其边缘因骨样组织不规则钙化而呈毛刷状致密影，向骨骺方向延伸。骨骺出现延迟，密度低，边缘模糊，甚至可不出现。骺与干骺端的距离由于骺板软骨增生肥大、堆积、不骨化而增宽。干骺端两侧出现骨刺，是骨端皮质向干骺端延伸所致。

周身骨骼除显示骨密度减低，皮质变薄和骨小梁粗糙而模糊外，长骨骨干可因骨膜下骨样组织形成而变粗。且边缘模糊。肋骨前端由于软骨增生而呈宽的杯口样膨大。由于骨质软化，承重长骨常弯曲变形，在下肢出现“O”型腿或“X”型腿畸形。少数病例可出现青枝骨折和假性骨折。

②愈合期：临时钙化带重新出现并逐渐加厚。干骺端由于钙盐沉积使杯口状凹陷和毛刷状改变减轻、消失，边缘逐渐清楚而规则。骺与干骺端的距离恢复正常，骨骺相继出现并骨化。骨膜下骨样组织钙化与皮质融合，在骨干的凹面呈均匀性增厚和致密。骨干密度和骨小梁结构逐渐恢复正常。严重的畸形多不能完全恢复。

(2)CT、MR表现：对诊断维生素D缺乏引起的骨骼改变临床上应用较少。

【影像诊断技巧】

依靠X线平片并结合临床和实验室检查即可作出诊断。

二、痛风

【概述】

痛风是以血清及体液中尿酸增加及尿酸钠结晶沉着于关节、关节周围及皮下组织引起炎症反应为特征的代谢障碍性疾患。

【临床表现】

95%男性发病，有家族遗传倾向。临床上分为三期。

(1)潜伏期：常无不适，也可出现肾绞痛及血尿酸增多。

(2)急性关节炎发作期：出现关节疼痛。多累及手足小关节，最常见于第1跖趾关节。剧痛伴红、肿。症状可自行消退、多次反复发作，受累关节也逐渐增多，可有痛风结节、肾绞痛或鹰嘴黏液囊炎。血尿酸高，约1/3病例出现X线变化。

(3)慢性痛风性关节炎期：关节肿痛持续存在，呈非对称性结节样肿胀，皮下痛风结节可溃破流出尿酸盐结晶。常出现慢性肾炎，肾绞痛及心血管病变。

【病理基础】

初期尿酸钠沉积于关节软骨及滑膜面，刺激骨膜而引起炎症反应，导致滑膜增厚，肉芽组织形成。软骨下骨中也可有尿酸钠沉积，引起关节面骨质破坏。当肉芽组织累及关节面时，其血管翳破坏关节软骨及软骨下骨质造成关节间隙变窄。合并关节退变时出现骨端关节面硬化和骨赘形成，最终关节发生纤维性强直和骨性强直。

尿酸钠沉积于关节周围软组织中可导致其周围组织坏死及炎症性反应而形成呈结节状突起的痛风结节，内可钙化。

【影像学表现】

X线表现如下：

①早期：手、足小关节肿胀，无骨破坏。

②部位：常首先出现于第1跖趾关节，后逐渐侵及腕、踝及肘等关节。

③关节局部软组织肿胀：典型表现为卵圆形，界限较分明的密度略高区，常偏于关节一侧，可钙化。

④骨破坏：典型表现为关节端出现边缘锐利的小囊状或穿凿样圆形骨缺损区，其边缘部翘起且突出颇具特征。骨缺损区内可因尿酸盐沉积而密度不均匀甚至呈高密度影，但不多见。

⑤病灶周围骨密度及结构正常。

⑥软骨破坏：为较晚期的X线征，呈关节间隙变窄，关节面不规则且可并发关节退变，出现骨端硬化及关节边缘骨赘。

三、甲状旁腺功能亢进症

【概述】

多见于中年妇女，临床症状与肾、骨骼及消化系统的关系最为密切。

【临床表现】

(1)高血钙症状：多尿、恶心无力等；

(2)肾病症状：尿钙增高导致的肾实质结石和尿路结石症状；

(3)骨病症状：骨痛、畸形和病理基础性骨折；

(4)软组织转移性钙化：可表现为动脉壁钙化、支气管结石、肺结石等。

生化检查对确诊非常重要。原发性甲状旁腺功能亢进可有血清碱性磷酸酶升高、血清钙升高、尿钙增多、血清磷降低、尿磷增多、甲状旁腺素分泌增多、肾小管对磷重吸收降低、尿羟脯酸增高。

【病理基础】

骨骼损害主要病理基础变化是破骨细胞所致的骨吸收，可为普遍性和局限性。骨吸收部位被纤维结缔组织所取代形成纤维性骨炎。局限性骨破坏区内有液化而形成囊肿，其内为棕色液体，称为棕色瘤。骨膜下或软骨下骨吸收，导致骨皮质边缘不规则。

甲状旁腺功能亢进病程中，由于血钙增高从而抑制维生素D的正常代谢，使骨样组织钙化不足，故可引起软骨病或佝偻病。

【影像学表现】

X线表现如下：

(1)普遍性骨质疏松：骨质吸收可导致骨密度减低，骨皮质变薄、骨小梁稀疏而纤细，可清晰或模糊。

(2)骨质吸收：包括骨吸收并囊性变，皮质内骨吸收，软骨下骨吸收。其中骨外膜下骨皮质吸收为本症主要特征。

①骨膜下骨吸收：指骨之骨膜下骨吸收最具诊断意义。最常见于中节指骨的桡侧基底部与骨干的交界处，其皮质外缘模糊或呈花边状毛糙不齐。另一常见部位为颌骨牙槽的硬板。

②皮质内骨吸收。

③软骨下骨吸收。

④局限性骨质破坏。

(3)骨软化改变：儿童或少年期发病，在长骨干骺端可呈现佝偻病改变；成人期，由于有明显的骨质疏松和干骺端已融合，故软骨病的改变不易辨认。

(4)骨硬化改变：少数病例可表现为局限性或弥漫性骨硬化，受累骨密度增高，以长骨干骺部、颅骨和椎体终板附近较为明显。

(5)其他改变

①软组织钙化可见于肾，偶见于滑囊和关节软骨。

②尿路结石为本病的常见并发症。

【影像诊断技巧】

X线检查一般不能对原发性和继发性甲状旁腺机能亢进加以鉴别。某一种X线征象虽无特征，但将临床、化验表现及几种X线征象结合起来还是不难做出确诊的。

第七节　骨关节发育障碍

一、软骨发育不全

【概述】

软骨发育不全系一种全身性对称性软骨发育障碍。

【临床表现】

短肢型侏儒，头颅增大，三叉戟手。

【病理基础】

为常染色体显性遗传。

【影像学表现】

X 线表现如下：

(1)管状骨、长管骨粗短且弯曲，髓腔和松质骨正常，肌肉附着结节明显增大，骨端增宽，向两侧张开，中央凹陷呈“杯口状”或“V”形，骨骺被其包围，继发骨化中心延迟，发育小，提前愈合。

(2)躯干骨椎体较小，后缘可轻度凹陷，前部稍呈楔形，上下缘可不规整。骨盆狭小，骶骨短而窄，髂骨呈方形。

(3)颅底骨变短小，枕骨大孔变小，斜坡变深，颅盖骨相对较大。

二、成骨不全

【概述】

本病是一种结缔组织异常引起的病变。

【临床表现】

骨折、蓝色巩膜和听力障碍。

【病理基础】

累及骨骼、内耳、皮肤、韧带、肌腱和筋膜等组织器官。

【影像学表现】（图 15-7-1）

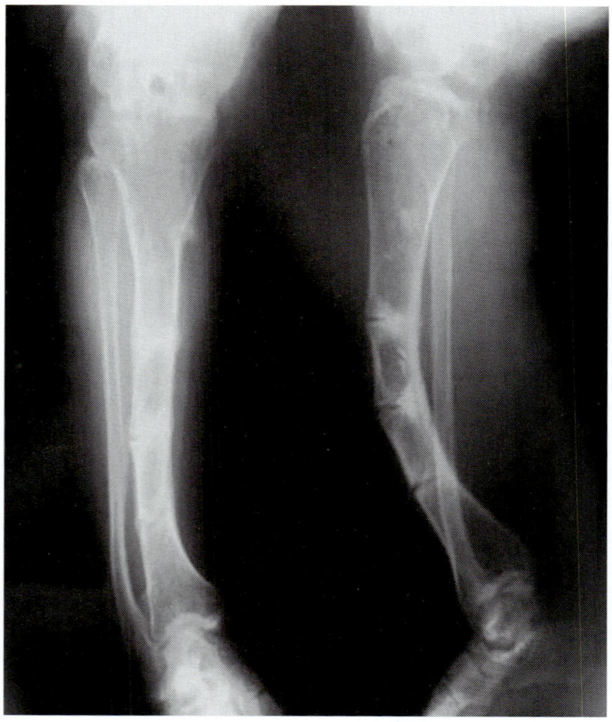

图 15-7-1　成骨不全

X 线表现如下：

(1)长管骨：分为粗短型、细长型、囊型三种类型。

①粗短型，长管骨粗短，伴多发骨折和弯曲畸形，骨皮质纸样菲薄，骨密度减低，骨小梁不清，若大量骨痂形成，则密度可增高。

②细长型，骨干明显变细长，骨密度减低，骨小梁结构不清。

③囊型、骨内可见多发囊区呈蜂窝状，长骨明显弯曲畸形。

(2)颅骨：头颅较小，颅板变薄，严重者颅骨似一薄膜。颅缝增宽，常有许多缝间骨存在。

(3)躯干骨：椎体密度减低，上下缘常双凹变形。肋骨变细，皮质薄。

三、石骨症

【临床表现】

常在轻微外伤后发生骨折，可有贫血，牙齿发育不良，视觉和听觉缺陷。发育迟缓，身材矮小，贫血较重，白细胞和血小板减少，肝脾和淋巴结肿大。

【病理基础】

由于正常破骨吸收活动减弱，钙化的软骨及骨样组织不能被正常骨组织所代替而发生蓄积，使骨质明显硬化且变脆。

【影像学表现】（图 15-7-2）

主要表现为骨硬化，全身大部分骨骼密度均增高硬化，硬化区骨结构消失。

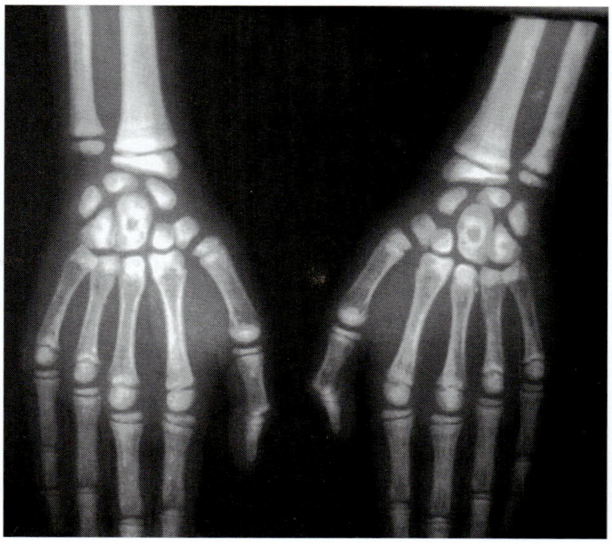

图 15-7-2　石骨症

四、株泪样骨病

【概述】

本病是一种骨硬化性疾病。

【临床表现】

患者反复发作钝痛，休息后缓解，可有感觉异常、肢体水肿。触诊患肢表面硬而不平，皮肤增厚。

【病理基础】

骨轮廓凹凸不平，骨内膜和骨外膜呈不规则增生硬化，成骨细胞活动增加而形成新骨。

【影像学表现】

长骨一侧骨皮质表面出现连续或斑块状硬化，骨皮质内面的增生可引起髓腔变窄，邻近软组织中常有骨质沉积且多在大关节周围。

五、进行性骨干发育不良

【临床表现】

走路不稳，呈鸭步状，活动后易疲劳，亦可出现双下肢疼痛，肌肉萎缩，大小腿粗细相近。成人有肌肉软弱症状。

【病理基础】

骨细胞活动明显活跃，有大量的成骨细胞和破骨细胞，骨膜增生，骨小梁增粗。

【影像学表现】

四肢长骨两侧对称性骨膜增生，骨干明显增粗，皮质增厚，髓腔变窄甚至消失，骨密度均匀一致，干骺端一般不受累。颅骨普遍增厚、板障消失，颅底亦可受累，鼻窦和乳突可气化不良或闭塞。

六、特发性骨质溶解

【病理基础】

关节滑膜可见有增生及肥大的平滑肌细胞，关节软骨完全被纤维组织代替，松质骨进行性吸收，无炎性反应。

【影像学表现】

腕骨进行性溶解吸收，可完全吸收，使尺桡骨互相靠拢。指趾骨近端亦明显吸收而变细变尖，桡骨远端关节面末端呈铅笔样尖细，而相邻的干骺、骨干正常。

第八节　骨肿瘤、肿瘤样变与软组织肿瘤

一、骨瘤

【概述】

骨瘤(osteoma)是一种成骨性良性肿瘤，起源于膜内成骨，多见于膜内化骨的骨骼，也可见于其他骨骼有膜内成骨的部分。骨瘤以构成大量成熟板层骨或编织骨为特点，生成缓慢。

【临床表现】

多在儿童发病，男性较多。生长慢，症状较轻。无恶变趋向。多发生在颅骨，颜面骨及下颌骨偶有发生，分致密骨瘤及松质骨瘤两类。发生于颅外板表面的骨瘤有硬性肿块，一般不引起任何症状。

【病理基础】

骨瘤质硬，有骨膜覆盖，基底与骨组织相连，可有宽广基底或带蒂。切面为骨组织。根据骨密度不同，分为象牙骨型(即致密骨型)及海绵骨型(即松质骨型)，前者多见。镜下显示结构简单，可含有骨板和少许哈氏管，松质骨型者可有骨髓组织。

【影像学诊断】　(图 15-8-1)

(1)X 线平片表现：发生于颅骨的骨瘤，正侧位头颅片常观察不甚满意，因骨瘤一般较小，需投照切线位骨瘤片，肿瘤完全是骨化组织，边缘光滑，呈圆形、椭圆形或分叶状骨性肿块。一种为象牙质高密度，致密骨瘤显示隆起，外表光滑，颅骨骨瘤基底宽广，呈波状。另一种在肿瘤表面为致密骨，其中可见骨纹结构。较大的骨瘤如鸡卵大，少见。发生于颅骨内板的骨瘤少见。在额窦、上颌窦等的骨瘤，常在检查鼻窦炎时发现。

(2)CT 表现：适用于观察发生于颅内板的骨

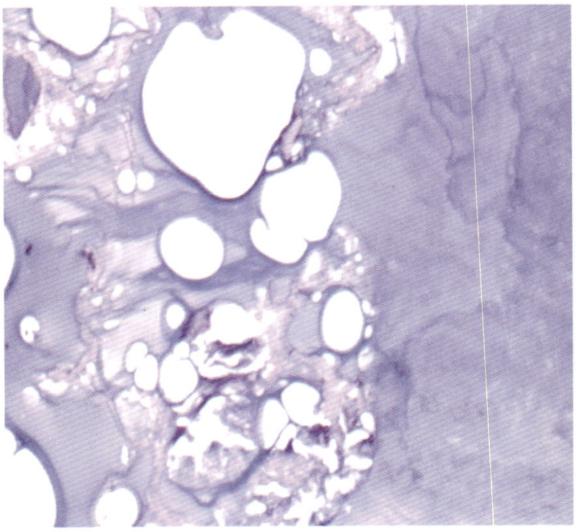
(A)

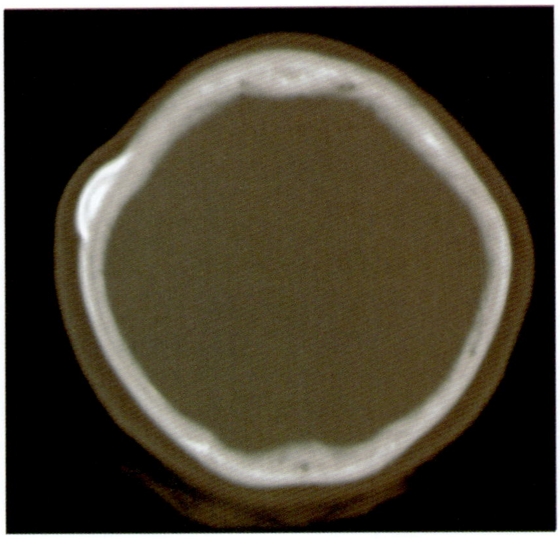
(B)

图 15-8-1　骨瘤

(A)病理基础图片;(B)CT 示右额骨致密骨瘤。

瘤,但应于钙化的脑膜瘤相鉴别。

(3)MRI 表现:检查一般不用。

【影像诊断技巧】

X 线平片对颅骨骨瘤、鼻窦的骨瘤,即可做出明确的诊断,一般不需要 CT 或 MRI 的检查。

二、骨样骨瘤

【概述】

骨样骨瘤(osteoid osteoma)为一种特殊类型的良性病变。主要由成骨性结缔组织及其形成的骨样组织构成。可发生于任何骨骼。特别好发于长骨的骨干或干骺端。

【临床表现】

发病率国内较国外低,约占良性骨肿瘤的1.66%,男多于女,发病年龄以 10～30 岁最多。主要症状为局部疼痛,尤以夜间和休息时加重为其特征,发病缓慢,局部偶有隆起,红肿,热感,肢体活动受限,股骨颈骨样骨瘤均有疼痛及压痛。可由间歇性转为持续性,夜间为重,服阿司匹林可缓解。疼痛加重时跛行。

【病理基础】

大体观察:肿瘤包括瘤巢及周围骨质硬化两部分,瘤巢呈圆形或椭圆形,直径约 0.5～2cm,2cm 以上者少见,瘤巢为暗红色肉芽组织,其中可有颗粒状,砂粒状物质,周围组织发生反应性硬化,厚薄不一。

镜下观察:瘤巢由新生的骨样组织及骨母细胞构成,亦可有些破骨细胞存在,骨小梁逐渐形成以编织骨为主的病变,亦可伴钙化或骨化。

【影像学表现】 (图 15-8-2)

(1)X 线表现:根据瘤巢的部位,X 线分为皮质骨、松质骨型、中心型和骨膜型。瘤巢为骨样组织构成的密度减低影,是诊断本病的主要依据。瘤巢的大小一般为 1～1.5cm,均为单巢,瘤巢内有钙化。瘤巢周围骨质型病变的骨膜反应明显,而有些部位,包括关节囊内病变、末节指骨、肌腱或韧带附着处的瘤巢周围仅有轻微增生硬化。

(2)CT 表现:早期瘤巢小,往往被骨质增生所掩盖,常规 X 线平片难以显示。CT 扫描,尤其是螺旋 CT 能做冠状、横断、矢状面扫描,图像重建,能明确显示瘤巢的正确部位、大小、形态数目。瘤巢呈环形低密度灶,边缘光整,其内可见一圆点状钙化,形成“鸟蛋”状外观,还可观察股骨颈松质骨内之骨质硬化改变。

(3)MRI 表现:肿瘤未钙化的部分在 T_1WI 上呈低到中等信号、T_2WI 上呈高信号,钙化部分在 T_1WI 和 T_2WI 上呈低信号,肿瘤增强后强化明显。肿瘤周围的骨髓和软组织常有充血和水肿,呈长 T_1、长 T_2 信号,并有一定程度的强化。部分肿瘤

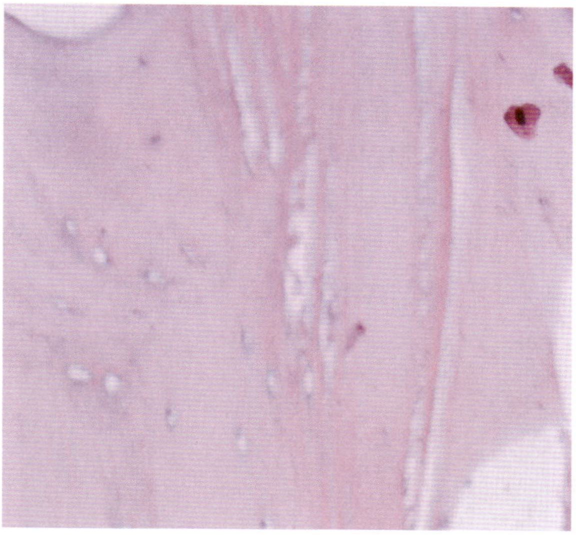

(A)

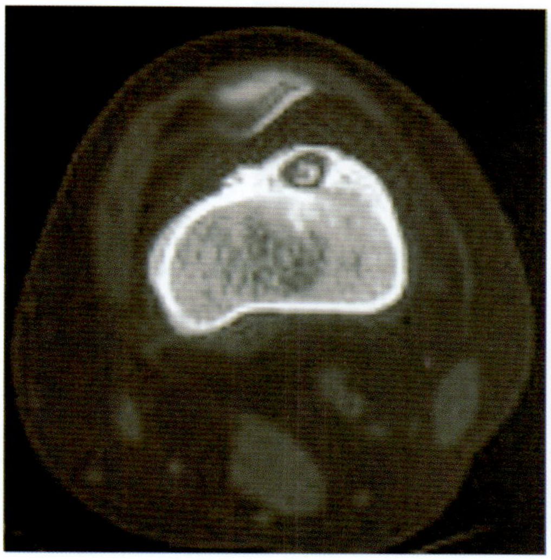

(B)

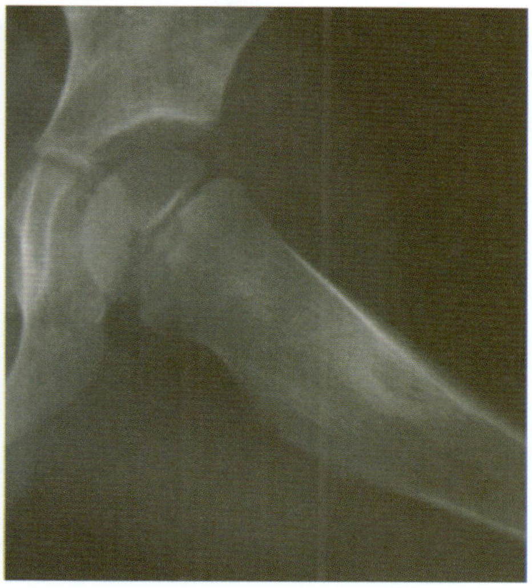

(C)

图 15-8-2　骨样骨瘤

(A)病理基础图片;(B)X 线片示股骨上段类椭圆形瘤巢;(C)CT 图像。

甚至伴邻近关节积液和滑膜炎症。

【影像诊断技巧】

瘤巢为诊断本病的主要依据。本病大多数在 X 线下可以确诊。

三、骨软骨瘤

【概述】

骨软骨瘤(osteochondroma)又名骨软骨性外生骨疣,是最常见的良性肿瘤之一,此肿瘤仅发生于软骨内化骨的骨骼,多见于长管状骨的近骺区,其特征是带有软骨帽的骨性隆起物。

【临床表现】

本病变大都发生于儿童期,临床上多见于10～20 岁,男性发病率略高于女性。肿块的发现是病人前来就诊的惟一因素。早期一般无明显症状。肿块有时会压迫周围组织,如肌肉、神经等,引起疼痛和不适。

【病理基础】

骨软骨瘤约 50%以上生长于股骨下端、胫骨上端和肱骨上端。少数病例见于脊椎、骶骨、锁骨和手足的小骨。在长管状骨,往往发生于干骺端,但偶尔也生于骨骺,即骺生骨软骨瘤。软骨帽的软骨细胞排列与正常骺软骨相似，在年幼病人，偶可见不典型的细胞，如双核细胞等。但总的看来，软骨细胞密集成团，软骨下有成熟骨小梁，其中有时仍可看到软骨小灶。在软骨基质内，可出现钙化及崩解残屑，呈复杂的镶嵌。介乎钙化的骨样组织和软骨帽之间，可见移行区，即软骨基质钙化。用组织化学检查，在软骨帽的软骨细胞内有丰富的碱性磷酸酶和磷酸化酶。

【影像学表现】（图 15-8-3，图 15-8-4）

（1）X 线表现：骨软骨瘤的 X 线图像是很典型的。不论其形态如何，它总是指向骨干，远离骨骺。其边缘可以是整齐的，但也可以凹凸不齐，依软骨的多少而定，有时呈吸墨水纸的墨迹状，表明其中软骨尚未钙化。发生于干骺端肌腱附着处，其生长

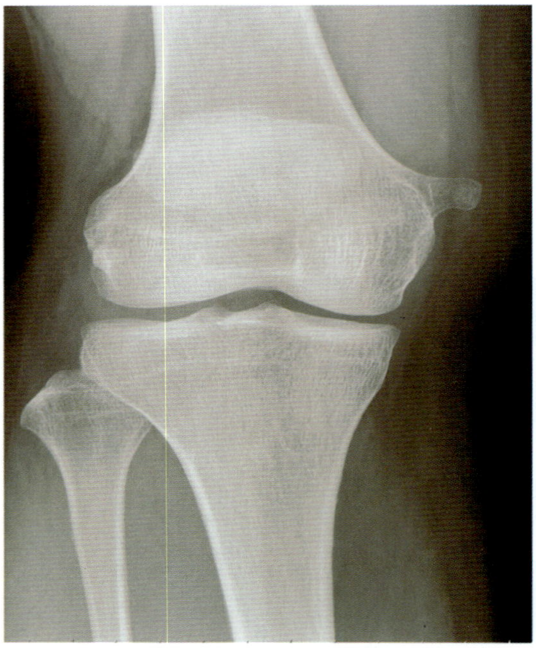

图 15-8-3　骨软骨瘤

X 线片示股骨下段宽基底骨性突起。

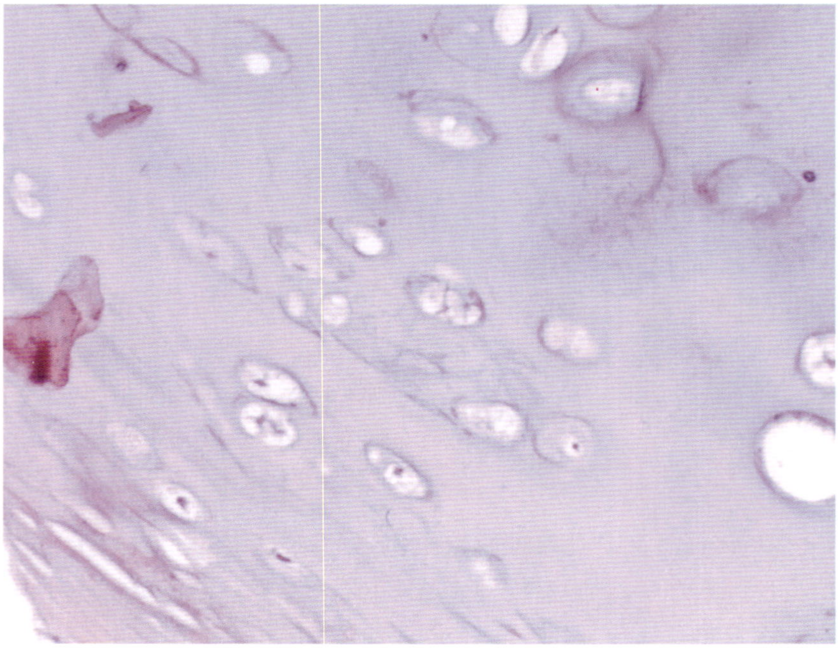

图 15-8-4　髌骨软骨瘤镜下病理图

方向与肌肉牵拉方向一致，呈倒刺状。如软骨帽出现广泛不规则斑点状钙化，应考虑恶性变。

(2)CT 表现：可以较好地显示骨干中轴不规则的肿瘤，瘤顶部有圆形或菜花状不规则的高密度影，为软骨帽内的钙化所致，无钙化的软骨帽 X 线平片显示困难，表现为低密度透亮带。肿瘤较大时压迫邻近骨骼使之畸形、移位、萎缩，在腘窝部的肿瘤可压迫毗邻血管形成假性动脉瘤。

(3)MR 表现：能从多方向切面、多个角度显示瘤体与患骨的关系，特殊的软骨信号能直接显示软骨帽，而软骨帽的变化是恶变的重要征象。MRI 还可显示肿瘤周边的滑囊改变，这些都是 MRI 检查的优点。软骨帽在 T_1 加权像上呈低信号，在脂肪抑制 T_2 加权像上为明显的高信号，信号特点与关节透明软骨相似。

【影像诊断技巧】

因 X 线平片上有特殊表现，诊断并不困难。CT 检查可显示横断面中钙化的形态并与平片对照。CT 有助于与软骨肉瘤鉴别，软骨肉瘤并无软骨帽存在，而软骨帽在 X 线片上不显影。带蒂的骨软骨瘤在 CT 片上其空间与血管的关系易于显示。MRI 检查较少用。

四、内生软骨瘤

【概述】

内生软骨瘤(enchondroma)是较常见的肿瘤，主要见于肢体上的长管状骨和短管状骨。随着肿瘤的生长，患骨的皮质变薄和膨胀。这种情况多见于指骨、掌骨或跖骨。

【临床表现】

可发生于任何年龄，但较少见于 14 岁以下和 50 岁以上的患者，平均年龄 27～47 岁。无性别差异。多见于肢体骨，以指骨、掌骨最为常见，其次为肱骨、股骨、趾骨、跖骨、胫骨、腓骨和尺骨。多数病人无自觉症状。最早引起注意的是损伤。损伤后，局部有疼痛和肿胀。

【病理基础】

肿瘤组织呈蓝白色、坚实或略呈黏液样的透明软骨，其中含有暗淡的白色软骨和黄色砂粒性组织，这些砂粒性组织为高度钙化或骨化的软骨。镜下能观察到软骨的分叶性倾向很明显，软骨小叶被裂隙分隔开来。在空隙边缘，可发生钙化或骨化，甚至可含有脂肪或髓性骨髓。在不同的良性内生软骨瘤中，细胞多少不等。病损的细胞间物质(即基质)可呈透明性、水肿状或黏液样。标志肿瘤为良性的细胞特征是软骨细胞小，单核占大多数。

【影像学表现】（图 15-8-5）

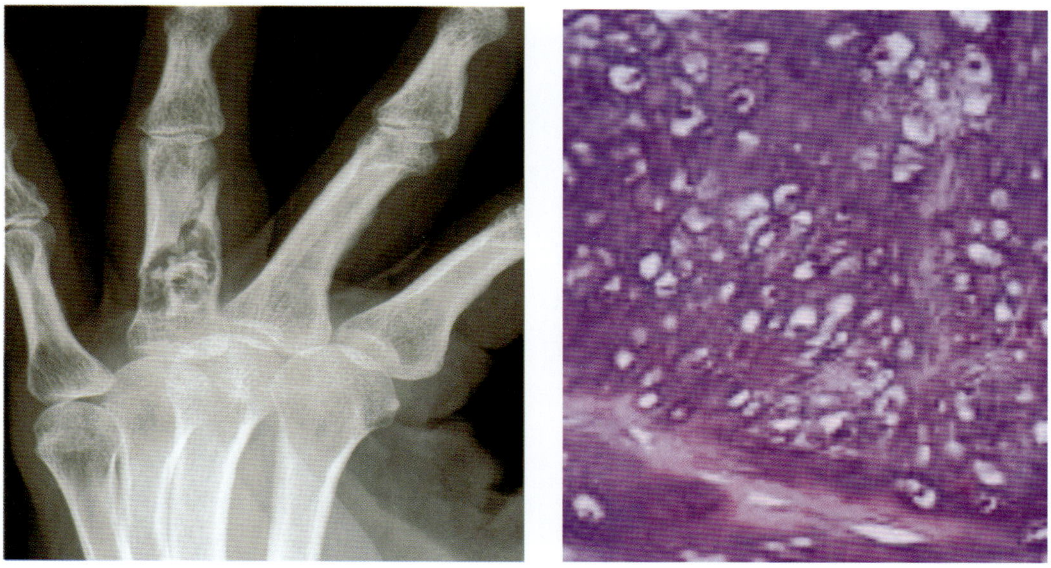

(A)　　(B)

图 15-8-5　内生软骨瘤

(A)X 线片示左第四指近节指骨内生软骨瘤并病理基础性骨折；(B)病理基础图片。

(1)X线表现:内生软骨瘤的X线表现是在骨干内有一个椭圆形骨疏松阴影,很少波及骨骺。病损处于骨干中央时,骨皮质膨胀不明显,若处于一侧,则可使皮质变薄而明显膨胀。骨疏松区呈云雾状,其间可出现间隔或点状密度增深。这种钙化和骨化病灶更进一步说明是内生软骨瘤。内生软骨瘤主要发生于指骨。若在手指的中节指骨或近节指骨有病损,同时有上述的X线表现,几乎可以肯定是良性内生软骨瘤。

(2)CT和MRI表现:X线平片结合临床表现一般都可以诊断软骨瘤,CT用于肿瘤内部无明显钙化、骨皮质的完整性不明确或不规则的进一步估价。MRI的作用是显示肿瘤内部的非钙化软骨、病灶范围、骨皮质有无穿破和肿瘤对软组织的侵犯。软骨瘤在 T_1 加权像上显低信号,在 T_2 加权像上为明显的高信号,与透明软骨的信号相似。注射Gd-DTPA增强能更好地显示病灶,提高诊断的准确率。

【影像诊断技巧】

内生软骨瘤主要发生于指骨,如手指的中节指骨或近节指骨有病变再有上述的影像学表现,几乎可以肯定是良性的内生软骨瘤。大多数的软骨瘤根据X线平片表现和结合临床表现,诊断并不困难,对于无钙化的内生软骨瘤可做CT或MRI检查以排外骨囊肿及骨巨细胞瘤。

五、成软骨细胞瘤

【概述】

成软骨细胞瘤(chondrobalastoma)又称软骨母细胞瘤,是一种良性软骨性肿瘤,成软骨细胞瘤也有恶性的,但极罕见。少数成软骨细胞瘤在组织形态上是良性的,但可表现出侵袭性行为和发生转移,或可恶变为肉瘤。

【临床表现】

好发于10～20岁之间。30岁以上病例罕见。多发生于四肢长骨,以股骨和肱骨最多,多见于肢长骨骺端,向干骺端扩展。一般起病缓慢,病程长,无明显症状或症状轻微,偶有外伤史。有局部疼痛、酸痛,邻近关节不适和活动受限,甚至发生关节积液。极少合并病理基础骨折。

【病理基础】

表现为良性,但需与软骨肉瘤区分。

本病大体呈灰棕色,质脆,肉芽样。部分可有出血或坏死液化,内常有钙化,则呈淡黄色、沙砾样。镜下由于病变演变多样,要求多切片全面检查,不能单凭一小片组织来判定。如有钙化环为一主要特征。一般可显示:①软骨细胞增殖,呈圆或多角形,散有。细胞核大,深染,大小不一,排列整齐。②软骨基质,分散钙化灶。③钙化与肿瘤生长有关。钙化显著部分软骨细胞有坏死出血。④钙化区坏死吸收,多核巨细胞出现。⑤修复性变化,纤维增生,形成软骨样骨样组织。

【影像学诊断】(图15-8-6)

(1)X线表现:肿瘤多位于干骺愈合前的骨骺。发生于关节面下的可突破骨端进入关节;亦可跨越骺板向干骺端扩展,但单纯位于干骺端而不累及骺板和骨骺的极少见。病灶多为圆形或不规则形局限性骨破坏区,轻度偏心性膨胀,少数呈分叶状或多房状、病灶边界清楚,常显示有硬化。病变可穿破骨皮质形成局限的软组织肿块。很少见到骨膜反应,若有则见于干骺端受累的情况。20%～50%的病例在骨破坏区内可出现钙化,多呈小点状、斑片状甚至团块状。肿瘤所在的部位邻近软组织和关节可出现肿胀,多为非特异性炎性反应和关节积液所致,并非均为肿瘤所侵犯。

(2)CT表现:较易显示骨破坏区内的少量钙化以及邻近关节的积液和病灶周围的软组织肿胀,有利于辨认软组织肿块,有助于定性诊断和确定病变范围。

(3)MRI表现:肿瘤在 T_1WI 上呈低信号,而在 T_2WI 上可呈均质高信号,也可因钙化为低信号而出血,囊变区为明显高信号而呈现不同程度的混杂信号。脂肪抑制 T_2WI 上软组织的非特异性炎性反应和关节积液呈高信号,病灶周围髓腔内的充血水肿也呈高信号。增强后肿瘤可有不同程度的强化。

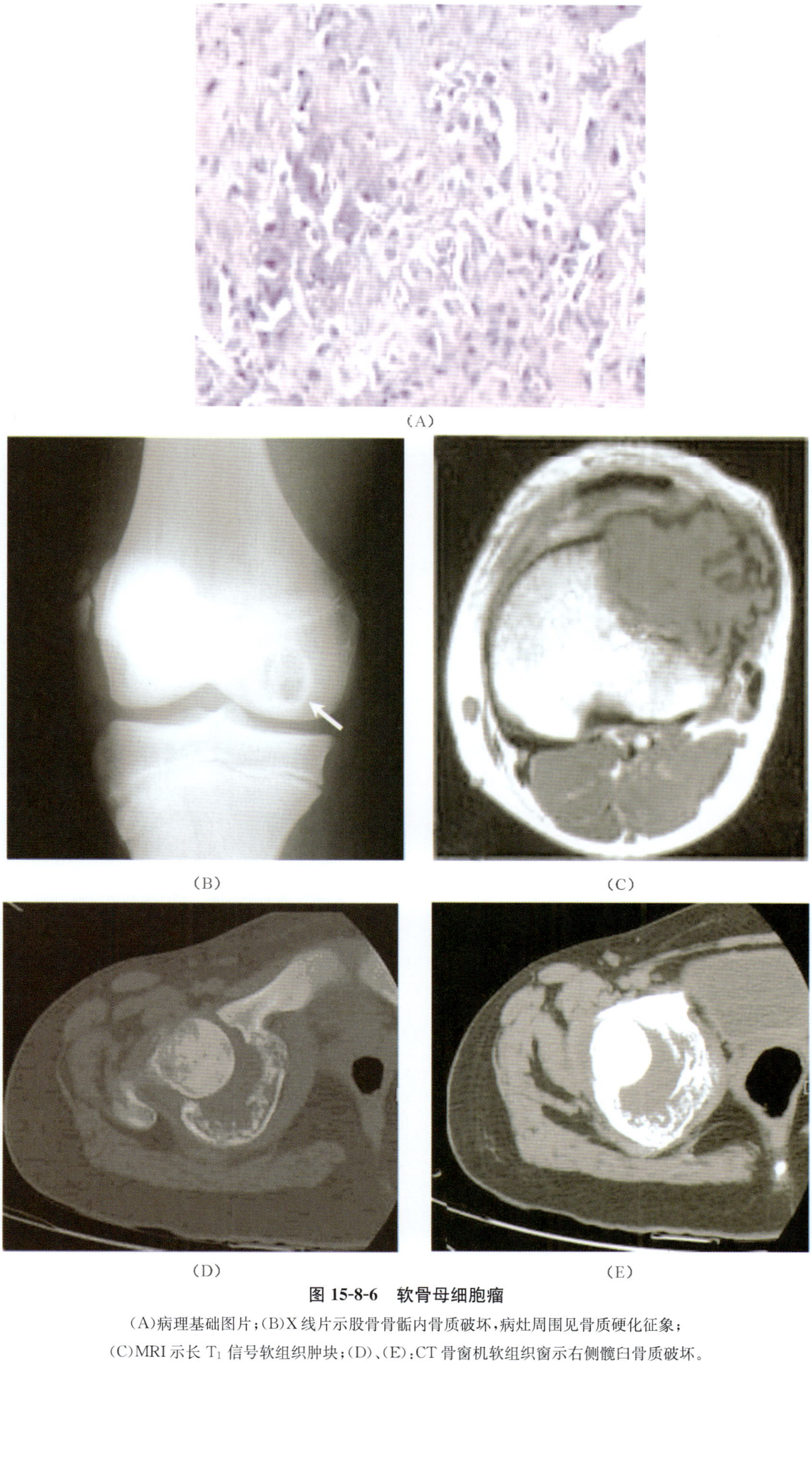

(A)

(B)　(C)

(D)　(E)

图 15-8-6　软骨母细胞瘤

(A)病理基础图片;(B)X 线片示股骨骨骺内骨质破坏,病灶周围见骨质硬化征象;
(C)MRI 示长 T_1 信号软组织肿块;(D)、(E):CT 骨窗机软组织窗示右侧髋臼骨质破坏。

六、尤文肉瘤

【概述】

尤文肉瘤(Ewing's sarcoma)被公认是一种独立的骨肿瘤,但对其来源和性质仍存在有不同的意见,如间充质细胞、成骨细胞,占恶性骨肿瘤的10%～14.2%,而我国此病并不多见。

【临床表现】

本病约占骨恶性肿瘤的4%,以四肢长骨多见,扁骨中多见于髂骨和肋骨。好发年龄在10～25岁,20岁以下好发于长骨骨干,20岁以上则以扁骨多见。男多于女或接近。全身症状常似骨感染,如发热、白细胞增多。局部症状以疼痛为主,局部肿块有时早于骨骼改变出现。

【病理基础】

肉眼所见:肿瘤多发生于骨干部,从骨干中央向干骺端蔓延,自骨肉向外破坏,肿瘤呈结节状,质地柔软,无包膜。切面呈灰白色,部分区域因出血或坏死而呈暗红色或棕色。肿瘤坏死后,可形成假囊肿,内充满液化的坏死物质。肿瘤破坏骨皮质后,可侵入软组织,在骨膜及其周围形成"洋葱皮"样成层的骨膜增生,此为X线典型表现的基础。

镜下变化:瘤细胞呈圆形或多角形,形态相当一致,胞浆很少,染色浅,胞膜不清楚。细胞核呈圆形或椭圆形,大小比较一致,颗粒细,分布均匀,核分裂相多见。瘤组织内细胞丰富,细胞排列成巢状,偶见20个左右瘤细胞呈环形排列,形成"假菊形团"结构。瘤组织常有大片坏死。在肿瘤周围可有新骨形成,为反应性新生骨,而不是肿瘤本身成分。

【影像学表现】(图15-8-7)

(1)X线表现:无特征性,发生于长骨骨干和干骺端者均可分为中心型和周围型。骨干中心型最多见,病灶位于骨干中段髓腔内,呈弥漫性骨质疏松及斑点状、虫蚀样破坏,边界不清。周围骨质呈筛孔样或花边样缺损。骨膜反应呈葱皮样,可被破坏形成骨膜三角,并可见细小放射状骨针。早期病变可穿破皮质形成软组织肿块。骨干周围型其皮质外缘常成蝶形破坏,具一定特征。肿瘤多呈卵圆形

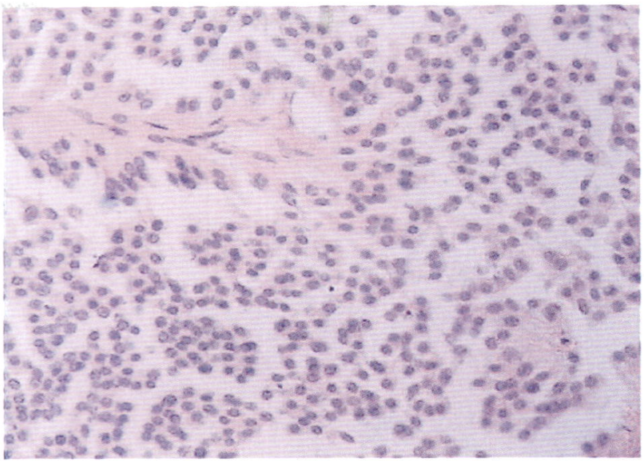

(A)

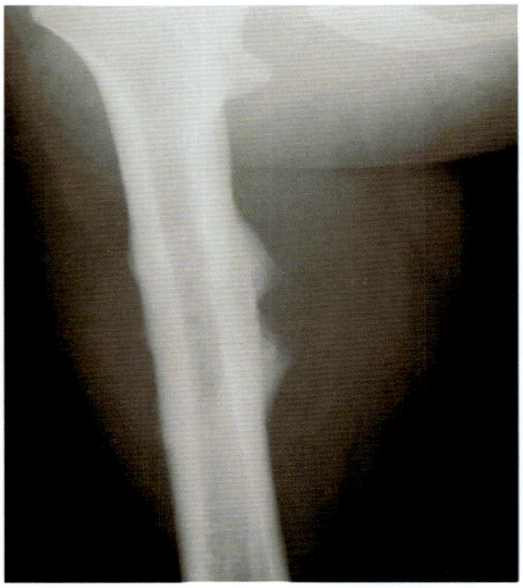

(B)

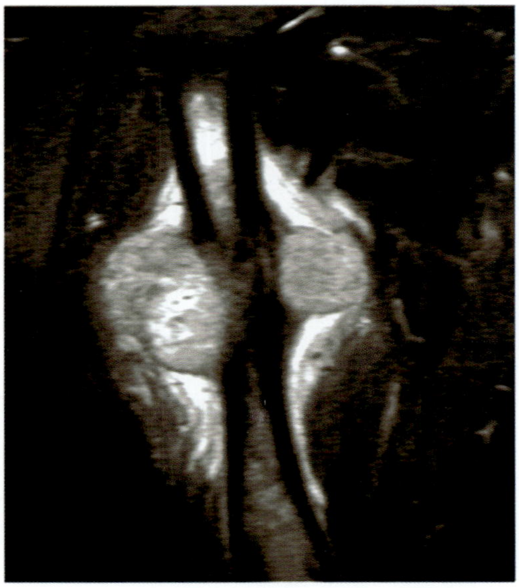

(C)

图15-8-7 尤文肉瘤

(A)病理基础图片;(B)股骨中段骨肉瘤X线表现;(C)同一病例MRI STIR序列表现。

或分叶状向外扩展，软组织肿块较大，与骨破坏不成比例。干骺中心型位于干骺端中央，骨破坏与骨硬化同时出现。干骺周围型位于干骺端边缘，多呈溶骨性破坏并有软组织肿块和骨膜反应，少数可侵及骨骺。发生于扁骨及不规则骨者，亦表现为溶骨性破坏，不规则骨硬化或混合存在。发生于骨外者，主要表现为大小不等的软组织肿块，边界不清，密度较高，少数可出现邻近骨质硬化或皮质粗糙变厚。

(2)CT表现：病变呈片状、筛孔样或虫蚀样溶骨性破坏，其内常包含有斑片状骨质增生硬化。病变早期可见广泛的骨旁肿块，内可有针状骨，长短不一，较纤细，为肿瘤间质成骨。增强扫描肿瘤可有不同程度强化。

(3)MRI表现：显示髓腔内浸润及骨破坏早于平片和CT，呈不均匀长 T_1、长 T_2 信号，皮质信号不规则中断，骨膜反应呈等 T_1 中短 T_2 信号，病变周围软组织肿块呈长 T_1 长 T_2 信号。

【影像诊断技巧】

X线检查仍为首选影像检查方式。CT及MRI能较好地判断肿瘤的范围及侵犯软组织的情况。血管造影对于诊断很有价值。90%的病灶内可显示血管增多且扩张。

核素骨扫描：不仅可显示原发病灶的范围，而且还可发现全身其他病灶。

诊断应结合实验室检查：可有贫血、白细胞增多及血沉加快。血清乳酸脱氢酶活性也可增高白细胞常增高达1万～3万。尤文瘤对放射线非常敏感，肿瘤经照射后，症状可显著好转，故临床上常用其放射敏感性来区别于其他疾病。

七、骨髓瘤

【概述】

骨髓瘤(myeloma)即多发性骨髓瘤，属造血系统肿瘤，是浆细胞异常过度增生所致的恶性肿瘤。异常浆细胞即骨髓瘤细胞浸润骨髓及软组织，产生M球蛋白，引起骨骼破坏、贫血、肾功能损害和免疫功能异常等。

【临床表现】

本病约占骨恶性肿瘤的6%，发病年龄多见于中老年。好发于红骨髓的部位，如颅骨、脊柱、肋骨、骨盆、胸骨、股骨和肱骨近端等。临床表现复杂，骨骼系统表现为全身性骨骼疼痛、软组织肿块及病理基础性骨折；泌尿系统表现为急、慢性肾功能衰竭(骨髓瘤肾)；神经系统表现为瘤细胞对周围神经浸润、压迫以及类淀粉样物质沉积所致的多发性神经炎。其他表现包括反复感染、贫血和紫癜。

【病理基础】

本病起于红骨髓，在髓腔内呈弥漫性浸润，也为局限性。初期为髓腔内蔓延，骨外形正常，后期可破坏骨皮质，侵入软组织。瘤细胞可分为浆细胞型和网状细胞型，有时两型混杂存在。目前多按免疫学方法分为分泌型和非分泌型两类，前者占90%以上，后者不到10%。肿瘤为圆而脆软的实质新生物，切面有时为深红色或深灰色，血管丰富。在显微镜下可见其主要成分为圆形或椭圆形细胞，排列紧密。细胞间隙缺乏有支架作用的纤维间质。细胞的形状和构造，和血液中的浆细胞完全无异。胞核位于偏心，核膜清晰，核构造呈车轮状。胞浆丰富，染色嗜酸性，胞壁整齐清晰，有少数细胞有两个胞核。

【影像学表现】(图15-8-8)

(1)X线表现

①广泛性骨质疏松改变：表现为广泛性骨质密度减低，骨小梁变稀变细，骨皮质变薄，并有粟粒状骨质破坏，皮质不均，断续不连。出现骨质疏松部位易发病理基础性骨折，尤以肋骨、脊椎易发。

②多发性骨质破坏：肿瘤生长迅速者，常表现为伴有软组织肿块和边缘模糊的溶骨性破坏；生长慢者，则为边缘清楚的膨胀改变。骨质破坏有以下几种表现形式：

穿凿状：瘤细胞为多发性局限性增殖形成球形瘤结时，表现为多发性圆形透亮区，无硬化边缘，亦无骨膜改变，病灶边缘锐利。以颅骨为最多见。

蜂窝状：为多数大小近似的囊状骨破坏区，相互靠近重叠。

鼠咬状：系边缘模糊的齿状破坏区，融合成为大片破坏。

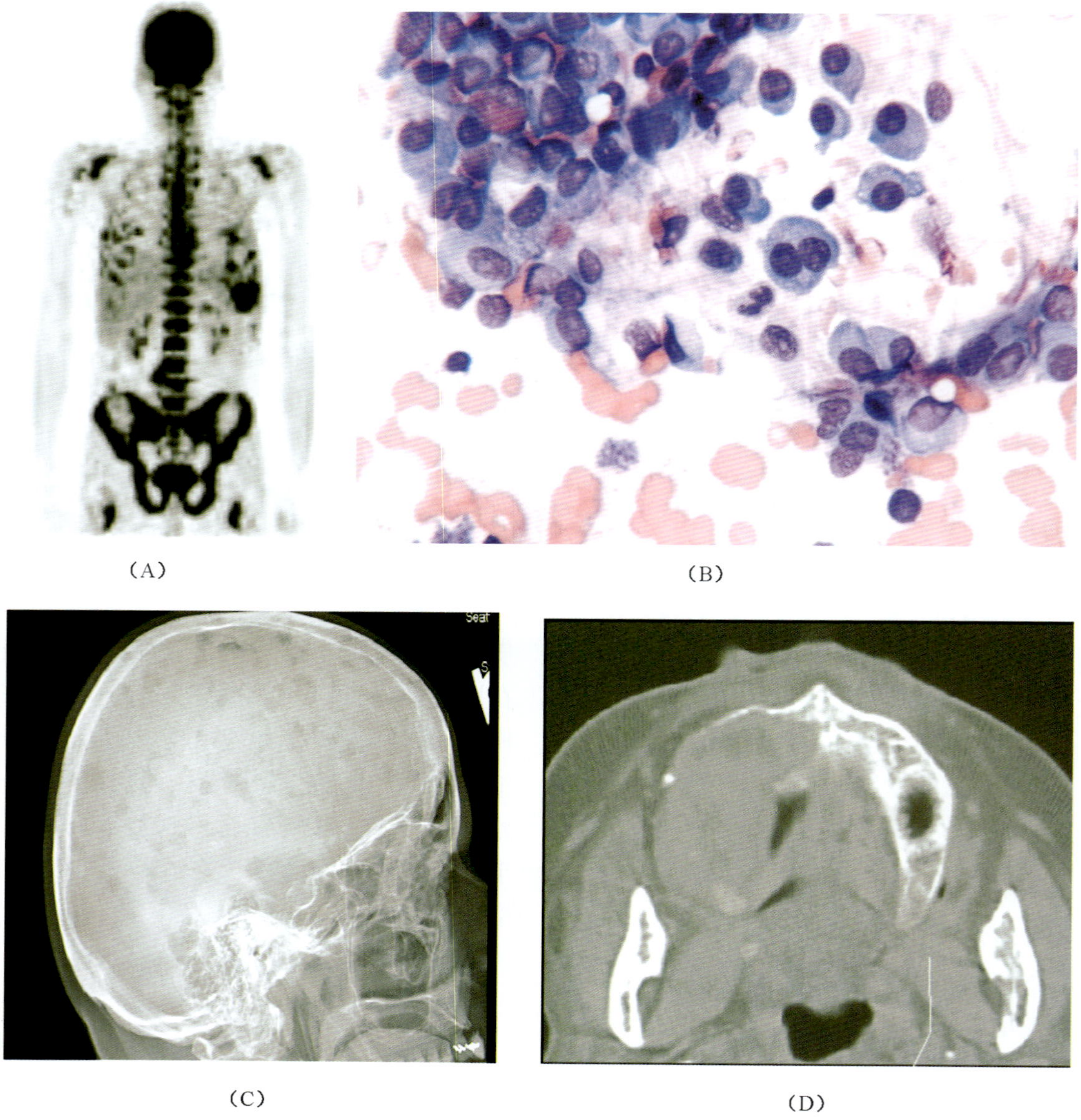

图 15-8-8　多发性骨髓瘤

(A)ECT 全身骨扫描示多处异常浓聚灶;(B)病理基础图片;(C)颅脑 X 侧位片示颅骨多发虫蚀样骨质破坏;(D)CT 示右上颌骨软组织肿块并骨质破坏。

皂泡状:囊状骨缺损大小不一,以弯曲的薄壁为间隔。

蛋壳状:见于长骨端,系严重的骨破坏后残留下的薄层骨皮质。

③硬化性骨质改变:很少见,且出现硬化性骨质改变的部位及方式亦呈多样性表现。

(2)CT 表现:检查时病灶与骨痛部位颇相符合,当 X 线平片阴性时,CT 可在此部位发现早期病灶,典型的 CT 表现是多发性、边缘锐利的小圆形低密度区,边缘很少硬化。有时伴有大块溶骨性破坏,有时又可表现为骨小梁成分的减少并夹杂有低密度骨质缺损。

(3)MRI 表现:在 T_1 加权像上对检测由骨髓瘤所取代的骨髓区域特别敏感,并可与骨质疏松相鉴别。在 T_1WI 上肿瘤表现为低信号,而在 T_2WI 上为非常高的信号强度。Gd-DTPA 增强后中等强化。

【影像诊断技巧】

典型的多发性骨髓瘤病例诊断并不困难。主要依据骨髓穿刺活检发现异常浆细胞浸润,X 光片发现骨质破坏性改变,血清电泳检出 M 蛋白或

(和)尿中存在轻链。由于多发性骨髓瘤患者的骨骼侵犯主要为溶骨性。骨骼形成增加的测定方法如碱性磷酸酶与放射性核素扫描均无帮助。

八、骨肉瘤

【概述】

骨肉瘤(osteosarcoma)为骨生肉瘤中最恶性者,发病率略低于软骨肉瘤,占骨生肉瘤的2/5弱,发病机理不明。多数学者认为骨组织的任何部分均能产生骨肉瘤,但以骨膜深层为最易。

【临床表现】

患者多为10～25岁的少年或青年。由畸形性骨炎转变者,年龄常超过50岁。长管状骨的干骺端为骨肉瘤最易发生的部位。骨骺、骨干和其他任何部位的骨组织,亦能发生骨肉瘤。约75%发生于股骨下端和胫骨上端。最早的主诉为持续的局部钻入样疼痛。剧痛往往不能忍受,尤以夜间为甚。疼痛发生2～3个月后,局部或可摸到肿瘤,但软硬不定,且有轻度压痛。患者体温略有增高,体重减轻。化验检查,早期可发现轻度贫血、白细胞计数增多和血清碱性磷酸酶增加。骨肉瘤主要通过血行转移,最常见的是肺转移,其次为骨转移。还可以发生跳跃性转移。

【病理基础】

骨肉瘤的主要组织成分为肿瘤性成骨细胞、肿瘤性骨样组织和肿瘤骨。其成分的多寡,随肿瘤性成骨细胞分化程度而异。分化比较成热者,肿瘤骨多,称为硬化性骨肉瘤,分化比较原始者,肿瘤骨少,称为溶骨性骨肉瘤。介乎二者之间者,即有不同程度的溶骨性和硬化性骨肉瘤。

在肉眼观察下,骨肉瘤的性质颇不一致,有坚硬如象牙者(硬化性骨肉瘤),有脆软如肉芽易出血、瘤骨极少者(溶骨性骨肉瘤)。

显微镜检查,肿瘤组织的成分亦复杂无常。在硬化性部分的切片中,可以发现不分层,无骨小管系统,排列杂乱、染色颇深的肿瘤骨小梁。肿瘤骨小梁间隙之中,可能有未被破坏的正常骨质存在,与肿瘤骨对比,更显出肿瘤骨小梁不服从生理力线原则的紊乱现象。在溶骨性部分的切片中,则可以发现肿瘤骨稀少或不存在,偶尔或有散在的骨样组织,但肿瘤性成骨细胞极多,分化原始,大小不一,胞浆多少不匀,胞膜不清,胞核大,染色深,分裂多。此外血管丰富,有成窦状者,其管壁系由肿瘤细胞所形成。上述两种显微镜下的不同组织像,可能存在于同一骨肉瘤中。此点说明,骨肉瘤一旦发生,不论其为硬化性或溶骨性,恶性的程度不可能有太大差别。

【影像学表现】(图15-8-9)

(1)X线表现

①软组织变化:常见软组织肿胀和软组织肿块。

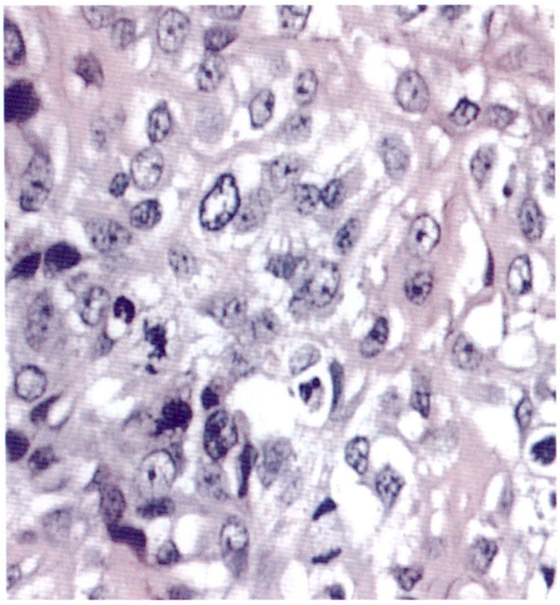

(A)

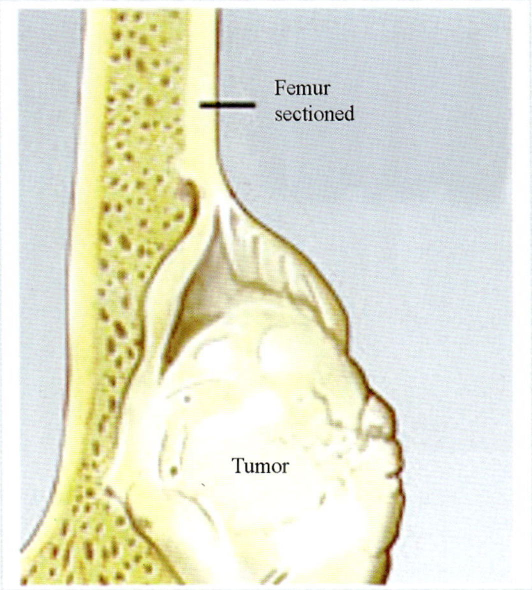

(B)

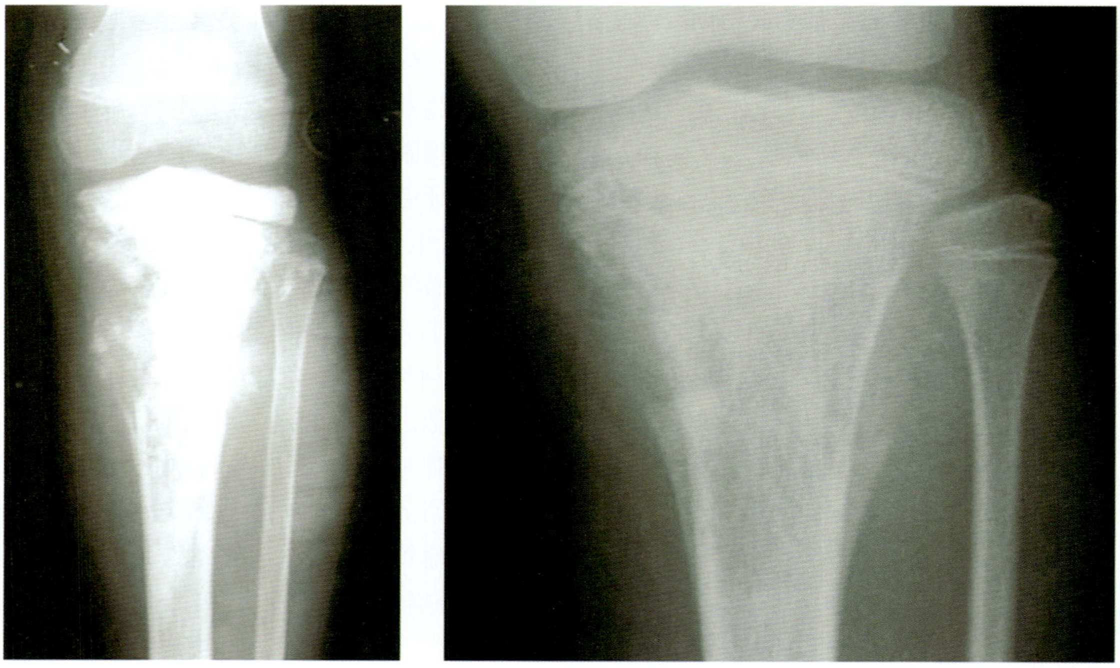

(C)

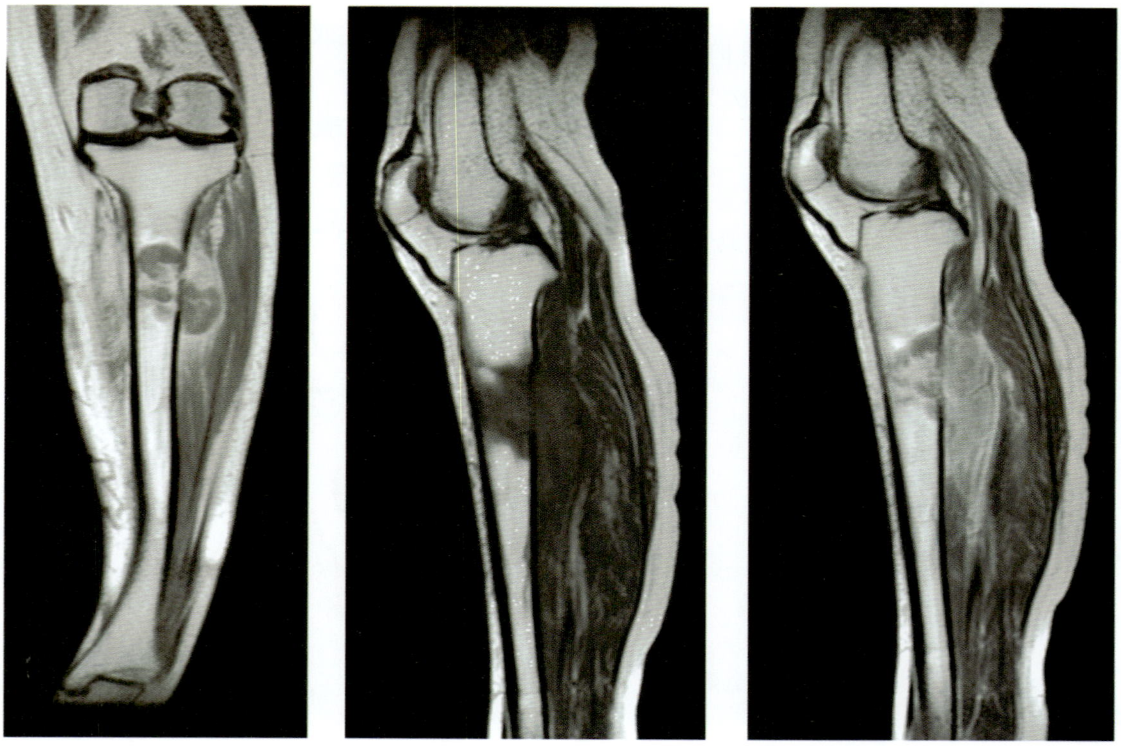

(D)

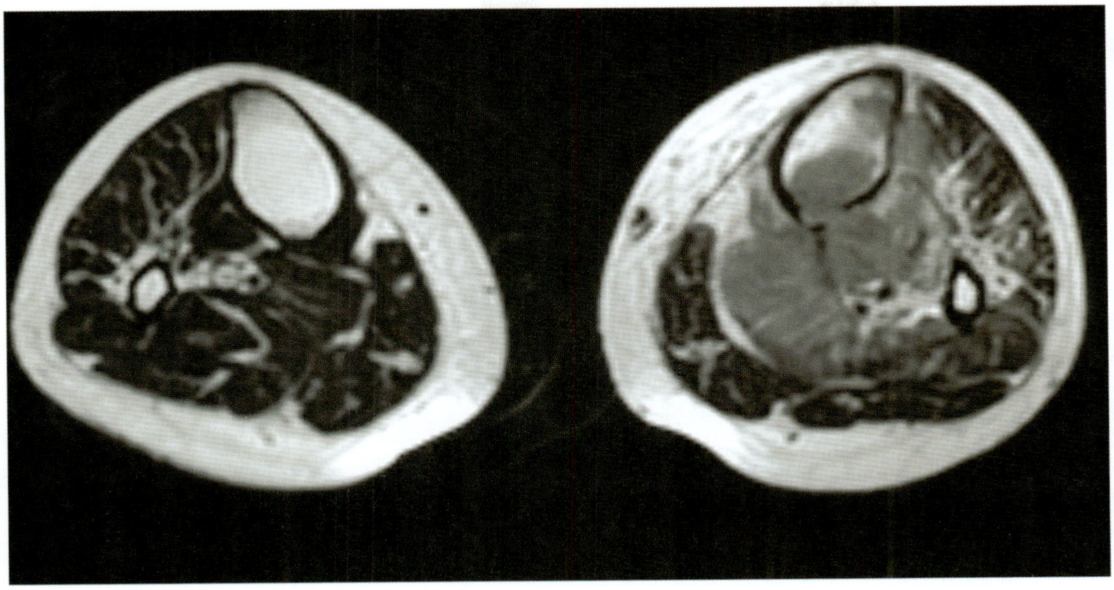

（E）

图 15-8-9　骨肉瘤

(A)病理基础图片；(B)骨肉瘤示意图；(C)X片示胫骨上段骨质破坏及瘤骨形成；(D)MRI T_1WI 及增强扫描；(E)与(D)为同一病例轴位 T_1WI+GD。

肿块的边缘可清楚，但大多数是模糊的。呈现局部软组织密度不均匀的阴影，边缘可不规则或呈分叶状。肿块中可发生瘤骨或环形钙化。深部软组织可使肌间隙脂肪层受压移位。肿瘤向软组织浸润性生长，可见肌肉脂肪被分割和中断的征象。肿瘤侵犯关节可见脂肪垫受压，软组织肿块阴影在关节内表现更为清楚。

②骨膜变化：有多种形态。当肿瘤发展的早期尚未侵犯骨皮质时，骨膜表现为较薄而光滑的平行线状。较厚的层状或葱皮样骨膜常说明肿瘤的恶性程度高、生长快或肿瘤已向骨外生长、肿瘤突破肌膜时，表现为骨膜反应层次模糊、破坏、中断或呈袖口征，骨膜新生骨小梁间有瘤骨形成时则骨膜反应密度增高且均匀一致。

③骨质变化：主要是骨质破坏，骨松质的破坏主要表现为骨密度减低和骨小梁结构的消失。皮质骨的破坏则表现为骨质缺损。松质骨可发生弥漫浸润性破坏，是肿瘤侵蚀骨和骨髓的结果。

④软骨变化：主要表现为软骨破坏和软骨钙化。成骨肉瘤晚期可侵犯骺板软骨和关节软骨。造成软骨细胞被肿瘤所吞没，软骨基质被溶解，骺板软骨被侵犯时，表现为先期钙化带破坏、中断、消失。软骨钙化系瘤软骨基质钙化，不少呈软骨肉瘤的内部有瘤软骨，瘤软骨细胞分化越好，钙化越多，密度越高。反之钙化减少、越模糊。钙化呈环形，多位于软组织肿块内。

⑤瘤骨：瘤骨是成骨肉瘤的组织学特征，也是最重要的本质性的X线表现。瘤细胞可向成骨、成软骨或成纤维发展。当其向成骨方向发展时，在同一肿瘤的不同部位，瘤细胞的分化程度和生长速度是不均衡的。毛玻璃样密度增高区是生长较活跃分化最差的肿瘤骨；棉絮状瘤骨密度均匀而边缘模糊是分化较差的肿瘤骨；象牙质瘤骨密度最高，边界清楚，生长缓慢，是分化较好的瘤骨，反射状瘤骨只在骨皮质外呈放射状向软组织内伸展。

(2)CT表现：CT较X线平片能更准确地显示肿瘤侵犯的范围，平扫表现为不同程度的骨质破坏或骨质增生硬化，骨膜增生在CT上表现为高密度，肿瘤侵犯髓腔时，使低密度的髓内组织变为不规则的密度增高，并沿长骨轴蔓延，也可在髓内形成跳跃性转移灶。肿瘤向外生长突破骨皮质时，可显示骨皮质中断，并在骨外形成软组织肿块，其CT值约20～40Hu，含有钙化或瘤骨时，CT值可增高在500Hu以上。肿瘤内瘤组织坏死时出现不规则密度减低区，其CT值近似液体。多数成骨肉瘤转移或侵犯邻近肌肉血管，却很少累及关节。CT增强后扫描可清楚显示软组织肿块的边缘，并有利于显示肿瘤于大血管的关系，了解血供情况。

(3)MRI表现：MRI检查时表现出的影像特点反映了肿瘤的主要细胞类型和肿瘤内部有无出血坏死，成骨细胞瘤的瘤骨在 T_1 和 T_2 加权像上均为低信号强度，骨髓和骨皮质被肿瘤组织取代后，T_1 加权像上的信号强度低于肌肉的信号强度，而在 T_2 加权像上呈高信号强度。肿瘤破坏骨皮质时，可使原来极低信号轻度的皮质变薄、不规则或消失。在 T_2 加权像上由高信号的肿瘤组织代替。肿瘤可穿破皮质向周围组织侵犯，使软组织内出现不规则肿块，在 T_2 加权像上，其信号强度较骨内肿瘤明显增高。若肿瘤侵犯血管神经束，MRI能够清楚显示，较平片和CT优越。

【影像诊断技巧】

X线平片是最基础也是最重要的检查方法，绝大多数的病例X线平片均有其特殊表现，可以作为诊断的依据。在此基础上再根据实际需要选用其他检查来解决平片难以解决的其他特殊问题。但舍弃平片的基础检查直接采用其他方法往往得不到预期的效果。

九、骨纤维肉瘤

【概述】

骨纤维肉瘤(fibrosarcoma of bone)起源于骨纤维结缔组织，较少见，多为原发性，少数为继发性。

【临床表现】

本病约占骨原发肿瘤的3.83%，多见于20～40岁，男多于女。好发于四肢长骨干骺端或骨干，以股骨下端、胫骨上端最多，颅骨、脊椎、骨盆等亦可发病。主要表现有局部疼痛和肿胀，可有病理基础性骨折。

【病理基础】

肿瘤主要由成纤维细胞及其所产生的胶原纤维构成，可发生出血坏死及囊变。肿瘤可分为中央型和周围型(骨膜型)。中央型多见，起至骨内膜，可穿破骨皮质形成软组织肿块。周围型起至骨外膜，环绕骨干向外生长，于母骨紧密相连，亦可直接侵及骨皮质及髓腔。部分可继发于畸形性骨炎、骨纤维异常增殖症、慢性感染等。少数为多发型，此型除骨多发病变外，还可同时伴有内脏或软组织肿块。

【影像学表现】(图15-8-10)

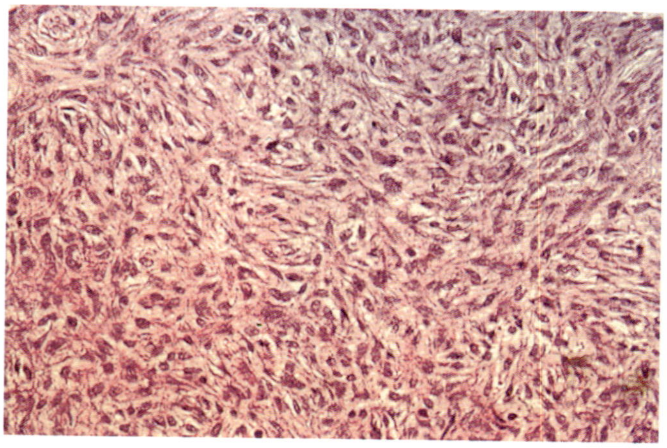

(A)

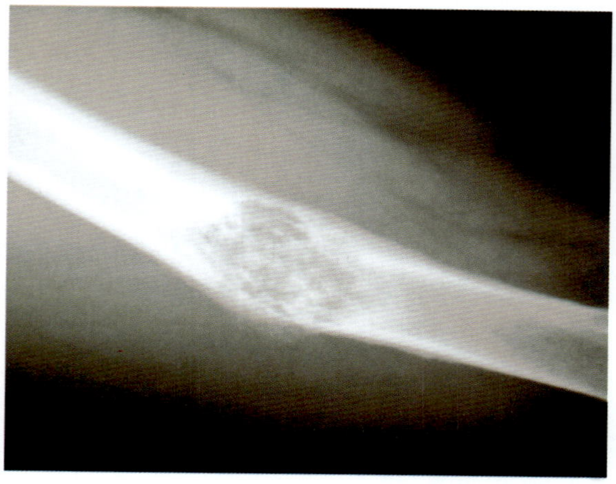

(B)

图15-8-10　骨纤维肉瘤

(A)病理基础图片；(B)X线片示肱骨中段囊状骨质破坏。

（1）X线表现

①中央型：多见，表现为边缘模糊的溶骨性破坏，周围呈筛孔样改变，一般无骨膜反应，无反应性骨硬化。常有局部软组织肿块，可发生病理基础性骨折。瘤区内无明显骨化及钙化。生长慢者，破坏区可呈囊状，甚至呈膨胀性骨破坏。

②周围型：少见，表现为骨旁软组织肿块和邻近部位的骨皮质毛糙、压迫性缺损或虫蚀样破坏，亦可穿破皮质侵入骨髓腔。

③多发型：少见，表现为多骨多发溶骨性骨破坏，同时伴有内脏和软组织的多发肿瘤。

④继发型：罕见，表现为在原有骨病变的基础上出现溶骨性骨破坏区和软组织肿块。

（2）CT 表现：中央型表现为溶骨性或轻度膨胀性骨破坏区，周围伴有明显软组织肿块，瘤内少有钙化及骨化征象。周围型表现为邻近骨皮质的不均匀软组织密度肿块。肿瘤巨大时，可出现不规则低密度区。增强扫描肿块呈不均匀强化。

（3）MRI 表现：肿瘤在 T_1WI 像上多为低信号，T_2WI 上因分化程度不同，可呈高信号、低信号或混杂信号。

十、软骨肉瘤

【概述】

软骨肉瘤（chondrosarcoma）是起源于软骨或成软骨结缔组织的一种较常见的骨恶性肿瘤。它可经软骨内成骨过程产生钙化和骨化，但不产生肿瘤细胞直接形成的肿瘤性骨样组织或骨组织。

【临床表现】

软骨肉瘤约占原发性骨的肉瘤类病变的10%，发病率男性约是女性的2倍。肿瘤多见于成人，30岁以下少见，35岁以后发病率逐渐增高。发病高峰年龄在中老年，当它发生于年轻人时，常在少见部位，且预后更差。软骨肉瘤好发于扁骨、肢带骨和长管状骨的近段。按解剖学位置可分为中心型和周围型。中心型软骨肉瘤很少发生于原有的良性病变基础之上，因此被称为原发性软骨肉瘤。反之周围型软骨肉瘤常发生在原有良性病变基础之上，如骨软骨瘤，故称为继发性软骨肉瘤。原发性软骨肉瘤以钝性疼痛为主要症状，由间歇性逐渐转为持续性，邻近关节者常可引起关节活动受限。但多无明显肿块。周围的继发性软骨肉瘤以肿块为主要症状，发展缓慢，也可以无症状。如果周围的继发性软骨肉瘤发生于有潜在空间的部位，如盆腔，直到病灶体积巨大时，临床才能查到。

【病理基础】

分化较好的肿瘤为蓝白色，半透明略带光泽，呈分叶状。肿瘤表面有纤维性假包膜，纤维组织伴随血管伸入瘤内，将肿瘤分隔为大小不等之小叶。软骨基质的钙化多沿血管丰富的小叶边缘区进行，故多呈环状，并可见以软骨内骨化方式形成骨质。分化差的瘤组织柔软如肉芽组织或蜡油样物质，钙化不明显。

【影像学表现】（图 15-8-11）

（1）X线表现：中心性软骨肉瘤是软骨肉瘤中最常见的类型，约占80%，常发生于30岁以上的男性，最常发生的部位是骨盆、长骨，特别好发于股骨和肱骨，它可发生在骨骼的任何部位。

典型的软骨肉瘤呈现出特征性的髓腔的膨胀，皮质增厚和骨内扇贝样花边状改变常见，常伴有爆米花样、逗点状、弧形和环状钙化。骨膜反应可以缺乏，也可呈中断的良性表现，或呈明显侵袭性特征。一些病例可有软组织肿块。周围型软骨肉瘤多为骨软骨瘤恶变。骨软骨瘤恶变多表现为软骨帽不规则增厚变大，边缘模糊，并形成不规则软组织肿块，其内出现不同形态的钙化影。骨软骨瘤原有的钙化影变淡、模糊、残缺或消失；原来的骨性基底可被破坏，有时尚可见残迹，有时已完全消失。原骨性基底附着部的骨皮质可被破坏甚至是大片骨缺损。

（2）CT 表现：中心型和周围型的软骨肉瘤均有帮助。CT 平扫时中心型软骨肉瘤表现为髓腔内高、低混合密度病灶，其中破坏后的残余骨、瘤骨、软骨钙化呈高密度，囊变呈低密度。有时在骨质破坏后形成巨大软组织肿块，其中表现为高密度骨化影。周围型软骨肉瘤可出现与中央型软骨肉瘤相似的表现，但它的整个病灶有蒂与相应骨皮质相连，病变顶部有一层软骨帽，密度低于同层肌肉组织，也可伴有散在钙化的高密度。中央型软骨肉瘤突破皮质向外生长或周围型软骨肉瘤均可形成

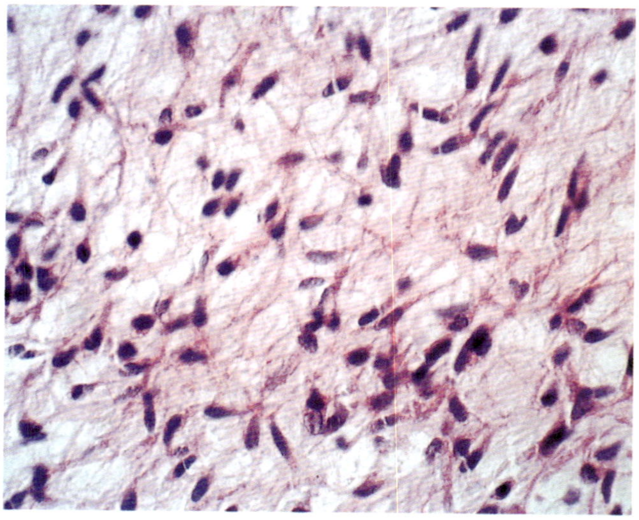

(A)

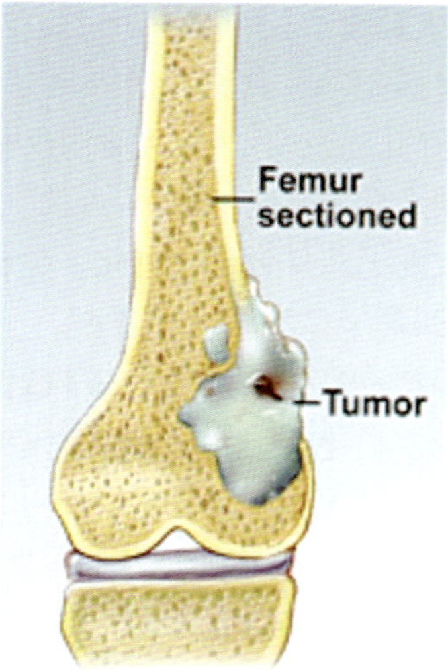

(B)

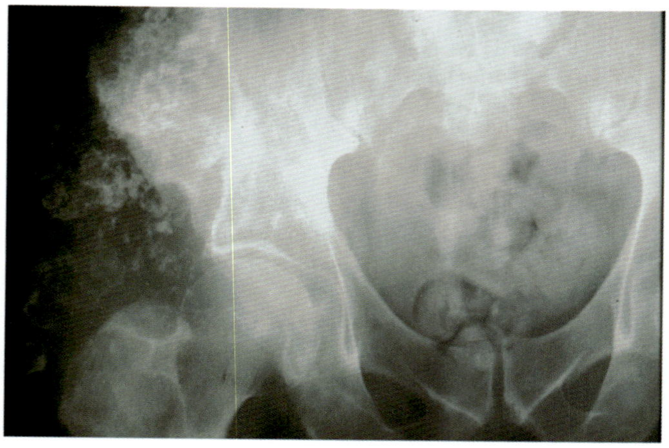

(C)

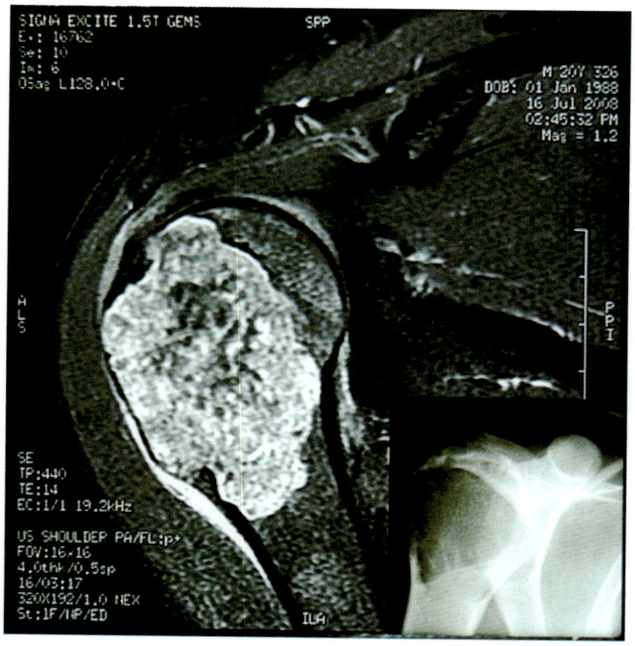

(D)

图 15-8-11　软骨肉瘤

(A)病理基础图片;(B)示意图;(C)X 线片示右侧髂骨骨质破坏并大量爆米花样钙化;(D)MRI STIR 序列示右肱骨头及颈部分页状高信号区。

软组织肿块，且体积大而密度不均，含斑点状钙化。肿块常呈分叶状、结节状，轮廓清晰。CT 增强后可显示肿瘤周边强化，其可见分隔状强化伸入其中。表现为分叶状的髓内肿块，伴散在高密度钙化，被肿瘤侵及的骨髓 CT 值是正值，而正常的脂肪性骨髓是负值。

(3)MRI 表现：表现为非特异性，一般来讲肿瘤呈分叶状，在 T_1WI 上呈低到中等信号的强度，恶性度高的信号强度常更低；在 T_2WI 上呈高信号强度，钙化呈低信号强度或无信号。低恶性度的肿瘤因含透明软骨而呈均匀的高信号，但恶性度高的信号轻度不均匀。增强后能够显示出扇贝样花边状的边缘强化和被强化的曲线样间隔，同时伴有独特的环状、弧形强化影，类似于内生软骨瘤的表现。

【影像诊断技巧】

肿瘤的主要成分是分化程度不同的瘤软骨细胞，其中常有钙化和瘤骨，故钙化是一突出的 X 线征象。X 线表现为环形、半环形或弧形钙化，还可出现团块状、多环状和斑片状等形态，均系环状钙化聚集后的重叠影，是诊断软骨肉瘤的可靠征象。

CT 有良好的密度分辨率和避免了组织的重叠，显示钙化的效果优于平片，可以显示平片不能发现的钙化灶，有助于定性诊断。MRI 能清楚显示软骨帽，对估计骨软骨瘤是否恶变有一定的帮助，若软骨帽的厚度大于 2cm，则软骨肉瘤的可能性大。

十一、骨化性纤维瘤

【概述】

骨化性纤维瘤(ossifying fibroma)又称纤维骨瘤，是由纤维组织和骨样组织混合构成的良性肿瘤。

【临床表现】

好发于 20～30 岁，女性多见。多发于颅面骨，少数见于长骨，偶尔可发生于软组织。生长缓慢，症状轻微，可表现为局部硬性肿块。

【病理基础】

肿瘤发生于骨髓腔，具有向骨及纤维组织双向发展的特点，有纤维组织瘤性增生，又有瘤骨形成。表现为致密的纤维组织中，散有数量不等的骨组织。

【影像学表现】(图 15-8-12)

(1)X 线表现：病变呈单房或多房、形态不规则的膨胀性骨质破坏，周边有硬化，无骨膜反应。病变若以骨组织为主，则密度增高；若以纤维组织为主，则密度较低，其内可有或散在或密集的骨化或钙化影。也可表现为弥漫性密度不均或磨玻璃样改变。长骨病变多位于胫骨干前侧皮质或皮质下，可占据骨干的 1/3～1/2，不跨越骺线，易出现胫骨弯曲畸形。

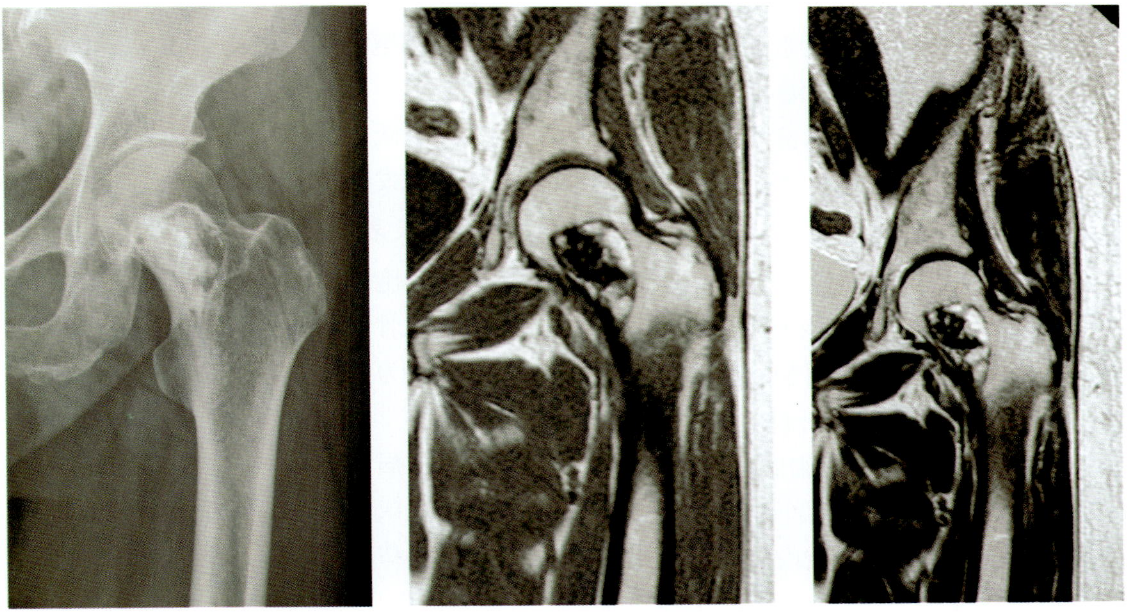

(A)　(B)　(C)

图 15-8-12　骨化性纤维瘤

(A)X 线片示左股骨颈内类椭圆形膨胀性骨质破坏，周边骨质硬化，囊腔内见瘤骨形成；(B)同一病例 T_1WI 像；(C)同一病例 T_2WI 像。

(2)CT 表现：病灶呈边缘清晰的骨破坏区，边缘有硬化，有轻度膨胀。其内有骨化程度不一的不均匀高密度影、致密的骨间隔和低密度囊变区。

(3)MRI 表现：病变区纤维及骨化部分呈低信号，囊变部分因蛋白含量不同，其信号强度不一。

【影像诊断技巧】

根据临床典型症状及 X 线表现不难诊断。需与下列情况鉴别：

(1)纤维异常增殖症：病变多发，范围广泛，境界不清，常伴有骨骼变形。颅面骨者多属硬化型，自行消失者罕见。术后易复发。

(2)囊性纤维性骨炎：又称棕色瘤，因为新陈代谢紊乱而引起的全身骨骼疾病。多因甲状旁腺机能亢进，骨中钙质转移至血液中，造成广泛骨质疏松。颌面部多发生于女性青年之下颌骨。

十二、非骨化性纤维瘤

【概述】

非骨化性纤维瘤(non-ossifying fibroma，NOF)是骨结缔组织源性的良性肿瘤，无成骨活动。骨骼发育成熟时，有可能自行消失。

【临床表现】

青少年好发，以 8～20 岁居多，男稍多于女。多见于下肢，股骨和胫骨，其次为肱骨和颌骨。上肢和短扁骨比较少。多位于干骺端，但不侵及骨骺线，或者近于骨干侧。发病缓慢，症状轻微或偶尔发现，局部可有酸痛、肿胀。化验检查无异常。

【病理基础】

肉眼观察，肿瘤边界清晰、偏位性，质坚实或有韧性，切面呈黄色或暗棕色。由含有类脂质的黄色和褐黄色的纤维结缔组织构成。如果肿瘤由多个病灶组成，可成分叶状。一般无骨膜反应。显微镜下，组织学特征为梭形的纤维母细胞性增生，呈漩涡状或席纹状排列，有少量胶原纤维和纤维母细胞。网状纤维一般很丰富。间质内有时有出血及含铁血黄素沉积，后者可见于梭形细胞和多核巨细胞内。瘤内无成骨活动，可与纤维异常增殖症区别。边缘由肿瘤膨胀性扩展可产生反应性骨质硬化。组织学图像与良性纤维组织细胞瘤一致。这些特征表明，本瘤为纤维组织细胞性来源的肿瘤。

【影像学表现】 (图 15-8-13)

(1)X 线表现：可分为皮质型和髓腔型。皮质型多位于一侧皮质内或皮质下，呈单房或多房的透光区，长轴多平行于骨干。大小约 4～7cm，最长可达 20cm。边缘有硬化，以髓腔侧明显。皮质膨胀变薄或中断，无骨膜反应及软组织肿块。髓腔型多位于长骨干骺部或骨端，在骨内呈中心性扩张的单或多囊状透光区，侵犯骨横径的大部或全部。密度均匀，有硬化边。少数病灶可自愈。

(2)CT 表现：病灶内密度低于肌肉组织，增强扫描无强化。骨改变与平片所见相同，但更清楚显示病灶在骨内的位置、周围骨结构及邻近软组织改变。

(3)MRI 表现：目前应用报道较少，表现为长 T_1 短 T_2 信号，硬化边呈更低信号。

【影像诊断技巧】

多发生于青少年，临床症状不明显，结合 X 线特点应考虑到本病。确定诊断需要病理基础检查。

十三、骨巨细胞瘤

【概述】

骨巨细胞瘤(giant cell tumor of bone)又称破骨细胞瘤是一种局部侵袭性肿瘤，大部分为良性，部分生长活跃，也有少数一开始就是恶性。它是比较多见的原发骨组织肿瘤之一。

【临床表现】

骨巨细胞瘤好发于长管状骨的骨端，其好发部位顺次为股骨下端、桡骨下端、股骨上端和胫骨上端。患者多为 20～40 岁的青壮年。骨骺愈合前的骨巨细胞瘤非常少见，可以说骨骺愈合是一个界限。男女发病率相等。主要症状是患部疼痛和压痛。位于表浅部位的，早期可出现局部肿胀和形成肿块。患部功能活动受限，表面皮温升高。

【病理基础】

目前尚难以确定骨巨细胞瘤属何种细胞来源，一般认为来源于骨内不成骨的间充质组织。肉眼

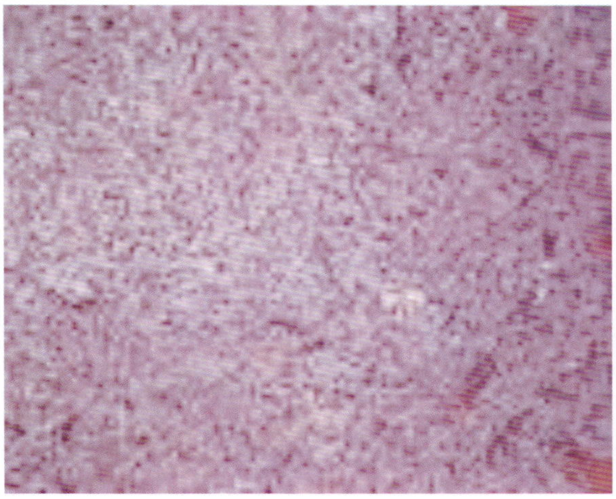

(A)

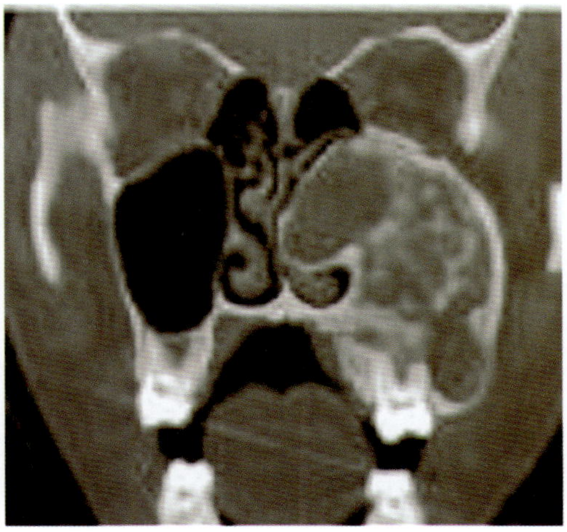

(B)

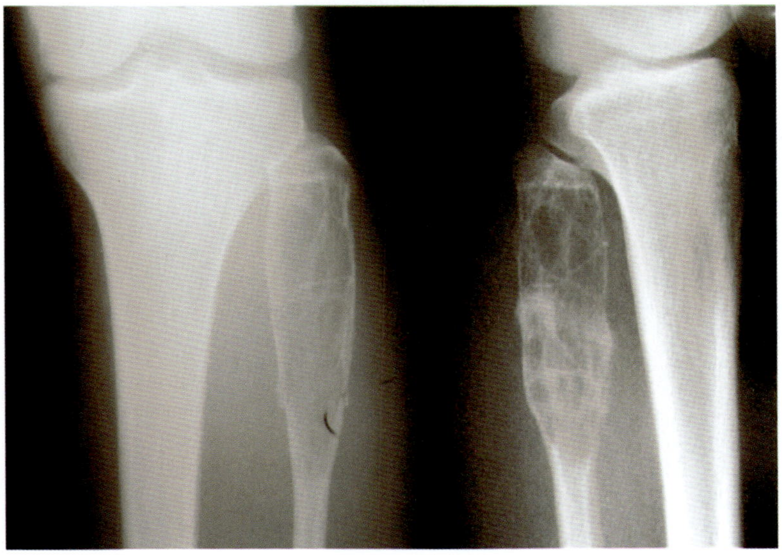

(C)

图 15-8-13　非骨化性纤维瘤

(A)病理基础图片;(B)CT 冠状面重建图像左上颌骨囊状膨胀性改变;(C)X 线片示腓骨上段多囊状膨胀性透光区。

观察肿瘤切面呈棕红色,肉样,质软。可见出血灶和含液的坏死囊腔。镜下其主要组织成分为类似破骨细胞的巨细胞和比较瘦小的梭形或圆形的基质细胞。后者是决定肿瘤性质的细胞。胞核形状与基质细胞的胞核同。

【影像学表现】(图 15-8-14)

(1)X 线表现:典型的 X 线表现是发生于长骨端的偏心性溶骨性病变,边缘清晰模糊锐利并有膨胀,皮质变薄。病变一般伸延到骨端并停止于关节面。一般无新骨形成,亦无骨膜或骨内膜增生。其膨胀和分隔现象形容为"肥皂泡状"阴影,是巨细胞瘤的典型表现。

(2)CT 表现:巨细胞瘤在 CT 平扫时表现为膨胀性分房的低密度区,骨皮质变薄,病灶周围密度稍高,病灶内若有出血,密度可能会更高。增强后 CT 稍慢病灶可不强化或强化。肿瘤内密度不均,有时可见液-液平面。肿瘤于松质骨的交界多清楚,但无骨质增生硬化。

(3)MRI 表现:通常在 T_1 加权像上为低信号或中等信号强度,T_2 加权像上呈低到高的信号强度,某些病例可以有局灶性的高信号区。肿瘤内有出血的病例,T_1 和 T_2 加权像上均为高信号区。

【影像诊断技巧】

X 线检查为首选。对于解剖结构复杂的部位。

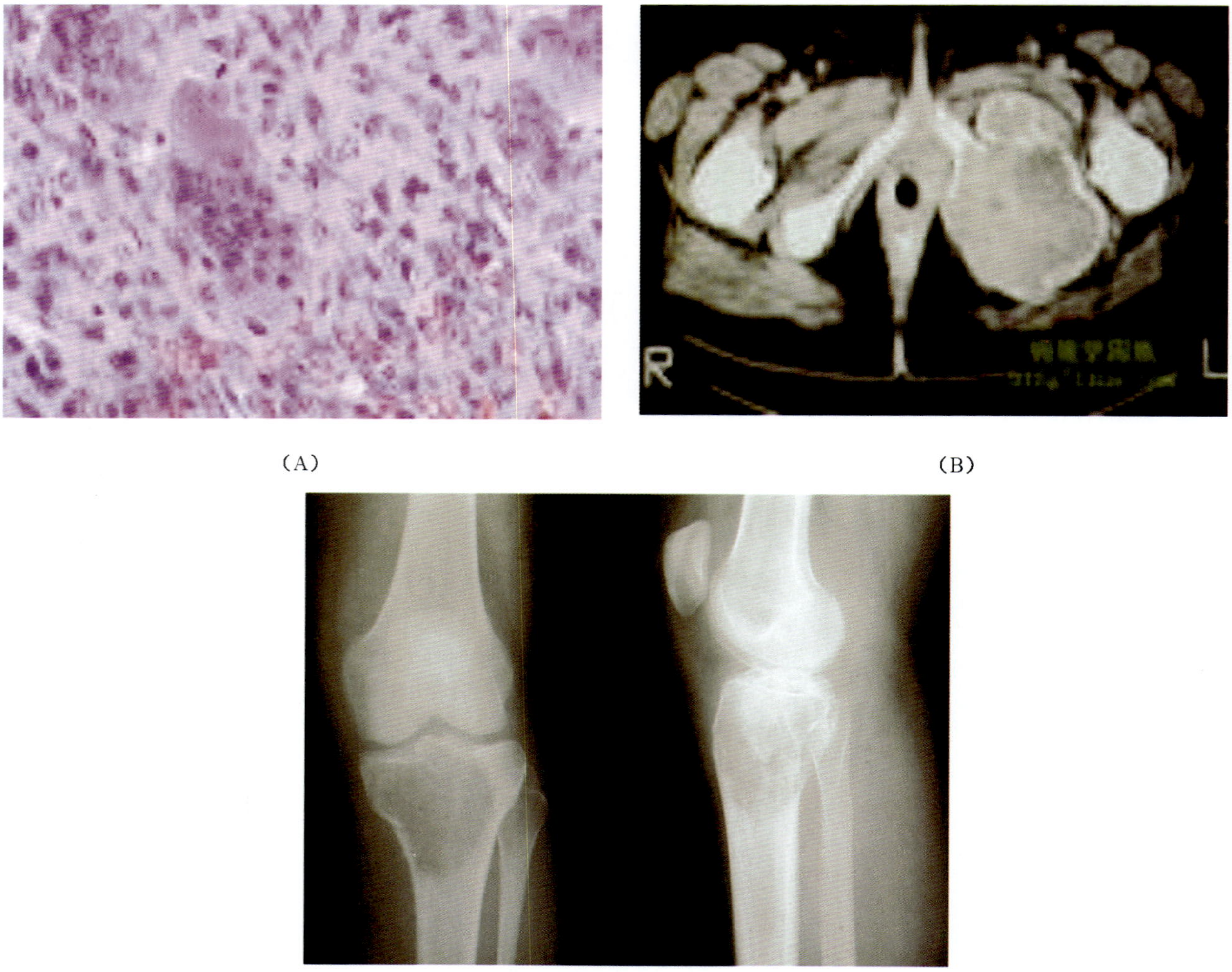

（A）　　　（B）

（C）

图 15-8-14　骨巨细胞瘤

(A)病理基础图片;(B)CT 片示左侧坐骨结节膨胀性分房状低密度影,骨皮质变薄;(C)X 线片示右胫骨近端皂泡样改变。

对于侵袭性强的肿瘤,CT 也能显示其相应的特征,最诊断有很大的帮助。MRI 的优势在于显示肿瘤周围的软组织情况,于周围神经、血管的关系,关节软骨下骨质的穿破,关节腔受累,骨髓的侵犯和有无复发等。

十四、脊索瘤

【概述】

脊索瘤(chordoma)少见,多数学者认为是由遗留或迷走的脊索组织所产生。好发于骶尾椎和颅底蝶枕骨部位。肿瘤发展慢,不转移、但局部扩张和侵犯性大。

【临床表现】

患者多为壮年。晚期方出现症状,多由肿瘤扩大侵犯或压迫邻近重要组织或器官所引起。当肿瘤位于颅底部时,患者逐渐产生因脑压增高而引起的症状。当肿瘤位于骶尾椎时,患者有尿失禁、便秘,坐骨神经痛等症状。

【病理基础】

肿瘤有纤维假包膜,内含灰白或浅黄色胶状物。因出血或坏死大体标本中可发现暗红色出血区、含液质的假囊腔以及肉芽样组织。镜下的组织形态易与软组织或胶状癌混淆。其主要成分为形状大小不一、排列成束或成片的上皮样细胞。有的细胞膨胀得很大,胞浆透明,含多量空泡。细胞间为黏液基质。

【影像学表现】（图 15-8-15）

（1）X 线表现：主要为溶骨性破坏。头颅部脊索瘤多见于颅底的斜坡、蝶窦附近，使蝶骨体和大翼发生骨质破坏、并可侵犯筛窦、蝶窦、枕骨大孔和枕骨两侧。蝶窦部分尤其是鞍背和后床突以及蝶骨嵴和蝶窦壁等处的骨质破坏尤为明显。骶尾部脊索瘤多侵犯骶 2 以下的骶尾骨，早期在侧位片上可看到骶骨的膨胀，随后即发生溶骨性破坏，待生长至软组织时，表现为一边界清楚的肿块，软组织内可出现钙化的残余，在骨质破坏的边缘可看到肿瘤的阴影。

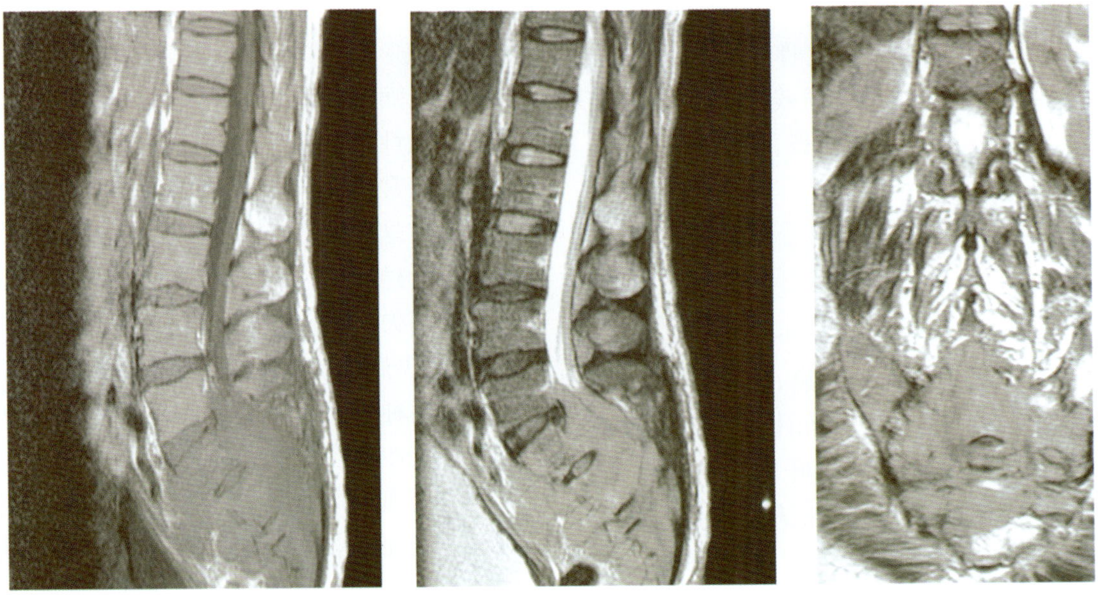

（A）

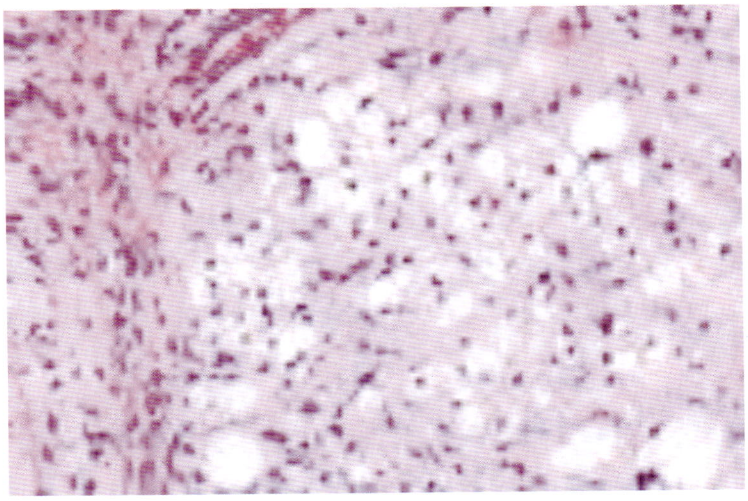

（B）

图 15-8-15　脊索瘤

（A）MRI T_1WI 矢状面及 T_2WI 矢状面冠状面示骶骨脊索瘤；（B）病理基础图片。

（2）CT 表现：表现为骶尾部骨质破坏，甚至下部骶椎和尾骨完全消失。肿瘤可在周围软组织内生长，形成分叶状的低密度肿块。周围骨质的分界清楚锐利。肿瘤内常可出现点片状高密度影，为破坏残余骨和钙化灶。整个病灶边界清楚，增强扫描在肿瘤边缘部分强化明显，肿瘤中心也有轻度强化。手术后肿瘤复发可再出现软组织肿块，而缺乏骨质变化。

(3)MRI 表现：能清楚显示脊索瘤的范围和生长方向，特别是显示肿瘤向椎管内生长的情况更为有效。在 MRI 的 T_1WI 上肿瘤信号不均，多数为低、等混合信号，伴有出血时可出现高信号。T_2WI 上肿瘤显示为高信号，肿瘤内的钙化斑状信号。Gd-DTPA 增强后，可见肿瘤轻度强化。

【影像诊断技巧】

好发于骶尾骨和颅底蝶枕骨部位。由于脊索瘤的溶骨性改变及软组织内的残余钙化特点，CT 检查为本病的首选影像检查手段。

十五、骨转移瘤

【概述】

骨转移瘤(skeletal metastasis)是指骨外其他组织、器官的恶性肿瘤，包括癌、肉瘤、和其他恶性病变转移至骨而发病。具统计较原发性骨良、恶性肿瘤多见，仅次于肺和肝转移瘤，居第三位。骨转移瘤多见于中、老年人，以 51～60 岁最多。

【临床表现】

骨转移瘤的主要临床表现主要是疼痛，多为持续性，夜间加重。有时可出现肿块、病理基础性骨折和压迫症状。实验室检查，成骨性转移者碱性磷酸酶增高、血清钙磷酸正常或偏低；溶骨性转移者血清钙磷增高；前列腺癌转移者磷酸酶增高。

【病理基础】

转移途径主要是血行转移，肉眼所见无显著特异性，瘤灶多位于髓内，多见于红骨髓丰富之处，如扁骨和长骨骨端。转移瘤可引起溶骨性破坏，有的可伴有反应性骨质增生。切面见瘤组织多呈灰白色，常伴有出血、坏死。显微镜下转移瘤的形态结构一般与原发瘤相同。

任何恶性肿瘤都有发生骨转移的可能。但有时很少转移至骨，称厌骨性肿瘤，如皮肤、消化道和子宫的恶性肿瘤；有时则常发生骨转移，称亲骨性肿瘤，如前列腺癌、肾癌、甲状腺癌、乳癌、肺癌和鼻咽癌。骨肉瘤、尤文瘤和骨的恶性淋巴瘤也可发生骨转移。全身任何骨都可发生转移瘤，但以骨盆、脊柱、颅骨和肋骨最多见。一般认为膝、肘以下相对少见骨转移。

【影像学表现】(图 15-8-16)

(1)X 线平片表现：骨转移瘤的 X 线表现可分为溶骨型、成骨型、混合型，以溶骨型常见。在溶骨性转移常呈多发性单纯溶骨性破坏，开始在松质骨内呈虫蚀状破坏，以后逐渐扩大并融合成大片状，边缘不规则，周围无硬化，亦可侵犯骨皮质，很少进入软组织形成肿块。常伴发病理基础骨折，很少骨膜反应。病变可在一骨内广泛分布，亦可累及多骨。单发性转移往往破坏范围较大，故病理基础性骨折亦较常发生，骨折后可出现少量新生骨。成骨性转移常呈斑点状或棉球状密度增高，偶尔致密如骨质象牙样，其中的骨小梁粗乱、增厚或其微细结构完全消失。成骨性转移较溶骨性的生长缓慢，症状轻，很少病理基础骨折。混合性转移则具有溶骨和成骨两种变化，亦可在同一骨骼具有溶骨性病灶也有成骨性病灶，亦可在一些骨骼呈溶骨性而另一些骨骼出现成骨性病变。骨转移瘤的平片 X 线表现虽不能确定来源和性质，但某些肿瘤具有选择性转移的倾向，具有一些 X 线表现特点，故在一定程度上仍具有提示原发灶部位和性质的作用。

(2)CT 表现：病变骨的显示远较 X 线平片敏感，常在病人并无骨痛症状或常规检查阴性时即可发现病灶，病灶居于一骨或数骨。溶骨性转移瘤表现为低密度区，边缘较清楚。成骨性转移瘤 CT 表现为高密度区，边缘较模糊。混合性转移的骨破坏呈高、低混合密度区。转移瘤偶尔可突破骨皮质形成软组织肿块。CT 对诊断骨转移瘤的有效率为 80%。

(3)MRI 表现：在 T_1WI 上可以很灵敏和准确的检测转移性肿瘤的骨髓侵犯，转移灶常常在 T_1WI 上呈低信号区，在 T_2WI 上呈高信号区。由于 MRI 对水肿很敏感，故 MRI 发现转移灶的数目和范围要比 X 线平片和 CT 的多和准确。MRI 对核素扫描后发现的病灶，分辨是真实的转移灶骨髓侵犯还是非肿瘤性病变很有帮助。初步的经验表明，对转移灶骨肿瘤的检测 MRI 比核素更敏感。如病人疑有转移灶，而 X 线检查阴性、骨扫描阳性和 CT 检查可疑的病人可用 MRI 来检查。此外，MRI 由于软组织分辨率高，可直接显示脊柱的转

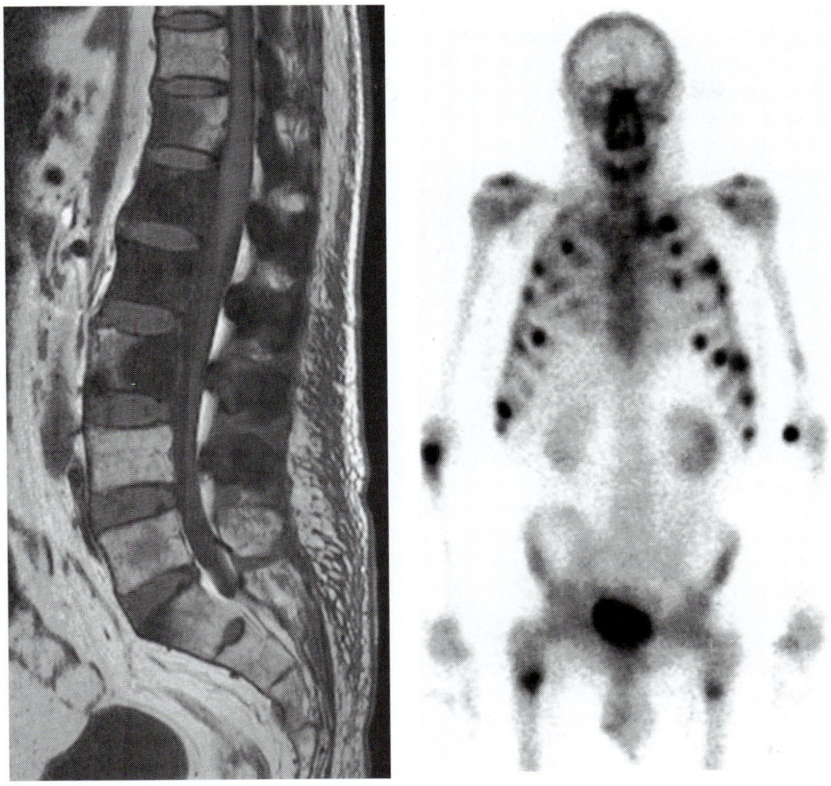

（A）　（B）

图 15-8-16　骨转移瘤

（A）MRI T_1WI-SAG 示腰椎多个椎体及附件多发长 T_1 信号灶；（B）PET 全身骨扫描示多处浓聚灶。

移瘤对椎弓、神经根及脊髓本身的侵犯情况。

【影像诊断技巧】

对于怀疑骨转移瘤的患者行核素全身骨扫描可有效的观察转移病灶的部位及数目，进而对病灶部位进一步行 X 线平片、CT 或 MRI 检查证实是否为骨转移瘤。

十六、骨囊肿

【概述】

骨囊肿（simple bone cyst）是在骨内形成一个充满棕黄色液体的囊腔，为原因不明的骨内良性、膨胀性病变。

【临床表现】

患者多为 20 岁以下的青少年，以 10～15 岁者为最多。约 50%发生在肱骨上端或肱骨干，其次易发于股骨上部和胫骨中下部。患者平时无痛苦，约 45%病例系因病理基础骨折而就诊。80%有局部外伤史。血清磷、钙和碱性磷酸酶正常。

【病理基础】

骨囊肿系常见骨病，易发生于长管状骨干骺端，但由于骨骺继续生长，囊肿位置可逐渐被移向骨干中部，多数呈不规则的椭圆形。囊肿本身有一层纤维薄膜，内含稀薄棕色液体。薄膜周围为边缘整齐的骨壁，骨壁有时有长短不同的骨嵴存在。骨干骨质因囊肿的生长而变薄扩张，易发生病理基础骨折，造成囊内外出血。有时囊肿因血肿纤维化而产生纤维间隔，形成多房性。有时囊肿因血肿骨化而自愈。在显微镜下可见骨壁与正常骨质无异，纤维囊膜除含有多量纤维组织外，尚有多核巨细胞（即破骨巨细胞）。

【影像学表现】（图 15-8-17）

（1）X 线表现：最好发于长管状骨干骺端的松质骨或骨干的髓腔内，不跨越骺板。病变常开始位于靠近骺板的部位，随骨的生长而移向骨干，骺线闭合后，即停止生长，病灶远离骺板者，常为静止期。囊肿一般为单发，很少多发者。病灶大多为卵

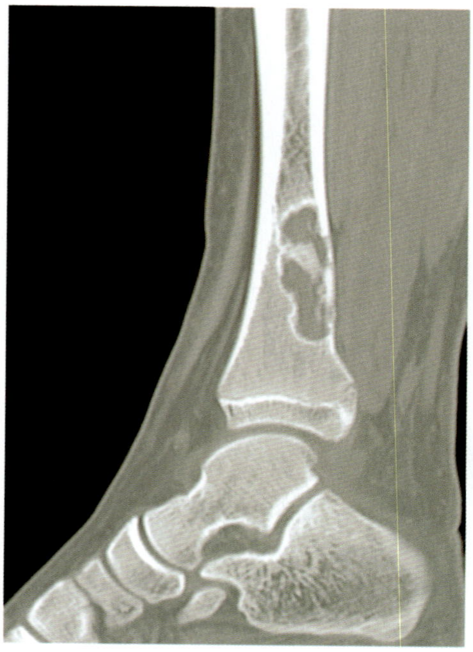

(A)

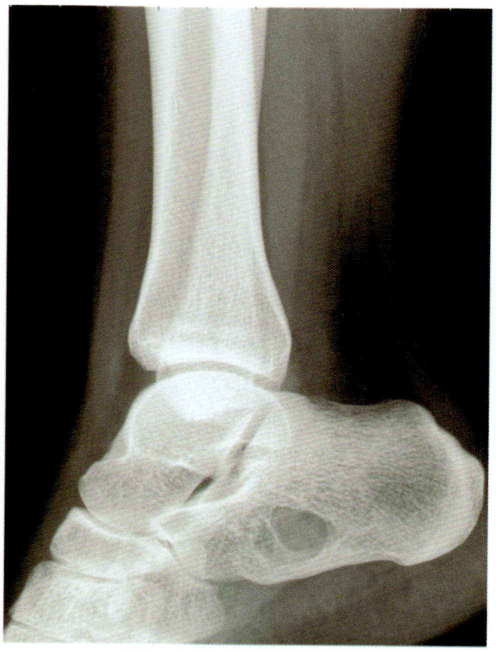

(B)

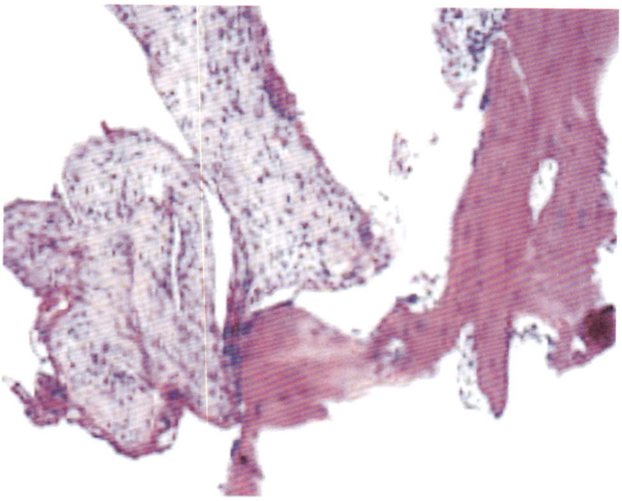

(C)

图 15-8-17　骨囊肿

(A)CT 矢状位图像示胫骨下段骨囊肿；(B)X 线片示跟骨骨囊肿；(C)病理镜下图片。

圆形，其长径于骨长轴一致，均居于中心，很少偏心生长，皮质可变薄，外缘光整，并有硬化边。膨胀的程度一般不超过干骺端的宽度。一般囊内无明显骨嵴，少数呈多房样。穿刺抽出清亮、草黄色液体，注入对比剂则显示充填在单一囊腔内。病灶常出现病理基础性骨折，表现为骨皮质断裂，骨折碎片可插入囊腔内，即所谓骨片陷落征。

(2)CT 表现：病灶内为均匀的液体密度影，其骨壳完整。

(3)MRI 表现：囊内容物在 T_1WI 上为中等信号，T_2WI 上高信号，如果其内有出血或含胶样物质则在 T_1WI 和 T_2WI 上为高信号。

【影像诊断技巧】

X 线平片为首选检查方法，多数可以确诊。MRI 成像检查为最佳检查手段。

十七、动脉瘤样骨囊肿

【概述】

动脉瘤样骨囊肿(aneurysmal bone cyst)亦为一原因不明的肿瘤样病变,分原发性和继发性两种。

【临床表现】

各年龄均可发病,以10～20岁就诊最多见。临床症状一般较轻,主要为局部肿胀疼痛,呈隐袭性发病。侵犯脊椎可引起相应部位的疼痛,压迫神经则引起神经压迫症状。

【病理基础】

发病机制可能是骨内动静脉异常交通而使局部血液发生动力学改变,导致静脉压力持续性增高、血管床扩张,而使受累部位骨质被吸收,并发生反应性修复。囊肿有一层薄壁囊状骨壳组成,外覆盖骨膜。病灶主要由大小不等的海绵状血池组成,其中充满可流动的红色血液。继发性动脉瘤样骨囊肿是在骨内原因病变的基础上发生的,骨内原有病变可以是良性的,也可以是恶性的;可以是肿瘤,也可以是其他病变,如外伤、成软骨细胞瘤、骨肉瘤等。如临床上和病理基础上虽经仔细检查仍未能发现原有的骨病变,则可认为是原发性动脉瘤样骨囊肿。

【影像学表现】(图15-8-18)

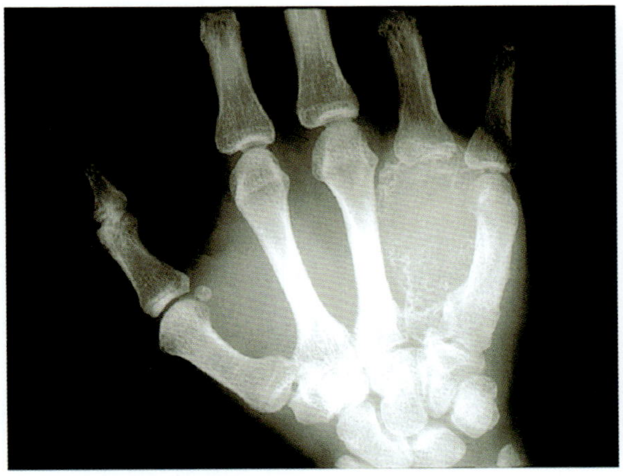

(A)

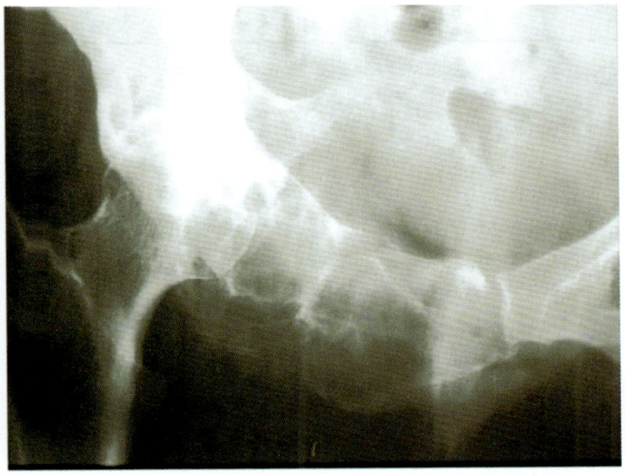

(B)

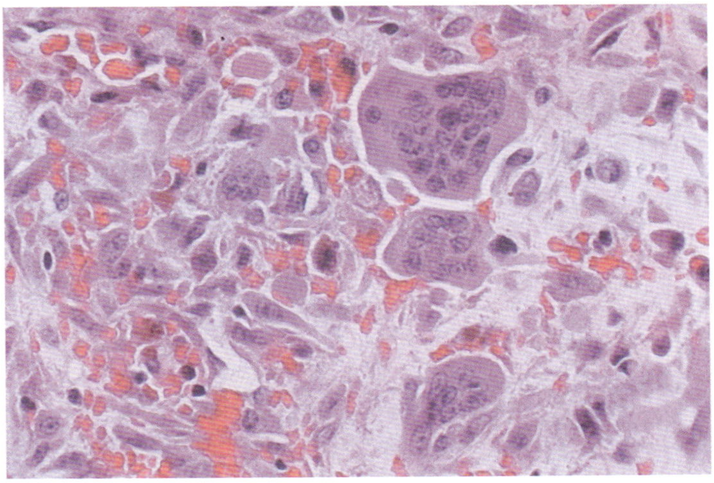

(C)

图15-8-18　动脉瘤样骨囊肿

(A)X线片示第四掌骨显示膨胀囊状透光区;(B)X线片式右耻骨皂泡状膨胀性改变,其内见多发骨嵴;(C)病理镜下图片。

(1)X线表现:好发于长骨干骺端,60%～75%发病于股骨上端、椎体及附件。跟骨、耻骨、锁骨和掌骨等皆可发病。病灶呈显著膨胀的囊状透光区,可位于骨干的中央,也可偏心生长。其外侧为由骨膜形成的薄骨壳。囊内有或粗或细的骨小梁分隔或骨嵴，使病变成皂泡状外观。病灶可向横的方向扩展，也可沿骨的长轴生长。发生在脊椎者，也有长骨病灶的特点，当发生压缩骨折后则失去特点，如同时发现附件膨胀性病变则有助于诊断。

(2)CT 表现：病变多呈囊状膨胀性骨破坏，骨壳菲薄，其内面凹凸不平，有多数骨嵴。破坏区与正常骨交界区可有硬化，破坏区内一般可见多个含液囊腔，并可见液-液平面。囊腔间隔为软组织密度，并可见钙化或(和)骨化。增强扫描囊间隔强化而显示更清晰。

(3)MRI 表现：液-液平面是本病的一个重要特点。T_2WI 上层一般为高信号，可能为浆液或高铁血红蛋白；下层为低信号，可能是因有含高铁血黄素成分。

【影像诊断技巧】

液-液平面为本病一个特征性的影像学表现。应和骨巨细胞瘤鉴别，骨巨细胞瘤多见于干骺愈合后的骨端，于正常骨交界处多无骨质增生硬化，病灶内无钙化或骨化。

十八、骨纤维异常增殖症

【概述】

骨纤维异常增殖症(fibrous dysplasia of bone)又称骨纤维结构不良，是以纤维组织大量增殖，代替了正常骨组织为特征的骨疾患，此病虽为纤维组织异常增生，而不是真正的肿瘤，但值得注意的是它可恶变为骨肉瘤或纤维肉瘤。

【临床表现】

就诊年龄为 3～60 岁，其中 11～30 岁的占 70%。男女比例约为 3：2。病变进展缓慢，病程自数年至数十年不等。成年后进展更为缓慢或基本稳定。如生长过快、疼痛剧烈，应注意恶变。早期常无任何症状，发病越早症状越明显，可引起肢体的延长或缩短，持重骨可弯曲，出现跛行或疼痛。侵犯颅骨或颜面不对称及突眼等，故称为“骨性狮面”。

【病理基础】

病因不明，多数是原始间叶组织发育异常，骨骼内纤维组织增生所致。病变主要为纤维结缔组织和新生不成熟的原始骨组织，即编织骨。标本的纵切面显示局部骨干膨胀，皮质变薄。正常的骨组织由白色纤维组织所代替，其中可有囊状变性和出血。有大量出血时，纤维组织呈棕红色。光镜检查，正常的骨组织被大量的纤维组织代替，其中有大小不等、形状不一、分布不均匀和排列不规则的骨小梁。骨小梁呈环形或 C 型，钙化不均匀，周边可有成骨细胞。新形成的骨小梁是由结缔组织骨化转换而成。本病在组织上的表现并非一致；有些区域含纤维和胶原较多；有些区域含骨性组织较多而有硬化的特征；有些纤维基质中则含有玻璃样软骨岛(或)囊肿。

【影像学表现】 (图 15-8-19)

(1)X 线表现：四肢躯干骨以股骨、胫骨、肋骨和肱骨发病多见。颅面骨以下颌骨、颞骨和枕骨好发。长骨病变多始于干骺或骨干并逐渐向远端扩展。在干骺愈合前常为骺板所限，较少累及骨骺。

四肢躯干骨的病变可侵及骨髓腔，也可发生于皮质内。X 线表现可分为以下四种改变，多数种并存，亦可单独存在。

①囊状膨胀性改变：表现为囊状膨胀性透光区，可为单囊，亦可多囊，边缘清晰，常有硬化边，皮质变薄，外缘光滑，内缘毛糙呈波浪状。囊内常散在条索状骨纹和斑点状致密影。

②磨玻璃样改变：多见于长管状骨和肋骨，主要是指囊状膨胀性改变中的密度均匀增高和磨玻璃状，病理基础上为编织骨，是本病的特征性改变。

③丝瓜瓤状改变：常见于肋骨、股骨和肱骨。患骨膨胀增粗，皮质变薄甚至可以消失。骨小梁粗大扭曲，表现为沿纵轴方向走行的粗大骨纹，颇似丝瓜瓤。

④虫蚀样改变：表现为单发和多发的溶骨性破坏，边缘锐利，有时酷似溶骨性转移。颅骨病变主要表现为内外板和板障的骨质膨大、增厚(或)囊状改变，最常见的为颅面骨不对称增大，呈极高密度影。

(2)CT 表现：因避免了骨性重叠，CT 能更精确显示头颅病变的范围及特点。

(3)MRI 表现：无特征性表现。T_1WI 上多为

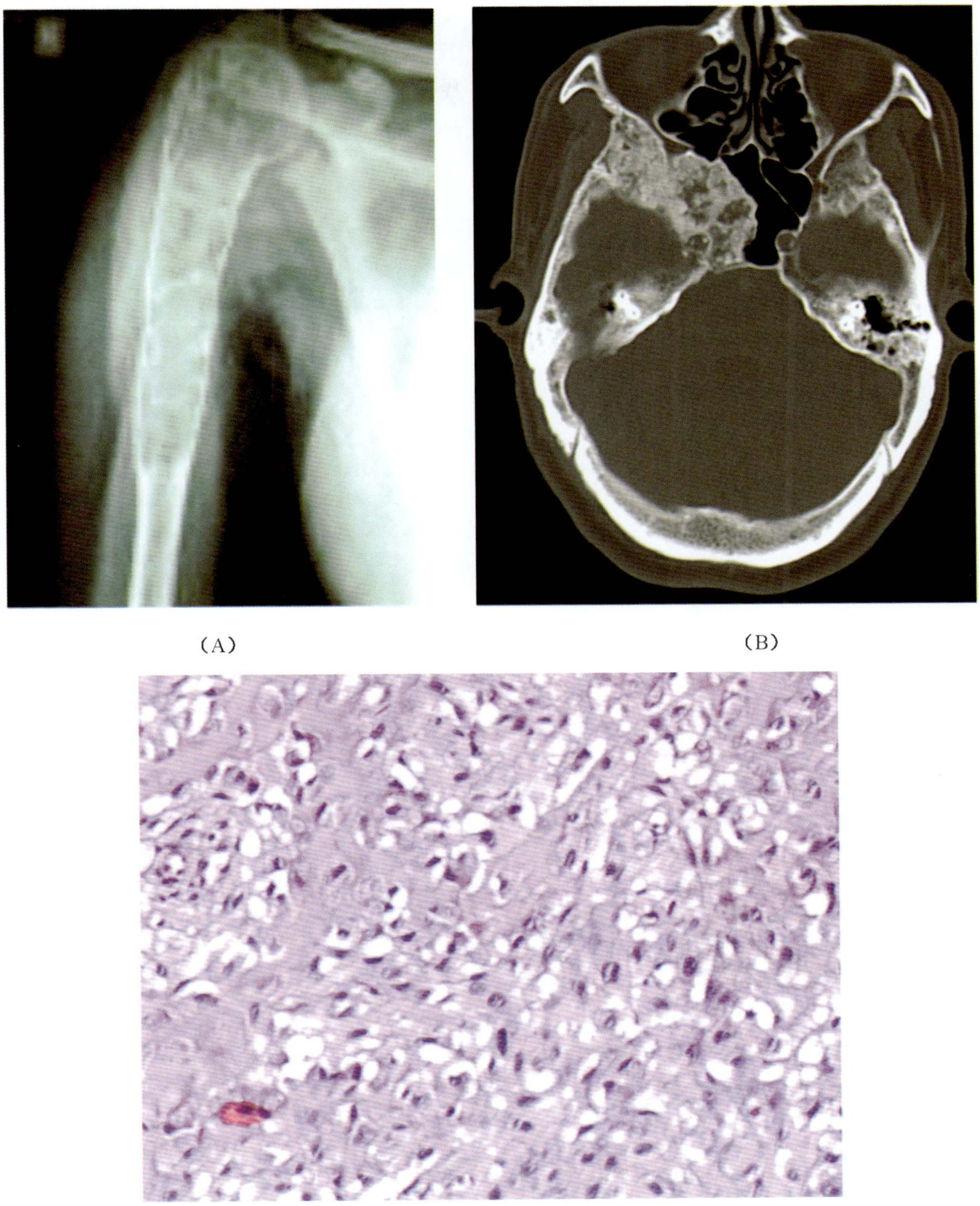

(A)　(B)

(C)

图 15-8-19　纤维异常殖症

(A)X 线片示右肱骨丝瓜瓢样改变;(B)CT 示右侧蝶骨嵴板障骨质异常膨大;(C)病理镜下图片。

低信号,T_2WI 上依含骨小梁、细胞成分、胶原、囊性变及出血等成分的不同,可以是高信号,也可以是低信号。

本病约 2%～4%可恶变为骨肉瘤、骨纤维肉瘤、软骨肉瘤等。如病灶生长加速,疼痛加重,X 线见溶骨性破坏、肿瘤骨形成、明显软组织肿块则应考虑恶变。

【影像诊断技巧】

临床诊断主要依靠平片诊断,CT 和 MRI 可作为补充,术后病理基础为确诊依据。

十九、畸形性骨炎

【概述】

畸形性骨炎(osteitis deformans)又称 Paget

病，是原因不明的慢性进行性骨疾病，由于破骨与成骨紊乱而致骨的畸形。

【临床表现】

中、老年男性易患本病。发展缓慢，主要表现为长骨弯曲畸形。发生在颅骨、膝和髋关节者可出现疼痛。少数侵犯头颅，表现为头颅逐渐增大及脑神经受压症状。

【病理基础】

病因不明，有慢性炎症、结缔组织病、自身免疫异常和内分泌紊乱等学说。病理基础的特点为骨吸收后形成异常新生骨。开始骨吸收为主，大量血管纤维组织形成，然后形成异常新生骨，骨小梁粗大，排列紊乱。病变特点是既有骨破坏，又有骨质增生，而新生的骨质量不好，失去正常骨的结构。骨质破坏与异常新生骨形成镶嵌状结构。

【影像学表现】（图 15-8-20）

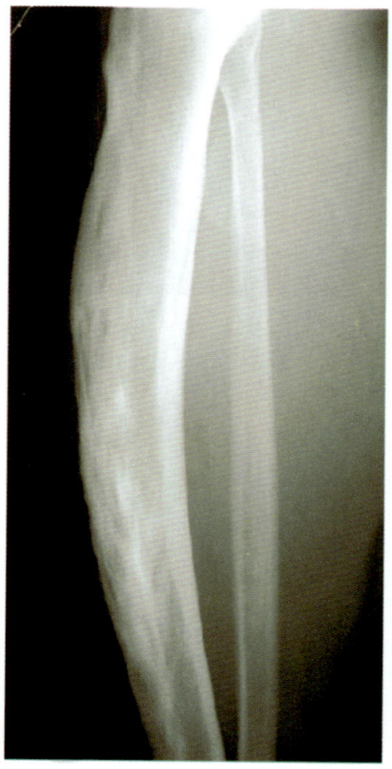

（A）

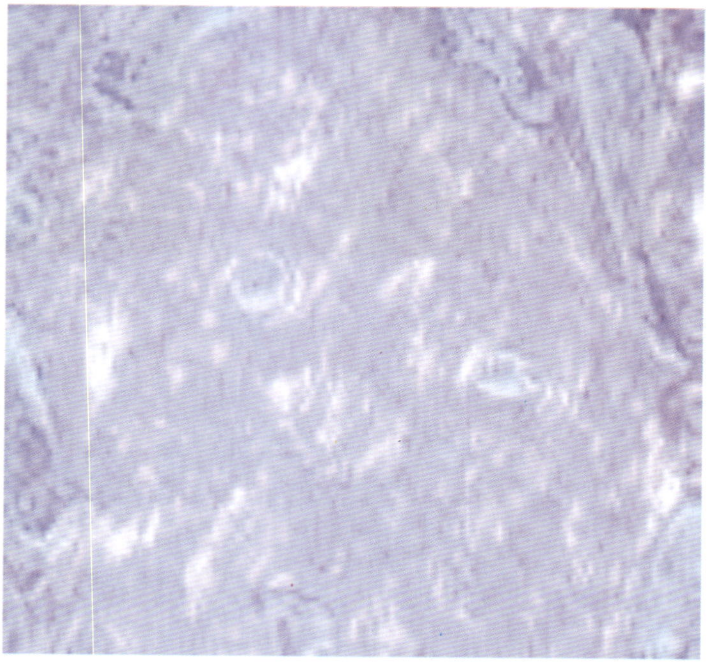

（B）

图 15-8-20　畸形性骨炎

（A）X 线片示右胫骨骨干弯曲，破骨与成骨病灶混合相间，髓腔变窄；（B）病理镜下图片。

（1）X 线表现：通常病变开始于长骨近端，然后向远侧扩展直到侵犯整个骨。扩展的速度每年约 8.0cm 左右。有时起于两端或颅骨的几个区域，先表现为骨内膜下的骨吸收，然后出现骨外膜和内膜新骨形成，使皮质松化、变形、增厚。

病变表现为破骨为主、成骨为主或破骨与成骨混合性改变：以破骨为主的病灶表现为皮质内面凹陷缺损，在松质骨区，形成多囊状、斑片状骨小梁缺损区，为纤维组织增生所致；以成骨为主者表现为棉团样骨化影，密度高而均匀，边界清楚或模糊，无骨纹理，或表现为斑片状骨硬化，如形成的骨组织较成熟，也可见骨纹理，有时骨膜增生，髓腔变窄，骨干弯曲；如破骨与成骨病灶相间，则密度极不均匀。

（2）CT 表现：对于表现颅骨和脊椎骨的病变有帮助。侵犯脊椎可致椎体及附件膨胀而压迫脊髓和神经根引起神经压迫症状，以腰椎多见。

（3）MRI 表现：无特征性。主要表现为皮质增厚、粗大骨小梁、骨外形增粗和髓腔减小。

【影像诊断技巧】

临床诊断主要依靠 X 线平片和病史，病理基础发现典型镶嵌状结构可以确立诊断。CT、MRI 只作为补充。发生在颅骨的主要与骨纤维异常增殖症鉴别。

二十、滑膜肉瘤

【概述】

滑膜肉瘤（synovial sarcoma）常发生在关节旁，与腱鞘、滑囊和关节囊关节密切，可侵犯骨组织，很少发生于关节腔内。尽管本病组织形态于滑膜组织相似，但尚缺乏足够证据说明肿瘤来自滑膜组织。

【临床表现】

多发生于青壮年，约半数在20～40岁之间，男多于女。病变多位于四肢大关节附近，约占90%，以膝关节多见。也可发生于没有滑膜组织的部位，如肌肉、腹壁、腹膜后区等。肿瘤生长缓慢，病程长短不一，多为2～3年。常表现为无痛性肿块，少数有疼痛及压痛，一般不引起明显的功能障碍。

【病理基础】

生长慢者，呈结节状或分叶状，有假包膜，于周围界限清楚。生长快者，呈浸润性生长，边界不清。多数肿瘤与周围肌腱、腱鞘或关节囊外壁紧密相连。肿瘤切面多为灰红色、鱼肉样，质软，有出血坏死区，约40%合并有钙化灶，极少侵犯关节腔。肿瘤由于癌细胞相似的上皮细胞和纤维肉瘤相似的梭形细胞构成，两种细胞形成的双相分化为本病特征性表现。

【影像学表现】（图15-8-21）

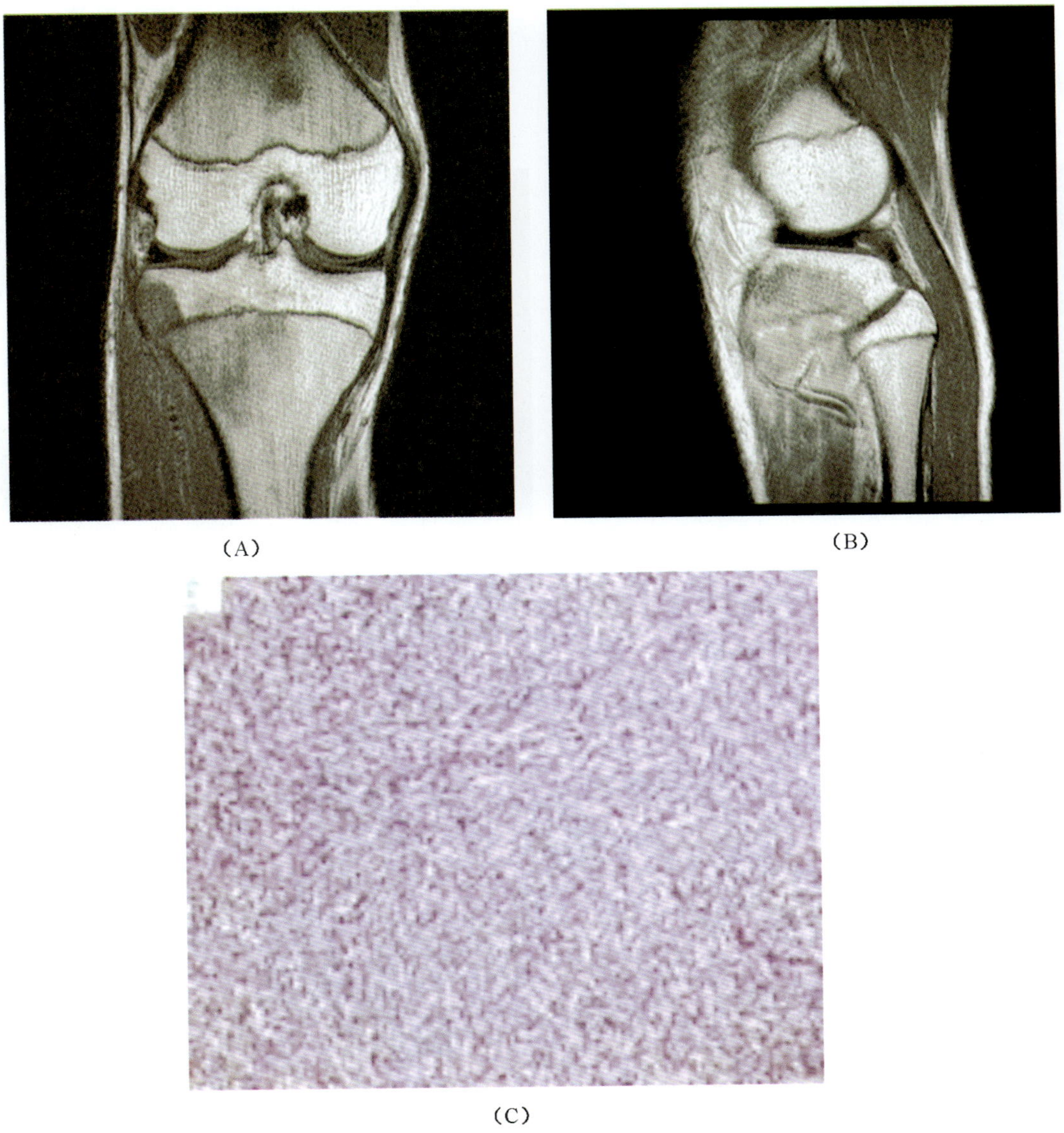

(A)　(B)

(C)

图15-8-21　软骨肉瘤

(A)T_1WI-COR示右胫骨上段关节旁软组织肿块；(B)同一病例T_1WI-SAG图像；(C)病理镜下图。

(1)X 线表现：关节旁软组织肿块，跨越关节生长，约 1/3 病理基础肿块内可见斑点、片或不规则形钙化。约 15%～20%合并周围骨结构侵犯，呈不规则侵蚀或多囊状骨质破坏，压迫性骨萎缩及层状、放射状骨膜反应。

(2)CT 表现：软组织密度肿块，边缘清楚或不清楚，常围绕肌腱生长。钙化斑的显示较平片更清晰。跨关节边缘性骨侵蚀多位于滑囊或肌腱附着处。增强扫描肿瘤呈不均匀强化。

(3)MRI 表现：软组织肿块多呈长 T_1 中长 T_2 信号，其内钙化斑呈长 T_1 短 T_2 信号。对骨侵蚀的显示不如 CT、平片清楚。

二十一、淋巴管瘤

【概述】

淋巴管瘤(lymphangioma)多见于儿童，好发于口腔、颈部、腋窝等部位，属于先天性淋巴管发育畸形，而非真性肿瘤。

【临床表现】

本病出生时即可存在，也可在出生后任何时期出现。发生于表浅部位者，表现为水泡状或丘状隆起。发生于深部软组织者，表现为柔软、无痛性肿块。肿瘤较大时，压迫邻近器官，出现压迫性症状。

【病理基础】

本病由增殖、扩张的淋巴管构成，大小不等，呈浸润性生长，多无包膜。切面呈海绵状，有众多小管、小囊或大囊形成多层性囊样结构，内含淡黄色液体。镜下可分为三型：毛细淋巴管瘤、海绵状淋巴管瘤和囊状淋巴管瘤，三者可混合存在。

【影像学表现】(图 15-8-22)

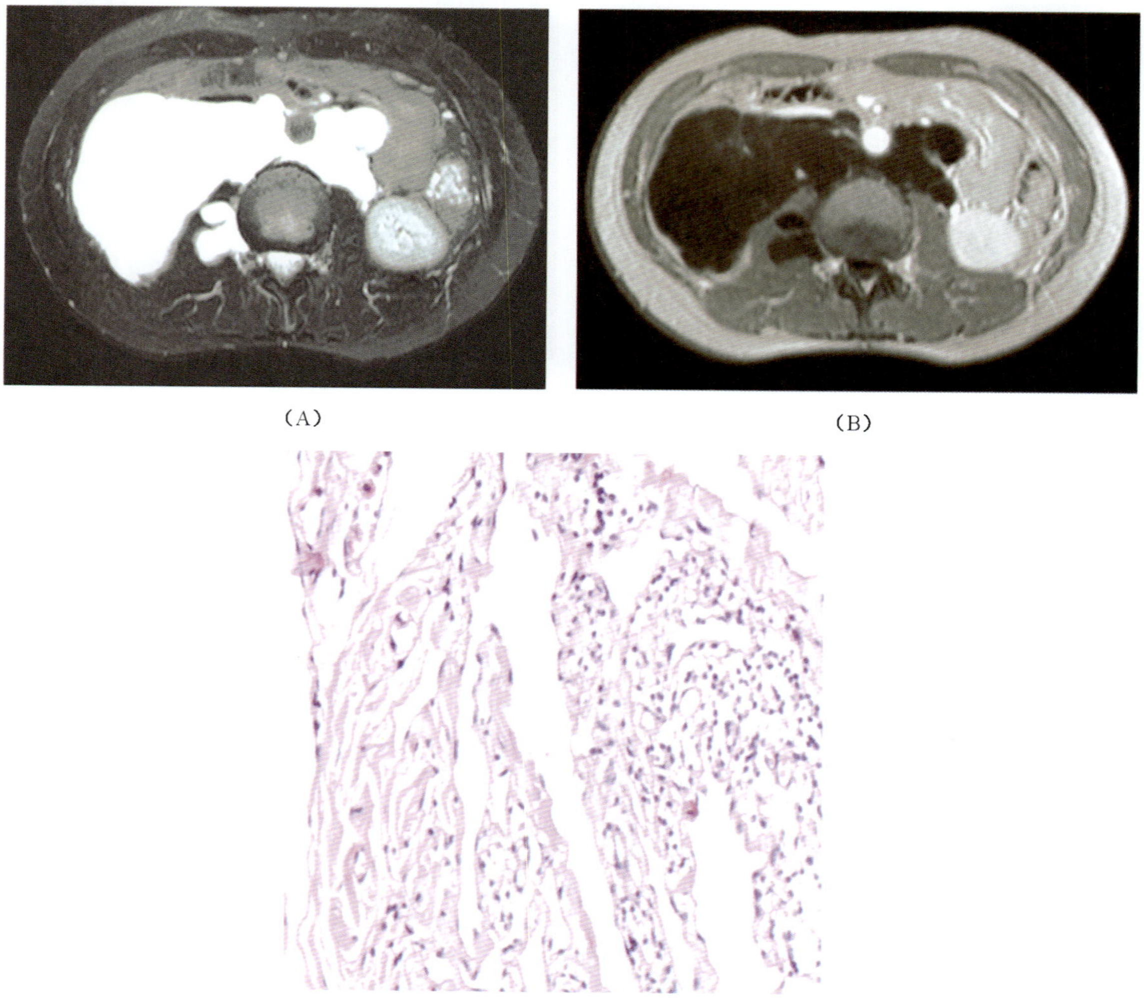

(A)　(B)　(C)

图 15-8-22　淋巴管瘤

(A)T_2WI 示腹膜后淋巴管瘤；(B)同一病例 T_1WI+GD 图像；(C)病理镜下图像。

(1)X线表现:局限性软组织肿胀或肿块,邻近器官或结构受压、移位。穿刺造影呈表面光滑、多房样、彼此相通的囊样结构。

(2)CT表现:水样密度肿块,边缘清楚,罕有钙化,周围结构受压、移位。

(3)MRI表现:肿块呈长 T_1 长 T_2 液体信号,边缘清楚,可有厚度不等的低信号间隔。

【影像诊断技巧】

本病根据临床表现、透光试验及穿刺抽吸等,不难诊断,一般不需要进行影像学检查。深在病变,需影像学协助诊断、定位。

二十二、血管瘤

【概述】

血管瘤(haemangioma)为血管组织所形成的良性肿瘤,可发生于软组织的血管瘤多见于皮肤、肌肉、肌腱、滑膜及结缔组织。

【临床表现】

多见于婴儿和儿童,女性多于男性的2～3倍。一般无明显自觉症状,可有间歇性疼痛、肿胀。若持续发展,可侵犯、破坏周围组织,引起肢体功能障碍、畸形或并发感染、溃疡及出血。有时可在肿胀处触及搏动和听到血管性杂音。

【病理基础】

血管瘤通常分为三种类型。

(1)毛细血管瘤(capillary haemangioma):表现为紧密排列的毛细血管丛间有少量间质组织,多见于颜面部皮肤,不侵入皮下组织。

(2)海绵状血管瘤(cavernous haemangioma):由形态不规则、管壁单薄、衬有内皮并扩张的血液间隙所构成。各间隙相互交通并可扩展至皮下,形成界限不清、扪之柔软并易被挤空的板块隆起。有时可出现溃烂、出血或感染性血栓形成。

(3)混合型血管瘤:兼有上述两种血管瘤的病理基础表现。

【影像学表现】(图15-8-23)

(1)X线表现:血管瘤体积或范围小时,平片难以显示。范围较大形成块样结构后,可见软组织肿胀或肿块,边界不清,有时在邻近皮下脂肪组织内可见到扭曲的条索样结构,为肿瘤的供血动脉和引流静脉。肿块内常有多发、大小不等圆形或椭圆形环状钙化。环状钙化影内有时伴有小点状钙化,呈"按扣"样影(静脉石),为本病的特征性表现。周围骨结构多为压迫性骨质破坏。血管造影呈囊状不规则扩张的血窦或粗细不均、迂曲扩张的血管样结构(供血动脉及引流静脉),对比剂通过缓慢。有时可见动静脉瘘。

(2)CT表现:软组织肿块形态不规则、边界不清。海绵状血管瘤常伴有脂肪组织增生,多位于肌间或肌内,呈不均匀低密度区。钙化及静脉石常见,为本病的重要诊断依据,CT显示敏感。增强扫描有明显强化。

(3)MRI表现:多呈不均匀长 T_1 长 T_2 信号,无明显流空现象及占位效应。其内的脂肪组织呈散在的点状短 T_1 中长 T_2 信号,静脉石及钙化则均呈低信号,亚急性及慢性反应出血分别表现为不规则斑点、片状短 T_1 长 T_2 信号及含铁血黄素沉着引起的短 T_2 低信号环。血管瘤于周围正常组织的对比以 T_2WI显示最好。

二十三、脂肪瘤

【概述】

脂肪瘤(lipoma)是一种由成熟脂肪细胞构成的良性肿瘤,可发生于含有脂肪组织的全身任何部位,但多见于颈、肩、背、臀及肢体的皮下组织和腹膜后,亦可见于肠系膜、肾周、肌肉和筋膜下。

【临床表现】

皮下脂肪瘤缓慢,大小不一,大者可达10～20千克。表面皮色正常,基底宽,质软。

【病理基础】

脂肪瘤常有一薄层纤维包膜,呈扁平或分叶状,边缘清楚,质软。镜下可见成熟的脂肪细胞堆积,其间有不规则纤维组织分隔。

【影像学表现】(图15-8-24)

(1)X线表现:边缘光整、清楚的低密度区,多呈圆或卵圆形,随肌肉收缩其形态可发生改变。大小不等,肿瘤越大,透光度相对越强。呈浸润性生

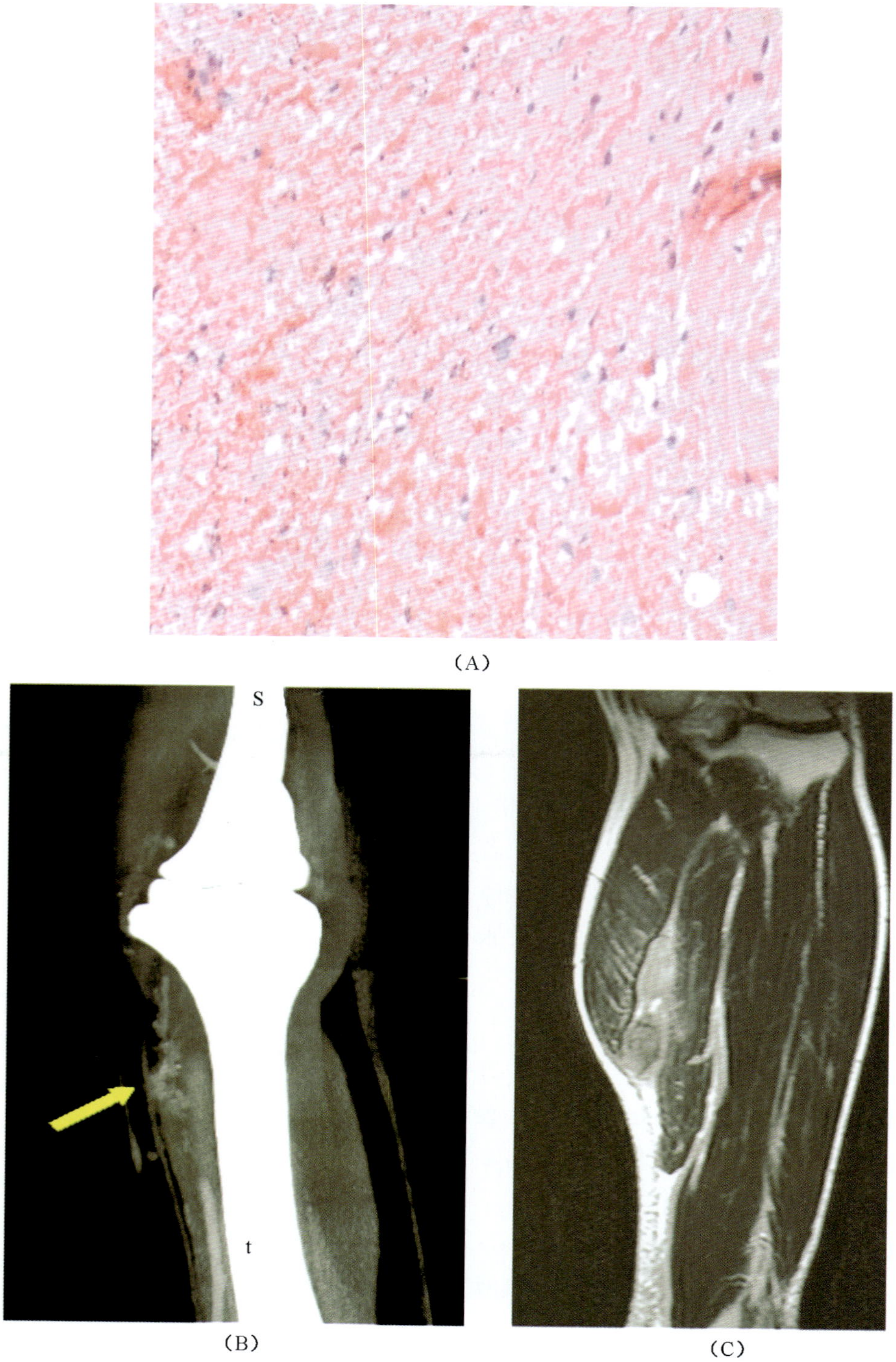

图 15-8-23　血管瘤

(A)病理镜下图片;(B)CTA MIP 像示肱骨旁迂曲扩张血管样结构;(C)MRI T_1WI 示左腓肠肌内侧混杂 T_1 信号肿块影。

长者,其边缘多显示不清。肿瘤内可发生不规则钙化。

(2)CT 表现:肿瘤呈一个或多个边缘光整的极低密度区,多呈分叶状,周围组织受压。CT 值 －120～－80HU,密度均匀,有包膜,内部可有分隔。增强扫描无强化。

(3)MRI 表现:脂肪瘤 MRI 信号具有特征性,呈短 T_1 中长 T_2 信号,在所以序列中均与皮下脂肪组织信号相同,边缘清楚,信号强度均匀,部分有低信号分隔。

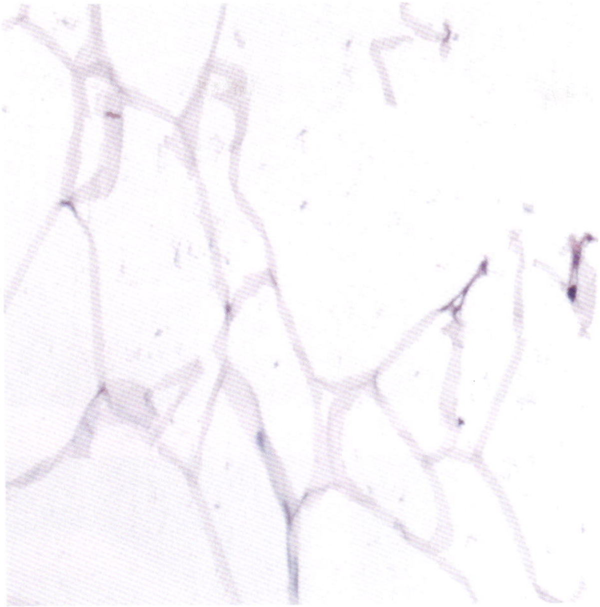

(A)

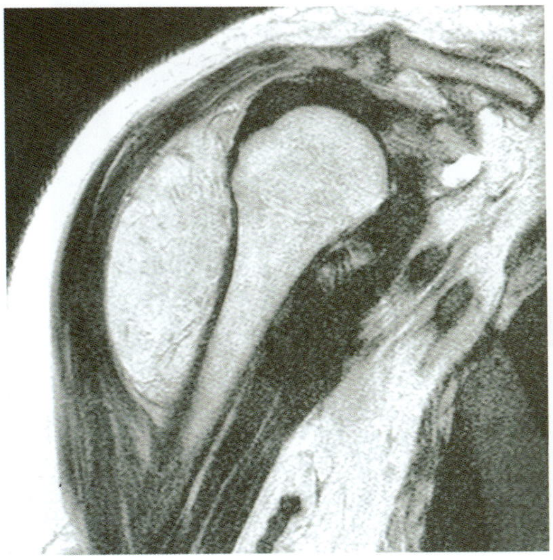

(B)

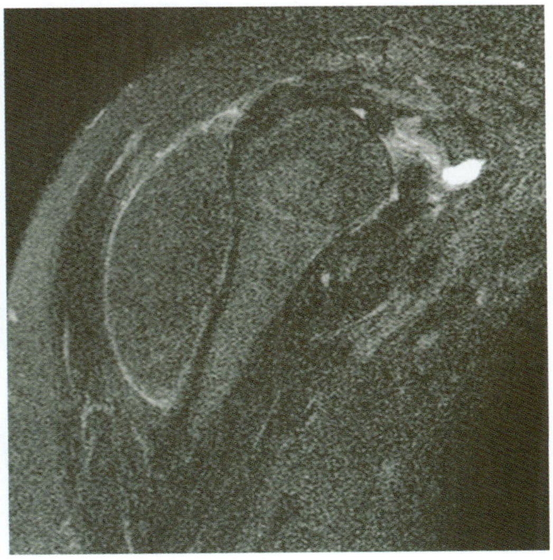

(C)

图 15-8-24　脂肪瘤

(A)病理镜下图像;(B)MRI T_2WI 序列示右肱骨旁类椭圆形长 T_2 信号影;(C)同一病例 STIR 序列示病灶呈信号。

二十四、脂肪肉瘤

【概述】

脂肪肉瘤(liposarcoma)少见,多发生于深部软组织,最常见于大腿及腹膜后。

【临床表现】

多见于中老年,儿童极少见,男性多于女性。发生于四肢者,可有局限性软组织肿胀;发生于腹膜后者,多表现为肿瘤引起的继发症状。

【病理基础】

肿瘤多为原发,很少从脂肪瘤恶变而来。肿瘤呈结节或分叶状,有假包膜,切面呈鱼肉状,可见出血及坏死灶。瘤细胞多样,包括黏液样细胞、异形性脂肪母细胞、梭形细胞、圆形细胞、多核瘤巨细胞及分化成熟的脂肪细胞。按肿瘤所含主要细胞成分不同,可分为黏液型(最常见)、圆细胞型(恶性程度最高)、分化良好型、多行性型及混合型。

【影像学表现】(图 15-8-25)

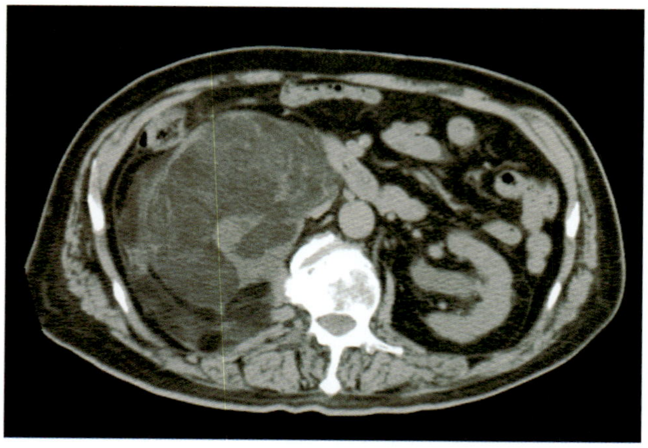

(A)

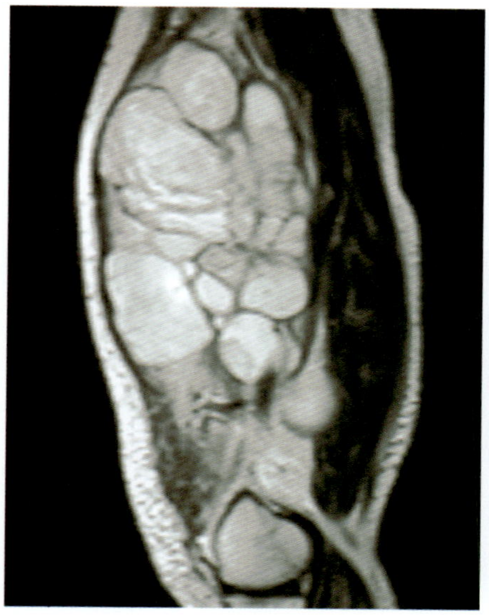

(B)

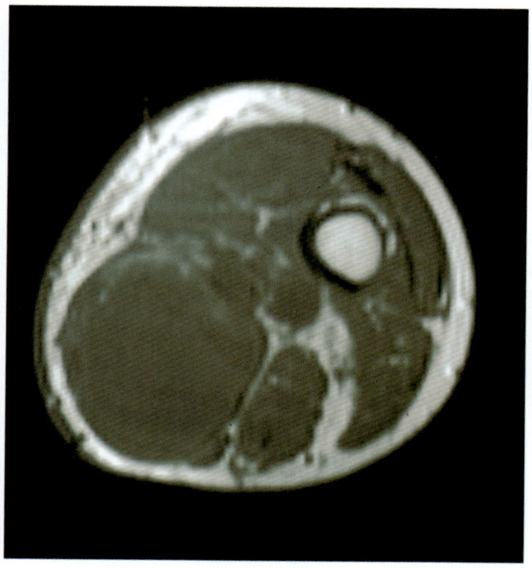

(C)

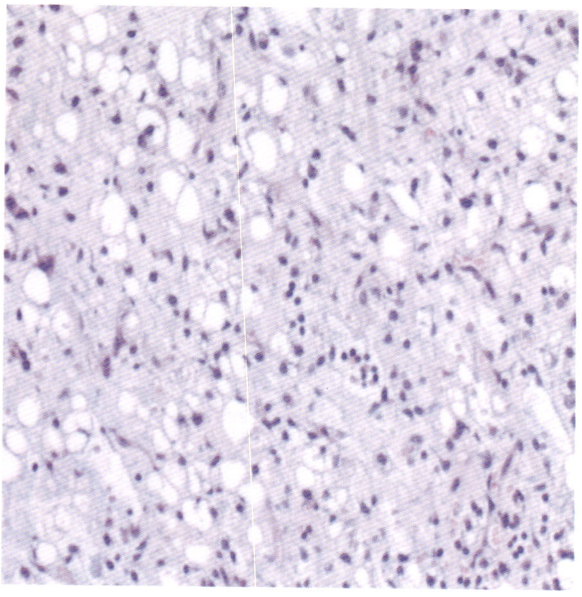

(D)

图 15-8-25 脂肪肉瘤

(A)CT 示腹膜后类圆形混杂密度肿块，其内见大量脂肪密度影；(B)T_2WI-SAG 示左侧股骨中段水平多发分房样长 T_2 信号影；(C)同一病例 T_1WI；(D)病理镜下图片。

（1）X 线表现：软组织密度肿块，视脂肪组织分化程度及含量，其密度有所不同。通常无钙化，边界不清。

（2）CT 表现：肿瘤呈圆形或不规则形软组织肿块，呈浸润性生长，边界不清。肿瘤密度取决于肿瘤内脂肪细胞的分化程度及纤维组织或黏液组织的混合密度，一般其密度均高于人体脂肪组织。脂肪含量少，肿块密度高，恶性程度高；脂肪含量多，肿块密度低，其恶性程度也低。增强扫描实性部分呈不均匀强化。

（3）MRI 表现：肿瘤大小不一、形态不整、边界不清、信号强度不均的软组织肿块，根据肿瘤成分不同，其 MRI 信号有所不同。圆形细胞型含脂肪良少，多为等 T_1 等 T_2 信号；黏液型以含液体囊型成分为主，多表现为长 T_1 长 T_2 信号；分化良好、含脂肪成分多的脂肪肉瘤，则表现为不均匀的短 T_1 长 T_2 信号。

【影像诊断技巧】

脂肪肉瘤因分化差异影像变化较大。MR 对肿瘤成分判断价值较大。

第十六章

甲状腺、乳腺疾病

第一节　甲状腺疾病

一、甲状腺肿

【概述】

甲状腺肿(goiter)是由于多种原因引起的非炎症性或非肿瘤性甲状腺肿大，不伴甲状腺功能减退或亢进表现。

【临床表现】

除甲状腺肿大外，甲状腺肿患者常常无其他症状。当甲状腺肿大到一定程度时，体表可扪及结节，甚至出现咳嗽、气促、呼吸困难、声音嘶哑等压迫症状。胸骨后甲状腺肿可压迫上腔静脉，引起面部青紫、浮肿，颈胸部表浅静脉扩张。如果自幼因碘缺乏发生地方性甲状腺肿，可出现呆小病。

【病理基础】

甲状腺肿按病情进展可分为3期。

(1)增生期：滤泡上皮增生肥大，伴小滤泡增生，其内胶质含量少，间质充血。

(2)胶质贮积期：滤泡显著扩大，可见多量胶质聚积，上皮细胞受压变扁平。

(3)结节期：由于甲状腺内不同部分增生与复旧变化不一致，形成不规则结节。

【影像学表现】(图16-1-1)

(1)早期

①CT表现：甲状腺弥漫对称性肿大，密度减低，增强后呈均匀强化。

②MR表现：T_1WI呈等、低信号，T_2WI以高信号为主，可均匀或不均匀。

(2)晚期：由于不规则结节形成。

①CT表现：甲状腺内多个、散布低密度结节，边界清楚。由于结节性甲状腺肿为良性病变，即使异常肿大，与邻近结构间仍可见脂肪间隙，无侵犯或浸润征象。甲状腺肿结节无包膜或包膜不完整，故CT检查看不到等密度或低密度包膜，这和腺瘤明显不同。病灶内可出现斑点、斑片状粗钙化，如果出现砂粒状钙化，则提示恶变可能。约30%的甲状腺肿大可向下延伸至前上纵隔。极少数病例合并颈部淋巴结肿大。

②MR表现：根据结节内胶质含量不同及有无出血，T_1WI可表现为低信号、中等信号、高信号，T_2WI多表现为高信号，钙化区T_1WI、T_2WI均表现为低信号。

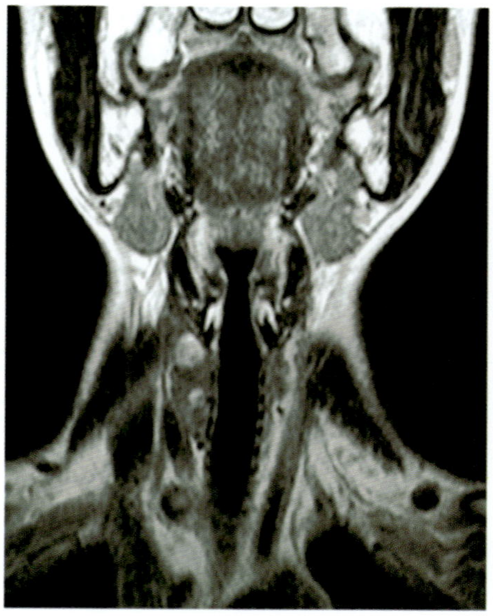

(A)

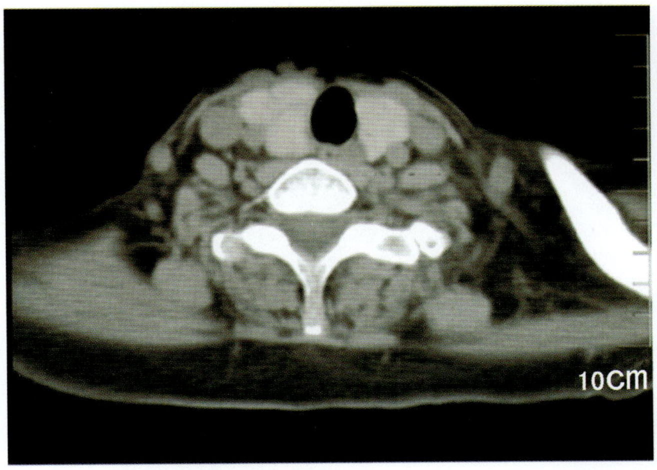

(B)

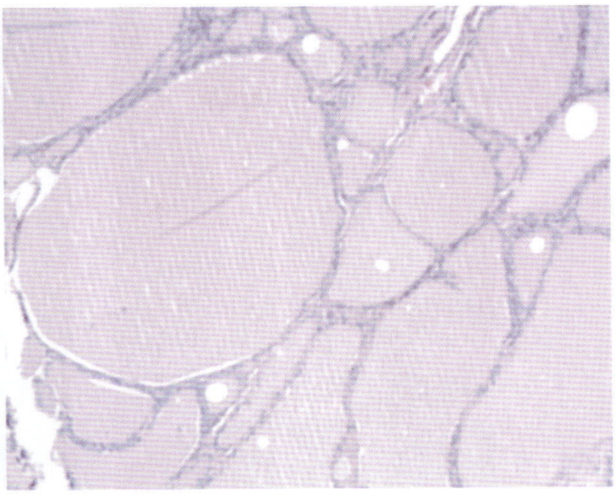

(C)

图 16-1-1　结节性甲状腺肿

(A)甲状腺右侧叶内可见 T_2WI；(B)CT 示甲状腺肿右侧叶肿大，呈结节样改变；(C)结节性甲状腺肿病理图片。

二、甲状腺炎

甲状腺炎是指甲状腺组织因变性、渗出、坏死、增生等炎症改变而引发的一系列临床症状，可分为急性、亚急性和慢性三种。由于甲状腺对细菌感染抵抗力较强，故少发生急性炎症，临床上常见的是亚急性甲状腺炎与慢性淋巴细胞性甲状腺炎。

(一)亚急性甲状腺炎

【概述】

亚急性甲状腺炎(subacute thyroiditis)又称肉芽肿性甲状腺炎或巨细胞性甲状腺炎。

【临床表现】

常见于 20～50 岁成年人，尤其是 HLA-B_{35} 的妇女。一般认为此病与病毒感染有关，起病时常伴上呼吸道感染的症状的体征，如畏寒、发热、乏力和食欲不振、甲状腺部位疼痛和压痛，可放射至下颌、耳部或枕骨部。本病大多仅持续数周，少数自行缓解后又复发，迁延 1～2 年，但大多数均能完全恢复，部分可能出现一过性甲状腺功能减退。

【病理基础】

肉眼观：甲状腺呈不均匀轻度肿大，可不对称，质硬，常与周围结构粘连。

镜下：可见滤泡坏死破裂病灶的周围有淋巴细胞与多形核白细胞的浸润，胶质逐渐减少或消失，之后形成类似结核结节的肉芽肿，中心为不规则的胶质碎块伴有多核巨细胞反应，周围有巨噬细胞及淋巴细胞。随着病情转归，肉芽肿纤维化，残留少量淋巴细胞，滤泡细胞开始再生，多数可以恢复至正常甲状腺结构。

【影像学表现】 (图 16-1-2)

亚急性甲状腺炎与所有炎性病变的影像表现相似，有充血水肿征象。

(1)CT 表现：显示甲状腺呈局限性或弥漫性肿大，密度减低，多数不甚均匀，边缘模糊，周围脂肪间隙消失。

(2)MRI 表现：上 T_1WI 呈低信号，T_2WI 呈高信号。

脓肿形成时 CT 及 MR 均可见到环形强化的脓肿壁。

(二)慢性淋巴细胞性甲状腺炎

【概述】

慢性淋巴细胞性甲状腺炎(chronic lymphocytic thyroiditis)是一种自身免疫性甲状腺炎，又名桥本甲状腺炎。

【临床表现】

本病多见于中年女性，起病缓慢，早期常常无明显临床症状，最早出现的症状是乏力。甲状腺局部常无疼痛与压痛。甲状腺肿大是最突出的临床

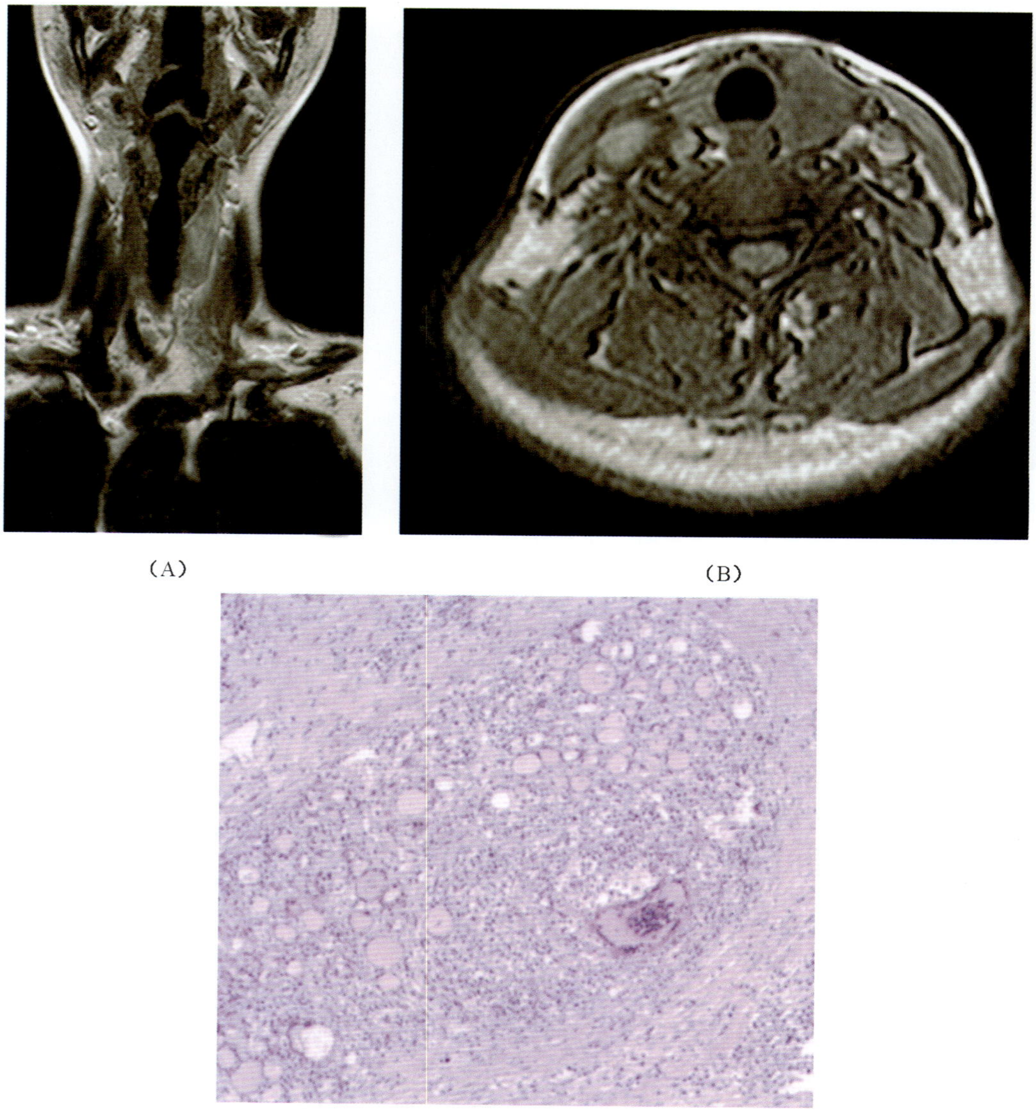

（A）　（B）　（C）

图 16-1-2　亚急性甲状腺炎

（A）MR T_2WI 显示甲状腺左侧叶弥漫肿大，信号增高；（B）MR T_1WI 显示左侧叶信号减低；（C）病理诊断。

表现，一般为中度弥漫性肿大，两侧可不对称，质韧如橡皮，表面光滑，随吞咽移动，临床上可以出现甲状腺功能减退及黏液性水肿的表现。部分患者甲状腺不肿大反而缩小，主要表现为甲状腺功能减退。

【病理基础】

慢性淋巴细胞性甲状腺炎患者的正常甲状腺结构为大量淋巴细胞、巨噬细胞所取代，滤泡萎缩，结缔组织增生。由于抗原特异性 T 抑制细胞减少，导致细胞毒性 T 细胞得以攻击破坏滤泡细胞，同时 TH 细胞参与 B 细胞形成自身抗体，引起自身免疫反应。

【影像学表现】（图 16-1-3）

（1）CT 表现：甲状腺两侧叶及峡部弥漫性增大，部分患者一侧增大明显，肿大多为中度，边界清楚。密度均匀减低，较少见到更低密度的结节影及钙化。增强扫描可见腺体密度均匀增高，边缘光整，均匀密度腺体内可有条索或斑片状更高密度灶。当并发结节性甲状腺肿时，可以见到多发结节影。

（2）MR 表现：T_1WI 呈低信号，T_2WI 呈高信号，有时可以见到 T_2WI 低信号分隔，为病灶内结

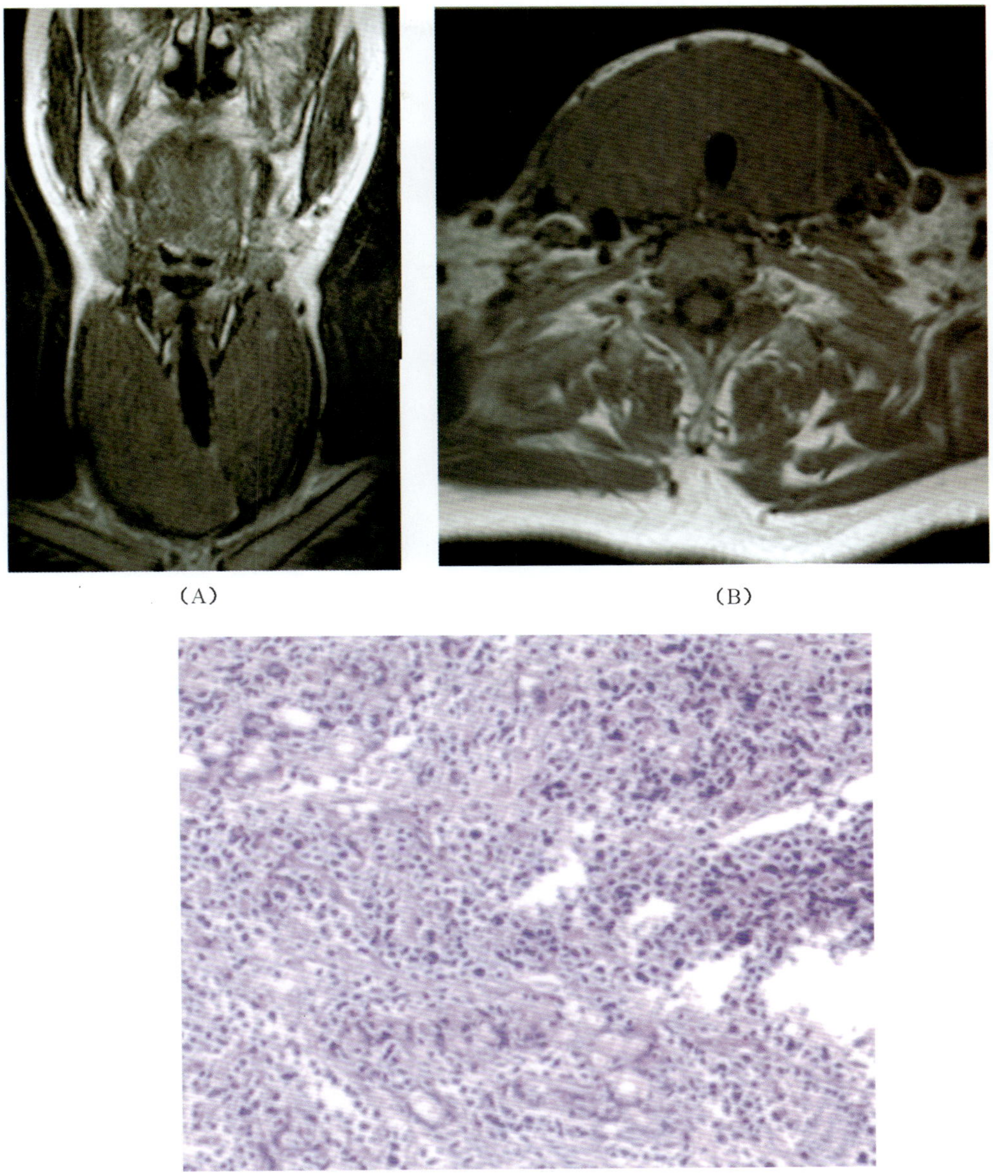

（A）　（B）

（C）

图 16-1-3　慢性淋巴细胞性甲状腺炎

（A）、（B）MR T_2WI 及 T_1WI 显示甲状腺弥漫性肿大，无明显结节形成，包膜完整；（C）病理诊断。

缔组织增生所致。甲状腺包膜 T_1WI、T_2WI 常得以完整显示（结合甲状腺功能减低的临床症状，较易诊断）。

三、甲状腺腺瘤

【概述】

甲状腺腺瘤（thyroid adenoma）是甲状腺最常见的良性肿瘤，约占甲状腺上皮性肿瘤的 60%。好发于中、青年妇女，肿瘤绝大多数为单发，直径从数毫米到 3～5cm 不等。

【临床表现】

甲状腺腺瘤患者一般无明显自觉症状，肿瘤较大压迫气管时，可引起相应临床症状。约 20%患者可发生甲状腺功能亢进。

【病理基础】

腺瘤起源于滤泡上皮，病理组织学上可分为滤泡性腺瘤和乳头状腺瘤。滤泡性腺瘤根据滤泡分化程度又可分为几种亚型：胚胎性腺瘤、胎儿型腺瘤、单纯型腺瘤、胶样腺瘤、嗜酸性细胞腺瘤。乳头状腺瘤可见滤泡上皮细胞排列成单层，呈乳头状向腺腔内突出，滤泡常形成大囊腔，肿瘤内常并发出血、坏死、纤维化及钙化。

【影像学表现】（图 16-1-4）

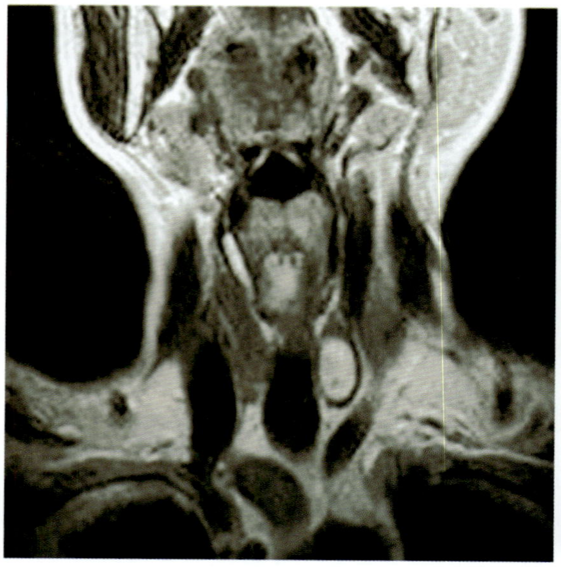

（A）

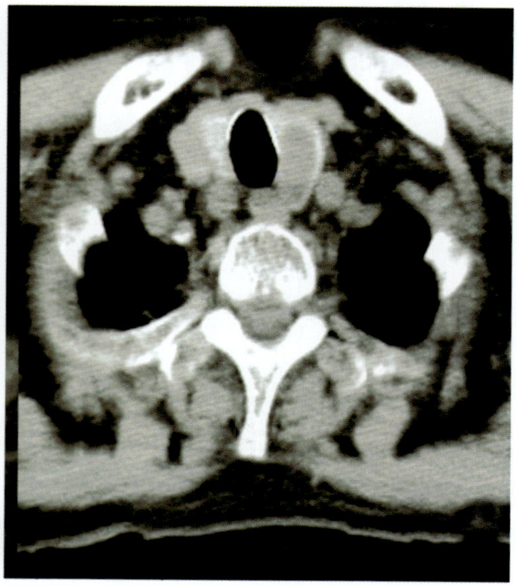

（B）

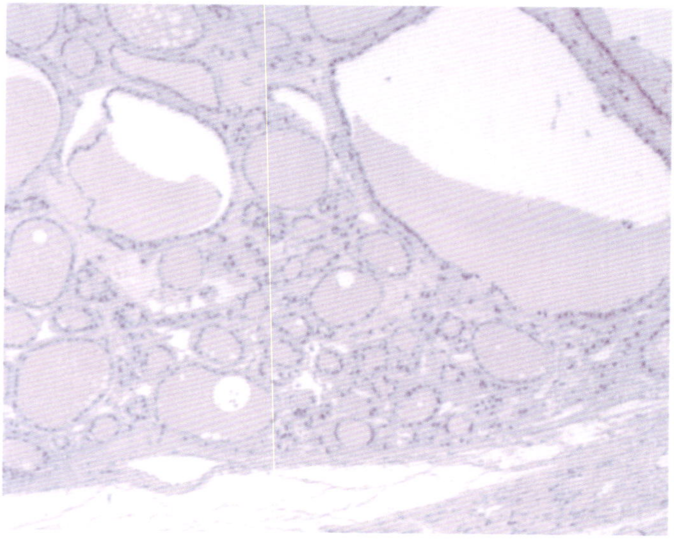

（C）

图 16-1-4　甲状腺腺瘤

（A）MR T_2WI 显示甲状腺左侧叶高信号结节，边缘光滑；（B）CT 显示甲状腺左侧叶低密度结节；（C）病理诊断。

（1）CT 表现：边界清楚的结节，包膜完整，即使肿块较大，也能见到与周围结构间被压缩的脂肪间隙。根据组织成分不同，密度表现可均匀或不均匀。如果肿瘤内以滤泡增生为主，胶质成分较少，则可表现为等或稍低密度；如果有较大囊腔形成，则表现为边缘规则的低密度病变；如果病灶内合并少量出血或钙化，则可表现为局部高密度。增强扫描表现为结节状或环形强化。

（2）MR 表现：实性肿瘤 T_1WI 呈等或低信号，T_2WI 表现为高信号，周围环以完整的低信号包膜，此为腺瘤与结节性甲状腺肿及腺癌的重要鉴别点，结节性甲状腺肿边界清楚，但无包膜，腺癌包膜多不完整。如果病变内出现囊性变、出血、钙化，MR 信号会发生相应变化。出血根据不同时期在

T_1WI 及 T_2WI 上可有多种表现，钙化在 T_1WI 及 T_2WI 上均表现为低信号。囊液内如果蛋白含量较高，T_1WI 和 T_2WI 均为高信号。增强扫描表现与CT类似。

四、甲状腺癌

【概述】

甲状腺癌（thyroid carcinoma）是最常见的甲状腺恶性肿瘤，约占全身恶性肿瘤的1%，多发于女性。

【临床表现】

甲状腺可触及肿块，质地硬而固定，表面不平，吞咽动作时腺体移动范围减小。晚期可产生声音嘶哑，呼吸、吞咽困难，交感神经受压引起Horner综合征，以及侵犯颈丛出现耳、枕、肩等多处疼痛和局部淋巴结及远处器官转移等表现。有些病人肿块不明显，又无相关临床症状出现，会因发现转移灶而就医。

【病理基础】

病理上可分为四型。

(1)乳头状腺癌：占甲状腺癌的40%～60%，多见于青少年女性，以21～40岁妇女最多见。儿童甲状腺癌大都为此型，此型分化好，生长缓慢，恶性程度较低。肿块常常无包膜或包膜不完整，以后逐渐向周围浸润。镜下，癌细胞围绕一纤维血管中心轴呈乳头状排列。本癌发现时约50%已有颈部淋巴结转移，但预后较好。

(2)滤泡性腺癌：占甲状腺癌的10%～15%，多见于50岁左右女性。肿瘤生长快，属于中度恶性，早期即可出现血性转移，颈部淋巴结侵犯约10%，5年存活率低于乳头状腺癌。

(3)未分化癌：占甲状腺癌的15%，多见于50岁以上人群，无明显性别差异。肿瘤生长快，恶性程度高，早期即可向周围组织浸润并颈部淋巴结及远处转移，预后最差，平均存活3～6个月。小细胞型癌由小圆形细胞构成，弥漫分布，与恶性淋巴瘤相似。常见出血、坏死。

(4)髓样癌：十分少见，仅占5%，具有家族性，发病年龄在30岁左右，少数散发病例年龄多在50岁以上。可兼有颈部淋巴结侵犯和血行转移，预后不如乳头状癌，但较未分化癌略好。髓样癌来源于滤泡旁降钙素分泌细胞（C细胞），瘤内常有淀粉样物质和钙盐沉积。90%肿瘤分泌降钙素，有的还同时分泌CEA、生长抑素、前列腺素等多种激素，表现为典型的多发性内分泌腺瘤。

【影像学表现】（图16-1-5）

(1)CT表现

①形态与边缘：恶性肿瘤呈浸润性生长，由于生长不均匀，肿瘤形态多不规则、分叶状，癌组织穿破包膜向周围浸润，故瘤灶边界大多模糊不清，甚至无法指出明确肿瘤边缘。

②密度：肿瘤常表现为不规则低密度区，密度不均匀，伴囊变或出血时则表现为相应的更低密度或高密度。瘤周“半岛样”瘤结节是诊断甲状腺癌的特征性表现之一，即不规则低密度区周边见强化结节影。这是由于瘤细胞向包膜外浸润生长时浸润深度不同，以及坏死与尚存血供的瘤组织交替存在。瘤周“强化残圈”征是甲状腺癌的另一特征性表现。肿瘤包膜（或假包膜）外被压迫的正常甲状腺组织血供完好，注入造影剂后会出现环形强化表现，由于肿瘤多半浸润、突破包膜（或假包膜），故表现为不完整的强化环。增强扫描对于甲状腺癌的鉴别诊断有重要价值。

③钙化：甲状腺癌和良性病变中均可出现钙化，但细颗粒状钙化可看作恶性病变的特征性表现，斑片、斑点状粗钙化则无鉴别价值。

④转移：颈部淋巴结转移较多见，一般将短径大于1cm的淋巴结视为转移。

(2)MR表现：肿瘤 T_1WI 表现为等或低信号，出血时可呈高信号，钙化灶呈低信号。T_2WI 明显高信号，可见不完整低信号包膜。发生囊变时肿瘤壁厚薄不均。术后瘢痕在 T_2WI 呈低信号，可与肿瘤复发的高信号区别开，故MR术后评估价值优于CT。

【影像诊断技巧】

正常甲状腺组织含碘量高，血运丰富，致使其密度远高于邻近软组织，加之甲状腺表面有完整的双层被膜覆盖，与邻近结构分界清楚，CT平扫时即可清楚显示甲状腺，故常将其作为甲状腺病变的

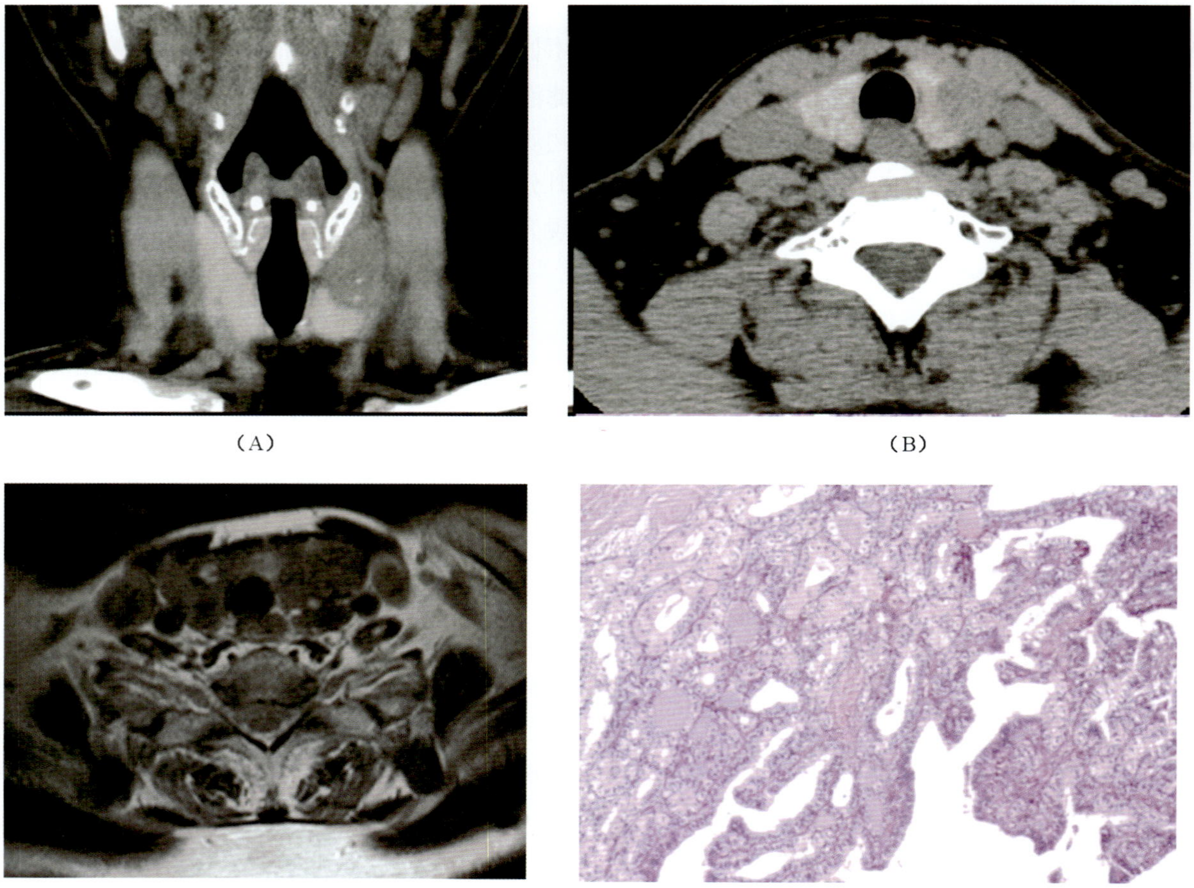

(A) (B) (C) (D)

图 16-1-5　甲状腺癌

(A)、(B)CT 显示甲状腺左侧叶片状低密度影，边界显示不清；(C)MR T_2WI 显示甲状腺不规则肿大，信号混杂，未见明显包膜；(D)病理诊断。

首选检查方法。同时 CT 检查可以清楚显示钙化、出血、囊变等病理变化。

MR 检查不需要造影剂即可以清楚显示肿大淋巴结，对甲状腺癌的临床分期及预后评估有重要价值，而且其在术后瘢痕与肿瘤复发的鉴别诊断上也明显优于 CT。

五、甲状旁腺肿瘤

（一）甲状旁腺腺瘤

【临床表现】

甲状旁腺腺瘤（parathyroid adenoma）常伴有甲状旁腺功能亢进，临床表现为血钙增高及无机磷降低。

【病理基础】

甲状旁腺数目可为 1～12 个，80%以上为 4 个。甲状旁腺肿瘤大多为单发，2 个以上的多发性腺瘤仅占 1%～4%。多见于 40～60 岁女性，好发于下部的甲状旁腺。有完整包膜。

【影像学表现】

(1)CT 检查：CT 是发现甲状旁腺腺瘤的主要检查方法，应常规行增强扫描。病变常位于甲状腺后方的气管、食管沟，使气管、食管沟内低密度脂肪组织部分或大部分消失。病变部位是诊断甲状旁腺腺瘤的重要依据。肿瘤常常 1～3cm，边界清楚，呈均匀低密度，偶可见瘤内坏死、出血。

(2)MR 表现：T_1WI 呈等或低信号，T_2WI 高信号。多数肿瘤信号均匀，少数出血、囊变、坏死病灶信号不均匀。增强扫描可见强化。

(二)甲状旁腺癌

【概述】

甲状旁腺癌(parathyroid carcinoma)非常少见,常发生于30～40岁人群。

【临床表现】

无特异性临床表现,部分表现为甲状旁腺功能亢进。

【病理基础】

肿瘤生长较慢,呈浸润性生长。含有丰富的纤维组织,易发生钙化。约1/3病例可见颈部淋巴结转移,偶尔也可有远处血行转移。

【影像学表现】

甲状旁腺癌无特征性影像表现,只有病变侵及周围结构或有颈部淋巴结转移和远处转移,即表现出恶性肿瘤特有的侵犯和转移特征时,才能与腺瘤鉴别开来。CT及MR增强扫描均可见明显强化。

【影像诊断技巧】

定位诊断尤其重要,甲状旁腺肿瘤常有实验室检查异常。

第二节　乳腺疾病

一、乳腺结构不良

【概述】

乳腺结构不良(mammaary dysplasia)是妇女最常见的一种乳腺疾病,可发生于青春期后任何年龄,以25～45岁多见。一般认为是由于卵巢内分泌失调使性激素不平衡,引起生理增生与复旧不全造成的乳腺正常结构的紊乱。在我国,以腺体增生为主,囊性改变少见,故常称“乳腺增生症”。

【临床表现】

临床上以胀痛为主要症状,常与月经周期相关。月经来潮前加重,来潮后减轻或消失。触诊时可发现腺体组织弥漫性增厚,呈细颗粒状、结节状或片状,质韧而不硬,与周围组织分界不清。本病病程较长,发展缓慢。

【病理基础】

大体观,病变呈弥漫性或局限性,质地硬韧而致密,色黄白或灰白,无包膜。切面可见有多个大小不等的半透明颗粒,如为囊性增生,则可见到小囊肿,囊壁大都平滑,囊内含有黄绿色或棕色的黏稠液体。镜下可以见到的主要是以下三种改变:

(1)小叶数目及小叶内腺泡数目增多,引起的小叶增大;

(2)乳腺小叶内末稍导管高度扩张,形成大小不等的囊肿;

(3)间质结缔组织增生。

根据乳腺结构在数量和形态上的异常可以将其分为乳腺组织增生、乳腺腺病(又分为小叶增生型、纤维腺病型及小叶纤维化型)、乳腺囊肿病三大类。

【影像学表现】(图16-2-1)

(1)X线表现:腺性小叶增生部位多为双侧,正常腺体结构消失,可见局限性或弥漫性片状、棉絮状、大小不等结节状或团块状改变,密度增高,边缘不规则。团块状腺体增生与肿瘤较难区分,应结合临床及其他检查进行鉴别。囊性小叶增生表现为大小不等的囊性结节状影,密度较正常乳腺实质低,常呈球形,边缘光滑、锐利。纤维性小叶增生表现为腺体密度增高、致密,一般无团块影和钙化影。此种增生与正常致密性乳腺极为相似,但本病皮下组织与腺体实质相邻的边缘处可见凸凹不整的征象。囊性及纤维性小叶增生极少见到钙化,腺性小叶增生的钙化多为大颗粒或条状钙化,不同于早期乳腺癌的微细钙化。

(2)MR表现:由于乳腺内脂肪组织含量较多,T_1WI及T_2WI背景信号较高,病灶显示以T_2WI压脂像为佳。增生腺体在T_1WI上表现为小片状低信号,T_2WI压脂像为高信号,如以囊性增生为主,则T_2WI信号强度更高。增强扫描为弥漫性中等程度持续性强化,时间-信号强度曲线为“缓慢上

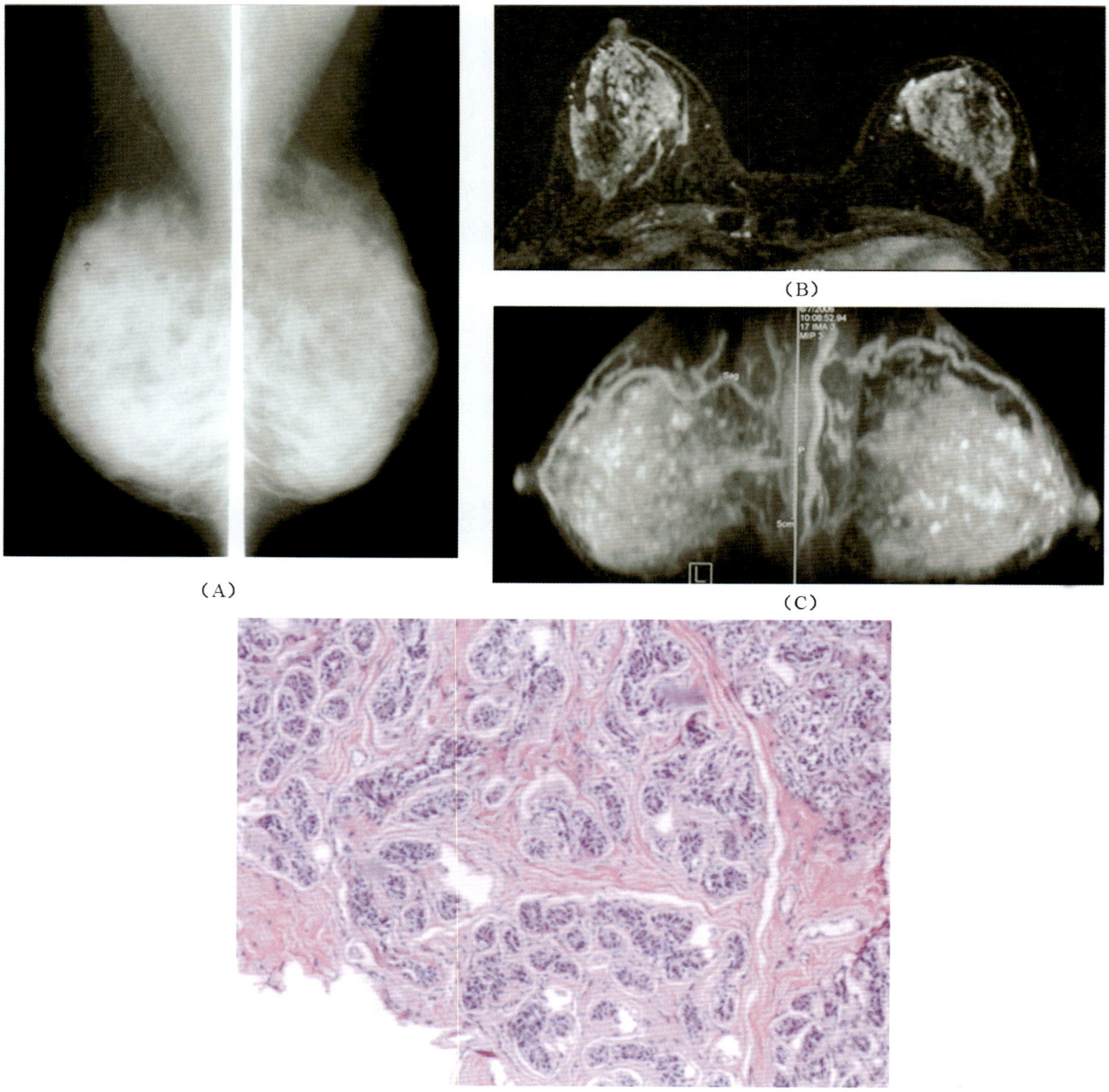

(A)　(B)　(C)　(D)

图 16-2-1　乳腺结构不良

(A)X 线示双侧腺体致密，呈团片状改变，可见粗大钙化灶；(B)、(C)MR 增强显示腺体内散在点状强化，无明显肿块；(D)病理诊断图片。

升型”，无明显峰值出现。

二、乳腺炎性疾病

(一)急性乳腺炎

【概述】

急性乳腺炎(acute mastitis)是乳腺的急性化脓性感染，常由金黄色葡萄球菌自乳头、乳晕皮肤破裂处侵入引起局部感染，通过血循环或淋巴管蔓延发展。常见于产后哺乳妇女，尤以初产妇多见，往往发生在产后 3～4 周。

【临床表现】

病人常感觉乳房胀痛，局部红、肿、热、痛，局部皮肤可因水肿成橘皮样改变。随着病情进展，可出现白细胞计数升高、发热、同侧腋窝淋巴结肿大。

【病理基础】

和所有急性化脓性炎症的病理基础相似，急性乳腺炎可见到炎症局部血管扩张、血流加快，血管通透性增高，白细胞渗出。起初常呈蜂窝织炎样改变，随着病情进展，组织发生坏死溶解，形成充满脓液的腔。

【影像学表现】

(1)X线表现：乳腺组织因炎性水肿而模糊，出现密度增高的片状影，边界不清。青年妇女因腺体致密，急性乳腺炎X线诊断较为困难。浅表性乳腺炎，可以显示皮肤水肿增厚，向炎症周围正常皮肤延伸。此外，时常可以见到增粗扩张的静脉血管影。局部炎症区显示星形密度增高影，边缘呈毛刺状影时，应特别注意与癌肿鉴别。急性期脓肿边界常常不甚清楚，脓肿呈致密肿块影，周围似火焰状，或因水肿而密度减低，肿块中心无结构，脓肿包膜不完全时，边缘呈不光整的阴影。慢性脓肿边缘清楚，与囊肿X线表现极为相似，难以鉴别。乳晕下脓肿可发生乳头凹陷改变。

(2)MR表现：腺体内见片状T_1WI低信号、T_2WI高信号影，压脂像显示尤为清楚，与正常腺体组织分界不甚清楚，增强扫描可见轻度片状强化，强化程度往往不如肿瘤性病变。脓肿形成时，腺体内可见T_1WI低信号、T_2WI高信号结节影，信号可均匀或不均匀。增强扫描时脓肿壁呈环形明显强化。急性乳腺炎结合临床症状，观察抗炎治疗效果，较容易诊断。

(二)乳腺结核

【概述】

乳腺结核(tuberculosis of the breast)较少见，一般多由其他部位的结核病继发而致，如肺、颈淋巴结和肋骨结核，原发者罕见。

【临床表现】

常无症状，偶感隐痛。早期局部可触及质硬的肿物，活动较差，易误诊为乳腺癌。随病变发展，肿块内干酪样坏死、液化、穿破皮肤形成窦道或瘘管时，诊断则较容易。

【病理基础】

(1)X线表现

①浸润型：以渗出为主，表现为边缘模糊，密度较淡，不规则阴影。

②结节型：圆形或椭圆形肿块，边缘光整、锐利、密度均匀，肿块尾部常可见淋巴管影，部分患者结节内伴有钙化，少数可有皮肤增厚。

③干酪型：病变范围较大，呈片状密度增高区，边缘模糊，中心常有几个不规则透亮区，系病灶坏死、液化所致。皮肤增厚，乳头凹陷较为常见。

④窦道：乳腺结核所成窦道与皮肤易发生粘连。皮肤增厚，窦道内可见钙化影。

(2)MR表现：乳腺结核的MR表现无特异性，当发生干酪样坏死时，病灶中心可见T_1WI低信号、T_2WI高信号，内缘不光整。钙化灶在T_1WI及T_2WI均表现为低信号。

三、乳腺囊肿

【概述】

常见的乳腺囊肿有单纯囊肿、积乳囊肿等。单纯囊肿在乳腺囊肿中最为多见。主要是由于内分泌紊乱引起导管上皮增生，管内细胞增多，致使导管延伸、迂曲、折叠，折叠处血液循环障碍而发生坏死，形成囊肿。积乳囊肿又称乳汁潴留性囊肿，较单纯囊肿少见，主要是由于泌乳期某一导管阻塞，引起乳汁淤积而形成囊肿。

【临床表现】

单纯性囊肿发病年龄在30～50岁，一般无明显自觉症状，常在体检中无意发现。少数病例因肿块位置表浅，皮肤可向外凸出。积乳囊肿常见于哺乳期妇女，授乳期或断奶后，乳房偶然发现肿块，局部可伴有轻微胀痛感。触诊肿块边界清楚，质地柔软有波动感，穿刺检查可抽出乳汁和黏稠的乳酪样物。

【影像学表现】(图16-2-2)

(1)X线表现：单纯囊肿的X线表现为圆形或椭圆形致密阴影，边缘光整，密度均匀，因囊肿挤压周围的脂肪组织而在囊肿壁周围常出现“透亮晕”，部分囊壁可呈蛋壳状、斑点状钙化。囊肿的密度与乳腺腺体相似或稍致密。单发囊肿常为圆形，多发囊肿或单发多房囊肿常为椭圆形。积乳囊肿因内含较多脂质成分，表现为圆形或椭圆形透亮区，边缘光滑，部位较深。直径约为1～2cm左右，偶有3cm以上者。

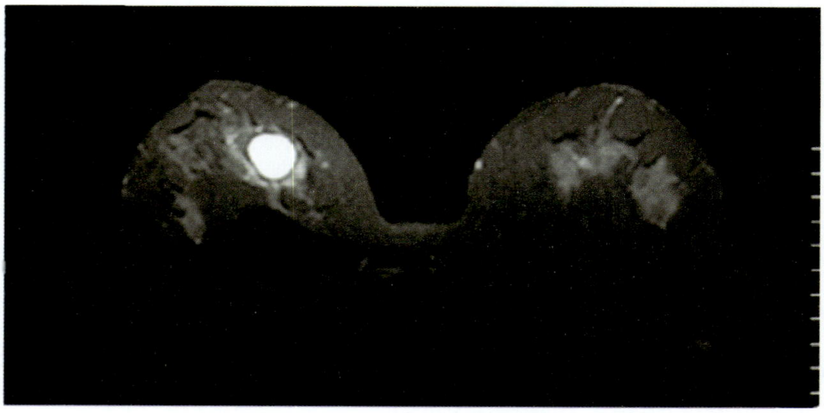

(A)

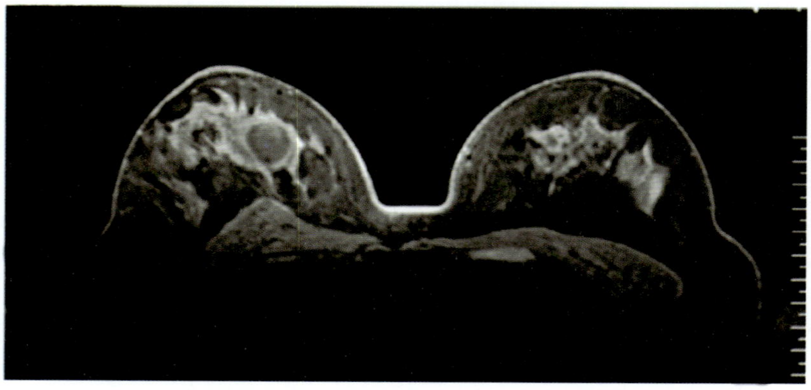

(B)

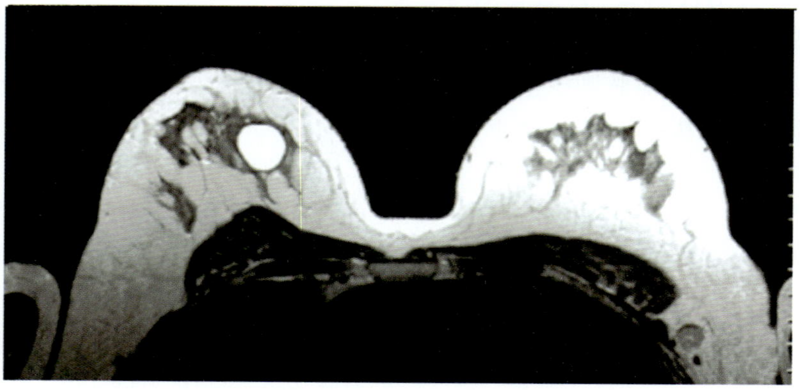

(C)

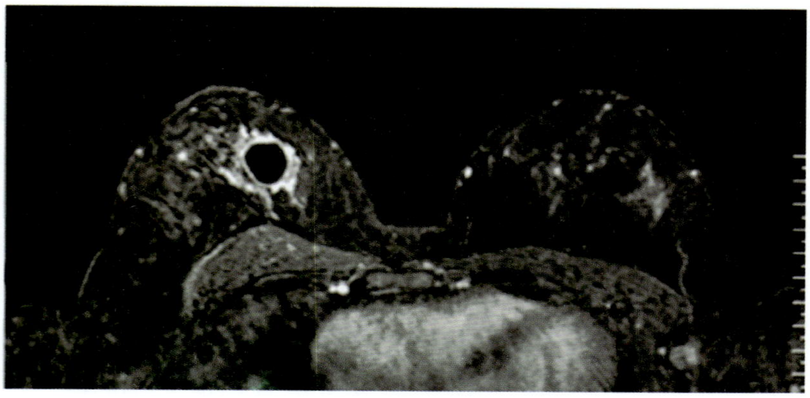

(D)

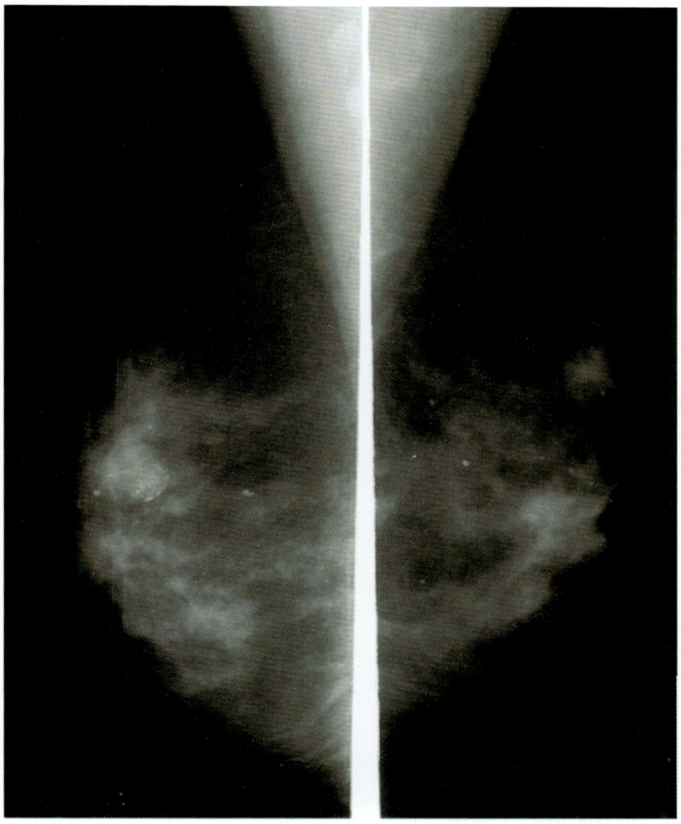

（E）

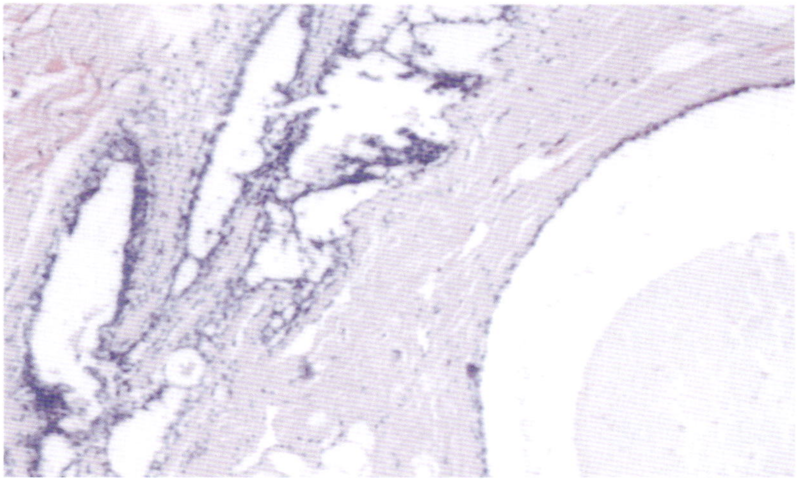

（F）

图 16-2-2　乳腺囊肿

（A）、（B）、（C）MR 显示右侧乳腺内病变 T_1WI 低信号，T_2WI 高信号；（D）增强扫描囊壁环形强化，内容物无强化；（E）X 线示右乳晕后类圆形肿块，边缘清楚光滑，密度均匀，边缘可见少许钙化；（F）病理诊断图示。

（2）MR 表现：囊肿的 MR 表现较为典型，为边界清楚的类圆形或分叶状 T_1WI 低信号、T_2WI 高信号结节，边缘光滑锐利，积乳囊肿在 T_1WI 可表现为等或高信号。增强扫描囊壁可见强化，囊内容物无强化。

四、乳腺良性肿瘤

女性乳房良性肿瘤中以纤维腺瘤发病率居于首位，约占良性肿瘤的 3/4，其次为导管内乳头状瘤，约占良性肿瘤的 1/4。

(一)乳腺纤维腺瘤

【概述】

乳腺纤维腺瘤(fibroadenoma)多发生于30岁以下女性,高发年龄是20～25岁,其次是15～20岁和25～30岁。

【临床表现】

好发于乳腺外上象限,可双侧发病,以单侧发病多见。患者一般无明显自觉症状,常为偶然或体检时发现,肿块生长缓慢。肿块大小不一,小者可如黄豆大小,最大者可达20cm。触诊时可触及似硬橡皮球的弹性感,表面光滑,易于推动。月经周期对肿块大小并无影响。

【病理基础】

纤维腺瘤起源于小叶内纤维组织及腺上皮组织。

(1)大体观:肿瘤多呈圆形或椭圆形,与周围乳腺组织分界清楚,表面常有完整的薄层纤维包膜。当其纤维成分较多时,瘤体切面呈灰白色,半透明,质地韧,富有弹性;当其上皮成分丰富时,切面呈淡粉红色,细颗粒状,甚至呈乳头状,往外翻出,质地偏软。

(2)镜下:根据肿瘤纤维和上皮成分的生长程度及相互的结构关系,分为管内型、管周型和混合型三种病理类型。

①管内型:间质内增生的纤维组织压迫腺管,腺管上皮受挤压而萎缩成扁平形。肿瘤内纤维组织较疏松,可呈黏液样。

②管周型:上皮成分与纤维成分混杂在一起,腺管呈圆形、卵圆形或不规则形,不受增生纤维组织的挤压。肿瘤内纤维组织增生,且围绕在腺管周围,可疏松或致密,甚至可有胶原变性。

③混合型:管内型和管周型的病理基础同时存在。部分巨大纤维腺瘤可发生肉瘤变和癌变。

【影像学表现】(图16-2-3)

(1)X线表现:肿瘤表现为圆形、卵圆形或浅分叶状块影,密度均匀,边缘光滑锐利,周围可见细窄透明晕,为肿块推压周围脂肪组织而形成。部分腺瘤可发生粗大钙化,呈环形、块状或斑点状,是由于肿瘤血供障碍,组织坏死造成,与乳腺癌的微细钙化有明显区别。纤维腺瘤X线检查测得肿块大小往往大于临床测量数据,这是与乳腺癌鉴别的特征之一。在致密型腺体中,肿瘤因缺乏脂肪组织衬托,不能清楚显示,常需加照切线位片帮助诊断。

(2)MR表现:在T_1WI上腺瘤呈低或等信号,与周围正常腺体组织信号强度相似,边缘光滑,可有分叶。在T_2WI上因其内所含腺上皮和纤维成分不同可表现各异,以纤维组织增生为主时表现为低信号,以腺管增生为主时则可呈高信号,T_2WI压脂像多表现为高信号。肿瘤内发生钙化时可表现为T_1WI、T_2WI信号不均匀,发生囊变时可见肿块内T_1WI低信号、T_2WI高信号。增强扫描,纤维腺瘤多呈明显均匀强化,时间-信号强度曲线常表现为“持续上升型”,无明显峰值出现。

(二)导管内乳头状瘤

【概述】

导管内乳头状瘤(intraductal papilloma)多见于经产妇,40～50岁为多。

【临床表现】

最常见的临床症状是乳头溢液,溢液可为血性、浆液性或混合性。肿瘤常较小,临床检查不易触及,偶有较大肿块,可在乳晕区扪及黄豆大小结节状肿块,多呈圆形,质软,可推动。挤压肿块常有乳头溢液。分泌液涂片检查可发现脱落的上皮细胞。

【病理基础】

导管内乳头状瘤是起源于导管上皮的良性肿瘤,可发生于乳腺导管的任何部位,以大导管近乳头的壶腹部最为多见,也可发生于乳头的导管内,或远端中小导管内。瘤体多较小,带蒂而有绒毛,且有很多薄壁的血管,故易出血。乳头状瘤引起输乳导管极度扩张呈囊肿状称为囊内乳头状瘤。当导管上皮出现异型增生时属于癌前病变表现,应当予以重视。

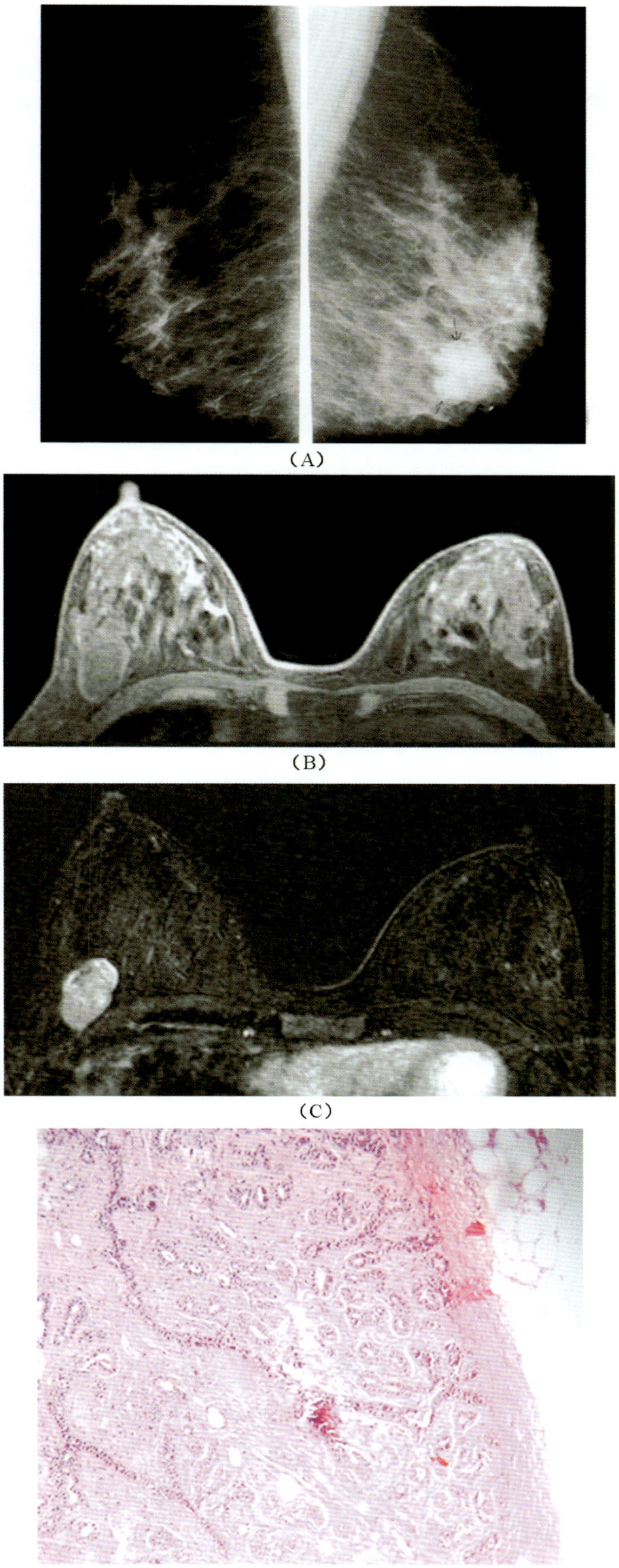

(A)

(B)

(C)

(D)

图 16-2-3 乳腺腺瘤

(A)X 线示左侧乳腺乳晕下分叶状肿块，边缘清楚；(B)、(C)MR 显示外侧象限卵圆形肿块，边缘光滑，T_1WI 呈稍低信号，增强后明显均匀强化；(D)病理诊断图示。

【影像学表现】

（1）X线表现：单发导管内乳头状瘤常规乳腺钼靶片可见局部导管不规则的扩张和密度增高的结节状影，乳晕区圆形、卵圆形肿块，边缘多光滑锐利；多发导管内乳头状瘤表现为导管广泛性扩张，呈串珠状改变，部分肿瘤可出现小点状、桑葚状钙化影。导管造影检查能清楚显示肿瘤部位、大小、范围、数目，以及导管扩张程度，故对于乳头溢液患者，无论常规钼靶摄片有无阳性发现，均应行导管造影检查。造影剂进入导管后，能显示单个或多个边缘光滑的圆形、类圆形及半圆形充盈缺损影，肿瘤近端导管呈杯口状，并有不同程度的扩张。注入造影剂前应特别注意排空气体，以免气体进入导管形成负影，影响判断。

（2）MR表现：导管内乳头状瘤常常较小，MR平扫难以显示，增强扫描可以看到结节样强化影，边缘光整。T_2WI压脂像可以看到扩张的导管，部分还可以看到杯口样改变，是诊断导管内乳头状瘤的重要间接征象。

五、乳腺癌

【概述】

乳腺癌（breast cancer）是女性最常见的女性恶性肿瘤之一，其发病率仅次于子宫颈癌，居第二位。多见于45～50岁女性，20岁以前少见。一级亲属中有乳腺癌病史者，发病危险性是普通人群的2～3倍。

【临床表现】

乳腺无痛性肿块往往是患者就医的首发症状，常为无意中发现。肿块质硬，表面不光滑，与周围组织分界不清，活动性差。较大肿块可见乳腺表面皮肤局限性隆起。若病变累及Cooper韧带，则会引起所谓“酒窝征”。乳晕下区病变可引起乳头回缩、凹陷。肿块继续增大，如皮下淋巴管被癌细胞堵塞，引起淋巴回流障碍，出现真皮水肿，皮肤会呈“橘皮样”改变。乳癌淋巴结转移最初多见于腋窝，扪诊可触及肿大淋巴结。

【病理基础】

根据组织发生和形态结构可以分为导管癌、小叶癌和特殊型癌。

（1）导管癌：可分为导管内癌和浸润性导管癌。导管内癌多发生在乳晕下区，肿块与皮肤无粘连，癌细胞在导管内生长并充满导管腔，使之扩张，基底膜完好，细胞分化程度不等，可排列成实心团块、乳头状、筛状、小管状，部分病例在管内实体细胞团中央可发生大片坏死，称粉刺性管内癌。浸润性导管癌是由导管内癌发展而来，是乳腺癌中最常见的类型。大体观可见癌组织呈放射状侵入邻近纤维脂肪组织内。镜下可见癌细胞组成实体团块或腺样结构，根据癌实质与纤维组织间质比例的不同，又可分为单纯癌、硬癌和不典型髓样癌。

（2）小叶癌：临床上一般摸不到肿块，标本大体观与一般小叶增生极为类似，镜下可见癌变小叶体积增大，但小叶轮廓完整，小管扩张，其内充满单一松散排列的癌细胞，基底膜完整。小叶原位癌突破小管或末梢导管基底膜向间质浸润，即称为浸润性小叶癌。浸润性小叶癌大体上很像硬癌，肿块不规则盘状，与周围乳腺组织的边界不清。镜下癌细胞排列松散，有时可见单个癌细胞浸润于成束的纤维组织之间，并无组成小叶的迹象。

（3）特殊型癌：较少见，具有特殊形态结构，如黏液癌、大汗腺样癌、腺样囊性癌、鳞状细胞癌、炎性乳腺癌、乳头佩吉特病等。

【影像学表现】（图16-2-4）

（1）X线表现：常规钼靶摄影可以显示肿块、钙化等乳腺癌的直接征象，也可以发现乳腺组织结构变形、瘤周恶性晕征、乳房皮肤增厚回缩、乳头内陷、导管扩张、血管增粗增多等间接征象。乳腺癌肿块的密度绝大多数高于正常腺体密度，这主要是因为瘤体成分中含有癌细胞、结缔组织、含铁血黄素、钙化、出血及新生血管等，可表现为“块中之块”征象。癌肿可以呈团块状、星形、云片状、彗星状、分叶状、结节状等，以团块状最常见。肿块边缘可见毛刺，长短不一，粗细不均，通常毛刺较模糊。少数肿瘤边缘可光滑或部分光滑。一般乳腺癌肿块X线测量值较临床触诊值小，这也是与良性病变的重要鉴别点。“瘤周恶性晕征”表现为肿块密度增高影外围的低密度环形透亮带，这是瘤周水肿的表现，与纤维腺瘤的“透亮晕”不同之处在于恶性晕征

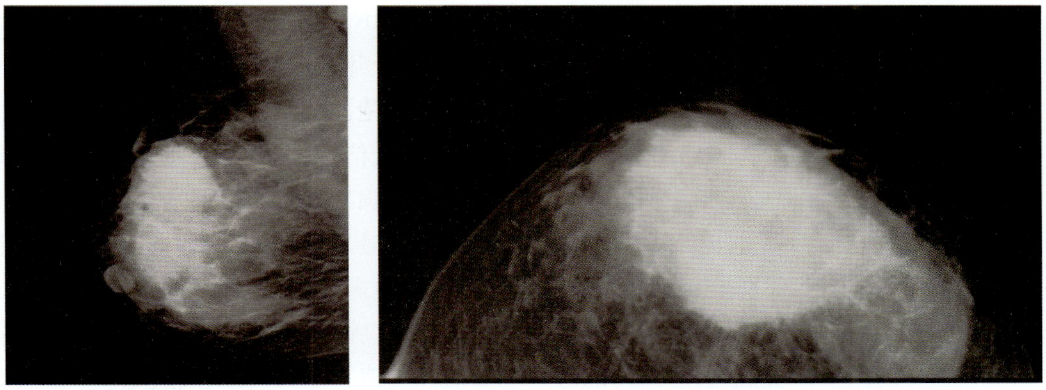

（A）　（B）

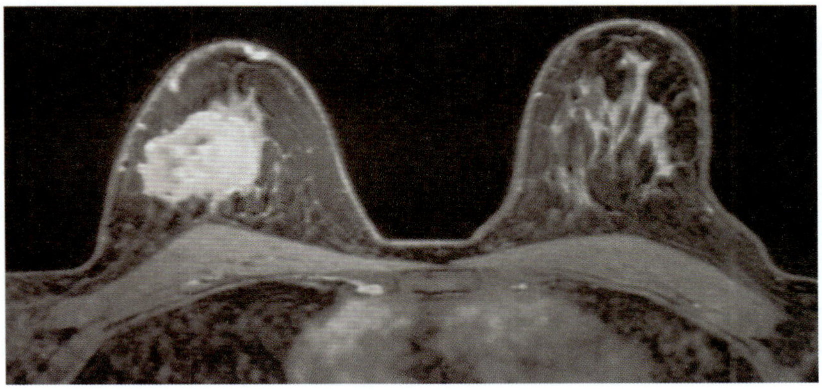

（C）

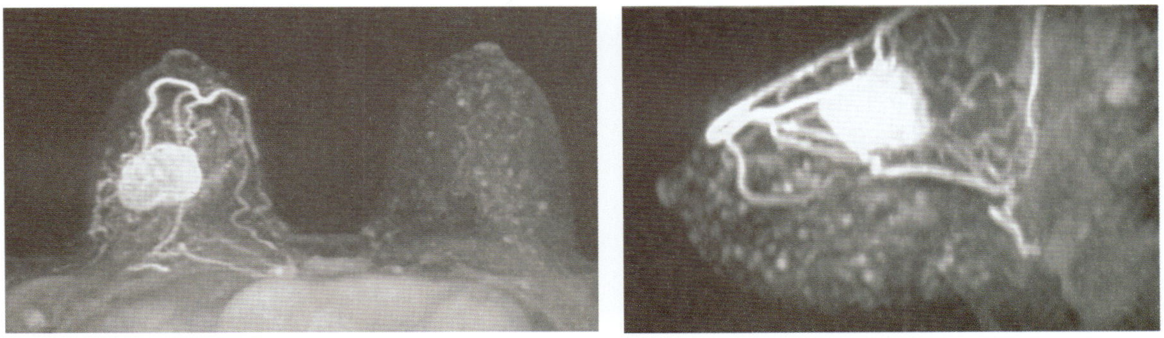

（D）　（E）

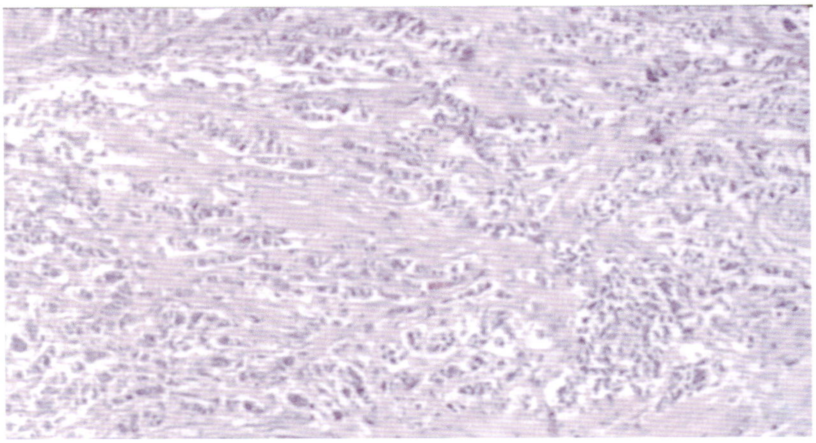

（F）

图 16-2-4　乳腺癌

(A)、(B)X线示乳晕下区短毛刺肿块，形态不规则，局部皮肤增厚；(C)、(D)、(E)MR显示右侧乳腺一较大肿块，增强扫描明显强化，强化不均匀，周围见粗大迂曲血管；(F)病理诊断图示。

形态不规则。癌细胞浸润大导管时，导管影增粗，有时可见大导管与乳头间形成“癌桥”，偶可见导管内钙化。

X线摄影还能发现部分早期乳腺癌，有以下X线表现时值得警惕：

①泥沙样钙化、簇状钙化：微细钙化往往是早期乳腺癌的唯一阳性征象。

②结节影：如有丰富的脂肪背景，X线片能发现最小2.1～2.6mm的结节。文献报道30％的病例结节为唯一早期癌X线征象。

③局限性结构扭曲：须两侧对照方能发现。

④非对称性局部密度增高。

(2)MR表现：肿块形态各异，绝大部分边界不清，可见分叶、毛刺征象，增强后肿块轮廓可以显示得更加清楚。T_1WI常呈等、稍低信号，T_2WI可表现为高、低信号不等，与肿瘤成分相关。动态增强扫描是乳腺MR检查所必需的，感兴趣区的选择应当是强化最早、最明显的区域，并尽可能包含肿块的全部，但需要避开出血、钙化、坏死区域。大量研究表明，乳腺癌早期迅速强化，多在3分钟内达到峰值并迅速下降，部分病灶达峰值后始终维持在一平台水平。结合形态学与血流动力学表现，MR诊断乳腺癌的准确率可以达到90％以上。

第十七章

造血系统、淋巴系统疾病

第一节 血液系统疾病

一、急性白血病

(一)儿童型急性白血病

【临床表现】

儿童型急性白血病起病急,主要有如下表现:

(1)贫血:表现为皮肤黏膜苍白、乏力活动后气促头昏、心悸等。

(2)出血:表现为淤点淤斑、牙龈出血、鼻出血,重症可出现呼吸道、消化道、颅内出血。

(3)发热与感染:表现为热型不规则、热度不等,呼吸道、消化道、泌尿系感染较常见。

(4)白血病细胞浸润特征:常见浸润器官有淋巴结、肝脾、中枢神经系统、睾丸等。

【病理基础】

急性白血病分为急性淋巴细胞白血病(ALL)和急性髓细胞性白血病(AML)。

ALL 形态学分为 L_1、L_2、L_3 型(表 17-1-1);AML 形态学分为 M1、M2、M3、M4、M5、M6、M7 七型(表 17-1-2)。

表 17-1-1　ALL 各亚型特点

细胞学特征	L1	L2	L3
细胞大小	小细胞为主(<12μm)	大细胞为主大小不等	大细胞为主大小较一致(>12μm)
核染色质	较粗,结构较一致	较稀疏,结构不一样	是均匀细点状
核型	规则,偶有凹陷	不规则,有折叠凹陷	较规则
核仁	少而不清,少或不见	清楚,一个或多个	明显,一个或多个
胞浆量	少	不定,常较多	较多
胞浆染色	浅	不定,有些细胞深染	深染
胞浆空泡	不定	不定	常明显

表 17-1-2　AML 各亚型特点

分　型	特　征
M1	
急性低分化原粒细胞白血病	原粒≥90%,早幼粒<5%,其他分化。粒细胞和单核细胞<5%(占 NEC)
M2	
急性部分分化原粒细胞白血病	原粒≥30%至<90%或原粒+早幼粒≥50%中幼粒>10%单核<20%(占 NEC)

续表

分　型	特　征
M2b	
急性部分分化B原粒细胞	除原粒、早幼粒增多外，异常中性中晚幼粒增生为主，有明显发育失衡和空泡变性。此类细胞≥30%，原粒≥10%（占NEC）
M3a	
急性多颗粒早幼粒细胞白血病粗颗粒型	异常多颗粒早幼粒>30%，胞浆布满粗大密集甚至融合的粗大嗜天青颗粒，可覆盖胞浆或核上，有的可见M3a特征型Auer小体（占NEC）
M3b	
急性多颗粒早幼粒细胞白血病细颗粒型	异常多颗粒早幼粒>30%，胞浆布满细而密集甚至融合的嗜天青颗粒，可覆盖胞浆或核上，Auer小体多见
M3v	
急性多颗粒早幼粒细胞白血病变异型	周围血早幼粒细胞颗粒甚少或缺如而骨髓中仍为典型的早幼粒细胞
M4	
急性粒—单核细胞白血病	M4a原始和早幼粒细胞增生为主原幼单核和单核细胞>20%；M4b原幼单核细胞增生为主原始和早幼粒细胞>20%；M4c原始细胞既呈粒细胞系又呈单核细胞系形态特征者>30%；M4d除上述任一项条件者同时存在5%～30%的细胞伴粗大而圆的嗜酸颗粒及着色较深的嗜碱颗粒前者电镜下无中心晶体样结构
M5	
急性单核细胞白血病	骨髓原始单核细胞≥80%称未分化型即M5a原始单核细胞<30%称分化型即M5b
M6	
红白血病	骨髓中红系细胞>50%或红系细胞>30%但其中15%以上为形态异常的幼红细胞上述两种情况之一伴原粒细胞或原始单核细胞≥30%（非红系细胞计数即可）即为红白血病幼红细胞常伴胞质空泡核异常及类巨幼变
M7	
急性巨核细胞白血病	骨髓原始巨核细胞≥30%时并经免疫分型或电镜血小板过氧化物酶染色阳

【影像学表现】

(1)骨髓浸润(图17-1-1,图17-1-2)

病变细胞取代正常骨髓时，可使骨髓成分、结构、脂肪和水的含量异常，使骨髓MBI信号强度及弛豫时间等发生明显变化。异常骨髓的MBI表现主要有3大类，分别对应不同类型的骨髓组织学浸润。

①局灶型：由局灶性异常骨髓区域构成，常见于原发性实质肿瘤的转移灶。T_1WI图像上，灶性病变与黄骨髓信号相比呈低信号，与红骨髓信号相比为等或稍低信号。增强T_1WI图像上，病变呈不同程度强化，其程度与血供相关。

②弥漫型：表现为正常骨髓几乎完全被病变骨髓替代，椎间盘相对骨髓信号增高。T_1WI图像上，骨髓信号普遍减低；T_2WI图像上，病变骨髓信号不同程度增高，但由于没有正常骨髓信号对比，这种高信号改变往往无诊断价值。增强T_1WI图像上，病变骨髓有强化，椎间盘的信号则会低于强化的病变骨髓。同时与平扫T_1WI图像比较可确诊。在STIR图像上，骨髓则呈相对明显高信号。

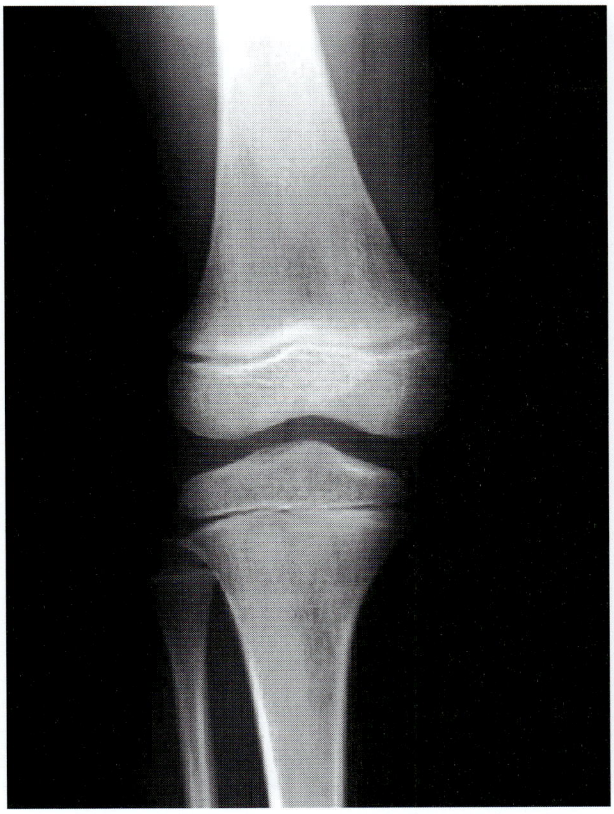

图 17-1-1　儿童型 ALL 平片

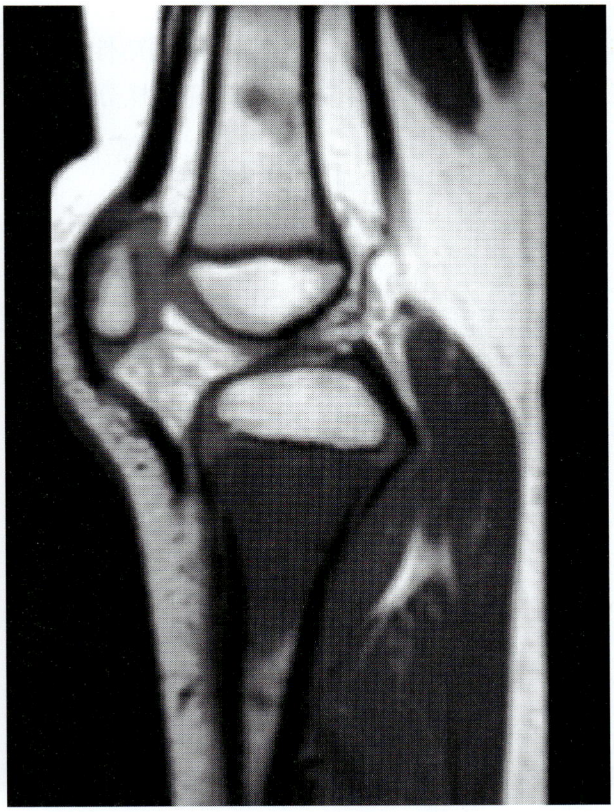

图 17-1-2　T_1WI

③斑驳型：在正常骨髓的背景中，病变由多数小病灶构成。T_1WI 图像上为低信号；T_2WI 图像上则为高信号。增强 T_1WI 图像上，这些小病灶可有强化。在 STIR 图像上表现为多处小灶高信号。Benz-Bohm 等认为，ALL 多呈均匀弥漫性低信号，而 AML 呈斑片结节状低信号。儿童急性白血病患者的腰椎图像呈均匀弥漫性低信号。由于儿童含红骨髓较多，有时与病灶不易区别，需靠测量椎体 T_1 值来鉴别。在髂骨、股骨图像上，白血病骨髓呈弥漫性低信号。儿童 STIR 像上，正常红骨髓亦可呈高信号，但信号强度低于白血病骨髓，且多分布于椎体周边部位，而椎体中心椎静脉区黄骨髓为低信号。

(2)髓外浸润

①白血病对中枢神经系统的浸润主要是肿瘤细胞对脑实质及脑膜血管的浸润致发生脑血管意外。

主要征象：A. 脑池、脑沟消失，增强扫描呈斑片状或脑回样强化，原因为软脑膜受侵，渗出物所致；B. 交通性脑积水；C. 脑内等密度或稍高密度肿块，增强扫描轻～中度均一强化；D. 可单侧脑白质受累，无占位效应。

②腹部(肝脏、脾脏、肾脏)小儿急性淋巴细胞性白血病以肝脾肾多见。淋巴细胞浸润致肝脾肾脏弥漫性增大，实质内密度/信号不均匀，散在小囊状影，大小不等，增强后无明显强化，边界尚清。

③淋巴结肿大。

④皮肤、眼眶肿块：绿色瘤。

(3)肺部并发症(图 17-1-3，图 17-1-4)

白血病肺部并发症发生率很高，尸检 98%有肺部并发症。同时肺部并发症是白血病患者致死的重要因素。

①感染性疾病：细菌性肺炎、卡氏肺囊虫肺炎、真菌感染、结核、巨细胞病毒肺炎等。

细菌性肺炎：发病率大约为白血病患者的 20%～50%。表现为小叶中心实变、腺泡实变或段叶实变。

卡氏肺囊虫肺炎：发病率较低，多发生于骨髓移植后 30～100 天内，可同时累及神经系统、心脏、肺和肝脏。肺部表现主要为弥漫性肺间质性病变，CT 表现为广泛磨玻璃改变，呈马赛克样分布，多位于肺门周围区域。有时可合并小叶间隔增厚或网状改变形成铺路石样改变。

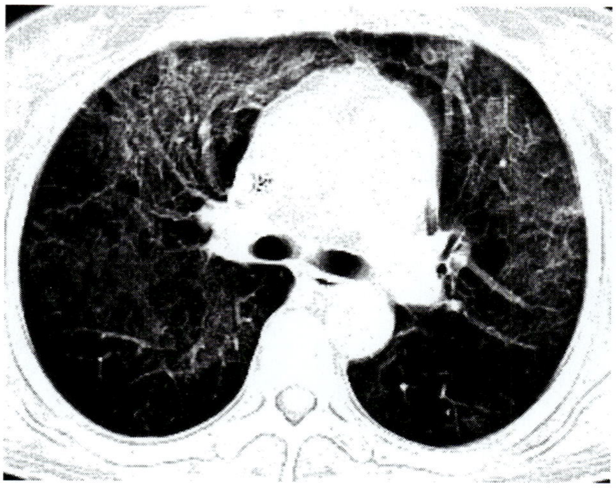

图 17-1-3　真菌性肺炎

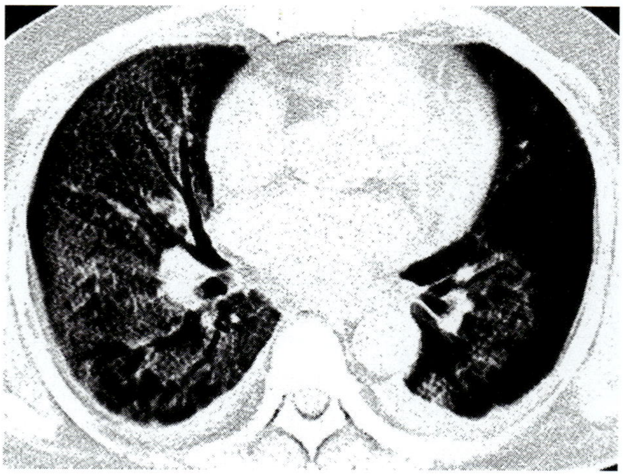

图 17-1-4　病毒性肺炎

真菌感染：包括侵袭性曲菌球病、念珠菌病、毛霉菌病。主要发生于骨髓移植后 30 天内，也可发生未骨髓移植者。最常见的曲菌球病，可以为单发或多发病变。其相对特征性的表现为晕征和空气半月征。晕征表现为结节周围磨玻璃密度改变，磨玻璃密度相当于出血性梗死。空气半月征的病理基础为结节坏死部分被排出后引起。念珠菌、毛霉菌肺炎多表现为具有晕征的多发结节或片状影。

结核：表现不典型，可为非段性分布片状影、多发结节、空洞等。

巨细胞病毒性肺炎：是骨髓移植术后最常见的并发症，见于 40%～60%骨髓移植术后患者。CT 表现有磨玻璃密度、小叶中心结节、实变影、网状改变、大结节。磨玻璃密度往往多发，小叶中心结节边缘模糊，大约 1～5mm。多数病例多种征象共存。

②肺出血、移植物抗宿主病：特异性不高，需于其他疾病鉴别。

【影像诊断技巧】

(1)诊断要点

①骨髓浸润：T_1WI 低信号，STIR 高信号。

②髓外浸润：肝、脾、肾脏弥漫肿大，密度/信号不均，可见散在边界清晰小囊状影，大小不等，无明显强化。纵隔、腹膜后、腋窝、腹股沟可出现淋巴结肿大。

③肺部并发症：感染。

(2)影像方法选择：骨髓浸润显示宜选择 MR，运用自选回波或快速自选回波 T_1WI。

【骨髓疗效监测】（图 17-1-5，图 17-1-6）

对经放疗患者的研究发现，放疗后骨髓最初主要以水肿、出血、窦样间隙被破坏为主，后坏死的骨髓被脂肪或纤维化组织所取代，脂肪变的正常骨髓（通常 T_1WI 为高信号）对骨髓病变（通常 T_1WI 为低信号）有很好的衬托作用。化疗效应一般以水肿、坏死及末期的纤维化为主。急性白血病化疗后患者白血病细胞显著减少，但其中部分正常细胞也受损，故化疗刚结束时由于骨髓水肿、骨髓脂肪细胞尚未恢复等原因，T_1WI 信号仍较低；待骨髓逐渐恢复造血功能并转化为正常的骨髓结构后，骨髓水肿消失，其信号增高。MRI 复查时间应以临床化疗疗程结束后 2 周为宜，此时骨髓的影像表现已基本稳定，骨髓信号明显增高，并接近正常骨髓信号，T_1 值也接近正常范围，若 T_1 值仍延长，说明白血病未缓解。BMT 早期，造血功能尚处于恢复阶段，造血细胞成分较少，大量脂肪细胞占据髓腔，在 T_1WI 上骨髓信号强度较 BMT 前增高。植入的骨髓由椎体两边缓慢向中间推进，T_1WI 上表现为特征性带状型，周围中等信号强度，中间高强度，则提示移植成功。

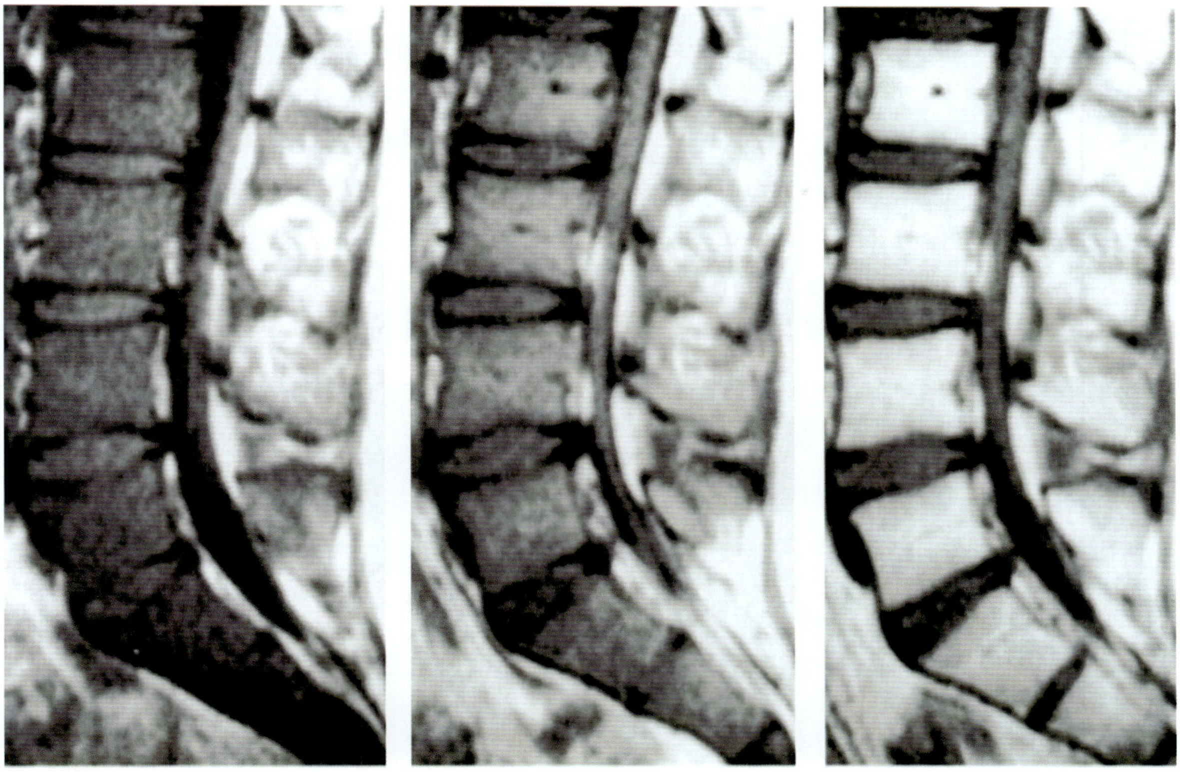

图 17-1-5　急淋化疗前、中、后 T_1WI

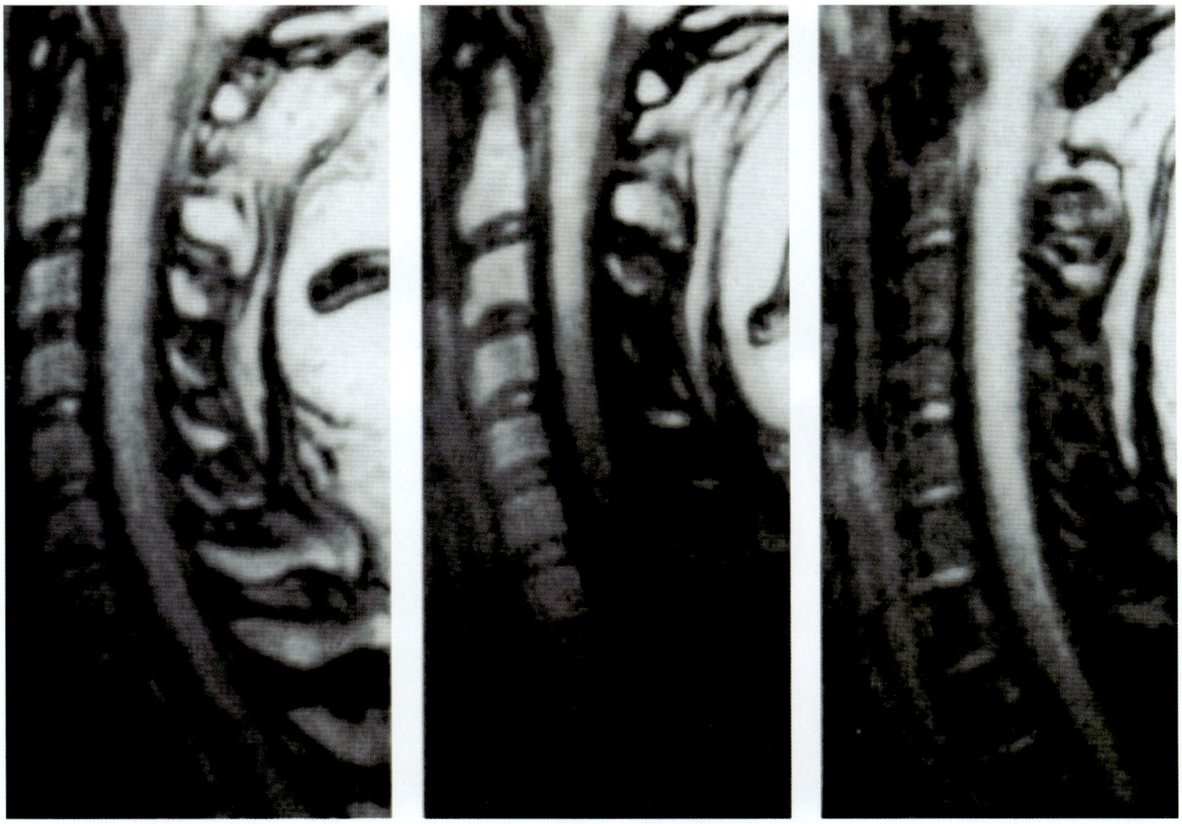

图 17-1-6　急髓干细胞移植治疗前、中、后 T_1WI

(二)成人急性白血病

【影像学表现】

MR(图 17-1-7)：

成人白血病 MR 一般特征也是表现为局灶型、弥漫型、斑驳型异常信号，T_1WI 像信号减低，T_2WI 信号稍增高，STIR 像信号增高。ALL 多呈均匀弥漫性低信号，而 AML 呈斑片结节状低信号。成人急性白血病腰椎 T_1WI 呈均匀弥漫性低信号或不均匀斑片状低信号，正常椎体内不均匀灶性分布的脂肪高信号完全消失。

根据股骨中上段骨髓变化程度，将成人急性白血病骨髓 MRI 表现分为 5 级。

Ⅰ级：股骨大转子下缘以下骨干骨髓呈局灶样浸润。

Ⅱ级：股骨大转子下缘以下骨干骨髓呈均一浸润。

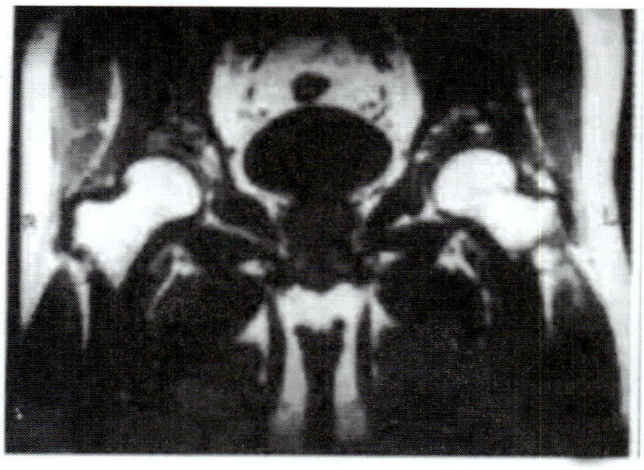

(A)

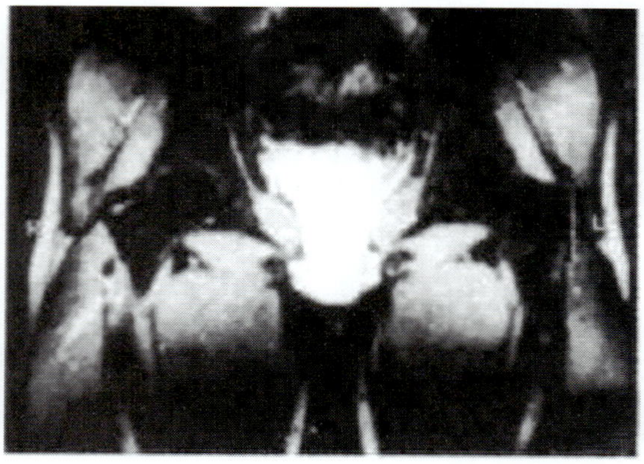

(B)

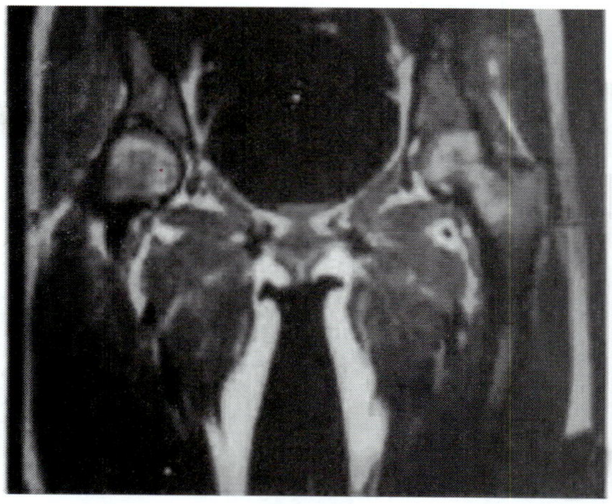

(C)

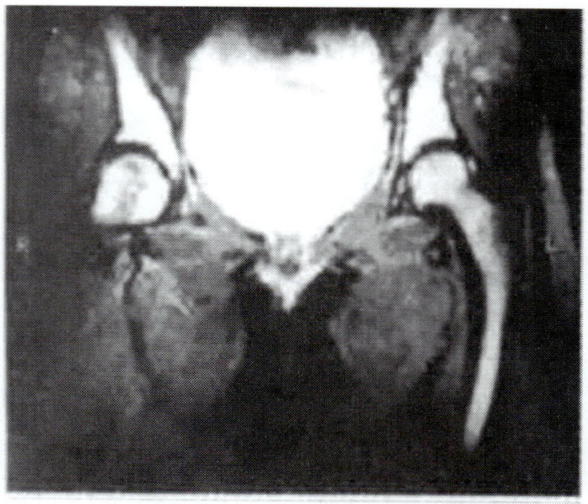

(D)

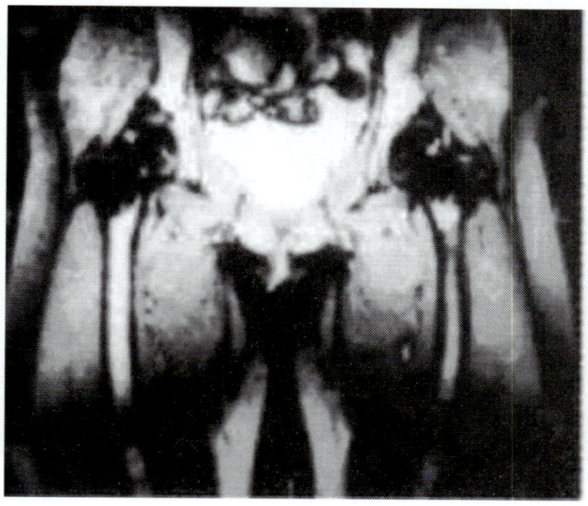

(E)

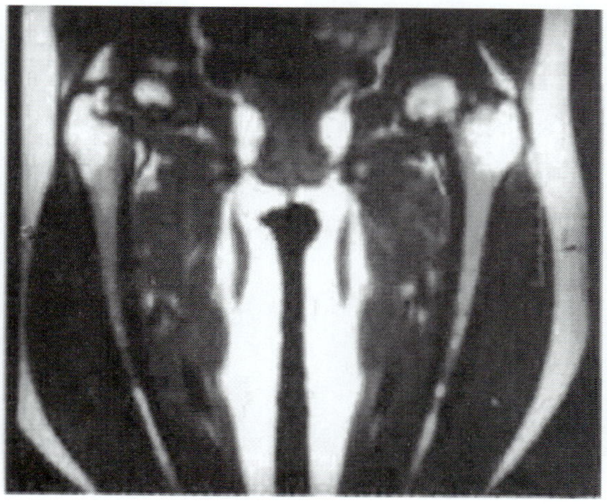

(F)

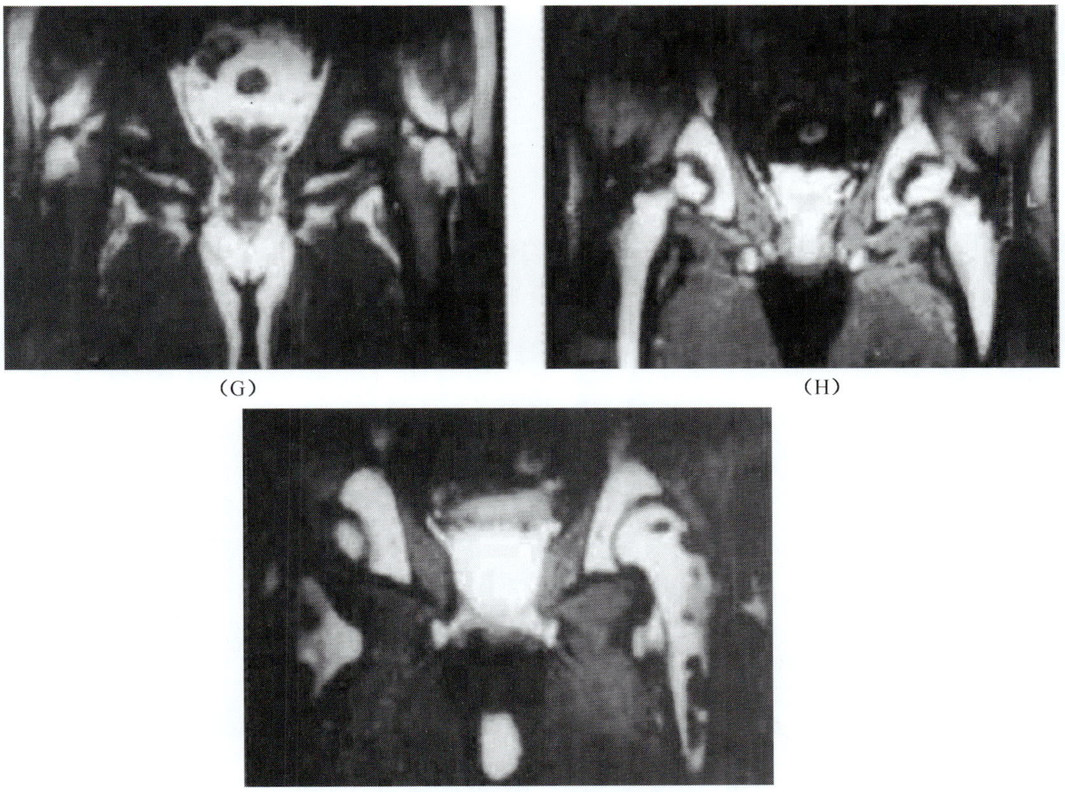

（G）　（H）

（I）

图 17-1-7　白血病

（A）～（D）急性淋巴细胞白血病；（E）～（I）急性髓性细胞白血病。

Ⅲ级：除股骨头及大转子区域外均有受累。

Ⅳ级：在Ⅲ级的基础上，股骨头及大转子部分受累。

Ⅴ级：股骨中上段呈均一浸润。若双侧变化不对称，以浸润较严重的一侧为准。

ALL 在股骨侵犯范围较 AML 广泛，信号以弥漫均匀低信号为主。进一步研究表明，由于 AML 白血病细胞骨髓浸润进展较慢，且在 MRI 分级Ⅰ～Ⅳ级均有分布，Ⅳ级患者缓解率较Ⅰ～Ⅲ级者低，差异有统计学意义，故初诊 AML 不同受累范围可提示病情，在预测缓解中有重要的临床应用价值。而 ALL 患者骨髓受累范围广泛，且 MRI 表现差异较小，仅分布于Ⅳ～Ⅴ级，2 级间缓解率差异无统计学意义，较难从微小的骨髓浸润差别提示病情。

二、多发性骨髓瘤

【概述】

本病发病率占骨恶性肿瘤的 6%。发病年龄从 3～80 岁，74%在 40 岁以上。男性多于女性，约 2∶1。好发部位依次为颅面骨、胸部、骨盆、脊柱、四肢。

【临床表现】

临床表现复杂，主要有以下几点：

（1）骨骼系统症状：主要是进行性加剧骨痛，易病理骨折。

（2）泌尿系症状。

（3）神经系统症状：主要为多发性神经炎。

（4）其他常见表现：如发热、反复感染、贫血、紫斑等。

实验室检查对诊断甚为重要，若有高血钙症、高蛋白血症、凝蛋白尿同时出现，则具有重要的诊断意义；血常规可呈全血减少，晚期可出现大量瘤细胞性浆细胞。骨髓穿刺涂片浆细胞超过 10%；生化约 50%～60%血清蛋白增高，白/球比倒置，尿酸增高；尿液可出现凝溶蛋白。预后视瘤细胞分化情况，依次为 IgA、IgD、IgG、B-J、不分泌型。

【病理基础】

本病起自红骨髓，一般在骨髓腔内弥漫性浸润，亦可为局限性增生。早期仅在髓腔内蔓延，骨

皮质尚正常。继而破坏骨皮质,侵入软组织。镜下瘤细胞主要成分有以下两型:

(1)小细胞型即浆细胞型骨髓瘤,较多见。

(2)大细胞型即网状细胞型骨髓瘤。

目前研究表明,骨髓瘤的溶骨性损害并非肿瘤细胞浸润所致,而是瘤细胞分泌破骨细胞形成因子使破骨细胞激活,在骨髓瘤浸润病灶的附近刺激局部骨吸收,同时抑制成骨活性。

【影像学表现】(图 17-1-8)

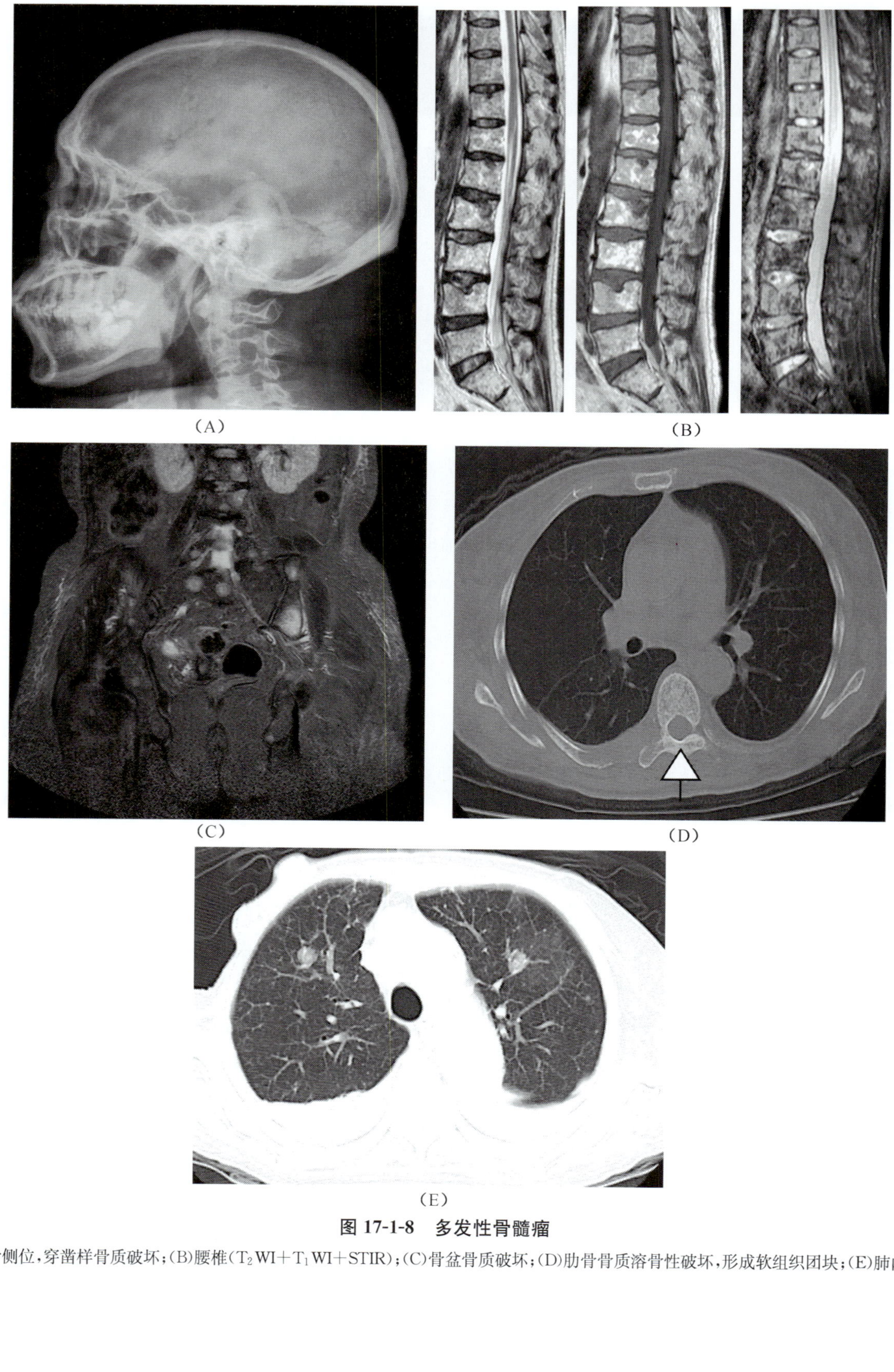

图 17-1-8　多发性骨髓瘤

(A)颅骨侧位,穿凿样骨质破坏;(B)腰椎(T_2WI+T_1WI+STIR);(C)骨盆骨质破坏;(D)肋骨骨质溶骨性破坏,形成软组织团块;(E)肺内转移。

早期肿瘤细胞沿着骨髓腔浸润，皮质正常，X线表现为正常或骨质疏松。随着骨皮质变薄，骨小梁稀疏，易发生病理性骨折。肿瘤生长迅速者表现为多发边缘不清楚骨质破坏，常呈多灶，表现为穿凿样、蜂窝状、鼠咬状、皂泡状，无硬化缘及骨膜反应，部分伴有软组织肿块。骨质硬化改变者少见。

(1)X线表现：早期呈骨质疏松，典型表现为多发穿凿样骨质破坏，易病理骨折，易形成软组织肿块；无骨膜反应。

(2)MR表现：多发骨质破坏，易形成软组织肿块，首发于骨松质。

【影像诊断技巧】

影像方法选择：X线筛查+MR。

三、髓外浆细胞瘤

【临床表现】

髓外浆细胞瘤临床表现无特征性，往往因为肿瘤的占位表现或者出现肿瘤压迫痛才被发现。与大多数引起骨髓侵犯的多发性骨髓瘤不同，髓外浆细胞瘤的实验室检查结果价值不高，通常血液学参数在正常范围内。

【病理基础】

髓外浆细胞瘤是一种少见肿瘤，占所有浆细胞肿瘤的4%～5%，大部分不伴异性球蛋白的分泌。髓外骨髓瘤可以是原发，也可以是继发，它可能出现于髓外的任何器官，最常见于上呼吸道的黏膜下层，其次是胃肠道、肝、脾、淋巴结、乳腺、腮腺、胰腺和睾丸。

【影像学表现】

(1)CT表现：显示肝脏病灶通常直径约数厘米，平扫等或低密度，增强后有强化，在动态增强扫描的各个时期都表现为较肝实质呈低～等密度。

(2)MR表现：图像上，病灶显示得更清楚，T_1WI为低信号，T_2WI为中等高信号，而病灶周围正常肝实质则为等至低信号。脾脏的病灶增强后强化更明显，密度界于髓质和实质之间。

【影像特征】（图17-1-9，图17-1-10）

(1)淋巴结：淋巴结若受侵袭则表现为体积增大，CT和MR图像都为中等均匀强化，在T_2WI图像上病灶表现为均匀中等高信号。通常淋巴结受侵袭并不是髓外骨髓瘤的特征性表现。

(2)网膜、腹膜、胸膜：髓外骨髓瘤侵及腹膜较少见记载，同样较少见的是网膜受侵，二者也很难鉴别，它表现为受侵网膜结节状增厚或呈所谓的饼状肿瘤。腹膜、胸膜表现为多发圆形占位病灶。

(3)胃肠道：髓外骨髓瘤可以侵及消化道的任何地方，较常见的是小肠和胃，病灶可浸润胃壁或形成附壁的息肉状肿瘤，偶尔会引起食物通过困难直至形成肠梗阻。

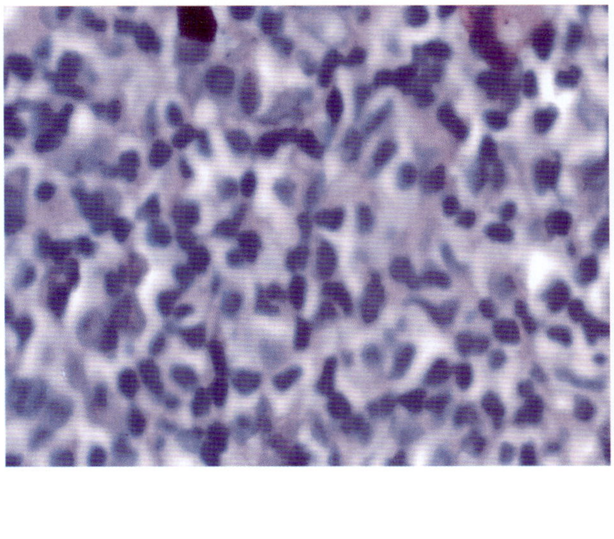

图17-1-9 鼻咽部浆细胞瘤病理图

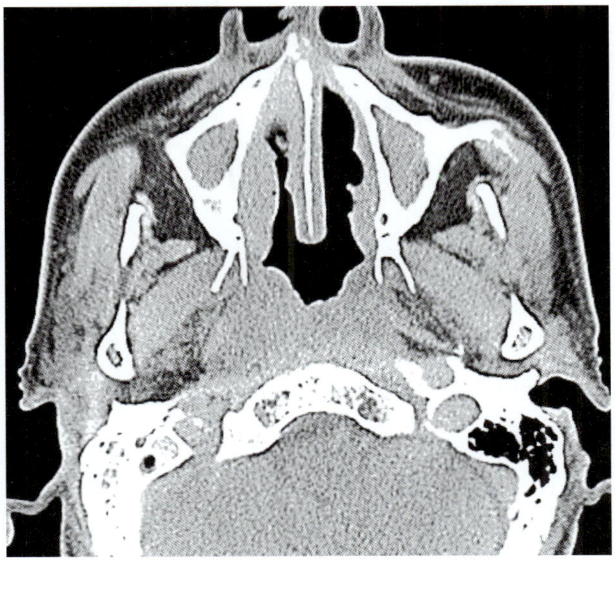

图17-1-10 鼻咽部浆细胞瘤CT诊断

【影像诊断技巧】

(1)诊断要点:多发结节状占位,有中等强化。最终确诊仍须病理活检。

(2)影像方法选择:对于髓外骨髓瘤来说,实验室检查诊断意义的缺失亟需高质量的影像学检查补充。因此建议对此类患者行全身 CT 或 MR 或者放射性核素扫描,彻查所有可能被肿瘤侵犯的器官,考虑 CT 辐射因素,以全身 MR 或 ECT 检查较好。现 MR 采用并行采集技术,可实现全身成像,效果接近或等同 ECT 检查。

四、再生障碍性贫血

【临床表现】

(1)症状

①快速进展贫血(苍白、乏力、头昏、心悸、气短等)。

②感染、发热。

③广泛出血(皮肤、黏膜、心脏、颅内,可危及生命)。

(2)实验室检查

全血性细胞减少(正细胞、正色素);白细胞$<2.0\times10^9/L$;中性$<0.5\times10^9/L$;血小板$<20\times10^9/L$;网织红细胞$<15\times10^9/L$。骨髓像:多部位增生重度减低,巨核细胞缺乏。

【病理基础】

造血细胞小于 25%,脂肪细胞显著增多大于 75%。

【影像学表现】

再障骨髓的 MRI 表现多种多样,再障分为以下 3 种类型。

第 1 型:表现为 T_1WI 呈均匀高信号,STIR 呈均匀低信号,临床分型均为急性再障。

第 2 型:表现为 T_1WI 呈高信号的椎体中见少数的小低信号灶,STIR 呈高信号灶,临床分型以急性再障为主。

第 3 型:T_1WI 低信号灶明显增多,表现为局灶状的高信号和低信号混杂分布,呈盐和黑胡椒征,STIR 改变与 T_1WI 相反,临床分型均为慢性再障。

急性再障和慢性再障的影像学表现如下:

①急性再障:骨髓病理检查表现为红骨髓几乎完全被黄色胶状的脂肪组织所替代,很少有造血组织。MRI 在 T_1WI 上腰椎均为较均匀的很高的信号,表明骨髓明显被脂肪组织代替,其中仅见少量小灶状。不规则的较低信号灶(增生活跃灶);定量分析结果,低信号灶个数少,而且低信号灶占椎体的面积较小,淋巴细胞百分比高。

②慢性再障:MR 在 T_1WI 上腰椎为不均匀的高低信号相互交错分布,或高信号背景中有较多小灶状。大片状低信号弥漫分布,表明骨髓内增生活跃灶较明显,且分布不均;定量分析结果,低信号灶个数多,而且低信号灶占椎体的面积较大,淋巴细胞百分比低。

【影像诊断技巧】

(1)急性再障:MRI 在 T_1WI 上腰椎均为较均匀的很高的信号。

(2)慢性再障:慢性再障 MR 在 T_1WI 上腰椎为不均匀的高低信号相互交错分布或高信号背景中有较多小灶状,大片状低信号弥漫分布。

(3)影像方法选择:MR 平扫。

五、慢性粒细胞白血病

【概述】

本病多见于青壮年,起病缓慢。

【临床表现】

常见症状为乏力、低热、多汗。体检可见贫血、胸骨后痛、脾肿大。少见表现有白细胞淤滞综合征。实验室检查白细胞增高,原+早幼粒细胞小于10%。骨髓像:粒系增生明显活跃,红系稍受抑,巨细胞早期增生晚期减少。

【病理基础】

本病是一种起源于多功能造血干细胞的恶性克隆性疾病。骨髓中瘤细胞成分以中幼以下偏成熟的细胞为主。

【影像学表现】(图 17-1-11,图 17-1-12)

因起病徐缓,早期无明显症状,正常骨髓逐步为骨髓所代替,当出现症状是往往骨髓呈明显增生活跃或极度活跃。故就诊时骨髓腔被大量白血病

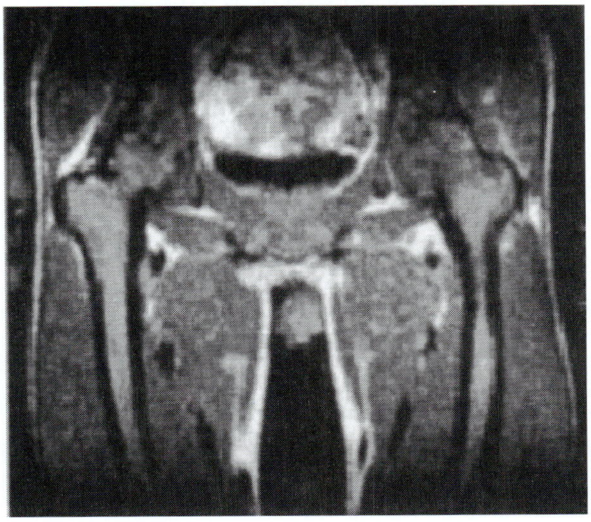

图 17-1-11　慢性粒细胞白血病 STIR 像

细胞充填，使骨髓的细胞成分和水脂比例发生改变。不仅红骨髓受到累及，黄骨髓的脂肪细胞减少而逐渐被取代，T_1WI 表现弥漫性信号减低，STIR 像呈弥漫高信号，背景抑制弥散加权像（DWI-BS）呈稍高信号。骨髓移植后复查，T_1WI 信号逐渐明显增高，抑脂像信号明显减低，其内可先出现条片状增高信号（T_1WI）。

【影像诊断技巧】

弥漫性 T_1WI 低信号、STIR 高信号。需结合实验室检查。

影像方法选择：首选 MR，序列主要有自旋回波或快速自旋回波 T_1WI T_2WI STIR，有条件者可增加背景抑制弥散加权像（DWI-BS）。其次可选择 ECT。

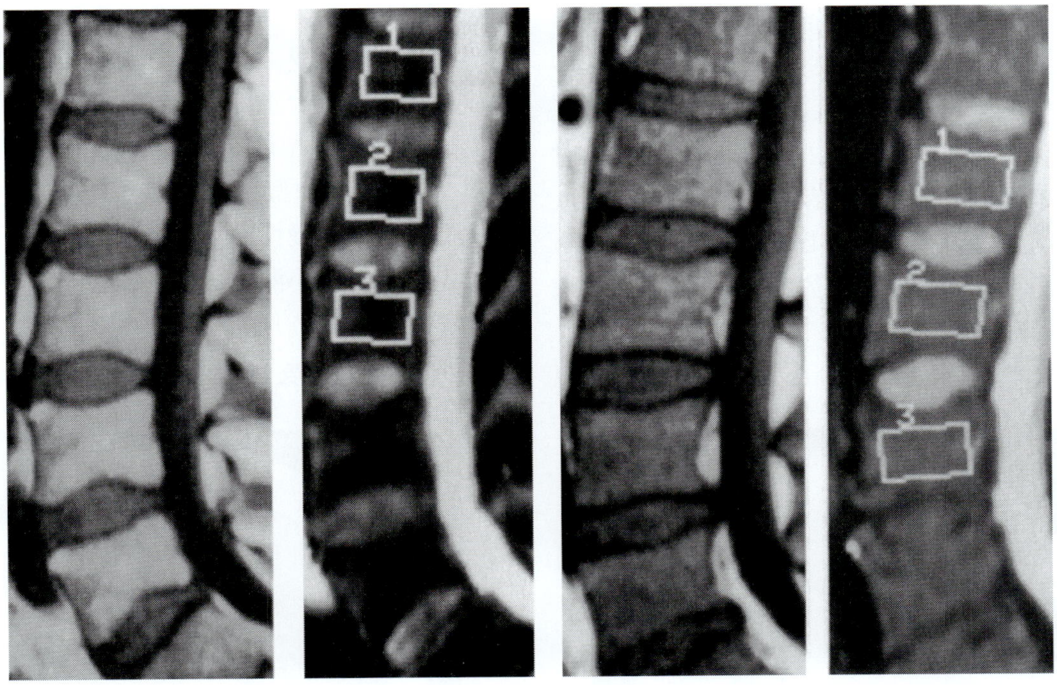

图 17-1-12　慢性淋巴细胞白血病

六、一过性骨质疏松

【临床表现】

主要表现为腹股沟区、臀部、股前侧痛疼、跛行。体征有髋关节周围肌紧张，关节内收、外展及旋转受限。病程平均 6 个月，可自愈。

【病理基础】

病因不明。最近流行一过性缺血性损害。活检无特异性改变，但常有细胞死亡，尤其发现有水肿液散布在皮质骨和骨髓组织，并可发现炎症、骨质疏松、脂肪坏死及反应性新骨形成。

【影像学表现】

早期 X 线无特异性改变。4～8 周可显示股骨头及颈部骨质疏松，严重者骨的正常结构消失。

ECT 见核素摄取增加。MR 48 小时后显示骨髓水肿征，无软组织改变，关节腔正常。

【影像诊断技巧】

(1)诊断要点：X 线显示骨质疏松。MR 显示骨髓水肿，关节腔、软组织无异常。MR 敏感性高。

(2)影像方法选择：首选 MR，其次 ECT。

第二节　淋巴系统疾病

一、淋巴瘤

【概述】

淋巴瘤分为霍奇金淋巴瘤(Hodgkin lymphoma，HL)和非霍奇金淋巴瘤(Nonhodgkin lymphoma，NHL)。

【临床表现】

(1)HL 临床特点：占全部淋巴瘤的 10%～20%；富淋巴细胞型、结节硬化型经济发达地区多见；混合细胞型、淋巴细胞衰减型经济不发达地区多见；青少年多见，结节硬化型以女性多见；初诊时多侵犯颈、腋窝及纵隔淋巴结，极少侵犯结外器官。

(2)临床症状：无痛性淋巴结肿大，发热、盗汗、体重减轻、乏力、皮肤瘙痒、贫血，易并发感染如疱疹病毒隐球菌感染。

(3)NHL 临床特点：2/3 原发于淋巴结，1/3 原发于结外器官。

(4)预后：滤泡性淋巴瘤最好、小淋巴细胞 B 细胞淋巴瘤次之、弥漫性大 B 细胞淋巴瘤、外周 T 细胞淋巴瘤(如皮肤蕈样霉菌病)最差。预后除与亚型有关，还与年龄、结外受侵部位数目、肿瘤期别、LDH 等指数相关。

【病理基础】

(1)HL：R-S 细胞。

(2)HL 分型：富淋巴细胞型；结节硬化型：纵隔累及多见；混合细胞型：范围较广，横膈两侧；淋巴细胞衰减型：占 HL 2%以下，预后最差。

(3)NHL 分型：B 细胞型；T 或 NK 细胞型。最常见亚型：弥漫性大 B 细胞淋巴瘤(1/3)、滤泡性淋巴瘤(22%)、小淋巴细胞 B 细胞淋巴瘤(7%)、T 细胞淋巴瘤(12%)。

【影像学表现】(图 17-2-1～图 17-2-17)

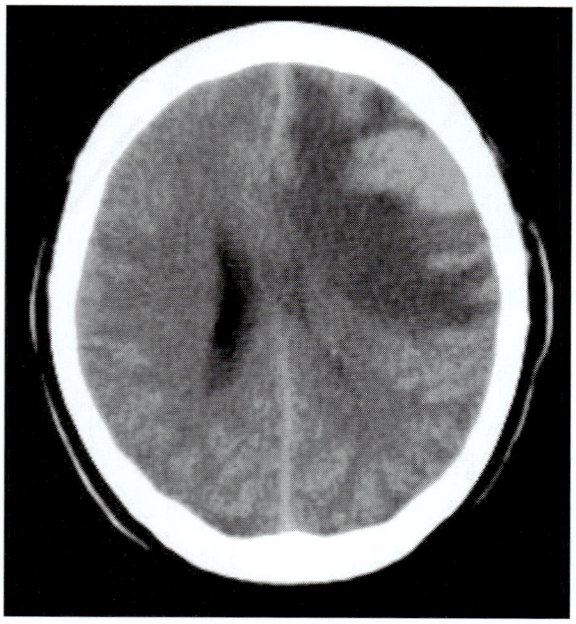

图 17-2-1　脑 NHL 平扫

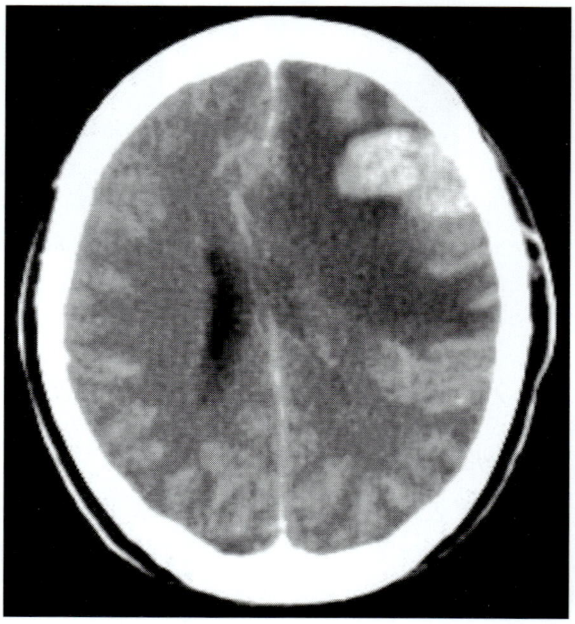

图 17-2-2　增强

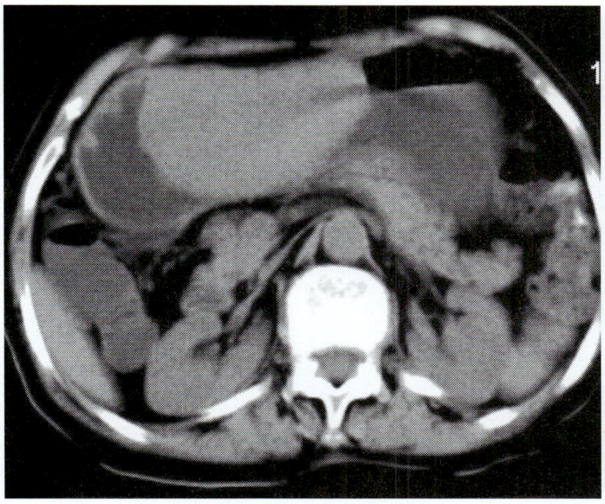

图 17-2-3　胃淋巴瘤

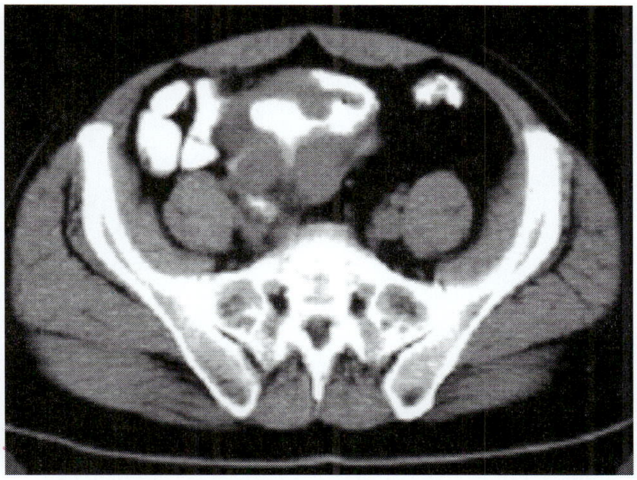

图 17-2-4　小肠淋巴瘤

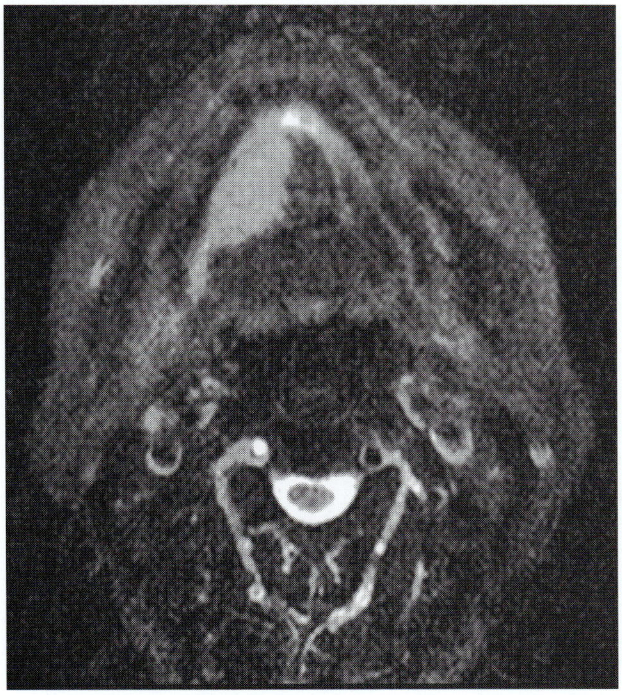

图 17-2-5　口底非霍奇金淋巴瘤 T_2WI/SPIR

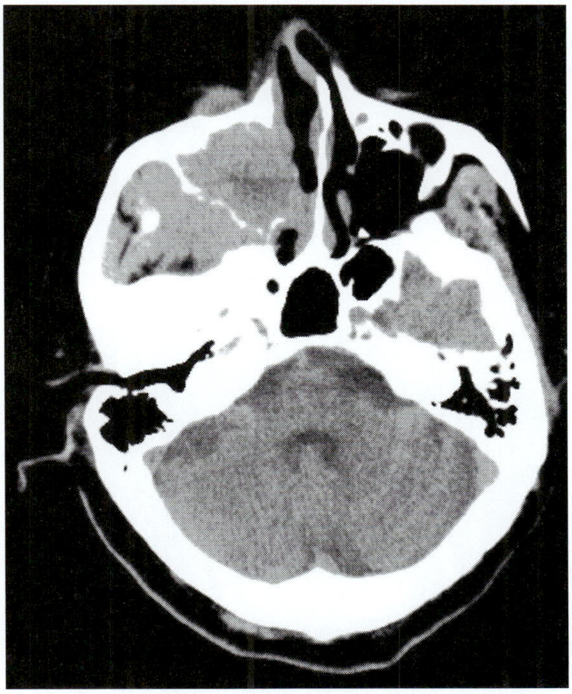

图 17-2-6　上颌窦非霍奇金淋巴瘤

(1)结外淋巴瘤

①脑淋巴瘤：脑原发性淋巴瘤少见，多为NHL，占脑内淋巴瘤的70%～90%。脑内淋巴瘤以幕上分布为主，以额顶叶深部、基底节区、胼胝体和脑室周围多见。免疫状态正常人中以单发为主，免疫缺陷患者中以多发多见，肿瘤内一般无钙化、出血或囊变。

影像表现：CT平扫多呈稍高或等密度(细胞密度较大)圆形或类圆形结节或肿块，密度较均匀，边界较清楚，肿瘤体积相对较大而周围水肿一般较轻。MRI T_1WI上呈等或稍低信号，T_2WI上常为等信号或稍高信号较具特征。增强扫描病灶呈团块样或多发结节样均匀显著强化是本病的特点(脑内原发淋巴瘤血供不丰富，但易破坏血脑屏障，故强化明显)，可沿室管膜播散。发生在免疫缺陷病人的淋巴瘤可呈环形强化。使用激素后可使病灶强化下降。病灶形态多变也是较特征性的表现之一。DWI、PWI和MRS有助于鉴别诊断。

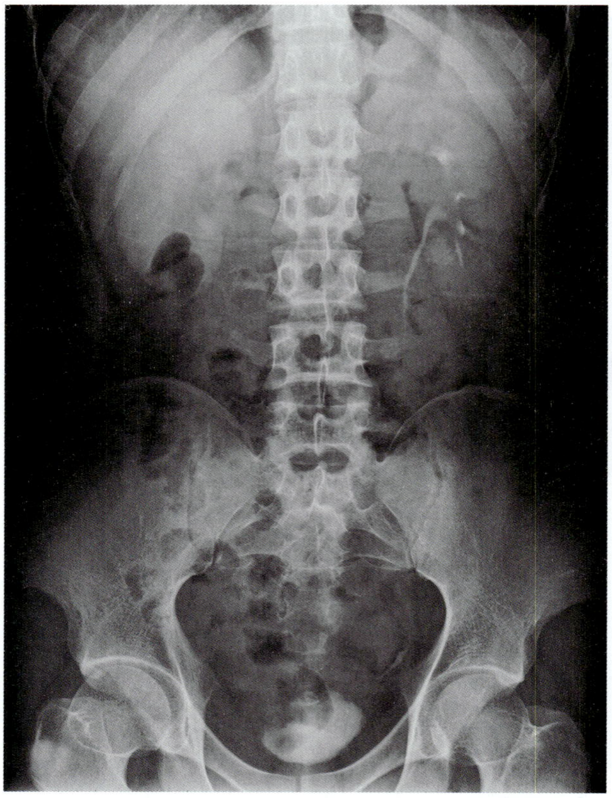

图 17-2-7　膀胱淋巴瘤 IVP

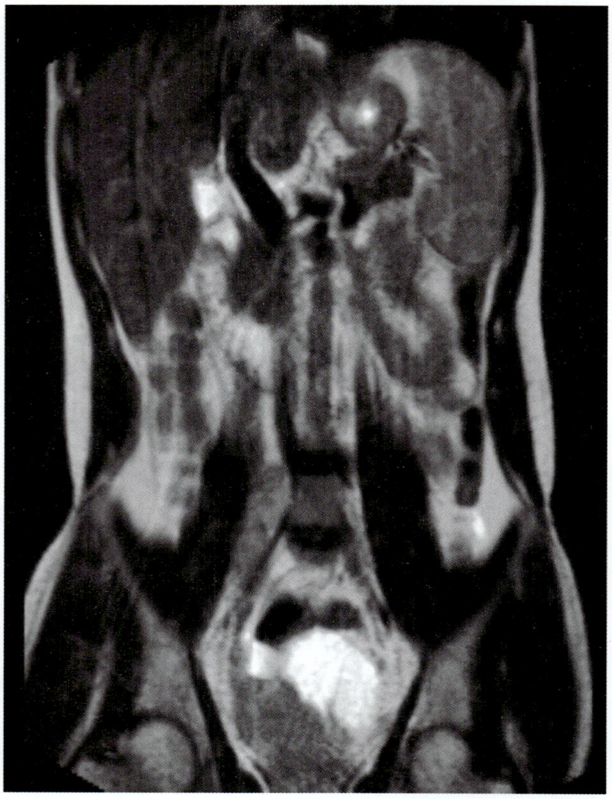

图 17-2-8　T_2WI

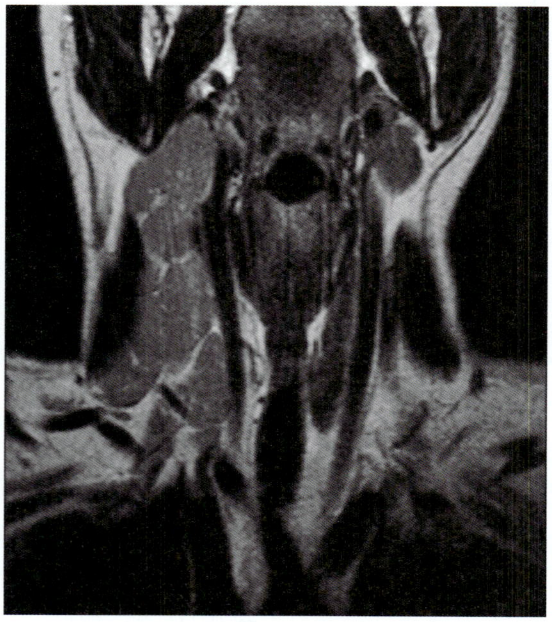

图 17-2-9　颈部霍奇金淋巴瘤(结节硬化型)

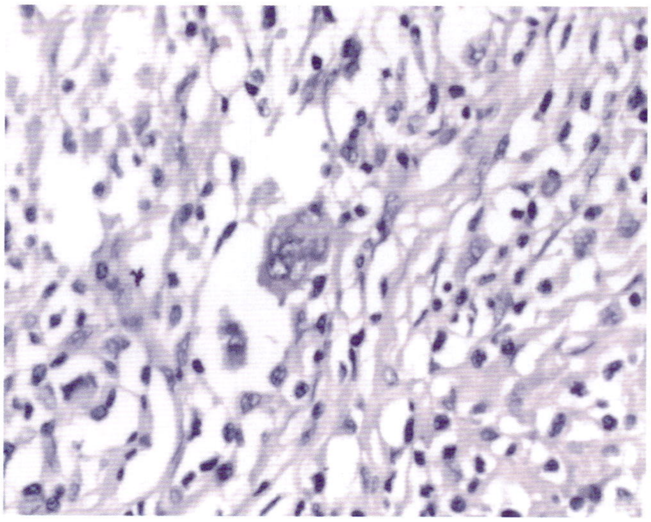

图 17-2-10　病理

②原发性肺淋巴瘤：仅有肺部受侵而不伴纵隔肺门及其他部位淋巴瘤，且诊断后 3 个月无胸外淋巴瘤发生的称为原发性肺淋巴瘤，很少见，多为NHL，组织学上多为黏膜相关淋巴瘤(MALTL)。大部分低度恶性，临床上多无症状或症状轻微，病灶发展缓慢，预后较好。

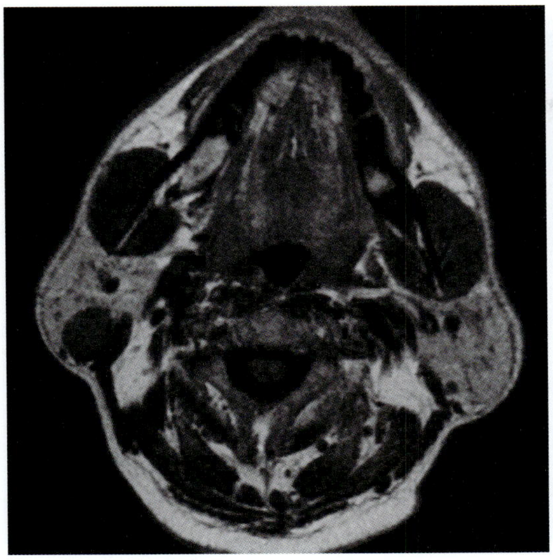

图 17-2-11 腮腺腺淋巴瘤 T_1WI

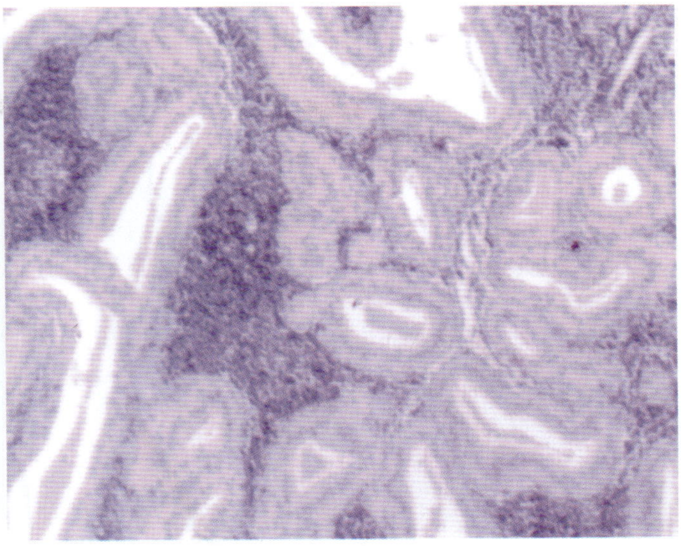

图 17-2-12 病理

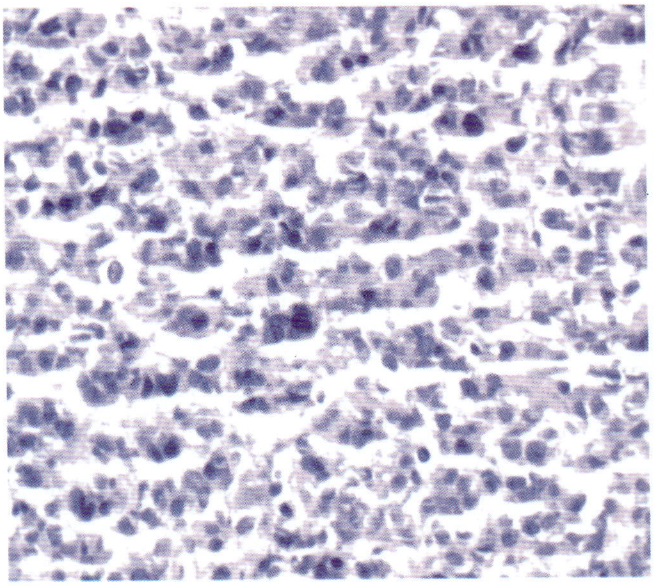

图 17-2-13 肠道非霍奇金淋巴瘤病理

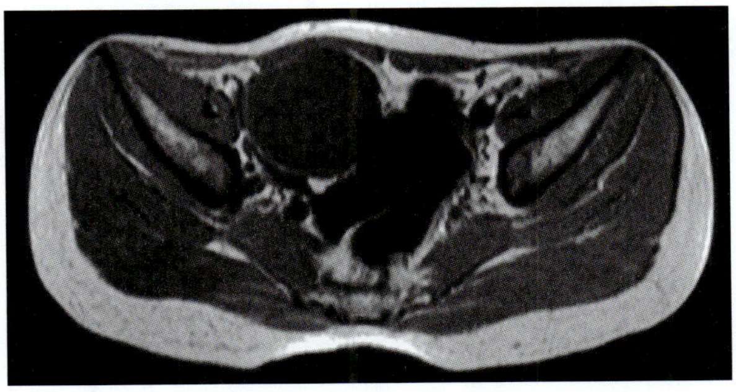

图 17-2-14 T_1WI

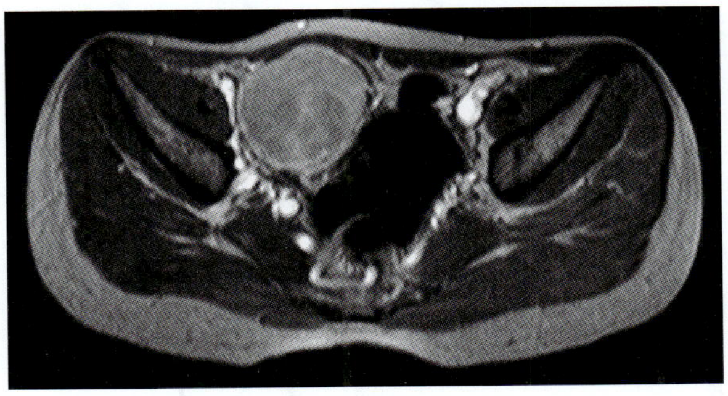

图 17-2-15 T_1WI+C

影像表现：常表现为单发或多发结节、渗出、实变或肿块影，多位于中下肺野，因结外淋巴瘤起源于脏器的间质，瘤内常见原有解剖结构残留。肺部病灶内常出现空气支气管征或小泡征，较大病灶密度均匀，其内支气管多通畅，增强扫描可见形态正常的肺动静脉，胸膜受累轻。

③继发性肺内淋巴瘤：肺组织内淋巴瘤同时伴有纵隔和肺门淋巴结病变或胸部以外的淋巴瘤者为继发性肺淋巴瘤，是肺内淋巴瘤的常见类型。一般多有发热、乏力、纳差和消瘦等症状。

影像表现：常先表现为肺门及纵隔淋巴结肿大，两侧不对称，而后出现肺内浸润，病灶多为双侧多发，片状浸润或结节肿块影，边缘多较模糊。

④实质脏器淋巴瘤：肝脏淋巴瘤大多数继发于脾淋巴瘤，很少见。脾淋巴瘤是最常见的脾脏肿瘤，分为原发和继发，绝大多数为 NHL。

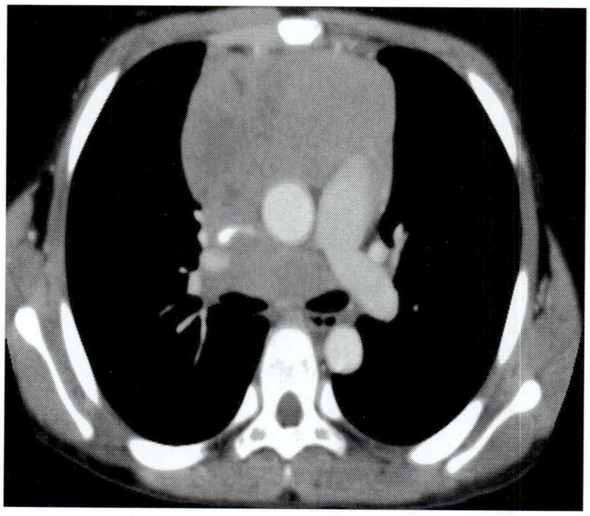

图 17-2-16　纵隔非霍奇金淋巴瘤

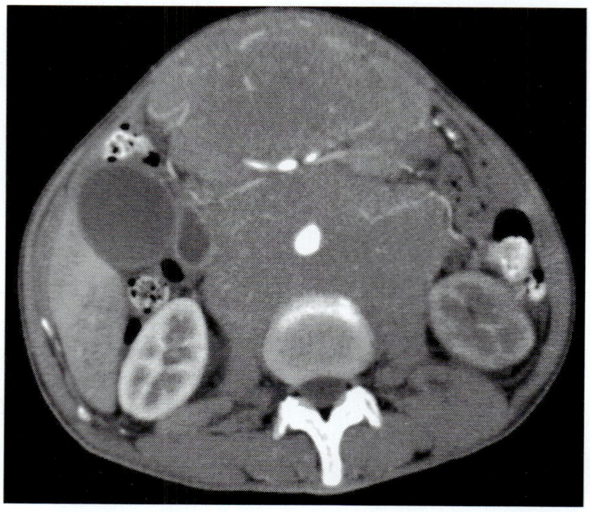

图 17-2-17　腹膜后非霍奇金淋巴瘤

影像表现：常表现为受累实质脏器肿大，病变可为弥漫浸润、多发或单发结节或肿块，增强扫描呈轻度强化低密度灶，密度较均匀，坏死囊变少见，有时可呈"双靶征"，肾淋巴瘤内可见相对完整的肾皮质和动静脉。腹膜后、腹腔内肿大淋巴结和其他部位淋巴瘤病灶有助于诊断。

⑤胃肠道淋巴瘤：大多数为 NHL，发病部位以胃和小肠(回肠)常见。主要侵犯黏膜下层及固有膜，形成结节或肿块，使管壁增厚，较少向浆膜外浸润。可有区域淋巴结肿大。胃淋巴瘤中弥漫大，B 细胞淋巴瘤 55%、MALT 40%～50%。

A. 胃影像学表现

黏膜粗大：58%，不规则增粗，无破坏；结节和(或)肿块：单发或多发，边缘光整，环堤较光整，指压迹不明显。8%合并溃疡。

胃壁增厚：平均厚度达 3～4cm，常同时累及胃底、胃体、胃窦 2～3 个部位，全胃侵犯占 50%。轮廓光整，多数无明显外侵，仍有一定的扩张度；幽门梗阻少见。GI 对观察胃黏膜、蠕动、舒张度有利；CT 对观察胃壁、腔外、淋巴结等具有明显优势。小肠淋巴瘤 B 细胞淋巴瘤占 80%～90%，T 细胞淋巴瘤占 10%～20%。

B. 肠影像学表现

肠壁增厚：平均 2.5～3cm，形成结节和(或)肿块，多发多见，受累肠管较长。

狭窄：狭窄与扩张，但梗阻较少。侵犯长度大于 5cm 占 4/5，大于 10cm 占 1/5。

扩张：局部肠管扩张明显，如动脉瘤样，无蠕动。易发生肠套叠。

⑥骨淋巴瘤

原发性骨淋巴瘤：多为 NHL，约占骨恶性肿瘤的 1%。

影像表现：多为浸润状溶骨病变，范围广，移行带宽，模糊。有时可表现为地图样骨质破坏，很少有骨膜反应，偶可有轻度膨胀性骨质破坏。少数呈夹杂成骨及溶骨性骨质破坏。软组织肿块明显而骨皮质破坏相对较轻是影像学特点。

(2)淋巴结淋巴瘤

表现为颈部、纵隔淋巴结肿大。

①X 线：早期 X 线可能仅表现为上纵隔影轻度增宽，由于肿瘤生长快速，发现病变时，多数肿大淋巴结已融合成块，使纵隔明显增宽而呈波浪状，密度均匀。

②CT、MR：对显示增大淋巴结有明显优势，可对肿块形态、部位及受侵范围更加明确。

【影像诊断技巧】

颈部、纵隔、体表、腹膜后多发淋巴结易于诊断。

影像学方法选择：神经系统、实质器官、淋巴结淋巴瘤首选 CT 或 MR。胃肠道首选钡餐。

二、巨淋巴结增生症

【概述】

巨淋巴结增生症，亦称 Castleman 综合征。患者年龄跨度大，但多见于年轻人。无家族史及年龄倾向。

【临床表现】

患者通常无症状，或体检、体表触及肿块而发现。而浆细胞型可出现一个或一个以上的全身症状，包括发热、盗汗、发育缓慢、血沉增快，白细胞增多，顽固性贫血、低铁血症及高丙种球蛋白血症等免疫学方面的异常，多见于 20 岁以下的患者。

【病理基础】

可发生于淋巴结分布的任何部位，但最常见于纵隔、腹膜后。本病可能与免疫功能异常有关。病理学分为透明血管型（占 90%）和浆细胞型（占 10%）。

本病临床分为局灶型和多中心弥漫型。约有 50%的病例显示为局部孤立的、边界清晰的病灶，直径 1～25cm，周围无肿大淋巴结；弥漫型为多发淋巴结病及非特异性多脏器肿大。

【影像学表现】（图 17-2-18，图 17-2-19）

以纵隔为例。

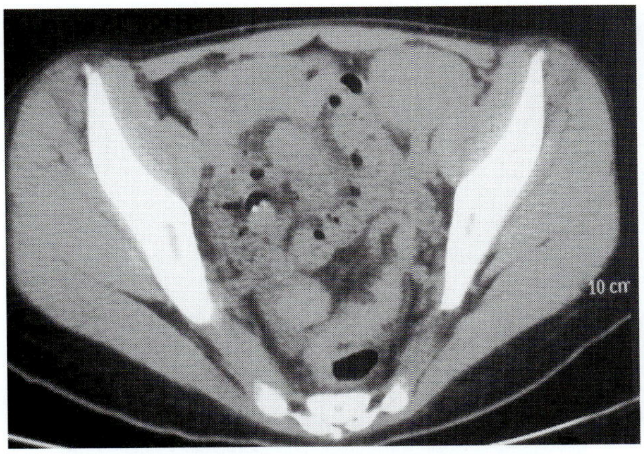

图 17-2-18　巨淋巴结增生症

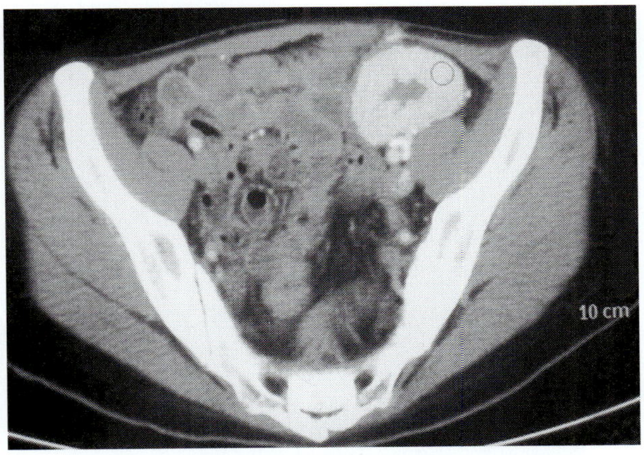

图 17-2-19　增强

纵隔边界清楚软组织肿块，小于 5cm 密度较均匀，较大者中心因纤维瘢痕或呈不均匀密度。钙化可见于 5%～10%的病例，且仅见于局限型透明血管型。钙化不常见，呈典型的分支状或斑点状影，散在分布于病变中央区。王仁贵等研究发现此型钙化为病灶内增生的小血管主干及其分支的退变、玻璃样变和钙化所致，在形态学上类似冠状动脉粥样硬化钙化。

(1)X 片表现：纵隔增宽，最常见于中纵隔。

(2)CT/MR：纵隔孤立肿块。40%病灶周围脂肪间隙受浸润，也可有增大淋巴结。不易发生肺实变、胸膜反应。当气管受压可出现继发改变如肺不张。少数肿块可沿纵隔向上延伸至颈部。

(3)CT/MR 增强：早期明显强化，延迟仍为高密度/高信号，不均匀。

【影像诊断技巧】

(1)诊断要点

①中、后纵隔或腹膜后软组织肿块，密度均匀或不均匀，钙化少见，呈分支状或中央斑点状。

②CT/MR 增强：早期明显强化，延迟仍为高密度/高信号，不均匀。

(2)影像方法选择：宜选择 CT 或 MR，需要进行多期增强检查。

三、淋巴结结核

【临床表现】

淋巴结肿大伴低热、乏力等。

【病理基础】

淋巴结结核从病理上可分为 4 期：第 1 期为淋巴组织样增生，形成结节和肉芽肿；第 2 期和第3期出现干酪坏死，淋巴结包膜破坏多个淋巴结粘连；第4期干酪样物质破裂形成融合性空洞。

【影像学表现】（图17-2-20～图17-2-22）

淋巴结结核强化与否及强化形式与淋巴结结核所处的时期及实质内含血管、肉芽组织多少及分布有关。淋巴结环形强化或分隔样强化病理基础为淋巴结外周缘或液化区分隔带含毛细血管丰富的肉芽组织，中央的无强化区为无结构的干酪物质明显强化淋巴结，属于增殖性淋巴结，含毛细血管较丰富，淋巴细胞浸润明显，干酪坏死区较少且小。

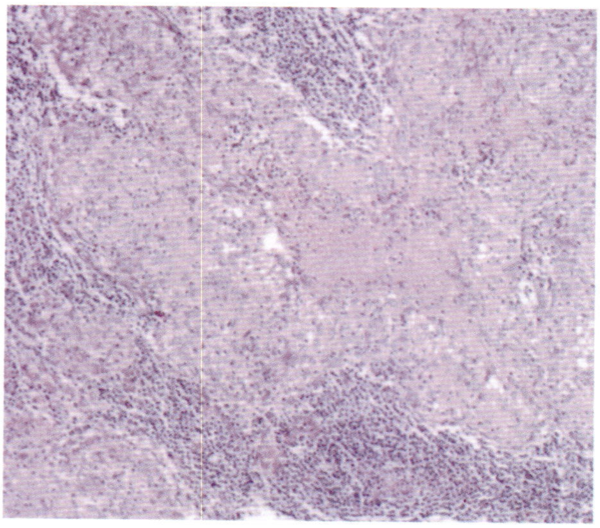

图 17-2-20　颈部淋巴结结核病理

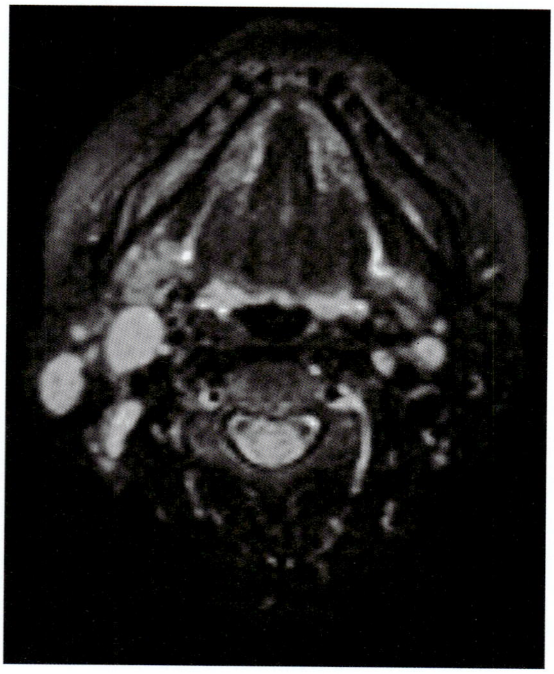

图 17-2-21　$T_2WI/SPIR$

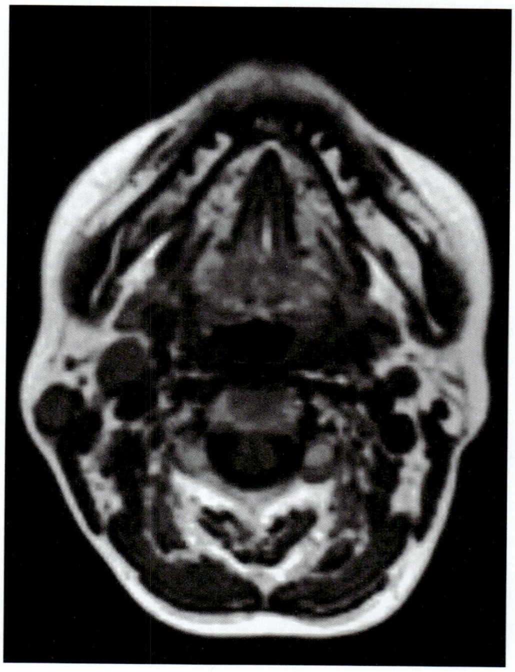

图 17-2-22　T_1WI

不均匀强化淋巴结病理表现为病灶以大量淋巴细胞浸润为主，含有多少不等上皮细胞及毛细血管结构，其内散在大小不等的均匀干酪坏死区。淋巴结结核常以多种强化形式共同存在为特征，这种表现形式与同一患者肿大淋巴结处于不同病理阶段有关。结核性肿大淋巴结中心常出现明显干酪样坏死，周边常为结核性肉芽肿，富含细小血管，因此肿大淋巴结在增强 CT 扫描时呈很具特征性的边缘环形强化，环状强化的淋巴结互相融合形成多环状强化的肿块。淋巴结钙化并不常见，但对诊断有重要意义。

【影像诊断技巧】

(1)诊断要点：肿大淋巴结，强化不明显，常呈轻度环状强化，钙化有意义。确诊依赖病理。

(2)影像方法选择：超声可检出增大淋巴结，但鉴别诊断困难。CT、MR 结合增强扫描对鉴别于淋巴瘤、巨淋巴结增生症、结节病、组织细胞坏死性淋巴结炎有价值。

参 考 文 献

1. 李连弟,鲁凤珠,张思维,等. 中国恶性肿瘤死亡率20年变化趋势和近期预测分析. 中华肿瘤杂志,1997,19:3~9
2. Cotran RS,Kumar V,Collins T. Robbins Pathologic Bases of Disease. 6th ed. Philadelphia:WB Saunders,1999. 260~328
3. Kumar V,Cotran RS,Robbins SL. Basic Pathology. 6th ed. Philadelphia:WB Saunders,1997. 132~174
4. Chandrasoma P, Taylor CR. Concise Pathology. 2nd ed. New Jersey: Prentice-Hall International Inc, 1995. 255~302
5. 王忠诚主编. 神经外科学. 武汉:湖北科学技术出版社,1998
6. Osborn AG,et al. Diagnostic Neuroradiology. mosby,1994
7. 祁吉,刘筠,张晓红. 肿瘤影像学诊断的回顾、现状和展望. 国外医学·肿瘤学分册,2000,27
8. Cenic A, Nabavi DG, Graen RA, et al. Dynamic CT measurement of cerebral blood flow:a validation study. AJNR,1999,20:63~73
9. Kaoru Suzuki, Tomohiro Gunji, Kentaro Furuhata. 3D Diagnostic image processing system ALATOVIEW. Medl Review. 1999,70:17~223
10. 李松柏,徐克. 多层螺旋CT临床诊断实践图谱. 北京:人民军医出版社,2004
11. 李果真. 临床CT诊断学. 北京:中国科学技术出版社,1994
12. 周康荣. 螺旋CT. 上海:上海医科大学出版社,1998
13. S. I. Choi. R. T. George. K. H. Schuleri,J. A. C. Lima. A. C. Lardo. Recent developments in wide-detector cardiac computed tomography. Int J Cardiovasc Imaging. 2009,25:23~29
14. 黄继英,梁星原. 磁共振成像原理. 西安:陕西科学技术出版社,1998
15. 林意群. 磁共振信号的产生原理. 中国医学物理学杂志,1994,(03):156~159
16. 包尚联. 脑功能成像物理学. 郑州:郑州大学出版社,2006
17. 龚静山. 磁共振胆胰管成像原理、技术及临床应用. 国外医学·临床放射学分册,1998,(04)203~206
18. 袁蕾蕾,赵斌. 磁共振弥散张量成像的原理、参数及影响因素. 医学影像学杂志,2007,(05)517~521
19. 曾洪武,王培军. 磁共振扩散加权与弥散张量成像原理分析及比较. 中国医学影像技术,2005,(12)1945~1948
20. Alexander AL ,Tsurnda JS,Parlc DC. Elimination of eddy current artifacts in diffusion weigted echo planar: the use of bipolar gradients. Magn Reson Med. 1997,38:1016~1021
21. Basser PJ,Matiello J,LeBihan D. Estimation of the effectives of diffusion tensor from the NMR spin echo. J Magn Reson B. 1994,103:247~254
22. 谢狄霖,陈忠. 脑活动功能磁共振成像研究进展. 中国医学影像技术,2004,20(11):1657~1662
23. Choen D,Buxton RB,Kworg KK ,et al. MR diffusion imaging of the brain. J Computed Assist Tomogr. 1990,14:514~520
24. BraschR,PhamC,ShamesD,etal. Assessing tumor angio genesis using macro molecular MR imaging contrast media[J]. J Magn ResonImaging,1977,7(1):68~74
25. Piwnica-Worms D. Molecular imaging. Orlando, Florida:The 48th Annual Meeting of the Association of University Radiolo-gists,2000,6~9
26. Weissleder R,Mahmood U. Molecular imaging[J]. Radiology,2001,219(2):316~333
27. 李玉林. 分子病理学. 北京:人民卫生出版社,2002
28. 傅松滨. 医学生物学. 北京:人民卫生出版社,2004
29. Yeung DKW,Cheung HS,Tse GMK. Human breast lesions: characterization with contrast-enhanced in vivo proton MR spectroscopy: initial results[J]. Radiology,2001,220(1):40~46
30. Wheaton AJ,Borthakur A,Shapiro EM,etal. Proteoglycan loss in human knee cartilage:quantitation with sodium MR imaging feasibility study [J]. Radiology,2004,231(3):900~905
31. Bremer C,Bredow S,Mahmood U,etal. Optical imaging of matrix metalloproteinase-2 activity intumors:feasibility study in amouse model[J]. Radiology,2001,221(2):523~529
32. Meares CF, Chmura AJ, Orton MS, et al. Molecular tools for targeted imaging and therapy of cancer [J]. J Mol Recognit,2003,16(5):255~259
33. Zarifi MK,Astrakas LG,Poussaint TY,etal. Prediction

of adverse outcome with cerebral lactate level and apparent diffusion coefficient in infants with perinatal asphyxia [J]. Radiology,2002,225(3):859～870

34. Wang JJ,Aguirre GK,Kimberg DY,etal. Arterial spin labeling perfusion fMRI with very low taskf requency [J]. Magn Reson Med,2003,49(3):796～802
35. Sforza DM,Smith DJ. Voxelation methods for genome scale imaging of brain gene expression[J]. Meth Enzymol,2005,386(5),314～323
36. Massoud TF,Gambhir SS. Molecular imaging inliving subjects: seeing fundamental biological processes in a newlight [J]. Genes Dev,2003,17(5):545～580
37. Yang XM. Imaging of vascular genetherapy [J]. Radiology,2003,228(1):36～49
38. Rogers WJ,Basu P. Factors regulating macrophage endocytosis of nanoparticles : implications for targeted magnetic resonance plaque imaging [J]. Atherosclerosis,2005,178(1):67～73
39. Kim MJ,Kim JH,Chung JJ,et al. Focal hepatic lesions: detection and characterization with combination Gadolinium-and superparamagnetic iron oxide-enhanced MR imaging[J]. Radiology,2003,228(3):719～726
40. Bulte JW,Kraitchman DL. Iron oxide MR contrast agents for molecular and cellular imaging [J]. NMR Biomed,2004,17(7):484～499
41. Marchand GS,Noiseux N,Tanguay JF,etal. Blockade of in vivo VEGF-mediated angio genesis by antisense gene therapy:role of Flk-1 and Flt-1 receptors [J]. Am J Physiol HeartCirc Physiol,2002,282(2):H194～H204
42. Yano S,Nishioka Y,Goto H. Molecular mechanisms of angio-genesis in non-small cell lung cancer,and therapeutic stargeting related molecules [J]. Cancer Sci, 2003,94(6):479～485
43. Riedel F,Gotte K,Schwalb J,et al. Antiangio genictherapy of head and neck squamous cell carcinoma by vascular endothelial growth factor antisense therapy [J]. Adv Otorhinolaryngol,2005,62(1):103～120
44. Bhisitkul RB,Robinson GS,Moulton RS,et al. An antisense oligodeoxynucleotide against vascular endothelial growth factor in a nonhuman primate model of iris neovascularization [J]. Arch Ophthalmol, 2005, 123 (2): 214～219
45. Daldrup-Link HE,Rudelius M,Piontek G. Migration of ironox-ide-labeled human hematopoietic progenito rcells in a mouse model: in vivo monitoring with1. 5-T MR imaging equipment [J]. Radiology, 2005, 234 (1): 197～205
46. 居胜红,陈峰,郑凯尔．MR 分子影像学研究的进展[J]. 中华放射学杂志,2002,36(8):747～751
47. 王劲,张雪林．酪氨酸酶作报告基因的磁共振分子影像学研究进展[J]. 国外医学·临床放射学分册,2004,27(4):260～262
48. Joseph K. T. Lee 著．周康荣,程家文译．体部 CT. 武汉:湖北科学技术出版社,1980
49. Kamm KF. The quality of digital X-ray images[J]. Diagnostic Image Asia Radiology,1995,11(5):6～8
50. 尚可中,陈九如著．胃肠道造影原理与诊断．第 3 版．上海:上海科学技术文献出版社,1995
51. 刘庚年,朱绍同著．X 线征象分析．北京:人民卫生出版社,1988
52. 史大鹏,张国忱．胃癌生物学行为 X 线诊断的试验研究[J]. 实用放射学杂志,1990,6(3):177～179
53. BruceA,UrbanP,ElliotI,etal. Tailored helical CT evaluation of acute abdomen[J]. Radiographics,2000,20(3): 725～749
54. FishmanEK,High resolution helical CTdatasets:application sinvascular imaging [J]. AJR, 1997, 169 (7): 441～443
55. FukuyaT,HawesDR,LuCC,etal. CT diagnosis of small bowelob struction: efficacy in 60 patients [J]. AJR, 1992,158:765～769
56. 吴阶平．实用泌尿外科学．北京:人民军医出版社,1995
57. 周建军,丁建国,周康荣．肾细胞癌多层螺旋 CT 多期扫描:评价皮髓交界早期和皮髓交界期的价值．临床放射学杂志,2006,25:337～340
58. Dahlman P ,Semenas E ,Brekkan E ,et al. Detection and characterisation of renal lesions by multiphasic helical CT. Acta Radiol ,2000,41:361
59. Weber AL, Rahemtullah A, Ferry JA. Hodgkin and non-Hodgkin lymphoma of the head and neck :clinical, athologic,and imaging evaluation. Neuroimaging Clin N Am,2003,13:371
60. Muttarak M, Peh WC ,Chaiwun B. Malignant Germ Cell Tumours of Undescended Testes :Imaging Features with Pathological Correlation[J]. Clin Radiol , 2004,59 (2):198～204
61. Ito H ,Kamoi K, Yokoyama K, et al. Visualization of

prostatecancer using dynamic cont rastenhanced MRI : comparison with transrectal power Doppler ult rasound [J]. Br J Radiol ,2003,76(909):617～624
62. 王云钊主编．中华影像医学·骨骼系统卷．北京:人民卫生出版社,2002
63. 王云钊,曹来宾主编．骨放射学．北京:北医大、协和医大联合出版社,1998
64. 曹来宾．良性骨肿瘤及肿瘤样变的恶变．中华放射学杂志,1991,25(2):102.25(3):171.25(4):232
65. 刘玉国,等．中心型原发性骨纤维肉瘤X线诊断．中华放射学杂志,1991,25(5):299
66. 肖官惠,等.27例Ewing肉瘤X线分析．中华放射学杂志,1996,20:372
67. 徐德永,等．软骨肉瘤206例临床X线分析．中华放射学杂志,1989,23:161
68. 孟俊非．软骨肉瘤平片和CT影像研究．中华放射学杂志,1994,28(10):687
69. 宋建荣,等．脊柱多发性骨髓瘤MRI表现．实用放射学杂志,1998,14(11):665～667
70. 杨广夫,等．滑膜肉瘤影像诊断．临床放射学杂志,1995,14(4):231～232
71. 刘裕．骨干骨肉瘤X线诊断7例报告．中华放射学杂志,1994,28(6):412
72. 孟俊非,等．动脉瘤样骨囊肿的平片与CT影像研究．中华放射学杂志,1992,26:102
73. 邹仲,等．动脉瘤样骨囊肿的X线诊断．中华放射学杂志,1979,13:203
74. 高元桂．骨纤维异常增殖症的X线诊断．中华放射学杂志,1980,14:217
75. 孟俊非,等．动脉瘤样骨囊肿平片与CT影像诊断．中华放射学杂志,1992,26(2):102
76. GIllespy Ⅲ Th,et al. Staging of intraosseous extent of osteosarcoma: correlation of preoperative CT and MR imaging with pathologic macroslides. Radiology 1988. 167,765
77. Vanel D,et al. Musculoskeletal tumors: follow-up with MR imaging after treatment with surgery and radiation therapy. Radiology 1987,164:243
78. De Schepper AMA ,Degryse HRM. Magnetic resonance imaging of bone and soft tissue tumers and their mimics. Dordrecht,Kluwer academic publishers. 1989
79. Bisese JN. Orthopaedic MRI: a teaching file approach. New York;McGraw-Hill:1990
80. William TC,et al. Hemangiomas of skeletal muscle: MR findings in five patients. AJR1987,149:765
81. Hahn PE,dt al. Intraabdominal hematoma: the coneentricring sign in MR imaging. AJR 1987,148:145
82. 高元桂主编．磁共振成像诊断学．北京:人民军医出版社,1993
83. 施庭芳．磁共振骨髓成像的临床应用．中华放射学杂志,1993,27:11
84. Shojiro takagi. Osamu tanaka. Yasusada miura. Blood, 1995,86:316
85. Moore SG,Dawsonk L. Red and yellow marrow in the femur: Age-related change in appearance at MR imaging. Radiology,1990,175:219
86. 王峻,谢维娜,孙莉,等．白血病骨髓的MRI表现．中国医学影像技术,1988,14:222
87. 王峻,牛金亮,祁吉,等．成人急性白血病初诊骨髓MRI及临床应用研究．中华放射学杂志,2001,35:401
88. Mirowitz SA ,Apicella P ,Reinus W R ,et al. MR imaging of bone marrow lesion ;relative conspicusness on T12weight,fat-suppressed T2-weight ,and STIR Images. AJR,1994,162:215
89. 沈君,梁碧玲,王海彦,等．淋巴细胞性及髓细胞白血病脊椎骨髓的MRI表现．中山大学学报·医学科学版,2003,24:270
90. 贺涓,廉宗,韩明哲,等．白血病骨髓移植的MRI研究．中华放射学杂志,1999,33:592
91. Schick F,Einsele H,Weib B,et al. Assessment of the composition of Bone marrow prior to and following autologous BMT and PBSCT by magnetic resonance. Ann Hematol,1996,72:361
92. 李铁一主编．胸部疾病CT诊断．北京:北京出版社,1994
93. 兰宝森主编．中华影像学·头颈部卷．北京:人民卫生出版社,2002
94. 郑春雨,李铭山,陈金城.CT对胸腺瘤与恶性淋巴瘤的鉴别诊断．实用放射学杂志,1997,12:481
95. 吴宁,石木兰,黄遥.CT对胸部淋巴瘤诊断价值的研究.中华放射学杂志,1994,28:392
96. 周建军,丁建国,周康荣,等．结外淋巴瘤:影像学共性特征与病理的关系．临床放射学杂志,2007,26:618
97. 宋伟,王立,严洪珍．肺内淋巴瘤的影像学诊断．中华放射学杂志,2001,35:49
98. Ha CS,Cho MJ,Allen PK,et al. Primary non-Hodgkin lymphoma of The small bowel. Radiology, 1999, 211:183

99. 胡永成,李国宏,王殿军,等. 原发性骨恶性淋巴瘤. 中华骨科杂志,1999,19:32

100. 巫嘉陵. 原发性中枢神经系统淋巴瘤. 国际神经病学神经外科学杂志,2007,34:38

101. 王仁贵,宾怀有,那佳,等. 胸部对照 Castleman 病的 X 线和 CT 与病理对照. 临床放射学杂志,2002,21:605

图书在版编目(CIP)数据

影像病理诊断基础与技巧/张树桐主编．-北京：科学技术文献出版社，2010．7
ISBN 978-7-5023-6630-8

Ⅰ．①影… Ⅱ．①张… Ⅲ．①病理学-影像诊断 Ⅳ．①R445

中国版本图书馆 CIP 数据核字(2010)第 048340 号

出　版　者	科学技术文献出版社
地　　　址	北京市复兴路 15 号(中央电视台西侧)/100038
图书编务部电话	(010)58882938，58882087(传真)
图书发行部电话	(010)58882866(传真)
邮购部电话	(010)58882873
网　　　址	http://www. stdph. com

E-mail：stdph@istic. ac. cn

策划编辑	李　洁
责任编辑	李　洁
责任校对	唐　炜
责任出版	王杰馨
发　行　者	科学技术文献出版社发行　全国各地新华书店经销
印　刷　者	北京时尚印佳彩色印刷有限公司
版(印)次	2010 年 7 月第 1 版第 1 次印刷
开　　　本	889×1194　大 16 开
字　　　数	852 千
印　　　张	32．25
印　　　数	1～3000 册
定　　　价	218．00 元